Enfermagem em terapia intensiva

Enfermagem em terapia intensiva

Práticas integrativas

Editoras:
Renata Andréa Pietro Pereira Viana
Mariana Torre

Sociedad Argentina de Terapia Intensiva

AMIB
Filiada à FEPIMCTI e à WFSICCM
ASSOCIAÇÃO DE MEDICINA INTENSIVA BRASILEIRA

Manole

Este livro contempla as regras do Acordo Ortográfico da Língua Portuguesa.

Editor-gestor: Walter Luiz Coutinho
Editora responsável: Denise Yumi Chinem
Produção editorial: Priscila Pereira Mota Hidaka

Tradução dos capítulos originais em espanhol: Adriana Junqueira Arantes (Caps. 35, 37, 40, 47), Celso Roberto Paschoa (Caps. 48 e 50), Diana Margarita Sorgato dos Santos (Caps. 49 e 58), Gustavo Jönck (Caps. 39 e 46), Iracy Borges (Caps. 2, 7, 10, 13, 18-20, 22-25, 27, 32, 44, 71), Maribel Rodríguez Pacheco (Cap. 33), Simone Carvalho Barreto de Castro (Caps. 55 e 66)
Tradução dos capítulos originais em inglês: Beatriz Araújo do Rosário (Caps. 29 e 70) e Sonia Augusto (Cap. 4)

Revisão de tradução e revisão de prova: Depto. editorial da Editora Manole
Projeto gráfico: Anna Yue
Diagramação: Luargraf Serviços Gráficos
Ilustrações: HiDesign Estúdio e Sirio Cançado
Capa: Hélio de Almeida

Dados Internacionais de Catalogação na Publicação (CIP)
(Câmara Brasileira do Livro, SP, Brasil)

Enfermagem em terapia intensiva : práticas integrativas. -- Barueri, SP : Manole, 2017.

Vários autores.
Bibliografia.
ISBN 978-85-204-4834-2

1. Enfermagem em terapia intensiva I. Viana, Renata Andréa Pietro Pereira. II. Torre, Mariana.

CDD-610.7361
16-08132 NLM-WY 156

Índices para catálogo sistemático:
1. Enfermagem em terapia intensiva : Ciências médicas 610.7361

Edição brasileira – 2017; reimpressão 2019

Editora Manole Ltda.
Av. Ceci, 672 – Tamboré
06460-120 – Barueri – SP – Brasil
Fone: (11) 4196-6000
Fax: (11) 4196-6021
www.manole.com.br | https://atendimento.manole.com.br/

Impresso no Brasil | *Printed in Brazil*

Nota: Durante o processo de edição desta obra, foram tomados todos os cuidados para assegurar a publicação de informações precisas e de práticas geralmente aceitas. Do mesmo modo, foram empregados todos os esforços para garantir a autorização das imagens reproduzidas. Os autores e os editores eximem-se da responsabilidade por quaisquer erros e omissões ou por quaisquer consequências decorrentes da aplicação das informações presentes nesta obra. É responsabilidade do profissional, com base em sua experiência e conhecimento, determinar a aplicabilidade das informações em cada situação.

Honra-me muito ver este trabalho publicado, e por isso dedico esta obra à minha família e amigos, aos colaboradores que acreditaram no projeto e aos leitores que buscam o conhecimento aqui compartilhado.
Agradeço a todos que, nesses anos de parceria, aprenderam a conviver com minha obsessão e luta por melhores condições de trabalho para a Enfermagem Intensiva e pela busca do cuidado humanizado e das práticas seguras, calcados por um sólido e vasto aprendizado, focados no cuidado praticado de maneira ética, dedicada e extremamente profissional. Esperamos que esta obra seja um norteador para o desenvolvimento intelectual daqueles que prestam cuidados ao paciente crítico.

– Renata Andréa Pietro Pereira Viana

Àqueles que são meu alicerce e fonte de toda a minha energia:
meu esposo Claudio e meus filhos Magui, Camila e Mateo.
Aos meus pais, que me ensinaram com amor o valor do sacrifício.
Aos meus generosos colegas e irmãos de caminhada,
com toda a minha admiração e respeito.
Aos professores que me inspiraram e a meus alunos,
aos quais espero algum dia poder inspirar.
A todos os colegas que de bom grado e entusiasmo colaboraram neste livro.
Aos meus pacientes, os quais espero cuidar a cada dia melhor.
Como disse Michelangelo: "Ancora imparo" *("Ainda estou aprendendo").*

– Mariana Torre

Sobre as editoras

Renata Andréa Pietro Pereira Viana
Enfermeira – Bacharel em Enfermagem pela Faculdade de Medicina de Marília (Famema)
Especialista em Nefrologia pela Escola Paulista de Enfermagem da Universidade Federal de São Paulo (EPE/Unifesp)
Especialista em Epidemiologia pela EPE/Unifesp
Especialista em Administração Hospitalar pela Universidade de Ribeirão Preto (Unaerp)
Especialista em Educação em Saúde pela Escola Paulista de Medicina da Universidade Federal de São Paulo (EPM/Unifesp)
Mestre em Educação em Saúde pela EPM/Unifesp
Doutora em Enfermagem pela EPE/Unifesp
Membro do Grupo de Estudos e Pesquisas em Administração de Serviços de Saúde e Gerenciamento de Enfermagem da Escola Paulista de Enfermagem da Universidade Federal de São Paulo (GEPAG-EPE/Unifesp)
Presidente do Departamento de Enfermagem da Associação de Medicina Intensiva Brasileira (AMIB) nos biênios 2008-2009 e 2010-2011
Fundadora e membro efetivo da Associação Brasileira de Enfermagem em Terapia Intensiva (Abenti), com Proficiência em Terapia Intensiva pela Abenti e Presidente da Abenti nos biênios 2010-2011 e 2012-2013
Conselheira Regional Titular no Coren-SP no triênio 2015-2017
Pesquisadora e orientadora do Programa de Mestrado Profissional da Pós-Graduação em Ciências da Saúde do Instituto de Assistência Médica do Servidor Público Estadual de São Paulo (Iamspe-SP)
Membro do Corpo Editorial da Revista Brasileira de Terapia Intensiva
Revisora do International Scholars Journals e da Revista da Escola de Enfermagem da Universidade de São Paulo (USP)
Coordenadora de Enfermagem do Serviço de Terapia Intensiva do Hospital do Servidor Público Estadual de São Paulo (HSPE-SP)

Mariana Torre
Licenciada en Enfermería – Especialista en Cuidados Intensivos
Enfermera de Planta de la Unidad de Cuidados Críticos del Hospital Dr. Emilio Ferreyra, Necochea, Buenos Aires, Argentina
Secretaria del Capítulo de Enfermería Crítica de la Sociedad Argentina de Terapia Intensiva (SATI)
Directora del Curso Superior de Enfermería Crítica y Cuidados Intensivos, SATI-Universidad Nacional de Tucumán
Instructora del Curso de Entrenamiento Básico de Enfermería en Cuidados Críticos (ECC), SATI

Sobre os autores

Adriana Alves dos Santos

Mestre em Biociências e Reabilitação pelo Instituto Metodista IPA. Especialista em Terapia Intensiva pela Pontifícia Universidade Católica do Rio Grande do Sul (PUCRS). Assistente de Coordenação de Enfermagem da UTI do Hospital Nossa Senhora da Conceição. Professora do curso de graduação em Enfermagem da Disciplina de Saúde do Adulto Crítico da Administração e Gerenciamento dos Serviços de Saúde e Enfermagem do Instituto Metodista IPA.

Adriana Montenegro de Albuquerque

Doutoranda em Enfermagem pela Universidade Federal da Paraíba (UFPB). Mestre em Enfermagem pela UFPB. Especialista em Terapia Intensiva. Professora Adjunta da Disciplina de Cuidados Críticos e da Disciplina de Primeiros Socorros do Departamento de Unidade Acadêmica de Enfermagem (UAENFE) da Universidade Federal de Campina Grande (UFCG).

Allan Peixoto de Assis

Doutorando em Enfermagem e Biociências da Saúde pela Universidade Federal do Estado do Rio de Janeiro (UNIRIO). Mestre em Enfermagem pela UNIRIO. Especialista em Enfermagem em Cardiologia pela UNIRIO. Professor Assistente da Disciplina de Cuidados de Enfermagem na Alta Complexidade do Departamento de Enfermagem Médico-Cirúrgica da UNIRIO – Campus Macaé.

Alvaro Fernández

Especialista en Quemados y Especialista en Terapia Intensiva por la Universidad de la República, Uruguay. Especialista en Gestión de Servicios de Salud por la Universidad Católica del Uruguay. Experto en Control de Infecciones. Presidente de la Sociedad Uruguaya de Enfermería en Cuidados Intensivos. Licenciado asistencial y docente del Centro Nacional de Quemados de Montevideo, Uruguay.

Amália Augusta Nunes

Especialista em Estomaterapia pela Universidade de São Paulo (USP). Mestre em Enfermagem pela Universidade Federal de Minas Gerais (UFMG). Docente de Pós-graduação na Faculdade de Ciências Médicas de Minas Gerais. Enfermeira do Hospital das Clínicas da UFMG.

Ana María Bejarano
Especialista en Cuidados Críticos. Directora del Capítulo Enfermería Crítica de la Sociedad Argentina de Terapia Intensiva (SATI). Directora del Programa de Actualización en Cuidados Críticos (PROECRI), Editorial Panamericana. Jefa de la Enfermería de la Unidad de Cuidados Intensivos, Sanatorio La Entrerriana S.A. (Paraná – Entre Ríos).

Ana Raquel Viegas de Assis
Enfermeira. Especialista em Cardiologia pela Universidade Federal de São Paulo (Unifesp). Enfermeira Assistencial da UTI de Cardiologia do Hospital São Paulo.

Ana Tucunduva Cardoso
Mestranda em Ensino em Ciências da Saúde pela Universidade Federal de São Paulo (Unifesp). Especialista em Administração Hospitalar pela Universidade São Camilo e Especialista em Enfermagem em Dermatologia pela Unifesp. Assistente da Gerência de Enfermagem do Hospital do Servidor Público Estadual de São Paulo (HSPE-SP).

Andrezza Serpa Franco
Mestre em Enfermagem pela Universidade Federal do Estado do Rio de Janeiro (UNIRIO). Especialista em Terapia Intensiva pela Associação Brasileira de Enfermagem em Terapia Intensiva (Abenti) e pela Associação de Medicina Intensiva Brasileira (AMIB). Professora Assistente da Disciplina de Teórico/Prática do Programa de Residência Cardiovascular do Hospital Universitário Pedro Enersto, Departamento Médico-Cirúrgico da Universidade do Estado do Rio de Janeiro (HUPE/UERJ).

Antônio Almeida
Mestre em Enfermagem pela Escola Superior de Enfermagem de Lisboa, Portugal. Especialista em Enfermagem Médico-Cirúrgica pela Escola Superior de Enfermagem de Lisboa, Portugal. Professor Assistente do Departamento de Enfermagem Médico-Cirúrgica Adulto e Idoso da Escola Superior de Enfermagem de Lisboa, Portugal. Vice-Presidente da Sociedade Portuguesa de Cuidados Intensivos (SPCI).

Ariel J. Garnero
Especialista en Fisioterapia por la Universidad Nacional de Córdoba, Argentina. Respiratory Therapist, Los Angeles Valley College, California, USA.

Audrey Cristina Fioretti
Mestranda em Ensino de Ciências da Saúde pela Universidade Federal de São Paulo (Unifesp). Especialista em Enfermagem em Unidade de Terapia Intensiva Adulto pelo Hospital São Camilo e em Gestão Estratégica de Pessoas pelo Mackenzie. Assistente da Gerência de Enfermagem do Hospital do Servidor Público Estadual de São Paulo (HSPE-SP).

Ayla Maria Farias de Mesquita
Graduada em Enfermagem e Obstetrícia pela Universidade Federal do Rio de Janeiro (UFRJ). Mestre em Enfermagem pela Universidade Federal do Estado do Rio de Janeiro. Enfermeira-chefe CTI do Hospital Pró-Cardíaco, Rio de Janeiro. Professora Assistente da Universidade do Estado do Rio de Janeiro (UERJ). Coordenadora da Pós-graduação em UTI do Hospital Pró-Cardíaco.

Bárbara Miquelin
Enfermeira Intensivista do Hospital das Clínicas da Universidade Federal de Goiás (UFG). Mestranda em Enfermagem pela Faculdade de Enfermagem da UFG.

Beatriz Murata Murakami
Mestre em Enfermagem pela Faculdade Israelita de Ciências da Saúde Albert Einstein (FICSAE). Especialista em Cardiologia pelo Instituto Dante Pazzanese de Cardiologia (IDPC) e em Docência pelo Instituto São Paulo. Professora de Semiologia/Semiotécnica e Clínica Médica do Departamento de Enfermagem da FICSAE.

Camilo Reuber de Sousa Soares
Mestre em Fisiologia pela Universidade Estadual do Ceará (UECE). Especialista em Terapia Intensiva pela UECE. Especialista em Nefrologia pela UECE. Docente dos cursos de Especialização em Terapia Intensiva da Associação Brasileira de Enfermagem (ABEN-CE)/UECE e da Escola de Saúde Pública do Ceará (ESP-CE). Chefe de Enfermagem em UTI Adulto da Maternidade Escola Assis Chateaubriand (MEAC). Perfusionista de órgãos para transplante do Hospital Geral de Fortaleza (HGF).

Carol Thompson
PhD, DNP, ACNP, FNP CCRN, FCCM, FAANP, FAAN
Professor and Coordinator, Discipline Nursing, Departament of Critical Care, College of Nursing, University of Kentucky, USA.

Carolina Corrêa Pinto de Farias
Mestre em Enfermagem pela Universidade Federal do Estado do Rio de Janeiro (UNIRIO), Escola de Enfermagem Alfredo Pinto. Especialista em Enfermagem em Cuidados Intensivos pela Universidade Federal Fluminense, Escola de Enfermagem Aurora Afonso Costa. Titulada em Enfermagem em Terapia Intensiva pela Associação Brasileira de Enfermagem em Terapia Intensiva (Abenti).

Cássia Maria Frediani Morsch
Graduada em Enfermagem pela Escola de Enfermagem da Universidade Federal do Rio Grande do Sul (UFRGS). Especialista em Administração Hospitalar pelo IAHCS/Pontifícia Universidade Católica do Rio Grande so Sul (PUCRS). Mestre em Medicina (Nefrologia) pela UFRGS. Doutora pelo Programa de Pós-graduação em Ciências Médicas da UFRGS. Titulada em Enfermagem em Terapia Intensiva pela Associação Brasileira de Enfermagem em Terapia Intensiva (Abenti). Enfermeira do Hospital de Clínicas de Porto Alegre (HCPA).

César Augusto Guimarães Marcelino
Enfermeiro-chefe do Instituto Dante Pazzanese de Cardiologia. Mestre em Ciências pelo Programa de Pós-graduação em Enfermagem na Saúde do Adulto (PROESA) pela Escola de Enfermagem da Universidade de São Paulo (USP). Especialista em Doação, Captação e Transplante de Órgãos e Tecidos pelo IEP Albert Einstein. Professor da Disciplina "O enfermeiro no processo de doação de órgãos para transplante" do Instituto Dante Pazzanese de Cardiologia. Diretor Científico do Departamento de Enfermagem da Sociedade de Cardiologia do Estado de São Paulo (SOCESP). Membro do Grupo de Estudos sobre Doação de Órgãos e Tecidos para Transplante da Universidade Federal de São Paulo (Unifesp).

Claudia Satiko Takemura Matsuba

Mestre em Enfermagem pela Universidade Federal de São Paulo (Unifesp). MBA Executivo em Saúde pela Fundação Getúlio Vargas (FGV). Especialista em Nutrição Parenteral e Enteral pela Sociedade Brasileira de Nutrição Parenteral e Enteral (SBNPE). Especialista em Enfermagem em Unidade de Terapia Intensiva e Doutoranda em Enfermagem pela Escola de Enfermagem da Universidade de São Paulo (EEUSP). Professora da Disciplina de Qualidade e Gerenciamento de Riscos na Terapia Nutricional do Instituto de Metabolismo e Nutrição (IMeN). Presidente do Comitê de Enfermagem da SBNPE (2009-2015). Vice-presidente do Comitê de Enfermagem da SBNPE (2016-2017). Consultora em Terapia Nutricional.

Clayton Lima Melo

Doutorando em Enfermagem pela Universidade Federal de Minas Gerais (UFMG). Mestre em Enfermagem pela UFMG. Especialista em Terapia Intensiva de Adultos, Neonatal e Pediátrica pela Associação Brasileira de Enfermagem em Terapia Intensiva (Abenti). Especialista em Docência e Gestão do Ensino Superior pela Pontifícia Universidade Católica (PUC-Minas). Professor Assistente da PUC-Minas e do Centro Universitário UNA (graduação e pós-graduação). Coordenador de cursos de pós-graduação *lato sensu* da PUC-Minas. Supervisor de Enfermagem da Unidade de Emergência do Hospital Municipal Odilon Behrens em Belo Horizonte (MG).

Débora Feijó Villas Bôas Vieira

Enfermeira graduada pela Universidade Federal do Rio Grande do Sul (UFRGS). Mestre em Administração pelo Programa de Pós-Graduação em Administração (PPGA) da UFRGS. Doutora em Epidemiologia pelo Programa de Pós-graduação em Epidemiologia (PPGEPI) e pela Faculdade de Medicina (FAMED) da UFRGS. Professora da Escola de Enfermagem da UFRGS na Disciplina de Administração de Enfermagem e Estágio Curricular II no campo de estágio do Centro de Tratamento Intensivo do Hospital de Clínicas de Porto Alegre (HCPA). Professora Assistente do Serviço de Enfermagem em Terapia Intensiva (SETI) do HCPA. Sócia-fundadora da Associação Brasileira de Enfermagem em Terapia Intensiva (Abenti).

Douglas dos Santos Lima

Mestre em Farmacologia pela Universidade Federal do Piauí (UFPI). Especialista em Terapia Intensiva pela Fatec Internacional. Especialista em Saúde da Família pela Universidade Federal do Ceará (UFC). Professor Titular da Disciplina de Enfermagem em Terapia Intensiva do Departamento de Pós-graduação em Enfermagem da Unipós-Facinter.

Eduarda Ribeiro dos Santos

Enfermeira. Especialista em Enfermagem Cardiovascular pelo Instituto Dante Pazzanese de Cardiologia. Mestre e Doutora em Ciências pela Universidade Federal de São Paulo (Unifesp). Docente da graduação em Enfermagem, graduação em Medicina e Mestrado Profissional da Faculdade Israelita de Ciências da Saúde Albert Einstein. Coordenadora dos cursos Pós-graduação em Enfermagem em Terapia Intensiva e Enfermagem em Nefrologia e Urologia na mesma instituição. Membro do Grupo de Ensino, Pesquisa e Assistência em Sistematização da Assistência de Enfermagem (GEPASAE–Unifesp).

Eduardo Cervantes Jiménez

Máster en Enfermería en Cuidados Intensivos – Universidad de Iberoamérica (UNIBE), Costa Rica. Profesor Titular de las asignaturas de Soporte Vital, Procedimientos y Monitoreo en Cuidado Crítico de la

Facultad de Enfermería de la UNIBE. Miembro fundador de la Asociación Costarricense de Profesionales en Enfermería Especialistas en Cuidado Crítico (ACPEECC).

Elena Andión

Licenciada en Enfermería. Especialista en Control de Infecciones y Epidemiología (Re-certificada ADECI 2013). Presidente de la Asociación Argentina de Enfermeros en Control de Infecciones (ADECI), mandato 2015-2018. Directora de Emprendimiento para la Educación en Control de Infecciones y Epidemiología (ECIE). Supervisora en Control de Infecciones, Hospital de Pediatría Prof. Dr. Juan P. Garrahan, Buenos Aires, Argentina.

Elier Carrera González

Máster en Urgencias Médicas por la Universidad de Ciencias Médicas La Habana, Cuba. Profesor Asistente de las asignaturas de Enfermería de Urgencias y Emergencias en Atención Primaria del Departamento de Enfermería de la Facultad de Ciencias Médicas Dr. Salvador Allende, Universidad de Ciencias Médicas La Habana. Miembro Titular de la Sociedad Cubana de Enfermería. Miembro Adjunto de la Sociedad Cubana de Medicina Intensiva y Emergencias.

Elizabeth Analia Barrionuevo

Máster en Administración de Servicios de Enfermería por la Universidad Nacional de Rosario, Argentina. Especialista em Enfermería en Cardiología por el Instituto Universitario Hospital Italiano de Buenos Aires. Professora Adjunto a cargo de la asignatura de Enfermería en Cuidados Críticos del Adulto y del Adulto Mayor de la Escuela de Enfermería de la Facultad de Ciencias Biomédicas, Universidad Austral, Buenos Aires, Argentina.

Éllen Daiane Biavatti de Oliveira Algeri

Especialista em Ginecologia e Obstetrícia pela Faculdade de Ciências Biomédicas de Cacoal (FACIMED), Rondônia. Pós-graduanda em Terapia Intensiva Adulto e Pediátrica pela FACIMED. Professora Adjunta da Disciplina de Semiologia e Semiotécnica da Enfermagem do Departamento de Enfermagem da FACIMED. Enfermeira Assistencialista do Hospital de Urgência e Emergência de Rondônia (HEURO). Colaboradora da Liga Acadêmica de Enfermagem em Cardiologia (LAEC).

Fabiana Ciccioli

Licenciada en Enfermería de la Universidad de Rosario, Argentina. Especialista en Cuidados Intensivos acreditado por la Sociedad Argentina de Terapia Intensiva (SATI). Secretaria de la Sociedad Bahiense de Terapia Intensiva. Instructora LABIC (Consorcio Latinoamericano de Injuria Cerebral Aguda). Instructora SATI del curso ECC (Enfermería en Cuidados Críticos). Enfermera Jefe de Enfermería de la Unidad de Cuidados Intensivos, Unidad de Cuidados Intensivos del Hospital Municipal de Agudos Dr. Leonidas Lucero de Bahía Blanca, Argentina. Docente de la especialidad Cuidados Críticos acreditada por la SATI.

Fernanda Alves Ferreira Gonçalves

Enfermeira Intensivista do Hospital das Clínicas da Universidade Federal de Goiás (UFG). Doutoranda em Enfermagem pela Faculdade de Enfermagem da UFG. Docente da Universidade Salgado de Oliveira (Campus Goiânia/GO). Membro do Departamento de Enfermagem da Sociedade de Terapia Intensiva do Estado de Goiás (Sotiego)/AMIB.

Fernando Augusto Pinheiro
Especialista em Urgência e Emergência com ênfase em UTI pelo Grupo Athenas. Enfermeiro do Centro de Terapia Intensiva (CTI) do Hospital Regional de Cacoal (HRC), Rondônia. Especialista em Saúde da Família e Comunidade pela Faculdade de Ciências Biomédicas de Cacoal (FACIMED), Rondônia. Especializando em Terapia Intensiva Adulto e Pediátrico pela FACIMED. Docente do Departamento de Enfermagem da Faculdade de Pimenta Bueno (FAP), Rondônia.

Francisco J. Clemente López
Enfermero de Intensivos. Hospital Universitario Ntra Sra. de Candelaria, S/C de Tenerife. Profesor en el Máster de Críticos de la Universidad Europea de Canarias y Tutor de Prácticas de la Universidad de la Laguna, España.

Gabriel Heras La Calle
Especialista em Medicina Intensiva, Hospital Universitario de Torrejón, Madrid, España. Creador del Proyecto Internacional de Investigación para la Humanización de los Cuidados Intensivos (Proyecto HU-CI).

Gabriela Ferreira de Oliveira
Enfermeira Intensivista. Coordenadora das UTIs do Hospital do Coração Anis Rassi (GO). Doutoranda em Enfermagem pela Faculdade de Enfermagem da Universidade Federal de Goiás (FEN-UFG). Vice-presidente do Departamento de Enfermagem da Sociedade de Terapia Intensiva do Estado de Goiás (Sotiego)/AMIB.

Ged Williams
Nursing and Allied Health Consultant, Abu Dhabi Health Service Co (SEHA), United Arab Emirates. Professor, School of Nursing & Midwifery, Griffith University, Queensland, Australia. Founding Chair/President, World Federation of Critical Care Nurses.

Geórgia Pereira Silveira Souza
Especialista em Captação, Doação e Transplante de Órgãos e Tecidos/Hospital Israelita Albert Einstein (HIAE).

Gisele Brocco Magnan
Enfermeira pela Universidade de Brasília (UnB). Especialista em Condutas de Enfermagem no Paciente Crítico pela Faculdade Luíza de Marillac, São Camilo (RJ). Especialista em Auditoria em Serviços de Saúde pela Faculdade de Ciências Sociais e Aplicadas (FACISA). Especialista em Enfermagem em Terapia Intensiva Adulto pela Associação Brasileira de Enfermagem em Terapia Intensiva (Abenti) e pela Associação de Medicina Intensiva Brasileira (AMIB). Gerente de Enfermagem do Hospital Santa Marta, Taguatinga (DF).

Henriana Veloso Borges Chammas
Especialista em Enfermagem em Centro Diagnóstico pela Faculdade de Ciências Médicas da Santa Casa de São Paulo.

Humberto Fonseca Cordero

Máster en Enfermería en Cuidados Intensivos, Máster en Gerencia en Enfermería y Especialista en Cuidados intensivos por la Universidad Iberoamérica (UNIBE), Costa Rica. Coordinador de postgrados de la Facultad de Enfermería de UNIBE. Presidente de la Asociación Costarricense de Profesionales en Enfermería Especialistas en Cuidado Crítico (ACPEECC).

Irene Fuentes Cabrera

Diplomada en Medicina Intensiva por la Facultad de Medicina de la Pontificia Universidad Católica de Chile. Licenciada en Enfermería y Obstetricia por la Escuela de Enfermería de la Universidad de Talca. Diplomada en Infecciones Asociadas a la Atención de Salud por la Facultad de Enfermería de la Pontificia Universidad Católica de Chile. Diplomada en Administración y Gestión de Servicios de Enfermería por la Facultad de Enfermería de la Universidad de Los Andes, Chile. Diplomada en Gestión del Cuidado y Cartera de Servicios de Enfermería, Medwave, Chile. Presidente de la División de Enfermería de la Sociedad Científica Chilena de Medicina Intensiva 2015-2016. Enfermera Coordinadora del Servicio de Paciente Críticos del Instituto Oncológico FALP, Chile. Enfermera Coordinadora del Comité de Atención de Emergencias Cardiorrespiratorias del Instituto Oncológico FALP, Chile. Integrante del Comité de Expertos Externos en Tecnovigilancia del Instituto de Salud Pública de Chile. Integrante de Comisión Multidisciplinaria de consulta en Medicina Intensiva del Ministerio de Salud de Chile.

Ivannia Hernández Corrales

Enfermera 1, Hospital San Vicente de Paul, Caja Costarricense de Seguro Social.

James Francisco Pedro dos Santos

Graduado em Enfermagem pela Universidade Estadual de Santa Cruz. Especialista em Enfermagem em Emergência pela Universidade Federal de São Paulo. Especialista em Enfermagem em Terapia Intensiva pela Associação Brasileira de Enfermagem em Terapia Intensiva (Abenti) e pela Associação de Medicina Intensiva Brasileira (AMIB). Supervisor de Enfermagem da UTI Materna do Hospital Maternidade Leonor Mendes de Barros. Docente de Pós-graduação *lato sensu* do Curso de Emergência da Faculdade de Ciências Médicas da Santa Casa de São Paulo e Pós-graduação *lato sensu* do Curso de Emergência e Terapia Intensiva da Universidade de Guarulhos. Membro da Associação Brasileira de Enfermagem em Terapia Intensiva (Abenti). Instrutor do Curso ATCN/PHTLS.

Jandra Cibele Rodrigues de Abrantes Pereira Leite

Mestre em Ensino em Ciências da Saúde pela Universidade Federal de Rondônia (UNIR). Especialista em Enfermagem Cardiovascular pelo Instituto Dante Pazzanese de Cardiologia. Especialista em Educação Profissional em Saúde e Enfermagem pela UNIR/Fiocruz. Especialista em Enfermagem em Terapia Intensiva pelo Centro Universitário São Lucas, Rondônia. Professora Titular da Disciplina Enfermagem no Centro Universitário São Lucas. Professora Titular da Disciplina Enfermagem em Saúde do Adulto e do Idoso no Centro Universitário São Lucas. Coordenadora da Pós-graduação de Enfermagem em Unidade de Terapia Intensiva no Centro Universitário São Lucas.

Jaqueline Ester Alves

Especialista em Enfermagem Cardiovascular pelo Instituto Dante Pazzanese de Cardiologia. Especialista em Captação, Doação e Transplante de Órgãos e Tecidos pelo Hospital Albert Einstein.

José Alberto Lozano
Enfermero de Emergencias del Hospital El Cruce, Buenos Aires, Argentina. Jefe Coordinador de Enfermería de Terapia Intensiva del Hospital Universitario UAI (Gerenciamiento Hospitalario S.A.), Buenos Aires, Argentina. Integrante de la Comisión Directiva de la Sociedad Argentina de Terapia Intensiva (SATI). Integrante del Comité de Docencia de la SATI. Integrante Comité de Acción Comunitaria (CODEACOM) de la SATI (Secretario).

José Manuel Velasco Bueno
Professor Titular de la asignatura Práctica Basada en Evidencias del Departamento de Enfermería de la Universidad/Institución E.U. de la Excma. Diputación de Málaga, España. Miembro de Proyecto HUCI. Hospital Universitario Virgen de la Victoria de Málaga.

José Melquiades Ramalho Neto
Doutorando em Cuidado em Enfermagem e Saúde pelo Programa de Pós-graduação em Enfermagem da Universidade Federal da Paraíba (UFPB). Graduado em Enfermagem Geral pela UFPB. Especialista em Enfermagem em Terapia Intensiva pela Faculdade de Administração e Negócios de Sergipe. Mestre em Enfermagem pela UFPB. Servidor público do Hospital Universitário Lauro Wanderley/UFPB. Coordenador da Comissão de Residência Multiprofissional/UFPB. Membro do Departamento de Enfermagem da Associação de Medicina Intensiva Brasileira (AMIB). Membro Titular do Conselho Regional de Enfermagem da Paraíba (Coren-PB). Professor de Pós-graduação *lato sensu* das Faculdades Integradas de Patos e da Faculdade de Enfermagem Nova Esperança.

Judy E. Davidson
Master in Critical Care Clinical Nurse Specialist, San Diego State University, USA. Specialist in Evidence Based Practice and Research, University of California San Diego Health, USA. Doctor of Nursing Practice, Case Western Reserve University, USA, Discipline Nursing, Department of Education, Research and Development, University of California San Diego Health, USA.

Júlio César Acarine Mouro
Enfermeiro. Graduado pela Faculdade de Medicina de Marília (Famema). Especialização em Cardiologia pela Universidade Federal de São Paulo (Unifesp). Especialização em Docência Profissionalizante pela Universidade Nove de Julho (Uninove). Experiência em Terapia Intensiva e Pós-operatório de Cirurgia Cardíaca. Docência em cursos de pós-graduação e atualmente enfermeiro assistencial na UTI – Adulto da Maternidade Escola Assis Chateaubriand da Universidade Federal do Ceará (UFC).

Karina Suzuki
Enfermeira Intensivista. Doutora pelo Programa de Pós-Graduação em Enfermagem na Saúde do Adulto pela Escola de Enfermagem da Universidade de São Paulo (EEUSP). Professora Adjunta da Faculdade de Enfermagem da Universidade Federal de Goiás (FEN-UFG). Presidente do Departamento de Enfermagem da Sociedade de Terapia Intensiva do Estado de Goiás (Sotiego)/AMIB.

Karla Biancha Silva de Andrade
Doutora em Enfermagem pela Escola de Enfermagem Anna Nery da Universidade Federal do Rio de Janeiro (UFRJ). Especialista em Enfermagem Oncológica pela Universidade Gama Filho. MBA em Inovações na Gestão Pública pela Universidade do Estado do Rio de Janeiro (UNIRIO). Professora Adjunta

e Chefe do Departamento de Enfermagem Médico-Cirúrgico, Docente responsável pelo programa teórico da Residência em Enfermagem Cardiovascular, Coordenadora do curso de pós-graduação *lato sensu* Enfermagem em Oncologia e Enfermeira Coordenadora do Centro de Tratamento Intensivo do Instituto Nacional de Câncer José Alencar Gomes da Silva (INCA) – Unidade II.

Kátia Regina Barros Ribeiro

Doutora em Enfermagem pelo Programa de Pós-graduação em Enfermagem da Universidade Federal de Santa Catarina (PEN-UFSC). Docente do Curso de Graduação em Enfermagem da Universidade Federal do Rio Grande do Norte (UFRN). Enfermeira Assistencial do Hospital Universitário Onofre Lopes (HUOL), Natal/RN.

Kely Regina da Luz

Enfermeira. Mestre em Enfermagem, Especialista em Terapia Intensiva e em Nefrologia, Doutoranda pelo Programa de Pós-graduação em Enfermagem da Universidade Federal de Santa Catarina (UFSC).

Késsya Dantas Diniz

Doutoranda do Programa de Pós-graduação em Enfermagem da Universidade Federal do Rio Grande do Norte (UFRN). Mestre em Enfermagem pela UFRN. Docente do Departamento de Enfermagem da UFRN. Enfermeira do Centro Diagnóstico por Imagem do Hospital Universitário Onofre Lopes (HUOL). Colaboradora de Enfermagem do Programa de Residência Multiprofissional do HUOL.

Laércia Ferreira Martins

Mestre em Cuidados Clínicos e Saúde pela Universidade Estadual do Ceará (UECE). Especialista em Enfermagem em Terapia Intensiva Adulto, Titulada pela Associação Brasileira de Enfermagem em Terapia Intensiva (Abenti) e pela Associação de Medicina Intensiva Brasileira (AMIB). Coordenadora do Serviço de Terapia Intensiva do Hospital Fernandes Távora (HFT). Presidente do Departamento de Enfermagem da Sociedade Cearense de Terapia Intensiva (Soceti), período 2016-2017. Membro GCEnf – HFT. Representante Abenti-CE.

Laurindo Pereira de Souza

Mestre em Ciências da Saúde pelo Instituto de Assistência Médica ao Servidor Público Estadual de São Paulo (Iamspe). Especialista em Enfermagem em Terapia pela Associação Brasileira de Enfermagem em Terapia intensiva (Abenti). Especialista em Terapia Intensiva Adulto e Pediátrico pela Universidade de Maringá (Uninga). Professor Titular da Disciplina de Enfermagem em Emergência e Terapia Intensiva, Enfermagem em Clínica Médica e Sistematização da Assistência de Enfermagem (SAE) do Departamento de Enfermagem da Faculdade de Ciências Biomédicas de Cacoal (FACIMED), Rondônia. Coordenador da Pós-graduação de Enfermagem em Terapia Intensiva da FACIMED. Coordenador do Centro de Terapia Intensiva (CTI) do Hospital Regional de Cacoal (HRC-RO). Coordenador e membro colaborador da Primeira Liga Acadêmica de Enfermagem em Cardiologia-LAEC da FACIMED. Membro efetivo da Abenti e da Associação de Medicina Intensiva Brasileira (AMIB).

Layse Beneli Prado

Especialista em Captação, Doação e Transplante pelo Instituto Israelita de Ensino e Pesquisa Albert Einstein. Especialista em Enfermagem Cardiovascular pelo Instituto Dante Pazzanese de Cardiologia. Enfermeira da

Organização de Procura de Órgãos e Tecidos do Instituto Dante Pazzanese de Cardiologia. Membro do Capítulo Rho Upsilon da Sociedade Honorífica de Enfermagem Sigma Theta Tau International.

Lázaro França Nonato
Enfermeiro. Especialista em Terapia Intensiva de Adultos. Membro do Departamento de Enfermagem da Sociedade Mineira de Terapia Intensiva (SOMITI). Docente de Pós-graduação do curso de Especialização em Enfermagem em Urgência, Emergência e APH no Centro Universitário UNA, Belo Horizonte (MG).

Lilian Behring
Mestre em Enfermagem pela Universidade Federal do Rio de Janeiro (UFRJ). Especialista em Terapia Intensiva pela Universidade do Estado do Rio de Janeiro (UERJ). Especialista em Gerenciamento de Saúde pelo Instituto Brasileiro de Mercados Capitais (IBMEC). Doutor em Enfermagem pela UFRJ. Preceptora da Residência em Enfermagem do HUPE-UERJ. Professor de Pós-graduação das Disciplinas de Cardiologia, Terapia Intensiva, Neurologia e Emergência da UFRJ, Universidade Estácio de Sá (UNESA) e Centro Universitário de Volta Redonda (UNI-FOA), Veiga de Almeida e Universidade Estadual do Amazonas (UEA). Coordenação Nacional do Grupo de Terapia Intensiva da Rede Universitária de Telemedicina (RUTE). Conselheira Titular do Conselho Regional de Enfermagem, Rio de Janeiro.

Lúcia da Conceição Andrade
Especialista em Nefrologia pelo Hospital das Clínicas da Faculdade de Medicina da Universidade de São Paulo (FMUSP). Doutora em Nefrologia pela FMUSP. Professora Associada da Disciplina Nefrologia do Departamento de Clínica Médica da FMUSP. Supervisora do Grupo de Injúria Renal Aguda da Divisão de Nefrologia do Hospital das Clínicas da FMUSP.

Luis Perretta
Máster en Salud Publica por la Universidad Nacional de Rosario, Argentina. Profesor Invitado de la asignatura de Enfermería en la Atención del Adulto y Anciano II de la Universidad Nacional de Rosario. Ex presidente del Capítulo de Enfermería Crítica de la Sociedad Argentina de Terapia Intensiva (SATI) – período 2013-2014. Actual miembro del Capítulo de Enfermería Crítica de SATI.

Manassés Moura dos Santos
Mestre em Enfermagem pela Faculdade de Enfermagem da Universidade do Estado do Rio de Janeiro (FENF-UERJ). Especialista em Enfermagem Oncológica pelo INCA/MS. Professor Assistente da Disciplina de Terapia Intensiva do Departamento de Enfermagem da Faculdade Bezerra de Araújo no Rio de Janeiro (FABA). Professor convidado do Curso de Pós-graduação em Enfermagem Intensivista da FENF-UERJ. Presidente do Centro de Estudos e Aperfeiçoamento do Hospital Estadual Lima, Niterói/RJ.

Mara Ambrosina de Oliveira Vargas
Enfermeira. Doutora em Enfermagem, Docente de Graduação e Pós-graduação em Enfermagem da Universidade Federal de Santa Catarina (UFSC). Líder do Grupo de Pesquisa Práxis – Trabalho, Ética, Saúde e Enfermagem. Editora da Revista *Texto & Contexto Enfermagem* e da Revista *Enfermagem em Foco*.

Marcelo Fabio Morales

Jefe del Dpto. de Enfermería del Hospital Ángel C. Padilla. Miembro del consejo de la Comisión Directiva de la Sociedad Argentina de Terapia Intensiva (SATI). Director de la Residencia de Enfermería en Cuidados Intensivos del Hospital Ángel C. Padilla. Profesor Asociado de Enfermería en Alto Riesgo en la Escuela de Enfermería, Universidad Nacional de Tucumán, Argentina. Especialista en Enfermería Crítica y Cuidados Intensivos, Terapia Intensiva por la SATI. Diplomado en Gestión Estratégica en Sistemas de Salud, Gestión hospitalaria por el Instituto Universitario de la Fundación ISALUD. Especialista en Dirección de Sistemas de Salud, Gestión Hospitalaria por la Universidad Argentina de la Empresa.

Márcia Beatriz Peñafiel

Magíster en Pedagogía en Ciencias de la Salud, Universidad Técnica de Ambato, Ecuador. Gerencia en Salud para el Desarrollo Local, Universidad Técnica Particular de Loja, Ecuador. Especialista en Atención al Paciente Crítico por la Pontificia Universidad Católica del Ecuador. Egresada del Doctorado en Ciencias de la Salud por la Universidad Nacional de Tumbes, Ecuador. Profesora Principal a Tiempo Completo de la Universidad de Cuenca, Ecuador, de la asignatura Clínica Quirúrgica, Unidad de Cuidado Crítico de la Escuela de Enfermería de la Universidad de Cuenca, Ecuador.

Márcia Guerino de Lima

Enfermeira assistencial do Hospital de Urgências e Emergências de Rondônia (HEURO). Especialista em Enfermagem Obstétrica e Obstetrícia Social. Professora Titular da Disciplina de Estágio Supervisionado II e Fundamentos de Enfermagem do Departamento de Enfermagem da Faculdade de Ciências Biomédicas de Cacoal (FACIMED), Rondônia.

Marcos Paulo Schlinz e Silva

Enfermeiro, Especialista em Terapia Intensiva. Coordenador e Professor de cursos de especialização na Faculdade Redentor de Juiz de Fora (MG). Diretor e Instrutor de BLS pela American Heart Association (AHA).

Marcos Rafael Rodrigues Soares

Especialista em Infectologia pelo Instituto de Infectologia Emílio Ribas, São Paulo.

Mari Cruz Martín Delgado

Médico Especialista en Medicina Intensiva. Directora del Área de Salud del Instituto Superior de Derecho y Economía y Jefa de Medicina Intensiva del Hospital Universitario de Torrejón, Madrid, España. Máster en Bioética y Derecho de la Universidad de Barcelona, España.

Maria Aparecida Oliveira Batista

Especialista em Terapia Intensiva pela Universidade Bandeirante. Membro da Associação de Medicina Intensiva Brasileira (AMIB) e da Associação Brasileira de Enfermagem em Terapia Intensiva (Abenti).

María Cecilia Santos Popper

Licenciada en Enfermería por la Universidad de Buenos Aires (UBA). Coordinadora Regional CSECCI/SATI.

María Elena Domínguez Martínez
Máster en Enfermería con Orientación en Educación por la Universidad Nacional Autónoma de México (UNAM). Presidenta de la Federación Latinoamericana de Enfermería en Cuidado Intensivo. Enfermera Jefe de Servicio del Hospital General Dr. Manuel Gea González, Ciudad de México, México.

María Guadalupe Carrillo Aguilar
Licenciada en Enfermería y Obstetricia por la Universidad Nacional Autónoma de México (UNAM). Presidenta de la Asociación Mexicana de Enfermeras Especializadas en Medicina Critica y Terapia Intensiva.

Marli Nunes das Neves
Enfermeira. Especialista em Enfermagem em Cuidados Intensivos pela Universidade de São Paulo (USP). Especialista em Docência em Educação Profissional Técnica de Nível Médio e em Educação Superior com Ênfase em Enfermagem pela Faculdade Campo Limpo Paulista. Enfermeira do Serviço de Terapia Intensiva do Hospital do Servidor Público Estadual de São Paulo (HSPE).

Maurene A. Harvey
MPH, FCCM. Master in Public Health, University of California at Northridge. Specialist in Critical Care. Discipline – Critical Care. Critical Care Educator and Consultant, USA.

Monna Rafaella Mendes Veloso
Mestre em Saúde Coletiva pela Universidade Federal do Maranhão (UFMA). Especialista em Terapia Intensiva na modalidade de residência pela UFMA.

Nára Selaimen Gaertner Azeredo
Graduada em Enfermagem e Obstetrícia pela Universidade do Vale do Rio dos Sinos. Mestre em Medicina pela Universidade Federal do Rio Grande do Sul (UFRGS). Enfermeira do Hospital Nossa Senhora da Conceição. Coordenadora de Enfermagem da UTI do Hospital Nossa Senhora da Conceição – GHC.

Natalia Caballero González
Licenciada en Enfermería, Especialista en Cuidados Intensivos del Adulto por la Universidad Católica de Asunción, Paraguay. Encargada de cátedra de la asignatura de Enfermería en Cuidados Intensivos del Departamento de 3ra sección, Carrera de Enfermería, del Instituto Dr. Andrés Barbero – Universidad Nacional de Asunción, Paraguay.

Nina Karasawa
Enfermeira. Especialista em Cardiologia pela Universidade Federal de São Paulo (Unifesp). Enfermeira assistencial da UTI de Cardiologia Cirúrgica do Hospital São Paulo.

Noé Sanchez Cisneros
Máster en Terapia de Heridas y Estomas por la Universidad Panamericana. Enfermero del Servicio de Cabeza, Unidad de Terapia Intensiva Quirúrgica del Instituto Nacional de Cardiología Ignacio Chávez, México. Profesor de Enfermería de Grado y Post-grado. Doctor en Administración.

Oscar Cabrera Avendaño

Candidato a doctorado en alta dirección. Máster en Administración de Hospitales y Salud Pública. Vicepresidente de la Asociación Mexicana de Enfermeras Especializadas en Medicina Crítica y Terapia Intensiva (AMEEMCTI). Supervisor de Enfermería en el Hospital General de Ticomán. Responsable de Control de Insumos del Instituto Nacional de Rehabilitación, México.

Pâmela Cristina Golinelli

Especialista em Enfermagem em Terapia Intensiva pela Universidade Federal de São Paulo (Unifesp). Especialista em Administração Hospitalar pela Universidade Gama Filho. Proficiência em Terapia Intensiva pela Associação Brasileira de Enfermagem em Terapia Intensiva (Abenti).

Patricia Soledad Obando Castro

Enfermera Especialista en Cuidados Intensivos Adultos y Máster en Educación con mención en Docencia e Investigación en Educación Superior por la Facultad de Enfermería de la Universidad Peruana Cayetano Heredia (UPCH). Profesora Asociada de la UPCH. Jefa de Enfermeras del Servicio de Cuidados Intensivos Médicos – Centro Médico Naval. Jefa de la Unidad de Postgrado de la Facultad de Enfermería de la UPCH. Coordinador de las asignaturas de "Enfermería en Cuidados Intensivos" y "Enfermería en Cuidados Cardiovasculares" (Programa de segunda especialidad profesional en enfermería), Asesor de Tesis en el Programa de Maestría de la Facultad de Enfermería de la UPCH. Miembro del Comité Científico de la Asociación Peruana de Enfermeras Intensivistas.

Raphael Costa Marinho

Mestrando em Ciências da Saúde pela Universidade Federal do Maranhão (UFMA). Residência em Saúde do Adulto e Idoso pelo Hospital Universitário (HU) da UFMA. Membro do Comitê de Ética de Enfermagem do HU-UFMA. Enfermeiro Intensivista na UTI Cardiológica do HU-UFMA. Coordenador Adjunto da Pós-graduação de Enfermagem em Cardiologia Intensiva no Instituto Gianna Beretta.

Renato Douglas e Silva Souza

Mestre em Farmacologia pela Universidade Federal do Piauí. Especialista em Terapia Intensiva pela UNIPÓS. Professor das Disciplinas de Urgência e Emergência, Atenção Integral à Saúde do Adulto e do Idoso e Terapia Medicamentosa Aplicada à Enfermagem do Departamento de Enfermagem da Universidade Pitágoras São Luís, Maranhão.

Rita Simone Lopes Moreira

Enfermeira. Doutora em Ciências Aplicadas à Saúde pela Universidade Federal de São Paulo (Unifesp). Coordenadora do Programa de Residência Multiprofissional em Cardiologia da Unifesp. Enfermeira da Coordenadoria de Ensino e Pesquisa do Hospital São Paulo.

Roberta Teixeira Prado

Mestre em Enfermagem pela Universidade Federal de Juiz de Fora (UFJF). Especialista em Terapia Intensiva pela Faculdade de Enfermagem Luiza de Marillac. Especialista em Urgência e Emergência Pré-hospitalar e Hospitalar pela Faculdade Estácio de Sá. Especialista em Enfermagem do Trabalho pela Faculdade Signorelli.

Roberto Carlos Lyra da Silva

Graduado em Enfermagem pela Universidade Federal do Estado do Rio de Janeiro (UNIRIO). Mestre em Enfermagem pela Escola de Enfermagem Alfredo Pinto da UNIRIO. Doutor em Enfermagem pela Escola de Enfermagem Anna Nery. Coordenador do Curso de Doutorado em Enfermagem e Biociências do Programa de Pós-graduação em Enfermagem e Biociências da UNIRIO. Credenciado como docente permanente do Curso de Mestrado em Enfermagem e do Curso de Doutorado em Enfermagem e Biociências da UNIRIO. Professor Associado I do Departamento de Enfermagem Fundamental da Escola de Enfermagem Alfredo Pinto da UNIRIO. Coordenador do Curso de Doutorado em Enfermagem e Biociências da UNIRIO.

Rodrigo Francisco de Jesus

Mestre em Enfermagem pela Universidade Federal do Estado do Rio de Janeiro (UNIRIO). Especialista em Circulação Extracorpórea pela Sociedade Brasileira de Circulação Extracorpórea (SBCEC). Doutorando em Ciências da Saúde pela Escola de Enfermagem da Universidade de São Paulo (USP). Coordenador do Curso de Graduação em Enfermagem da Universidade do Grande Rio (UNIGRANRIO). Coordenador do Curso de Especialização Enfermagem em Clientes de Alta Complexidade com ênfase em CTI da UNIGRANRIO.

Ruth Kleinpell

Director, Center for Clinical Research and Scholarship Rush University Medical Center, Chicago, USA. Professor, Rush University College of Nursing; Nurse Practitioner, Rush University Medical Center, Chicago, USA. President, World Federation of Critical Care Nurses, 2011-2014.

Sergio Cleto

Mestre em Ciências da Saúde em Coordenadoria de Controle de Doenças (CCD). Especialista em Enfermagem em Unidade de Terapia Intensiva pela Universidade Federal de São Paulo (Unifesp). Doutor em Ciências da Saúde em CCD. Diretor Técnico de Saúde I do Instituto de Infectologia Emílio Ribas – Unidades de Internação/Divisão de Enfermagem. Professor da Disciplina de Especialidades Hospitalares do Departamento de Enfermagem do Centro Universitário Sant'Anna (UniSantanna). Preceptor da Disciplina de Enfermagem em Unidade de Terapia Intensiva do Departamento de Enfermagem da Universidade Nove de Julho (Uninove).

Sibila Lilian Osis

Enfermeira. Professora Auxiliar da Universidade do Estado do Amazonas (UEA). Titulada em Enfermagem em Terapia Intensiva pela Associação Brasileira de Enfermagem em Terapia Intensiva (Abenti).

Solange Diccini

Enfermeira. Professora Associada da Escola Paulista de Enfermagem da Universidade Federal de São Paulo (Unifesp). Líder do Grupo de Estudos e Pesquisa em Enfermagem em Neurociência e Dor do CNPq – Unifesp.

Stelma Regina Sodré Pontes

Mestre em Ciências da Saúde pela Universidade Federal do Maranhão (UFMA). Especialista em Unidade de Terapia Intensiva pelo Instituto Gianna Beretta. Professora Titular da Disciplina de Centro Cirúrgico/UTI/Semiologia/Clínica Cirúrgica do Departamento de Enfermagem do Instituto Florence de Ensino Superior/

Estácio, São Luís. Membro da Associação Brasileira de Enfermagem (ABEN) e da Associação de Medicina Intensiva Brasileira (AMIB).

Susana Arias-Rivera

Enfermera de Investigación, Hospital Universitario de Getafe, Madrid, España. Graduada en Enfermería por la Universidad de León, España. Diplomatura Superior de Metodología de Investigación Clínica por el Centro Universitario de Salud Pública. Universidad Autónoma, Madrid, España.

Tance Oliveira Botelho

Enfermeira. Especialista em Oncologia Multiprofissional pelo Instituto de Ensino e Pesquisa do Hospital Israelita Albert Einstein. Discente do Mestrado Profissional de Enfermagem pela Faculdade Israelita de Ciências da Saúde Albert Einstein, São Paulo.

Tatiana de Medeiros Colletti Cavalcante

Enfermeira. Doutoranda em Enfermagem pela Escola Paulista de Enfermagem da Universidade Federal de São Paulo (EPE-Unifesp). Mestre pela Unifesp. Especialista em Cardiologia, modalidade Residência, pela Unifesp. Docente da Universidade de Fortaleza (UNIFOR). Coordenadora do Programa de Pós-graduação de Enfermagem em Terapia Intensiva da UNIFOR.

Thais Oliveira Gomes

Mestranda em Saúde do Adulto pela Universidade Federal de Minas Gerais (UFMG). Especialista em Terapia Intensiva pela Associação Brasileira de Enfermagem em Terapia Intensiva (Abenti). Especialista em Formação Pedagógica pela UFMG. Coordenadora de Enfermagem do Pronto-Socorro do Hospital das Clínicas da UFMG. Professora da Disciplina de Tópicos Especiais do Centro Universitário UNA. Coordenadora do Departamento de Enfermagem da Sociedade Mineira de Terapia Intensiva (Somiti).

Theia Castellões

Mestre em Enfermagem Intensivista pela Universidade do Estado do Rio de Janeiro (UERJ). Especialista em Terapia Intensiva pela UERJ.

Valdicléia da Silva Ferreira Torres

Mestre em Enfermagem pela Universidade Federal da Paraíba (UFPB). Especialista em Terapia Intensiva pela Faculdade de Ciências Médicas (FCM). Professora Substituta das Disciplinas de Terapia Intensiva e Fundamentos de Enfermagem da Escola Técnica de Saúde na UFPB. Professora das Disciplinas de Terapia Intensiva, Enfermagem Clínica I, Fundamentos de Enfermagem, Monografia I e Monografia II do Departamento de Enfermagem na Faculdade de Enfermagem Nova Esperança (FACENE).

Vanessa Galdino de Paula

Mestre em Enfermagem pela Universidade Federal do Estado do Rio de Janeiro (UNIRIO). Pós-graduada em Docência do Ensino Superior pelo Instituto a Vez do Mestre da Universidade Cândido Mendes (UCAM). Pós-graduada em Paciente Crítico Cardiológico pela Universidade Federal Fluminense (UFF). Graduada em Enfermagem pela UNIRIO, Habilitação em Enfermagem Médico-Cirúrgica. Professora Assistente do Departamento de Enfermagem Médico-Cirúrgica da Universidade do Estado do Rio de Janeiro (UERJ), atuando na Área Crítica.

Vinicius Batista Santos

Enfermeiro Especialista em Cardiologia pela Universidade Federal de São Paulo (Unifesp). Mestre e Doutorando pela Escola Paulista de Enfermagem (EPE) da Unifesp. Coordenador das Unidades de Cardiologia do Hospital São Paulo. Coordenador Pedagógico do curso de Especialização em Cardiologia da EPE-Unifesp. Docente convidado nos Cursos de Pós-graduação em Enfermagem do Centro de Estudos de Enfermagem e Nutrição da PUC-Goiânia.

Virginia de Araújo Pôrto

Enfermeira Graduada pela Universidade Federal da Paraíba (UFPB). Especialista em Terapia Intensiva pela Universidade Guarulhos. Especialista em Formação Pedagógica pela Fiocruz. Titulada em Enfermagem em Terapia Intensiva Adulto pela Associação Brasileira de Enfermagem em Terapia Intensiva (Abenti-AMIB). Mestre em Ciências da Saúde pela Universidade Cruzeiro do Sul (Unicsul). Docente dos Cursos de Pós-graduação *lato sensu* em Enfermagem em Terapia Intensiva, Enfermagem em Urgência e Emergência e Enfermagem em Cardiologia da Especializa Cursos em Saúde. Coordenadora de Enfermagem da UTI Materna do Instituto Cândida Vargas. Enfermeira da UTI Adulto do Hospital Universitário Lauro Wanderley, João Pessoa (PB).

Virginia del Carmen Merino Gamboa

Máster en Educación con mención en Informática y Tecnología Educativa/Universidad Peruana San Martín de Porres. Especialista en Cuidados Intensivos Adultos por la Universidad Peruana Cayetano Heredia. Profesora Principal de la asignatura de Promoción y Prevención en Salud de Escuela post-grado de la Universidad Peruana Nolbert Wiener. Afiliada a Sociedad Peruana de Enfermeras en Cuidados Críticos (SOPECC), Asociación Peruana de Enfermeras Intensivistas (ASOPEIN) y Asociación Peruana para el Cuidado Integral de las Heridas y Ostomías (APCIHO).

Widlani Sousa Montenegro

Enfermeira. Mestre em Princípios da Cirurgia. Membro Efetivo do Colégio Brasileiro de Executivos em Saúde. Coordenadora do Serviço de Terapia Intensiva do Hospital São Domingos. Vice-presidente da Associação Brasileira de Enfermagem em Terapia Intensiva (Abenti), biênio 2015-2016. Presidente do Centro de Estudo Hélio Mendes da Silva. Coordenadora da Pós-graduação em UTI HSD/AMIB/Redentor.

Sumário

Apresentação das editoras XXVII

Prefácio XXIX

Seção 1 Gestão por competências, habilidades e atitudes

Capítulo 1 Unidade de terapia intensiva: planta física, organização e administração de recursos humanos e materiais 2
Pâmela Cristina Golinelli, Renata Andréa Pietro Pereira Viana

Capítulo 2 O impacto da incorporação das novas tecnologias na assistência de enfermagem 9
María Cecilia Santos Popper

Capítulo 3 Ética e o cuidado humanizado 21
Beatriz Murata Murakami, Eduarda Ribeiro dos Santos, Tance Oliveira Botelho

Capítulo 4 Enfermagem intensiva: práticas baseadas em competências 30
Ruth Kleinpell, Ged Williams

Capítulo 5 Gestão de conflitos: transformando conflitos em oportunidades 40
Laurindo Pereira de Souza, Ellen Daiane Biavatti de Oliveira Algeri, Marcia Guerino de Lima

Capítulo 6 Sofrimento moral de enfermeiros no ambiente de terapia intensiva 47
Kely Regina da Luz, Mara Ambrosina de Oliveira Vargas

Capítulo 7 A formação e a titulação do enfermeiro intensivista na América Latina 56
Mariana Torre, Renata Andréa Pietro Pereira Viana

Capítulo 8 Pós-graduação e o título de especialista: agregando conhecimento à prática do intensivista 61
Renata Andréa Pietro Pereira Viana, Widlani Sousa Montenegro

Capítulo 9 Educação permanente no cotidiano da terapia intensiva 68
Pâmela Cristina Golinelli, Renata Andréa Pietro Pereira Viana

Capítulo 10 O significado cultural do cuidado e da prática humanizada 74
Gabriel Heras La Calle, José Manuel Velasco Bueno, Mari Cruz Martín Delgado

Capítulo 11 Acolhimento e suporte emocional ao paciente, aos familiares e à equipe multiprofissional 84
Nára Selaimen Gaertner Azeredo, Adriana Alves dos Santos

Seção 2 Segurança e qualidade

Capítulo 12 Estratégias para promover a segurança 94
Raphael Costa Marinho, Monna Rafaella Mendes Veloso,
Renato Douglas e Silva Souza, Stelma Regina Sodré Pontes

Capítulo 13 Indicadores de qualidade e de gerenciamento 117
Ayla Maria Farias de Mesquita, Irene Fuentes Cabrera

Capítulo 14 Alarmes clínicos: implicações da fadiga de alarmes 139
Roberto Carlos Lyra da Silva, Carolina Corrêa Pinto de Farias

Capítulo 15 Sistematização da assistência de enfermagem (SAE) 150
Allan Peixoto de Assis

Capítulo 16 Nursing Activities Score (NAS): carga de trabalho e enfermagem 161
Débora Feijó Villas Bôas Vieira, Cássia Maria Frediani Morsch

Capítulo 17 Passagem de plantão: otimizando a performance da equipe 184
Adriana Montenegro de Albuquerque, Elizabeth Analia Barrionuevo

Capítulo 18 Passagem de plantão: paradigmas e estratégias para a comunicação efetiva 195
Marcelo Fabio Morales

Capítulo 19 Síndrome de *burnout*: a doença do esgotamento profissional 204
Mariana Torre, María Cecilia Santos Popper

Seção 3 *Expertise* em cuidados intensivos

Capítulo 20 Diretrizes para admissão, triagem e alta 212
María Elena Domínguez Martínez, María Guadalupe Carrillo Aguilar

Capítulo 21 Visita multidisciplinar à beira do leito 219
Maria Aparecida Oliveira Batista, Marli Nunes das Neves

Capítulo 22 Transferência intra-hospitalar e extra-hospitalar 228
Patricia Soledad Obando Castro, Virginia del Carmen Merino Gamboa

Capítulo 23 Equipe de resposta rápida proativa 246
Eduardo Cervantes Jiménez, Ivannia Hernández Corrales, Humberto Fonseca Cordero

Capítulo 24 Redução da sedação profunda e analgesia segura 257
Susana Arias-Rivera

Capítulo 25 Cuidados e adequação diante do esforço terapêutico 268
Fabiana Ciccioli

Capítulo 26 Potencial doador de órgãos e tecidos 276
Jaqueline Ester Alves, Layse Beneli Prado, Geórgia Pereira Silveira Souza, César Augusto Guimarães Marcelino

Capítulo 27 Condutas em final de vida 298
Oscar Cabrera Avendaño

Capítulo 28 O saber e o fazer na assistência paliativa 311
Jandra Cibele Rodrigues de Abrantes Pereira Leite

Capítulo 29 Síndrome pós-terapia intensiva: alterações após doença crítica 321
Maurene A. Harvey, Judy E. Davidson

Seção 4 Otimização da assistência de enfermagem

Capítulo 30 O banho no leito e suas repercussões fisiológicas 334
Manassés Moura dos Santos

Capítulo 31 Saúde bucal: o impacto da higiene oral 348
Valdicléia da Silva Ferreira Torres

Capítulo 32 O manejo do balanço hídrico 356
Fabiana Ciccioli

Capítulo 33 Desequilíbrio hidroeletrolítico e acidobásico 367
Natalia Caballero González

Capítulo 34 Mensuração da pressão intra-abdominal 399
Gisele Brocco Magnan

Capítulo 35 Controle glicêmico e terapia insulínica 410
Luís Perretta

Capítulo 36 Ações para o tratamento de feridas e prevenção de lesões. 420
Amália Augusta Nunes, Thais Oliveira Gomes

Capítulo 37 Deambulação e prevenção de fraqueza adquirida 444
Ana María Bejarano

Capítulo 38 Suporte e manutenção nutricional. 457
Claudia Satiko Takemura Matsuba

Capítulo 39 Gastroparesia, constipação e diarreia. 483
Fabiana Ciccioli

Capítulo 40 Infusão de hemocomponentes 494
Noé Sanchez Cisneros

Capítulo 41 Monitorização da oxigenação e perfusão. 501
Fernanda Alves Ferreira Gonçalves, Gabriela Ferreira de Oliveira, Karina Suzuki, Bárbara Miquelin

Capítulo 42 Monitorização invasiva. 510
Clayton Lima Melo, Lázaro França Nonato

Capítulo 43 Monitorização minimamente invasiva 530
Késsya Dantas Diniz, Kátia Regina Barros Ribeiro, Noé Sanchez Cisnero

Capítulo 44 Acessos vasculares periféricos guiados por ultrassonografia 543
Mariana Torre

Capítulo 45 Dispositivos invasivos 552
José Melquiades Ramalho Neto

Capítulo 46 Principais indicações para o uso de tubos, sondas, drenos e cateteres. 567
Márcia Beatriz Peñafiel

Capítulo 47 Efeitos da privação do sono na unidade de terapia intensiva 591
Mariana Torre

Seção 5 Assistência focada no sistema respiratório e nas vias aéreas

Capítulo 48 Recomendações para o cuidado do paciente em ventilação mecânica 602
Ana María Bejarano

Capítulo 49 Assistência e cuidado na ventilação mecânica invasiva 613
Ariel J. Garnero, Francisco J. Clemente López

Capítulo 50 Assistência e cuidado na ventilação mecânica não invasiva. 640
Francisco J. Clemente López

Capítulo 51 Prevenção de pneumonia associada à ventilação mecânica 651
Théia Castellões

Capítulo 52 Síndrome do desconforto respiratório agudo (SDRA): estratégias e cuidados na ventilação e na realização da manobra de posição prona.............. 657
Renata Andréa Pietro Pereira Viana

Capítulo 53 Sistema respiratório: distúrbios e cuidados 671
Rodrigo Francisco de Jesus

Seção 6 Assistência na reanimação cardiorrespiratória

Capítulo 54 Atendimento na parada cardíaca e a reanimação cardiorrespiratória........ 684
Marcos Paulo Schlinz e Silva, Roberta Teixeira Prado

Capítulo 55 Cuidados pós-reanimação.. 699
José Alberto Lozano

Capítulo 56 Hipotermia terapêutica 708
Andrezza Serpa Franco, Karla Biancha Silva de Andrade, Vanessa Galdino de Paula

Capítulo 57 Síndrome coronariana aguda 719
Lilian Behring

Seção 7 Assistência e abordagens específicas

Capítulo 58 Prevenção e controle de infecções 726
Elena Andión

Capítulo 59 Sepse: conceitos e cuidados.. 775
Antônio Almeida, Renata Andréa Pietro Pereira Viana

Capítulo 60 Paciente neurológico: conceito e cuidados 790
Solange Diccini, Sibila Lilian Osis

Capítulo 61 Pós-operatório de cirurgia neurológica................................ 807
Raphael Costa Marinho, Renato Douglas e Silva Souza, Douglas dos Santos Lima

Capítulo 62 Pós-operatório de cirurgia cardíaca.................................. 819
Vinicius Batista Santos, Ana Raquel Viegas de Assis, Rita Simone Lopes Moreira, Nina Karasawa

Capítulo 63 Pós-operatório de cirurgia de grande porte........................... 829
Júlio César Acarine Mouro, Camilo Reuber de Sousa Soares

Capítulo 64 Pós-operatório de transplante e tratamento imunossupressor. 852
Laércia Ferreira Martins, Tatiana de Medeiros Colletti Cavalcante

Capítulo 65 Paciente renal: conceito e cuidados. 866
Sérgio Cleto, Marcos Rafael Rodrigues Soares, Lúcia da Conceição Andrade

Capítulo 66 Sistema gastrintestinal: conceitos e cuidados 878
Elier Carrera González

Capítulo 67 Sistemas hematológico e imunológico: conceitos e cuidados. 886
Ana Tucunduva Cardoso, Audrey Cristina Fioretti, Henriana Veloso Borges Chammas

Capítulo 68 Pacientes com lesão traumática 898
Laurindo Pereira de Souza, Éllen Daiane Biavatti de Oliveira Algeri, Fernando Augusto Pinheiro, Márcia Guerino de Lima

Capítulo 69 Paciente obstétrica. 917
James Francisco Pedro dos Santos

Capítulo 70 Paciente obeso mórbido. 936
Carol Thompson

Capítulo 71 Paciente queimado 947
Alvaro Fernández

Capítulo 72 Paciente idoso 959
Virginia de Araújo Pôrto

Índice remissivo. 973

Apresentação das editoras

"Estou convencida de que os maiores heróis são aqueles
que fazem o seu dever na rotina diária"
(Florence Nightingale)

O cuidado ao ser humano é um valor, um bem social indispensável para promover, manter a vida e ainda oferecer o melhor morrer. É produto de conhecimentos, habilidades e atitudes, da interação da natureza vital e dinâmica do corpo humano que se encontra sob o domínio da ciência e que, em determinada fase da vida, necessitará da arte e da diligência da enfermagem.

No cotidiano da terapia intensiva, o enfermeiro intensivista aplica seus conhecimentos e desenvolve habilidades por meio de atitudes focadas na busca contínua da promoção do cuidado seguro. Consequentemente, o desenvolvimento da competência técnico-científica para o cuidar no processo saúde-doença e também no contexto social requer práticas avançadas de natureza biológica, sociocrítica e humanista.

Neste cenário, de ações e cuidados extremamente especializados, apresentamos com muito orgulho esta obra, lançada no mês de novembro de 2016, durante o VIII Congreso Panamericano e Ibérico de Enfermería Intensiva, que ocorrerá concomitantemente ao XXI Congresso Brasileiro de Medicina Intensiva em Porto Alegre, no Rio Grande do Sul. Nesse importante evento, teremos reunidos enfermeiros intensivistas de todo o mundo, fortalecendo a divulgação deste livro, que já nasce com o selo de qualidade e a chancela de duas importantes sociedades de cuidados intensivos, a Associação de Medicina Intensiva Brasileira (AMIB) e a Sociedad Argentina de Terapia Intensiva (SATI).

Procuramos convidar enfermeiros *experts* nas práticas intensivas, e nossa busca permeou cada departamento de enfermagem das sociedades de cuidados intensivos que fazem parte da Federação Mundial de Cuidados Intensivos (World Federation of Societies of Intensive and Critical Care Medicine).

De maneira didática, dividimos a obra em sete seções, nas quais teremos a oportunidade de conhecer, de forma clara e objetiva, as ações, a assistência, os cuidados e a ciência desenvolvidos por grandes nomes da terapia intensiva mundial.

Com a certeza de dever cumprido, esperamos contribuir para o aprendizado e o aprimoramento dos profissionais de enfermagem que atuam nos diferentes cenários das unidades de terapia intensiva.

É uma grande honra para nós ver este trabalho publicado; por isso, agradecemos a todos os que participaram de forma direta ou indireta, e na certeza de que manteremos sempre a nossa incessante busca por melhores condições de trabalho e formação para a Enfermagem Intensiva, seguimos focados no cuidado humanizado e nas práticas seguras, calcados por um vasto e contínuo aprendizado, permeado pela ética e pelo profissionalismo.

Finalmente, esperamos que este livro, fruto de um infindo, mas compensador trabalho, possa nortear a assistência de enfermagem na terapia intensiva. Tenham todos uma excelente leitura!

Renata Andréa Pietro Pereira Viana
Mariana Torre

Prefácio

É com enorme satisfação que escrevo o prefácio a esta nova obra de referência sobre enfermagem em terapia intensiva. Os autores devem ser parabenizados pelo conteúdo abrangente e construtivo, além de altamente informativo, confiável e – é importante ressaltar – escrito por enfermeiros para enfermeiros. Este texto fundamental representa também o "amadurecimento" da enfermagem em terapia intensiva na América Latina, o qual contou com a colaboração de enfermeiros renomados de 14 países – um verdadeiro projeto colaborativo internacional.

A obra está repleta de informações – de abordagem ampla e detalhada – que serão úteis e relevantes aos enfermeiros de terapia intensiva independentemente do local onde atuam ou do estágio em que se encontram em suas carreiras. Merece ser adotada como referência por todos os enfermeiros que se especializam em cuidados intensivos.

Novamente, e desta vez colocando-me como leitor, parabenizo calorosamente as editoras pelo grandioso feito. Que venham edições subsequentes nos próximos anos!

Prof. Paul Fulbrook
RN, PhD
Presidente da World Federation of Critical Care Nurses (WFCCN)

SEÇÃO 1

Gestão por competências, habilidades e atitudes

Capítulo 1

Unidade de terapia intensiva: planta física, organização e administração de recursos humanos e materiais

Pâmela Cristina Golinelli

Renata Andréa Pietro Pereira Viana

INTRODUÇÃO

Historicamente, o modelo de atenção à saúde que conhecemos na unidade de terapia intensiva (UTI) teve início com Florence Nightingale, que se baseou nos conceitos de triagem e vigilância contínua como determinantes do processo de cuidar.[1]

Com a Revolução Industrial, houve a proximidade entre o homem e a máquina, e a evolução das intervenções nos campos terapêutico e diagnóstico, somada ao processo de cuidar da enfermagem, que avançou de práticas assistenciais rudimentares para práticas baseadas em conhecimento e evidência científica, o que contribuiu para o aumento da sobrevida e dos resultados positivos na assistência prestada, fatores que implicaram na resolutividade dos problemas que afligiam o paciente crítico e que antes não podiam ser tratados.

Os constantes desafios no sistema de saúde mundial, impostos principalmente pelo desenvolvimento tecnológico no cuidar, somados às fortes restrições financeiras, tornaram imperativa uma gestão enxuta, focada na qualidade e munida de processos que implementassem o cuidado individualizado a cada paciente, otimizando os recursos e oferecendo condições de trabalho aos seus colaboradores.

Consequentemente, por causa de toda a complexidade do ambiente da terapia intensiva, surge a necessidade de profissionais cada vez mais competentes, que integrem organização, planejamento, trabalho em equipe, conhecimento científico, liderança, comunicação, relacionamento interpessoal, promoção de cuidados, ensino e pesquisa, com otimização de recursos e uma assistência especializada de qualidade e segura.[2,3]

Merece destaque o fato de que a organização da UTI é extremamente complexa, pois trata-se de uma área que necessita de serviços de apoio, planta física adequada, recursos humanos e materiais, recursos de assistência, gerenciamento de risco e avaliação compatíveis com as exigências legais.[4]

UNIDADE DE TERAPIA INTENSIVA: PLANTA FÍSICA

Para que uma UTI seja projetada ou modificada, a literatura sugere uma variedade de plantas físicas, sendo necessário o auxílio de profissionais com experiência em terapia intensiva, que conheçam as normas reguladoras, já que se trata de um setor obrigatório em hospitais com mais de cem leitos. A unidade deve estar localizada em uma área física diferenciada, próxima de unidades de emergência e do centro cirúrgico, facilitando o deslocamento do paciente crítico.[5-7]

O ambiente deve ser climatizado, com gerador próprio, iluminação adequada, paredes laváveis e possuir visualização permanente dos pacientes, além de um lavatório para cada dois leitos e poltronas para o acompanhante. No caso de observação por meio de monitorização eletrônica, deverá ficar disponível uma central de monitorização na área de maior circulação e presença da equipe interdisciplinar.[5-7]

Vale ressaltar que o projeto para construir ou modificar uma UTI deve ser realizado por um grupo multiprofissional composto pelo diretor do serviço, o enfermeiro coordenador da unidade, o arquiteto, o engenheiro e o administrador hospitalar.[8,9] Esse grupo deve avaliar a demanda esperada com base nos critérios de admissão e alta, na taxa de ocupação, no fluxo de visitantes e funcionários e na necessidade de instalações de apoio para oferecer suporte multiprofissional, além da disponibilidade dos serviços de apoio como o laboratório, a farmácia e o serviço de radiologia.[6-10]

No Brasil, toda a normativa para o funcionamento e a elaboração da planta física de uma UTI deverá estar de acordo com a RDC n. 50/2002, emitida pela Agência Nacional de Vigilância Sanitária (Anvisa),[11] que regulamenta o planejamento, a programação, a elaboração e a avaliação de projetos físicos, devendo a unidade:

- Proporcionar a internação de pacientes críticos, em ambientes coletivos ou individuais, com requisitos de privacidade, conforme patologia, grau de risco e faixa etária (exceto neonatologia).
- Executar e registrar assistência médica e de enfermagem intensiva.
- Prestar apoio diagnóstico de imagem e laboratoriais, além de hemoterápico, cirúrgico e terapêutico 24 horas.
- Manter condições para assistência respiratória e monitoramento 24 horas.
- Prestar assistência nutricional e distribuir alimentação aos pacientes.
- Manter pacientes com morte cerebral em condições que permitam a retirada de órgãos para transplantes, quando consentida.
- Prestar informações e assistência aos acompanhantes dos pacientes.

Torna-se obrigatória a existência da UTI em hospitais terciários e secundários com capacidade superior a cem leitos, bem como em hospitais especializados que atendam pacientes de alto risco, graves e em estabelecimentos assistenciais de saúde (EAS) que atendam gestantes e parto de alto risco (nesse caso, devem ter também UTI neonatal).

O mínimo preconizado é de cinco leitos, podendo existir quartos ou áreas coletivas, ou ambos, a critério da instituição, lembrando que o número de leitos de UTI deve corresponder a no mínimo 6% do total de leitos do hospital.

A área mínima do quarto é de 10 m^2, e 9 m^2 para a área coletiva, ambos com distância de 1 m^2 entre paredes e leitos, exceto cabeceira. Recomenda-se um posto de enfermagem de 6 m^2 para cada área coletiva ou conjunto de quartos, independentemente do número de leitos. A área de prescrição médica é de 1,5 m^2, para a sala de entrevista sugere-se 6 m^2 e para a área de higienização e preparo de equipamentos e materiais, 4 m^2, com dimensão mínima de 1,5 m^2. Quanto ao quarto de isolamento, deve haver pelo menos um para cada dez leitos de UTI, ou fração.

Os ambientes de apoio, como sala de utilidades, quarto e banheiro de plantão, rouparia, depósito de equipamentos, sanitários para vestiários de funcionários (masculino e feminino), sala de espera para acompanhantes e visitas, sala administrativa, depósito de material de limpeza, copa, área de estar para a equipe de saúde e sanitário para o público, são fundamentais e devem ser contemplados.

Algumas observações também são pertinentes:

- Os boxes das áreas coletivas de tratamento devem possuir dispositivos que permitam a privacidade dos pacientes, quando necessária.
- A sala de espera pode ser compartilhada com setores afins do hospital, desde que seja dimensionada de forma a atender à demanda das unidades a que se destina.
- O posto de enfermagem deve estar instalado de forma a permitir observação visual direta ou eletrônica dos leitos.

A planta física de uma UTI, resumidamente descrita, visa ao atendimento dos regulamentos técnicos para o adequado funcionamento dos serviços de terapia intensiva, bem como as necessidades de cuidado ao paciente crítico, cuidados esses que devem ser realizados a fim de minimizar a incidência de eventos adversos ou iatrogenias.

A humanização da estrutura física auxilia o conforto dos pacientes, colaboradores e familiares.[5,12] É preciso lembrar que o bem-estar e a adequada recuperação do paciente crítico não dependem somente de exames diagnósticos, aparato tecnológico de última geração e tratamentos médicos, mas, também, de uma estrutura física adequada que permita um cuidado seguro, livre de danos e o mais especializado e humanizado possível.

GESTÃO DE RECURSOS HUMANOS E MATERIAIS

A complexidade peculiar oferecida pelo cenário da terapia intensiva faz com que a equipe assistencial mantenha-se empenhada e capacitada para manter a excelência do cuidado. Em razão de sua alta complexidade e especificidade, torna-se essencial a existência de uma estrutura física adequada, recursos humanos especializados e qualificados, além de protocolos e rotinas sistematizados, com o objetivo de atender o paciente crítico, valorizar os profissionais, otimizar os recursos humanos, financeiros e materiais, sempre pautados em determinações éticas e legais.[13]

A equipe de enfermagem está diretamente ligada a todo o processo de organização e administração de recursos humanos e materiais, já que é responsável por atender a todas as necessidades humanas fundamentais dos pacientes e de seus familiares, utilizando conhecimentos específicos para promover, recuperar e reabilitar a saúde, prevenindo complicações. Para a realização de tais tarefas, lança mão de estratégias que se adequem ao perfil da população atendida e ao tipo de recursos disponíveis, baseando-se essencialmente em organização, planejamento e adequação de recursos.

O sucesso na gestão da UTI depende de fatores estruturais e organizacionais atrelados ao conhecimento do gestor em questões administrativas, de sua habilidade em otimizar recursos, da conscientização da situação política e econômica da instituição e da capacidade que a liderança tem para implementar estratégias de cooperação e desenvolvimento de ações por parte da equipe multidisciplinar.[14]

Graças ao rápido crescimento tecnológico e dos sistemas de informação, gerir uma unidade de saúde, mais especificamente uma UTI, tornou-se um enorme desafio, pois, além da necessidade de desenvolver habilidades para administrar recursos materiais e financeiros de uma unidade que necessita de materiais e equipamentos específicos, providos de tecnologia avançada e profissionais altamente qualificados e especializados, o gestor precisa desenvolver competências específicas como liderança, capacidade de tomada de decisão, conhecimento técnico-científico, planejamento, organização, habilidade de trabalhar em equipe, comunicação, equilíbrio emocional e bom relacionamento interpessoal.[14,15]

Organização e administração de recursos materiais

O processo de organização, normas e rotinas na administração da UTI deve primeiramente atender às exigências relacionadas às questões legais, providas das condições estruturais a partir da legislação vigente, apontadas pela Anvisa nas RDC n. 50/2002 e n. 7/2010, que trazem a regulamentação técnica para programar, elaborar, planejar e avaliar os projetos físicos dos estabelecimentos de assistência à saúde, bem como dos requisitos mínimos para funcionamento da UTI.[11,16]

Para a organização de uma UTI, faz-se necessária a criação de manuais de normas e rotinas administrativas do serviço, bem como de manuais de procedimentos e rotinas assistenciais, que deverão ser elaborados de acordo com a realidade institucional, atendendo as determinações éticas e legais.[17]

Normas e protocolos são documentos elaborados com base em pareceres técnicos, éticos e legais, que auxiliam na padronização de ações do cotidiano de uma unidade, visando reduzir erros, gastos e danos desnecessários, melhorando a qualidade e aumentando a segurança na assistência.

Além da estrutura física e administrativa, os recursos materiais, apesar de demandar altos custos, são de extrema importância para oferecer uma assistência intensiva adequada. Se utilizados de maneira correta e consciente, podem melhorar o tratamento e os cuidados oferecidos ao paciente internado na UTI.[17]

Atualmente, o avanço científico e tecnológico tem contribuído para otimizar o diagnóstico e tratamento das diversas patologias, favorecendo dessa forma, mais conforto e rapidez nos cuidados prestados[18], porém, essa não é a realidade de todos os serviços de saúde, pois, por vezes, nos deparamos com unidades onde não há recursos estruturais e materiais suficientes para atender à demanda de pacientes, mas essa dificuldade não deve ser considerada um impedimento para a realização do atendimento necessário, e sim um estímulo à criação de alternativas que não prejudiquem os serviços essenciais.

Administrar um serviço de terapia intensiva consiste em tomadas de decisões em conjunto, que determinarão a melhor estratégia para o controle do orçamento, a implementação de normas e rotinas, a implementação do serviço de educação permanente, entre outras medidas gerenciais, que demonstram quão meticuloso e peculiar é o trabalho dos gestores.[19]

Organização e administração de recursos humanos

O recrutamento de pessoal é uma etapa primordial para o processo organizacional e administrativo de um serviço hospitalar, principalmente no que concerne ao serviço de terapia intensiva. É por meio dessa etapa que se torna possível o conhecimento do perfil de cada profissional e das qualificações necessárias para o exercício de suas atividades, de acordo com a filosofia e a necessidade da instituição.

Após o recrutamento, havendo contratação, procede-se para a etapa de integração com a equipe e os treinamentos básicos, a fim de que haja interação com os demais colaboradores e que os treinamentos auxiliem na adequada utilização dos recursos estruturais e materiais, de modo que o profissional exerça uma assistência de qualidade, livre de danos, imprudência ou imperícia.

A equipe de profissionais que atuam em uma UTI é formada inicialmente por um responsável técnico médico, um enfermeiro coordenador da equipe de enfermagem e um fisioterapeuta coordenador da equipe de fisioterapia. Para a prestação dos cuidados deve ainda existir o médico diarista, os médicos intensivistas, os enfermeiros intensivistas assistenciais (realizar o dimensionamento para adequada distribuição das atividades), os técnicos de enfermagem, os fisioterapeutas, o farmacêutico, o psicólogo, odontólogo, o nutricionista, a assistente social e os auxiliares administrativos, além de funcionários exclusivos para a higienização, atendendo ao mínimo determinado pela RDC n. 7 e a Portaria n. 3.432/98.[6,16]

A equipe multiprofissional em terapia intensiva deve trabalhar de forma conjunta, aprimorando conhecimentos e oferecendo uma assistência qualificada, atendendo às determinações da NR 32 – Segurança e Saúde no Trabalho em Serviços de Saúde –, que fornece subsídios para a segurança do serviço ofertado.

É primordial o desenvolvimento de programas de treinamento contínuos, também denominados educação permanente em serviço, que consiste em treinamentos realizados de acordo com a necessidade da equipe, com assuntos que proporcionam melhora na prática assistencial diária, minimizando danos à estrutura física e material decorrentes de mau uso e melhorando a segurança e a qualidade nos cuidados prestados ao paciente.

CONSIDERAÇÕES FINAIS

As medidas para organizar e administrar um serviço de terapia intensiva que foram apresentadas são extremamente necessárias para a prestação de cuidados humanizados com segurança e qualidade. Os objetivos desse serviço são tratar, recuperar e prevenir a incidência de riscos terapêuticos, além de serem exigência legal dos órgãos que avaliam o serviço hospitalar de alta complexidade.

O enfermeiro gestor de UTI pode contribuir significativamente, opinando sobre os aspectos ambientais que possam influenciar no tratamento do paciente crítico, sendo o arcabouço de conhecimento sobre o cuidar e o fluxo de assistência prestada, possibilitando a praticidade de uma planta física que atenda aos padrões mínimos exigidos pela legislação e que consequentemente, contemple os aspectos humanizados do cuidado, com gestão de recursos humanos adequada e com o apoio do serviço de educação permanente, que poderá desenvolver ações educativas constantes para sensibilizar os profissionais a fim de que atuem de maneira ética e competente, proporcionando atendimento de qualidade ao paciente crítico e seus familiares.

REFERÊNCIAS BIBLIOGRÁFICAS

1. Lemos RCA, Rossi LA. O significado cultural atribuído ao centro de terapia intensiva por clientes e seus familiares: um elo entre a beira do abismo e a liberdade. Rev Latino-Am Enf 2002;10(3):345-57.
2. Pickering BW, Hurley K, Marsh B. Identification of patient information corruption in the intensive care unit: using a scoring tool to direct quality improvements in handover. Crit Care Med 2009;37(11):2905-12.
3. Camelo SHH. Competência profissional do enfermeiro para atuar em unidades de terapia intensiva: uma revisão integrativa. Rev Latino-Am Enferm 2012;20(1):192-200.
4. Saraiva CAS. Fatores físicos-ambientais e organizacionais em uma unidade de terapia intensiva neonatal: implicações para a saúde do recém-nascido. [Trabalho de conclusão do curso de mestrado profissionalizante em Engenharia.] Porto Alegre: Universidade Federal do Rio Grande do Sul; 2004.
5. Brasil. Ministério da Saúde. Portaria GM/MS n. 3432 de 12 de agosto de 1998. DOU n. 154. Estabelece critérios de classificação para as Unidades de Tratamento Intensivo – UTI.
6. Laselva CR, Moura Junior DF, Guastelli LR. Recursos humanos de enfermagem. In: Knobel E. Terapia intensiva: enfermagem. São Paulo: Atheneu; 2010. p.15-26.
7. Wedel SMD et al. Guidelines for intensive care unit design: Guidelines/Pratice Parameters Committee of the American College of Critical Care Medicine, Society of Critical Care Medicine. Crit Care Med 1995;23(3):582-8.
8. Piergeorge AR, Ceserano FL, Casanova DM. Designing the critical care unit: a multidicicplinary approach. Crit Care Med 1983;11:541-5.
9. Task F. On Guidelines, Society of Critical Care Medicine: Guidelines for categorization of services for the critically ill patient. Crit Care Med 1991;19:279-85.
10. Brasil. Agência Nacional de Vigilância Sanitária. Resolução RDC n. 50, de 21 de fevereiro de 2002. Dispõe sobre o regulamento técnico para planejamento, programação, elaboração e avaliação de projetos físicos de estabelecimentos assistenciais de saúde. Disponível em: http://www.anvisa.gov.br/anvisalegis/resol/2002/50_02rdc.pdf. Acesso em: 07 out 2016.
11. Madureira CR, Veiga K, Sant'ana AFM. Gerenciamento de tecnologia em terapia intensiva. Rev Lat-Am Enferm 2000;8(6):68-75.
12. Knobel E et al. Organização e funcionamento das UTIs. In: Knobel E (ed.). Condutas no paciente grave. 3.ed. São Paulo: Atheneu; 2006. p.1953-67.
13. Almeida, VML. Aspectos organizacionais: recursos humanos e materiais da unidade. In: Viana RAPP. Enfermagem em terapia intensiva: práticas baseadas em evidências. São Paulo: Atheneu; 2011. p.47-56.
14. Viana RAPP; Vargas MAO, Carmagnani MIS, Ferreira ML, Luz KR. Desvelando competências do enfermeiro de terapia intensiva. Enferm Foco 2015;6(1/4):46-50.

15. Brasil. Ministério da Saúde. Agência Nacional de Vigilância Sanitária (Anvisa). RDC n. 7 de 24 de fevereiro de 2010. Dispõe sobre os requisitos mínimos para funcionamento de Unidades de Terapia Intensiva e dá outras providências. Diário Oficial República Federativa do Brasil, Poder Executivo, Brasília; 24 fev. 2010.
16. D´Artibale EF, Freiras RM, Amaral F, Pinheiro ME, Kuhnen SB. Implantação e gestão de uma unidade de terapia intensiva: relato de experiência. Rev Cient do Hospital Santa Rosa 2015;(5):50-56.
17. Corrêa CSP, Viana CD, Bragas LZT, Trevisan RO, Della-Méafelin V. Auditoria de enfermagem na qualidade da assistência: implantação de protocolos. Rev Contexto Saúde 2011;10(20):719-722.
18. Fernandes H da S, Silva E, Neto AC, Pimenta LA, Knobel E. Gestão em terapia intensiva: conceitos e inovações. Rev Soc Bras Clin Med 2011;9(2):129-37.
19. Lorenzetti J, Trindade L de L, Pires DEP, Ramos FRS. Tecnologia, inovação tecnológica e saúde: uma reflexão necessária. Texto & Contexto Enfermagem 2012;21(2):432-9.

Capítulo 2

O impacto da incorporação das novas tecnologias na assistência de enfermagem

María Cecilia Santos Popper

INTRODUÇÃO

É oportuno lembrar que a invenção da imprensa, no século XV, revolucionou a forma pela qual os seres humanos tinham acesso ao conhecimento e difundiam ideias, alterando para sempre a estrutura da sociedade. Até então, o conhecimento estava reservado apenas a um minúsculo grupo privilegiado que tinha acesso a bibliotecas onde se conservavam os manuscritos em que eram impressos os avanços da ciência, da filosofia e da teologia. A possibilidade de produzir conhecimento estava, por sua vez, reservada somente para aqueles que tinham a chance de aprender a ler e escrever, geralmente monges que permaneciam muitos anos enclausurados em abadias e conventos e tinham acesso a enormes bibliotecas.

A partir da possibilidade de imprimir mecanicamente os livros, tornou-se factível distribuir a informação em escalas massivas, proporcionando ao conhecimento transcender as férreas fronteiras religiosas para chegar às sociedades em massa. Aprender, conhecer e difundir ideias tornou-se um fato cotidiano e de baixo custo.

A criação da internet, na década de 1960, o acesso a computadores pessoais a partir da década de 1980 e a massificação do acesso a conexões de banda larga e dispositivos móveis no início do século XXI tiveram um efeito similar à invenção de Gutenberg no ano de 1439, mas com proporções exponenciais. Esses avanços permitiram não somente ter acesso ao conhecimento científico de maneira quase instantânea, como também possibilitaram gerar informação sobre tudo e para todos de forma quase involuntária: hoje em dia podemos contabilizar a quantidade de passos que damos em uma jornada, monitorar remotamente a temperatura de nosso refrigerador ou fazer transferências de dinheiro entre contas bancárias enquanto viajamos de metrô. A era dos dados e a informação chegaram para ficar.

Para avaliar a real dimensão da explosão de dados que estamos atravessando, basta dar-se conta de que 90% dos dados gerados em toda a história da humanidade foram produzidos nos últimos 4 anos.[1] Nesse sentido, a criação de informação adquiriu ritmos tão acelerados que são estimados, para o ano 2020, 1,7 megabytes (o equivalente ao peso eletrônico deste capítulo de livro) de informação nova por segundo, por cada habitante do planeta, e 40 mil buscas no Google por segundo![2]

As ciências da saúde e, mais precisamente, a enfermagem, não são alheias a esse processo. Na verdade, a enfermagem esteve sempre intimamente ligada ao manejo da informação: já no século XIX, Florence Nightingale revolucionou a profissão ao ser a primeira enfermeira a utilizar a informação e a análise estatística dos dados para modificar a forma pela qual seus pacientes eram cuidados (Figura 1). Durante a guerra da Crimeia (1853-1856), Florence se dedicou a compilar informação sobre a condição dos soldados feridos, as doenças que contraíam e as causas de morte. Esses dados serviram mais tarde não apenas para melhorar a qualidade dos cuidados recebidos no âmbito da saúde militar, mas também foram utilizados para modificar a forma pela qual os serviços de saúde pública eram administrados.

Outra enfermeira, Lillian Wald (1867-1940), ofereceu uma enorme contribuição para as reformas do sistema de saúde norte-americano graças às investigações em campo que

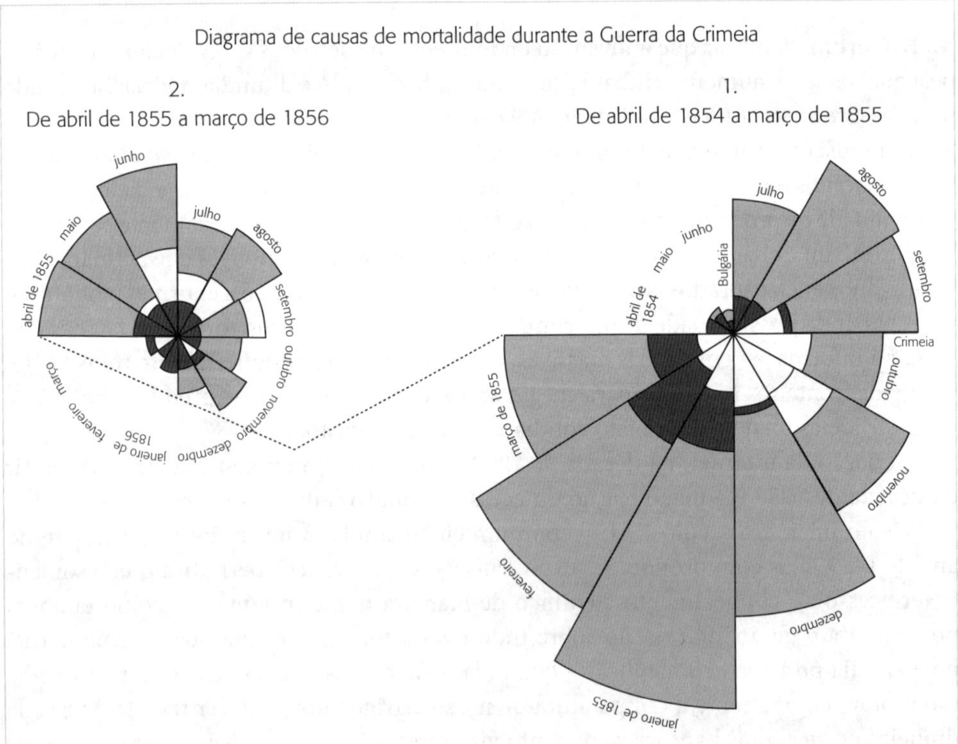

Figura 1 Exemplo de um diagrama de área polar elaborado por Florence Nightingale e que mede a incidência e a prevalência de mortes causadas por doenças infectocontagiosas (em cinza), por feridas (em branco) e por outras causas (em preto).

Fonte: Adaptado de Nightingale (1858).[19]

realizou nas regiões mais vulneráveis da florescente cidade de Nova York no início do século XX, sendo uma das pioneiras a estabelecer um nexo entre as condições de vida da população e o desenvolvimento de doenças.

Provida de uma extensa base de dados, construída ao longo de anos e anos de exercício profissional, conseguiu convencer os executivos da companhia de seguros Metropolitan Life a estudar o efeito que teria entre seus segurados um serviço de enfermagem domiciliar, com o objetivo de melhorar as condições de saúde e, como consequência, reduzir o risco de morte. Assim, Wald foi provavelmente a primeira enfermeira a realizar um estudo randomizado de caso-controle: designou um grupo de enfermeiras para que realizassem visitas domiciliares aos segurados que residiam em uma parte da cidade e comparou-os a outro grupo de segurados da mesma região, que não receberam nenhuma visita. Após três meses de estudo, Wald conseguiu demonstrar, mediante informação precisa e concreta, que efetivamente aqueles que recebiam atenção de enfermagem em domicílio tinham níveis melhores de saúde e menor probabilidade de morrer quando comparados aos que não recebiam esse serviço. Por esse motivo, a Metropolitan Life destinou U$S 500.000 para financiar o programa, alcançando um total de 1 milhão de visitas domiciliares.[3] Considera-se que esse foi o nascimento da enfermagem em saúde pública.

O PROFISSIONAL DE ENFERMAGEM COMO GESTOR DO CONHECIMENTO

Esses exemplos, como tantos outros que abundam na história de nossa profissão, demonstram a importância que a informação tem para o desenvolvimento de nossa prática, até o ponto que hoje em dia se poderia considerar a informação como a base fundamental do conhecimento de enfermagem.

McGonigle e Mastrian[4] desenvolveram um modelo em que se identificam as três etapas nas quais os enfermeiros interagem com a informação em qualquer contexto e cenário possíveis: os dados, a informação e o conhecimento (Figura 2). Esse modelo estabelece que somente a gestão adequada da informação permitirá converter os dados em conhecimento e, portanto, em intervenções concretas.[4] Nesse sentido, é necessário entender que a informação é um conceito central em saúde e, por sua vez, o recurso mais valorizado. A ciência da informação, os sistemas de informação, em conjunto com novos

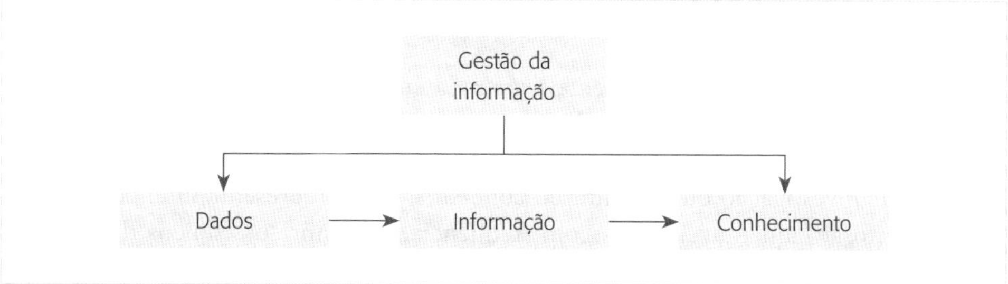

Figura 2 O modelo das bases do conhecimento.

Fonte: Adaptado de McGonigle e Mastrian (2011).[4]

Caso clínico 1

José, é enfermeiro e trabalha no serviço de emergências de um hospital central da cidade de Buenos Aires. Recebe um paciente de 83 anos de idade, com dispneia em repouso. José conecta o paciente ao monitor multiparamétrico e coloca o oxímetro de pulso em seu dedo indicador, constatando dessaturação e taquicardia. No entanto, ao fazer uma avaliação rápida de seus sinais vitais e estado de consciência, José interpreta que o paciente não necessita de suporte vital avançado nem da via aérea. Portanto, concentra-se em assistir o paciente para diminuir a dispneia enquanto prossegue com a avaliação secundária.

e mais potentes dispositivos de processamento, estão revolucionando a maneira como as organizações de saúde desenvolvem seus serviços.

Pensemos no exemplo de José e qual foi o critério em que se baseou para tomar determinadas decisões. Por que considerou que o paciente não estava em risco iminente de morte? Por que optou por continuar com a avaliação secundária apesar da dispneia? Basicamente, o que José fez não foi outra coisa além de valer-se de dados e informação, obtidos durante a avaliação do paciente, para orientar suas intervenções. Para poder atribuir valor contextual a esses dados e a essa informação, é necessário ter conhecimento, de modo a poder tomar as decisões acertadas. Esse exemplo é uma aplicação clara do modelo da "enfermagem do conhecimento".

Se fizermos uma observação rápida do serviço de enfermagem de qualquer hospital, poderemos encontrar diversas fontes de dados e informação que, muitas vezes, passam despercebidas. Desde um simples equipamento de bolso para a aferição de glicemia até o mais sofisticado monitor multiparamétrico, ou, ainda, nossos registros escritos, não fazem outra coisa a não ser refletir dados, tendências e padrões. E quem está no centro nevrálgico dessa onda informativa somos nós, os enfermeiros.

É por isso que, além de ser profissionais de saúde responsáveis pelo cuidado direto de pacientes, somos também "gestores do conhecimento e da informação". Vários estudos demonstraram a grande quantidade de tempo dedicado à análise, interpretação e comunicação de informação. Por exemplo, um deles demonstrou que os enfermeiros investem entre 25 e 50% de seu tempo no manuseio e registro de informação clínica.[5] Geralmente esses dados podem se apresentar de maneira individual (pressão arterial, pulso, diurese, níveis de lactato etc.), para depois serem integrados a fim de criar informação (choque hipovolêmico) e, posteriormente, aplicar o conhecimento (iniciar protocolo de reanimação).

Toda essa informação é geralmente registrada em inúmeros formulários e registros manuscritos, os quais são então empilhados em arquivos hospitalares escuros, confinando todos esses dados ao esquecimento, a menos que sejam especificamente extraídos com objetivos de investigação ou mensuração concretos, o que representa uma tarefa muito chata e custosa. Lamentavelmente, com frequência, os históricos clínicos de papel, as quilométricas evoluções diárias e as rigorosas mensurações horárias de parâmetros vitais acabam ocultos embaixo de uma densa capa de pó, sem que nos demos conta de que com eles temos a chave para tomar, a cada dia, melhores decisões sobre o que fazemos.

A ENFERMAGEM INFORMATIZADA

Graças ao avanço da informática médica, é possível contar com sistemas eletrônicos para o registro da informação obtida dos pacientes. O que muitos conhecem como histórico clínico eletrônico, histórico clínico digital, sistemas de registro eletrônico de dados etc., permite a grande oportunidade de poder ter acesso aos dados de pacientes, de maneira tanto individual (paciente por paciente) como agregada (informes agrupados por tipo de patologia, gênero, idade etc.). Esse novo cenário situou os enfermeiros (porém gestores do conhecimento) como atores-chave na hora de colaborar com o desenvolvimento de ferramentas que nos permitirão captar informação quantificável, mas, ao mesmo tempo, nossa própria experiência e conhecimento, o que nem sempre pode ser impresso em registros escritos. Nasce assim um novo e vasto campo de ação para os profissionais de enfermagem: a enfermagem informatizada.

É frequente encontrar certa reserva ao associar o termo informática à nossa profissão, provavelmente porque esse termo se relaciona somente com a habilidade individual que temos para manusear um computador ou uma peça de *software* determinada. Entretanto, existe uma ampla gama de atividades e intervenções em nossa profissão que necessariamente estão vinculadas à enfermagem informatizada. Elas dão lugar a uma nova especialização que pouco a pouco vai ganhando lugar em nosso continente, a qual não é mais que a reatualização temporal do que Florence desenvolveu durante suas longas noites nas trincheiras da Crimeia.

Graves e Corcoran definem a enfermagem informatizada como:

> Uma especialidade que integra a ciência da enfermagem, as ciências da computação e as ciências da informação para administrar e comunicar dados, informação e conhecimento na prática da enfermagem. A enfermagem informatizada permite a integração da informação e o conhecimento para dar suporte aos pacientes, enfermeiros e outros profissionais da saúde no processo de tomada de decisões em todos os papéis e cenários possíveis (p. 260).[6]

Assim definida, a enfermagem informatizada não é apenas aquela exercida por quem sabe operar um computador, mas sim por todos os enfermeiros que, dia a dia, geram milhares de registros sobre seus pacientes, para depois contextualizá-los e utilizá-los como base para a tomada de decisões. O uso de *software* específico para tal fim é somente uma ferramenta a mais do grande estojo de instrumentos que os gestores da informação levam sempre consigo.

Os três componentes da enfermagem informatizada são descritos na Figura 3.

A introdução de tecnologias da informação em serviços de saúde já estabelecidos requer a redefinição e readequação dos espaços e recursos (*hardware*, *software*, dispositivos de entrada de dados, ergonomia do trabalho etc.), assim como dos hábitos de trabalho dos membros da equipe de saúde. Este último ponto é essencial para assegurar o êxito na implementação de sistemas de informação em saúde. Em um estudo de casos sobre as percepções dos enfermeiros durante a fase inicial de implementação de um sistema de informação, foi possível determinar que os maiores obstáculos percebidos se relaciona-

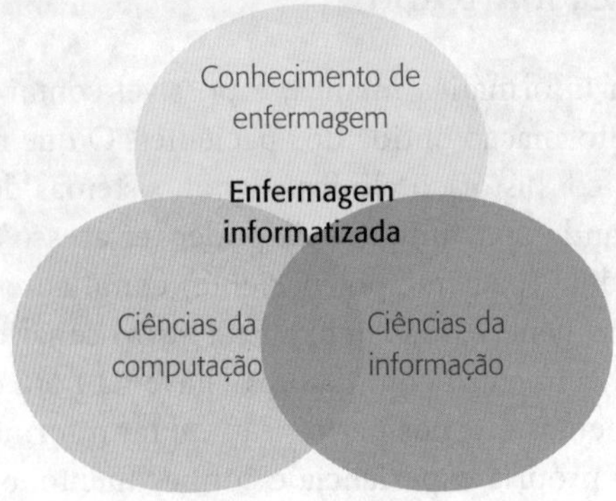

Figura 3 Os componentes da enfermagem informatizada.

vam com a pouca participação que os profissionais de enfermagem tiveram nos âmbitos de desenvolvimento de conteúdo, a falta de treinamento específico, a preocupação com relação à segurança dos dados e a falta de cooperação interdisciplinar.[7]

É por isso que, na hora de implementar sistemas de informação em saúde, é muito importante considerar as vias de aceitação da tecnologia por parte dos usuários finais (enfermeiros, médicos e demais profissionais envolvidos), assim como avaliar o impacto que essas implementações terão em seus fluxos de trabalho. Holden e Karbsh informatizada sh desenvolveram o modelo de aceitação da tecnologia, mediante o qual puderam predizer, com altos níveis de exatidão, que proporção de aceitação teriam as tecnologias de informação com base em uma série de variáveis, tais como o contexto institucional, as crenças e expectativas dos profissionais, pacientes e familiares.[8]

Aplicações da enfermagem informatizada

São inúmeras as aplicações em que a enfermagem informatizada pode contribuir para melhorar os resultados de nossas intervenções. O objetivo de todas elas não é outro além de transformar em valores os dados, a informação e o conhecimento com o objetivo de possibilitar sempre o melhor cuidado possível.

Embora a lista a seguir não pretenda ser uma enumeração exaustiva, nela estão as áreas em que a aplicação do modelo das bases do conhecimento e a enfermagem informatizada podem desempenhar um papel importante.

ENFERMAGEM BASEADA EM EVIDÊNCIAS

Há 50 anos, a prática da enfermagem e da medicina se baseava no conhecimento de fisiopatologia, anatomia e critério clínico. Era pouca a informação que obtínhamos "em tempo real" que nos permitisse tomar decisões com respeito à conduta terapêutica a seguir com determinado paciente. A prática estava ditada essencialmente pela "clínica" e se

Caso clínico 2: uma reflexão sobre a enfermagem baseada em evidências

Cristina trabalha como enfermeira em uma unidade de cuidados intensivos da cidade de Orán (Salta, Argentina). Recebe um paciente de 78 anos de idade oriundo de um lar para idosos, com diagnóstico de desconforto respiratório agudo secundário a pneumonia adquirida na comunidade. No momento da avaliação inicial, Cristina nota a presença de uma lesão por pressão na região sacral. Cristina deseja avaliar qual o melhor tratamento para esse tipo de ferida, mas o serviço não conta com um protocolo padronizado para o manejo de lesões por pressão. Ela consulta suas companheiras, que oferecem respostas díspares com relação à conduta a seguir: algumas propõem utilizar curativo com hidrogel, outras sugerem realizar a cura com solução fisiológica etc. Em que Cristina deveria basear sua decisão?

apoiava em um conjunto de dados limitados pelo qual podíamos presumir, "a partir de fora", o que estava acontecendo com o paciente.* Isso levou a implementar cuidados sem saber a ciência certa, se tais práticas eram benéficas ou não para o paciente. Por exemplo, durante quanto tempo acreditou-se que a instilação de solução salina antes da aspiração de secreções em pacientes com tubo endotraqueal era uma prática adequada? Graças a evidências coletadas ao longo dos anos, podemos saber os efeitos potencialmente danosos dessa prática. Nesse sentido, um dos pioneiros em apresentar a discussão sobre a eficácia dos cuidados foi Archie Cochrane, que acreditava que nem todas as intervenções médicas eram necessárias ou, até certo ponto, poderiam inclusive causar mais dano que benefício. Esse conceito resultou então no desenvolvimento de metodologia de análise científica baseada em ensaios clínicos, estudos randomizados e revisões sistemáticas que mais tarde deram origem à base de dados mais extensa disponível em ciências da saúde, a chamada Cochrane Collaboration Library**, convertendo-se no "padrão-ouro" para o uso de evidência médica.

Esse é um exemplo de como, com o uso de tecnologias da informação e comunicação, é possível interpretar, organizar e estruturar toda a informação clínica relevante, de modo a poder estabelecer relações que depois poderão ser formalizadas como conhecimento clínico, o que por sua vez estabelece as bases necessárias para o desenvolvimento do que chamamos de enfermagem baseada em evidência (EBE). A EBE não é mais do que uma forma de usar de maneira crítica a informação obtida cientificamente para proporcionar cuidados seguros e de qualidade.

Esse conceito, embora tenha sido amplamente difundido, tem aplicação variável. Por exemplo, por meio de um estudo realizado em Singapura que consultou mais de 1.400 profissionais de enfermagem sobre qual era sua opinião e atitude sobre a prática baseada em evidências, foi possível determinar que, embora 64% dissessem possuir uma atitude positiva em relação à EBE, a maioria considerava que a sobrecarga de trabalho era o im-

---

* Consideremos, por exemplo, que o primeiro monitor multiparamétrico foi patenteado nos Estados Unidos somente em 1980.

** www.cochrane.org.

pedimento principal para manter-se atualizada, assim como a falta de conhecimento para interpretar os modelos estatísticos e o jargão utilizado nos artigos científicos.[9]

Qual será a situação nos países da América Latina? Que espaço de nossa prática diária reservamos ao uso de bases de dados científicas, revisões sistemáticas etc., para tomar decisões de cuidado?

Uma das principais barreiras para a implementação da EBE em nosso continente é a falta de produção científica de valor em nossos contextos locais. E isso provavelmente se deve ao baixo nível de desenvolvimento da enfermagem informatizada, já que, para poder gerar conhecimento, que depois possa converter-se em evidência para a prática de enfermagem, é imprescindível poder contar com sistemas de informação capazes de registrar nossas intervenções e que, por sua vez, permitam capturar o conhecimento gerado como consequência de nosso cuidado. Como dissemos no início: dados que se transformam em informação para depois dar lugar ao conhecimento. O uso da informática como fator inextricável da EBE pode desenvolver-se de diversas formas: seja para o acesso a bases de dados indexadas (tais como CINHAL, PubMed, Scielo etc.), sistemas para o suporte na tomada de decisões, sistematização de dados mediante *software* de processamento de dados etc. Definitivamente, a incorporação de tecnologias de informação na prática diária nos permitirá contar com ferramentas adicionais que nos ajudem a confrontar nossas decisões com a melhor evidência disponível, obter informação sobre os resultados de nossas intervenções e gerar um conhecimento novo e melhor.

QUALIDADE DE CUIDADOS E SEGURANÇA DO PACIENTE

Alcançar uma provisão de cuidados de qualidade e, sobretudo, a limitação de eventos adversos associados ao cuidado da saúde são, sem dúvida, dois dos desafios mais importantes que os enfermeiros enfrentam em nosso tempo. Podemos definir qualidade em saúde como "o grau em que os serviços de saúde incrementam as possibilidades de alcançar as metas desejadas de saúde, e seu nível de consistência com o conhecimento científico atual".[10]

Oferecer cuidados de qualidade, então, é fornecer serviços baseados em competências técnicas apropriadas, com boa comunicação, mediante a tomada de decisões compartilhadas entre a equipe de saúde, o paciente e sua família e com uma perspectiva intercultural.[11] Entretanto, para poder melhorar a qualidade dos cuidados, é imprescindível contar com ferramentas que nos permitam estabelecer as conexões entre as intervenções e os resultados em tempo e forma adequados, tal como estabelece um dogma de gestão que diz: "O que não se pode medir, não se pode melhorar". As tecnologias da informação são a melhor maneira de construir esse vínculo entre o que fazemos e os resultados que obtemos. O registro de cuidados de maneira sistematizada e informatizada permite capturar toda a informação vinculada ao cuidado de enfermagem, de forma que depois seja possível analisá-la e mensurar as variações nas alterações em função deles.

Definitivamente, como estabelecem Kazandjian e Lipitz-Snyderman, trata-se de minimizar a incerteza e, ao mesmo tempo, aumentar a eficiência nos cuidados.[12]

Um dos aspectos do cuidado que mais se beneficiou com a incorporação de sistemas de informação é a administração segura de fármacos. Os equívocos de medicação representam uma grande proporção dos eventos adversos em saúde,[13,14] e uma parte expressiva deles poderia ser prevenida com um manejo adequado da informação.

Como podemos nos assegurar de que as normas de segurança da administração de fármacos se cumpram sempre? Quantos erros na administração de fármacos podemos detectar em nosso serviço neste momento?

Tomemos por exemplo o caso das alergias a um determinado fármaco. Normalmente, vemo-nos obrigados a registrar essa informação em cada formulário, ou na parte superior de cada folha de enfermagem e em cada parte do histórico clínico de nossos pacientes. Cada médico responsável, cada enfermeiro encarregado, cada auxiliar de farmácia devem de alguma maneira "inteirar-se" desse antecedente de relevância. A falta de acesso a essa informação representa uma ameaça à segurança do paciente. Normalmente, realiza-se essa tarefa de forma manual, o que demonstrou ser altamente ineficaz, já que em uma de cada três ordens de medicamentos de pacientes alérgicos essa informação não foi devidamente registrada.

Os sistemas de entrada de prescrições médicas demonstraram ser altamente eficazes na redução de erros associados à administração de fármacos. Essas tecnologias se tornaram complexas com o tempo, passando de sistemas nativos em computadores conectados a uma rede central até sistemas atuais baseados em dispositivos móveis com leitura de códigos de barras para a identificação adequada do paciente e do fármaco prescrito (Figura 4).

Por exemplo, uma revisão sistemática com metanálise de estudos randomizados sobre o efeito da implementação de sistemas eletrônicos de prescrição e dispensação de fármacos demonstrou que a probabilidade de erro na prescrição e dispensação se reduz a 48% (95% IC; 41 a 55%), o que representa aproximadamente 17,4 milhões de erros de medicação evitados em um ano.[15]

Outra revisão sistemática com metanálise sobre 16 estudos que comparavam os efeitos adversos na prescrição e dispensação de fármacos utilizando métodos de prescrição manuais e utilizando métodos eletrônicos possibilitou determinar que os métodos eletrônicos apresentavam 50% menos risco de desenvolver um evento adverso (RR = 0,47; 95% IC; 0,31 a 0,71) e erros em medicação (RR = 0,46; 95% IC; 0,35 a 0,60).[16]

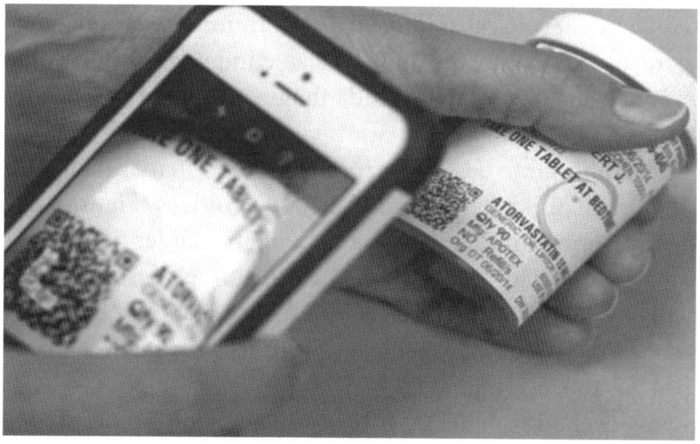

Figura 4 Sistema de rastreamento de fármacos mediante leitura de códigos QR.

SISTEMAS PARA A TOMADA DE DECISÕES

Como dissemos anteriormente, as unidades de terapia intensiva, mais que qualquer outra área assistencial, caracterizam-se por ser um ambiente altamente saturado de informação. Com o avanço da utilização de sistemas de informática para a monitoração e a gestão de nossos pacientes, começamos a "colecionar" cada vez mais informação a respeito da evolução de nossos pacientes. O volume de dados alcançou tais proporções que, muitas vezes, é impossível processar todos os *inputs*, assim como estimar o impacto de nossas decisões na evolução de nossos pacientes. Alcançamos o "paradoxo da informação" em que, quanto mais acreditamos saber, menos podemos conhecer.

É por isso que se torna imprescindível contar com plataformas dinâmicas que nos ajudem a navegar no oceano da informação. Isso é o que se chama sistemas de suporte para a tomada de decisões (STD). Os modelos de STD já vêm se desenvolvendo há décadas, mas nos dias atuais sua aplicação se viu enormemente potencializada pelo uso de tecnologias da informação que permitem incorporar a enorme quantidade de dados de nossos pacientes críticos a sistemas integrados que nos ajudam a escolher qual caminho seguir. Um dos pioneiros na introdução do conceito de suporte para a tomada de decisões foi Ledley, que desenvolveu um modelo conceitual baseado na estatística bayesiana e na teoria de tomada de decisões para a realização de diagnósticos em medicina.[17]

Esses modelos evoluíram de tal maneira que hoje podem dar suporte de diversas formas ao trabalho diário na UTI: sistemas de alertas, diagnósticos diferenciais, lembretes, sugestões, previsões etc. No entanto, em virtude do nível de complexidade alcançado, tornou-se necessário incorporar também noções de outras disciplinas, tais como a bioestatística, a linguística e a teoria de processos, de maneira a poder aplicar modelos suficientemente abrangentes.

Um exemplo concreto da aplicação dessas tecnologias é a possibilidade que muitos monitores cardíacos oferecem de não só registrar a atividade elétrica do coração em tempo real, como também uma interpretação preliminar baseada em determinados parâmetros prefixados pelo operador, mediante a aplicação da teoria difusa (*fuzzy logic*). Essa teoria foi desenvolvida de modo a poder interpretar a linguagem humana em termos relativos em vez de termos absolutos, o que permite agregar informação considerada "verdades parciais" em contextos de incerteza e imprecisão (tais como a medicina), a fim de poder construir uma verdade ainda maior que possa desencadear uma reação posterior.

Outro conceito importante que foi introduzido nos sistemas para a tomada de decisões é o de redes neuronais, definição das ciências cognitivas (Figura 5). De acordo com essa teoria, é possível aproximar funções que podem depender de diversos estímulos ou fontes de informação que não necessariamente são conhecidos. As redes neuronais são construídas mediante "neurônios artificiais" interconectados que trocam informação entre eles e cujas conexões têm pesos específicos próprios que podem ser programados com base em experiências prévias (Figura 5).

Existem muitos exemplos de STD, entre os quais pode-se mencionar o modelo de redes neuronais para predizer a mortalidade dos pacientes com suspeita de sepse, que

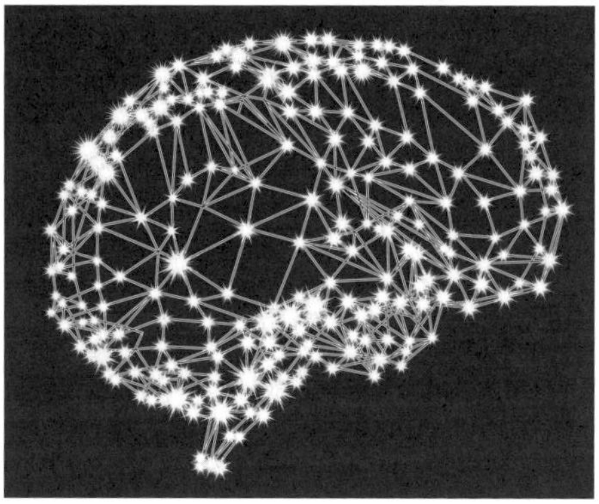

Figura 5 As redes neuronais são algoritmos matemáticos que se inspiram nas conexões dinâmicas de nosso cérebro.

demonstrou possuir um maior potencial preditivo que os modelos tradicionais, como a regressão logística.[18]

Doig et al. utilizaram um modelo de propagação retrógrada e redes neuronais com regressão multivariada para predizer a mortalidade em UTI, obtendo níveis de especificidade e sensibilidade muito maiores que os modelos de previsão tradicional, alcançando valores superiores a 95%. No entanto, essas ferramentas não foram incorporadas uniformemente, em decorrência de diversas barreiras à sua implementação. Tais obstáculos podem estar relacionados com a dificuldade para selecionar os modelos a serem utilizados, os custos das tecnologias envolvidas, a falta de confiança na capacidade de generalização desses modelos, a carência de formação de competências específicas etc. Isso faz que as aplicações das STD sejam consideradas alternativas "opcionais" baseadas nas preferências de cada instituição ou serviço, motivo pelo qual se faz necessária uma mudança cultural que permita massificar seu uso.

É importante enfatizar os potenciais benefícios que a aplicação das tecnologias da informação, combinada com a matemática e os modelos bioestatísticos, pode oferecer aos tratamentos disponibilizados a nossos pacientes, desde que eles sejam implementados de maneira cuidadosa e apropriada.

As unidades de terapia intensiva são ambientes propícios para a aplicação de modelos de STD, podendo acrescentar melhoras consideráveis na segurança e qualidade da assistência oferecidas, mediante a possibilidade de padronizar cuidados, acelerar os processos diagnósticos, reduzir os erros, melhorar os custos e proporcionar material fértil para a investigação.

CONSIDERAÇÕES FINAIS

A era da informação nos obriga a repensar nosso papel dentro da UTI, transformando-nos em gestores do conhecimento. Isso implica repensar nossa prática diária, as habilidades implícitas, e ir além das competências clínicas e técnicas que até hoje acreditávamos serem suficientes.

As tecnologias da informação nos defrontam com a necessidade de ampliar nossos limites de intervenção, assim como a possibilidade de criar pontes com outras disciplinas e ciências, a fim de poder integrar todas elas em um sistema de informação que nos assegure a progressão dos dados ao conhecimento. Sem dúvida, uma grande oportunidade para que a enfermagem continue consolidando seu papel protagonista nos sistemas de saúde.

REFERÊNCIAS BIBLIOGRÁFICAS

1. SINTEF. Big Data – for better or worse. Disponível em: http://www.sintef.no/en/latest-news/big-data--for-better--or-worse/. Acesso em: 5 maio 2016.
2. Google Search Statistics – Internet Live Stats. Disponível em: http://www.internetlivestats.com/google-search--statistics/. Acesso em: 5 maio 2016.
3. Buhler-Wilkerson K. Bringing care to the people: Lillian Wald's legacy to public health nursing. Am J Public Health 1993;83(12):1778-86.
4. McGonigle D, Mastrian K. Nursing informatics and the foundation of knowledge. Jones & Bartlett Publishers; 2011. 1323 p.
5. Gugerty B, Maranda MJ, Beachley M, Navarro VB, Newbold S, Hawk W et al. Challenges and opportunities in documentation of the nursing care of patients. Rep Md Nurs Workforce Comm Doc Work Group. 2007.
6. Graves JR, Corcoran S. The study of nursing informatics. Image – J Nurs Scholarsh 1989;21(4):227-31.
7. Lee TT. Nurses' experiences using a nursing information system: early stage of technology implementation. CIN Comput Inform Nurs 2007;25(5):294-300.
8. Holden RJ, Karbsh B. The technology acceptance model: its past and its future in health care. J Biomed Inform 2010;43(1):159.
9. Majid S, Foo S, Luyt B, Zhang X, Theng Y-L, Chang Y-K et al. Adopting evidence-based practice in clinical decision making: nurses' perceptions, knowledge, and barriers. J Med Libr Assoc JMLA 2011;99(3):229-36.
10. Lohr KN, Schroeder SA. A strategy for quality assurance in medicare. N Engl J Med 1990;322(10):707-12.
11. Reid PP, Compton WD, Grossman JH, Fanjiang G. Crossing the quality chasm. 2005. Disponível em: http://www.ncbi.nlm.nih.gov/books/NBK22857/. Acesso em: 15 maio 2016.
12. Kazandjian VA, Lipitz-Snyderman A. HIT or miss: the application of health care information technology to managing uncertainty in clinical decision making. J Eval Clin Pract 2011;17(6):1108-13.
13. Brennan TA, Leape LL, Laird NM, Hebert L, Localio AR, Lawthers AG et al. Incidence of adverse events and negligence in hospitalized patients. N Engl J Med 1991;324(6):370-6.
14. Bates DW, Cullen DJ, Laird N, Petersen LA, Small SD, Servi D et al. Incidence of adverse drug events and potential adverse drug events. Implications for prevention. ADE Prevention Study Group. JAMA 1995;274(1):29-34.
15. Radley DC, Wasserman MR, Olsho LE, Shoemaker SJ, Spranca MD, Bradshaw B. Reduction in medication errors in hospitals due to adoption of computerized provider order entry systems. J Am Med Inform Assoc 2013;20(3):470-6.
16. Nuckols TK, Smith-Spangler C, Morton SC, Asch SM, Patel VM, Anderson LJ et al. The effectiveness of computerized order entry at reducing preventable adverse drug events and medication errors in hospital settings: a systematic review and meta-analysis. Syst Rev 2014;3:56.
17. Ledley RS, Lusted LB. Reasoning foundations of medical diagnosis; symbolic logic, probability, and value theory aid our understanding of how physicians reason. Science 1959;130(3366):9-21.
18. Jaimes F, Farbiarz J, Alvarez D, Martínez C. Comparison between logistic regression and neural networks to predict death in patients with suspected sepsis in the emergency room. Crit Care 2005;9:R150.
19. Nightingale F. Notes on matters affecting the health, efficiency and hospital administration of the British Army. London: Harrison and Sons; 1858.

Capítulo 3

Ética e o cuidado humanizado

Beatriz Murata Murakami
Eduarda Ribeiro dos Santos
Tance Oliveira Botelho

INTRODUÇÃO

Conforme definição do Consórcio de Centros Acadêmicos de Saúde para a Medicina Integrativa (MI), a MI é "a prática da medicina que reafirma a importância da relação entre o paciente e o profissional de saúde, focada na pessoa em seu todo; é formada por evidências e faz uso de todas as abordagens terapêuticas adequadas, profissionais de saúde e disciplinas para obter o melhor da saúde e da cura (*health and healing*)".[1] Traz um novo paradigma de como pensar a saúde, que surgiu pela insatisfação com o foco da medicina convencional (alopática), cujo modelo biomédico trata sintomas de doenças já instaladas e pouco valoriza a prevenção, a promoção do bem-estar e a capacidade inata do nosso corpo em se curar.[1,2]

A MI advém da união da medicina convencional com a realização concomitante das terapias complementares (TC), para que todas as necessidades do paciente sejam atendidas. As TC são intervenções não invasivas, que não costumam apresentar efeitos colaterais prejudiciais, cujo foco é reequilibrar os níveis físico, mental e emocional do indivíduo, visando a prevenção, tratamento ou cura, considerando as diversas dimensões do ser humano (mente/corpo/espírito).[3] Permite a realização de procedimentos fundamentais para a sobrevivência e cura dos pacientes, abordando também aspectos relacionados com a melhora no autocuidado, religiosidade e espiritualidade, capacitando o paciente a viver melhor apesar de sua doença, uma vez que é considerado a figura principal no processo saúde-doença. Seu objetivo é, portanto, diferente da assistência alopática, em que a cura da doença ocorre por meio de intervenção direta ao órgão doente.[3,4]

Em síntese, a TC trata-se, basicamente, da soma dos conhecimentos, habilidades e práticas baseadas nas teorias, crenças e experiências de diferentes culturas, sendo explicáveis ou não. Originaram-se na cultura oriental, sendo lá executada há séculos por práticos treinados assistematicamente e as técnicas repassadas de geração em geração, não estando vinculados a nenhuma categoria profissional. Nesse sentido, as terapias podem ser agrupadas em:[5,6]

- Terapias físicas: acupuntura, moxabustão, *shiatsu* (e outras massagens), *do-in*, argiloterapia e cristais.
- Hidroterapia: banhos, vaporização e sauna.
- Fitoterapia: ervas medicinais e florais.
- Nutrição alternativa e terapêutica nutricional ortomolecular.
- Uso de ondas, radiações e vibrações: radiestesia e radiônica.
- Terapias mentais e espirituais: meditação, relaxamento psicomuscular, cromoterapia, toque terapêutico, visualização e *reiki*.
- Terapias de exercícios individuais: biodança e vitalização.

Outros autores agrupam as TC em cinco categorias, sendo:[7,8]

- Medicina para mente e corpo: considera que a mente pode influenciar na resposta corporal por meio de meditação, hipnose e ioga.
- Práticas baseadas na biologia: na qual se busca utilizar o que a natureza oferece, como vitaminas, ervas, plantas e produtos fitoterápicos.
- Práticas de manipulação corporal: que ocorre por meio da aplicação de trabalho manual sobre o corpo, como massagens e *shiatsu*.
- Terapias baseadas em energia: são embasadas na crença de que o corpo humano possui campos energéticos que podem ser manipulados para a busca do equilíbrio por meio de *tai chi chuan*, *reiki* e toque terapêutico.
- A última categoria que recupera antigos sistemas de cura e crença de diversas culturas: como a medicina indiana, ayurvédica, chinesa e acupuntura.

Apesar de seu histórico milenar, o movimento de busca pelas TC por centros de saúde do ocidente teve início apenas na década de 1960, intensificando-se nos últimos 20 anos, especialmente nos Estados Unidos.[9,10]

A demora na incorporação das TC entre os conhecimentos do oriente e do ocidente ocorreu basicamente pela hipervalorização do conhecimento científico na era capitalista, na qual a assistência deveria estar focada no hospital, extremamente especializada e utilizando-se da máxima tecnologia disponível.[11] Vale ressaltar que, em 1978, na Conferência de Alma-Ata, organizada pela Organização Mundial da Saúde (OMS) e atualizada em 2002, o uso das TC foi incentivado especialmente em países subdesenvolvidos e em desenvolvimento, como forma de garantir acesso à saúde para todos.[11]

Acredita-se que esse estímulo, somado à mudança no perfil de morbidade e mortalidade populacionais, com a diminuição das doenças infectocontagiosas e aumento das doenças crônico-degenerativas, aumento da expectativa de vida, insatisfação com o modelo biomédico paternalista, a consciência de que a medicina alopática é incapaz de tratar determinadas doenças, insatisfação com o funcionamento dos sistemas de saúde, que inclui grandes listas de espera e altos custos, maior entendimento sobre efeitos colaterais dos tratamentos convencionais, interesse por um cuidado holístico e preventivo às doenças, além da procura por tratamentos que ofereçam qualidade de vida quando não é possível a cura, fez que a busca das TC se popularizasse em todo o mundo.[12]

Conforme o relatório da OMS, *WHO Traditional Medicine Estrategy 2014-2023*, houve um crescimento substancial na utilização das TC na última década em todo o mundo, com a estimativa de que mais de 100 milhões de europeus e um número ainda maior de pessoas concentradas na África, Ásia, Austrália e Estados Unidos são usuárias desse tipo de terapia.[13] Porém, sabe-se que em algumas populações até 70% dos pacientes utilizam as TC sem comunicar seus médicos, principalmente por falta de abertura sobre essa temática durante as consultas. A falta de informação adequada pode levar a associação indevida entre os cuidados convencionais e complementares, colocando o paciente em risco, dada a possibilidade de escolhas de terapias ineficazes ou inseguras, realizadas por profissionais não capacitados.

USO DAS TERAPIAS COMPLEMENTARES NO BRASIL E A LEGISLAÇÃO VIGENTE

Desde 1999, as consultas de homeopatia e acupuntura são oferecidas pelo Sistema Único de Saúde (SUS). Mas foi na 12ª Conferência Nacional de Saúde, em 2003, que ocorreu um grande avanço na área das TC, quando foi discutida oficialmente a necessidade da implementação das práticas complementares em saúde, tais como fitoterapia, reflexologia, homeopatia, acupuntura e massoterapia no sistema de saúde brasileiro.[4]

Em 2004, o Ministério da Saúde, mediante a necessidade de conhecer as práticas desenvolvidas no país com relação à TC, realizou um diagnóstico situacional nacional e identificou que 232 municípios em 26 estados já aplicavam algum tipo de terapia complementar no SUS, sendo 86% delas realizadas na atenção básica.[4] Apenas a título de comparação, menos de 3% das ações aconteciam em hospitais naquele ano, sendo essas experiências realizadas de modo desigual, descontinuado e muitas vezes sem o devido registro, fornecimento adequado de insumos ou ações de acompanhamento e avaliação. Diante disso, em 2006, foi criada a Política Nacional de Práticas Integrativas e Complementares (PNPIC), que normatizou a realização de tratamentos complementares (homeopatia, plantas medicinais e fitoterápicas, medicina tradicional chinesa/acupuntura, medicina antroposófica e termalismo social-crenoterapia) no SUS. Essa iniciativa marcou o Brasil como um país de vanguarda na utilização de TC no sistema oficial de saúde no âmbito das Américas.[5] E em 2008 houve outro avanço, com a instituição da Coordenação da Política Nacional de Práticas Integrativas e Complementares de Saúde da Diretoria de Atenção Básica da Secretaria de Atenção à Saúde do Ministério da Saúde.

Na filosofia das práticas integrativas e complementares de saúde, a interdisciplinaridade é fundamental. Assim, o enfermeiro, como membro da equipe multidisciplinar, deve participar ativamente do processo de regulamentação, desenvolvimento e implementação das TC, refletindo e reivindicando sobre as possibilidades de legitimação dessas práticas no âmbito do cuidado de enfermagem e aproveitando as oportunidades que lhes são oferecidas.

Sabe-se que o enfermeiro é um profissional que vem sendo subutilizado pelos sistemas de assistência à saúde, especialmente considerando sua função terapêutica, que ainda não é bem aceita. É necessário um trabalho para que haja esse reconhecimento de sua atuação e a aceitação por parte da sociedade desse seu papel. A aplicação das TC permitiria redefinir suas ações nos serviços de saúde e a possibilidade de pensar em novas maneiras de cuidar com mais autonomia e flexibilidade nas ações.

Conforme a Resolução n. 389, de 18 de outubro de 2011, do Conselho Federal de Enfermagem (Cofen), que atualiza no âmbito do Sistema Cofen/Conselhos Regionais de Enfermagem (Coren) os procedimentos para registro de título de pós-graduação *lato* e *stricto sensu* concedido a enfermeiros e que lista as especialidades reconhecidas, há a previsão do curso de Enfermagem em Terapias Holísticas Complementares. Assim, enfermeiros que possuam conhecimentos específicos, mediante conclusão e aprovação em cursos reconhecidos em instituição de ensino, com carga horária mínima de 360 horas, podem aplicar as TC em território nacional.

Percebe-se que, em concordância com o movimento mundial, há um crescente interesse sobre o tema no país, bem como o discreto nascer de centros médicos privados que fornecem a possibilidade de TC, muitas vezes vinculados a universidades, hospitais e sistema de convênios. Acredita-se, entretanto, que o interesse não seja maior porque há pouca divulgação sobre essa possibilidade de atuação do enfermeiro nessa área, desde a sua formação.

São poucos os cursos que incluem visões inovadoras com relação ao processo saúde-enfermidade, escapando da abordagem por meio do modelo biomédico.[14] A ausência de disciplinas que abordem as terapias complementares no currículo levanta questões quanto ao seu entendimento e valorização. Nos Estados Unidos, estima-se que 75% das faculdades de medicina do país ofereçam alguma disciplina relacionada ao ensino das TC.[15]

Em estudo realizado em quatro instituições de ensino de graduação em Enfermagem da cidade de São Paulo, constatou-se que 66,1% dos enfermeiros docentes fazem uso das TC, embora apenas 58,9% deles falem sobre esse assunto com seus alunos.[16]

Em outra pesquisa verificou-se que 93,73% dos alunos de um curso de graduação de Enfermagem conhecem as TC, mas que tal conhecimento foi adquirido por meio do senso popular. Identificou-se ainda que, embora a maioria (86,46%) recomende seu uso, sobretudo por acreditar na sua eficácia, apenas um terço as utilizam. Essa pesquisa mostrou ainda um desconhecimento pela maior parte dos entrevistados sobre a existência da especialização *lato sensu* nessa área para os enfermeiros.[17]

Mesmo entre os profissionais enfermeiros já atuantes no mercado de trabalho há um desconhecimento sobre o assunto. Em uma pesquisa realizada com 177 médicos e enfermeiros que trabalham na Estratégia de Saúde da Família em Florianópolis (SC), apenas 22 profissionais (12,4%) tinham especialização em homeopatia ou acupuntura e 39 (22%) já haviam realizado algum curso sobre TC.[18] Entre esses profissionais, 88,7% desconheciam as diretrizes nacionais da PNPIC, embora 81,4% fossem favoráveis ao que ela propõe.[18] Todos os entrevistados concordaram que as TC deveriam ser abordadas nos cursos da área da saúde, sendo essa associação significativa com o fato de ser enfermeiro ($p = 0{,}027$).

Uma pesquisa realizada com 18 enfermeiros atuantes em unidades de saúde de assistência primária e secundária do Distrito Administrativo de Santo Amaro, na cidade de São Paulo, demonstrou que 16 (89%) deles acreditam nas TC, porém apenas 22,2% têm conhecimento sobre a necessidade de especialização para obtenção de respaldo legal e somente 5,5% têm cursos nessa área.[19] Assim, pode-se inferir que a tentativa de integrar as TC no cotidiano das práticas de saúde brasileiras existe há anos, mas de forma isolada, necessitando de ações massivas para que, de fato, atinjam a população-alvo e tragam a ela o benefício almejado, bem como o reconhecimento profissional aos enfermeiros especialistas na área.

USO DAS TERAPIAS COMPLEMENTARES NO BRASIL NAS UNIDADES DE TERAPIA INTENSIVA

Como exposto anteriormente, as TC ainda são pouco utilizadas e valorizadas no Brasil. São poucos os enfermeiros atuantes na área, e os estudos que trazem relatos e resultados das ações das equipes que envolve, basicamente, prevenção e promoção da saúde, em sua maioria, ocorreram em nível de atenção primária.

São raros os estudos que avaliam o uso das TC nas unidades de terapia intensiva (UTI) e/ou como parte do tratamento de pacientes críticos ou clinicamente instáveis. Pode-se atribuir esse cenário a alguns fatores, como a forte influência do modelo biomédico que existe nos hospitais, especialmente em setores críticos, a necessidade de objetividade técnica, a impossibilidade de alguns pacientes conseguirem participar das práticas dado seu estado de consciência alterado, ao uso de equipamentos e/ou condição física que não lhes permita a realização de determinadas práticas ou ainda necessidade de ações com resposta terapêutica rápida. Sabe-se que as TC requerem algum tempo até que seus benefícios sejam percebidos.[20-24] Porém, à medida que o modelo convencional não dá conta da complexidade do ser humano, emerge novamente a possibilidade de compartilhamento de métodos alternativos no cuidado, visando à integralidade, permitindo então o desenvolvimento de estudos na área.

Essa área ainda está muito aquém, considerando seu potencial, por causa da falta de dados e especialistas na área, suporte e financiamento para a realização de mais pesquisas, além das dificuldades na regulamentação, na fiscalização e no controle das TC. Mesmo assim, alguns estudos foram identificados e trazem resultados promissores, como os que serão apresentados a seguir.

Uma das pesquisas trata-se do uso de Shenfu, um preparo misto de *ginseng* vermelho e *radix aconiti lateralis preparata* no tratamento de pacientes em sepse, choque hemorrágico e falência cardíaca. O uso desse preparo possui relatos desde 1250, inicialmente para o tratamento de dor abdominal, e na sepse justifica-se pelo fato de ter sido comprovado, em modelos animais, que a substância altera a barreira da mucosa intestinal e reduz a velocidade da apoptose celular, da translocação bacteriana e, consequentemente, o desenvolvimento da disfunção de múltiplos órgãos. Em seres humanos, é metabolizado pelos rins e fígado e também demonstrou melhorar o vasoespasmo na microcirculação e associado à perfusão tecidual.[25]

Foram identificadas, também, pesquisas que utilizaram *rhubarb*, uma erva tradicional chinesa, para o tratamento de pacientes sépticos, considerando seu efeito protetor à mucosa intestinal, mantendo a microbiota e evitando a translocação bacteriana, pela inibição da liberação de mediadores inflamatórios pelo fígado e redução da permeabilidade vascular pulmonar, evitando o desenvolvimento de edema, reduzindo os efeitos da resposta inflamatória sistêmica, comprovados por meio de estudos em animais.[24]

O consenso para tratamento da dor em pacientes com epidermólise bolhosa (EB) também traz a possibilidade de uso de TC. Esse documento cita evidências de que o tratamento da dor crônica em pacientes com EB pode ser melhorado com acupuntura e musicoterapia. Informa que a quiropraxia e a ioga podem ser benéficos, mas que ainda não existem estudos específicos para a população em questão e cita também que os efeitos do uso de fitoterapia são desconhecidos e não deve ser incentivado até o desenvolvimento de pesquisas mais adequadas, em razão do risco de sangramento e interação medicamentosa.[6]

Outra investigação conduzida por enfermeiras brasileiras avaliou os parâmetros vitais (frequência cardíaca e respiratória, temperatura e a intensidade da dor) de recém-nascidos internados em UTI neonatal antes e após a realização do toque terapêutico. Identificou-se que houve queda de todos os parâmetros vitais após o toque terapêutico, em especial do escore de dor, com diferença estatisticamente significativa ($p < 0,05$).[18]

Um estudo similar, desenvolvido em uma UTI neonatal norte-americana, comparou a realização de massagem terapêutica em bebês prematuros e de baixo peso por 7 dias. A terapêutica se demonstrou segura, já que não houve alterações fisiológicas ou comportamentais significativas em nenhum participante da pesquisa; entretanto, pelo fato de o tamanho da amostra ser reduzido, 5 pacientes no grupo intervenção e 7 no grupo controle, não foi possível realizar cálculos comparativos entre os grupos testados.[2]

Em uma pesquisa que avaliou a eficácia da técnica da calatonia sobre os parâmetros clínicos e dor no pós-operatório imediato (POI) de colecistectomia por videolaparoscopia em uma unidade de recuperação anestésica, identificou-se que a dor no grupo que recebeu essa TC apresentou resultados significativos no que se refere à redução da dor no POI, podendo ser considerada uma forma de assistência complementar no tratamento álgico.[7]

Outro estudo que envolveu pacientes em período de POI avaliou a estimulação do ponto chamado P6, localizado na face anterior do antebraço, por meio da acupuntura para controle da náusea e vômito pós-operatório, e comparou seus resultados com o uso do antiemético convencional. Os resultados dessa pesquisa indicaram que a estimulação desse ponto reduziu os eventos indesejáveis e que não apresentou maior risco do que o tratamento medicamentoso convencional.[8]

Uma revisão sistemática para avaliar a segurança, redução de mortalidade e/ou sequelas de pacientes que utilizaram acupuntura para o tratamento agudo de acidente vascular encefálico (AVE) isquêmico e hemorrágico demonstrou que a terapêutica é segura, dado que não ocorreram eventos adversos significativos nos pacientes avaliados; entretanto, ainda não há clareza sobre o benefício desse seu uso, sendo necessária a realização de mais pesquisas na área.[13]

Outro estudo que avaliou pacientes pós-AVE considerou os resultados de pesquisas experimentais com *Mailuoning* em animais, que indicam que esse composto melhora a circulação e previne a isquemia e dano no tecido cerebral. Os pesquisadores realizaram uma revisão sistemática para avaliar a evidência de benefícios desse composto em seres humanos com AVE isquêmico agudo, mas os estudos identificados não forneciam evidências fortes o suficiente para se obter uma conclusão segura.[11]

No tratamento de pacientes críticos, um grupo chinês realizou uma revisão sistemática a fim de avaliar o uso de cápsulas de *Tong-xin-luo* pós-angioplastia coronariana percutânea para a prevenção de estenose de *stent*. Apesar de alguns eventos adversos, como queixas gastrintestinais e náusea terem sido reportados, há indícios de que a associação desse composto com o tratamento convencional pode trazer benefícios aos pacientes, com diminuição de reestenose de *stent* e reinfartos. Contudo, o poder das evidências ainda não é suficiente para sustentar essa indicação, sendo necessária a realização de mais pesquisas na área.[5] Por fim, uma revisão sistemática avaliou dados de 14 ensaios clínicos que envolveram 805 pacientes internados em unidade de terapia intensiva e em uso de ventilação mecânica, todos contactantes. Os pacientes foram submetidos a sessões de musicoterapia durante a internação, sendo evidenciada uma diminuição significativa do nível de estresse. Os achados mostraram ainda uma redução nas taxas de frequência respiratória e de pressão arterial sistólica, sugerindo o benefício dessa prática alternativa. Alguns autores mostraram também redução do uso de medicamentos sedativos e analgésicos nos pacientes dos grupos que foram submetidos à musicoterapia, em comparação aos dos grupos controle. Dessa forma, nota-se que intervenções não farmacológicas devem ser consideradas no manejo dos pacientes internados em unidade de terapia intensiva.[2]

CONSIDERAÇÕES FINAIS

Eticamente, é possível enfermeiros exercerem as TC no país, porém fica evidente que são poucos estudos intervencionistas conduzidos pela enfermagem, assim como poucos estudos que avaliem custos de TC no âmbito primário. É carente também a abordagem de ideias para gerenciar problemas decorrentes do possível aumento da expectativa de vida e do cuidado contínuo aos pacientes com doença crônica, que poderá ocorrer com a difusão dessa temática. Entretanto, existem muitos estudos que abordam pacientes graves e a grande maioria das publicações refere-se à assistência primária.

A validação científica das práticas interativas e comportamentais (PIC) para aplicação na atenção primária à saúde (APS) encontra-se em construção, mas ainda se percebe uma atuação tímida e pouco divulgada sobre esse assunto, evidenciada pela alta dispersão das publicações em um grande número de periódicos, o que sugere a falta de veículo especializado, embora a maior parte dos pesquisadores avaliados estivesse vinculada ao meio acadêmico. Outro indicativo da incipiência da institucionalização das PIC é a irregularidade temporal das publicações nos dez anos analisados, indicando baixa incidência de pesquisadores voltados para a problemática. Dessa forma, fica clara a necessidade de se estimular essa discussão de maneira consciente, distribuindo a responsabilidade entre todos os envolvidos: docentes, enfermeiros e os próprios graduandos, visto que o cenário que envolve as PIC se ergue como um novo pilar promissor no mercado de trabalho, promovendo uma enfermagem com mais autonomia e força na área assistencial da saúde. Essa nova forma de pensar a prática da enfermagem traz consigo a importância do incentivo para divulgação dessas iniciativas, a fim de explorar mais profundamente a relação entre as terapias alternativas e complementares à prática de enfermagem. É preciso analisar as possibilidades de mudanças, benefícios e desafios inerentes a essa interação, que deverá ser experimentada tanto pelas práticas hegemônicas quanto pelas demais formas de cuidado que tenham como centro o ser humano. Essas práticas devem se comunicar, permitindo a interação e a inter-relação entre os sistemas oficiais e alternativos de saúde.

A enfermagem deve construir seu empoderamento nessa nova perspectiva de interação e complementaridade entre o cuidado convencional e o cuidado alternativo.

REFERÊNCIAS BIBLIOGRÁFICAS

1. Barros FN, Adams J. A pesquisa sobre as terapias alternativas e complementares e enfermagem no Brasil. Rev. Latino-Am. Enfermagem 2005;13(3):453-454. Disponível em: http://www.scielo.br/scielo.php?script=sci_arttext&pid=S0104-11692005000300022&lng=en. Acesso em: 01 out 2016.
2. Bradt J, Dileo C. Music interventions for mechanically ventilated patients. Cochrane Database System Rev 2014;(12) art. CD006902. Disponível em: http://www.cochrane.org/CD006902/ANAESTH_music-interventions-for-mechanically-ventilated-patients. Acesso em: 28 out 2016.
3. Brasil. Ministério da Saúde. Política nacional de práticas interativas e complementares no SUS: atitude e aplicação de acesso. Brasília: MS; 2006. Disponível em: http://bvsms.saude.gov.br/bvs/publicacoes/pnpic.pdf. Acesso em: 28 out 2016.
4. Contatore AO, Barros NF, Durval MR, Barrio PCCC, Coutinho BD, Santos JA et al. Uso, cuidado e política das práticas integrativas e complementares na Atenção Primária à Saúde. Ciênc Saúde Coletiva 2015;20(10):3263-3273. Disponível em: http://www.scielo.br/scielo.php?script=sci_arttext&pid=S1413-81232015001003263&lng=pt. Acesso em: 02 out 2016.
5. Chen DC, Wang L. Mechanisms of therapeutic effects of rhubarb on gut origin sepsis. Chin J Traumatol 2009;12(6):365-369. Disponível em: https://www.ncbi.nlm.nih.gov/pubmed/19930907. Acesso em: 29 ago 2016.
6. Goldschneider KR, Good J, Harrop E, Liossi C, Lynch-Jordan A, Martinez AE et al. Pain care for patients with epidermolysis bullosa: best care practice guidelines. BMC Med 2014;12:178. Disponível em: http://www.biomedcentral.com/1741-7015/12/178. Acesso em: 29 ago 2016.
7. Lasaponari EF, Peniche ACG, Turrini RNT, Grazziano ES. Eficácia da Calatonia sobre os parâmetros clínicos no período pós-operatório imediato: estudo clinico. Rev Latino-Am Enferm 2013;21(5):1054-1061. Disponível em: http://www.scielo.br/scielo.php?script=sci_arttext&pid=S0104-11692013000501054&lng=en. Acesso em: 02 out 2016.
8. Lee A, Fan LTY. Stimulation of the wrist acupuncture point P6 for preventing postoperative nausea and vomiting. Cochrane Database System Rev 2009;(2):CD003281. Disponível em: http://onlinelibrary.wiley.com/doi/10.1002/14651858.CD003281.pub3/abstract. Acesso em: 20 ago 2016.
9. Lima PTR. Medicina interativa: a cura pelo equilíbrio. 2.ed. São Paulo: MG Editores; 2009.
10. Lima PTR, Waksman RD, Farah OGD. Medicina interativa: manual de especialização Einstein. [e-book]. Barueri: Manole; 2014.
11. Livingston K, Beider S, Kant AJ, Gallardo CC, Joseph MH, Gold JI. Touch and Massage for Medically Fragile Infants. Evid Based Complement Alternat Med 2009;6(4):473-82.
12. Magalhães MGM, Alvim NAT. Práticas integrativas e complementares no cuidado de enfermagem: um enfoque ético. Esc Anna Nery 2013;17(4):646-653. Disponível em: http://www.scielo.br/scielo.php?script=sci_arttext&pid=S1414-81452013000400646&lng=pt. Acesso em: 29 out 2016.

13. Mao C, Fu XH, Yuan JQ, Yang ZY, Chung VCH, Qin Y et al. Tong-xin-luo capsule for patients with coronary heart disease after percutaneous coronary intervention. Cochrane Database of System Rev 2015;(5):CD010237. Disponível em: http://onlinelibrary.wiley.com/doi/10.1002/14651858.CD010237.pub2/abstract. Acesso em: 01 ago 2016.
14. Melo SCC, Santana RG, Santos DC, Alvim NAT. Práticas complementares de saúde e os desafios de sua aplicabilidade no hospital: visão de enfermeiros. Rev Bras Enferm 2013;66(6):840-846. Disponível em: http://www.scielo.br/scielo.php?script=sci_arttext&pid=S0034-71672013000600005&lng=pt. Acesso em: 29 out 2016.
15. Nuñez HMF, Ciosak SI. Terapias alternativas/complementares: o saber e o fazer das enfermeiras do distrito administrativo 71 – Santo Amaro/São Paulo. Rev Esc Enferm USP 2003;37(3):11-18. Disponível em: http://www.scielo.br/scielo.php?script=sci_arttext&pid=S0080-62342003000300002&lng=pt. Acesso em: 29 out 2016.
16. Otani MAP, Barros NF. A Medicina Integrativa e a construção de um novo modelo na saúde. Ciênc Saúde Coletiva 2011;16(3):1801-1811. Disponível em: http://www.scielo.br/scielo.php?script=sci_arttext&pid=S1413-81232011000300016&lng=pt. Acesso em: 02 out 2016.
17. Pennafort VPS, Freitas CHA, Bessa MSJ, Queiroz MVO, Aguiar CAA. Práticas interativas e o empoderamento da enfermagem. Rev Min Enferm 2012;16(2):289-95.
18. Ramada NCO, Almeida FA, Cunha MLR. Toque terapêutico: influência nos parâmetros vitais de recém-nascidos. Einstein (São Paulo). 2013;11(4):421-425. Disponível em: http://www.scielo.br/scielo.php?script=sci_arttext&pid=S1679-45082013000400003&lng=pt. Acesso em: 02 out 2016.
19. Thiago SCS, Tesser CD. Percepção de médicos e enfermeiros da Estratégia de Saúde da Família sobre terapias complementares. Rev Saúde Pública 2011;45(2):249-257. Disponível em: http://www.scielo.br/scielo.php?script=sci_arttext&pid=S0034-89102011000200003&lng=pt. Acesso em: 29 out 2016.
20. Tsuchiya KK, Nascimento MJP. Terapias complementares: uma proposta para atuação do enfermeiro. Rev Enferm UNISA 2002;3:37-42.
21. Trovo MM, Silva MJP, Leão ER. Terapias alternativas/complementares no ensino público e privado: análise do conhecimento dos acadêmicos de enfermagem. Rev Latino-Am Enferm 2003;11(4):483-489. Disponível em: http://www.scielo.br/scielo.php?script=sci_arttext&pid=S0104-11692003000400011&lng=en. Acesso em: 02 out 2016.
22. World Health Organization. 2014. Traditional Medicine Strategy 2014-2023. Disponível em: http://apps.who.int/iris/bitstream/10665/92455/1/9789241506090_eng.pdf?ua=1. Acesso em: 02 out 2016.
23. Yang W, Shi Z, Yang HQ, Teng J, Zhao J, Xiang G. Mailuoning for acute ischaemic stroke. Cochrane Database System Rev 2015;(1):CD007028. Disponível em: http://onlinelibrary.wiley.com/doi/10.1002/14651858.CD007028.pub3/abstract. Acesso em: 22 ago 2016.
24. Zhang S, Liu M, Asplund K, Li L. Acupuncture for acute stroke. Cochrane Database of Systematic Rev 2005;(2):CD003317. Disponível em: http://onlinelibrary.wiley.com/doi/10.1002/14651858.CD003317.pub2/abstract. Acesso em: 28 ago 2016.
25. Varon A, Varon J. Shenfu, traditional Chinese medicine in sepsis: are we ready for it. Am J Emerg Med. 2015;33(9):1244-5. Disponível em: https://www.ncbi.nlm.nih.gov/pubmed/25862249. Acesso em: 02 out 2016.

Capítulo 4

Enfermagem intensiva: práticas baseadas em competências

Ruth Kleinpell
Ged Williams

INTRODUÇÃO

Em todo o mundo, os enfermeiros de cuidados intensivos estão impactando a unidade de terapia intensiva (UTI) por meio de sua assistência aos pacientes críticos. Um enfermeiro de UTI é especialmente treinado para fornecer assistência aos pacientes críticos, a fim de assegurar os cuidados ideais para o paciente na UTI e sua família. Embora a prática da enfermagem de cuidados intensivos varie ao redor do mundo, existem similaridades em relação às competências necessárias para trabalhar em UTI. Estima-se que, globalmente, a disponibilidade de leitos em UTI varia de maneira substancial, de menos de 1 a mais de 30 leitos em UTI por 100.000 pessoas.[1] Embora o número de leitos e equipamentos em UTI varie em âmbito global, o foco da enfermagem de UTI é fornecer cuidados seguros e competentes aos pacientes.

O International Council of Nurses defende que os enfermeiros desenvolvam conhecimentos e habilidades avançados e cita que o progresso na tecnologia, a crescente complexidade dos serviços de saúde e as mudanças estruturais no fornecimento de cuidados de saúde afetam a necessidade de assistência de saúde em todo o mundo (www.icn.ch). A World Federation of Critical Care Nurses (WFCCN), uma federação internacional formada por associações nacionais de enfermagem em cuidados intensivos de mais de 40 países, reforça a importância de enfermeiros de cuidados intensivos treinados, destacando a necessidade de melhorar o padrão de cuidados fornecidos aos pacientes críticos e suas famílias em todo o mundo (wfccn.org).

COMPETÊNCIAS DA ENFERMAGEM EM UTI

Diversas organizações e entidades internacionais estabeleceram competências para a enfermagem em UTI. As competências se referem ao conhecimento e às habilidades que são necessárias para trabalhar em um ambiente de UTI. Em alguns casos, um número mínimo de anos de treinamento básico em enfermagem é necessário antes de trabalhar em terapia intensiva. Em outros casos, enfermeiros recém-formados são contratados para trabalhar em programas de orientação específicos com supervisão. Em alguns países, são exigidas qualificações ou certificação de especialização em enfermagem de cuidados intensivos. O currículo de enfermagem em cuidados intensivos da World Health Association (Europa) aponta que a prática da enfermagem em cuidados intensivos deve ser construída sobre uma educação generalista de enfermagem para garantir uma base de conhecimento bem desenvolvida com habilidades especializadas, nas dimensões tecnológicas e de cuidados da enfermagem em terapia intensiva.[2] O currículo também destaca que os enfermeiros de cuidados intensivos devem ter conhecimentos suficientes para fazer julgamentos clínicos sólidos e rápidos no ambiente de cuidados intensivos e para reconhecer e lidar com questões emergentes ou éticas.

O conteúdo recomendado inclui conceitos relacionados com o tratamento de pacientes críticos, bem como o foco em áreas importantes, como comunicação efetiva, colaboração, estratégias de intervenção em crise, estratégias para lidar com situações difíceis, estratégias de gerenciamento de estresse, pesquisa e base de evidências para enfermagem em cuidados intensivos, questões éticas em cuidados intensivos, farmacocinética e farmacodinâmica, patofisiologia das condições que afetam os principais sistemas, pensamento crítico, aspectos legais relacionados à prática, códigos de conduta profissional e direitos do paciente, entre outras áreas de conteúdo específicas ao cuidado do paciente crítico (Quadro 1).

Algumas diretrizes de competência também preconizam uma proporção adequada de enfermagem por paciente na UTI, com cuidados de 1:1 recomendados no caso de paciente de alta acuidade. A declaração da WFCCN de Buenos Aires (Declaração de posição sobre a força de trabalho de enfermagem de prestação de cuidados intensivos) e a declaração da WFCCN de Madri (Declaração de posição sobre a educação de enfermagem de fornecimento de cuidados intensivos) usam as melhores informações disponíveis para articular diretrizes que possam ser úteis no sentido de informar e auxiliar as associações de enfermagem de cuidados intensivos, prestadores de cuidados de saúde e governos quanto à prestação adequada e segura de enfermagem para serviços de terapia intensiva.[3]

A American Association of Critical Care Nurses Scope and Standards for Acute and Critical Care Nursing Practice (2008)[4] menciona seis padrões que guiam o atendimento de enfermagem de cuidados intensivos. Esses padrões incluem:

- Levantamento: coletar dados relevantes pertinentes a saúde ou situação do paciente em estado agudo e crítico.
- Diagnóstico: analisar os dados de avaliação para determinar o diagnóstico e as questões de cuidado.
- Identificação de resultados: especificar os resultados para o paciente ou sua situação.
- Planejamento: desenvolver um plano que prescreva intervenções para atingir resultados.
- Implementação: executar o plano, coordenar a prestação de cuidados e empregar estratégias com o objetivo de promover a saúde e um ambiente seguro.

Quadro 1 Competências comuns necessárias para os enfermeiros de cuidados intensivos
▪ Monitoramento hemodinâmico avançado, incluindo manejo de medicamentos vasoativos
▪ Monitoramento cardíaco
▪ Manejo das vias aéreas, incluindo ventilação invasiva e não invasiva
▪ Modos avançados de ventilação
▪ Titulação de medicamentos inotrópicos e vasoativos
▪ Linhas venosas centrais e monitoramento de pressão
▪ Monitoramento de linha arterial
▪ Tratamento de pacientes com falência generalizada de órgãos e choque
▪ Manejo de sistema de bombeamento intra-aórtico
▪ Terapia de substituição renal contínua
▪ Extubação
▪ Manejo de marca-passos
▪ Remoção de drenos
▪ Cuidados com cateter de artéria pulmonar
▪ Parada cardíaca, incluindo assistência no manejo de peito aberto
▪ Manejo e cuidados com cateter peridural
▪ Hipotermia terapêutica para cuidados pós-ressuscitação
▪ Cuidado de pacientes no pós-operatório com procedimentos extensos e complexos
▪ Técnicas de tratamento de dor aguda, incluindo epidurais e analgesia controlada pelo paciente
▪ Tratamento de pacientes com condições complexas como infarto agudo do miocárdio, AVC, hemorragia e outros estados de enfermidades críticas
▪ Cuidados com feridas e lesões
▪ Administração de medicamentos e hemocomponentes
▪ Desfibrilação

- Avaliação: avaliar o progresso na direção dos resultados desejados.

Além disso, nove padrões de desempenho profissional são esboçados, incluindo:

- Qualidade da atuação: avaliar sistematicamente e buscar melhorar a qualidade e a eficácia da prestação de cuidados de enfermagem.
- Avaliação da prática profissional: avaliar a própria prática de enfermagem em relação a padrões da prática profissional, diretrizes institucionais, estatutos, regras e regulamentos relevantes.
- Educação: adquirir e manter conhecimento atualizado e competência no cuidado de pacientes em estado agudo e crítico.
- Coleguismo: interagir com os colegas e outros prestadores de cuidados de saúde e contribuir para o desenvolvimento profissional deles.
- Ética: as decisões e ações dos enfermeiros são realizadas de modo ético em todas as áreas de atendimento.

- Colaboração: usa comunicação habilidosa para colaborar com o grupo de paciente, família e prestadores de cuidados de saúde a fim de oferecer assistência ao paciente em um ambiente seguro, propício à cura, humano e acolhedor.
- Pesquisa clínica: usa a investigação clínica e integra os achados de pesquisa no atendimento.
- Utilização de recursos: considera fatores relacionados a segurança, efetividade, custo e impacto no planejamento e execução de serviços de enfermagem.
- Liderança: demonstra controle no ambiente de prática profissional e também na profissão.

A European Federation of Critical Care Nurses (EFCCN), no documento Competencies for critical care nursing (2013),[5] esboça diversos domínios (clínico, profissional, administrativo, educacional e de desenvolvimento) e subdomínios, incluindo:

- Levantamento de dados e diagnóstico de enfermagem.
- Planejamento.
- Implementação.
- Avaliação.
- Tomada de decisão complexa.
- Preceitos éticos e legais.
- Comunicação.
- Gerenciamento de equipe.
- Saúde e segurança.
- Garantia de qualidade.
- Prática baseada em evidências.

Os domínios e competências formam uma ferramenta abrangente que pode ser usada para fornecer um levantamento de dados e uma visão geral da competência de um enfermeiro específico.

A Canadian Association of Critical Care Nurse's Standards for Critical Care Nursing (2009)[6] afirma que a enfermagem de cuidados intensivos é uma especialidade que existe para cuidar dos pacientes que estão passando por problemas de saúde que ameaçam a vida dentro de um modelo de cuidado centrado no paciente/família. Os padrões identificam que os enfermeiros de cuidados intensivos necessitam de competências para a solução de problemas, usando conhecimento especializado em relação à resposta humana à doença crítica. Os padrões esboçam nove competências para enfermagem de cuidados intensivos, incluindo:

- Uso de capacidades avançadas e conhecimento especializado para avaliar, monitorar e gerenciar pacientes com o objetivo de promover um equilíbrio fisiológico ideal.
- Promover e facilitar conforto e bem-estar ideais em um ambiente altamente tecnológico, que muitas vezes é desconhecido a pacientes e famílias.
- Desenvolver parcerias mutuamente benéficas com pacientes e famílias, com base em confiança, dignidade, respeito, comunicação e colaboração.

- Participar em iniciativas de segurança e aderir às práticas recomendadas.
- Quando as tecnologias de manutenção da vida não são mais benéficas, os enfermeiros de cuidados intensivos apoiam os pacientes e família durante a transição de um tratamento ativo para uma morte pacífica.
- Promove prática colaborativa na qual a contribuição do paciente, família e cada prestador de cuidados de saúde é solicitada, reconhecida e valorizada de modo não hierárquico.
- Fornece liderança ao alimentar uma cultura de cuidados intensivos que leve a colaboração, melhora da qualidade, segurança, crescimento profissional e utilização responsável de recursos.

A British Association of Critical Care Nurses (BACCN) delineia uma estrutura de competência nacional de três passos para enfermeiros graduados em cuidados intensivos de adultos, em que o passo 1 é projetado para apoiar a nova enfermagem de cuidados intensivos, que oferece a base para o desenvolvimento da competência de enfermagem de cuidados intensivos na prática; no passo 2, as competências são projetadas para desenvolver ainda mais as habilidades essenciais de cuidados intensivos e requerem um conhecimento teórico aprimorado. Prevê-se que as competências do passo 2 serão realizadas enquanto um enfermeiro estiver cursando um programa acadêmico de cuidados intensivos. As competências do passo 3 são planejadas para desenvolver as habilidades centrais de especialização necessárias a fim de prover cuidados profissionais e seguros para o paciente crítico sem nenhuma supervisão. As competências do passo 3 são usadas para guiar os programas de estudo acadêmico de cuidados intensivos.

Cada passo tem competências esboçadas por sistema corporal e área de competência. Por exemplo, para choque, as competências delineiam classificações e tratamento de choque cardiogênico. Choque hipovolêmico, choque distributivo, inclusive choque séptico, choque neurogênico, choque anafilático com as competências específicas: reconhecer e interpretar sinais e sintomas; dar explicação, tranquilidade e suporte ao paciente; seguir corretamente os protocolos de tratamento locais e nacionais para o gerenciamento do choque, avaliar a eficácia dos tratamentos e intervenções prescritos e levar qualquer preocupação apropriadamente aos superiores.[7]

O Australian College of Critical Care Nurses (ACCCN) de 2015[8] recomenda os seguintes dez pontos e princípios mais importantes que devem ser seguidos para atingir os padrões esperados de enfermagem em cuidados intensivos na Austrália:

- Pacientes na UTI: exigem um padrão de proporção enfermeiro/paciente de pelo menos 1:1.
- Pacientes altamente dependentes: exigem um padrão de proporção enfermeiro/paciente de pelo menos 1:2.
- Coordenador clínico (líder de equipe): deve haver um enfermeiro sênior qualificado para cuidados intensivos designado por turno que é supranumerário e cujo papel principal é a responsabilidade pelo manejo logístico de pacientes, equipe, provisão de serviços e utilização de recursos durante um turno.

- Enfermeiros ACCESS: Esses enfermeiros são pessoal adicional, além dos enfermeiros que atendem aos leitos, coordenador clínico, gerente de unidade, educadores e equipe de apoio de não enfermeiros.
- Pelo menos um gerente de enfermagem designado com título equivalente é necessário por UTI, sendo formalmente reconhecido como o enfermeiro líder de unidade.
- Pelo menos um enfermeiro clínico educador (CNE) designado deve estar disponível em cada unidade. A proporção recomendada é de 1 CNE para cada 50 enfermeiros na equipe da UTI, com educadores adicionais para executar e gerenciar cursos de enfermagem em cuidados intensivos realizados por terceiros.
- As diretrizes do Australian Council of Healthcare Standards afirmam que as UTI devem ter um mínimo de 50% de enfermeiros de cuidados intensivos qualificados.
- Os recursos são alocados de forma a sustentar o tempo e os custos de enfermagem associados com atividades de garantia de qualidade, enfermagem, pesquisa multidisciplinar e participação em conferências.
- As unidades de terapia intensiva são munidas com equipes administrativas adequadas, assistentes de ala, assistência/equipamento de manejo manual, limpeza e outras equipes de apoio para garantir que tais tarefas não sejam de responsabilidade do pessoal de enfermagem.
- A equipe sênior de enfermagem deve adquirir competências para se tornarem enfermeiros de cuidados intensivos credenciados, pois serão remunerados em nível significativamente mais elevado do que os profissionais de nível básico.

Como estimar a competência de enfermagem em UTI

A estimativa da competência da enfermagem de cuidados intensivos pode ser realizada com ferramentas formais, como a ferramenta de avaliação de conhecimento básico para enfermagem de cuidados intensivos (BKAT).[9] A versão mais recente da BKAT para adultos é a versão 9 (2015). Esse é um teste de papel e caneta com 85 itens que mede o conhecimento básico em enfermagem de cuidados intensivos. Esses itens mensuram conteúdos relacionados a diversas áreas de prática de enfermagem de cuidados intensivos, inclusive cardiovascular, pulmonar, linhas de monitoramento, neurologia, endocrinologia, renal, gastrointestinal/parenteral, entre outros. A categoria "outros" inclui controle de infecção, hipotermia, queimaduras e cuidados espirituais, entre outros. O BKAT pode ser usado por educadores e gerentes de enfermagem de cuidados intensivos para avaliar o conhecimento de novos enfermeiros de cuidados intensivos e também para marcar metas de aprendizagem para a equipe da UTI.

Um estudo realizado na Finlândia sobre competência em cuidados de enfermagem intensivos e críticos, usando o BKAT, identificou que a competência pode ser dividida em competência profissional geral e clínica, incluindo uma base de conhecimento específico, base de habilidades, base de atitudes e valores e base de experiência de enfermagem, além de base pessoal de enfermagem de cuidados intensivos e críticos.[10]

Usando o método Delphi em combinação com um projeto de pesquisa descritivo e transversal, um estudo na Suécia[11] identificou que a competência em enfermagem de UTI significa 1) ser capaz de cooperar, 2) ser capaz de perceber corretamente a situação, 3) estar ciente das capacidades e limitações, 4) ser capaz de agir e 5) ser capaz de desconsiderar a tecnologia, quando necessário.

A competência em enfermagem de cuidados intensivos foi identificada como consistindo em competência preliminar para atender em UTI e áreas especializadas de competência em enfermagem em UTI (Figura 1).

Um estudo latino-americano que buscava identificar e analisar a competência de enfermeiros para trabalhar em UTI realizou uma revisão integrativa e identificou diversas unidades temáticas relacionadas à competência em enfermagem, inclusive:

- Gestão de cuidados de enfermagem.
- Prestação de cuidados de enfermagem de alta complexidade.
- Tomada de decisões.
- Liderança.
- Comunicação.
- Educação continuada/permanente.
- Gestão de recursos humanos.
- Gerenciamento de recursos materiais.

O South African Nursing Council (2014)[12] afirma que a enfermagem de cuidados intensivos envolve cuidado de pacientes com doenças e ferimentos que ameaçam a vida, e que ocorre em um contínuo desde a cena do incidente inicial ou do início da doença crítica, por meio de estabilização, transferência/transporte, cuidados intensivos e de

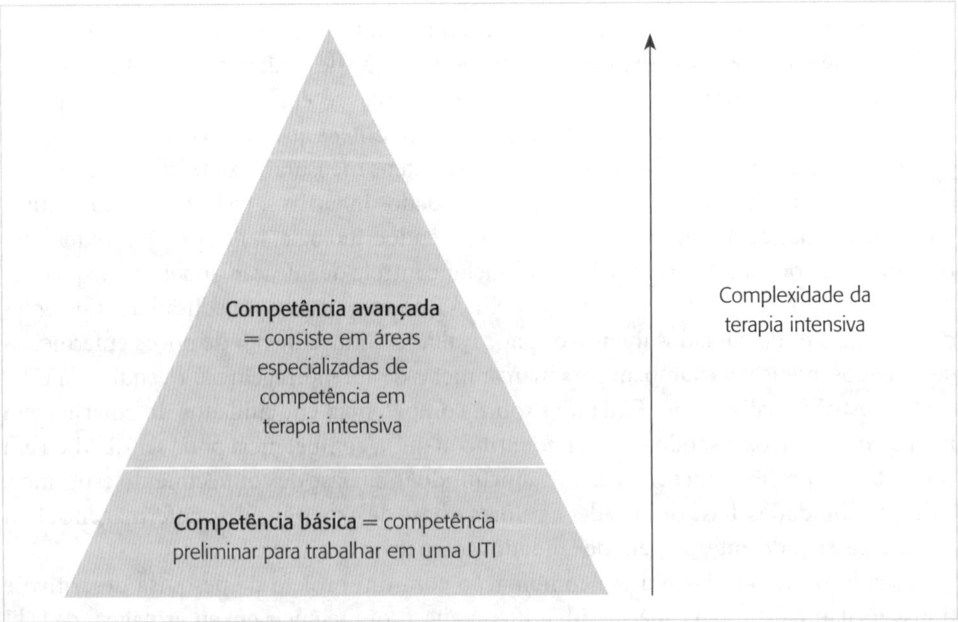

Figura 1 Competência em enfermagem em UTI.[10]

emergência, incluindo também a transferência aos cuidados em níveis mais baixos de acuidade ou unidades mais baixas. Cinco domínios de prática de enfermagem de cuidados intensivos são delineados, incluindo:

- Domínio 1 – Prática profissional, ética e legal: aceita a imputabilidade legal por maior responsabilidade por seus próprios julgamentos, ações, resultados de cuidados de saúde e competência continuada profissional e clínica, de acordo com as normas e leis relevantes à saúde e enfermagem.
- Prática clínica – Prestação e gerenciamento de cuidados: aplica o *insight* na posição de cuidados intensivos no sistema de cuidados de saúde.
- Qualidade de prática: analisa regularmente todo o sistema de cuidados de saúde e sua filosofia para alinhar os cuidados intensivos em conformidade (p. ex., abordagem de cuidados de saúde primários, a implicação de padrões centrais nacionais para a prática de enfermagem de cuidados intensivos).
- Gerenciamento e liderança: cria um ambiente de prática de cuidados intensivos que reduz os riscos ambientais para os trabalhadores e usuários de serviços de saúde, incluindo famílias, por exemplo, risco reduzido para transmissão de infecções.
- Melhoria da qualidade/pesquisa: contribui para o conhecimento de enfermagem, realizando ou sintetizando pesquisas e outras evidências que descubram, examinem e avaliem prática, conhecimento, teorias e critérios atuais e abordagens criativas para melhorar a prática de cuidados intensivos.

Do mesmo modo, a Critical Care Nurses Association of the Philippines (2014)[13] esboça diretrizes de enfermagem de cuidados intensivos, além de padrões e competências, focados em três níveis de prestação de cuidados, incluindo ressuscitação de alta acuidade/cuidados de emergência; apoio para pacientes de cuidados intensivos gerais; e indicação de terceiros para gerenciamento de cuidados intensivos contínuos. Foram identificados papéis específicos da enfermagem em cuidados intensivos, incluindo prestação de cuidados diretos, cuidados indiretos ao paciente – cuidado da família, educador, defensor do paciente, liderança, gerenciamento e pesquisa. Os papéis estendidos da enfermagem de cuidados intensivos são delineados para incluir procedimentos e terapias como:

- Bases de coleta e análise de sangue arterial.
- Retirada de pacientes de ventiladores.
- Ajuste de analgesia/sedações intravenosas.
- Realizar e interpretar ECG.
- Titulação para cateter central de inserção periférica (PICC) e titulação em nutrologia.
- Iniciar desfibrilação em pacientes com fibrilação ventricular ou taquicardia ventricular.
- Remoção de fios de marca-passos, introdutor femoral e drenos torácicos.

- Outros procedimentos considerados necessários em suas respectivas instituições sob uma diretriz ou protocolo clínico.

Diversas estratégias podem ser usadas para realizar uma avaliação inicial da competência e também para reforçar a competência contínua em habilidades de enfermagem de cuidados intensivos (Quadro 2). Na quarta reunião mundial das organizações de enfermagem em cuidados intensivos (WFCCN), 58 países pesquisados identificaram que os serviços de maior valor fornecidos pelas instituições foram as conferências nacionais, os sites, a representação profissional e a elaboração de diretrizes para a atuação do enfermeiro intensivista. Coletivamente, as questões mais importantes para enfermagem de cuidados intensivos foram condições de trabalho, fornecimento de diretrizes e competências de prática formais, níveis de equipes e acesso a programas de educação de qualidade.[14] Os resultados da revisão internacional destacam o papel importante da prática e da competência em enfermagem de UTI.

CONSIDERAÇÕES FINAIS

Os enfermeiros de cuidados intensivos, no mundo inteiro, auxiliam no tratamento de pacientes críticos como membros da equipe multiprofissional da UTI. Garantir a competência em enfermagem de cuidados intensivos ajuda a promover a melhor assistência ao paciente para obtenção de resultados ideais. Consistentemente com as descobertas da quarta pesquisa internacional da WFCCN,[14] as competências para a prática de enfermagem intensiva continuam a ser uma prioridade para a prática da enfermagem intensiva em todo o mundo. Garantir educação e treinamento adequados aos enfermeiros que trabalham na UTI é crucial para assegurar que os pacientes críticos recebam cuidados competentes e seguros a fim de promover a recuperação de doenças que ameaçam a vida. São necessárias pesquisas adicionais e contínuas sobre estratégias para garantir competência em enfermagem em cuidados intensivos.

Quadro 2 Estratégias para avaliação e reforço educacional das competências de cuidados intensivos
▪ Uso de ferramentas de avaliação de conhecimento, como a ferramenta de avaliação de conhecimento básico em enfermagem de cuidados intensivos (BKAT) (http://www.bkat-toth.org/BKAT-8.html)
▪ Uso de pesquisas formais para avaliar conhecimento e habilidades
▪ Treinamento e educação utilizando simulação
▪ Exames de certificação formais como o da American Association of Critical Care Nurses; o curso de Fundamentals of Critical Care Support (FCCS) da Society of Critical Care Medicine; curso BASIC para enfermeiros, entre outros
▪ Orientação supervisionada para enfermeiros de cuidados intensivos recém-contratados
▪ Programas de orientação formais para enfermagem em cuidados intensivos, como o programa Essentials of Critical Care Orientation (ECCO) – um curso interativo baseado em casos

REFERÊNCIAS BIBLIOGRÁFICAS

1. Prin M, Wunsch H. International comparisons of intensive care: informing outcomes and improving standards. Curr Opin in Crit Care 2012;18:700-706.
2. World Health Association (WHO) Strategy for Continuing Education for Nurses and Midwives. WHO Europe Critical Care Nursing Curriculum. Copenhague, Dinamarca: WHO Regional Office Europe; 2003. Disponível em: http://www.euro.who.int/__data/assets/pdf_file/0017/102266/e81552.pdf. Acesso em: 25 set 2016.
3. Williams G, Schmollgruber S, Alberto L. Consensus Forum: Worldwide Guidelines on the Critical Care Nursing Workforce and Education Standards Critical Care Nursing Clinics 2006;22:393-406.
4. American Association of Critical Care Nurses Scope and Standards for Acute and Critical Care Nursing Practice. Aliso Viejo, Califórnia: AACN; 2008. Disponível em: http://www.aacn.org/wd/practice/docs/130300standards_for_acute_and_critical_care_nursing.pdf.
5. European Federation of Critical Care Nurses (EFCCN) competencies for European critical care nurses. Amsterdã, Holanda: EFCCN; 2013.
6. Canadian Association of Critical Care Nurse's Standards for Critical Care Nursing. Londres, Ontário: CACCN; 2009. Disponível: http://www.caccn.ca/en/pdfs/CACCN%20STND%20CRIT%20CARE%202009.pdf. Acesso em: 25 set 2016.
7. British Association of Critical Care Nurses National. Competency Framework for Adult. 2015.
8. Australian College of Critical Care Nursing. Practice Standards for Specialist Critical Care Nurses. 2015.
9. Toth JC, Ritchey KA. New from nursing research: The Basic Knowledge Assessment Tool (BKAT) for critical care nursing. Heart Lung 1984;13:271-279. [Publicação inicial sobre BKAT].
10. Lakanmaa RL. University of Turku, Finlândia. Competence in intensive and critical care nursing. Annales Universitatis Turkuensis; 2012.
11. Lindberg E. Competence in critical care. What it is and how the gain it: a qualitative study from the staff's point of view. Dimens Crit Care Nursing 2006;25:77-81.
12. The South African Nursing Council. Competencies for critical care nurse specialist (adult). República da África do Sul: South African Nursing Council; 2014.
13. Critical Care Nurses Association of the Philippines. Critical care nursing guidelines, standards and competencies. 2014. Disponível em: http://www.ccnapi.org/news-and-events/critical-care-nursing-guidelines-standards-and-competencies/. Acesso em: 25 set 2016.
14. Williams G, Fulbrook P, Kleinpell R, Schmollgruber S, Alberto L. Critical care nursing organizations and activities: a fourth worldwide review. Intern Nursing Rev 2015;62:453-461.

BIBLIOGRAFIA

Camelo SH. Professional competences of nurses to work in intensive care units: an integrative review. Rev Latino-Am Enferm 2012;20:192-200.

Critical Care Network – National Nurse Leads. National competency framework for adult critical care nurses. Disponível em: http://www.cc3n.org.uk/competency-framework/4577977310. Acesso em: 25 set 2016.

Capítulo 5

Gestão de conflitos: transformando conflitos em oportunidades

Laurindo Pereira de Souza
Éllen Daiane Biavatti de Oliveira Algeri
Márcia Guerino de Lima

INTRODUÇÃO

É comum que se pense em conflito como uma interação negativa. Consequentemente, ele é evitado usando-se outros mecanismos destrutivos que afetam os relacionamentos, a criatividade e a produtividade no trabalho.[1,2]

O conflito é comum na unidade de terapia intensiva (UTI). O trabalho em unidades de cuidados críticos é muitas vezes intenso, envolvendo situações de estresse, mas aprender a gerir adequadamente uma circunstância que poderia levar a um conflito deve ser uma medida de sucesso pessoal.

É notório que nem todos os conflitos serão resolvidos com sucesso, mesmo quando as ferramentas adequadas de comunicação estão sendo utilizadas.[2] Nos dias atuais, técnicas são fornecidas para auxiliar as equipes na orientação e na reorientação quando os conflitos ameaçam a função e a produtividade.[1]

Em algumas instituições, os conflitos não são vistos de forma positiva ou como uma oportunidade de melhoria. Nessas organizações, a maioria das pessoas entendem o conflito como improdutivo, desagradável e um desperdício de tempo e energia.[2] Quando ele não é dirigido e controlado, pode ter efeitos prejudiciais no local de trabalho, como asfixiar o crescimento de setores e desinflar o moral dos profissionais.[1,2]

As ações negativas acerca da gestão de conflito em UTI justificam-se pelo fato de que a maioria dos profissionais da saúde tem um déficit marcante de gestão na assistência e em seus próprios currículos de graduação, fatores que contribuem como falha nos processos, além de empobrecer a liderança diante de uma equipe de trabalho.[3]

A liderança e a gestão de conflitos são áreas vitais para o bom desempenho e andamento das unidades de cuidados intensivos. Neste capítulo, será oferecida uma abordagem prática para definir as competências e os princípios de gestão de conflitos, ampliando suas potencialidades e enriquecendo a liderança do enfermeiro intensivista para que as tomadas de decisões não se tornem mais um conflito e ainda, que os conflitos sejam convertidos em oportunidades diárias.

BREVE CONCEITO DE GESTÃO DE CONFLITOS E LIDERANÇA

O termo conflito vem do latim, *conflictu*, e significa choque, embate, discussão acompanhada de injúria e ameaças. Porém, diferentemente da visão tradicional, no cenário atual, os conflitos são compreendidos como situações presentes no processo de trabalho que devem ser diligenciadas junto aos membros da equipe de enfermagem, buscando novas formas de ação e perspectivas de trabalho.[4]

Peres e Ciampone[5] afirmam que os conflitos costumam ser definidos ainda como discordâncias internas, resultantes de diferenças quanto a ideias, valores ou sentimentos entre duas ou mais pessoas. Outros pesquisadores[6] revelaram que o conflito é uma luta expressa entre partes interdependentes ao perceberem que seus objetivos são incompatíveis.

Segundo Ciampone e Kurcgant[7], os conflitos são uma dicotomia, ou seja, possuem aspectos positivos e negativos e, entre os aspectos negativos, podem-se destacar a perda de seu impulso, a criação de situações que resultam em desperdício de esforços, a tensão e o surgimento de um ambiente improdutivo, que muitas vezes distorce o comportamento das pessoas.[7-9] Os aspectos positivos compreendem o nascimento de uma diferença de ideias e/ou opiniões que pode desencadear reflexões e análises sobre um determinado tema, além da geração de uma energia que tenciona e produz movimentos, induzindo a uma ação e estimulando a análise e a reflexão.

Nesse sentido, vivenciar um conflito é o passo inicial para o consenso que nada mais é do que uma mistura de ideias comparadas e uma conclusão assertiva e comum sobre determinado assunto.[7-9]

Gerenciar conflitos na equipe de enfermagem consiste em desenvolver uma liderança eficaz, atuando de maneira a tratar os conflitos na medida em que estes aparecem, de maneira reativa, ou seja, atuando antes que o conflito apareça para minimizar seu impacto proativamente.[8] Destarte, um dos alicerces da gestão de conflitos refere-se à liderança.

Os conceitos de liderança e as características do líder sofreram diversas alterações desde a Antiguidade até os dias modernos diante dos contínuos arranjos construídos e descontruídos das relações humanas. O termo liderança pode ser definido com um fator humano que auxilia um grupo a identificar a direção que segue e assim motivar-se aos objetivos, envolvendo relações interpessoais.[10]

No processo de liderança é indispensável falar de comunicação, uma vez que é por meio dela que o enfermeiro transfere e recebe conhecimentos, organiza seu serviço e traça objetivos a serem atingidos juntamente com a equipe multiprofissional.[11]

Assim, a liderança dialógica consiste na capacidade do líder de influenciar seus colaboradores a atuar de maneira crítica e reflexiva sobre sua *práxis*, mediante o estabelecimento de um processo comunicacional eficiente. Caracteriza-se pela inserção de relações horizontais no ambiente de trabalho, das quais nascem oportunidades de trocas de conhecimentos e aprimoramento coletivo entre o líder e seus colaboradores, por meio de espaços com mais autonomia e gestão participativa.[12]

Também é evidente nas UTI a necessidade e a exigência da capacidade de liderança e de gestão de conflitos do enfermeiro, aliadas à necessidade do desenvolvimento técnico-científico. Cabe ao enfermeiro tomar decisões, controlar, administrar e manter a equipe satisfeita, produtiva e evitar conflitos desconstrutivos.

CONFLITO ENTRE AS EQUIPES MULTIPROFISSIONAIS NA TERAPIA INTENSIVA

A UTI é um ambiente fértil e propício ao conflito, portanto, a comunicação aberta e o respeito mútuo são o segredo para o bom andamento e o relacionamento cordial entre as equipes.[13]

Desde que seja bem conduzido, o conflito pode aumentar a autoconfiança e a autoestima dos profissionais, construir relacionamentos e gerar soluções criativas que vão além das expectativas.[14]

A comunicação é o processo de transmissão e compreensão de informações, estando inserida no contexto social, representando a conversação entre indivíduos, sendo considerada uma interface na troca de informações, tornando comum a mensagem transmitida. Caso essa interação não aconteça, o processo de comunicação não se efetivou.[14,15] Merece destaque o fato de que a má compreensão da comunicação pode resultar em conflitos, assim, quando a diferença é compreendida e o comportamento resultante é devidamente tratado, a maioria dos conflitos pode ser resolvida de uma maneira que proporcione mudanças em uma organização e nas inter-relações profissionais.[15]

Na área da saúde, a gestão de comunicação significa muito mais que uma simples transmissão de informações, a tarefa dos profissionais é decodificar, decifrar e perceber o significado da mensagem que muitas vezes não ocorre apenas de maneira escrita ou verbal, mas por meio da expressão facial, da audição e do tato, conscientemente ou não. Esses atos, realizados de maneira desconexa, podem gerar conflitos pela não compreensão ou transmissão de uma atitude ou, ainda, por uma reação inesperada.

Segundo Reason,[16] os problemas de comunicação que podem gerar atos inseguros pertencem a três categorias:

- As falhas no sistema em que o canal de comunicação não existe, não está funcionando ou não é regularmente utilizado.
- O fracasso na emissão das mensagens, iniciado no momento em que o canal de comunicação se instala, mas a informação não é transmitida.
- As falhas na recepção, que ocorrem quando o canal de comunicação existe, a mensagem foi enviada de maneira correta, mas o receptor a interpretou de forma equivocada ou com atraso.

Consequentemente, a construção da relação dicotômica médico-enfermeiro e demais profissionais abrange atributos históricos de cada ator da gestão organizacional e social instituída como equipe multidisciplinar em saúde, bem como contempla a noção, de suas representações sociais, de maneira que o grupo consiga gerenciar seus conflitos.[17]

ESTRATÉGIA DE GESTÃO DE CONFLITOS: ENFERMAGEM CONTEMPORÂNEA E TRANSFORMAÇÃO DE CONFLITOS EM OPORTUNIDADES

Há aproximadamente 50 anos, a enfermagem vem revisando seu conhecimento e sua prática, reconstruindo muitas das teorias e dos modelos de intervenções.[9] Em uma perspectiva histórica, com o advento do capitalismo, cria-se uma sociedade em que impera o interesse próprio e prevalece o contrato de trabalho entre empregador e empregado, e a gerência torna-se um instrumento imprescindível. A enfermagem moderna, que surgiu na segunda metade do século XIX, na Inglaterra, é contemporânea dessa transformação social.[18]

Em um ambiente globalizado, em que predominam as incertezas, os modelos assistenciais, gerenciais e a negociação, têm sido considerados alternativas possíveis e úteis para a solução de impasses diante dos conflitos.[7] Compete ao enfermeiro criar soluções, minimizar as diferenças de percepção entre os envolvidos, gerenciar a diversidade, saber ouvir e saber se comunicar-expressar, além de tratar as pessoas com respeito, compreendendo que as diferenças podem conduzir a um crescimento pessoal e profissional.[7]

Na Tabela 1 encontram-se algumas estratégias e suas fundamentações para a solução de conflitos.

Diante de várias estratégias baseadas em evidencias e vivências hospitalares, cabe ressaltar que a necessidade e a exigência da capacidade administrativa devem estar aliadas à necessidade de desenvolvimento técnico. Assim, compete ao enfermeiro tomar decisões, controlar, administrar equipes, manter o time satisfeito e produtivo, além de evitar conflitos desconstrutivos.

A instituição espera que o enfermeiro seja um mediador de conflitos não só entre a própria equipe, mas também em todo o contexto interdisciplinar. Ainda que a gestão de conflitos tenda a crescer dentro das organizações contemporâneas, tendo em vista a importância cada vez maior atribuída a seus colaboradores, os conflitos que os envolvem passam a ser um problema, uma vez que podem reduzir a produtividade e consequentemente afetar a lucratividade e a rentabilidade da instituição.[19]

Sendo assim, não só o diretor e o gerente de enfermagem, mas cada enfermeiro, como líder nato, é responsável pela administração do capital humano, sendo capaz de transformar os conflitos em oportunidades de mudança e propiciar a construção de conhecimento. Entretanto, habilidades de liderança e gerenciamento são necessárias às mudanças de gestão, independentemente da área de atuação.[7,19]

O enfermeiro gerenciando conflitos

Para gerenciar conflitos, o enfermeiro deve trabalhar com sua equipe, buscando romper com estereótipos vigentes na instituição de saúde. Deve ter visão e interferência holística, além de utilizar a negociação e a comunicação como instrumentos para a cooperação e a solução de enfrentamento.

A construção de conhecimento é a estratégia mais louvável para que o enfermeiro possa desenvolver a autonomia e consiga lidar com os conflitos de maneira harmoniosa,

Tabela 1 Estratégias para soluções de conflitos na enfermagem contemporânea

Estratégia	Fundamentação
Comprometimento	Ambas as partes envolvidas no conflito abrem mão de algo tendo como meta caminhar na direção da solução do conflito
Evitação	Quando as partes envolvidas não encaram o conflito, optando por não reconhecê-lo ou tentar solucioná-lo
Acomodação/cooperação	Uma das partes abre mão de suas crenças e permite a vitória da outra parte. Não há solução do problema que levou ao conflito
Competição	Uma das partes consegue o que quer pela força ou poder, modalidade do tipo perde-ganha, causando frustração e desejo de vingança
Amenização	Quando se busca mais as semelhanças do que as diferenças, de modo a abrandar e reduzir o componente emocional presente no conflito, o que também não leva à resolução do verdadeiro desentendimento
Colaboração	Método cooperativo e positivo, solução do conflito de forma conjunta, por meio de um acordo comum. Forma assertiva de resolver o conflito, pois todas as partes vencem
Comunicação	Seguem dois exemplos de nosso cotidiano: ▪ *Breaking* entre a equipe de enfermagem, discussão das fragilidades e potencialidades ▪ *Round* à beira do leito entre equipe multiprofissional, que permite a análise e a discussão da evolução do paciente e o estabelecimento de metas
Liderança delegante	Delegação sempre motiva a equipe, cria autoconfiança e estimula os membros de maneira individual
Liderança situacional	Tarefa *versus* comportamento: o líder organiza e define os papéis do grupo e explica quais atividades devem ser realizadas. Além de manter um bom relacionamento com a equipe, consegue atentar-se para as peculiaridades
Negociação	Propostas são feitas e depois negociadas, com o intuito de separar as pessoas dos problemas, focando o interesse profissional e institucional, apresentando várias possibilidades antes de tomar a decisão, objetivando buscar resultados de maneira proativa

cooperativa e positiva, transformando-os em oportunidades e realizações, provendo o crescimento institucional e desenvolvendo a assistência com metas e parcerias.

A enfermagem intensiva assiste o paciente durante 24 horas ininterruptas, lida com tecnologias de ponta justamente para obter excelentes resultados por meio da utilização de planos de gestão de cuidados estratégicos e eficientes. A UTI é considerada um ambiente estressante e hostil para os conflitos, portanto é evidente que o enfermeiro deverá gerenciar conflitos com suas competências inerentes ao processo de trabalho, exercendo o papel fundamental de intermediador de relações e difusor da valorização profissional de cada membro de sua equipe, sabendo ouvir, demonstrando responsabilidade e uma comunicação eficaz.

Assim, compete ao enfermeiro ser o facilitador de ações estratégicas, criando soluções, mediando as divergências e as percepções entre os envolvidos, liderando e gerenciando os conflitos, a fim de transformá-los em oportunidades.

CONSIDERAÇÕES FINAIS

O conflito ocorre em qualquer ambiente e principalmente em setores considerados fechados, como a UTI, onde a rotina de trabalho é estressante e contínua. No entanto, aprender a gerir uma circunstância que poderia desencadear um conflito deve ser considerada uma medida de sucesso pessoal.

A liderança e a gestão de conflitos são áreas vitais para o bom desempenho e andamento das atividades na UTI. Por isso, gerenciar conflitos na equipe de enfermagem consiste em atuar com uma liderança eficaz e proativa, tratando os conflitos na medida em que aparecem.

Diante de várias estratégias, baseadas em evidencias e vivências hospitalares, cabe ressaltar que a necessidade e a exigência da capacidade administrativa do enfermeiro para gerir as situações conflituosas devem estar aliadas às necessidades do desenvolvimento técnico e científico da equipe.

Finalmente, para gerenciar conflitos, o enfermeiro deve trabalhar em equipe, romper com estereótipos vigentes na instituição e fazer uso de ferramentas como a comunicação para obter resultados positivos.

REFERÊNCIAS BIBLIOGRÁFICAS

1. Linda B. Building conflict competent teams. Crit Care Nurse 2012;32:74.
2. Lipcamon JD, Mainwaring BA. Conflict resolution in healthcare management. Radiol Manage 2004;26(3):48-51.
3. Strack VS, Rob JM, Hilmar B. Bench-to-bedside review: leadership and conflict management in the intensive care unit. Crit Care 2007;11(6):234.
4. Ferreira ABH. Miniaurélio: o dicionário da língua portuguesa. 6.ed. Curitiba: Positivo; 2006.
5. Peres AM, Ciampone HT. Management and general nursing competencies. Texto & Contexto Enferm 2006;15(3):492-9.
6. Hocker J, Wilmont W. Interpersonal conflict. 2.ed. Rev. Dubuque: Wm. C. Brown Publishers; 1985.
7. Ciampone MHT, Kurcgant P. Gerenciamento de conflitos e negociação. In: Kurcgant P. (org.). Gerenciamento em enfermagem. Rio de Janeiro: Guanabara Koogan; 2012.
8. Dismore PC. Poder e influência gerencial: além da autoridade formal. Rio de Janeiro: COP; 1989.
9. Marquis BL, Huston CJ. Administração e liderança em enfermagem – teoria e prática. Porto Alegre: Artmed; 2010.
10. Dias MAA. Liderança e mudanças na educação. Cadernos. Centro Univ. S. Camilo, São Paulo 2003;9(3):112-6.
11. Simões A, Favero N. O desafio da liderança para o enfermeiro. Rev Lat-Am Enferm 2003;11(5):567-73.
12. Gomes CB, Noguez PT, Thofhem MB et al. Management of competence to deal with conflictis in the nursing team. Rev Enferm UFPE 2012;6(12):2911-7.
13. Richard H, Savel CL. Munro. Gestão de conflitos na unidade de terapia intensiva Am J Crit Cuidados 2013;277-80.
14. Siders CT, Aschenbrener CA. Gestão de conflitos, parte lista de verificação de gerenciamento. Conflito: uma ferramenta de diagnóstico para avaliar o conflito nas organizações. Exec Médico 1999;25(4):32-7.
15. Harolds JL, Madeira BP. Conflict management and resolution. J Am Coll Radiol. 2006;3(3):200-6.
16. Reason J. Managing the risks of organizational accidents. Aldershot: Ashgate; 1997.

17. Oliveira AM et al. Relação entre enfermeiros e médicos em hospital escola: a perspectiva dos médicos. Rev Bras Saúde Mater Infant 2010;10(suppl. 2).
18. Vale EG, Lima JR, Felli VEA et al. Programa de atualização de enfermagem (Proenf): Gestão Ciclo 01. Porto Alegre: Artmed; 2011.
19. Marta C, Lacerda A, Carvalho A et al. Gestão de conflitos: Competência gerencial do enfermeiro. Rev Pesq Cuid Fundam 2010;2(Ed. Supl.):604-8.

Capítulo 6

Sofrimento moral de enfermeiros no ambiente de terapia intensiva

Kely Regina da Luz
Mara Ambrosina de Oliveira Vargas

CONTEXTUALIZAÇÃO, CONCEPÇÃO E FATORES DESENCADEADORES DE SOFRIMENTO MORAL

A unidade de terapia intensiva (UTI) surge a partir da necessidade de aperfeiçoamento material e humano para o atendimento de pacientes em estado crítico. Considerada um dos ambientes mais agressivos, exaustivos e sobrecarregados do hospital, trata-se do setor hospitalar em que a morte é uma constante e os sentidos estão sempre aguçados e alerta para qualquer situação de urgência. Além disso, na UTI reúnem-se muitos aparelhos e é preciso lidar com a ansiedade dos familiares, rotinas rígidas e inflexíveis e a rapidez dos atendimentos.[1]

É nesse contexto que tanto pacientes quanto familiares deparam-se com a dificuldade de suportar a doença crítica e o medo constante da perda trágica. Esses desafios são normalmente compartilhados com a equipe de enfermagem que os assiste. Assim, a experiência de cuidar de pacientes gravemente enfermos, com risco iminente de morte, muitas vezes promove uma situação altamente estressante, que provoca ansiedade em muitos enfermeiros – os quais muitas vezes não sabem ou têm dificuldade em lidar com esse sentimento.

Portanto, a enfermagem, como uma prática voltada para o cuidado do ser humano, no cotidiano, depara-se com uma grande variedade de problemas geradores de conflitos éticos e dilemas morais, já que promove a interação de diferentes profissionais com pacientes e seus familiares. Em relação aos dilemas e problemas morais, os enfermeiros devem ser capazes de perceber que, diante das diferentes possibilidades de tomadas de decisão, valores morais importantes encontram-se em conflito.[2]

Em geral, os enfermeiros da UTI tomam decisões relacionadas ao cuidado dos pacientes a cada trinta segundos e aproximadamente nove importantes decisões de assistência ao paciente por hora. Isso sugere que exercício do julgamento é uma atividade da enfermagem que influencia a qualidade dos cuidados prestados.[3] A defesa e o respeito aos direitos do paciente/familiar e a tomada de decisão ética são responsabilidades primárias da enfermagem. Todavia, a limitação da autonomia costuma ser problemática por interferir na comunicação e na colaboração em cuidados intensivos. Somam-se a isso a falta de tempo no cotidiano do trabalho, as políticas institucionais e a estrutura centralizadora no poder médico, que constituem situações também vivenciadas pelos enfermeiros intensivistas.[4,5] Esse conjunto de fatores pode levar os enfermeiros a experimentar sofrimento moral, o que certamente impactará no atendimento do paciente e na prestação de serviços.

Nesse sentido, reforçar a competência profissional, por meio da discussão e reflexão sistemáticas acerca de temas éticos e bioéticos – principalmente os problemas éticos vivenciados, quer sejam dilemas morais, incertezas morais ou sofrimento moral –, parece ser um caminho viável para o despertar da consciência quanto ao aspecto moral dos problemas diários. Isso se torna fundamental não apenas para a satisfação na profissão, mas, sobretudo, para a preservação dos profissionais no ambiente de trabalho.[6]

Conforme mostrado na Figura 1, os problemas éticos são divididos em três categorias.[7]

Os dilemas morais são caracterizados como situações em que o deliberador deve escolher entre alternativas distintas e que não podem ser realizadas ao mesmo tempo, sem que nenhuma seja mais correta que a outra. A indecisão por uma ação recai sobre valores contraditórios ou cursos incompatíveis. Dessa forma, para vivenciar um dilema moral, o profissional deve estar capacitado e ter clareza quanto ao conflito entre importantes e diferentes valores.[8,9]

Descrito na década de 1980, o sofrimento moral refere-se aos sentimentos dolorosos e ao desequilíbrio psicológico que ocorrem quando os profissionais estão conscientes da conduta moralmente correta, mas são impedidos de assumi-la.[8] Trata-se da resposta encontrada quando, após uma decisão em um conflito ético, o profissional se depara com a ação contrariada por alguma barreira individual, institucional ou social.[5,10]

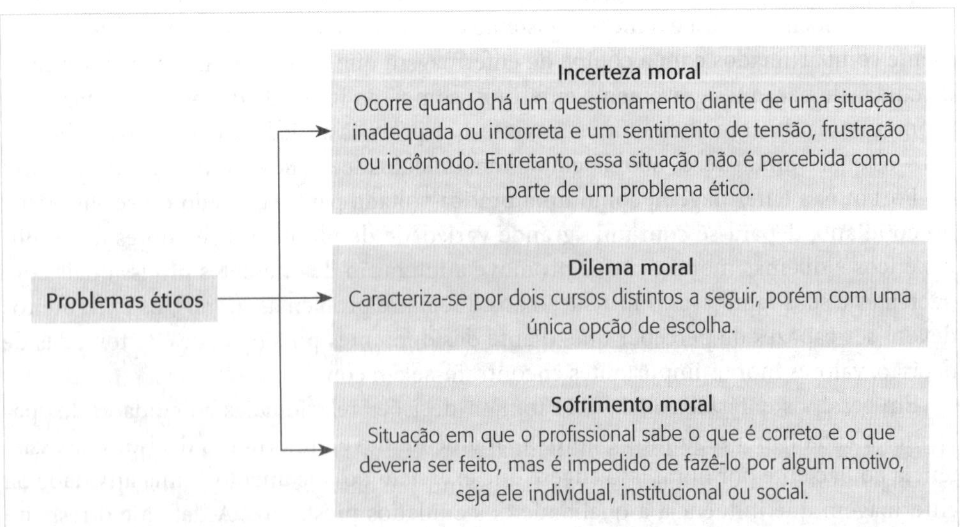

Figura 1 Categorias de problemas éticos.

Estudos relatam os diferentes fatores desencadeadores de desenvolvimento de sofrimento moral:[10-12]

- hospitalização desnecessária de pacientes em UTI;
- problemas de comunicação;
- colaboração inadequada entre enfermeiros e médicos;
- ações fúteis com os pacientes;
- desrespeito ao paciente;
- prolongamento do processo de morte;
- erro médico;
- negligência do profissional no cuidado do paciente;
- realização de pesquisa sobre o paciente sem seu consentimento ou da família;
- responsabilidades, recursos e competências inadequados;
- alocação de recursos humanos e materiais inadequados;
- cargas de trabalho pesadas;
- ritmo acelerado de trabalho;
- tarefas insatisfatórias;
- escassez de profissionais na equipe de enfermagem;
- ausência de motivação para o trabalho;
- altos níveis de responsabilidade;
- falta de orientações e diretivas claras de trabalho.

Um estudo constatou que os enfermeiros mais velhos e experientes apresentam sofrimento moral com menor frequência.[13] Esse resultado pode ser justificado pela possibilidade de esses profissionais terem desenvolvido, com o passar do tempo, capacidade de deliberação ética ou mecanismos de enfrentamento positivos diante de problemas vivenciados em seu cotidiano do trabalho. Ainda quanto ao desenvolvimento do sofrimento moral enfrentado pelos enfermeiros intensivistas, é importante considerar os traços individuais, as características específicas do local de trabalho e as influências externas, conforme apresentado na Figura 2.

O SOFRIMENTO MORAL E AS CONSEQUÊNCIAS NEGATIVAS PARA OS ENFERMEIROS INTENSIVISTAS

O sofrimento moral tem implicações para o enfermeiro e para a força de trabalho da enfermagem em UTI. Entre as consequências do sofrimento moral estão o abandono da profissão, a alta rotatividade, a diminuição e a negligência dos cuidados de enfermagem, bem como a insatisfação e a aflição. Essas duas últimas podem manifestar-se com comportamentos deletérios de forma individual, para com os outros e com o sistema. O profissional desenvolve sentimentos de raiva, diminuição da autoestima, depressão, cansaço, amargura, desânimo e frustração.[14,15]

Além disso, um estudo constatou os efeitos do estresse no sistema imunitário dos enfermeiros intensivistas.[16] Há correlação positiva entre a relação enfermeiro-paciente com

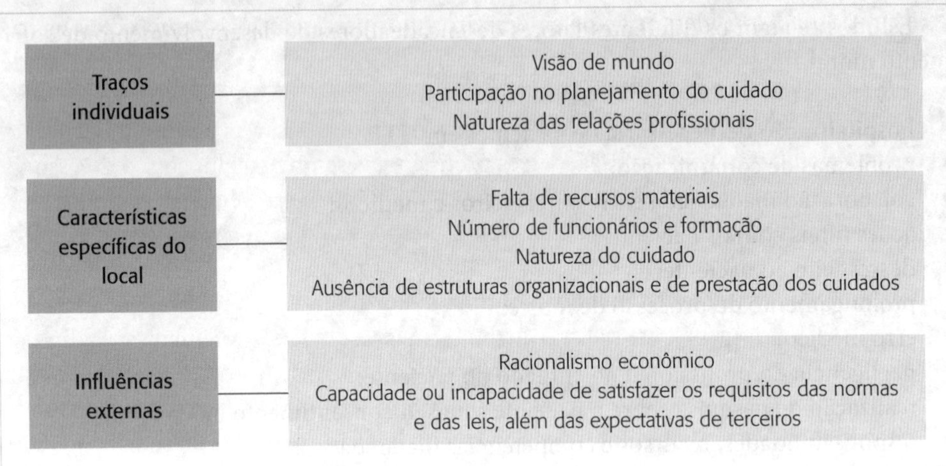

Figura 2 Aspectos desencadeantes de sofrimento moral no profissional de enfermagem.

sofrimento moral e desenvolvimento da síndrome de *burnout*. Quanto mais elevada a relação, maior o volume de trabalho dos enfermeiros e a frequência dos erros cometidos em UTI.[17]

CUIDADO FÚTIL E SOFRIMENTO MORAL

A diferença de percepção dos cuidados fúteis – ou futilidade terapêutica – tem se ampliado entre médicos e enfermeiros em razão das diferenças nos seus papéis profissionais. Essas percepções de enfermeiros intensivistas acerca do cuidado fútil têm sido relacionadas a vivências de sofrimento moral,[18] exaustão emocional e síndrome de *burnout*.[19] Nesse cenário, é possível perceber o distanciamento e a adoção de conduta evasiva dos profissionais de enfermagem com os pacientes, evitando seu envolvimento na busca da qualificação da assistência oferecida, limitando-se a ações fragmentadas, emergenciais e pontuais, reconhecidas como possíveis.

Os profissionais de saúde são preparados para prolongar a vida e promover a cura. Em face do paciente terminal, eles se confrontam com seus limites, impotências e incapacidades que, por sua vez, geram raiva e culpa, podendo resultar em negação e fuga da realidade – características da síndrome de *burnout*. Essas questões causam altos níveis (intensidade e frequência) de sofrimento moral em enfermeiros que:[20,21]

- prestam cuidado "intervencionista" em pacientes que não se beneficiariam com a intervenção, em razão do prognóstico muito reservado;
- seguem os desejos de uma família que assume uma postura de incentivar a obstinação terapêutica, mesmo que este não seja o interesse do paciente;
- trabalham com outros enfermeiros que não desenvolvem de modo competente os cuidados de que um paciente necessita até os últimos momentos de vida.

É primordial considerar que os enfermeiros, por passarem mais tempo com os pacientes que os médicos, vivenciam as experiências dos pacientes e detêm informações de valor inestimável sobre suas preocupações e desejos. E, embora aos médicos caiba a prescrição do tratamento, os enfermeiros são os principais responsáveis pela implementação de qualquer cuidado. Por essa razão, esses profissionais se preocupam com o excesso de tratamento e a qualidade de vida dos pacientes. Logo, são com frequência responsáveis pela implementação de um planejamento de cuidados em que pouca contribuição tiveram quanto à sua formulação.

Em suma, os enfermeiros reivindicam uma maior intervenção no planejamento dos cuidados para, justamente, melhorar a qualidade desses cuidados no fim da vida dos pacientes na UTI.[11-13,20,22] A valorização da colaboração enfermeiro-médico e a participação dos enfermeiros nas decisões de fim de vida parecem ser uma tarefa gerencial que pode levar ao alívio do sofrimento moral dos enfermeiros e à concretização do seu desejo de se manter atuando profissionalmente na UTI.[23]

AUTONOMIA E DEFESA DO PACIENTE *VERSUS* DESENVOLVIMENTO DE SOFRIMENTO MORAL

Na área da enfermagem, está bem estabelecida a associação entre a capacidade de exercer autonomia e a insatisfação no trabalho, o esgotamento e a intenção de abandonar a profissão. Na UTI, o aumento da autonomia da enfermagem está fortemente ligado a melhores resultados para os pacientes e sua saúde e ao bem-estar dos enfermeiros. Exercitar autonomia é um fator de apoio à aplicação da prática baseada em evidências e certamente contribui para o aumento da satisfação e da preservação do enfermeiro no ambiente de trabalho da UTI.[24]

A defesa dos pacientes[11] é uma dimensão importante da assistência de enfermagem, sendo considerada de valor fundamental na profissão. Situações de sofrimento moral reforçam a necessidade de resistência dos profissionais de enfermagem para atuarem como advogados do paciente, principalmente em virtude da natureza do seu trabalho, da sua proximidade com o paciente e do caráter de continuidade do cuidado de enfermagem. Como situações integrantes da defesa do paciente, percebem-se o reforço da sua autonomia, a construção de relações de cuidado terapêutico e a melhoria da qualidade da comunicação entre profissionais de enfermagem e pacientes.

Um estudo[25] evidenciou que os enfermeiros com níveis elevados de autonomia são mais propensos a relatar maior colaboração e satisfação com as decisões de cuidados e descrevem menos situações moralmente angustiantes.

MECANISMOS DE ENFRENTAMENTO

Em razão da alta demanda de serviços e do número reduzido de pessoal de enfermagem, tem sido percebido que os profissionais priorizam pacientes que, em suas concepções, parecem necessitar de mais cuidados de enfermagem, em virtude de sua urgência e complexidade. Isso parece assegurar, a esses profissionais, alguma gratificação pessoal e conforto. Há evidências de que a equipe de enfermagem faz uso de mecanismos de enfrentamento para conviver com o sofrimento: distancia-se dos pacientes e evita o envolvimento, o que representa a incapacidade de lidar com a carga emocional resultante desse convívio diário. Por outro lado, a satisfação em promover o alívio do sofrimento do outro pode traduzir-se em reposição de energia e bem-estar, além de amenização da dor, permitindo novos enfrentamentos e melhor desempenho no seu trabalho. A valorização e a dedicação ao trabalho, quando reconhecidas, geram uma satisfação na equipe de enfermagem, pois esta se sente valorizada.[2]

Enfermeiros limitam deliberadamente seu engajamento emocional com os pacientes se eles não se sentem apoiados na prestação de cuidados de alta qualidade.[26] Ao se perceber impotente para enfrentar o contexto que provoca seu sofrimento, sua opção de afastamento pode constituir uma fronteira a ser cruzada. Assim, a solicitação de mudança de unidade de trabalho pode significar uma estratégia positiva para tentar assegurar a preservação dos valores profissionais e a continuidade de uma atuação qualificada em outros ambientes.

Importante

Mesmo que os enfermeiros tentem intervir em favor dos pacientes, essa estratégia nem sempre é considerada. No entanto, muitos enfermeiros entram em ação e influenciam positivamente a situação, e esse resultado repercute na prevenção do desenvolvimento do sofrimento moral.[11]

EDUCAÇÃO EM ÉTICA NA PREVENÇÃO DO DESENVOLVIMENTO DO SOFRIMENTO MORAL

Estudos[27-29] sinalizam que a educação em ética é uma opção fortemente pertinente em virtude da necessidade de um preparo contínuo, que faça parte da rotina de trabalho dos profissionais de saúde atuantes em UTI. Esse preparo deve acontecer por meio de oportunidades para compartilhar problemas éticos,[2,21,28,29] ferramentas de triagem ética[30] e simulações com situações problemáticas, incluindo a posterior discussão acerca da experiência de simulação (*debriefing*).[31] A intenção é a melhoria da qualificação profissional e, consequentemente, a qualidade da assistência prestada ao paciente, constituindo-se como estratégia institucional para a valorização do trabalhador. Para aliviar as tensões do ambiente de trabalho, além das estratégias individuais, os profissionais fazem uso de estratégias coletivas, como reuniões de equipe e encontros de confraternização.

Outra estratégia consiste em promover um diálogo ético e moral, ainda na graduação, entre estudantes de medicina e de enfermagem.[32] O objetivo é ajudar os estudantes na identificação e resolução de questões morais relacionadas à prática clínica, além de servir para promover o discurso ético e moral entre enfermagem e medicina e promover ações colaborativas nas questões comuns às duas profissões em sua prática cotidiana.

Uma série de intervenções tem sido proposta e inclui:

- educação para melhorar habilidades éticas e de comunicação;
- fornecimento de mecanismos de apoio moralmente sensíveis;
- diálogo e educação interdisciplinar;
- orientação e capacitação de uma cultura organizacional de apoio.

Deve-se reconhecer que alguns estudos de intervenção já foram realizados. Logo, é crucial gerar evidências sobre o que realmente funciona para contribuir, também, para a melhoria do serviço e para a manutenção do enfermeiro no contexto da terapia intensiva.

Um estudo desenvolvido em 2009[28] buscava fornecer espaço para os enfermeiros exporem seus dilemas éticos, introduzir e aplicar um quadro ético para análise dos problemas éticos e identificar os recursos institucionais no sentido de apoiar os enfermeiros ao tratar dessas questões. Nesse caso, o enfermeiro gerente da unidade de cuidados intensivos e o enfermeiro especialista em ética trabalharam em conjunto para desenvolver uma intervenção, resolver as questões de sofrimento moral e problemas éticos, além de fortalecer a reflexão e deliberação ética. Meses após a orientação, foi enviado um questionário aos novos enfermeiros para avaliar o impacto dessa intervenção. Os resultados foram positivos e identificou-se a oportunidade, por si só, de compartilhamento de problemas éticos.

Em 2011,[31] um relato de experiência descreveu a realização de um pequeno grupo de discussão entre médicos e enfermeiros de cuidados intensivos sobre suas percepções acerca das sessões de discussão em grupo cujo tema era situações desafiadoras vivenciadas com pacientes em fim de vida. Foram implementadas alterações no processo com base nas sugestões do grupo. Essas mudanças resultaram em aumento da conscientização dos benefícios e da frequência das sessões.

Em 2012,[29] uma investigação realizou educação em serviço de 8 horas por dia 12 vezes ao ano. A educação foi desenvolvida e incentivada com o compartilhamento de estratégias pelos participantes. Houve três principais áreas de atuação: sofrimento moral e bem-estar pessoal; comunicação; e qualidade dos cuidados de final de vida. As questões foram exploradas por meio de um painel, estudo de caso e discussão. Dos participantes, 92% concordaram que o programa aumentou sua capacidade para discutir questões sobre o fim de vida em UTI e 96% deles sinalizaram que usariam as técnicas e as estratégias em seus locais de trabalho.

CONSIDERAÇÕES FINAIS

Diante do exposto, é possível confirmar que as principais causas do sofrimento moral vivenciado no ambiente de trabalho pelos enfermeiros são oriundas de uma série de fatores que podem ser agravados pelo ambiente da UTI, onde os avanços tecnológicos da medicina por vezes tornam impreciso o limite das possibilidades terapêuticas. Discutir essa temática em um livro de terapia intensiva é primordial, na medida em que se disponibiliza, aqui, um material atualizado e substancial que permite concluir que o sofrimento moral pode ser vivenciado pelo enfermeiro e provoca sucessivas mudanças em sua vida, tanto na dimensão pessoal – na qual se manifesta por alterações emocionais e físicas – quanto na dimensão profissional, com repercussões no desempenho do próprio trabalho.

Logo, este texto teve a pretensão de provocar nos enfermeiros intensivistas uma reflexão crítica. Sabe-se que a prática do cuidado em saúde exige posicionamentos morais. Portanto, é necessário que o ambiente organizacional ofereça condições para que os profissionais de enfermagem e demais membros da equipe de saúde assumam o que é de sua competência, exerçam o que aprenderam, sem se distanciarem de suas crenças e valores, para que se possa chegar a outras maneiras de enfrentamento e, então, propiciar aos profissionais um ambiente de trabalho mais saudável, harmonioso e tranquilo, onde as diferenças sejam respeitadas e os valores de cada um reconhecidos.

O sofrimento moral, assim como suas implicações para os enfermeiros, apesar de vivenciado quase diariamente, ainda é pouco investigado e pouco reconhecido pelos enfermeiros. Apesar da existência de um arcabouço conceitual relativamente consensual e de resultados empíricos comparáveis em diferentes contextos na literatura internacional, há ainda uma grande limitação de estudos brasileiros que aprofundem o fenômeno do sofrimento moral nas dimensões do trabalho da enfermagem em terapia intensiva, abrangendo o cuidado, a gestão e a educação em serviço.

REFERÊNCIAS BIBLIOGRÁFICAS

1. Monteiro JK. Sofrimento psíquico de trabalhadores de unidade de terapia intensiva. Rev Psicol Organ Trab 2012;12(2):245-50. Disponível em: pepsic.bvsalud.org/scielo.php?pid=S1984-66572012000200009&script=sci_arttext. Acesso em: 20 abr 2015.
2. Luz KR. Problemas éticos vivenciados por enfermeiros no cuidado em oncologia na alta complexidade. Dissertação (mestrado). Florianópolis: Universidade Federal de Santa Catarina, Mestrado em Enfermagem, Programa de Pós-Graduação em Enfermagem; 2013.
3. Bucknall TK. Critical care nurses' decision-making activities in the natural clinical setting. J Clin Nurs 2000;9(1):25-35.
4. Dalmolin GDL, Lunardi VL, Barlem ELD, Silveira RSD. Implicações do sofrimento moral para os(as) enfermeiros(as) e aproximações com o Burnout. Texto & Contexto – Enfermagem 2012;21(1):200-8. Disponível em: www.scielo.br/pdf/tce/v21n1/a23v21n1.pdf. Acesso em: 10 jan 2015.
5. McCarthy J, Deady R. Moral distress reconsidered. Nurs Ethics 2008;15(2):254-62.
6. Lazzarin M, Biondi A, Di Mauro S. Moral distress in nurses in oncology and haematology units. Nurs Ethics 2012;19(2):183-95.
7. Jameton A. Nursing practice: The ethical issues. Englewood Cliffs: Prentice-Hall; 1984.
8. Jameton A. Dilems of moral distress: moral responsibility and nursing practice. AWHONN's clinical issues in perinatal and women's health nursing. 1993;4(4):542-51.
9. Vargas MAO, Ramos FRS, Schneider DG, Schneider N, Santos ACD, Leal SMC. Internação por ordem judicial: dilemas éticos vivenciados por enfermeiros. Rev Gaúcha Enferm 2013;34(1):119-125. Disponível em: www.scielo.br/pdf/rgenf/v34n1/15.pdf. Acesso em: 5 mar 2015.
10. Shorideh FA, Ashktorab T, Yaghmaei F. Iranian intensive care unit nurses' moral distress: a content analysis. Nurs Ethics 2012;19(4):464-78.
11. Wiegand DL, Funk M. Consequences of clinical situations that cause critical care nurses to experience moral distress. Nurs Ethics 2012;19(4):479-87.
12. Epp K. Burnout in critical care nurses: a literature review. Dynamics 2012;23(4):25-31.
13. Ganz FD, Raanan O, Khalaila R, Bennaroch K, Scherman S, Bruttin M et al. Moral distress and structural empowerment among a national sample of Israeli intensive care nurses. J Adv Nurs 2013;69(2):415-24.
14. Ganz FD. Tend and befriend in the intensive care unit. Crit Care Nurs 2012;32(3):25-34.

15. Lawrence LA. Work engagement, moral distress, education level, and critical reflective practice in intensive care nurses. Nurs Forum 2010;46(4):256-68.
16. De Villers MJ, Devon HA. Moral distress and avoidance behavior in nurses working in critical care and noncritical care units. Nurs Ethics 2013;20(5):589-603.
17. Shoorideh FA, Ashktorab T, Yaghmaei F, Majd HA. Relationship between ICU nurses' moral distress with burnout and anticipated turnover. Nurs Ethics 2014;1-13.
18. McAndrew NS, Leske JS, Garcia A. Influence of moral distress on the professional practice environment during prognostic conflict in critical care. J Trauma Nurs 2011;18(4):221-30.
19. McAndrew NS, Leske JS. A balancing act: experiences of nurses and physicians when. Clin Nurs Res 2014;1:1-18.
20. Özden D, Karagözölu Ş, Yıldırım G. Intensive care nurses' perception of futility job satisfaction and burnout dimensions. Nurs Ethics 2013;20(4):436-47.
21. St Ledger U, Begley A, Reid J, Prior L, McAuley D, Blackwood B. Moral distress in end of life care in the intensive care unit. J Adv Nurs 2013;69(8):1869-80.
22. Wilson MA, Goettemoeller DM, Bevan NA, McCord JM. Moral distress: levels, coping and preferred interventions in critical care and transitional care nurses. J Clin Nurs 2013;22(9-10):1455-66.
23. Karanikola MN, Albarran JW, Drigo E, Giannakopoulou M, Kalafati M, Mpouzika M et al. Moral distress, autonomy and nurse–physician collaboration among intensive care unit nurses in Italy. J Nurs Manag 2014;22(4):472-84.
24. Aiken LH, Clarke SP, Sloane DM, Lake ET, Cheney T. Effects of hospital care environment on patient mortality and nurse outcomes. J Nurs Adm 2008;38(5):223-29.
25. Papathanassoglou ED, Karanikola MN, Kalafati M, Giannakopoulou M, Lemonidou C, Albarran JW. Professional autonomy, collaboration with physicians, and moral distress among European intensive care nurses. Amer J Crit Care 2012;21(2):41-52.
26. Bridges J, Nicholson C, Maben J, Pope C, Flatley M, Wilkinson C et al. Capacity for care: meta-ethnography of acute care nurses' experiences of the nurse-patient relationship. J Adv Nurs 2013;69(4):760-72.
27. Repenshek M. Moral distress: inability to act or discomfort with moral subjectivity? Nurs Ethics 2009;16(6):734-42.
28. Jurchak M, Pennington M. Fostering moral agency in new intensive care unit nurses. Crit Care Nurs 2009;29(6):80.
29. Gordon E, Ridley B, Boston J, Dahl E. The building bridges initiative: learning with, from and about to create an interprofessional end-of-life program. Dynamics 2012;23(4):37-41.
30. Pavlish CL, Hellyer JH, Brown-Saltzman K, Miers AG, Squire K. Barriers to innovation: nurses' risk appraisal in using a new ethics screening and early intervention tool. Adv Nurs Sci 2013;36(4):304-19.
31. Santiago C, Abdool S. Conversations about challenging end-of-life cases: ethics debriefing in the medical surgical intensive care unit. Dynamics 2011;22(4):26-30.
32. Gutierrez KM. Critical care nurses' perceptions of and responses to moral distress. Dimens Crit Care Nurs 2005;24(5):229-41.

Capítulo 7

A formação e a titulação do enfermeiro intensivista na América Latina

Mariana Torre
Renata Andréa Pietro Pereira Viana

INTRODUÇÃO

Na Argentina, segundo o informe "Formação e especialidades de enfermagem", – publicado em junho de 2015 pelo Ministério da Saúde, por meio da Direção Nacional de Capital Humano e Saúde Ocupacional –, no ano de 2012, somente 196 enfermeiros estavam seguindo alguma carreira de especialização,[1] sendo, na ocasião, reconhecidas apenas duas carreiras universitárias de especialistas em enfermagem crítica, ambas de modalidade presencial e estrutura tradicional.

Em virtude da forte e urgente demanda por parte dos centros especializados e dos próprios colegas e com o objetivo de formar profissionais enfermeiros treinados na área de cuidados críticos, com espírito científico e humanitário, capazes de estabelecer com clareza seu campo de ação e nele atuar, demonstrando excelência na sua ocupação profissional, começou em agosto de 2013 o curso superior de enfermagem crítica e cuidados intensivos (CSECCI) da Sociedade Argentina de Terapia Intensiva (SATI).

Com um formato bianual, classes presenciais por videoconferência ao vivo, material bibliográfico atualizado, professores de prestígio em nível mundial e suporte por aula virtual, o curso de enfermagem crítica do Departamento de Docência e Investigação da SATI oferece uma alternativa única na formação superior em enfermagem. Aqui responderemos à primeira pergunta: pode ser virtual e presencial ao mesmo tempo? Sim, cada unidade de terapia intensiva é, ao mesmo tempo, sala de aula e campo de prática; os docentes não estão fisicamente diante dos alunos, mas interagem com todos eles.

Atualmente, contamos com 94 unidades docentes certificadas em todo o país, que integram quase 1.500 colegas, formando-se na interdisciplina e de acordo com o novo paradigma mundial dos cuidados críticos: a abordagem do paciente crítico sob a ótica de "equipes de tratamento", por meio de um enfoque pedagógico sumamente inovador: a formação baseada em competências.[2]

Não acreditamos que seja exagero quando afirmamos que contamos com os melhores docentes especialistas, que a cada 15 dias nos ensinam, respondem a nossas inquietações, trocam opiniões conosco, onde quer que estejamos, lá onde a oferta universitária não chega.

O alcance e o enfoque inovador de nosso curso fazem com que comecemos a sonhar em levá-lo da Argentina para toda a América Latina: estamos produzindo conhecimento, treinamento, pesquisa e especialistas. Não fomos buscar isso fora: fizemos nós mesmos primeiro e agora somos solicitados por entidades de outros países.

Com a certificação de especialidade por pares propagada pela SATI, valida-se o conhecimento e a experiência no cuidado do paciente em estado crítico adulto, pediátrico e neonatal; ao mesmo tempo que se promove o estudo contínuo para que se possa estar atualizado e oferecer uma atenção de enfermagem segura e de ótima qualidade.

Já no Brasil, a Associação de Medicina Intensiva (AMIB) tem um curso de pós-graduação para enfermeiros, além de, no Congresso Brasileiro, realizar uma prova de título de especialista, fortalecendo a categoria.

ABORDAGEM METODOLÓGICA: POR QUE *E-LEARNING*?

Considera-se *e-learning*, ou educação *on-line*, o uso de tecnologias associadas à internet para potencializar o processo de aprendizagem. Essas tecnologias permitem ao usuário ter maior controle sobre o conteúdo, administrar seu próprio tempo e ajustar o processo a suas próprias necessidades de formação. Isso, por sua vez, facilita a construção de aprendizagem significativa.[3] Por outro lado, no contexto da mudança rumo ao ensino baseado em competências *on-line*, o modelo tradicional de ensino centrado no instrutor está lentamente se voltando para um modelo centrado no aluno.[4] Nesse contexto, a educação em saúde *on-line* pode ser um recurso valiosíssimo para aqueles profissionais que, por questões de tempo, custos ou distância, percebem que sua possibilidade de acesso à capacitação contínua se torna difícil ou até impossível.

A proliferação exponencial de redes de banda larga em todo o território nacional, somada à disseminação de tecnologias multimídia nativas nos sistemas de computação aos quais a média dos usuários tem acesso, propiciou um campo fértil para a oferta de dispositivos educativos baseados na dinâmica *on-line*, na qual pode-se combinar diversas formas de conteúdo, superando o formato em papel ou a tradicional dinâmica de aula presencial.

No caso particular da enfermagem nos cuidados críticos, ao que já foi mencionado soma-se a escassa oferta de programas de capacitação de pós-graduação de qualidade, não só na modalidade *on-line*, mas também na modalidade presencial. Nesse sentido, o curso superior de enfermagem crítica e cuidados intensivos veio ocupar um espaço historicamente demandado pelo setor, agregando, ainda, um componente inovador do ponto de vista da metodologia utilizada, alcançando níveis de adesão históricos (com mais de 94 unidades docentes e 1.500 profissionais inscritos de todo o país, conforme mencionado), chegando já ao fim da primeira turma com mais de 400 graduados.

Algumas das principais vantagens do *e-learning* são: possibilidade de distribuir o conteúdo sem limitação de espaço geográfico (*learning delivery*), facilidade no momento de revisar e reeditar o material educativo, possibilidade de entregar o conteúdo a diversos usuários de forma simultânea, sem a limitação da capacidade física e humana existente na modalidade presencial, possibilidade de contar com docentes localizados em regiões distintas, mesmo no exterior, praticamente sem restrições na interação. Por outro lado, o *e-learning* permite padronizar conteúdos, bem como automatizar e monitorar certas tarefas e atividades.

O *e-learning* também oferece a possibilidade de integrar novos e inovadores paradigmas sobre a teoria da educação no adulto, a qual afirma que o indivíduo aprende ao poder relacionar o novo aprendizado com experiências passadas, com necessidades específicas ou aplicando-o à prática diária.[5] Ainda assim, o efeito que a modalidade *on-line* exerce sobre a formação de competências nos profissionais da saúde tem sido longamente debatido, e muitas vezes desprezado. No entanto, em uma metanálise realizada por Cook et al., evidenciou-se o impacto equivalente que a educação médica *on-line* possui com relação à educação tradicional.[6]

As duas grandes dúvidas que surgem no momento de avaliar o *e-learning* como metodologia de aprendizagem são: conhecer qual é seu efeito diferencial comparado com a aprendizagem tradicional e qual a sua eficácia em termos da maximização do custo-benefício.

EDUCAÇÃO *ON-LINE*: O QUE FUNCIONA E O QUE NÃO FUNCIONA?

Adaptando a teoria da difusão da tecnologia de Rogers ao âmbito da educação *on-line*, são 7 os componentes que influenciam a aceitação dessa modalidade por parte dos usuários: 1) acesso à aprendizagem; 2) acesso a conteúdo de qualidade; 3) vinculação efetiva entre a modalidade e a metodologia de avaliação; 4) conveniência do formato; 5) economia de gastos; 6) interatividade; e 7) economia de tempo.

Wong et al.[7] realizaram uma revisão sistemática sobre educação médica *on-line* que incluiu mais de 44 mil alunos, para determinar quais aspectos podem garantir ou não bons resultados em cursos nessa modalidade.[7-9]

Um dos achados mais importantes se relacionava com o fato de que, quanto maior era a utilidade e facilidade de uso percebidas pelo aluno, melhores foram os resultados finais do curso. Nesse sentido, a utilidade estava representada por um maior acesso ao aprendizado ou pela economia de tempo. Isso significa que o nível de compromisso dos alunos com essa modalidade é diretamente proporcional à percepção da utilidade do curso para o futuro e à facilidade na utilização da plataforma.

A interação

A educação *on-line* deve ser considerada uma intervenção complexa, cujas interações não são lineares, ao contrário, são altamente dependentes do contexto em que se desenvolvem. Dessa maneira, é possível multiplicar o número de interações dentro do espaço de ensino-aprendizagem. Assim, as interações possíveis em um ambiente de educação *on-line* são:

- Aluno – tutor.
- Aluno – aluno.
- Aluno – conteúdo.
- Aluno – *software*.

A interação humana (aluno-tutor, aluno-aluno) pode ter diversas formas:

- Seminários virtuais estruturados.
- Fóruns de novidades e de intercâmbio.
- Conversações em tempo real.
- Material multimídia: vídeo, áudio, videoconferência etc.
- Avaliações de desempenho.

A interação técnica-humana, por outro lado, pode dar-se nas seguintes formas:

- Perguntas com *feedback* automático.
- Simulações.
- Casos clínicos.
- Resolução de problemas da prática cotidiana.

Com essa abordagem, os alunos demonstraram manter discussões ricas com os tutores e colegas, além de obter *feedback* progressivo sobre seu desempenho.

Ao poder dimensionar de forma escalar a participação de alunos em plataformas de educação *on-line*, é possível obter informação detalhada sobre como os indivíduos aprendem e como personalizar as aulas para cada necessidade individual.

Ajustes e perspectivas

O curso superior de enfermagem crítica e cuidados intensivos conta com uma carga de 3.140 horas totais (200 horas teóricas e 2.940 horas práticas) e busca reconhecer a bagagem de conhecimentos que cada profissional da área dos cuidados intensivos carrega desde o início.

Compartilhar inquietações, discutir casos clínicos, interagir e comunicar de uma ponta a outra do país tornou-se uma experiência altamente satisfatória e estimulante, o que se reflete pela altíssima participação nos fóruns, no tráfego de informação em nossa sala de aula e pela desistência menor que a basal esperada.

Os enfermeiros, conscientes da necessidade de formação especializada e, diante da ausência de propostas inclusivas e de projeção territorial, dedicaram-se massivamente, fazendo do CSECCI um caso sem precedentes que busca estender-se para a América Latina.

Um tópico que merece destaque é o dos docentes. Na educação tradicional, devemos nos contentar com os docentes a que se tem acesso por questões de distância e custos. No nosso caso, graças à tecnologia das comunicações, contamos com a valiosíssima presença de colegas enfermeiros, médicos, bioquímicos, nutricionistas, pediatras, neonatologistas, apenas para citar algumas profissões de enorme prestígio nacional e internacional e com uma profunda e muito rica interação com os distintos comitês de especialistas.

CONSIDERAÇÕES FINAIS

Para ser parte dessa proposta, acreditamos nas diferentes terapias intensivas, unidades docentes que serão sala de aula e campo de prática de seus próprios enfermeiros futuros especialistas.

O aluno formado poderá desempenhar no âmbito das áreas de cuidados intensivos, em qualquer região do país, desde as suas habilidades para a atenção direta de pacientes criticamente enfermos, gestão e liderança das unidades de cuidados intensivos, além de projetar e executar trabalhos de pesquisa.

O CSECCI está direcionado a enfermeiros, seja no âmbito nacional ou internacional, que podem aspirar à certificação de especialidade e também a enfermeiros universitários argentinos ou estrangeiros.

Finalmente, o desenvolvimento de ações educacionais fornece ao enfermeiro a oportunidade de uma sólida formação e um diferencial na prestação dos cuidados e, consequentemente, um aporte ao profissional, que integra-se à vanguarda da enfermagem crítica.

REFERÊNCIAS BIBLIOGRÁFICAS

1. Comisión Nacional de Enfermería. Formación y Especialidades en Enfermería. Ministerio de Salud de la Nación, Dirección Nacional de Capital Humano y Salud Ocupacional. Junio 2015.
2. European Society of Intensive Care Medicine. Competency-Based Training in Intensive Care Medicine in Europe (COBATRICE). Disponível em: http://www.cobatrice.org/en/index.asp. Acesso em: 6 set 2016.
3. Ruiz JG, Mintzer MJ, Leipzig RM. The impact of e-learning in medical education. Academic Med 2006;81(3):207-12.
4. Leung WC. Competency based medical training: review. BMJ 2002;325:693-96.
5. Gibbons A, Fairweather P. Computer-based instruction. In: Tobias S, Fletcher J (eds.). Training & Retraining: A handbook for business, industry, government, and the military. New York: Macmillan Reference USA; 2000. p. 410-42.
6. Cook D, Levinson A, Garside S, Dupras D, Erwin P, Montori V. Internet-based learning in health professionals: a meta-analysis. JAMA 2008;300:1181-96.
7. Wong G, Greenhalgh T, Pawson R. Internet-based medical education: a realist review of what works, for whom and in what circumstances. BMC Medical Education 2010;10(1):12.
8. Kim S. The Future of e-Learning in Medical Education: Current Trend and Future Opportunity. J Educ Eval Health Prof. 2006 Sep 12;3. Disponível em: http://www.ncbi.nlm.nih.gov/pmc/articles/PMC2631188/. Acesso em: 24 jun 2015.
9. Choules AP. The use of e-learning in medical education: a review of the current situation. Postgrad Med J 2007;83(978):212-6.

Capítulo 8

Pós-graduação e o título de especialista: agregando conhecimento à prática do intensivista

Renata Andréa Pietro Pereira Viana
Widlani Sousa Montenegro

O PROFISSIONAL ENFERMEIRO

Mundialmente, os enfermeiros constituem o maior segmento da profissão de cuidados de saúde. Nos Estados Unidos, existem aproximadamente 3 milhões de profissionais que exercem atividades nos mais variados ambientes, incluindo hospitais, universidades, empresas, clínicas, escolas e o atendimento domiciliar.[1] Consequentemente, esses profissionais fornecem um *continuum* de serviços que envolvem a assistência direta ao paciente, a promoção de saúde, a educação do paciente e da família, além de coordenação de cuidados prestados. Assim, os enfermeiros assumem papéis de líderes e pesquisadores, o que os torna fundamentais para a formulação e a construção de políticas públicas de saúde.

No Brasil, uma recente pesquisa conduzida pela Escola Nacional de Saúde Pública da Fundação Instituto Oswaldo Cruz (ENSP-FioCruz), a pedido do Conselho Federal de Enfermagem (Cofen), traçou o perfil da enfermagem no país e mostrou que somente 23% dos profissionais são enfermeiros formados e que a maior parte está concentrada na região Sudeste, ao passo que o Norte e o Nordeste sofrem com a carência de enfermeiros.[2]

A seguir, são apresentados dados recentes sobre o quantitativo de profissionais no Brasil segundo o Cofen. Merecem destaque os fatos de que a projeção refere-se às inscrições ativas no Cofen, não há divisão por especialidades e um mesmo profissional pode apresentar mais de uma inscrição em determinada categoria (inscrição secundária) ou em categorias distintas, sendo contabilizado mais de uma vez (Tabela 1).

O sistema de saúde é dinâmico e passa por contínuas transformações, exigindo do enfermeiro aprimoramento frequente. Nesse sentido, a preocupação com a formação desses profissionais tem sido baseada na busca pela excelência. Em 2010, o Instituto de Medicina dos Estados Unidos (IOM) lançou a publicação *The Future of Nursing: Leading Change, Advancing Health*, oferecendo recomendações para a enfermagem no novo panorama de cuidados de saúde.[1]

Tabela 1 Número de profissionais de enfermagem inscritos no Conselho Federal de Enfermagem do Brasil até julho de 2016 (Cofen)

UF	Data de referência	Total de auxiliares	Total de técnicos	Total de enfermeiros	Total de obstetrizes	Total
AC	01/06/2016	720	4.251	1.945	0	6.916
AL	01/06/2016	5.840	10.279	4.868	0	20.987
AM	01/06/2016	3.427	25.391	7.709	0	36.527
AP	01/06/2016	908	8.438	1.563	0	10.909
BA	01/06/2016	15.560	65.045	29.759	0	110.364
CE	01/06/2016	15.106	29.969	15.931	0	61.006
DF	01/06/2016	3.333	29.909	11.205	0	44.447
ES	01/06/2016	4.369	22.453	7.735	23	34.580
GO	01/06/2016	5.457	31.503	12.705	39	49.704
MA	01/06/2016	4.413	30.668	11.702	0	46.783
MG	01/06/2016	26.014	99.483	44.277	2	169.776
MS	01/06/2016	3.617	11.229	5.434	1	20.281
MT	01/06/2016	2.862	13.323	5.941	0	22.126
PA	01/06/2016	8.503	41.528	9.976	0	60.007
PB	01/06/2016	4.562	19.145	10.275	0	33.982
PE	01/06/2016	12.940	50.460	18.494	0	81.894
PI	01/06/2016	5.814	15.248	7.426	1	28.489
PR	01/06/2016	25.961	40.202	21.815	0	87.978
RJ	01/06/2016	52.451	138.289	47.639	2	238.381
RN	01/06/2016	6.588	16.343	7.301	0	30.232
RO	01/06/2016	3.078	8.601	3.073	1	14.753
RR	01/06/2016	1.406	4.199	1.338	0	6.943
RS	01/06/2016	16.866	77.255	22.309	0	116.430
SC	01/06/2016	7.725	33.315	12.538	1	53.579
SE	01/06/2016	6.924	7.854	3.815	0	18.593
SP	01/06/2016	191.247	169.836	113.380	189	474.652
TO	01/06/2016	1.057	10.256	4.297	0	15.610
Total geral		436.748	1.014.472	444.450	259	1.895.929

Fonte: www.cofen.gov.br/enfermagem-em-numeros.

Nas práticas intensivas, observa-se todo um contexto de cuidados, linha de assistência e condução do tratamento ofertado. Esses fatores requerem da equipe conhecimentos, habilidades e atitudes diante do preparo técnico cada vez mais minucioso, cuja complexidade de técnicas e tecnologias combinadas ao avanço desenfreado das publicações científicas e às peculiaridades individuais de cada ser cuidado remetem o enfermeiro a um processo frenético de atualização, dificilmente adquirido na graduação.[3]

Para complementar os conhecimentos e desenvolver habilidades, profissionais e instituições de saúde vêm buscando agregar valores com forte investimento na educação de seus colaboradores.[4,5] Essa necessidade surge em razão da dificuldade de encontrar profissionais preparados para o cuidado do paciente crítico. Assim, no Brasil, têm sido difundidos programas que permitam o aperfeiçoamento profissional, como é o caso da pós-graduação *lato sensu* de Enfermagem em Terapia Intensiva – o escopo deste capítulo.

A EVOLUÇÃO DO ENSINO E DA PESQUISA DA ENFERMAGEM EM TERAPIA INTENSIVA NO BRASIL

No Brasil, desde o parecer de Newton Sucupira no então Conselho Federal de Educação em 1965, os cursos de pós-graduação têm se dividido em duas vertentes: *lato sensu* e *stricto sensu*.

Pós-graduação *stricto sensu*

Os cursos *stricto sensu* são voltados à formação científica e acadêmica, também ligados à pesquisa, e existem nos níveis de mestrado e doutorado. O mestrado de Enfermagem iniciou-se em 1972 na Universidade Federal do Rio de Janeiro (UFRJ) e trouxe a perspectiva de promover a ciência no processo de cuidar. Hoje esse modelo apresenta dois formatos de aplicação: mestrado acadêmico e mestrado profissional.

O mestrado acadêmico é considerado o mais tradicional e trouxe a responsabilidade de especializar e formar cientistas e pesquisadores na área da enfermagem. Já o mestrado profissional constitui uma modalidade que apresenta como diferencial a possibilidade de mesclar a prática assistencial com a produção de pesquisas, atualizando o conhecimento por meio da metodologia científica e com a devolução de um produto construído com a pesquisa para a prática do enfermeiro.[6,7]

Pós-graduação *lato sensu*

Regulamentado com o Parecer n. 977/CES, de 3 de dezembro de 1965, esse formato educativo tem como objetivo permitir ao aluno o domínio técnico e científico de uma área específica. É direcionado à atuação profissional dos graduados no nível superior, com carga horária máxima de 360 horas, e procura promover a atualização, ofertando a possibilidade de o graduando prosseguir seus estudos e aprimorar o conhecimento. Esse modelo de pós-graduação organiza as atividades, na maior parte, aos finais de semana. Isso tem ajudado a difundir o conhecimento entre os enfermeiros que buscam o aprimoramento para a prática do cuidado intensivo.

Nesse cenário de busca contínua pelo aperfeiçoamento dos enfermeiros intensivistas, em 5 de fevereiro de 2010, por meio de esforços conjuntos de um grupo de enfermeiros representado por profissionais de todo o território nacional, foi fundada a Associação Brasileira de Enfermeiros em Terapia Intensiva (Abenti), cujo principal objetivo é a valorização do profissional de enfermagem que atua em terapia intensiva, por meio da organização de cursos e capacitações no modelo *lato sensu* de ensino e da promoção da categoria de modo sociocultural e científico.

A Abenti visa a promover a integração entre os profissionais em território nacional e internacional, proporcionando o intercâmbio de conhecimentos e experiências e enriquecendo e divulgando as atividades desenvolvidas pelos profissionais que atuam na UTI. Entre seus eventos regulares, encontra-se uma prova de título, por meio da qual os profissionais enfermeiros comprovam suas experiências, tornando-se enfermeiros titulados pela Abenti – condição que vem modificando o cenário de formação profissional.

Preocupada com a qualidade e qualificação na formação, a Abenti, em parceria com o Departamento de Enfermagem da Associação de Medicina Intensiva Brasileira (Amib), chancela um curso de pós-graduação *lato sensu* que envolve 18 meses de estudos teórico e prático, com uso de simulação e realidade, ministrado pelos mais renomados enfermeiros de terapia intensiva brasileira. Um grande diferencial desse curso é o fato de os docentes exercerem práticas assistenciais em UTI, de modo que discorrem sobre problemas reais que vivenciam no seu cotidiano.

A primeira turma desse projeto teve início em São Luís do Maranhão, sob a coordenação nacional da enfermeira Profa. Dra. Renata Andréa Pietro Pereira Viana, na época presidente do Departamento de Enfermagem da Amib e uma das fundadoras da Abenti, e sob a coordenação estadual e regional da enfermeira Rosilda Mendes e da enfermeira mestre Widlani Sousa Montenegro, também fundadora da Abenti, em 2011. Desde a primeira turma, o curso destacou-se e expandiu-se com êxito e sucesso por diversos estados brasileiros.

A TITULAÇÃO DO ENFERMEIRO INTENSIVISTA NO BRASIL

A Abenti realizou o primeiro concurso para a titularidade dos enfermeiros intensivistas no Congresso Brasileiro de Terapia Intensiva (CBMI) em novembro de 2011. Após a organização de todo o cenário para a prova pelos membros da Abenti, a coordenação ficou aos cuidados da Profa. Dra. Margarete Marques Lino, que coordenou a comissão de titulação da Abenti na gestão 2010-2012 e destacou a importância do título: "É muito significativa, pois consolida a prática assistencial multidisciplinar e destaca a importância da qualificação dos enfermeiros que atuam na especialidade, seja em assistência, gerência, ensino e/ou pesquisa".[7]

O título é concedido por meio de concurso público e conferido ao enfermeiro após a análise curricular realizada por uma comissão julgadora, devendo o candidato comprovar atuação mínima de trabalho em cuidados intensivos, aprovação na avaliação teórica e, desde o ano de 2016, aprovação também na estação de habilidades por meio de uma avaliação prática, em que a titulação é oferecida na modalidade adulta, pediátrica ou neonatal. Recebem um diferencial na pontuação os enfermeiros que participam de cursos e eventos direcionados para a área específica e aqueles que cursaram a pós-graduação promovida pela sociedade bem como os eventos oferecidos pela Abenti e pela Amib. Todas as informações para os interessados são disponibilizadas anualmente no site da Abenti e da Amib. O título é válido por cinco anos a partir da data do certificado.

O Concurso de Titulação de Enfermeiro Especialista em Terapia Intensiva (Tenti), nas modalidades Adulta (Tenti-AD), Pediátrica (Tenti-PED), Neonatal (Tenti-NEO) ou por Proficiência Curricular (Tenti-Prof), tem como objetivo certificar a qualificação do enfermeiro para exercer sua especialidade nas áreas de terapia intensiva, cuidados críticos ou cuidados intensivos de enfermagem, validando sua capacitação e competência profissional e científica.[8]

O processo de titulação de enfermeiros especialistas em terapia intensiva, por sociedade de especialistas, é regulamentado pelo Conselho Federal de Enfermagem, de acordo com o Estatuto da Abenti, que prevê a outorga do título de enfermeiro especialista em terapia intensiva.[9]

Podem se candidatar enfermeiros com tempo mínimo de três anos de inscrição no sistema Cofen/Coren e dois anos trabalhados em assistência, gerência, ensino e/ou pesquisa na área, ou a conclusão de curso de pós-graduação *lato sensu* em terapia intensiva.

A primeira presidente e idealizadora da Abenti, que no período também exercia o cargo de presidente do Departamento de Enfermagem da Amib, a enfermeira intensivista Profa. Dra. Renata Pietro, disseminava a ideia de que o concurso traria benefícios aos profissionais com "a busca da isonomia no acesso aos postos de trabalho para a enfermagem em terapia intensiva",[8] dizendo ela ainda que: "Com isso, o título de especialista chancelado pela Abenti será considerado uma das melhores formas de mostrarmos a toda sociedade e à comunidade que atua nos cuidados intensivos a importância da qualificação profissional necessária para lidar com competência frente aos assuntos relacionados à terapia intensiva".[8]

Todas as questões das provas de título são baseadas em casos clínicos do cotidiano prático da enfermagem, o que exige do candidato conhecimento técnico e científico do cuidado, compreensão dos diversos aspectos da assistência intensiva, aplicação e análise dos conhecimentos e habilidade de avaliar e sintetizar as informações, visando à identificação de problemas, planejamento e avaliação da assistência de enfermagem.

Entre 2011 e 2015, foi possível a realização de titulação por proficiência curricular. Nessa modalidade, o enfermeiro comprovava o tempo mínimo de dez anos de inscrição no sistema Cofen/Coren, e dez anos de atuação em assistência, gerenciamento, ensino e/ou pesquisa na área. Para esse grupo, ocorria a prova de títulos, ou seja, a avaliação da formação e trajetória profissional na terapia intensiva, cuidados críticos ou cuidados intensivos. Não há dúvida de que o título de enfermeiro especialista em terapia intensiva é um reconhecimento do comprometimento profissional, que valida a qualificação do cuidado assistencial e leva em conta a necessidade do cuidado seguro, eficiente e resolutivo, por meio da articulação entre o conhecimento formal, cientificamente fundamentado, e o conhecimento pela experiência adquirida, incorporando aspectos psicossociais, princípios éticos e valores morais e humanísticos.

ENFERMEIRO INTENSIVISTA TITULADO: OS BENEFÍCIOS PARA A PRÁTICA

Em toda a formação profissional, o enfermeiro que passa pelo programa de pós-graduação oferecido em parceria pela Abenti e Amib e/ou que se submete ao concurso para prova de título vivencia a oportunidade de aprimorar, desvelar e adquirir conhecimentos e competências para o cuidado do doente grave. Nesse contexto, foram elencados os seguintes benefícios:

- Para os enfermeiros:
  - evolução no conhecimento técnico e científico, facilitando o desenvolvimento de atividades para o seu cotidiano e diante dos problemas assistenciais;
  - autonomia para resoluções das ocorrências e conflitos;
  - tomada de decisão assertiva;
  - formação complementar para liderança e educação da equipe;
  - ascensão curricular e hierárquica;
- Para a equipe interdisciplinar:
  - facilidade de discussão dos casos entre membros de equipe;
  - conhecimento de limites éticos;
- Para o paciente e seus familiares:
  - o maior benefício: desenvolvimento da percepção da necessidade do cuidado seguro centrado no paciente e na família.

Finalmente, é possível destacar que a complexidade do cuidado tem aumentado. Há uma real e urgente necessidade de que os profissionais especializados no cuidado ao paciente grave se tornem cada vez mais especializados, pois além dos contratantes representados por instituições governamentais, privadas e operadoras de saúde, a população merece um cuidado digno e seguro – foco da real busca da enfermagem desde os manuscritos de Florence Nightingale.[10] Tais exigências para o cuidado seguro têm favorecido o enfermeiro que, agregando valor à sua formação, pode complementar seu conhecimento e suas experiências por meio de ferramentas como a pós-graduação e a titulação.

REFERÊNCIAS BIBLIOGRÁFICAS

1. Alexander M. Presentation to IOM Committee for Assessing Progress on Implementing the Recommendations of the Institute of Medicine Report. The Future of Nursing: Leading Change, Advancing Health. Washington, DC; 2015.
2. FioCruz. Pesquisa inédita traça perfil da enfermagem no Brasil. Disponível em: http://portal.fiocruz.br/pt-br/content/pesquisa-inedita-traca-perfil-da-enfermagem-no-brasil. Acesso em: 19 jul 2016.
3. Viana RAPP, Vargas MAO, Carmagnani MIS, Ferreira ML, Luz KR. Desvelando competências do enfermeiro em terapia intensiva. Enferm Foco 2015;6(1/4):46:50.
4. National Academies of Sciences, Engineering, and Medicine. Assessing Progress on the Institute of Medicine Report The Future of Nursing. Washington, DC: The National Academies Press; 2016.
5. Padilha MICS, Borenstein MS, Maia AR, Guedes JAD, Lessmann JC, Machado CA. Una história de suceso: los 30 años del postgrado en enfermería de la UFSC. Texto Contexto Enferm Florianópolis 2006;15(Esp):20-30.
6. Kilpatrick K, DiCenso A, Bryant-Lukosius D, Ritchie JA, Martin-Misener R, Carter N. Practice patterns and perceived impact of clinical nurse specialist roles in Canada: results of a national survey. Int J Nurs Stud 2013;50(11):1524-36.
7. Scochi CGS, Munari DB, Gelbck FL, Erdmann AL, Gutiérrez MGR, Rodrigues RAP. The strict sense nursing post-graduation in Brazil: advances and perspectives. Rev Bras Enferm 2013;66(esp):80-9.
8. Abenti. Titulação. Disponível em: www.abenti.org.br. Acesso em: 7 jul 2016.

9. Amib. Associações aplicam prova de título de enfermeiros especialistas em terapia intensiva. Disponível em: www.amib.org.br. Acesso em: 7 jul 2016.
10. Viana RAPP, Vargas MAO, Carmagnani MIS, Tanaka LH, Luz KR, Schmitt PH. Perfil do enfermeiro de terapia intensiva em diferentes regiões do Brasil. Texto Contexto Enferm Florianópolis 2014;23(1):151-9.

Capítulo 9

Educação permanente no cotidiano da terapia intensiva

Pâmela Cristina Golinelli

Renata Andréa Pietro Pereira Viana

INTRODUÇÃO

Durante muito tempo, a enfermagem foi descrita como uma prática realizada de maneira bastante simples, com tentativas de aperfeiçoamento no decorrer de sua história. Sabe-se, inclusive, que antes da Era Cristã o enfermeiro já era conhecido como protetor e cuidador de enfermos.[1] Em meados do século XIX, a enfermagem alicerçou-se como profissão em virtude da necessidade de reabilitar indivíduos para estarem aptos a produzir e guerrear, contribuindo para o desenvolvimento do mundo moderno.[2]

Ainda no contexto histórico, é durante a Guerra da Crimeia que surge a unidade de terapia intensiva (UTI), pensada por Florence Nightingale com a finalidade de manter os pacientes gravemente enfermos mais próximos ao posto de trabalho, propiciando observação contínua e cuidados imediatos. Florence estabeleceu medidas educacionais ao reduzir as taxas de infecção de 42,7% para 2,2% por meio da implementação de cuidados básicos de higiene que foram estabelecidos para os profissionais.[3]

A evolução histórica da UTI, bem como seu processo educacional, acompanhou os avanços tecnológicos que acarretaram uma necessidade de aperfeiçoamento técnico. Isso exigiu da enfermagem a busca pelo conhecimento técnico-científico especializado.[4] Anteriormente, o conhecimento era proveniente de experiências rotineiras e do autoaprendizado que ocorria por meio de repetições dos cuidados realizados e da limitada base teórica, pois os treinamentos e a prática da educação em serviço eram pouco difundidos.[5,6]

No decorrer dos anos, o progresso tecnológico e a alta complexidade dos procedimentos, somados à gama de intervenções terapêuticas, ultrapassaram os limites do "fazer rotineiro". Os profissionais de enfermagem passaram a vivenciar uma nova era, em que, além da observação contínua, dos conhecimentos e domínios de todo aparato tecnológico, notou-se o aperfeiçoamento para uma prática diária segura.[7]

Essas mudanças intensificaram os processos de educação no serviço do enfermeiro intensivista e, desde então, a enfermagem no cenário da terapia intensiva tem aprimorado seus conhecimentos e suas habilidades por meio da educação em serviço, norteada por evidências científicas e avanços tecnológicos, para garantir a qualidade e segurança da assistência prestada.[8,9]

EDUCAÇÃO CONTINUADA E PERMANENTE EM TERAPIA INTENSIVA

O processo educacional exige do educador um olhar que vai além das necessidades do serviço. É necessário reconhecer no educando suas crenças e valores, estabelecendo um vínculo e uma relação de confiança. Na educação em serviço, soma-se ainda a necessidade do elo com toda a equipe, pois a finalidade principal da educação permanente em saúde é o desenvolvimento e o estímulo do pensamento crítico, da reflexão e do reconhecimento da necessidade de mudanças atitudinais, que devem ocorrer por meio de treinamentos e reuniões para o levantamento de problemas por todos os integrantes.[10]

Atualmente, muito se tem estudado a respeito dos reflexos da qualidade dos cuidados prestados na segurança do paciente, pois o grande aparato tecnológico disponível e a maior facilidade de acesso à informação têm exigido melhorias contínuas no atendimento, principalmente ao paciente crítico.[9,11] Nesse contexto, é relevante destacar que a educação em serviço, seja continuada e/ou permanente, é um processo que entrelaça teoria e prática, pois é caracterizada pela continuidade de ações que, ao serem implementadas conjuntamente, propiciam o desenvolvimento de competências e habilidades, fortalecendo o processo de trabalho.[12]

Educação em serviço é um processo contínuo, que propicia o domínio científico e fomenta o desenvolvimento de competências aos profissionais. Nessa perspectiva, a educação continuada consiste em uma atualização técnico-científica, focada no aperfeiçoamento de habilidades que o indivíduo já possui, mas que por algum motivo necessitam ser aprimoradas ou revisadas.[13] Já a educação permanente envolve uma análise abrangente do processo de trabalho e de suas necessidades, propondo uma transformação das práticas a partir das dificuldades vivenciadas no cotidiano da equipe. Tanto a educação continuada quanto a permanente buscam o desenvolvimento de competências profissionais para o atendimento seguro do paciente.[8,14-16]

O termo competência surgiu na década de 1970, ampliou-se nos anos 1980 e passou a fazer parte do jargão corporativo em meados dos anos 1990. Para o sociólogo francês Philippe Zarifian, competência significa "tomar a iniciativa e assumir a responsabilidade diante das situações profissionais com as quais nos deparamos. Consiste em um entendimento prático de situações, que se apoia em conhecimentos adquiridos e os transforma à medida que aumenta a diversidade de situações".[1] Nesse sentido, Pietro Viana et al. procuraram identificar, de acordo com os próprios profissionais que atuam em terapia intensiva no Brasil, quais seriam as competências necessárias para o trabalho em UTI. Merece destaque o fato de os participantes relacionarem como as três principais competências o conhecimento técnico, o conhecimento científico e a liderança.[17] Na Tabela 1 estão descritas as competências profissionais necessárias ao enfermeiro de UTI.[17]

Tabela 1 Competências necessárias ao enfermeiro de UTI

Competências	n.
Conhecimento técnico	177
Conhecimento científico	151
Liderança	113
Saber trabalhar em equipe	81
Saber gerenciar	52
Visão holística do cuidar	51
Habilidades cognitivas	43
Apresentar tomada de decisão	42
Humanização	40
Comunicação	30
Iniciativa e atitude	28
Relacionamento interpessoal	23
Comprometimento	22
Raciocínio clínico	21
Responsabilidade	20
Segurança	19
Ser proativo	18
Ser dinâmico	17
Coordenação da equipe	16
Ser ético	9
Dedicação e observação	9
Gostar do que faz	8
Controle emocional	6
Saber ouvir	5
Realizar pesquisa	4
Poder de negociação	3
Criatividade	2
Vocação	1

É notório que as competências necessárias ao enfermeiro intensivista vão além do saber fazer e estão intimamente ligadas aos conhecimentos, às habilidades e às atitudes que cada profissional desenvolve ao longo de sua carreira.[18] Assim, existem estratégias que podem ser implementadas pelos profissionais para o desenvolvimento de competências,[18] conforme apresentado na Tabela 2.

Tabela 2 Estratégias para o desenvolvimento de competências[18]

Competência	Qualidades/estratégias necessárias
Conhecimento e desempenho técnico/tecnológico	Desenvolver habilidades técnicas
	Conhecer materiais/equipamentos e cuidados na UTI
	Promover a educação em serviço
Conhecimento científico	Criar grupos de estudos na UTI
	Estimular a participação em eventos científicos
	Estar sempre atualizado
Tomada de decisão	Ser proativo
	Dialogar com diferentes profissionais da UTI
	Desenvolver uma visão global do cuidado
	Modificar/reavaliar os processos sempre que necessário
Liderança	Treinar/orientar a equipe em diferentes situações
	Saber antecipar as necessidades da equipe
	Coordenar a equipe
Trabalho em equipe	Prestar cuidado à beira do leito
	Desenvolver parcerias
	Interagir de modo colaborativo
Relacionamento interpessoal	Evitar atrito com a equipe
	Oferecer ajuda sempre que necessário
Comunicação	Conhecer processos/rotinas
	Ser articulado
	Trabalhar com sincronia e atenção
	Desenvolver linguagem verbal/não verbal com a equipe
Planejamento	Conhecer processos/rotinas
	Participar das atividades com a equipe multidisciplinar
	Manter proximidade com pacientes/familiares
	Manter atualização técnica/científica
Organização	Realizar ações coletivas
	Apresentar rotinas à equipe
	Direcionar tarefas à equipe
	Promover padronização de rotinas/protocolos
Equilíbrio emocional	Desenvolver sensibilidade/tato
	Trabalhar incertezas
	Manter a calma em situações adversas

EDUCAÇÃO PERMANENTE NA PRÁTICA ASSISTENCIAL

A educação em serviço tem se mostrado uma grande aliada do desenvolvimento de competências. Hoje em dia, a educação permanente é realizada a partir do levantamento de problemas encontrados no cotidiano da UTI, levando-se em consideração as experiências que a equipe possui, com base na aprendizagem significativa e na oportunidade de modificar, aprimorar e transformar as práticas e a organização do trabalho. Consequentemente, a educação permanente favorece a integralidade entre teoria e prática, ampliando as ações e propiciando um cuidado de qualidade e segurança para a tríade paciente-família-profissional.

A educação permanente é considerada uma das ferramentas capazes de promover a transformação e o aperfeiçoamento do atendimento em saúde, repercutindo na maneira como os profissionais assistem os pacientes e contribuindo para amenizar as condições desgastantes por meio da valorização do profissional e da tentativa de promoção de um ambiente que proporcione satisfação e capacitação.[11,13-15]

Para que os resultados esperados sejam alcançados, vale instituir estratégias como a implementação de um enfermeiro responsável pela educação permanente no setor, onde o profissional possa desenvolver estratégias dinâmicas, no sentido de incentivar o envolvimento e a participação de toda a equipe, para que sejam sujeitos no processo, e não objeto dele. Desse modo, constrói-se o conhecimento e promove-se a transformação das atividades práticas cotidianas em indicadores de sucesso.

CONSIDERAÇÕES FINAIS

Em razão de sua complexidade e especificidade, a UTI transforma a educação permanente em uma prática de extrema relevância, propiciando o desenvolvimento de competências e oferecendo aos profissionais a oportunidade de atuarem de maneira resolutiva e reflexiva diante das diversas e desafiadoras situações.

A educação permanente configura uma estratégia necessária ao processo de trabalho, propiciando o desenvolvimento de competências e habilidades, cooperando para a construção de um ambiente em que a opinião e o relato de experiências vivenciadas por cada membro da equipe são considerados importantes e contribuem para o aperfeiçoamento e o desenvolvimento de práticas seguras. Isso faz com que cada profissional se sinta capacitado para exercer cuidados de excelência ao paciente grave.

REFERÊNCIAS BIBLIOGRÁFICAS

1. Viana RAPP. Competências do enfermeiro de terapia intensiva: construção e proposições para o desenvolvimento profissional. Tese (Doutorado em Enfermagem) – Escola Paulista de Enfermagem (EPE), Universidade Federal de São Paulo (Unifesp), São Paulo, 2013. 202p.
2. Allen FL, Binkley CJ, Mc Curren C, Carrico R. Factors affecting quality of oral care in intensive care units. J Adv Nurs 2004;48(5):454-62.
3. Lemos RCA, Rossi LA. O significado cultural atribuído ao centro de terapia intensiva por clientes e seus familiares: um elo entre a beira do abismo e a liberdade. Rev Latino-Amer Enferm 2002;10(3):345-57.

4. Carvalho LF. Unidade de tratamento intensivo: planejamento e organização. 4.ed. Petrópolis: Vozes; 1982.
5. Pereira MER, Bueno SMV. Lazer: um caminho para aliviar tensões no ambiente de trabalho em UTI. Rev Latino--Am Enferm 1997; 5(4):75-83.
6. Fairman, J. Watchful vigilance: nursing care, technology, and the development of intensive care units. Nurs Res 1992; 41(1):56-60.
7. Fairman J, Lynaugh J. Critical care nurse. A history. Philadelphia: University of Pennsylvania Press; 2000.
8. Viana RAPP. Educação continuada ou permanente? A necessidade para a equipe de enfermagem. In: Viana RAPP. Enfermagem em terapia intensiva: práticas baseadas em evidências. São Paulo: Atheneu; 2011. p.57-61.
9. Barbosa ML. Educação continuada em enfermagem e a qualidade da assistência. Dissertação (Mestrado em Enfermagem) – Guarulhos, 2014. 71p.
10. Tonet I. Educação e formação humana. Revista do Centro de Educação e Letras da Unioste 2006; 8(9):9-21.
11. Costa ALNMR. Educação permanente em saúde e suas relações com o processo de qualificação profissional: percepções e enfrentamentos dos técnicos de enfermagem no Hospital Universitário Pedro Ernesto. Dissertação (Mestrado Profissional em Educação Profissional em Saúde) – Escola Politécnica de Saúde Joaquim Venâncio, Fundação Oswaldo Cruz, Rio de Janeiro, 2014. 97p.
12. Sardinha Peixoto L, Cuzatis Gonçalves L, Dutra da Costa T, Tavares CMM, Dantas Cavalcanti AC, Antunes Cortez E. Educação permanente, continuada e em serviço: desvendando seus conceitos. Enferm Glob 2013;12(29):307-22. Disponível em: http://scielo.isciii.es/scielo.php?script=sci_arttext&pid=S169561412013000100017&lng=es. Acesso em: 14 abr 2016.
13. Amestoy SC et al. Paralelo entre educação permanente em saúde e administração complexa. Rev Gaúcha Enferm 2010;31(2):383-7.
14. Azevedo IC, Azevedo DM, Silva ER. Práticas de educação permanente em saúde como instrumento transformador da assistência de enfermagem. In: Colóquio do imaginário: novos desafios, novas epistemologias, 2, 2011, Natal. Anais. Colóquio do imaginário. Disponível em: http://2coloquiodoimaginario.blogspot.com/ Acesso em: 11 abr 2016.
15. Azevedo IC, Silva GWS, Vale LD, Santos QG, Cassiano AN, Morais IF et al. Educação continuada em enfermagem no âmbito da educação permanente em saúde: revisão integrativa de literatura. Saúde e Pesquisa 2015;8(1):131-40. Disponível em: http://periodicos.unicesumar.edu.br/index.php/saudpesq/article/view/3275.DOI:http://dx.doi.org/10.17765/1983-1870.2015v8n1p131-140.
16. Paschoal, AS. A educação permanente em enfermagem: subsídios para a prática profissional. Rev Gaúcha Enferm 2006;27(3):336-43.
17. Viana RAPP, Vargas MAO, Carmagnani MIS, Tanaka LH, Luz KR, Schimitt PH. Perfil do enfermeiro de terapia intensiva em diferentes regiões do Brasil. Texto Contexto Enferm 2014;23(1):151-9.
18. Viana RAPP, Vargas MAO, Carmagnani MIS Ferreira ML, Luz KR. Desvelando competências do enfermeiro de terapia intensiva. Enferm Foco 2015;6(1/4):46-50.

Capítulo 10

O significado cultural do cuidado e da prática humanizada

Gabriel Heras La Calle
José Manuel Velasco Bueno
Mari Cruz Martín Delgado

INTRODUÇÃO

O grande desafio da atenção em saúde sempre foi humanizar a relação entre os profissionais e o ser humano enfermo, que se encontra em um momento complexo da vida por causa de sua condição ou estado.[1,2]

A evolução científica e técnica da atenção ao paciente crítico melhorou de forma significativa a prática médica e a sobrevida, mas esse progresso não se viu acompanhado da mesma forma em seus aspectos humanos. Em muitas ocasiões, as características organizacionais e arquitetônicas da unidade de terapia intensiva (UTI) faz deste local um ambiente hostil para os pacientes e suas famílias, e até mesmo para os próprios profissionais.

Os pacientes, em situação dolorosa pela perda da saúde, encontram-se vulneráveis física e emocionalmente; as famílias são relegadas a um segundo plano; e os profissionais, desapontados e desmotivados, apresentam níveis de desgaste profissional superiores a 50%. Por essas razões, cuidar de todas as partes que compõem o sistema (pacientes, familiares e profissionais) é nossa matéria pendente e obriga a enfocar os problemas particulares de cada protagonista, oferecer respostas às suas necessidades e compreender que o equilíbrio do sistema depende do bem-estar de todos os envolvidos.[3] Não podemos cuidar de todas as pessoas, mas é certo que podemos melhorar os cuidados que realizamos.

Humanizar os cuidados intensivos significa fazer das UTI lugares mais amáveis e centrados nas pessoas, independentemente de seu papel. Humanizar é buscar uma atenção excelente e necessária, e também entender e aceitar que estamos sujeitos a falhas.[4,5]

Consiste em tomar consciência de si mesmo: é um importante compromisso pessoal para melhorar a realidade, nossas relações e o entorno a partir de cada pessoa.

O cuidado requer competência, individualidade, emoção, solidariedade, sensibilidade e ética. Implica grandes dons de comunicação e habilidades de relacionamento: empatia, escuta ativa, respeito e compaixão.

Historicamente, temos lacunas curriculares na formação de "ferramentas humanas". Ninguém coloca em dúvida a necessidade de cursos de ressuscitação cardiopulmonar, por exemplo, ainda que atendamos a um único caso de parada cardiorrespiratória por mês. Mas a comunicação, a escuta ativa, o trabalho em equipe e a empatia são habilidades que utilizamos diariamente e nem sempre são contempladas ou valorizadas no cenário dos treinamentos.

Humanizar também significa personalizar a assistência ao escutar o que os pacientes e familiares necessitam, não o que nós pensamos que eles necessitam, e transformar isso em um processo clínico em que a atitude seja fundamental. Os sistemas de saúde estarão humanizados no momento em que estiverem a serviço de todas as pessoas: pacientes, familiares e profissionais. Assim surgiu, em fevereiro de 2014, o "Projeto HU-CI: Humanizando os cuidados intensivos", após uma reflexão pessoal que convida à mudança para fazer das UTI os lugares que queremos que sejam.

Trata-se de um projeto de pesquisa multidisciplinar internacional que busca melhorar a situação atual colocando o "ser humano" no centro do cenário e, assim, modificar o paradigma da atenção.

Por meio da pesquisa em rede, pretende-se avaliar diferentes áreas e colocar em prática a implementação das ações de melhorias correspondentes. Essas áreas foram detectadas por meio da escuta dos protagonistas. No Quadro 1 estão descritas as principais áreas de pesquisa do Projeto HU-CI.

Ao longo de 2016, membros do Projeto HU-CI coordenaram, junto ao Conselho de Saúde da Comunidade de Madri, um plano de humanização das UTI que consiste em um método exportável e reprodutível para qualquer parte do mundo. Trata-se de um plano com objetivos gerais e específicos, que oferece mais de 80 atividades com seus indicadores correspondentes para efetivar a humanização no ambiente de terapia intensiva.

Quadro 1 Áreas de pesquisa do Projeto HU-CI
▪ Necessidades dos pacientes e familiares
▪ UTI de portas abertas – flexibilização dos horários de visita
▪ Comunicação e informação a pacientes e familiares
▪ Comunicação entre profissionais
▪ Necessidades dos profissionais – síndrome do desgaste profissional
▪ Narrativa em UTI
▪ Medicina integrativa
▪ Arquitetura humanizada
▪ Prevenção e manejo da síndrome pós-cuidados intensivos
▪ Habilidades formativas: trabalho em equipe, relação de ajuda, empatia, escuta ativa, resiliência, compaixão
▪ Naturalidade ao tratar o processo de morte – cuidados no final da vida

HU-CI: Humanizando os cuidados intensivos;

NECESSIDADES DOS PACIENTES E FAMILIARES

A entrada de um paciente em uma UTI costuma ser um acontecimento dramático, tanto para o doente como para seus familiares. Os pacientes apresentam diferentes sintomas, tanto físicos como psicológicos, e novas necessidades decorrentes do momento de crise que vivenciam.[6,8]

Almejar o bem-estar do paciente deveria ser um objetivo tão primordial quanto desejar sua cura, e ainda mais importante, caso esta última não seja possível. A própria doença gera mal-estar e dor nos pacientes, e, se a isso somarmos as intervenções que lhes são realizadas, muitas delas dolorosas – as técnicas, os implantes de dispositivos, a imobilização etc. –, é evidente que esse mal-estar tende a aumentar. Além da dor física, não podemos ignorar nem subestimar o sofrimento psicológico. Qualquer doença produz incerteza, medo e angústia, que podem acarretar mais sofrimento que a própria dor física.

Aliviar o mal-estar psicológico provavelmente exigirá dos profissionais de saúde de terapia intensiva uma mudança na forma de trabalho, que já está sendo implantada em diversas unidades. Essa mudança deve evitar que a entrada na UTI pressuponha uma ruptura com os laços familiares e com a vida exterior do paciente, devendo favorecer a manutenção de sua autonomia na medida do possível e de sua dignidade sempre.[9,10]

Os membros do círculo familiar apresentam alta prevalência de estresse pós-traumático, ansiedade e depressão. As necessidades da família são cognitivas (necessidade de receber informação clara sobre o processo de seu ente querido), emocionais (consequência da tristeza por causa da doença), sociais (necessidade de manter relações com amigos para receber apoio emocional) e práticas (aspectos ambientais que podem melhorar o bem-estar durante a permanência do paciente).

Diversos estudos confirmam que a ansiedade, a dor e a separação familiar são as causas mais frequentes de sofrimento no paciente crítico.[10-15] Os pacientes mostram maior satisfação com uma organização das visitas mais flexível e adaptada a suas próprias necessidades e às dos membros de sua família. O contato com os familiares é considerado uma das intervenções não farmacológicas mais efetivas na prevenção do *delirium*, sendo usado como recurso em diversas unidades. A presença da família agrega um suporte emocional e uma sensação de segurança insubstituível, e essa sensação de proteção e segurança é maior diante de qualquer procedimento que gere medo.[13,16]

Colaboradores do Projeto HU-CI resumiram as principais necessidades físicas e psicológicas dos pacientes de UTI, além de sugestões de como reagir diante de tais problemas (Tabela 1).

UTI de portas abertas: flexibilização dos horários de visita

A entrada de um paciente em uma UTI submete os membros de sua família a uma situação difícil, frequentemente inesperada, que provoca uma alteração nos padrões de relação habituais e requer adaptação. Essa desadaptação ocasiona o surgimento de altos níveis de ansiedade e de novas necessidades. O ingresso de um paciente na UTI afeta a relação existente com seu entorno social e familiar.

Tabela 1 Principais necessidades físicas e psicológicas dos pacientes de UTI

Por que os pacientes de UTI sofrem?		Como tentar solucionar o sofrimento?
Causas físicas	Dor	▪ Verificar frequentemente as escalas de dor (EVA, escala de Campbell etc.) ▪ Fazer ajustes na analgesia, evitando picos e alterações ▪ Oferecer tratamento não farmacológico da dor: apoio emocional, acompanhamento ▪ Associar a analgesia a qualquer técnica invasiva ou não invasiva ▪ Ajustar a analgesia à duração do procedimento e às necessidades do paciente (avaliar a repetição de doses ou o seu aumento)
	Sede	▪ Refrescar a boca com frequência e otimizar a soroterapia, se a ingesta não for viável ▪ Evitar beber diante dos pacientes; não deixar torneiras abertas ou bebidas à vista
	Calor/frio	▪ Verificar com frequência essas sensações e aliviar o calor ou agasalhar se o ambiente estiver frio ▪ Verificar a temperatura corporal, dos dedos das mãos e dos pés, das orelhas e do nariz, caso o paciente não esteja consciente
	Ruído	▪ Favorecer o controle de decibéis nas UTI, ajustando níveis sonoros dos alarmes e atendendo-os com prontidão ▪ Oferecer maior atenção a esse aspecto, especialmente no turno da noite (baixar o tom das conversas, baixar o tom do telefone etc.)
	Ausência de descanso noturno	▪ Promover controle do ruído e da luz e diminuição das atividades sobre o paciente ▪ Estimar o tratamento farmacológico: intensificar a sedação em pacientes em VM e ansiolíticos em pacientes não intubados (se não houver contraindicação)
	Incômodo/ impossibilidade de movimentação	▪ Limitar o uso de dispositivos mecânicos de imobilização ▪ Promover alterações posturais frequentes ▪ Incentivar a deambulação, quando possível ▪ Possibilitar caminhar em trajetos curtos, caso as condições do paciente permitam ▪ Comprovar a adequada e prévia sedação profunda do paciente e mantê-la enquanto durar o relaxamento (recomendável a monitoração com BIS), em situações de relaxamento neuromuscular
	Impossibilidade de falar	▪ Explicar ao paciente a causa de sua impossibilidade de falar, assim como a reversibilidade dessa situação ▪ Disponibilizar outras opções que permitam a ele se comunicar: papel e lápis, ideogramas, painéis de comunicação, lousas etc.

(continua)

Tabela 1 Principais necessidades físicas e psicológicas dos pacientes de UTI (*continuação*)

	Por que os pacientes de UTI sofrem?	Como tentar solucionar o sofrimento?
Causas psicológicas	Solidão/isolamento	▪ Favorecer o acompanhamento familiar todo o tempo que for possível (UTI de portas abertas) ▪ Não extrapolar o tempo na primeira visita ▪ Facilitar, conforme os devidos regulamentos, meios de entretenimento (rádios, livros, periódicos, dispositivos eletrônicos, TV etc.) ▪ Conversar com o paciente, se as tarefas permitirem, e oferecer disponibilidade permanente
	Vulnerabilidade/medo	▪ Favorecer o contato físico e verbal e qualquer sinal que faça o paciente se sentir protegido ▪ Lembrar-se de que as demonstrações de carinho, o contato físico e o sorriso possuem efeito terapêutico ▪ Informar, dialogar, tranquilizar o paciente e seus familiares
	Perda de identidade	▪ Referir-se sempre ao paciente pelo seu nome (evitar chamá-lo pelo número da cama) ▪ Apresentar-se ao paciente ▪ Dirigir-se ao paciente, não fazer com que ele se sinta como um problema a resolver, mas sim como um ser humano com um problema ▪ Tratar o paciente de maneira individualizada ▪ Interessar-se por sua vida prévia
	Perda de dignidade	▪ Evitar atuações que possam levar o paciente a sentir que sua dignidade foi agredida ▪ Cuidar dos detalhes: manter o paciente coberto, o asseio íntimo etc. ▪ Respeitar as crenças e a cultura de cada paciente ▪ Facilitar a assistência religiosa, caso o paciente ou a família solicite
	Falta de intimidade	▪ Procurar boxes independentes, evitar a exposição a "curiosos" ▪ Favorecer e respeitar a intimidade nas visitas dos familiares
	Dependência de outros e de máquinas	▪ Tentar favorecer a autonomia do paciente sempre que possível (asseio, comida etc.) ▪ Favorecer o envolvimento dos familiares nos cuidados ▪ Explicar a função dos aparelhos e dispositivos que o paciente precisa e eliminar todos aqueles que não sejam necessários
	Falta de informação/ incerteza	▪ Oferecer informação verídica, sincera, cuidadosa e frequente do processo patológico, da situação atual, das opções terapêuticas, das medidas a serem tomadas e do curso provável dos acontecimentos ▪ Utilizar uma linguagem sem tecnicismos, adaptada ao nível sociocultural do paciente ▪ Fugir do paternalismo ▪ Estar disponível para esclarecer dúvidas ou repetir a informação se for preciso

(*continua*)

Tabela 1 Principais necessidades físicas e psicológicas dos pacientes de UTI (*continuação*)

Por que os pacientes de UTI sofrem?		Como tentar solucionar o sofrimento?
Causas psicológicas	Incompreensão	▪ Dedicar tempo ao diálogo com o paciente ▪ Oferecer escuta ativa de suas inquietações, dúvidas, medos etc. ▪ Fazer com que o paciente sinta que o profissional se importa com ele
	Sensação de que o tempo não passa (o relógio não avança)	▪ Tentar diferenciar os diversos momentos do dia, mantendo o ritmo vigília-sono (quartos com luz natural) ▪ Favorecer o acompanhamento familiar ▪ Facilitar meios de entretenimento ▪ Avaliar a retirada dos relógios se o paciente assim o desejar

BIS: índice biespectral; EVA: escala visual analógica; VM: ventilação mecânica.

No sistema atual, são designados ao familiar lugar, normas e regras genéricas, e são limitadas as suas possibilidades de ser copartícipe nos cuidados e nas decisões a serem tomadas. Definitivamente, reduz-se ao máximo o papel que o familiar vinha ocupando até momentos antes do evento que ocasionou a internação do paciente, atribuindo-lhe o papel de mero "visitante".[17,18]

As visitas nas UTI possuem um caráter restritivo, que propicia o distanciamento entre os pacientes e seus familiares. No modelo atual, as normas de relação entre o paciente e sua família são decididas pelos profissionais, que têm o "poder" de designá-las.

As políticas restritivas fazem referência à limitação no tempo e no número de visitas. Os estudos publicados demonstram que, salvo em determinados países nos quais é descrito um percentual elevado de UTI abertas, como na Suécia (70%) ou no Reino Unido (62%), em nível internacional o modelo predominante é restritivo.[19-21]

A justificativa para essas políticas restritivas se baseia em crenças e tradições que carecem de evidência científica. As principais objeções a políticas de "portas abertas" ou mais liberais consideram que as visitas poderiam interferir na situação clínica do paciente, no esgotamento e estresse que a relação contínua poderia acarretar às famílias, na prestação dos cuidados, em um maior risco de infecções cruzadas, na privacidade de outros pacientes, nas cargas de trabalho e na ansiedade ou perda do *status* dos profissionais, em conjunto com as dificuldades arquitetônicas e estruturais, além da presença contínua dos familiares.

Na realidade, estudos distintos demonstram que os horários de visita flexíveis e mais amplos melhoram a satisfação de pacientes e familiares sem aumentar o cansaço ou o estresse e não aumentam as complicações infecciosas, podendo inclusive reduzir as alterações cardiovasculares, favorecer o desmame da ventilação mecânica ou propiciar melhores resultados na recuperação de pacientes neurológicos.[18,22] Outros estudos demonstraram que podem diminuir o tempo de permanência na UTI, melhoram a comunicação entre profissionais e familiares, minimizam a experiência traumática da doença e diminuem a ansiedade, tanto do paciente como da família, além de facilitar a compatibilização das obrigações dos familiares e permitir uma maior participação nos cuidados dos pacientes, melhorando, inclusive, a satisfação dos profissionais.

Atualmente, percebe-se uma grande disposição para a mudança voltada para as políticas mais abertas que devem se adaptar aos desejos dos pacientes e a suas condições clínicas. O êxito da mudança rumo a um modelo de visitas mais flexível depende de fatores como as crenças e atitudes dos profissionais, assim como de um projeto arquitetônico que o favoreça. A adoção de um modelo que reconheça o valor dos familiares como sujeitos importantes e ativos no processo de recuperação, o qual se denomina cuidados centrados no paciente em sua família, é um elemento fundamental para a gestão da mudança de forma efetiva.

NECESSIDADES DOS PROFISSIONAIS: O CUIDADO DE QUEM CUIDA

Os profissionais de saúde vivenciam o trabalho a partir de uma perspectiva profundamente vocacional. A entrega diária ao serviço e ao auxílio à pessoa doente exige grande compromisso e envolvimento, que proporcionam uma enorme satisfação pessoal quando as expectativas são alcançadas, o trabalho se desenvolve com qualidade, os pacientes se curam, o sofrimento é evitado e goza-se o reconhecimento merecido. Todavia, quando as coisas não vão bem, o desgaste emocional é considerável. Quando esse desgaste coincide com a ausência de cuidado da própria saúde e bem-estar surge a chamada síndrome de *burnout* ou, como também é conhecida, síndrome do desgaste profissional.

Existe consenso ao considerá-la uma resposta ao estresse profissional crônico com conotações negativas, já que implica consequências nocivas para o indivíduo e para a instituição. Entre as diversas conceitualizações, uma das mais utilizadas tem sido a de Maslach e Jackson, de 1981, que caracteriza a síndrome por esgotamento emocional ou perda de recursos emocionais para enfrentar o trabalho, despersonalização ou desenvolvimento de atitudes negativas, de insensibilidade e cinismo para com os receptores do serviço, e falta de realização pessoal ou tendência para avaliar o próprio trabalho de forma negativa, com sentimentos e apreciações de baixa autoestima profissional.

As consequências da síndrome são amplas, importantes e afetam a saúde mental, a saúde física, a qualidade de vida e a eficácia profissional, além de ter consequências diretas sobre as responsabilidades assistenciais (Quadro 2).

Essa situação expõe a necessidade de desenvolver programas de prevenção e intervenção que ajudem a controlar e amenizar tais efeitos.

As taxas de incidência de *burnout* são variáveis, mas estima-se que estejam entre 30 e 50%. No âmbito exclusivo dos cuidados intensivos, não existem estudos de grandes proporções que nos ajudem a dimensionar adequadamente a incidência e as consequências. Em um estudo recente, as principais variáveis relacionadas com a síndrome são: baixa satisfação profissional, problemas de relacionamento e de atribuição de funções entre os profissionais, reconhecimento profissional insuficiente, desgaste emocional elevado e grandes cargas de trabalho.[20,21]

A sociedade e as organizações têm o dever moral, o imperativo ético e a obrigação legal de "cuidar de seus cuidadores", os quais estão expostos a importantes sobrecargas físicas, emocionais e psicológicas decorrentes de sua dedicação e esforço. Para cumprir

Quadro 2 Consequências do esgotamento emocional

Consequências na saúde do profissional
▪ Sintomas físicos: cansaço, esgotamento, mal-estar geral, disfunção sexual, alterações menstruais, cefaleias, enxaquecas, dores musculares, insônia, distúrbios alimentares, problemas cardiovasculares e gastrintestinais, disfunção imunológica e aumento da suscetibilidade a infecções
▪ Manifestações de conduta: vício em drogas, abuso de ansiolíticos, alcoolismo, alterações de humor, irritabilidade, agressividade, falta de concentração
▪ Problemas emocionais: esgotamento emocional, disforia, distanciamento afetivo, ansiedade, depressão, culpa, solidão, frustração, impotência, apatia, desconfiança, cinismo, hostilidade, distanciamento, baixa autoestima, desejos de abandonar a profissão
▪ Desajustes sociais: atitudes negativas em relação à vida, descuido da vida pessoal (familiar, conjugal e social), uso impróprio do tempo livre e do ócio
Consequências nas responsabilidades assistenciais
▪ Insatisfação e deterioração do ambiente profissional: escassa participação nas atividades do serviço, relações interprofissionais precárias, ironia, sarcasmo, hostilidade
▪ Diminuição da qualidade do trabalho e da produtividade: contato reduzido, comportamento mais frio e distante com o paciente; medicina defensiva
▪ Absenteísmo
▪ Aumento da rotatividade
▪ Acidentalidade
▪ Abandono da profissão
▪ Custo econômico

com essa obrigação, é necessário determinar uma série de objetivos básicos e prioritários que nos orientem para a execução de ações preventivas e terapêuticas.

LAYOUT, ARQUITETURA E INFRAESTRUTURA HUMANIZADOS NA UTI

A UTI consiste em uma organização de profissionais de saúde que oferece assistência multidisciplinar em um espaço específico do hospital, cumprindo alguns requisitos funcionais, estruturais e organizacionais, de modo a garantir as condições de segurança, qualidade e eficiência adequadas para atender os pacientes. Assim, o ambiente físico deve permitir que o processo assistencial se conjugue a um entorno saudável, que ajude na melhora do estado físico e psicológico dos pacientes, profissionais e familiares. Um ambiente que evite o estresse estrutural e promova o conforto – espaços para qualquer paciente e sua família em uma situação especial; espaços que estejam de acordo com os processos que neles ocorrem, com a máxima funcionalidade possível, levando em consideração todas as necessidades dos usuários envolvidos.[4,5]

Nas palavras do arquiteto Alvar Aalto, "Tornar mais humana a arquitetura significa fazer uma arquitetura melhor e conseguir um funcionalismo muito mais amplo que o puramente técnico". Seu propósito consiste em harmonizar o mundo material com a vida humana.[3]

Cada UTI deveria adaptar seu *layout* com o objetivo de melhorar a privacidade e o direito à intimidade, o bem-estar e o conforto dos usuários e profissionais: quartos individuais com luz natural, temperatura adequada, controle de ruído, acesso a comunicações e/ou entretenimento (rádio, televisão, telefone, equipamentos de informática), tamanho dos boxes e possibilidade de acompanhamento familiar ou musicoterapia são fatores que interferem diretamente na melhora dos pacientes e em sua satisfação posterior.

A desorientação, as alterações do sono, a impossibilidade de descanso, o *delirium* e/ou a depressão são consequências diretas de um *layout* inadequado.

Uma das queixas mais frequentes dos familiares se refere às salas de espera: lugares em geral incômodos e pouco agradáveis. Seria preciso torná-las mais confortáveis, tanto no aspecto prático como no estético, inclusive como foi proposto no Projeto HU-CI: a conversão da sala de espera em salas de estar – lugares dinâmicos onde os familiares possam sair do estado passivo. A inclusão de psicólogos ou a implementação de atividades de ajuda à família, como a criação da Escola de familiares, poderiam pressupor uma modificação radical desses espaços e oferecer uma nova faceta de serviços aos usuários.

CONSIDERAÇÕES FINAIS

Embora pouco a pouco estejamos transformando as UTI em lugares mais acolhedores em comparação com as do passado (espaços fechados, sem janelas, estreitos, com visitas restritas), ainda há muito caminho a ser percorrido. E, muitas vezes, não é necessário um grande investimento para se alcançar os mesmos objetivos: oferecer mais qualidade e afetividade às pessoas que fazem parte do sistema fará com que os processos sejam conduzidos da melhor maneira possível e, provavelmente, com mais eficácia e eficiência.

REFERÊNCIAS BIBLIOGRÁFICAS

1. Alonso-Ovies A, Álvarez J, Velayos C, García MM, Luengo MJ. Expectativas de los familiares de pacientes críticos respecto a la información médica. Estudio de investigación cualitativa. Rev Cal Asist 2014;29(6):325-33.
2. Alonso-Ovies Á, Heras La Calle G. ICU: a branch of hell? Intensive Care Med 2016;42:591-2.
3. Azoulay E, Chaize M, Kentish-Barnes N. Involvement of ICU families in decisions: fine-tuning the partnership. Ann Intensive Care 2014;4:37.
4. Azoulay E, Pochard F, Chevret S et al. Meeting the needs of intensive care unit patient families: a multicenter study. Am J Respir Crit Care Med 2001;163:135-9.
5. Blogs del Proyecto HU-CI. Disponível em: www.proyectohuci.com; www.humanizingintensivecare.com. Acesso em: 6 set. 2016.
6. Chamorro C, Romera MA. Pain and fear in the ICU. Med Intensiva 2015;39:442-4.
7. Consejería de Sanidad – Comunidad de Madrid. Proyecto HU-CI: Humanizando los Cuidados Intensivos. Plan de humanización de las unidades de cuidados intensivos de la Comunidad de Madri. Disponível em: http://www.humanizandoloscuidadosintensivos.com/2016/09/manejo-y-control-del-desgaste.html. Acesso em: 15 set 2016.
8. Davidson JE, Powers K, Hedayat KM, Tieszen M, Kon AA, Shepard E et al. Clinical practice guidelines for support of the family in the patient-centered intensive care unit: American College of Critical Care Medicine Task Force 2004-2005. Crit Care Med 2007;35(2):605-22.
9. Escudero D, Martín L, Viña L, Quindós B, Espina MJ, Forcelledo L et al. Visitation policy, design and comfort in Spanish intensive care units. Rev Calid Asist 2015;30(5):243-50.

10. Escudero D, Viña L, Calleja C. Por una UCI de puertas abiertas, más confortable y humana. Es tiempo de cambio. Med Intensiva 2014;38(6):371-5.
11. Heras G; TEDxValladolid (video Youtube). El Cuidado de lo Invisible; set 2015. Disponível em: https://www.youtube.com/watch?v=KbYBZn7jw9I. Acesso em: 6 set 2016.
12. Heras G. Humanizing intensive care: ICU management; 2015. Vol. 15. Issue 1.
13. Heras La Calle G, Zaforteza C. HUCI se escribe con H de humano. Enferm Intensiva 2014;25(4):123-4.
14. Heras La Calle G. An emotional awakening. Intensive Care Med 2016;42(1):115-6.
15. Holanda Peña MS, Ots Ruiz E, Domínguez Artiga MJ, García Miguelez A, Ruiz Ruiz A, Castellanos Ortega A et al. Measuring the satisfaction of patients admitted to the intensive care unit and of their families. Med Intensiva 2015;39(1):4-12.
16. Maslach C, Jackson S. The measurement of experienced burnout. J Occup Behav 1981;2:113.
17. Ministerio de Sanidad y Política Social. Unidad de Cuidados intensivos. Estándares y recomendaciones. Disponível em: http://www.msssi.gob.es/organizacion/sns/planCalidadSNS/docs/UCI.pdf. Acesso em: 6 set 2016.
18. Pardavila MI, Vivar CG. Necesidades de las familias en las unidades de cuidados intensivos. Revisión de la literatura. Enferm Intensiva 2012;23:61-7.
19. Thompson DR, Hamilton DK, Cadenhead CD, Swoboda SM, Schwindel SM, Anderson DC et al. Guidelines for intensive care unit design. Crit Care Med 2012;40:1586-600.
20. Valentin A, Ferdinande P; ESICM Working Group on Quality Improvement. Recommendations on basic requirements for intensive care units: structural and organizational aspects. Intensive Care Med 2011;37:1575-87.
21. Velasco Bueno JM, Prieto de Paula JF, Castillo Morales J, Merino Nogales N, Perea-Milla López E. Organization of visits in Spanish ICU. Enferm Intensiva 2005;16:73-83.
22. Zaforteza C et al. Improving the care of critical patient family members: agreed on strategies. Enferm Intensiva 2010;21(1):11-9.

Capítulo 11

Acolhimento e suporte emocional ao paciente, aos familiares e à equipe multiprofissional

Nára Selaimen Gaertner Azeredo
Adriana Alves dos Santos

INTRODUÇÃO

O adoecimento e a hospitalização representam rupturas no cotidiano familiar. Em geral, os indivíduos envolvidos nesse processo deixam de trabalhar, rompem vínculos com outros familiares e amigos e abandonam muitas de suas atividades habituais. Instaura-se, assim, uma crise marcada por ansiedade e estresse.

A hospitalização tem sido fator desencadeante de estresse, capaz de gerar alterações físicas e psíquicas, tanto para a pessoa que está internada quanto para seus familiares. Sentimentos e sensações de medo, raiva, solidão, dor, angústia, desamparo, prejuízo da autonomia, perda de papéis sociais e a incerteza acerca do futuro não são incomuns. Isso ocorre, particularmente, porque tornar-se paciente muitas vezes é também estar impedido do contato mais próximo com familiares e amigos.[1]

Especialmente nas hospitalizações em unidade de terapia intensiva (UTI) – que remete a doenças graves, grande densidade tecnológica e equipes altamente qualificadas –, nota-se que os cuidados dispensados abrangem uma vigilância constante ao paciente por parte da equipe multidisciplinar e uma tecnologia sofisticada, na busca pelo restabelecimento da saúde, e isso muitas vezes assusta pacientes e familiares.[2]

A UTI representa, tanto na dimensão do significado simbólico quanto na prática, a preocupação contemporânea com a cura e com o prolongamento e/ou manutenção da vida. Assim, o trabalho nesse setor requer contínua capacitação e formação dos profissionais, na intenção de contemplar, além dos questionamentos técnicos e das melhores evidências, as questões relativas tanto às consequências de uma internação nesse setor para o paciente e seus familiares quanto às condições de trabalho da equipe de saúde.[3]

A internação em UTI sujeita o indivíduo à fragilidade da condição humana, desencadeando uma desestabilização emocional importante, com aumento dos mecanismos de defesa e redução da tolerância à frustração.[4] Obviamente, essa vivência traz consigo uma grande fragilidade, reativando processos psíquicos primitivos intensos em todos os envolvidos no ato de cuidar, sejam os próprios pacientes, seus familiares ou os profissionais de saúde.

Diante desse contexto, a presença da família durante a hospitalização é de extrema importância, pois viabiliza a transmissão de tranquilidade, coragem, segurança e força ao paciente. Estar próximo significa, para o paciente, cuidar e dividir o processo da doença e da internação e, em alguns casos, o final da própria vida. De fato, a presença dos familiares auxilia na manutenção da identidade, ofertando ao paciente segurança e proteção em uma situação de exposição, impotência e insegurança.[5]

Nesse sentido, é essencial direcionar a equipe de saúde para o desempenho de um cuidado ético e humanizado, para além do meramente técnico, que torne viável o estar presente e o estar com o outro, em uma posição de auxílio e de escuta. Afinal, a atuação da equipe multiprofissional é primordial e indispensável quando se deseja proporcionar o máximo de conforto ao paciente. A angústia gerada pela possibilidade da perda e pela separação imposta, somada ao longo tempo de permanência dos pacientes nas UTI, são fatores que têm suscitado depressão, ansiedade, distúrbios do humor e níveis elevados de estresse.[6,7]

INTERFACE PACIENTE-EQUIPE-FAMÍLIA

A participação da família é essencial no cuidado, uma vez que o isolamento social constitui fator de risco à saúde – especialmente para os indivíduos mais dependentes, como crianças/adolescentes, idosos e aqueles com doença crônica. Por essa razão, incentiva-se a permanência, dentro do hospital, da ligação natural existente entre pacientes, familiares e redes de apoio.

Ao conceber que o papel da família durante a internação é primordial e insubstituível, torna-se necessário o entendimento de que a família não pode ficar limitada à condição de observadora do cuidado, mas que, junto à equipe de saúde, seja também cuidadora. Desse modo, a família deve ser envolvida no dia a dia como parte integrante da prática assistencial. Para tanto, deve-se considerar suas angústias, dúvidas e expectativas, a fim de que, uma vez atendida, a família sinta-se capaz de desenvolver um cuidado congruente e de qualidade.[8]

Em algumas situações, familiares de pacientes internados em UTI podem experimentar sentimentos de incerteza e impotência diante do inevitável e do desconhecido, manifestando a tendência a colocar-se na defensiva e a não se abrir para um relacionamento autêntico com a equipe de saúde, cultivando até mesmo certo distanciamento.[9]

É importante lembrar que, frequentemente, a família sente-se sem apoio e temerosa à beira do leito de um familiar que está gravemente enfermo. Tubos, curativos, fios e aparelhos, tão habituais aos profissionais, são amedrontadores e ameaçadores para os familiares. A possibilidade de tocar no paciente internado é desencadeadora de medo e afastamento.[10]

Familiares costumam expor o desejo de estar próximos ao paciente e receber informações precisas sobre o que está acontecendo. Além disso, esperam poder expressar livremente seus sentimentos e obter respostas adequadas às suas dúvidas. Quando realizadas, essas ações podem aumentar a satisfação da família e diminuir os efeitos deletérios do adoecimento e da internação.[6]

Por isso, a família deve ser acolhida em seus questionamentos, e os diálogos precisam ocorrer diariamente, sem a necessidade de detalhamento técnico – pelo contrário, com linguagem acessível. Afinal, uma comunicação efetiva e afetiva minimiza dificuldades e incertezas, diminui o nível de ansiedade e fortalece o sentimento de segurança, facilitando e promovendo o bom relacionamento equipe-família-paciente.

O uso de estratégias que amenizem o sofrimento decorrente dessa circunstância é essencial, assim como a incorporação de acolhimento efetivo no cotidiano do ambiente hospitalar mediante a criação e manutenção de vínculo entre o profissional de saúde e aquele que precisa ser cuidado, seja o paciente ou a família.[11]

Além disso, cuidar e acolher a família implica perceber o outro nos seus gestos e falas, em seus conceitos e limitações. É preciso ser capaz de nutrir conversas e informações pertinentes ao que o indivíduo deseja saber, dividindo esforços e responsabilidades. A informação deve ser clara e objetiva e incluir esclarecimentos sobre o diagnóstico, o prognóstico e o tratamento do paciente, bem como os equipamentos, as sondas, os cateteres e os drenos nele existentes.[12]

Dentro da Política Nacional de Humanização, o acolhimento aos familiares é parte essencial do processo de internação e do próprio adoecimento. Dúvidas devem ser esclarecidas, e os medos e anseios amenizados por meio de um atendimento que respeite as necessidades da família.[13]

Nesse sentido, ao atender às necessidades das famílias de pacientes críticos, permite-se significativa redução do impacto negativo ou do estresse que acompanham a internação, fortalecendo a capacidade dos indivíduos para interagir positivamente, promovendo a satisfação, a segurança e a humanização do cuidado. Ao contrário disso, muitas vezes estimulam-se a alienação familiar e as dificuldades relacionais entre familiares e profissionais.[14]

A humanização tem um papel relevante no processo de trabalho na saúde, uma vez que acarreta mudanças na busca de um atendimento integral ao indivíduo, no qual suas necessidades de saúde sejam acolhidas. É necessário adotar uma prática em que profissionais, pacientes e familiares considerem o conjunto desses aspectos como parte estruturante da assistência humanizada, possibilitando assumir uma posição ética de respeito ao outro.[15]

NECESSIDADES DOS FAMILIARES NO AMBIENTE DE TERAPIA INTENSIVA

A literatura internacional tem divulgado a importância dos efeitos do *design* da UTI para a sua funcionalidade e para a segurança e o bem-estar dos pacientes e de seus familiares. Por essa razão, as características de um projeto de UTI devem priorizar, tanto quanto possível, a existência de:

- privacidade pela disposição em quartos individuais;
- tranquilidade ambiental, com redução máxima dos ruídos desnecessários;
- exposição à luz do dia;

- vistas para a natureza;
- prevenção de infecção;
- uma área destinada à família;
- política de horários livres de visita.[16]

Além disso, ao planejar uma UTI é imprescindível levar em consideração aspectos como iluminação e controle de ruído. A estruturação centrada no indivíduo, que preconiza a construção de unidades confortáveis e eficazes para os três grupos envolvidos, deve ser capaz de satisfazer as demandas de diferentes necessidades, equilibrando alta tecnologia, humanização e exigências econômicas de qualidade e eficiência.[17]

É importante reavaliar as acomodações dos familiares nessas unidades, no sentido de haver salas contíguas, onde os familiares possam se acomodar e compartilhar a solidão e talvez se consolarem mutuamente; um local onde possam contar com a presença de orientador religioso, assistentes sociais, psicólogos, médicos e enfermeiros que se coloquem à disposição para auxiliá-los em suas necessidades.[18]

Assim, para os familiares, a questão da estrutura adequada e a sensação de que seu ente querido está "bem cuidado, bem acomodado" são expressas como determinantes de uma assistência de qualidade. Pesquisas nessa área apontam elementos referentes à adequabilidade do mobiliário hospitalar disponível para uso do paciente e da família, a existência de uma política mais aberta para visitas e a proximidade com uma sala de espera, telefone e lavabo, como essenciais à humanização do cuidado.[19-21]

No contexto ambíguo da terapia intensiva, os sentimentos dos familiares são os mais diversos possíveis. Esses sentimentos variam entre solidão, angústia, medo, tristeza, ansiedade e, em inúmeras ocasiões, um estado de choque paralisante. Não raramente, os familiares mencionam receber pouca atenção dos profissionais de saúde que ali exercem suas funções.[22,23] Ter a certeza de que o melhor cuidado disponível é ofertado, saber exatamente o que está sendo realizado para o paciente, esclarecer dúvidas, sentir que o hospital e o profissional dedicam um cuidado individualizado ao paciente são questões apontadas pelas famílias.[24]

Existe, sim, uma vontade dos familiares em manter-se próximos aos pacientes internados; entendem que isso pode ajudar a reduzir a ansiedade de ambos e os sentimentos de impotência diante da doença. Para eles, uma política de visita restrita diminui o fluxo de informação e o conhecimento sobre o estado de saúde do paciente internado. A família sente-se excluída do processo de cuidar e considera que sua presença seria útil no sentido de apoiar e acalmar o paciente hospitalizado.[25] Nesse contexto, é conveniente que os membros da família e os visitantes não sejam vistos apenas como convidados, mas como parceiros do cuidado terapêutico.[26]

Tendo em vista a necessidade das famílias, acredita-se na capacitação dos profissionais de saúde para estarem aptos a identificar e compreender as demandas das famílias, desenvolver a linguagem verbal e não verbal, assim como introduzir uma cultura institucional que promova um bom relacionamento entre todos.[27]

Portanto, deve-se estimular comportamentos positivos e adequados para expressão e percepção dos sinais verbais e não verbais nos processos comunicacionais, já que a interação interpessoal efetiva e o estabelecimento de relacionamento terapêutico podem ser identificados na dinâmica da assistência em UTI como preceitos importantes para um cuidado mais holístico e humanizado.[28]

Além disso, refletir sobre a comunicação entre família e equipe multiprofissional é essencial, principalmente em situações de fim de vida. O relacionamento entre equipe de saúde, paciente e família deve ter por objetivo ajudar o paciente e seus familiares, de forma estruturada, por meio de interações planejadas e da comunicação terapêutica eficiente. Nesse sentido, quando se direciona o cuidado às necessidades das famílias de pacientes críticos, permite-se que haja uma significativa redução do impacto negativo ou do estresse daquele que acompanha a internação, fortalecendo a capacidade dos indivíduos em interagir positivamente.[14]

A interação entre os elementos família-equipe-paciente é um processo vital e recíproco, capaz de influenciar e afetar o comportamento das pessoas. Portanto, a comunicação efetiva e o relacionamento colaborativo entre profissionais de saúde e a família do paciente são componentes essenciais à qualidade dos cuidados prestados e, consequentemente, à qualidade da assistência hospitalar. Isso é tão ou mais relevante quando se considera que a hospitalização em UTI impõe certo desequilíbrio no sistema familiar, pela vivência de uma crise deflagrada pelo risco da perda de um de seus membros e pelas alterações dos papéis sociais advindas da internação.

SUPORTE EMOCIONAL AO FAMILIAR EM SITUAÇÕES DE FIM DE VIDA

O hospital, enquanto um lugar para morrer, é silencioso. Para os profissionais da saúde, a morte passa a ser controlada, "medicalizada" e monitorizada; para o paciente, o morrer torna-se solitário e, geralmente, traz consigo uma enorme angústia, que acompanha a ideia de mistério embutida na palavra morte.[29]

Ao longo dos últimos anos, muito tem sido debatido a respeito da formação dos profissionais da saúde no que concerne à terminalidade da vida. É verdade que, nesse sentido, o (re)pensar da formação, embora tímido, esteja passando por um momento de preocupação com os aspectos sociais.[30]

Trata-se, sim, de lidar com a morte e o morrer de forma menos velada, desmitificando-se a ideia de que a dor, o sofrimento e a morte do paciente estejam associados ao fracasso da equipe de saúde. A procura é, portanto, por um profissional crítico e reflexivo, capaz de compartilhar suas experiências com o paciente, a família e demais membros da equipe de saúde.[31]

Os profissionais que acompanham pacientes na fase final de vida, particularmente durante a vivência do luto antecipatório de seus familiares, precisam levar em consideração a intensidade do valor afetivo dessa vivência para cada familiar. É imperativo compreender as reações psíquicas e comportamentais que podem acontecer, entendendo que há um tempo interno para aceitação e elaboração da perda, peculiar a cada membro da família.[32] Entender, apoiar e respeitar o tempo dessas famílias é uma forma de cuidar.

Aproximar-se da família, em circunstâncias de morte e morrer, ofertando-lhe apoio, pode contribuir para uma melhor experiência do luto. Nesse contexto, o profissional de saúde deve estimular as competências dos indivíduos, para que o próprio sistema familiar seja capaz de promover sua reestruturação, lançando mão de seus recursos (quando disponíveis) nesse enfrentar do processo de luto;[32] isso começa já na comunicação da morte e/ou de sua possibilidade.

O fato é que todos nós, ao longo da nossa história, vivenciamos ou vivenciaremos a morte de alguém próximo, independentemente da nossa vontade. A consciência de que um dia todos morreremos existe, ainda que esse sentimento não se faça presente em nossas ações diárias, de maneira que evitamos pensar em nosso próprio morrer. Há, então, o paradoxo da morte (in)esperada para si próprio. E se a morte do outro nos abala tanto, é justamente porque nos lembra da consciência da sua inexorabilidade para todos nós. Experimentamos o morrer do outro como se uma parte de nós também morresse.[33]

Percebe-se, cada vez mais, a crescente necessidade de que os profissionais desenvolvam, dentro das UTI, habilidades a fim de que seja possível realizar intervenções de apoio junto aos familiares durante os difíceis momentos de uma internação seguida de morte.[34] Essa necessidade faz com que os profissionais revejam sua postura diante da morte no sentido de reduzir as angústias, a insegurança, as ansiedades, as dúvidas e as tristezas de pacientes e familiares.[35] Nesse espaço, é notório o fato de que as famílias se confrontam com a sensação de impotência que acompanha o adoecimento e a possibilidade – às vezes, certeza – da morte do paciente, vivenciando com ele os diferentes estágios do luto.[36]

Por certo, o enfrentamento da morte é difícil e angustiante, estando na dependência da estrutura pessoal de cada um dos membros da família e da relação estabelecida entre eles. Sentimentos ligados à perda da vida, ao luto antecipatório, à ambivalência, ao medo de ver a pessoa amada sofrendo e à impotência são frequentes quando a família é reduzida à condição de observadora do cuidado. Na contramão disso, entretanto, enfatiza-se que, ao considerar que a morte provoca rupturas profundas entre quem morreu e aqueles que continuam vivos, torna-se essencial e urgente levar a família para o centro de tal experiência.[36]

As famílias, de modo geral, dispõem de forças e recursos para os enfrentamentos requeridos ou para buscá-los em redes sociais de apoio – embora caiba ao profissional de saúde auxiliar a mobilizá-las e a torná-las explícitas ou, ainda, estimular a emergência de novas forças para estar junto e cuidar.[37] Diante disso, é preciso haver um esforço para tornar o acolhimento às famílias em cuidados intensivos uma prática constante e ressignificada em sua essência, que combata a incerteza e a falta de comunicação dos profissionais com familiares, como forma de reduzir a insegurança, a ansiedade e o estresse dessas famílias. Quando os vínculos são priorizados, há uma oferta do suporte necessário para encarar a angústia e o sofrimento que acompanham a hospitalização.

É desafiador para os profissionais assistir seus pacientes no processo de finitude. A evolução para a morte nem sempre é vista de modo natural, e isso pode, eventualmente, causar afastamentos, um evitar do "estar próximo".

Por certo, a dificuldade de relacionamento entre a equipe e a família promove o distanciamento, o que acena para a falta de preparo dos profissionais diante das necessidades da família e da organização do seu trabalho. Para determinados enfermeiros, a dificuldade em atender os familiares está ligada às especificidades da terapia intensiva, às próprias limitações pessoais ou da equipe de saúde e até mesmo à forma como as famílias expressam seus sentimentos.[38]

CONSIDERAÇÕES FINAIS

Este capítulo buscou ressaltar a importância da interação entre familiares, paciente e equipe de saúde, promovendo a proximidade e participação da família no processo de cuidado. Além disso, abordaram-se algumas questões, como as necessidades dos familiares no ambiente de terapia intensiva e a adequação da linguagem e da estrutura dos serviços de saúde.

Procurou-se ressaltar a importância da família no processo da morte e do morrer, bem como sinalizar a necessidade do preparo da equipe profissional para estar próxima do paciente e de sua família em todos os momentos dentro da terapia intensiva, devendo essa atitude ser uma preocupação constante dos profissionais e gestores e fazer parte da cultura institucional.

REFERÊNCIAS BIBLIOGRÁFICAS

1. Othero MB, Carlo MMRP. A família diante do adoecimento e da hospitalização infantil – Desafios para a terapia ocupacional. Prat Hosp 2006;47(8):100-4.
2. Silva RS, Campos ERA, Pereira A. Cuidando do paciente no processo de morte na unidade de terapia intensiva. Rev Enferm USP 2011;45(3):738-44.
3. Menezes RA. Trabalho em CTI: ônus e bônus para profissionais de saúde. In: Teixeira ACB, Dadalto L (coords.). Dos hospitais aos tribunais. Belo Horizonte: Del Rey; 2013.
4. Guanaes A, Souza RP. Introdução: objetivos, conceito, histórico e filosofia. In: Humanização em cuidados intensivos. Rio de Janeiro: Revinter; 2004. p.1-8.
5. Bergbom I, Askwal AL. The nearest and dearest: a lifeline for ICU patients. Intensive Crit Care Nurs 2000; 6(16):384-95.
6. Ramos FJS et al. Políticas de visitação em unidades de terapia intensiva no Brasil: um levantamento multicêntrico. Rev Bras Ter Intens 2014;26:339-46.
7. Soares M. Cuidando da família de pacientes em situação de terminalidade internados na unidade de terapia intensiva. Rev Bras Ter Intens 2007;19(4).
8. Freitas KS, Kimura M, Ferreira KASL. Necessidades de familiares de pacientes em unidades de terapia intensiva: análise comparativa entre hospital público e privado. Rev Latino-Am Enfer 2007;1(15):84-92.
9. Pettengill MAM, Angelo M. Family vulnerability: concept development. Rev Latino-Am Enfer 2005;13(6):982-8.
10. Maestri E et al. Estratégias para o acolhimento dos familiares dos pacientes na unidade de terapia intensiva. Rev Enferm UERJ 2012;20:73-8.
11. Williams SL. Recovering from the psychological impact of intensive care. British Association of Critical Care Nurses, Bangor 2009;14(6):281-9.
12. Puggina ACIA et al. Percepção da comunicação, satisfação e necessidades dos familiares em unidade de terapia intensiva. Escola Anna Nery: Rev Enferm 2014;18(2):277-83.
13. Brasil. Ministério da Saúde Política Nacional de Humanização: A humanização como eixo norteador das práticas de atenção e gestão em todas as instâncias do SUS. Brasília, DF: Ministério da Saúde; 2004.
14. Buckley P, Andrews T. Intensive care nurses' knowledge of critical care family needs. Intensive Crit Care Nurs 2011;27(5):263-72.
15. Oliveira Junior JC de, Souza MKB de. A humanização nos serviços da atenção básica de saúde: concepções de profissionais de saúde. Rev Enferm UFPE 2013;5(7):4370-7.
16. Kesecioglu J. Improving the patient's environment: the ideal intensive care unit. Réanimation 2015;24(2):341-3.

17. Li Y et al. Human-centered environment design in intensive care unit. J Theor Appl Inf Technol, Islamabad 2013;49(1):274-9.
18. Kübler-Ross E. Sobre a morte e o morrer. São Paulo: Martins Fontes; 2008. p.304.
19. Lee LY, Lau YL. Immediate needs of adult family members of adult intensive care patients in Hong Kong. J Clin Nurs 2003;12(4):490-500.
20. Browning G, Warren AN. Unmet needs of family members in the medical intensive care waiting room. Crit Care Nurs Q 2006(1)29:86-95.
21. Khalaila R. Meeting the needs of patients' families in intensive care units. Nurs Stand 2013;37-44.
22. Azoulay E et al. Half the family members of intensive care unit patients do not want to share in the decision-making process: a study in 78 French intensive care units. Crit Care Med 2004;9(32):1832-8.
23. Latour JM, Haines C. Families in the ICU: do we truly consider their needs, experiences and satisfaction? Nurs Crit Care 2007;4(12):173-4.
24. Hinkle JL, Fitzpatrick E. Needs of American relatives of intensive care patients: Perceptions of relatives, physicians and nurses. Intensive Crit Care Nurs 2011;4(27):218-25.
25. Al-Mutair AS et al. Families' needs of critical care Muslim patients in Saudi Arabia: a quantitative study. Nurs Crit Care 2014;4(19):185-95.
26. Anzoletti AB et al. Access to intensive care units: A survey in North-East Italy. Intensive Crit Care Nurs 2008;6(24):366-74.
27. Silva MJP. Comunicação tem remédio: a comunicação nas relações interpessoais em saúde. 8.ed. São Paulo: Loyola; 2012.
28. Siqueira AB et al. Relacionamento enfermeiro, paciente e família: fatores comportamentais associados à qualidade da assistência. Arq Med 2006;31(2):73-7.
29. Menezes RA. Etnografia do ensino médico em um CTI. Interface Comun Saúde Educ 2001;5(9):117-30.
30. Taquemori LY, Sera CTN. Interface intrínseca: equipe multiprofissional. Cuidados paliativos. Publicação do Cremesp: São Paulo; 2008.
31. Monteiro DT et al. Morte: o difícil desfecho a ser comunicado pelos médicos. Estud Pesq Psicol 2015;15(2).
32. Genezini D. Assistência ao luto. In: Carvalho RT, Parsons HA (orgs.) Manual de cuidados paliativos. 2.ed. São Paulo: ANCP. Academia Nacional de Cuidados Paliativos; 2012. p.569-82.
33. Kovácks MJ. Morte, separação, perdas e o processo de luto. In: Morte e desenvolvimento Humano. São Paulo: Casa do Psicólogo; 2010. p.153-69.
34. Robichaux CM, Clark AP. Practice of expert critical care nurses in situations of prognostic conflict at the end of life. Am J Crit Care 2006;15(5):480-9.
35. Tomlinson OS, Peden-McAlpine C, Sherman S. A family systems nursing intervention model for pediatrics health crisis. J Adv Enfermagem 2012;68:705-14.
36. Kovács MJ. Educação para a morte. Psicologia: Ciência e Profissão 2005;25(3):484-97. Disponível em: http://www.scielo.br/readcube/epdf.php?doi=10.1590/S1414-8932005000300012&pid=S1414-98932005000300012&pdf_path=pcp/v25n3/v25n3a12.pdf&lang=pt. Acesso em: 31 mar 2016.
37. Bettinelli LA, Erdmann AL. Internação em unidade de terapia intensiva e a família: perspectivas de cuidado. Av Enferm 2009;27(1):15-21.
38. Frizon G et al. Familiares na sala de espera de uma unidade de terapia intensiva: sentimentos revelados. Rev Gaúcha Enferm 2011;32(1):72-8.

SEÇÃO 2

Segurança e qualidade

Capítulo 12

Estratégias para promover a segurança

Raphael Costa Marinho
Monna Rafaella Mendes Veloso
Renato Douglas e Silva Souza
Stelma Regina Sodré Pontes

INTRODUÇÃO

Hipócrates (460 a 370 a.C.) há tempos previu que o cuidado com o paciente poderia gerar algum dano. Posto isso, o pai da Medicina postulou o *Primum non nocere*, um termo latino da bioética que significa "primeiro, não cause dano", também conhecido como princípio da não maleficência. Outros personagens importantes contribuíram para a melhoria da qualidade em saúde, como, por exemplo, Ignaz Semmelweiss, pioneiro nos estudos de controle de infecção hospitalar, demonstrando a importância da higienização das mãos dos profissionais da saúde, e Florence Nightingale, que fez reflexões memoráveis em suas publicações de 1859, como "pode parecer talvez um estranho princípio enunciar como primeiro dever de um hospital não causar mal ao paciente".[1]

No entanto, o tema segurança do paciente só ganhou relevância após a divulgação do relatório do Institute of Medicine (IOM) "To err is human", em novembro de 1999, baseado na análise de múltiplos estudos realizados por uma variedade de organizações, as quais concluíram que de 44 mil a 98 mil pessoas morrem a cada ano em decorrência de erros evitáveis.[2]

"To err is human" foi a inspiração para o Institute for Healthcare Improvement (IHI) lançar a Campanha Salvando 100.000 vidas, em 2006. A campanha teve como objetivo salvar 100.000 vidas em 18 meses e envolveu pelo menos 2.000 hospitais nos EUA, por meio da realização de seis intervenções baseadas em evidências científicas e focadas em:

- Disponibilização de times de resposta rápida ao primeiro sinal de declínio do paciente.
- Cuidado confiável e baseado em evidências para pacientes com infarto do miocárdio.
- Prevenção de eventos adversos relacionados a drogas.
- Prevenção de infecção relacionada a cateteres centrais.
- Prevenção de infecções de sítio cirúrgico.
- Prevenção de pneumonia associada à ventilação mecânica.

A campanha resultou no envolvimento de mais de 3 mil hospitais. E, ao final, mais de 122 mil vidas foram salvas, mostrando que cuidados simples, como higienização das mãos, cabeceira elevada, tricotomia apropriada (em área restrita, imediatamente antes da cirurgia, sem uso de lâminas), controle glicêmico no pós-operatório de cirurgia cardíaca, apresentam impacto positivo na prevenção da mortalidade hospitalar.[3]

Não se pode organizar os serviços de saúde sem considerar que os profissionais podem errar. Errar é humano. Cabe ao sistema criar mecanismos para evitar que o erro atinja o paciente.[4] Nesse sentido, James Reason[5] desenvolveu um modelo organizacional para explicar a causa dos acidentes em sistemas complexos. Os acidentes organizacionais não ocorrem em razão de um único erro humano, mas sim pela interconexão de diferentes fatores que ocorrem em vários níveis da organização. Contudo, um erro não é individual, mas o resultado de um conjunto de falhas coletivas.

Não se pode mudar a natureza humana, mas sim as condições nas quais os seres humanos trabalham. Logo, os erros devem ser vistos como consequências, e não causas. Houve a necessidade de se criar um modelo de barreiras de proteção para impedir que o erro chegasse ao paciente. Tal modelo foi chamado por Reason de teoria do queijo suíço (Figura 1), na qual cada camada de defesa ou barreira deve estar íntegra, entretanto, via de regra, cada camada se assemelha a uma fatia de queijo suíço, cheia de buracos, que representam possíveis falhas. Como estamos pensando em camadas, se esses buracos estiverem em camada única, serão inofensivos: logo depois de uma camada há camadas de proteção, as chamadas barreiras ou defesas. Porém, quando ocorre um alinhamento desses buracos nas diferentes camadas do sistema de defesas, sem as barreiras, existe a possibilidade de um evento perigoso.[5-8]

Para minimizar os erros nos cuidados com a saúde, é necessário que se adote uma cultura de segurança em todos os níveis de assistência. Para a Agency for Healthcare Researt and Quality (AHRQ), a cultura de segurança conceitua-se como o "produto individual ou coletivo de valores, atitudes, percepções, competências e padrões de comportamentos que determinam o compromisso, o estilo e a competência de uma organização de saúde na

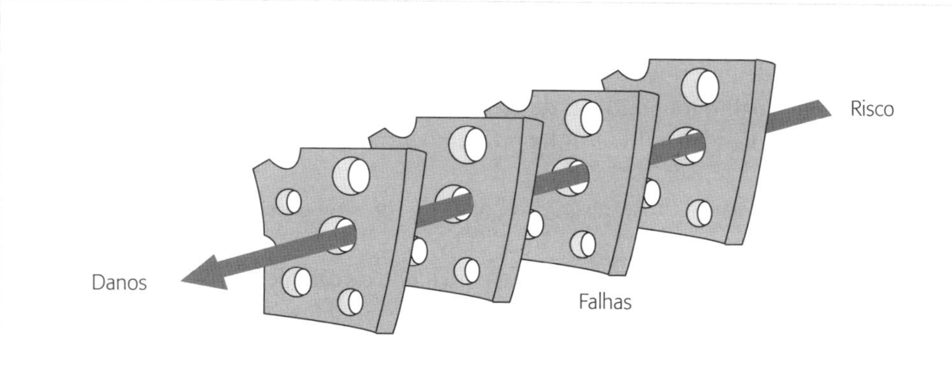

Figura 1 Teoria do "queijo suíço" de Reason.

Fonte: Adaptada de Reason.[6]

promoção de segurança". Ressalta-se também a existência de sete itens importantes, chamados de subculturas, que facilitam o entendimento do processo de implantação de uma cultura de segurança nas instituições e direcionam profissionais para um possível caminho de sua implementação. São eles: liderança, trabalho em equipe, comunicação, aprendizado com os erros, justiça, cuidado centrado no paciente e prática baseada em evidência.[9,10]

No Brasil, a preocupação com a segurança do paciente ganhou força em 2007, com as parcerias da Organização Pan-Americana da Saúde (OPAS) e da Organização Mundial da Saúde (OMS) em função dos "desafios globais para segurança do paciente", que envolveram ações de promoção e prevenção de infecção em serviços de saúde, após a assinatura da declaração de compromisso na luta contra as infecções respiratórias agudas (IRAS), pelo Ministro da Saúde, tendo como tema: "uma assistência limpa é uma assistência mais segura". Logo em seguida, adotou-se a campanha *Cirurgias seguras salvam vidas*, com o objetivo de reduzir a morbidade e mortalidade causadas pelas intervenções cirúrgicas. Em 2013, houve eventos marcantes e determinantes para garantir a segurança do paciente: a Portaria GM/MS n. 529/2013, que instituiu o Programa Nacional de Segurança do Paciente (PNSP), com o objetivo de contribuir para a qualificação do cuidado em saúde em todos os estabelecimentos de saúde do território nacional; a RDC/Anvisa n. 36/2013, que instituiu ações para a segurança do paciente em serviços de saúde, como núcleos de segurança do paciente e a obrigatoriedade da notificação dos eventos adversos e a elaboração do plano de segurança do paciente; a Portaria GM/MS n. 1.377/2013 e a Portaria n. 2.095/2013, que aprovaram os seis protocolos básicos de segurança do paciente. Esses protocolos são: identificação do paciente; cirurgia segura; prevenção de lesão por pressão; prática de higiene das mãos em serviços de saúde; segurança na prescrição, no uso e na administração de medicamentos; prevenção de quedas.[10]

DIMENSIONAMENTO NA SEGURANÇA DO PACIENTE

É importante que se tenha uma quantidade adequada de profissionais de enfermagem capacitados e treinados, principalmente em unidade de terapia intensiva (UTI), onde se requer alta capacidade de decisão, conhecimento científico, tecnológico e habilidades técnicas refinadas para assistir pacientes críticos. Estudos evidenciam uma relação causal entre proporção de enfermeiros e mortalidade de pacientes internados; as mais fortes vieram de um trabalho longitudinal de Needleman et al., que observaram a redução de 2 a 7% da mortalidade quando se tinha proporções maiores de enfermeiros atuando nas unidades.[11]

Dimensionar é prever. A previsão dos colaboradores de enfermagem é estimada com base nas normas técnicas mínimas estabelecidas pela Resolução do Conselho Federal de Enfermagem (Cofen) n. 293/2004, na qual, para efeito de cálculo, devem ser consideradas 17,9 horas de enfermagem por paciente, na assistência intensiva, em 24 horas, acrescido de um índice de segurança técnica (IST) não inferior a 15% e observando-se uma distribuição de 52 a 56% de enfermeiros, sendo os demais técnicos de enfermagem.[12]

A RDC n. 7 da Agência Nacional de Vigilância Sanitária (Anvisa), publicada em fevereiro de 2010, estabelece requisitos mínimos para o funcionamento de UTI, determinando a quantidade mínima de enfermeiros assistenciais como um para cada oito leitos ou fração. No entanto, em 2012, foi publicada a DRC n. 26, que retrocedeu a Resolução RDC n. 7 ao estabelecer como única alteração no documento a quantidade de enfermeiros, no mínimo um enfermeiro assistencial para cada dez leitos ou fração.[13,14]

COMUNICAÇÃO PARA A SEGURANÇA DO PACIENTE

Em 2005, a Joint Commission International traçou seis metas para a segurança do paciente, entre elas melhorar a efetividade da comunicação entre profissionais da assistência, visto que esta é determinante da qualidade e da segurança na prestação de cuidados. Na área da saúde, a comunicação ineficaz está entre as causas-raiz de mais de 70% dos erros na assistência.[15]

Em uma UTI, a passagem de plantão, caso a caso, entre profissionais de enfermagem, é fundamental para a continuidade da assistência, pois é nesse momento que ocorre a transferência das informações, proporcionando foco e direcionamento aos profissionais que iniciarão o turno de trabalho, influenciando diretamente a qualidade e a continuidade dos cuidados prestados, uma vez que podemos prevenir falhas e erros nos cuidados ao paciente.[16] Existe uma tendência de essa passagem de plantão ser feita de forma multiprofissional, proporcionando um encontro entre as várias categorias e objetivando um olhar menos fragmentado ao paciente e tornando as informações de responsabilidade de toda equipe. A OMS indica como principais informações a serem repassadas as relacionadas à condição atual do paciente, ao tratamento e às alterações/complicações que ocorreram e possam ocorrer durante o turno de trabalho.[16,17]

Os registros em prontuários são outra forma de se comunicar. Portanto, é indispensável que os profissionais de enfermagem registrem no prontuário do paciente as informações inerentes e indispensáveis ao processo de cuidar. Deverá ser registrado todo histórico do paciente, considerando-se desde a história patológica pregressa até os resultados esperados, as evoluções e as prescrições de enfermagem, sendo todo o registro precedido de data e hora.[18]

IDENTIFICAÇÃO DO PACIENTE

A identificação do paciente ainda na admissão na unidade de saúde tem importância fundamental em sua segurança, podendo evitar danos durante a prestação de cuidados, a administração de medicamentos e de hemoderivados e a realização de procedimentos. Recomenda-se como medida de segurança o uso de sistemas automatizados, como código de barras, identificação por radiofrequência e biometria, pois reduzem consideravelmente a ocorrência de erros.[19] No entanto, o uso dessas tecnologias ainda não é acessível em muitas unidades de saúde no país, principalmente nos serviços públicos.

Merece destaque a ideia de que pulseiras com identificação dupla, contendo pelo menos dois identificadores – nome completo do paciente; nome completo da mãe do paciente; data de nascimento do paciente e número de prontuário –, devem ser checadas antes de qualquer cuidado que inclua: administração de medicamentos; administração de hemocomponentes e hemoderivados; coleta de material para exame; entrega da dieta e realização de procedimentos invasivos.

Na unidade de cuidados intensivos, o fato de haver pacientes graves, intubados ou com outras complicações que comprometam seu nível de consciência, somado com a ausência de um acompanhante, pode ser considerado um fator agravante no risco de erros na assistência. Recomenda-se que além das pulseiras sejam também identificados os leitos, as prescrições e os medicamentos. No entanto, estes não podem ser usados como um identificador, em função do risco de trocas no decorrer da estada do paciente no serviço, ainda mais em serviços de alta rotatividade.[20,21]

ERRO DE MEDICAÇÃO

Ao se falar em cuidado de enfermagem, observa-se que o preparo e a administração de medicamentos, seja por qualquer tipo de via, são dados como uma atividade central da equipe de enfermagem no Brasil.[22] Isso chama atenção, pois o preparo e a administração são o último momento para se evitar um erro, podendo-se estar sujeito ao erro em outras etapas, como a prescrição e a distribuição. Pacientes de UTI frequentemente recebem medicamentos por mais de uma via de administração, estando frequentemente expostos a erros.

Segundo a National Coordinating Council for Medication Error Reporting and Prevention (NCCMERP), o conceito de erro de medicação é definido como: "qualquer evento evitável, que pode causar ou levar ao uso inadequado do medicamento ou causar dano ao paciente, enquanto o medicamento está no controle do profissional de saúde, do paciente ou do consumidor."[23]

O NCCMERP também traz a distinção entre eventos adversos a medicamento (EAM) e reações adversas a medicamentos (RAM). Os termos EAM e RAM são utilizados quando os danos ao paciente tiverem ocorrido como resultado da administração de um fármaco. Dessa forma, EAM foi definido como dano que resulta a partir de uma dose de medicamento que é normalmente utilizado. A RAM foi definida como danos associados com qualquer dose de um fármaco, sendo a dose normalmente utilizada ou não. A RAM, por conseguinte, é um subtipo de um EAM (isto é, todas as RAM são EAM, mas o contrário não ocorre). Por definição, um erro de medicação pode ser um EAM (Figura 2).[23]

Os principais erros de medicação encontrados na literatura são: erros de omissão; erros na administração de um medicamento não autorizado; erros de dose extra; erros referentes à via; erros de dosagem; erros em razão de horário incorreto; erros decorrentes do preparo incorreto do medicamento; erros decorrentes da utilização de técnicas incorretas na administração; erros com medicamentos deteriorados.[24]

Nos EUA, cada paciente internado em hospital do país está sujeito a um erro de medicação por dia. No Brasil, há uma relativa carência de dados quanto aos erros de medicação. Os dados de um estudo realizado em uma UTI de São Paulo mostraram os erros de medicação mais frequentes.[25] A Figura 3 mostra a distribuição desses erros.

Observa-se que todos os erros encontrados estão relacionados à falha humana, e que esta pode ser reflexo de um recurso humano desqualificado ou ainda de recurso humano

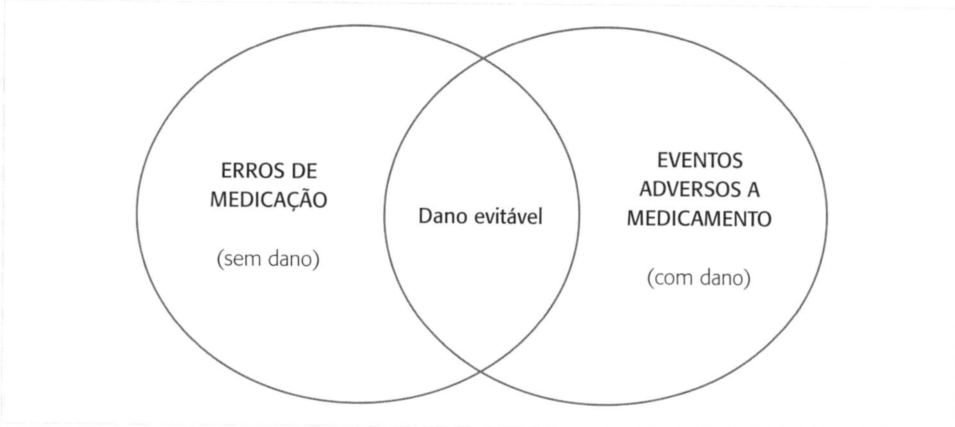

Figura 2 Relação entre erros de medicação e eventos adversos a medicamentos.[24]

Fonte: Adaptada de NCCMERP.[24]

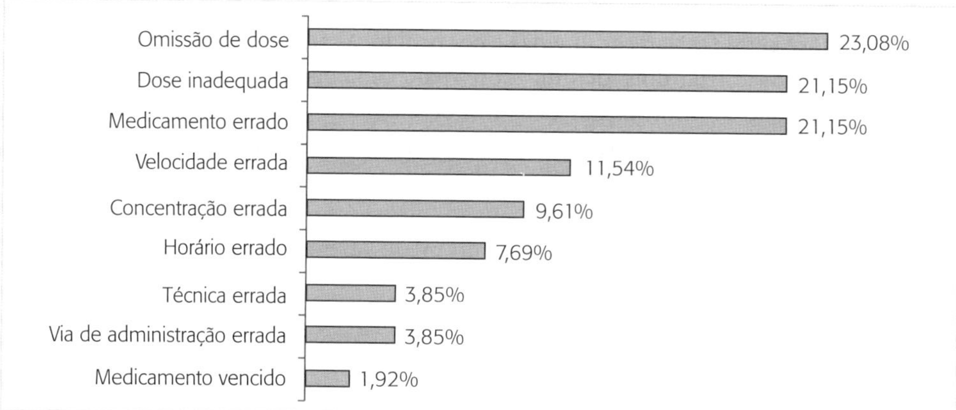

Figura 3 Distribuição em porcentagem dos erros de medicação segundo o tipo de evento (São Paulo, 2004).

Fonte: Adaptada de Toffoletto e Padilha.[25]

em quantidade insuficiente para o desempenho da atividade do cuidar. Não se pode esquecer que os erros de medicação estão também atrelados a outros fatores como erro de prescrição, acondicionamento, distribuição, entre outros.

Em conformidade com o entendimento de que os erros de medicação estão associados em sua grande parte à falha humana, seja no ambiente de UTI ou não, entende-se que a melhor forma de combatê-los é por meio da adoção de estratégias de prevenção que devem se fundamentar em medidas que visem assegurar o uso da terapia medicamentosa com maior segurança, sempre lembrando o quanto é fundamental a prática de notificação de qualquer tipo de EAM.[26]

Algumas dessas estratégias podem ser implantadas imediatamente, sendo elas:[27]

- Reconhecer por parte de todos os sujeitos envolvidos direta ou indiretamente no sistema de medicação a existência de erro.
- Sensibilizar os profissionais da saúde da necessidade e da oportunidade de relatar os erros.
- Criar postura e filosofia institucional de não punibilidade.
- Utilizar sistemas de identificação do paciente e do leito.
- Padronizar as prescrições de medicamentos.
- Medicamentos prescritos "se necessário" devem ter clara indicação, por exemplo: se houver dor, se houver febre, se houver hiperglicemia, entre outros.
- Implementar dupla checagem do cálculo de medicamentos.
- Incluir o farmacêutico clínico na equipe multidisciplinar para verificar a adequação da prescrição e a dose do medicamento; esse profissional deve estar disponível para o esclarecimento de dúvidas nas outras etapas do sistema de medicação.
- Não interpretar letras incompreensíveis; esclarecer com quem prescreveu.
- Nunca realizar prescrição quando houver dúvida.
- Implementar a prática de verificação dos dados certos da terapia medicamentosa: medicamento certo (confirmar o medicamento com a prescrição e conferir três vezes o rótulo), dose certa (esclarecer dúvidas e confirmar cálculos), via certa, horário certo, paciente certo (utilizar dois identificadores para cada paciente), anotação certa. Certificar-se de que as informações estejam documentadas corretamente. Informações incompletas devem ser esclarecidas antes da administração do medicamento.
- Seguir cuidadosamente os protocolos institucionais de administração de medicamentos.
- Registrar corretamente a administração do medicamento, conforme regras da instituição e imediatamente após sua execução.
- Realizar prescrição de enfermagem para o preparo e a administração da terapia medicamentosa.
- Adequar, sempre que possível, os horários de administração dos medicamentos e a rotina de uso já estabelecida pelo paciente.

Compreende-se que para a prevenção dos erros de medicação, é necessária a criação de uma cultura profissional que coloque a efetivação das estratégias de prevenção dos erros como prioridade na atuação cotidiana de todos os profissionais.

TRANSFUSÃO DE HEMOCOMPONENTES

Os pacientes críticos necessitam terapeuticamente de transfusão de hemocomponentes e seus hemoderivados. Vários estudos multicêntricos relataram que aproximadamente um terço deles recebeu uma transfusão de sangue durante sua permanência na UTI.[28]

Todos os pacientes que necessitam de transfusão devem ter acesso seguro e confiável aos produtos derivados do sangue. Os dados sobre o uso de derivados do sangue são limitados, mas estudos sugerem que eles muitas vezes são os mais prescritos tanto em países desenvolvidos quanto em países em desenvolvimento. Para minimizar o risco de eventos adversos, incluindo-se erros, reações transfusionais e transmissão de infecções, a OMS recomenda que se reduza o número de transfusões desnecessárias e inseguras.[29]

As complicações relacionadas à transfusão podem ocorrer e algumas delas podem provocar sérios prejuízos aos pacientes, inclusive danos fatais. Entre essas complicações podem ser citadas as chamadas reações transfusionais hemolíticas agudas, as anafiláticas, as febris não hemolíticas, as pulmonares, o desequilíbrio eletrolítico, as sepses bacterianas, a hipotermia, a doença do enxerto *versus* hospedeiro, a aloimunização, a sobrecarga de volume, a sobrecarga de ferro e a imunossupressão.[30]

Vários fatores podem contribuir para o aumento das chances de o paciente experimentar uma complicação relacionada à transfusão, como o tipo de componente que está sendo transfundido, as características do paciente e suas condições clínicas, o uso de equipamentos inadequados, as soluções endovenosas incompatíveis, os procedimentos inadequados e erros e/ou omissões por parte da equipe que presta cuidados aos pacientes. Embora algumas reações sejam inevitáveis, a maioria das reações transfusionais é atribuída a erro humano.[31]

Os erros humanos podem incluir: possibilidade de erros nos bancos de sangue e laboratórios, falhas no momento da instalação dos hemocomponentes e por checagem equivocada dos dados de identificação e registros no prontuário (Figura 4). Esse último é atribuído principalmente à equipe de enfermagem, responsável pela instalação e pelo monitoramento da transfusão sanguínea.

Os profissionais de enfermagem exercem um papel fundamental na segurança transfusional; eles não apenas administram as transfusões, mas também devem conhecer suas indicações, providenciar a checagem de dados importantes na prevenção de erros, orientar os pacientes sobre a transfusão, detectar, comunicar e atuar no atendimento das rea-

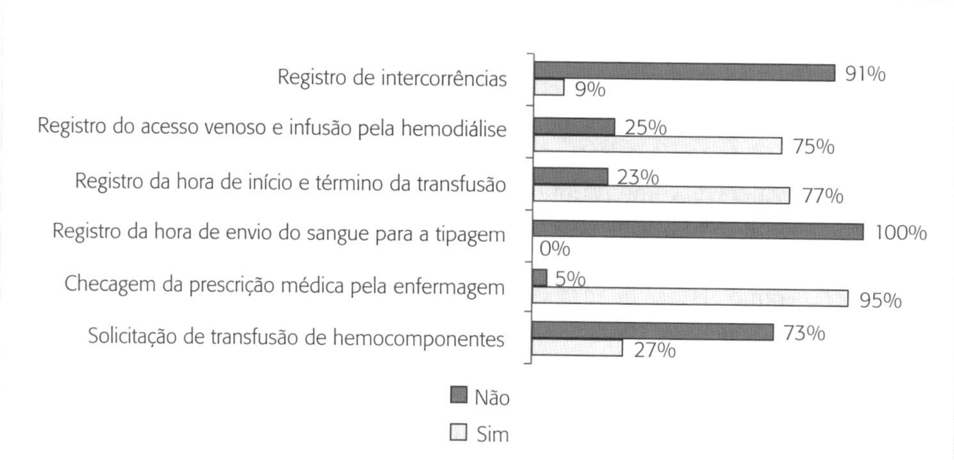

Figura 4 Registros das equipes médica e de enfermagem no processo de transfusão de hemocomponentes em uma UTI de um hospital universitário do estado do Rio de Janeiro.

Fonte: Mendes e Souza.[51]

ções transfusionais e documentar todo o processo. A atuação desses profissionais pode minimizar significativamente os riscos do paciente que recebe transfusão e evitar danos se o gerenciamento do processo ocorrer com a eficácia necessária.

Por essa ótica, alguns centros de tratamento intensivo têm investido tempo para a construção de um instrumento de boas práticas que se refere a uma variedade de fenômenos. Esse instrumento validado inclui as práticas documentadas a partir de banco de dados, manuais ou diretrizes para melhoria e segurança. Como exemplo de aplicação de boas práticas, pode-se citar a UTI adulta de um hospital público de Santa Catarina, que atende exclusivamente pelo Sistema Único de Saúde (SUS) e elaborou um instrumento para dar segurança ao profissional, bem como ao paciente, com base nas intervenções de enfermagem que diz respeito aos cuidados na administração de hemocomponentes, à determinação da velocidade de infusão, ao cuidado no término da infusão e às condutas diante das reações transfusionais.[32]

Para garantir um processo apropriado e correto de transfusão clínica e garantia da segurança do paciente, a OMS elaborou condições necessárias em meio hospitalar para transfusões clínicas seguras. Algumas dessas condições estão relatadas na Tabela 1, a seguir. Merece destaque o fato de que essas condições vão além do ato de instalar o hemocomponente.

Portanto, todos os profissionais que atuam na assistência direta ao paciente devem, durante a transfusão, ficar alertas para os sinais e sintomas de uma reação, como febre ou calafrios, dor nos flancos, alterações de sinais vitais, náuseas, dor de cabeça, urticária, dispneia e broncoespasmo. A equipe de enfermagem deve obter os sinais vitais do paciente antes, durante e após a transfusão.[29]

PREVENÇÃO DE QUEDA

A queda de paciente internado é o deslocamento não planejado do corpo em direção ao chão, sem correção em tempo hábil, podendo ou não ser seguido por lesão/dano ao paciente, além de ser um sério problema de segurança e qualidade de assistência ao paciente.[33,34] Nos EUA, as estatísticas indicam que 1,9 a 3% dos pacientes de UTI sofreram quedas. Estima-se que 30 a 50% deles sofreram danos e 6 a 44% desses pacientes sofreram danos de natureza grave, como fraturas, hematomas subdurais e sangramentos, que poderiam levar ao óbito. No Brasil existe a carência de dados concretos acerca de estatísticas de queda.

De acordo com o IHI, as quedas são as principais causas de morte em pessoas com 65 anos ou mais de idade e 10% das quedas fatais de idosos ocorrem nos hospitais.[35] A queda pode gerar impacto negativo sobre a mobilidade dos pacientes, além de ansiedade, depressão e medo de cair novamnte, o que acaba por aumentar o risco de nova queda.[34]

As lesões causadas por quedas têm um custo elevado não somente para o paciente, mas também para os hospitais. Calcula-se que a permanência desses pacientes eleva em 60% os encargos totais, quando comparados com outros pacientes hospitalizados. O custo estimado de uma UTI para tratar os 30% de quedas que resultam em ferimentos graves pode chegar a US$ 54,9 bilhões em 2020.[35]

Tabela 1 Diretrizes e protocolos sobre transfusão

Transfusão em meio clínico	Banco de sangue/laboratório de transfusões hospitalar	Monitorização e avaliação
▪ Avaliar sistematicamente a necessidade médica de transfusão de sangue ▪ Evitar transfusões desnecessárias, utilizando sempre que possível fluidos de substituição, produtos farmacêuticos e meios médicos ▪ Utilizar os produtos sanguíneos de maneira racional, segundo as necessidades médicas dos pacientes ▪ Verificar a identidade do paciente na altura da coleta da amostra e antes da transfusão de sangue ▪ Coletar e etiquetar com precisão as amostras de sangue ▪ Enviar as amostras sanguíneas para o banco com os formulários de pedidos de exame devidamente preenchidos ▪ Recepcionar, armazenar e manejar corretamente as unidades de sangue na área clínica ▪ Verificar a integridade das unidades de sangue antes da transfusão ▪ Identificar pela última vez o paciente junto do seu leito, os documentos e cada unidade de sangue antes de iniciar a transfusão ▪ Administrar com atenção os produtos sanguíneos, assegurando-se do uso correto de aquecedores e filtros de sangue ▪ Registrar a transfusão nas anotações do paciente, incluindo a identidade do médico que prescreveu e do profissional que administrou a transfusão ▪ Monitorizar cuidadosamente os pacientes antes, durante e depois da transfusão e realizar acompanhamento ▪ Tratar rapidamente e notificar casos de transfusão adversos	▪ Garantir a gestão eficiente das reservas de sangue para assegurar disponibilidade de sangue compatível e reduzir perdas ▪ Realizar a armazenagem correta de produtos sanguíneos para manter sua eficácia e segurança ▪ Realizar procedimentos corretos de determinação da compatibilidade antes da transfusão sobre amostras coletadas recentemente ▪ Realizar a etiquetagem precisa de unidades de sangue com detalhes sobre os pacientes e indicações para utilização médica ▪ Manter a cadeia do frio eficaz para armazenagem e transporte corretos de produtos de sangue em condições apropriadas ▪ Promover a conservação e armazenagem de amostras de sangue de pacientes ▪ Promover a investigação, a notificação e o registro de reações a transfusão, incluindo: – Retiro da área médica das unidades de sangue implicadas e documentos relacionados – Obtenção de amostras apropriadas de sangue e urina do paciente	▪ Estabelecer um sistema de hemovigilância para a monitorização, a notificação e a investigação de casos de transfusão adversos ocorridos no hospital; se possível, isso deve estar ligado a sistemas de hemovigilância regionais e nacionais ▪ Elaborar e monitorizar indicadores, como o número de reações a transfusão e proporção de sangue com data expirada e avaliar tendências em qualidade e segurança do processo de transfusão médica ▪ Analisar dados de hemovigilância para que, quando necessário, sejam tomadas medidas de correção e prevenção ▪ Analisar as práticas de utilização de sangue e transfusão, incluindo-se controles clínicos

Fonte: OMS – Organização Mundial da Saúde (2010).

Ao analisar os fatores que estão relacionados com a queda em UTI pode-se destacar: a qualidade e a quantidade de recursos humanos; a avaliação inadequada na admissão; as falhas de comunicação; a falta de adesão aos protocolos e às práticas de segurança; recursos materiais e de equipamentos; além do ambiente físico e fatores que contribuem em maior ou menor grau para o atendimento do paciente com segurança.

Para a prevenção de quedas, o Ministério da Saúde criou a Portaria n. 2.095, de 24 de setembro de 2013, que aprova os protocolos básicos de segurança do paciente, entre eles o Protocolo de Prevenção de Quedas, que é baseado nas necessidades de intervenções com multicomponentes, como:[36]

- Avaliação do risco de queda.
- Identificação do paciente de risco com sinalização à beira do leito ou pulseira.
- Agendamento dos cuidados de higiene pessoal.
- Revisão periódica da medicação.
- Atenção aos calçados utilizados pelos pacientes.
- Educação dos pacientes e dos profissionais.
- Revisão da ocorrência de queda para identificação de suas possíveis causas.

O protocolo de prevenção de quedas (Figura 5) aponta a necessidade de uma avaliação apurada no momento da admissão do paciente, para que dessa forma seja possível identificar fatores que possam contribuir para o agravamento do dano em caso de queda, especialmente risco aumentado de fratura (osteoporose) e sangramento (discrasias sanguíneas).[36]

A avaliação do risco de queda apontada pelo protocolo do Ministério da Saúde leva em consideração fatores demográficos, psicocognitivos, condições de saúde, presença de doenças crônicas, funcionalidades, comportamento sensorial, equilíbrio corporal, uso de medicamentos, obesidade grave e história prévia de queda.[36]

Estudos recentes foram realizados para promover a adaptação transcultural e o uso da escala do Johns Hopkins Fall Risk Assessment Tool (JH-Frat) no Brasil. Focada na avaliação do risco de quedas e de danos por quedas em pacientes adultos hospitalizados, essa escala é centrada no paciente quanto à assistência para prevenção de danos relacionados a quedas e não requer um aumento significativo do trabalho da enfermagem em sua utilização na prática assistencial (Figura 6).

É importante relatar que, embora o enfermeiro intensivista não possua uma escala para direcionar a avaliação de risco de queda do paciente, ele é detentor de conhecimento suficiente para elaboração do diagnóstico de enfermagem, atividade que faz parte do processo de enfermagem e o impulsiona a planejar e implementar a assistência ao paciente com risco de queda.

CONTROLE DE INFECÇÃO

As infecções nosocomiais são importantes causas de morbidade e mortalidade, principalmente em pacientes internados em UTI. As mais frequentes são as infecções do trato urinário (ITU), a pneumonia nosocomial e as infecções relacionadas a cateteres venosos centrais.[37]

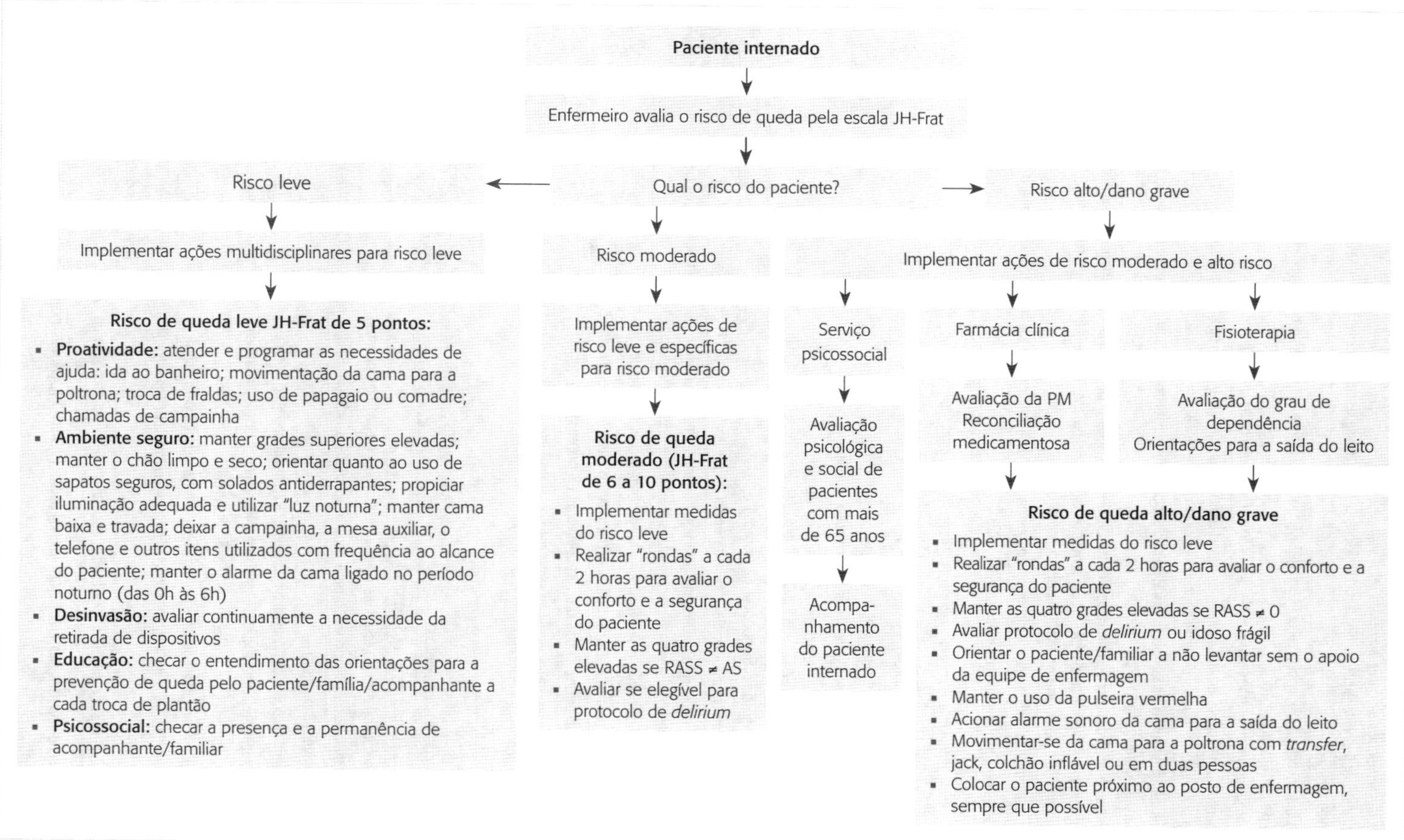

Figura 5 Plano de cuidados ou protocolo assistencial de prevenção de quedas para pacientes internados. JH-Frat: John Hopkins Fall Risk Assesment Tool.

Fonte: Adaptada de Fiocruz.[52]

Selecione uma das situações a seguir, se aplicável. Caso alguma das situações esteja presente, desconsidere o restante da escala e considere a categoria do risco (baixo ou alto) correspondente.		
( )	Paralisia completa ou imobilização completa (condição clínica de paralisia ou imobilidade completas, exceto por uso de contenção/restrição). Implemente intervenções básicas de segurança (baixo risco de queda).	
( )	Paciente com história de duas ou mais quedas nos seis meses anteriores à admissão. Implemente intervenções para alto risco de queda durante todo o período de internação.	
( )	Paciente apresentou uma queda durante o período da internação atual. Implemente intervenções para alto risco de queda durante todo o período de internação.	
( )	Paciente é considerado de alto risco de queda de acordo com protocolos específicos (p. ex., risco de sangramento, fragilidade óssea, procedimentos cirúrgicos há menos de 48 horas). Implemente intervenções para alto risco de queda de acordo com o protocolo.	
Complete a sequência e calcule o escore do risco de queda. Se nenhuma opção for marcada, o escore da categoria é 0.		
Pontos	Idade (selecione apenas uma opção)	
( )	60-69 anos (1 ponto)	
( )	70-79 anos (2 pontos)	
( )	80 anos ou mais (3 pontos)	
Histórico de queda (selecione apenas a opção a seguir se aplicável)		
( )	Uma queda nos 6 meses anteriores à admissão (5 pontos)	
Eliminações: intestinais e urinárias (selecione apenas uma opção)		
( )	Incontinência (2 pontos)	
( )	Urgência ou aumento da frequência (2 pontos)	
( )	Urgência/aumento da frequência e incontinência (4 pontos)	
Uso de medicamentos que causam alto risco de quedas: opioides, anticonvulsivantes, anti-hipertensivos, diuréticos, hipnóticos, laxantes, sedativos e psicotrópicos (selecione apenas uma opção)		
( )	Uso de um medicamento que promova alto risco de queda (3 pontos)	
( )	Uso de dois ou mais medicamentos que promovam alto risco de queda (5 pontos)	
( )	Procedimento sob sedação nas últimas 24 horas (7 pontos)	
Equipamentos assistenciais: qualquer equipamento que comprometa a mobilidade do paciente (p. ex., sondas, drenos, cateteres, compressores pneumáticos e outros) (selecione apenas uma opção)		
( )	Um equipamento (1 ponto)	
( )	Dois equipamentos (2 pontos)	
( )	Três ou mais equipamentos (3 pontos)	
Mobilidade (múltipla seleção; escolha todas as opções aplicáveis e some os pontos)		
( )	Necessita de auxílio ou supervisão para mobilização, transferência ou deambulação (2 pontos)	
( )	Marcha instável (2 pontos)	
( )	Comprometimento visual ou auditivo que afeta a mobilidade (2 pontos)	
Cognição (múltipla seleção; escolha todas as opções aplicáveis e some os pontos)		
( )	Percepções alteradas do ambiente físico desconhecido (1 ponto)	
( )	Impulsividade (comportamento imprevisível ou arriscado (2 pontos)	
( )	Falta de entendimento de sua limitações físicas e cognitivas (4 pontos)	
	Somatória dos pontos	
*Baixo risco: escore de 0-5 pontos. Risco moderado: escore de 6-13 pontos. Alto risco: escore de mais de 13 pontos.		

Figura 6 Escala de avaliação do risco de queda (John Hopkins Fall Risk Assesment).

Fonte: Adaptada de Fiocruz.[52]

Entre as estratégias para o controle de infecção, a higienização das mãos é uma das práticas de maior relevância no cuidado à saúde dos pacientes. Estudos divulgados em todo o mundo têm mostrado a associação das infecções adquiridas no ambiente hospitalar à prática de higienização inadequada das mãos.[19]

Portanto, a OMS e a Anvisa recomendam como medida prioritária no controle de infecções relacionadas à assistência à saúde a higienização das mãos, que abrange a higienização simples, a higienização antisséptica, a fricção antisséptica e a antissepsia cirúrgica das mãos (Quadro 1).[38,39]

Os profissionais de saúde raramente associam as infecções adquiridas pelos pacientes nos hospitais à inadequada higienização das mãos da equipe. Entre os fatores que contribuem para a prática não efetiva da higienização das mãos estão a falta de acesso a materiais e equipamentos, tempo insuficiente, irritação da pele, falta de conhecimento sobre o problema, entre outras.[19]

Merece destaque o fato de que a UTI propicia maior risco de ocorrência de infecções relacionadas à assistência à saúde (IRAS) em razão da necessidade de submeter os pa-

Quadro 1 Tipos e indicações de higienização das mãos

Higienização simples
Uso de água e sabonete Indicações: quando as mãos estiverem visivelmente sujas ou contaminadas com sangue ou outros fluidos corporais; ao iniciar e terminar o turno de trabalho; antes e depois de ir ao banheiro; antes e depois das refeições; antes do preparo de alimentos; antes do preparo e da manipulação de medicamentos; antes e depois do atendimento de paciente colonizado e infectado por C. *difficile*; após várias aplicações consecutivas de produto alcoólico; nas situações indicadas para o uso de preparações alcoólicas
Higienização antisséptica
Uso de antisséptico degermante Indicações: nos casos de precaução de contatos recomendados para pacientes portadores de microrganismos multirresistentes; no caso de surtos
Fricção antisséptica
Uso de preparação alcoólica Indicações: antes de contato com o paciente; após contato com o paciente; antes de realizar procedimentos assistenciais e manipular dispositivos invasivos; antes de calçar luvas para inserção de dispositivos invasivos que não requeiram preparo cirúrgico; após risco de exposição a fluidos corporais; ao mudar de um sítio corporal contaminado para outro, limpo, durante o cuidado ao paciente; após contato com objetos inanimados e superfícies imediatamente próximas ao paciente; antes e depois da remoção de luvas
Antissepsia cirúrgica das mãos
Uso de detergentes com antissépticos Indicações: no pré-operatório, antes de qualquer procedimento cirúrgico (indicado para toda a equipe cirúrgica); antes da realização de procedimentos invasivos (inserção de cateter intravascular central), punções, drenagens de cavidades, instalações de diálises, pequenas suturas, endoscopias e outros

Fonte: Adaptado de Anvisa.[53]

cientes a mais procedimentos invasivos, ao uso de drogas imunossupressoras, ao uso de múltiplos antimicrobianos e ao prolongado tempo de permanência hospitalar, além da associação a múltiplas doenças de base. Por tudo isso, a higienização das mãos deve ser adotada como medida de controle das infecções. Deve-se também identificar pacientes colonizados e utilizar precauções de contato, com o objetivo de prevenir a disseminação de microrganismos.[40]

SEGURANÇA NO USO DE CATETERES E SONDAS

Outras medidas importantes no controle das infecções hospitalares são o cuidado e o manuseio adequado de cateteres e sondas utilizados para o tratamento dos pacientes. Além disso, estas são as recomendações e práticas do Instituto para Práticas Seguras no Uso de Medicamentos (ISMP)[55] para a prevenção de erros de conexão de sondas e cateteres:

- Desenvolver políticas e procedimentos para alimentação por via oral ou enteral que identifiquem, gerenciem e previnam os riscos de administração por via errada.
- Revisar, atualizar e auditar procedimentos e protocolos clínicos, incluindo o uso de dispositivos com conexões mais seguras.
- Realizar a higienização das mãos antes de manipular os sistemas de infusão.
- Utilizar sondas gastroenterais, seringas e cateteres vasculares desenvolvidos para prevenir conexões incorretas.
- Não utilizar sistemas de alimentação gastroenterais que contenham conexões que se encaixam em vias parenterais.
- Não utilizar equipamento de extensão intravenosa, torneiras de três vias, adaptadores e extensores de seringa em sistemas de administração por via enteral.
- Assegurar boas condições de iluminação no ambiente antes de conectar ou reconectar tubos ou dispositivos.
- Verificar todos os dispositivos desde sua inserção no corpo do paciente até a conexão final, antes de realizar as reconexões, desconexões ou administração de medicamentos e soluções.
- Posicionar os sistemas de infusão em diferentes sentidos, como, por exemplo, os de infusão intravenosa posicionados na porção superior do leito e os de infusão de dietas enterais em direção à porção inferior do leito.
- Identificar diferentes sistemas de infusão com cores diferentes.
- Rotular os sistemas de alimentação entérica de modo a indicar a via de administração.
- Assegurar a identificação correta de seringas, utilizando etiquetas com o nome da medicação e a via de administração.
- Disponibilizar seringas específicas para diferentes tipos de vias de administração, assegurando que seringas que administram medicamentos orais líquidos ou sólidos solubilizados sejam incompatíveis com cateteres intravenosos.
- Nunca utilizar seringas de uso intravenoso para administrar medicamentos orais ou alimentações gastroenterais.

- Orientar pacientes e familiares sobre o procedimento de administração da dieta e o risco no processo e incentivar sua participação na confirmação da via, dos medicamentos e soluções durante a administração.
- Orientar pacientes e familiares a não manusear os dispositivos, não realizar conexões ou desconexões e sempre solicitar a presença de um profissional de saúde para verificar qualquer situação.
- Notificar os eventos adversos decorrentes de erros de conexão, fortalecendo uma cultura de segurança na organização.
- Compartilhar experiências de erros, ou quase erros, de forma a permitir o treinamento de outros profissionais e a redução de sua ocorrência.
- Incorporar programas de treinamento e promover a capacitação contínua dos funcionários sobre o uso correto de sondas, cateteres e seringas, incluindo os temporários.
- Desenvolver e acompanhar indicadores para o processo de administração de soluções e dietas por sondas enterais.
- Desenvolver métodos de avaliação de risco com análise de modo e efeito de falha (FMEA) e análise de causa-raiz.

A administração de fármacos e soluções por cateteres, sondas e seringas é prática comum no ambiente hospitalar. Erros na conexão desses dispositivos terapêuticos podem levar à infusão de soluções em via errada, resultando em eventos adversos graves que podem ser letais quando substâncias não parenterais são infundidas na rede vascular do paciente, por meio de cateteres centrais ou periféricos. Portanto, a capacitação, a orientação e o acompanhamento contínuo com relação aos riscos à segurança do paciente provocados por conexões erradas devem ser destinados a todos os profissionais de saúde.[41]

PREVENÇÃO DE LESÕES POR PRESSÃO

As úlceras por pressão (UP), que recentemente tiveram a nomenclatura modificada para lesões por pressão (LP), são um dos principais eventos adversos encontrados em serviços e instituições de atenção à saúde. Para os pacientes, trazem dor e sofrimento, podendo contribuir, em associação com outras causas, para o óbito, além de elevar os custos hospitalares.[19]

A lesão por pressão é um dano localizado na pele e/ou tecidos moles subjacentes, geralmente sobre uma proeminência óssea ou relacionada ao uso de dispositivo médico ou outro artefato. A lesão pode se apresentar em pele íntegra ou como úlcera aberta e pode ser dolorosa. Ocorre como resultado da pressão intensa e/ou prolongada em combinação com o cisalhamento.[42]

As causas da LP costumam ser multifatoriais, necessitando, portanto, de condutas de prevenção multiprofissionais. Entre os fatores de risco para o desenvolvimento de lesão por pressão destacam-se: grau de mobilidade alterado; incontinência urinária e/ou fecal; alterações da sensibilidade cutânea; alterações do estado de consciência, presença de doença vascular; estado nutricional alterado.[19,41]

A European Pressure Ulcer Advisory Panel (EPUAP) e a American National Pressure Ulcer Advisory Panel (NPUAP), conforme a nova nomenclatura, classificam as lesões por pressão em quatro estágios (Figura 7).[42]

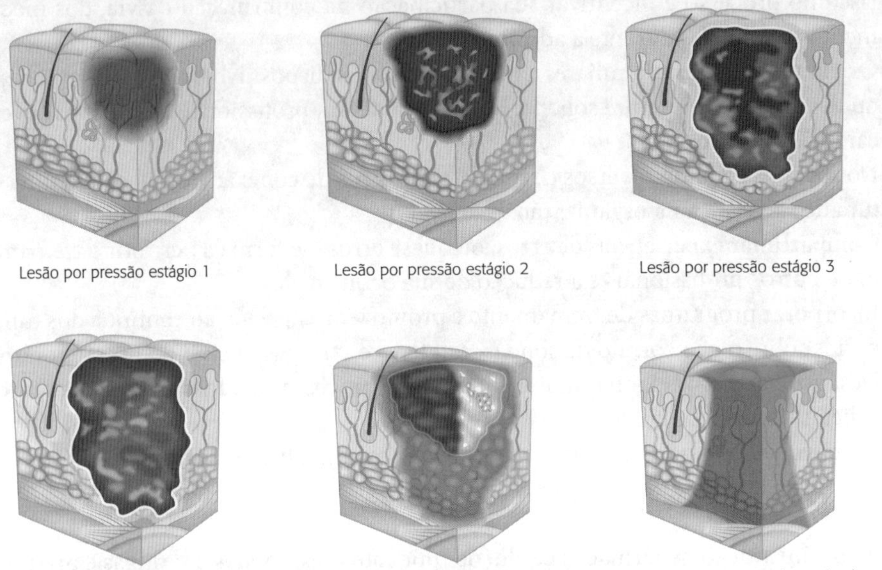

Figura 7 Classificação das lesões por pressão.

Fonte: Adaptada de NPUAP.[42]

Além dos estágios, há a lesão por pressão não classificável, que se caracteriza por perda da pele em sua espessura total e perda tissular não visível (quando a presença de esfacelo ou escara prejudica a identificação da extensão da perda tissular), e a lesão por pressão tissular profunda, que tem como característica uma coloração vermelho-escura, marrom ou púrpura, persistente e que não embranquece (a pele pode estar intacta ou não, com área localizada e persistente de coloração vermelho-escura, marrom ou púrpura que não embranquece ou separação epidérmica que mostra lesão com leito escurecido ou bolha com exsudato sanguinolento).[43]

A prevenção da LP associada ao cuidado em saúde é uma das metas de segurança do paciente estabelecidas pela Joint Commission (JC). Portanto, a avaliação periódica dos riscos que cada paciente apresenta para a ocorrência de LP orienta os profissionais a desenvolver estratégias para sua prevenção.[19,41]

Diante disso, algumas recomendações preconizadas pela EPUAP e pela NPUAP para a prevenção da ocorrência de LP nos pacientes são:[19]

- Implementar e monitorar um protocolo institucional de avaliação de risco, prevenção e tratamento de LP.
- Promover educação permanente para as equipes multiprofissionais, com vistas à avaliação do risco e à prevenção de LP.

- Utilizar uma escala de avaliação para identificar pacientes com risco para o desenvolvimento de LP. A escala mais utilizada é a de Braden, validada para a língua portuguesa para adultos e a escala de Braden Q para aplicação em crianças.
- Proteger a pele do paciente do excesso de umidade, do ressecamento, da fricção, do cisalhamento e da pressão exercida por dispositivos (cateteres, sondas, drenos etc.).
- Hidratar a pele seca, a fim de reduzir o risco de dano.
- Não massagear ou esfregar vigorosamente a pele nos locais hiperemiados.
- Utilizar colchão com espuma adequada, que redistribua o peso corporal e reduza a pressão nos pacientes acamados no lugar de colchão hospitalar ou com espuma piramidal.
- Proteger áreas corporais de risco, principalmente as proeminências ósseas, conforme protocolo institucional.
- Estabelecer a frequência do reposicionamento do paciente em um protocolo institucional, lembrando que os pacientes de alto risco para o desenvolvimento de LP devem ser reposicionados a cada duas horas, no mínimo.
- Evitar manter o decúbito elevado acima de 30º, pois favorece a fricção e/ou o cisalhamento da pele.
- Alternar, sempre que possível, períodos no leito e na poltrona.
- Estimular e avaliar a aceitação da dieta via oral. Monitorar a administração da nutrição enteral e/ou parenteral quanto ao tempo e ao volume, de modo a reduzir as interrupções.

CIRURGIA SEGURA

A assistência à saúde, no seu contexto, deve ser efetiva, eficiente e prestada com qualidade e com base nos preceitos legais como consta no art. 5º da Constituição Federal de 1988. Portanto, deve ser focada na promoção da segurança e na satisfação do paciente em todo o processo assistencial.[44]

Em 2008, foi estimado que, em cada 150 pacientes, um apresenta o desfecho de morte relacionado a eventos adversos e dois terços destes estão relacionados ao cuidado cirúrgico, variando entre 2 e 30%. A ocorrência de cirurgias em local errado e no paciente errado nos EUA varia de 1 em cada 50.000 a 100.000 procedimentos, equivalendo a 1.500-2.500 eventos adversos desse tipo por ano. A JC demonstrou que até agosto de 2016 foram registrados 42 eventos adversos relacionados a cirurgias em sítios errados.[45]

No Brasil, um estudo realizado no Rio de Janeiro em 2012 apontou que os eventos adversos em pacientes cirúrgicos foram de 5,9% (38 em 643) e 1 em cada 5 pacientes com evento adverso cirúrgico evoluiu com incapacidade permanente ou óbito.[46]

Diante da gravidade e da dimensão do problema, a OMS orienta padrões que devem ser aplicados nas instituições de saúde para melhorar a segurança do cuidado cirúrgico. Recomenda-se a adoção de uma lista de verificação (*checklist*) (Figura 8) utilizada e aprovada em 25 países e aplicável antes da indução anestésica, antes da incisão cutânea e antes da saída do paciente da sala de cirurgia (Figura 9).

A assistência segura tem por objetivo aumentar os padrões de qualidade almejados em serviços de saúde de qualquer lugar do mundo. Várias etapas devem ser otimizadas e direcionadas para cada paciente:[47]

Organização Pan-Americana da Saúde · ANVISA Agência Nacional de Vigilância Sanitária · Ministério da Saúde · BRASIL

LISTA DE VERIFICAÇÃO DE SEGURANÇA CIRÚRGICA (PRIMEIRA EDIÇÃO)

Antes da indução anestésica ▸▸▸▸▸▸▸▸▸ Antes da incisão cirúrgica ▸▸▸▸▸▸▸▸▸▸▸ Antes de o paciente sair da sala de operações

IDENTIFICAÇÃO

- ☐ PACIENTE CONFIRMOU
  - IDENTIDADE
  - SÍTIO CIRÚRGICO
  - PROCEDIMENTO
  - CONSENTIMENTO
- ☐ SÍTIO DEMARCADO/NÃO SE APLICA
- ☐ VERIFICAÇÃO DE SEGURANÇA ANESTÉSICA CONCLUÍDA
- ☐ OXÍMETRO DE PULSO NO PACIENTE E EM FUNCIONAMENTO

O PACIENTE POSSUI:

ALERGIA CONHECIDA?
- ☐ NÃO
- ☐ SIM

VIA AÉREA DIFÍCIL/RISCO DE ASPIRAÇÃO?
- ☐ NÃO
- ☐ SIM, E EQUIPAMENTO/ASSISTÊNCIA DISPONÍVEIS

RISCO DE PERDA SANGUÍNEA > 500 ML (7 ML/KG EM CRIANÇAS)?
- ☐ NÃO
- ☐ SIM, E ACESSO ENDOVENOSO ADEQUADO E PLANEJAMENTO PARA FLUIDOS

CONFIRMAÇÃO

- ☐ CONFIRMAR QUE TODOS OS MEMBROS DA EQUIPE SE APRESENTARAM PELO NOME E FUNÇÃO
- ☐ CIRURGIÃO, ANESTESIOLOGISTA E A EQUIPE DE ENFERMAGEM CONFIRMAM VERBALMENTE:
  - IDENTIFICAÇÃO DO PACIENTE
  - SÍTIO CIRÚRGICO
  - PROCEDIMENTO

EVENTOS CRÍTICOS PREVISTOS
- ☐ REVISÃO DO CIRURGIÃO: QUAIS SÃO AS ETAPAS CRÍTICAS OU INESPERADAS, DURAÇÃO DA OPERAÇÃO, PERDA SANGUÍNEA PREVISTA?
- ☐ REVISÃO DA EQUIPE DE ANESTESIOLOGIA: HÁ ALGUMA PREOCUPAÇÃO ESPECÍFICA EM RELAÇÃO AO PACIENTE?
- ☐ REVISÃO DA EQUIPE DE ENFERMAGEM: OS MATERIAIS NECESSÁRIOS (EX. INSTRUMENTAIS, PRÓTESES) ESTÃO PRESENTES E DENTRO DO PRAZO DE ESTERILIZAÇÃO? (INCLUINDO RESULTADOS DO INDICADOR)? HÁ QUESTÕES RELACIONADAS A EQUIPAMENTOS OU QUAISQUER PREOCUPAÇÕES?

A PROFILAXIA ANTIMICROBIANA FOI REALIZADA NOS ÚLTIMOS 60 MINUTOS?
- ☐ SIM
- ☐ NÃO SE APLICA

AS IMAGENS ESSENCIAIS ESTÃO DISPONÍVEIS?
- ☐ SIM
- ☐ NÃO SE APLICA

REGISTRO

O PROFISSIONAL DA EQUIPE DE ENFERMAGEM OU DA EQUIPE MÉDICA CONFIRMA VERBALMENTE COM A EQUIPE:

- ☐ REGISTRO COMPLETO DO PROCEDIMENTO INTRAOPERATÓRIO, INCLUINDO PROCEDIMENTO EXECUTADO
- ☐ SE AS CONTAGENS DE INSTRUMENTAIS CIRÚRGICOS, COMPRESSAS E AGULHAS ESTÃO CORRETAS (OU NÃO SE APLICAM)
- ☐ COMO A AMOSTRA PARA ANATOMIA PATOLÓGICA ESTÁ IDENTIFICADA (INCLUINDO O NOME DO PACIENTE)
- ☐ SE HÁ ALGUM PROBLEMA COM EQUIPAMENTO PARA SER RESOLVIDO
- ☐ O CIRURGIÃO, O ANESTESIOLOGISTA E A EQUIPE DE ENFERMAGEM REVISAM PREOCUPAÇÕES ESSENCIAIS PARA A RECUPERAÇÃO E O MANEJO DO PACIENTE (ESPECIFICAR CRITÉRIOS MÍNIMOS A SEREM OBSERVADOS. EX: DOR)

____
Assinatura

ESTA LISTA DE VERIFICAÇÃO NÃO TEM A INTENÇÃO DE SER ABRANGENTE. ACRÉSCIMOS E MODIFICAÇÕES PARA ADAPTAÇÃO À PRÁTICA LOCAL SÃO RECOMENDADOS.

Figura 8 Lista de verificação (*checklist*) de segurança cirúrgica.

Fonte: Anvisa.[54]

Paciente certo
Local certo

↓

Utilização correta de anestésicos e controle da dor

↓

Preparo para perda de via aérea e perda sanguínea

↓

Evitar indução adversa de drogas e processos alérgicos

↓

Minimizar risco de infecção de risco cirúrgico

↓

Impedir retenção inadvertida de instrumentais e compressas nas feridas cirúrgicas

↓

Identificação e segurança dos espécimes cirúrgicos

Figura 9 Lista de verificação (*checklist*) de segurança cirúrgica.

Fonte: Anvisa.[54]

- Prevenção das infecções de sítio cirúrgico.
- Anestesia segura.
- Equipes cirúrgicas seguras.
- Indicadores de assistência segura.

SEGURANÇA E TECNOLOGIA

Apesar de algumas pesquisas demonstrarem vantagens como a redução dos erros em mais da metade dos hospitais analisados, a maioria dos hospitais do mundo não adota um sistema de tecnologia em razão dos altos custos referentes à implementação e à manutenção desse sistema. Dados de um estudo realizado em hospital americano revelaram valores na ordem de US$ 1,9 milhão para a implementação da tecnologia utilizada para a segurança.[29]

A segurança do paciente é definida pelo Instituto de Medicina dos Estados Unidos (IOM) como a prevenção de dano causado por erros de ação e omissão. A segurança e a privacidade dos dados do paciente é um dos primeiros passos para a correta utilização da tecnologia de informação voltada para a assistência à saúde.[48]

No Brasil, foi publicada a Portaria do Ministério da Saúde n. 1.418, de 24/07/2003, que instituiu o Conselho de Ciência, Tecnologia e Inovação, que tem como atribuição: "VI. Definir diretrizes e promover a avaliação tecnológica visando à incorporação de novos produtos e processos pelos gestores, prestadores e profissionais dos serviços no âmbito do SUS". Em 26 de novembro de 2003, foi criado o Grupo de Trabalho de Avaliação de Tecnologias em Saúde na II Reunião Ordinária da plenária do Conselho de Ciência, Tecnologia e Inovação do Ministério da Saúde.[44]

No contexto da Portaria n. 2.510/GM de 19 de dezembro de 2005, são consideradas tecnologias em saúde: os medicamentos, os materiais, os equipamentos e os procedimentos, os sistemas organizacionais, educacionais, de informações e de suporte, além dos programas e protocolos assistenciais, por meio dos quais a atenção e os cuidados com a saúde são prestados à população.[49]

Vários autores classificaram a tecnologia em saúde. Muito embora as categorias tecnológicas se inter-relacionem, elas não devem prevalecer na lógica do "trabalho morto", expressa nos equipamentos e saberes estruturados. O ser humano necessita das tecnologias de relações, de produção de comunicação, de acolhimento, de vínculos, de autonomização, que são denominadas tecnologias leves.

As tecnologias duras são definidas e determinadas pela utilização de equipamentos, enquanto a tecnologia leve-dura é formada por saberes estruturados, protocolos, normas e conhecimentos, conforme identificado na Figura 10.[50]

CONSIDERAÇÕES FINAIS

No ambiente da terapia intensiva, a segurança do paciente é hoje o foco de toda unidade que busca ofertar cuidados e assistência padrão-ouro. Otimizar práticas seguras permite um trabalho mais dinâmico e focado nas necessidades de cada paciente.

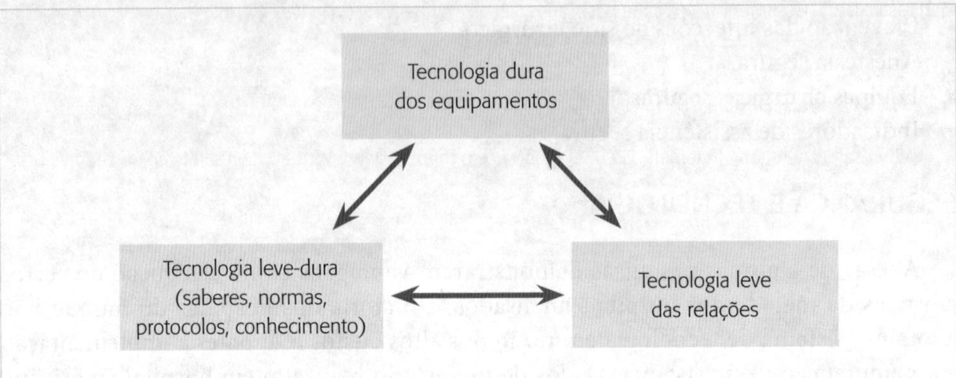

Figura 10 Inter-relação entre tecnologias duras, leves-duras e leves.

Fonte: Brasil (2009).

A otimização das ações de enfermagem por meio de um plano de cuidados garante a segurança do paciente e oferece para a equipe a oportunidade de uma assistência livre de danos, imprudência e imperícia.

No mundo moderno, cada vez mais deveremos focar os cuidados norteados por ações que promovam a segurança do paciente.

REFERÊNCIAS BIBLIOGRÁFICAS

1. Pedreira MLG. Enfermagem para a segurança do paciente. Acta Paul Enferm 2009;22(4):v.
2. Kohn LT, Corrigan J, Donaldson MS. To err is human: building a safer health system. Washington: National Academy Press; 2000.
3. Donald MB et al. The 100.000 lives campaign setting a goal and a deadline for improving health care quality. AMA 2006;295(3):324-7.
4. Brasil. Ministério da Saúde. Documento de referência para o Programa Nacional de Segurança do Paciente/ Ministério da Saúde; Fundação Oswaldo Cruz; Agência Nacional de Vigilância Sanitária. Brasília: Ministério da Saúde; 2014.
5. Reason J. Human error. New York: Cambridge University Press; 1999.
6. Reason J. Human error: models and management. BMJ 2000;320:768-70.
7. Fernandes LGG, Tourinho FSV, Souza NL. Contribuição de James Reason para a segurança do paciente: reflexão para a prática de enfermagem. Rev Enf da UFPE 2014;8(supl. 1):2507-12.
8. Correa CRP, Júnior MMC. Análise e classificação dos fatores humanos nos acidentes industriais. Produção 2007;17(1):186-98.
9. Sammer CE, Lykens K, Singh KP, Mains D, Lackan NA. What is patient safety culture? A review of the literature. J Nurs Scholarsh 2010;42(2):156-65.
10. Agência Nacional de Vigilância Sanitária (Anvisa). Assistência segura: uma reflexão teórica aplicada à prática. Brasília: Ministério da Saúde; 2013.
11. Needleman J, Buerhaus P, Pankratz VS, Leibson CL, Stevens SR, Harris M. Nurse staffing and inpatient hospital mortality. N Engl J Med 2011;364:1037-45.
12. Conselho Federal de Enfermagem (Cofen). Resolução Cofen n. 293/2004. Parâmetros para o dimensionamento do quadro de profissionais de enfermagem nas unidades assistenciais das instituições de saúde e assemelhados, 2004.
13. Agência Nacional de Vigilância Sanitária. Resolução n. 7/2010. Brasília: Ministério da Saúde; 2010.
14. Agência Nacional de Vigilância Sanitária. Resolução RDC n. 26/2012. Brasília: Ministério da Saúde; 2012.

15. Fassarella CS. Communication in the hospital setting as a strategy for patient safety: integrative review. Rev Rede de Cuidados em Saúde, 2016.
16. Gonçalves MI, Rocha PK, Anders JC, Kusahara DM, Tomazoni A. Communication and patient safety in the change-of-shift nursing report in neonatal intensive care units. Texto Contexto Enferm 2016;25(1):e2310014.
17. World Health Organization (WHO). World alliance for patient safety. Communication during patient hand-overs. Patient safety solutions [Internet]. 2007. Disponível em: http://www.who.int/patientsafety/solutions/patientsafety/PS-Solution3.pdf. Acesso em: 04 out 2016.
18. Conselho Regional de Enfermagem (Cofen). Anotações de enfermagem. São Paulo: Cofen; 2011.
19. Rede Brasileira de Enfermagem e Segurança do Paciente (REBRAENSP). Estratégias para a segurança do paciente: manual para profissionais da saúde. Porto Alegre: EDIPUCRS, 2013.
20. Agência Nacional de Vigilância Sanitária (Anvisa). Protocolo de identificação do paciente. Brasília: Ministério da Saúde, 2013.
21. Hoffmeister LV, Moura GMSS. Uso de pulseiras de identificação em pacientes internados em um hospital universitário. Rev Latino-Am Enf 2015;23(1):36-43.
22. Malagoli BG. Manual farmacoterapêutico para melhoria das práticas em farmácia hospitalar. Belo Horizonte: UFMG; 2009
23. National Coordinating Council for Medication Error Reporting and Prevention (NCCMERP). About medication errors. Disponível em: http://www.nccmerp.org/about-medication-errors. Acesso em: 10 set 2016.
24. National Coordinating Council for Medication Error Reporting and Prevention (NCCMERP). Contemporary view of medication related harm. A new paradigm. Disponível em: http://www.nccmerp.org/sites/default/files/nccmerp_fact_sheet_2015-02-v91.pdf. Acesso em: 10 set 2016.
25. Toffoletto MC, Padilha KG. Consequências dos erros de medicação em unidades de terapia intensiva e semi-intensiva. Rev Esc Enf USP 2006:40(2):247-52.
26. Coimbra JAH. Prevenção e detecção de erros de medicação. Ciência, Cuidado e Saúde Maringá 2006;5(Supl.):142-48.
27. Rede Brasileira de Enfermagem e Segurança do Paciente (Rebraensp). Erros de medicação – definições e estratégias de prevenção. São Paulo, 2011.
28. Lelubre C, Vincent JL. Red blood cell transfusion in the critically ill patient. Annals of Intens Care 2011;1:43. Disponível em: http://www.annalsofintensivecare.com/content/1/1/43. Acesso em: 11 set 2016.
29. Bielefeldt S. The rules of transfusion: best practices for blood product administration. Disponível em: https://www.americannursetoday.com/the-rules-of-transfusion-best-practices-for-blood-product-administration-2/. Acesso em 17 set 2016.
30. Ferreira O et al Avaliação do conhecimento sobre hemoterapia e segurança transfusional de profissionais de Enfermagem. Rev Bras Hematol Hemoter 2007;29(2):160-67.
31. Viana RAPP. Enfermagem em terapia intensiva: práticas baseadas em evidências. São Paulo: Atheneu; 2011.
32. Souza GF, Nascimento ERP, Lazzari D, Böes AA, Iung W, Bertoncello KC. Boas práticas de enfermagem na unidade de terapia intensiva: cuidados durante e após a transfusão sanguínea. Rev Min Enferm 2014;18(4):939-46
33. Correa AD, Marques IAB, Martinez MC, Laurino PS, Leão ER, Chimentão DMN. The implementation of a hospital's fall management protocol: results of a four-year follow-up. Rev Esc Enferm USP 2012;46(1):67-74.
34. Cumbler EU, Simpson JR, Rosenthal LD, Likosky DJ. Inpatient falls: defining the problem and identifying possible solutions. Part II: application of quality improvement principles to hospital falls. Neurohospitalist 2013;3(4):203-8.
35. Pearson KB, Coburn AF. Evidence-based falls prevention in critical access hospitals. Maine Rural Health Research Center, University of Southern Maine. Policy Brief #24 December 2011. Disponível em: http://www.flexmonitoring.org/wp-content/uploads/2013/07/PolicyBrief24_Falls-Prevention.pdf.
36. Brasil, Ministério da Saúde. Portaria n. 2.095/2013. Aprova os Protocolos Básicos de Segurança do Paciente.
37. Azevedo et al. Medicina baseada em evidências. São Paulo: Atheneu; 2009.
38. Center for Disease Control and Prevention. Guideline for hand hygiene in health-care settings: recommendations of the Healthcare Infection Control Practices Advisory Committee and HICPAC/SHEA/APIC/IDSA Hand Hygiene Task Force. MMWR 2002;51(16):1-45.
39. Agência Nacional de Vigilância Sanitária. Segurança do Paciente em Serviços de Saúde. Disponível em: http://www.anvisa.gov.br/servicosaude/controle/higienizacao_oms.htm. Acesso em: 6 set. 2016.

40. Viana RAPP. Infecção em terapia intensiva: microorganismos cada vez mais resistentes. In: Viana RAPP. Enfermagem em terapia intensiva: práticas baseadas em evidências. São Paulo: Atheneu; 2011.
41. Conselho Regional de Enfermagem do Estado de São Paulo (Cofen). Rede Brasileira de Enfermagem e Segurança do Paciente (Rebraensp). 10 passos para a segurança do paciente. São Paulo; 2010.
42. National Pressure Ulcer Advisory Panel (NPUAP) announces a change in terminology from pressure ulcer to pressure injury and updates the stages of pressure injury. Disponível em: http://www.npuap.org/national-pressure-ulcer-advisory-panel-npuap-announces-a-change-in-terminology-from-pressure-ulcer-to-pressure-injury-and-updates-the-stages-of-pressure-injury. Acesso em: 10 set. 2016.
43. Classificação das lesões por pressão – Consenso NPUAP 2016 – Adaptada culturalmente para o Brasil. Disponível em: http://www.sobest.org.br/textod/35. Acesso em: 10 set 2016.
44. Brasil. Ministério da Saúde. Avaliação de tecnologias em saúde – ferramentas para a gestão do SUS; 2009
45. The Joint Commission. Sentinel event statistics. Disponível em: http://www.jointcommission.org/SentinelEvents/Statistics. Acesso em 18 set 2016.
46. Moura MLO, Mendes W. Avaliação de eventos adversos cirúrgicos em hospitais do Rio de Janeiro. Rev Bras Epidemiol 2012;15(3).
47. Organização Mundial da Saúde. Segundo desafio global para a segurança do paciente: cirurgias seguras salvam vidas (orientações para cirurgia segura da OMS) / Organização Mundial da Saúde; tradução de Marcela Sánchez Nilo e Irma Angélica Durán – Rio de Janeiro: Organização Pan-Americana da Saúde; Ministério da Saúde; Agência Nacional de Vigilância Sanitária, 2009. 211 p.: il.
48. Kulikowski CA, Shortliffe EH, Currie LM, Elkin PL, Hunter LE, Johnson TR et al. AMIA Board white paper: definition of biomedical informatics and specification of core competencies for graduate education in the discipline. J Am Med Inform Assoc 2012;19(6):931-8.
49. Brasil. Ministério da Saúde. Portaria n. 2.510/2015. Política Nacional de Gestão de Tecnologias em Saúde.
50. Silva DC, Alvim NAT, Figueiredo PA. Tecnologias leves e cuidado em enfermagem. Esc Anna Nery Rev Enferm 2008;12(2):291-8.
51. Mendes NM, Souza SROS. Dimensões da transfusão de hemocomponentes em unidade de terapia intensiva de adulto. Revista Hospital Universitário Pedro Ernesto 2011;10(Supl.1). Disponível em: http://revista.hupe.uerj.br/detalhe_artigo.asp?id=126. Acesso em: 04 outubro 2016.
52. Fiocruz. Proqualis. Protocolo assistencial multidisciplinar. Disponível em: http://proqualis.net/sites/proqualis.net/files/Protocolo-assistencial-multidisciplinar-prevencao-e-tratamento-de-queda.pdf. Acesso em: 04 out 2016.
53. Anvisa, Brasil. Segurança do paciente: higienização das mãos. Disponível em: http://www.anvisa.gov.br/servicosaude/manuais/paciente_hig_maos.pdf. Acesso em: 04 out 2016.
54. Anvisa, Brasil; OMS. Aliança Mundial para a Segurança do Paciente. Cirurgias seguras salvam vidas – manual. Disponível em: http://bvsms.saude.gov.br/bvs/publicacoes/seguranca_paciente_cirurgia_salva_manual.pdf. Acesso em: 04 out 2016.
55. Instituto para Práticas Seguras no Uso de Medicamentos (ISMP). Erros de conexão: práticas seguras e riscos na administração de soluções por sondas enterais e cateteres vasculares. Boletim ISMP Brasil 2013;2(3):2. Disponível em: http://www.ismp-brasil.org/site/wp-content/uploads/2015/07/V2N3.pdf. Acesso em: 11 out 2016.

Capítulo 13

Indicadores de qualidade e de gerenciamento

Ayla Maria Farias de Mesquita
Irene Fuentes Cabrera

INTRODUÇÃO

Atualmente, uma das principais características do sistema de saúde é a velocidade com que os avanços científicos e tecnológicos têm ocorrido. Uma questão importante é que, por detrás dessa quantidade de informação, encontram-se padrões de comportamento e outras características úteis para traçar cenários e melhorar continuamente a performance nos hospitais. Diante desse panorama, percebe-se a importância de instrumentos que facilitem a busca, coleta, processamento e a análise de dados, objetivando a avaliação do desempenho, qualidade e segurança no ambiente hospitalar.

Nesse contexto, fica evidente que a operacionalização da assistência de enfermagem requer abordagens gerenciais modernas, para atender à realidade complexa dos serviços hospitalares. Sabe-se que o modelo de gestão atual deve ser sustentável, além de buscar o alcance de metas e a melhoria contínua dos seus resultados. Esse modelo tem demonstrado a preocupação dos hospitais em melhorar seus processos assistenciais e administrativos por meio da mensuração de seu desempenho, conduzindo à implantação de programas de qualidade.[1]

Com o modelo de gestão hospitalar cada vez mais definido, as boas práticas preconizam que as atividades sejam orientadas por processos e não somente por resultados, garantindo assim e de forma exitosa a sustentabilidade da unidade. Dessa forma, medir a qualidade dos serviços por meio de indicadores é de suma importância para o planejamento, organização, direção e avaliação das atividades desenvolvidas em um ambiente complexo como o sistema hospitalar.

É nesse sentido que os indicadores surgem como referência, apresentando parâmetros para ponderação e correção de estratégias implementadas, além de compor uma série histórica, permitindo uma avaliação contínua dos processos e resultados da unidade. Proporcionam ainda medidas que permitam o monitoramento e a identificação de oportunidades de melhorias nos serviços, bem como de mudanças positivas para o alcance dos objetivos desejados.

No contexto da enfermagem, ressaltamos a contribuição de Florence Nightingale (1820-1910), que durante e Guerra da Crimeia sistematizou os registros, iniciando várias medidas inovadoras dentro da prática assistencial. Florence demonstrou evidências às autoridades governamentais por meios de indicadores de resultados, como, por exemplo, a diminuição da mortalidade, comprovando assim a eficácia de medidas sanitárias nesse sentido. Comprovou, por meio de medidas matemáticas, que o desempenho do sistema poderia ser avaliado diante dos resultados encontrados.

CONCEITO DE INDICADORES

Podemos conceituar indicador como uma ferramenta de gestão utilizada para medir e avaliar o desempenho de seus processos e gerenciá-los de forma mais efetiva, objetivando o alcance das metas previamente estipuladas. Segundo a Joint Comission (1992), indicador é uma medida quantitativa que pode ser empregada como guia para monitorar e avaliar a assistência e as atividades de um serviço.[2] Os indicadores são ainda compreendidos, segundo a Fundação Nacional de Qualidade (2006), como dados ou informações numéricas que buscam quantificar as entradas (recursos ou insumos), as saídas (produtos) e o desempenho de processos, de produtos e da organização como um todo.[3]

Para a Organização Mundial de Saúde, indicadores "são marcadores de situação da saúde, performance de serviços ou disponibilidade de recursos definidos para permitir a monitorização de objetivos, alvos e performances". Portanto, trata-se de uma ferramenta essencial, destinada ao gerenciamento organizacional e utilizada para o acompanhamento e refinamento dos resultados durante um determinado período de tempo.

Os indicadores possuem duas funções primordiais:

- A primeira é delinear, por meio da geração de informações confiáveis, os acontecimentos reais e o seu comportamento em um determinado período de tempo.
- A segunda é de caráter valorativo e consiste em analisar as informações presentes com base nas anteriores, possibilitando a implementação de ações corretivas e a otimização do desempenho da unidade.

TIPOS DE INDICADORES

Os indicadores estão intimamente associados à gestão estratégica da empresa, isto é, para serem formulados e para que sejam obtidos resultados exitosos, devemos alinhá-los à missão, à visão e aos valores da organização. Eles medem aspectos qualitativos e/ou quantitativos e são pautados na tríade de Donabedian, comtemplando os conceitos de estrutura, processo e resultado.[4]

1. Estrutura: inclui todas as condições que afetam o contexto em que os cuidados são prestados, isto é, instalação física, equipamentos e recursos humanos, bem como as características organizacionais (p. ex., horas de enfermagem, mobília, equipamentos, instrumentais, acomodações etc.).
2. Processo: está focado em como o procedimento é realizado, medindo seu desempenho e o alcance dos objetivos determinados. Esse indicador deve ser quantificável por meio de um índice (normalmente representado por um número) que represente o andamento do processo como um todo ou em parte (p. ex., procedimento de passagem de plantão – *hand-over* – padronizado para transferência das informações dos pacientes entre os turnos e unidades).
3. Resultado: será o saldo de cuidados sobre o paciente, incluindo alterações no estado de saúde, comportamento, satisfação e conhecimento. Está intimamente associado à combinação dos fatores relacionados à estrutura e ao processo (p. ex., satisfação do paciente com os cuidados oferecidos pela equipe de enfermagem).

ELEMENTOS PARA A CONSTRUÇÃO DE UM INDICADOR

Os indicadores são utilizados para a avaliação do alcance das metas propostas, isto é, eles viabilizam a tradução dos objetivos em medidas. Para tanto, existe um conjunto de características que devem ser observados durante sua elaboração:[5]

- Exatidão: possibilidades mínimas de erro.
- Confiabilidade: as mesmas medidas podem ser obtidas por diferentes pesquisadores, diante de um mesmo evento.
- Pertinência: correlação com o fenômeno ou critério que está sendo examinado.
- Simplicidade: facilidade para que qualquer um chegue a suas próprias conclusões a partir de um indicador é fundamental para a sua utilidade.
- Validade: mensuração efetiva do fenômeno ou critério.
- Sensibilidade: detecção das variações no comportamento do fenômeno examinado.
- Econômico: indicadores que são difíceis e trabalhosos para serem calculados não funcionam.
- Disponível a tempo: dados atrasados não representam mais a situação atual. Devem estar disponíveis antes que a situação mude.
- Compatível: compatibilidade com os métodos de coleta disponíveis.

No dia a dia da unidade de terapia intensiva (UTI), verifica-se que os indicadores relacionados aos processos e resultados assistenciais da enfermagem são predominantes. Indicadores de desempenho dos processos são usados para o monitoramento das atividades do hospital e/ou unidade, isto é, para rastrear e seguir o andamento do processo, coletando informações relevantes e disponibilizando-as de forma acessível para que os gestores estudem e tomem as decisões corretas, trazendo eficiência e eficácia para a unidade. Portanto, indicadores de desempenho de processos são extremamente importantes para a gestão do hospital e/ou da UTI.

Nesse contexto e para melhor compreensão dos indicadores de desempenho, torna-se necessário entendermos as definições de eficácia, eficiência e efetividade:

- Eficácia: é a relação entre os resultados obtidos e os resultados pretendidos; consiste em fazer da melhor maneira, isto é, atingir os resultados esperados. Tem foco no produto, no resultado obtido (indicador de qualidade).
- Eficiência: é a relação entre os resultados obtidos e os recursos empregados; consiste em fazer da melhor maneira utilizando a menor quantidade possível de recursos. Tem foco no processo e nos recursos aplicados, visando, por exemplo, reduzir custos (indicador de produtividade).
- Efetividade: é a conjugação da eficácia com a eficiência. Possui foco no produto e nos recursos aplicados; consiste em fazer certo da forma correta.

CONSTRUINDO UM INDICADOR

Para a escolha e construção de um indicador, inicialmente é preciso decidir o que queremos medir. Para tanto, um bom início é levar em consideração as não conformidades existentes na unidade, avaliando sempre as mais frequentes e as de custo mais elevado.

A coleta dos dados deverá ser realizada de forma fidedigna; por conseguinte, para atender essa premissa, se faz necessária a construção de uma ficha técnica. A seguir apresentamos como sugestão alguns conteúdos para nortear a elaboração dessa ficha:

1. Nome do indicador.
2. Objetivo – o que se pretende.
3. Alvo – que tipo de população se pretende alcançar.
4. Tipo de medida – percentual, número absoluto, índice.
5. Tendência – diminuir ou aumentar.
6. Início da mensuração e periodicidade – mensal, trimestral ou anual.
7. Responsável pela coleta.
8. Responsável pela análise.
9. Meta – onde se pretende chegar.
10. Fórmula de medição – definir numerador e denominador.
11. Critério de inclusão e exclusão – da população contemplada.
12. Fonte da informação – prontuário, banco de dados.
13. Data de elaboração da ficha.
14. Divulgação – onde serão divulgados os resultados.
15. Campo para possíveis observações.

Após a escolha adequada dos indicadores e de sua mensuração, torna-se imperativa a divulgação dos resultados para a equipe, a qual pode ser feita por meio de painéis de fácil acesso e entendimento nos diferentes níveis hierárquicos. Isso possibilitará a congruência entre os objetivos dos funcionários e os interesses da empresa, ou seja, o alinhamento organizacional.

A análise dos processos e seus resultados permite a comparação interna ou externa das instituições (*benchmarking*) e a avaliação do desempenho da unidade, além de facilitar a tomada de decisão e a formulação de ações corretivas. Também se faz necessário o planejamento destinado a ações de melhorias, que deverão ser instituídas quando as metas estabelecidas não forem alcançadas.

Vale lembrar ainda que a utilização de um sistema de segurança, por meio da cultura de indicadores, deverá estar pautada em um modelo de gestão, de incentivos e recompensas ao comprometimento profissional dos colaboradores, e jamais em uma filosofia institucional punitiva.

Os indicadores servem para:

- Monitorar os resultados e conduzir a ações de melhoria.
- Respaldar a análise crítica dos resultados e o processo de tomada de decisão.
- Contribuir para a melhoria contínua dos processos.
- Facilitar o planejamento.
- Viabilizar a análise comparativa do desempenho da unidade.

MEDINDO O DESEMPENHO

Durante muito tempo, alguns hospitais e UTI mensuravam seu desempenho unicamente em função de resultados de mortalidade e financeiros, ou, no máximo, da participação de mercado. Hoje, o desempenho deve considerar muitas outras esferas, como cultura, aprendizado, inovação, sustentabilidade e ética.

Nesse contexto foi apresentado por Kaplan e Norton no início da década de 1990 o modelo Balanced Scorecard (BSC), que pode ser considerado a mais conhecida ferramenta de medição de desempenho. Ele preserva as medidas financeiras tradicionais e as complementa com medidas de desempenho focalizadas nos clientes, nas operações internas e no aprendizado e crescimento.[6,7] Destina-se a avaliar, medir e otimizar o desempenho da empresa, levando em consideração quatro eixos de performance:

- Financeiro.
- Clientes.
- Processos internos.
- Aprendizado e conhecimento.

A aplicação do BSC no ambiente de terapia intensiva deve estar associada aos indicadores da unidade e alinhada com as metas institucionais considerando a missão e a visão do hospital, permitindo assim que a UTI funcione como unidade de negócio.[8] Vale ressaltar que a avaliação da performance de uma UTI é uma tarefa desafiadora, pois envolve conhecimento ético, financeiro e filosófico somado ao conhecimento técnico e comportamental da equipe multidisciplinar.

As rápidas mudanças tecnológicas associadas à competição de mercado tem levado a um novo cenário no qual as organizações, para permanecerem competitivas, são obrigadas a adotar melhores práticas de gerenciamento. Entretanto, não basta mais formular uma estratégia e segui-la, pois as organizações vivem em ambientes de alta volatilidade e incerteza, com rápidas e radicais mudanças. Atualmente, é necessário estar atento às novas tendências, aos concorrentes, aos substitutos, ao comportamento e às exigências dos clientes, sociedade, governo, órgãos reguladores, colaboradores e fornecedores, ou seja, todas as partes interessadas.

Nessa linha de raciocínio, objetivando um processo de gestão efetivo, surge a necessidade em atender à satisfação dos *stakeholders* (partes interessadas, p. ex., investidores, pacientes, colaboradores, fornecedores, agentes reguladores etc.). Logo, para atender às partes interessadas, é preciso estabelecer boas estratégias; contudo, para pôr em prática as estratégias traçadas, são necessárias a construção de processos bem desenhados e a capacidade para executá-los. E, por fim, pode-se dizer que primeiramente devemos construir os indicadores para satisfazer os *stakeholders* e, depois, formular a estratégia da unidade. Tradicionalmente, o que vivenciamos na prática hospitalar é a construção de indicadores procedentes da estratégia da empresa.

CONSIDERANDO O CENÁRIO DA ENFERMAGEM

A American Nurses Association (ANA)[9] adotou dez indicadores como padrões de referência para serem utilizados como parâmetros de qualidade da assistência. São eles:

1. Taxa de infecção hospitalar.
2. Satisfação do paciente com os cuidados de enfermagem.
3. Índice de quedas.
4. Índice de lesão por pressão.
5. Total de horas de enfermagem dedicadas ao paciente/dia.
6. Satisfação do paciente no controle da dor.
7. Satisfação do paciente sobre informações educacionais.
8. Manutenção da integridade da pele (lesão por pressão).
9. Satisfação do paciente com os cuidados aplicados pela equipe multidisciplinar.
10. Número de enfermeiros, técnicos e auxiliares de enfermagem.

O Núcleo de Gerenciamento Hospitalar da Associação Paulista de Medicina (Nageh) desenhou um rol de indicadores relacionados à assistência e à gestão de pessoas, ligados à assistência de enfermagem, os quais são mensurados sistematicamente pelos hospitais com a finalidade de analisar e comparar o desempenho dos serviços de enfermagem.[10] Seguem alguns exemplos:

1. Incidência de queda de paciente.
2. Incidência de extubação não planejada de cânula endotraqueal.
3. Incidência de retirada não planejada de sonda oro/nasogastroenteral.
4. Incidência de lesão por pressão (LP).
5. Incidência de erro de medicação.
6. Incidência de quase falha relacionada à administração medicamentosa.
7. Incidência de flebite.
8. Incidência de extravasamento de droga antineoplásica em pacientes internados.
9. Incidência de perda de cateter central de inserção periférica.
10. Incidência de instrumentais cirúrgicos com sujidade.
11. Horas de assistência de enfermagem em unidades de terapia intensiva.
12. Índice de treinamento de profissionais de enfermagem.
13. Taxa de absenteísmo de profissionais de enfermagem.
14. Taxa de rotatividade de profissional de enfermagem (*turn over*).
15. Taxa de acidente de trabalho de profissionais de enfermagem.

Ainda objetivando a melhoria contínua dos hospitais, por meio da padronização de indicadores, em junho de 1998 foi criado no Brasil o Sistema de Indicadores Padronizados para Gestão Hospitalar (Sipageh) por inciativa de hospitais do Rio Grande do Sul e com coordenação da Universidade do Vale dos Sinos. Para utilização do sistema, se faz necessária a adesão da unidade à universidade responsável pelo projeto.[11] Esse sistema também apresenta os indicadores com as devidas fórmulas de cálculo e os resultados dos hospitais que fazem parte do projeto. Abaixo, alguns indicadores recomendados pelo sistema:

1. Indicadores relacionados à assistência.
2. Tempo médio de permanência.
3. Tempo médio de permanência na obstetrícia.
4. Taxa de mortalidade geral.
5. Taxa de mortalidade na obstetrícia.
6. Taxa de cesariana.
7. Índice de infecção em cirurgias limpas.

INDICADORES DE QUALIDADE NA AMÉRICA LATINA: UM ESTUDO COM QUATRO PAÍSES

A criação e o acompanhamento dos chamados indicadores de qualidade se deram recentemente, sendo reconhecidos e aceitos como uma metodologia que melhorou as práticas em saúde no século XX. Na América Latina, sua utilização começou por volta do ano 2000, quando foi determinada a exigência de sua medição nos diversos países do continente. Por essa razão, esta parte do capítulo tem como objetivo principal realizar uma exposição dos indicadores de qualidade concernentes ao paciente crítico, medidos nas unidades especializadas denominadas unidades de terapia intensiva (UTI) em alguns países representantes da América Latina - Argentina, Peru, México e Chile –, que atendem às exigências dos órgãos de saúde dos seus respectivos governos; e como objetivos secundários busca-se compartilhar a informação resultante da monitoração de indicadores em UTI obtidos nesses países, bem como os indicadores europeus, como os recomendados para UTI pela Sociedade Espanhola para a Qualidade (SECA).

Em primeiro lugar, será apresentada uma descrição do que se entende por "indicadores de qualidade no contexto da saúde", mencionando-se como são formulados e qual sua utilidade e aplicação nesse contexto de saúde. Também serão descritos os métodos utilizados para o estudo, que consistiram na obtenção de informações referentes a indicadores de qualidade a partir de três fontes distintas.

Em seguida, serão apresentados os resultados obtidos, expondo os indicadores de qualidade com maior número de repetições: bacteremia associada ao uso de cateter venoso central (CVC); pneumonia associada à ventilação mecânica; infecção urinária associada ao uso de cateter vesical de demora (CVD); e presença de lesões por pressão (LP).

A discussão sugere a utilização de indicadores similares para a América Latina, o que permite contribuir para melhorar resultados e conclusões. A principal contribuição desta apresentação é mostrar os indicadores de qualidade utilizados e estimular uma identificação posterior dos processos de saúde que medem e criam uma série de fatores de melhora, talvez em conjunto, para os países do continente.

Surgimento dos indicadores de qualidade

Os chamados indicadores de qualidade em saúde surgiram há pouco tempo. No final do século XX passaram a ser utilizados com essa nomenclatura na América Latina, já que nasceram em concomitância com o auge do tema qualidade e seu ciclo, segundo Donabedian;[12] inicialmente, foram chamados de "padrões ou objetivos de atenção", cuja finalidade era determinar quais seriam os conjuntos de medidas a seguir em uma determinada ação de saúde para diferenciar uma boa prática de uma prática errônea. Começou-se então a acompanhar os eventos que alteravam a qualidade dos serviços a serem entregues. Esses eventos marcavam negativamente uma ação de saúde ou um resultado da atenção de saúde, e por isso considerou-se necessário medi-los de alguma forma que fosse útil para reduzi-los, evitá-los ou, de preferência, eliminá-los. Assim, foram criados os indicadores de qualidade, a fim de diferenciá-los dos indicadores de não qualidade, gerando em torno deles um sistema de medição estatisticamente representável, o que tornou visível os eventos negativos que foram determinados como eventos adversos ou eventos não esperados na qualidade de atenção em saúde.[13]

Monitoração da qualidade

O que foi feito anteriormente permitiu começar a "gerir" a incidência, prevalência e recorrência de eventos percebidos como indesejados, estabelecendo técnicas, normas e protocolos que levaram à melhoria dos processos que alteravam a ocorrência desses eventos não esperados, permitindo aprimorar tais processos e trazendo como resultado uma melhora da qualidade.[14]

Em saúde, a qualidade é percebida de maneira subjetiva, já que, por ser uma atividade de prestação de serviços, é julgada por quem os recebe, com todos os fatores alheios aos serviços em si, mas que influirão em sua percepção e que dependerão de seu estado de sanidade ou alteração de sua saúde, de suas expectativas, de seu conhecimento, de sua experiência prévia etc. Então, a qualidade em saúde estaria exposta a um juízo subjetivo; portanto, a introdução da metodologia de medição de indicadores permite visar ao grau de qualidade dos serviços prestados, nascendo, assim, a estratégia de monitoração da qualidade.[15]

Atualmente, existem diversos programas de monitoração de qualidade, que se diferenciam quanto ao modo de realização, sendo comum entre eles o uso de padrões e indicadores de qualidade. A Figura 1 apresenta um esquema que sintetiza essa monitoração.

As definições seguintes são necessárias para avançar na compreensão dos indicadores de qualidade.[16]

Padrões de qualidade:

- Termo que serve como tipo, modelo, norma, padrão ou referência.
- No âmbito da saúde, um padrão define uma situação ideal esperada.
- Os padrões são mutáveis em seu conteúdo ao longo do tempo, em razão de fatores como avanços científicos, práticas modificadas e novos modelos de gestão que costumam ser progressivos quanto ao nível de exigência.
- Do ponto de vista da monitoração, a principal utilidade dos padrões é que a partir deles são gerados os indicadores de qualidade.
- Um bom padrão deve contar com os requisitos descritos na Figura 2.[13]

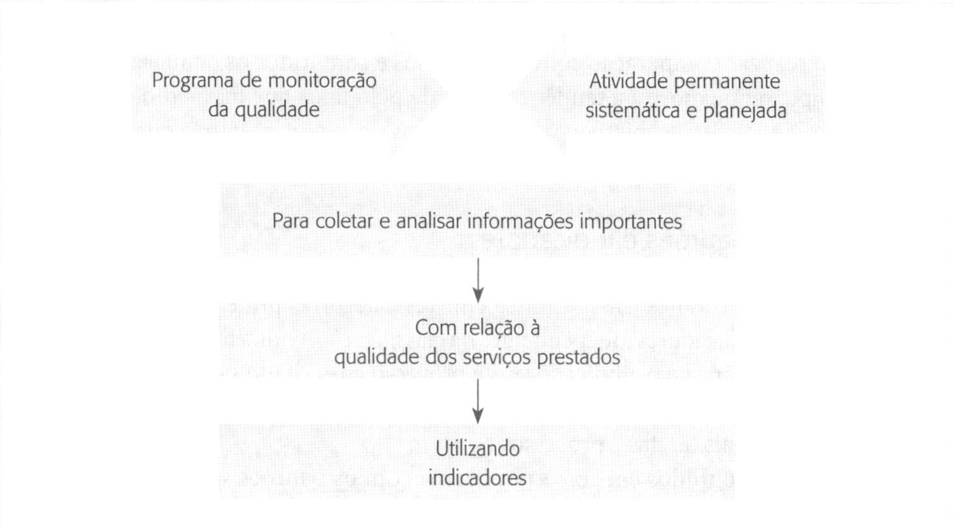

Figura 1 Síntese da monitoração da qualidade.

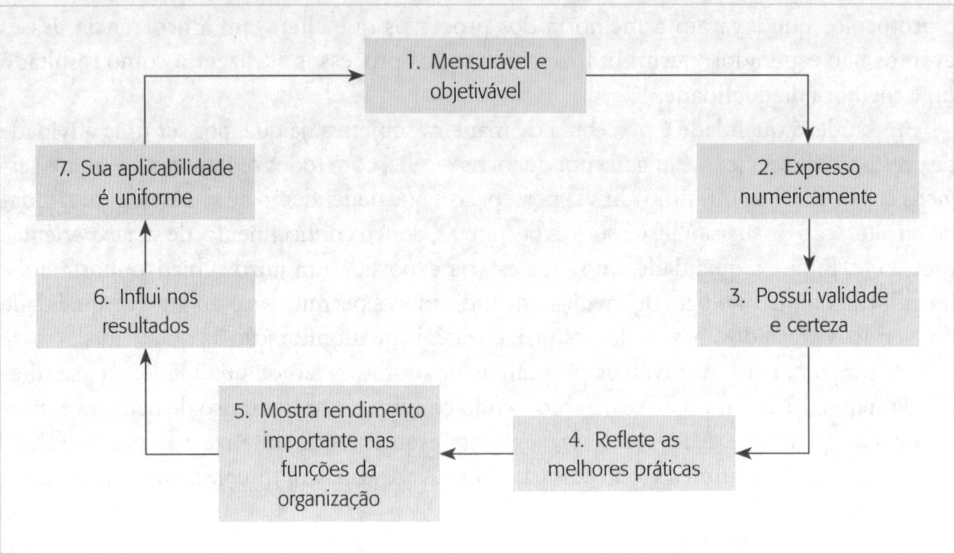

Figura 2 Requisitos de um bom padrão.

Indicadores de qualidade:[17,18]

- São definidos como "a medida quantitativa que permite visar a um determinado aspecto que resulte relevante para a qualidade da assistência em saúde".
- São a base quando se fala de monitoração da qualidade.
- São expressos de forma numérica simples e podem se referir a aspectos múltiplos: a atenção direta ao usuário, a eficiência, a cobertura, o impacto, os resultados etc.
- Os indicadores são expressões matemáticas, geralmente um quociente, como taxa, proporção ou razão (embora possa ser outro valor lógico).
- Permitem realizar comparação com nós mesmos e com todos os demais, e até ao longo do tempo, o que mostra a tendência seguida pelo fator que foi medido.
- Facilitam a definição de objetivos, metas e prazos de cumprimento, o que os torna um importante apoio à tomada de decisões.

Classificação de padrões e indicadores

Os padrões e indicadores classificam-se em três categorias principais, sendo descritos ainda dois tipos de indicadores independentes da classificação, conforme mostra a Tabela 1.[13]

Deve-se considerar que os indicadores de processo e resultado são os mais importantes, porque nos falam da qualidade das tarefas e atividades sobre as quais podemos atuar e dos efeitos finais de tais tarefas e processos.

Os indicadores definidos em correspondência com os padrões são de estrutura, processo e resultado. Para determinar qual indicador será utilizado, deve-se responder às

Tabela 1 Classificação de padrões e indicadores

	Padrões e indicadores de estrutura	Padrões e indicadores de processo	Padrões e indicadores de resultado
Respondem à pergunta	O que utilizo para realizar determinada tarefa	É o que e o como se faz	O que se espera
Incluem as condições	Envolvidas na produção dos serviços: recursos físicos (infraestrutura, equipamentos), recursos humanos, financeiros, manuais e normas de procedimento, corpo legal etc.	Atividades, tarefas ou intervenções que são realizadas ou estão envolvidas na produção da atenção de saúde	Produtos finais do processo de produção; o impacto, o cumprimento dos objetivos, os resultados. Recai sempre no usuário
Indicador sentinela		**Indicador traçador**	
Refere-se à ocorrência de um evento que é evitável, envolve uma alta gravidade e, além disso, é de muito baixa frequência	Por exemplo, a queda da cama de um paciente hospitalizado constitui um evento grave que é evitável e, felizmente, de baixa frequência	Fala-nos da qualidade, em geral, com que se está desenvolvendo um processo completo que costuma ser complexo e a respeito do qual poderiam existir outros indicadores mais específicos que apontassem para tarefas pontuais	Os indicadores associados ao uso da cama hospitalar (índice ocupacional, de substituição etc.) podem ser considerados indicadores traçadores, já que nos falam em geral de um processo muito complexo que pode ser avaliado por outros indicadores mais específicos

perguntas descritas na Figura 3 e, posteriormente, seguir os passos para obtenção da informação necessária para realizar o indicador (Figura 4).

Estrutura dos indicadores

A estrutura dos indicadores contempla os aspectos definidos para estabelecer a interpretação equivalente dos termos e resultados, conforme mostra a Tabela 2.[13]

Objetivos

Conforme explanado anteriormente, o objetivo principal desta segunda parte do capítulo é realizar uma exposição dos indicadores de qualidade concernentes ao paciente crítico, medidos nas unidades de terapia intensiva (UTI) entre quatro países da América Latina de língua espanhola: Argentina, Peru, México e Chile, e que atendem às exigências dos seus respectivos órgãos de saúde governamentais.

Como objetivos secundários, busca-se compartilhar a informação da monitoração de indicadores na UTI obtidos na região e os indicadores europeus, como os recomendados para UTI pela Sociedade Espanhola para a Qualidade (SECA).[19]

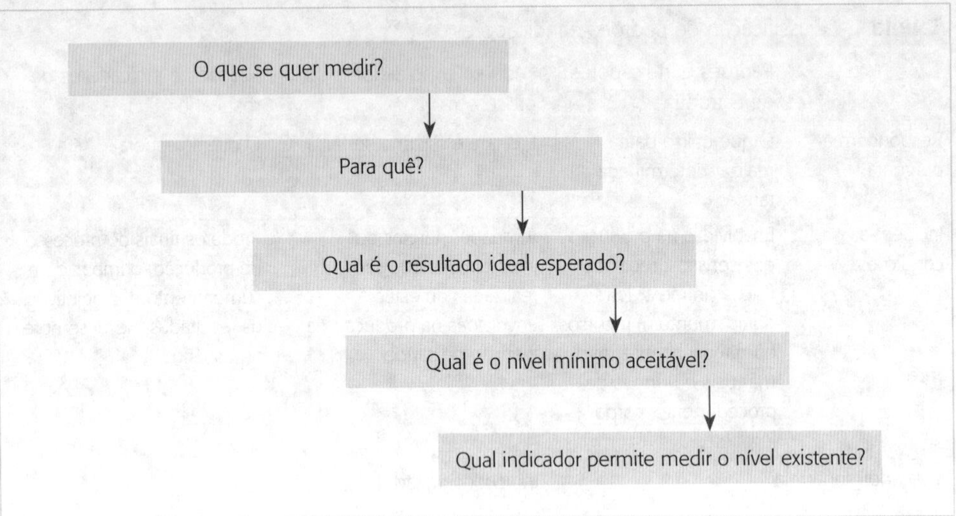

Figura 3 Determinação de indicadores a serem utilizados ao responder às perguntas formuladas.

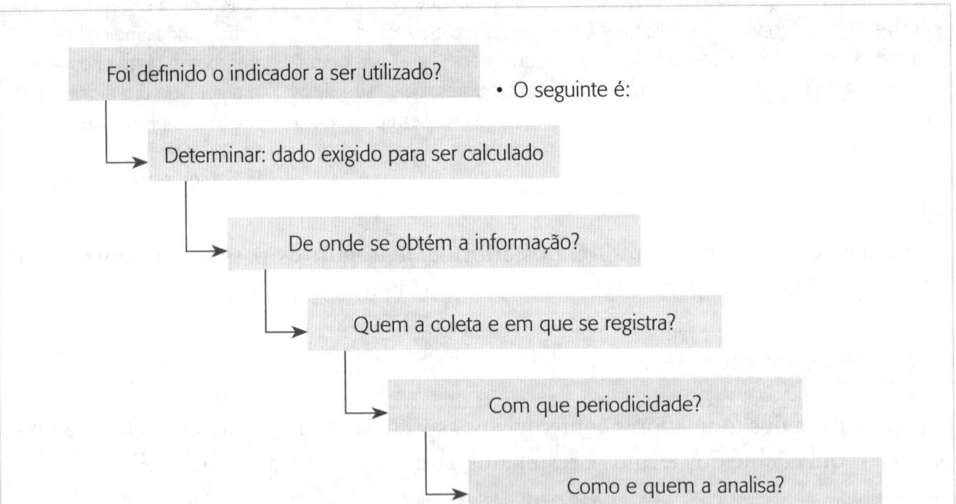

Figura 4 Passos para obter a informação necessária para realizar o indicador.

Métodos

No formato metodológico para a seleção dos indicadores por país estudado foram consideradas três categorias de obtenção de informação:

- Na primeira categoria de estudo, foram revisadas as páginas da internet dos Ministérios da Saúde da Argentina,[20] do Peru,[21] do México[22] e do Chile,[23] considerando o idio-

Tabela 2 Estrutura dos indicadores

Nome	Descrição pontual que melhor identifica o indicador
Categoria do indicador	Define o âmbito ao qual se aplica o indicador a partir da perspectiva sistêmica (estrutura, processo ou resultado)
Justificativa	Antecedentes, fatos e dados que sustentam a importância de medir o aspecto, a área ou o componente em que o indicador está enfocado
Objetivo do indicador	Aspecto que se busca medir com o indicador
Tipo de medida	Descreve a unidade de medição a ser empregada (p. ex., porcentagem, taxa)
Numerador	Descreve a unidade exata da situação ou caso em avaliação que se deseja comparar, considerando as unidades de tempo e espaço em que se estabelece a medição
Denominador	Descreve a unidade exata do padrão global de referência ou a totalidade de casos com que se compara o numerador em razão do tempo e do espaço
Limiar	Denota o nível desejado de qualidade ao qual se quer chegar
Fonte de dados	Descreve a fonte de onde os dados do numerador e denominador, separadamente, devem ser obtidos
Técnica	Descreve a metodologia de coleta dos dados (pesquisas, registros etc.)
Amostra	Conjunto de unidades representativas do universo que se deseja avaliar
Periodicidade do indicador	Estabelece a frequência ou períodos com que se medirá o indicador
Unidade responsável	Indica a unidade que se responsabiliza por alimentar com a informação para a monitoração do indicador

ma comum espanhol; foram revisados os indicadores para UTI utilizados no Sistema Nacional de Saúde[24], já que por serem indicadores ministeriais de cada país indicam que, para que fossem exigidos, foram selecionados após ter sua utilidade e importância avaliadas. Como critérios de inclusão, foram utilizados "indicadores em UTI" e, como critérios de exclusão, os indicadores "não UTI". Palavras-chave: indicadores de qualidade em UTI, exigidos pelos ministérios da saúde de países latino-americanos.

- A segunda categoria complementou a informação, realizando-se uma consulta via e-mail aos enfermeiros representantes dos cuidados intensivos desses países, solicitando-se a eles que apontassem o nome dos indicadores de qualidade que os respectivos órgãos de saúde lhes solicitavam no contexto das UTI.
- A terceira categoria de obtenção de informação foi o livro de indicadores de qualidade para hospitais da SECA (Espanha), que realizou estudos ao longo do tempo e que, além disso, considera outras organizações internacionais, como a Joint Comission International (JCI).[25]

Utilizou-se uma tabela descritiva na qual foram incluídas as informações obtidas dos ministérios da saúde desses países, em seguida as informações fornecidas pelos enfermeiros de UTI consultados e, por fim, os indicadores similares descritos pela publicação da SECA mencionada.

Responsabilidades da enfermagem na qualidade, determinação, medição e no controle de indicadores

Nos países em questão, buscou-se a atribuição de responsabilidades em qualidade para o profissional de enfermagem. Para tanto, consultou-se o documento de 2011 da Organização Pan-americana da Saúde acerca da regulação da enfermagem na América Latina,[26] destacando-se a atribuição do enfermeiro nas funções de controlar, supervisionar e avaliar a qualidade, conforme mostra a Tabela 3.

Primeira categoria de estudo: revisão de páginas da internet dos órgãos de saúde dos governos dos países selecionados

Foram pesquisadas as páginas dos sites dos Ministérios da Saúde da Argentina,[20,27] do Chile,[23,24] do México[22] e do Peru,[21,28] com uma busca direcionada aos diferentes documentos que normatizam a determinação de seus respectivos indicadores. Foram encontradas diferenças nos órgãos de informação de indicadores nos países que dificultam a exposição, e foram aplicados os critérios de inclusão e de exclusão à informação encontrada. Os indicadores encontrados na informação dos documentos de cada um dos países estudados estão apresentados na Tabela 4.

Na Tabela 5 são apresentados os nomes dos indicadores mencionados por *e-mail* pelos profissionais de enfermagem consultados.

A seguir é apresentada a observação dos indicadores com maior repetição nos países mencionados entre os descritos no *site* e os informados pelos profissionais de enfermagem consultados (Tabela 6).

A Tabela 7 mostra os indicadores para UTI que a Sociedade Espanhola de Medicina Intensiva, Crítica e Unidades Coronárias (SEMICYUC) e a Agência de Qualidade do Sistema Nacional de Saúde (AC-SNS) sugerem para estabelecer na UTI, que são os seguintes:

- Tempo médio de internação por casuística (TMIC): trata-se da média de internação que uma determinada unidade estudada (U) teria se atendesse ao tempo médio de internação que apresenta (TMIU) em cada um dos grupos relacionados a diagnóstico (GRD), aos pacientes da categoria padrão (Altas P), isto é, ao universo de comparação. Para os cálculos, são excluídos os casos extremos.

TMIC = Somatório (GRD a GRD) (Altas P × TMIU) / total de Altas P

Foi recomendado nesse documento o estabelecimento de um conjunto mínimo básico de dados para as altas das UTI, que permitam a comparação homogênea entre diferentes UTI, globalmente e por nível de UTI.

Tabela 3 Atribuição de competência em qualidade para o profissional de enfermagem

Argentina	▪ Compete ao profissional apresentar, implementar, executar, dirigir, supervisionar e avaliar a atenção de enfermagem na prevenção, recuperação e reabilitação da saúde
Chile	▪ Aos enfermeiros compete coordenar a elaboração e aplicação dos instrumentos para supervisionar, controlar e avaliar a qualidade da atenção de enfermagem
México	▪ Compete à comissão permanente de enfermagem prover conjuntos de medidas e a metodologia dos assuntos de qualidade de enfermagem técnico-administrativos para estruturar programas de melhora contínua da qualidade dos serviços
Peru	▪ Exercer consultoria, auditoria, assessoria, aconselhamento e emitir opinião sobre matérias próprias de enfermagem ▪ A auditoria é um procedimento técnico que o enfermeiro realiza para avaliar a qualidade da atenção nos serviços dentro do campo de sua competência

- Tempo médio de internação ajustado pelo funcionamiento (TMIF): trata-se do tempo médio de internação que teria sido apresentado por uma determinada unidade estudada (U) caso tivesse atendido aos seus próprios casos (Altas U) com o tempo médio de internação que para cada GRD teve o padrão × (TMIP). Para os cálculos são excluídos os casos extremos.

TMIF = Somatório (GRD a GRD) (Altas U × TMIP) / total Altas U

Resultados

Ao realizar a análise, obteve-se um total de 41 menções de indicadores entre os países observados e os indicadores mencionados pelos enfermeiros consultados, constituindo 100% do universo considerado. Entre eles, os que apresentaram maior número de repetições foram: bacteremia associada a uso de cateter venoso central (CVC): 7; pneumonia associada a ventilação mecânica: 4; infecção urinária associada a uso de cateter vesical de demora (CVD): 4; presença de lesão por pressão (LP): 3.

Em geral, os indicadores encontrados nos países estudados da América Latina estão relacionados com sua utilização para prevenir e controlar as infecções associadas à atenção de saúde (IAAS).[23,27-31] Esses indicadores também se encontram representados na lista de indicadores da Sociedade Espanhola de Qualidade para Indicadores de UTI, embora essa lista seja mais ampla e inclua mais contextos que os referidos às IAAS.

Os indicadores informados por e-mail pelos enfermeiros consultados foram maiores em número do que os indicadores solicitados pelos governos nos *websites* dos Ministérios da Saúde.

Discussão

O conceito de segurança do paciente, como um componente-chave de qualidade, hoje em dia faz parte das estratégias de qualidade de muitos países.

Tabela 4 Indicadores de qualidade em UTI acompanhados pelos Ministérios da Saúde

Argentina Domínio: cuidados críticos	Chile Domínio: UTI adulto	México Domínio: não indicado	Peru Domínio: UTI adulto
Taxa de mortalidade neonatal em recém-nascidos com mais de 2.500 g (x 1.000)	Pneumonias associadas a ventilação mecânica	Pneumonias associadas à ventilação mecânica	Pneumonias intra-hospitalares associadas à VM
Índice de mortalidade real sobre mortalidade esperada em UTI adultos (conforme Apache II)	Infecção do trato urinário associada ao uso de CVD	Infecção do trato urinário associada ao uso de CVD	Infecção do trato urinário associada ao CVD
Índice de mortalidade real sobre mortalidade esperada nas UTI pediátricas – SMR com PIM2	Infecções da corrente sanguínea (bacteremias/septicemia) associadas ao uso de CVC	Infecções da corrente sanguínea (bacteremias/septicemia) associadas ao uso de CVC	Infecção da corrente sanguínea associada ao CVC
Índice de bacteremias associadas a cateter endovenoso central em UTI	Infecções da corrente sanguínea (bacteremias/septicemia) associadas à nutrição parenteral total em adultos		

Apache II: *Acute Physiology and Chronic Health Evaluation* (avaliação de saúde crônica e fisiologia aguda); CVC: cateter venoso central; CVD: cateter vesical de demora; PIM 2: *Pediatric Index of Mortality* (índice de mortalidade pediátrica); SMR: *standardized mortality ratio* (razão de mortalidade padronizada); VM: ventilação mecânica.

Tabela 5 Indicadores mencionados por e-mail pelos profissionais de enfermagem consultados

Argentina	Chile	México	Peru
Índice de mortalidade real sobre mortalidade esperada em UTI adultos (segundo Apache II)	Infecção da corrente sanguínea por uso de CVC	Vigilância e controle de venóclise instalada (entram todas as linhas intravasculares)	Qualidade do registro de enfermagem: SOAP
Índice de mortalidade real sobre mortalidade esperada nas UTI pediátricas – SMR com PIM2	Infecção do trato urinário por uso de CVD	Sondagem vesical	Diagnósticos de enfermagem
Índice de bacteremias associadas a cateter endovenoso central em UTI	Pneumonia associada a uso de ventilação mecânica	Risco de quedas	Obstrução de tubo endotraqueal
	LP	LP	Autoextubação
	Autoextubação	Aspiração de secreções	Eritema da fralda
	Quedas		Bacteremias por CVC
	Pneumotórax associado a CVC		Flebite
			LP
			Autorretirada de dispositivos invasivos
			Pneumonias associadas a ventilação mecânica
			Reintubações endotraqueais

Apache II: *Acute Physiology and Chronic Health Evaluation* (avaliação de saúde crônica e fisiologia aguda); CVC: cateter venoso central; CVD: cateter vesical de demora; LP: lesão por pressão; PIM 2: *Pediatric Index of Mortality* (índice de mortalidade pediátrica); SMR: *standardized mortality ratio* (razão de mortalidade padronizada).

Tabela 6 Indicadores de maior repetição observados

Nome do indicador	Número de repetições
Pneumonias associadas a ventilação mecânica	4
Bacteremias associadas a uso de cateter venoso central (CVC)	7
Infecção do trato urinário associada a cateter vesical de demora (CVD)	4
Lesão por pressão	3

Tabela 7 Indicadores de qualidade e de assistência da UTI para a Espanha

Dimensão da qualidade	Indicador	Cálculo
1. Eficiência e qualidade técnico-científica da UTI	1.1. Tempo médio de internação ajustado por casuística (TMIC)	Somatório (GRD a GRD) (Altas P × TMIU)/total de altas E
	1.2. Tempo médio de internação ajustado pelo funcionamento (TMIF)	Somatório (GRD a GRD) (Altas U × TMIP)/total de altas U
	1.3. Mortalidade	[(a × b)/c)] × 100 a) Número de altas hospitalares por falecimento b) Relação de isogravidade com a média com que se compara c) Total de altas
	1.4. % Readmissões	[a / b] × 1.000 a) Número de altas com readmissões na UTI em um período <48 horas. b) Total de altas na UTI
	1.5. Taxa de notificação de reações adversas a medicamentos	[a / b] × 1.000 a) Número de altas com reações adversas a medicamentos b) Total de altas na UTI
	1.6. Taxa de infecção nosocomial	[a / b] × 1.000 a) Número de altas com diagnóstico de infecção nosocomial b) Total de altas no período
	1.6.1. Infecções urológicas	[a / b] × 100 a) Número de altas com diagnóstico de infecção urológica em pacientes com sonda vesical b) Total de altas no período de pacientes com sonda vesical
	1.6.2. Infecções sanguíneas	[a / b] × 100 a) Número de altas com diagnóstico de infecção sanguínea em pacientes com cateter venoso central b) Total de altas no período em pacientes com cateter venoso central
	1.6.3. Pneumonias	[a / b] × 100 a) Número de altas com diagnóstico de pneumonia em pacientes com respirador b) Total de altas no período de pacientes com respirador

(continua)

Tabela 7 Indicadores de qualidade e de assistência da UTI para a Espanha (*continuação*)

Dimensão da qualidade	Indicador	Cálculo
	1.7. Taxa de reações transfusionais	[a / b] × 1.000 a) Número de altas hospitalares com diagnóstico de infecção nosocomial, em um ano. b) Total de altas nesse ano
	1.8. Taxa de lesão por pressão na alta hospitalar	[a / b] × 1.000 a) Número de altas de UTI, com diagnóstico de lesão por pressão b) Total de altas do período
	1.9. Taxa de quedas	[a / b] × 1.000 a) Número de altas de UTI com informação de queda durante o tempo de internação na UTI b) Total de altas do período
2. Desenvolvimento e satisfação profissional	Índice de satisfação	[a / b] × 100 a) Pesquisados que declaram estar satisfeitos ou muito satisfeitos com seu trabalho e desenvolvimento profissional b) Total de pesquisados
3. Qualidade percebida pelo usuário da UTI	Índice de satisfação	[a / b] × 100 a) Pesquisados (pacientes/familiares) que foram atendidos na UTI que declaram ter recebido um atendimento bom ou muito bom. b) Pesquisados (pacientes/familiares) que utilizaram a UTI no período

Fonte: SEMICYUC e SEEIUC (2014).[29]

Altas U: altas de pacientes de uma determinada unidade estudada; Altas P: altas padrão de pacientes; GRD: grupos relacionados a diagnóstico; TMIP: tempo médio padrão de internação; TMIU: tempo médio de internação apresentado em uma determinada unidade estudada.

Um em cada 10 pacientes hospitalizados apresenta algum dano evitável que pode causar incapacidade ou, até mesmo, a morte.

Como principal contribuição, esta parte do capítulo mostra o olhar comum que se utiliza nos países observados. Esse olhar está baseado principalmente em um sistema de vigilância da infecção nosocomial, que é um ponto-chave para estabelecer melhorias da qualidade nas UTI, mas que evidencia a necessidade de incluir indicadores de processo para as UTI que permitam contribuir para a melhoria da qualidade de atenção nessas unidades em todos os níveis de atenção, tanto na prevenção e no controle de infecções como na prevenção de eventos adversos nas áreas dos cuidados, assim como em áreas tão escassamente incluídas nos indicadores de acompanhamento, como é o caso da humanização, da tecnologia e da aplicação de novos conhecimentos.

CONSIDERAÇÕES FINAIS

Quando trabalhamos com o modelo de indicadores para a administração de resultados, buscamos, sobretudo, a excelência da gestão, objetivando principalmente a prestação do cuidado seguro ao paciente, por meio dos processos bem desenhados e do aumento da celeridade desses processos. Esse modelo segue conceitos nos quais a descentralização, a autonomia, o *empowerment* e a gestão participativa estão presentes como fatores de sucesso. Dessa forma, percebemos que a administração por meio de indicadores proporciona uma referência para a sustentabilidade dos serviços hospitalares, na qual a informação é utilizada para melhorar a tomada de decisão, sempre com a finalidade de promover o cuidado no tempo adequado, correto e seguro para o paciente.

Reconhecido mundialmente como um dos maiores mestres do gerenciamento da qualidade, William Edward Deming dizia que "não se gerencia o que não se mede, não se mede o que não se define, não se define o que não se entende e não há sucesso no que não se gerencia".

Sobre a comparação dos indicadores dos países observados na segunda parte deste capítulo, pode-se pensar que não se consideram as realidades que não são comparáveis, atendendo a fatores como população, investimento *per capita*, grau de desenvolvimento, entre outros, o que efetivamente deve-se considerar; mas no contexto de unidades de terapia intensiva considera-se a similaridade de condições em que o paciente nelas ingressa, sendo específicas e universalmente conhecidas por contar com características destinadas à atenção do paciente crítico, podendo estabelecer indicadores de qualidade semelhantes.

O chamado padrão-ouro é aplicável universalmente, servindo de referência para a condição ideal que se deseja conseguir, mas atendendo a fatores próprios de cada país, como o nível de desenvolvimento e outros que possam interferir no alcance do "ideal" fixado. Portanto, sugere-se considerar os bons exemplos e procurar integrar indicadores que possam ser de utilidade para melhorar a qualidade em saúde na América Latina, mas o desafio é sobretudo criar os parâmetros próprios para realizar uma medição sistemática e planejada de indicadores que identifiquem alterações a serem avaliadas e que exijam intervenção a fim de otimizar a qualidade em saúde.

REFERÊNCIAS BIBLIOGRÁFICAS

1. Franco JN, Barros BPA, Vaidotas M, D'Innocenzo M. Percepção dos enfermeiros sobre os resultados dos indicadores de qualidade na melhoria da prática assistencial. Rev Bras Enferm 2010;63(5):806-10.
2. The Joint Commission Accreditation of Healthcare Organizations (JCAHO). Accreditation Manual for Hospital. Nursing Care 1992; 79-85.
3. Fundação Nacional da Qualidade (FNQ). Critérios de excelência. São Paulo: Fundação Nacional da Qualidade, 2007.

4. Donabedian A. Defining and measuring the quality of health care. In: Wenzel, RP. Assessing quality of health care-perspective for clinicians. Baltimore: Williams & wilkins, 1992; p. 41-64.
5. Takashina NT. Indicadores da qualidade e do sdesempenho. Disponível em: http://www.ubq-rj.com.br/artigos/iqid.htm.
6. Kaplan RS, Norton DP. Organização orientada para a estratégia: como as empresas que adotam o balanced scorecard prosperam no novo ambiente de negócios. Tradução de Afonso Celso da Cunha Serra. Rio de Janeiro: Campus; 2000.
7. Costa EA. Gestão estratégica: da empresa que temos para a empresa que queremos. 2.ed. São Paulo: Saraiva, 2007.
8. Fernandes HS. Qualidade em terapia intensiva. Rev Bras Clin Med 2010;8:37-45.
9. American Nurses Association (ANA). Quality indicators: definition and implication. New York (USA): American Nurses Publishing; 1996.
10. Programa de Qualidade Hospitalar (PQH). Manual de indicadores de enfermagem Nageh 2012. São Paulo: APM/Cremesp; 2012. 40 p. Disponível em: http://www.cqh.org.br/files/Manual.
11. Agência Nacional de Saúde Suplementar (ANS): http://www.ans.gov.br/images/stories/prestadores.
12. Donabedian A. Prioridades para el progreso de la evaluación y monitoreo de la atención; 1993. Disponível em: http://www.insp.mx/rsp/articulos/articulo.php?id=001269. Acesso em: 6 set 2016.
13. E-Campus de Medwave: Módulo 2: Curso calidad en los procesos asistenciales. 2010;I-III:26-49. Jornada Sociedad Chilena Medicina Intensiva; 2014.
14. Donabedian A. Programas de monitoreo de calidad de la atención; 1997. Disponível em: http://www.insp.mx/rsp/articulos/articulo.php?id=001269. Acesso em: 06 set 2016.
15. Centeno NA. Sistema para el monitoreo de la calidad de la atención en salud por indicadores en los hospitales de I, II y III nivel de atención; 2003. Disponível em: http://rev_gerenc_polit_salud.javeriana.edu.co/vol3_n_6/salud_investigaciones_3.pdf. Acesso em: 19 set 2016.
16. Gómez S. Indicadores de seguridad en medicina intensiva en Chile. Cátedra medicina intensiva. Viña del Mar; 2011.
17. Salinas H, Erazo MB, Pastén JM, Preisler JR, Ide R, Carmona SG. Indicadores de calidad de asistencia en obstetricia. Rev Chil Obstet Ginecol 2006;71:2. Disponível em: http://www.scielo.cl/pdf/rchog/v71n2/art07.pdf. Acesso em: 05 out 2016.
18. Jiménez RE. Indicadores de calidad y eficiencia de los servicios hospitalarios. Rev Cubana Salud Pública 2004;29:12.
19. Barras J, Enriques N, Abade J, Valderrama M, Pérez A. Calidad de lá atención sanitaria. Indicadores de efectividad clínica. Sociedad Española de Calidad Asistencial 2013;50-82.
20. Marracino C. Manual de indicadores de calidad para establecimientos asistenciales con internación. Programa de indicadores decalidad de atención médica PICAM – Instituto Técnico para la Acreditación, 2.ed. SACAS. Argentina; 2012.
21. MINSA. Estándares de calidad para hospitales e institutos especializados. Vigilancia, Prevención y Control de las IAAS. Perú; 2013.
22. Secretaria de Salud. Norma Oficial Mexicana NOM-026-SSA2-1998, Para la vigilancia epidemiológica, prevención y control de las infecciones nosocomiales. Disponível em: http://calidad.salud.gob.mx/site/calidad/docs/dec-acr_00A.pdf. Acesso em: 6 set 2016.
23. MINSAL. Indicadores de infecciones asociadas a la atención en salud vigentes desde mayo de 2011. Ministerio de Salud Chile; 2016. Disponível em: http://web.minsal.cl/portal/url/item/8794c42f35ad5111e04001011e013f93.pdf. Acesso em: 6 set 2016.
24. Galvez S. Indicadores de seguridad en medicina intensiva en Chile. Ministerio de Salud Chile; 2011. Disponível em: http://web.minsal.cl/portal/url/item/c3f4ebe9cd3964bbe0400101640162ac.pdf. Acesso em: 6 set 2016.
25. Barrasa J, Enríquez N, Abad J, Valderrama M, Pérez A, Revilla C. La calidad asistencial. Indicadores de efectividad Clínica Soc Esp Calidad Asistencial 2013;50-95.
26. Washington D. Área de fortalecimiento de sistemas de salud. Unidad de Recursos Humanos para la Salud. Regulación de la Enfermería en América Latina. C.: OPS – Catalogación en la fuente; 2011. p. 17, 38, 49, 161, 214.
27. Galesio A. Indicadores en cuidado intensivo – resumen de presentación. Primer Seminario Nacional sobre Indicadores; 2011.

28. MINSA. Normas técnica de estándares de calidad para hospitales e institutos especializados. Perú; 2013.
29. Sociedad Española de Medicina Intensiva, Crítica y Unidades Coronarias (SEMICYUC), Sociedad Española de Enfermería Intensiva y Unidades Coronarias (SEEIUC). 2014. Disponível em: http://www.semicyuc.org. Acesso em: 6 set 2016.
30. Shulmeyer M. Indicadores básicos de Saúde no Brasil: conceitos e aplicações. Organización Panamericana de la Salud – Red Interagencial de Informaciones para la Salud; 2009.
31. Ross AG, Zeballos JL, Infante A. La calidad y la reforma del sector de la salud en América Latina y el Caribe. Rev Panamá de Salud Pública; 2005.

BIBLIOGRAFIA

Agency for Healthcare Research an Quality (AHRQ) Patient Safety Indicators (PSIs): http://www.qualityindicators.ahrq.gov/psi_overview.htm.

Agency for Healthcare Research and Quality. Pediatric quality indicators composite measure workgroup final report. Disponível em: http://www.qualityindicators.ahrq.gov/pdi_download.htm. Acesso em: 01 agosto 2016.

Araújo LCJ. Gestão de processos: melhores resultados e excelência organizacional. São Paulo: Atlas; 2011.

Araújo LCJ. Gestão de processos: melhores resultados e excelência organizacional. São Paulo: Atlas, 2011.

Balestrin F, Resende JM. Síntese da organização de corpo clínico de uma rede hospitalar privada. A experiência da Rede VITA. In: Silva HMS, Kaemmerer A, Schout, D. Gestão do corpo clínico. Experiência dos Hospitais da ANAHP. Rio de Janeiro: Medbook; 2008.

Bisognano M et al. Buscando o triple aim na saúde. São Paulo: Atheneu; 2015.

Bonacim CAG, Araujo AMP. Avaliação de desempenho econômico-financeiro dos serviços de saúde: os reflexos das políticas operacionais no setor hospitalar. Ciênc Saúde Coletiva 2011;16(supl.1):1055-69.

Brasil. Ministério da Saúde. Portal da Saúde. Disponível em: http://portal.saude.gov.br/portal/saude/Gestor/visualizar_texto.c fm?idtxt=36281&janela=1.

Canadian Institute for Health Information (CIHI) : http://secure.cihi.ca/.

Canadian Patient Safety Institute (CPSI): http://www.patientsafetyinstitute.ca/.

Malik AM, Schiesari LMC. Qualidade e acreditação. In: Vecina Neto G, Malik AM. Gestão em saúde. Rio de Janeiro: Guanabara Koogan; 2011. p. 325-28.

Rossaneis MA et al. Indicadores de qualidade utilizados nos serviços de enfermagem de hospitais de ensino. Rev Eletr Enfermagem 2014; 16(4): 769-76. Disponível em: <http://revistas.ufg.br/fen/article/view/22956>. Acesso em: 01 set 2016.

The Joint Commission : http://www.jointcommission.org/.

Tronchin DMR, Naves LK, Lima RPM, Melleiro MM. Avaliação da assistência de enfermagem: o emprego de indicadores. In: Leite MMJ (coord.). Programa de atualização em enfermagem – Saúde do adulto. Porto Alegre: Artmed; 2011.

Vieira APM, Kurcgant P. Indicadores de qualidade no gerenciamento de recursos humanos em enfermagem: elementos constitutivos segundo percepção de enfermeiro. Acta Paul Enferm 2010; 23(1):11-5.

Vincent CC, Amalberti R. Safer healthcare strategies for the real world. Springer Open: 2016.

Capítulo 14

Alarmes clínicos: implicações da fadiga de alarmes

Roberto Carlos Lyra da Silva
Carolina Corrêa Pinto de Farias

INTRODUÇÃO

O termo fadiga de alarmes foi cunhado em 2010 pelas enfermeiras Maria Cvach e Kelly Graham, em artigo publicado no *Journal of Critical Care Nursing*. Trata-se de um fenômeno frequentemente observado em unidades de cuidados intensivos que se caracteriza, entre outros fatores, pelo retardo no tempo de resposta dos profissionais de saúde aos alarmes.[1]

Acredita-se que esse retardo possa ter relação com a sobrecarga cognitiva à qual é submetida a equipe, sobretudo a de enfermagem, que cotidianamente se depara com cerca de 350 alarmes por paciente por dia, o que permite que um evento de risco de morte verdadeiro possa se perder em meio a tantos ruídos, devido ao excessivo número de dispositivos com sinais de alarmes concorrentes – todos tentando chamar a atenção de alguém, sem a devida clareza do porquê e do que é suposto fazer.[2]

Outro fato que também pode estar associado ao alargamento de tempo estímulo-resposta é o elevado número de alarmes inconsistentes – também chamados de falso-positivos –, os quais poderiam perfeitamente ser evitados, uma vez que não alertam ou fornecem informações fidedignas ou relevantes em relação à condição clínica dos doentes ou em relação ao funcionamento dos equipamentos médico-assistenciais (EMA), tornando a equipe insensível a esses sons quando disparados.[2]

De acordo com Cvach,[3] o problema da dessensibilização aos alarmes é multifacetado e relacionado à alta taxa de alarmes falso-positivos, à falta de padronização de alarmes e ao elevado número de alarmes de dispositivos hospitalares atualmente.

Nesse cenário, a unidade de terapia intensiva (UTI) é um local onde a ocorrência de erros e, consequentemente, de eventos adversos* relacionados ao uso de tecnologias

---

* Falha ocorrida envolvendo equipamentos, artigos, implantes e *kits* diagnósticos, ou um problema que tenha ocorrido durante o seu uso, que tenha colocado em risco a vida (ou poderia ter colocado), resultando em estrago, prejuízo ou lesão permanente às funções ou às estruturas corporais, ou ainda que necessite de intervenção médica/cirúrgica para prevenir tais danos a estas funções ou estruturas.[29]

duras,** requer análise particular, pois sua dinâmica de trabalho e volume de recursos humanos e tecnológicos associados às características diferenciadas dos pacientes graves a tornam mais suscetíveis a esses eventos.[4]

Em virtude da alta incidência de notificações envolvendo problemas com alarmes de ventiladores mecânicos durante o ano de 2002, a Joint Commission International incluiu, em 2003, a segurança dos alarmes como tópico nas Metas Nacionais de Segurança do Paciente (*Joint Commission/National Patient Safety Goal* – NPSG). Dez anos depois, em junho de 2013, reafirmou sua preocupação com esse problema, lançando em 2014 as Metas Nacionais de Segurança do Paciente no Manejo dos Alarmes (*National Patient Safety Goal on Alarm Management*).[5,6]

O Instituto ECRI (Emergency Care Research Institute), organização sem fins lucrativos com sede na Pensilvânia, Estados Unidos, é especializado em dispositivos médicos e desde 2007 chama a atenção dos profissionais, em sua revista *Health Devices*, para os perigos à saúde relacionados aos sistemas de alarmes de aparelhos médico-assistenciais. Os alarmes de EMA têm subido de posição na lista dos dez maiores perigos à saúde relacionados à tecnologia (*top 10 health technology hazards*), alcançando o topo em 2012 e mantendo-se nessa posição em 2013, 2014 e 2015.[7-11]

Em 2011, a publicação do Summit Clinical Alarms – Instituto ECRI, Association for the Advancement of Medical Instrumentation (AAMI), Food and Drug Administration (FDA), The Joint Commission (TJC), American College of Clinical Engineering (ACCE) – mostrou que até 2001, 241 alarmes de segurança supriram os equipamentos médico-assistenciais, mas esse número saltou para 2.204 em 2010, o que representa um aumento de quase 1.000% em nove anos no incremento do número de alarmes.[2]

No dia 25 de julho de 2013, foi publicada pela Anvisa a Resolução da Diretoria Colegiada n. 36, que institui ações para a segurança do paciente e dá outras providências. No inciso I do art. 6º é descrito que o núcleo de segurança do paciente (NSP) deve adotar como princípio a melhoria contínua dos processos de cuidado e do uso de tecnologias da saúde.[12]

SEGURANÇA DO PACIENTE *VERSUS* EFICIÊNCIA DOS ALARMES

Estudos sobre sistemas de alarmes de equipamentos médico-assistenciais vêm sendo publicados há cerca de três décadas.[1-3] Em artigo publicado em 2011 por Borowski et al.,[13] como resultado de um *workshop* realizado pela Associação Alemã de Engenheiros Biomédicos, é demonstrada uma série histórica de estudos (1986 a 2010) que avaliaram a qualidade dos sistemas de alarmes de EMA. A relação dos resultados encontra-se na Tabela 1.

Em editorial do *Jornal Canadense de Anestesia* em 2003, Dain[14] chama a atenção para o som dos alarmes dos equipamentos médicos. O autor ressalta a importância do estudo de Mondor e Findlay,[15] publicado na mesma revista, que confirmou que os sistemas de

** Categoria de tecnologia na área da saúde representada por material concreto como equipamentos, mobiliários do tipo permanente ou de consumo.[30]

alarme dos equipamentos médicos não possuem um bom projeto e não transmitem o senso de urgência apropriado. Os sons desses equipamentos são difíceis de identificar, assustam a equipe e incomodam, contando com um modo de operação duvidoso. Mondor e Findlay examinaram vários alarmes de diferentes equipamentos e pediram para profissionais experientes avaliarem o som dos alarmes desses equipamentos para que percebessem seu senso de urgência. O que eles encontraram de fato foi que o senso de urgência percebido não era condizente com o perigo e o risco potenciais para os pacientes.[15]

Padilha,[4] em estudo prospectivo em sete unidades de terapia intensiva do município de São Paulo, durante 30 dias, identificou os fatores estruturais da UTI e as condições dos pacientes relacionadas às ocorrências iatrogênicas. A autora também verificou a associação entre a gravidade das ocorrências e os fatores relacionados. Do total de 113 ocorrências iatrogênicas, 18,6% tinham ligação com os equipamentos. Em 26,5%, houve ameaça moderada e grave à vida. Demonstrou-se que 89,4% das ocorrências iatrogênicas estavam relacionadas aos recursos humanos. O estudo apontou a necessidade de investimentos na educação dos enfermeiros para prevenção de ocorrências iatrogênicas e reforçou a importância de novas pesquisas sobre o tema.

Pesquisa de Santos et al. realizada em 2006, apud Souza et al.,[16] acerca do estresse do enfermeiro de terapia intensiva em função dos constantes ruídos nessa unidade provocados pelo enorme fluxo de pessoas transitando no ambiente e pelos constantes alarmes

Tabela 1 Estudos que avaliaram a qualidade de sistemas de alarmes médicos

Fonte	Cenário	Número de pacientes, duração e número de alarmes
O'Carroll (1986)[31]	UTI geral (mista adulta/ pediátrica)	26 pacientes 3 semanas, 1.455 alarmes (2,77 alarmes/hora)
Koski et al. (1990)[32]	Unidade pós-operatória de cirurgia cardíaca	10 pacientes, 400 horas, 1.307 alarmes (3,2 alarmes/hora)
Lawless (1994)[33]	UTI pediátrica	928 horas 2.176 alarmes (2,3 alarmes/hora)
Tsien e Fackler (1997)[34]	UTI pediátrica	298 horas 2.942 (9,9 alarmes/hora)
Chambrin et al. (1999)[35]	UTI adulto	131 pacientes, 1.971 horas, 3.188 alarmes (1,6 alarme/hora)
Biot et al. (2000)[36]	UTI cirúrgica	26 pacientes com SARA, 1.501 minutos, 3.665 alarmes (14,7 alarmes/hora)
Atzema et al. (2006)[37]	Departamento de emergência	72 pacientes, 371 horas, 1.762 alarmes (4,7 alarmes/hora)
Görges et al. (2009)[38]	UTI clínica	21 pacientes, 200 horas, 1.271 alarmes (6,3 alarmes/hora)
Siebig et al. (2010)[39]	UTI clínica	68 pacientes, 982 horas, 5.934 alarmes (6 alarmes/hora)

Fonte: Borowski et al. (2001).[13]
SARA: síndrome da angústia respiratória do adulto.

que disparam a todo instante, constatou que os profissionais de enfermagem percebem o quanto são frequentes os disparos desses alarmes sonoros em terapia intensiva, o que reforça a hipótese de que tais sons condicionam o profissional a não mais considerá-lo indicador de uma potencial situação de emergência, mas somente como um ruído estressante.

Em artigo original, Lima et al.[17] identificaram os riscos do paciente hospitalizado em estudo realizado em uma instituição pública de São Paulo em 2008. Constataram que falhas de equipamentos em relação aos alarmes foram riscos notificados. Houve 45 notificações (10,2%), que também foram enumeradas pelos enfermeiros como risco importante ao paciente. Os autores consideraram risco a probabilidade de um evento ocorrer.

Estudo realizado por Beccaria et al.[18] em 2009 para identificar eventos adversos na assistência de enfermagem em unidade de cuidados intensivos de um hospital geral em São Paulo relacionou a utilização incorreta de equipamentos na unidade à ocorrência de eventos adversos. As ocorrências registradas no estudo referiam-se aos alarmes dos equipamentos que estavam inoperantes, com parâmetros incorretos ou com volume baixo, demonstrando a fragilidade da monitorização.

Cvach publicou em 2012 uma revisão integrativa sobre fadiga de alarmes com artigos provenientes de pesquisas e não pesquisas, totalizando 72, publicados entre 01/01/2000 e 10/01/2011.[3] Evidências de pesquisas foram organizadas em cinco temas principais:

- Alarmes excessivos e efeitos na equipe.
- Respostas de enfermeiros aos alarmes.
- Sons e audibilidade dos alarmes.
- Tecnologia para reduzir falsos alarmes.
- Sistemas de notificações de alarmes.

Evidências de não pesquisa foram divididas em dois temas principais:

- Estratégias para reduzir a dessensibilização aos alarmes.
- Alarmes de prioridade e sistemas de notificação.

Em 2012, foi publicado uns dos primeiros trabalhos nacionais sobre a fadiga de alarmes, cujo objeto de estudo eram os alarmes dos oxímetros de pulso em unidade de cuidado intensivo neonatal. Nesse estudo, 81 alarmes (37%) foram atendidos pelos profissionais de saúde com tempo máximo de 14 minutos e 43 segundos, e outros 138 alarmes (63%) não tiveram resposta e foram considerados alarmes fatigados.[19]

Bridi[20] estudou o tempo estímulo-resposta da equipe de enfermagem aos alarmes dos monitores multiparamétricos em terapia intensiva por meio de pesquisa observacional descritiva e obteve como resultado após 40 horas de observação um total de 227 alarmes provenientes do acompanhamento de 88 pacientes, resultando numa média de 5,7 alarmes por hora, em que mais de 60% deles tiveram tempo de resposta acima de 10 minutos, considerados, portanto, fatigados – ou seja, sem resposta. Os fatores determinantes do tempo estímulo-resposta da equipe de enfermagem relacionaram-se à gravidade dos pacientes e suas condições hemodinâmicas, à relevância do alarme e aos seus ruídos. Foram apontados como fatores que dificultavam a resposta a esses alarmes: recursos humanos insuficientes, sobrecarga de trabalho, falsos alarmes por interferências e defeitos em cabos e equipamentos, alarmes não programados, não configurados, com volume baixo ou desligados.

Pergher e Silva[21] mediram o tempo estímulo-resposta da equipe de saúde aos alarmes de monitorização da pressão arterial invasiva (PAI) e analisaram as implicações desse tempo para a segurança do paciente em uma UTI adulto no Rio de Janeiro. Em 60 horas de observação foram registrados 1,26 alarme/hora com 72% de fadiga de alarmes, e o tempo médio de atendimento foi de 2 minutos e 45 segundos. Concluíram, portanto, que o alargamento do tempo estímulo-resposta aos alarmes de PAI pode comprometer a segurança dos pacientes com instabilidade hemodinâmica, especialmente em situações de choque e uso de drogas vasoativas.

Em pesquisa recentemente realizada em UTI traumato-ortopédicas, foi observado o fenômeno da fadiga de alarmes em relação à monitorização multiparamétrica. Em 20 horas de observação desses equipamentos houve o disparo de 1.643 alarmes, dos quais apenas 7 foram atendidos até o 4º minuto após ser acionado. A fadiga de alarmes chegou a 99,7%, e o nível de inconsistência desses alarmes a 97%.[22] Esses resultados mostram a urgência de se abordar o tema fadiga de alarmes e de criar soluções para a diminuição de falsos alarmes nas unidades, com vistas à melhora da segurança dos pacientes.

O MANEJO DOS ALARMES

Em estudo de 2001, Solsona et al.[23] propuseram-se a determinar se alarmes sonoros em terapia intensiva eram devidamente ajustados. Os autores demonstraram que os valores não eram ajustados de acordo com a real necessidade do paciente em volumes máximos e mínimos preestabelecidos, isto é, os valores ajustados não estavam adequados. Os ajustes foram adotados como uma intervenção diária e anotados em prontuário, o que foi efetivo para a melhoria desses alarmes sonoros, ressaltando a importância do ajuste diário e tendo em vista as mudanças na evolução clínica dos pacientes.

Imhoff e Kuhls,[24] em artigo de revisão, discutiram a questão dos algoritmos de alarmes em monitorização de terapia intensiva e consideraram os alarmes de dispositivos médicos um assunto de preocupação em unidades intensivas. Os frequentes falsos alarmes não são apenas um aborrecimento para pacientes e equipe, mas também comprometem a segurança do paciente e a eficácia do cuidado. Para os autores, houve grandes avanços tecnológicos dos dispositivos médicos e equipamentos. Contudo, os sistemas de alarmes não acompanharam esses avanços. Na prática, os sistemas de alarmes apresentavam alta sensibilidade e pouca especificidade, com falsa positividade nos multiparâmetros monitorados. Como solução, merecem destaque os avanços em algoritmos de alarmes com métodos estatísticos e computacionais aplicados na clínica.

Em estudo multidisciplinar, Korniewicz et al.[25] realizaram um levantamento da efetividade dos alarmes clínicos. O estudo foi desenvolvido para determinar junto aos hospitais e profissionais de saúde problemas associados a alarmes. O levantamento *on-line* foi desenvolvido por uma força-tarefa de 16 membros, representada por engenheiros, enfermeiros, tecnólogos clínicos, entre outros, para avaliar as razões pelas quais os profissionais de saúde não respondem a alarmes clínicos.

De um total de 1.327 pessoas que responderam ao levantamento, 51% eram enfermeiros e 31% trabalhavam em unidades de cuidados intensivos. Mais de 90% dos entrevistados concordaram com a afirmação do estudo de que é necessário priorizar os alarmes e poder diferenciá-los facilmente de forma visual e auditiva. Da mesma maneira, muitos entrevistados identificaram os alarmes como um aborrecimento, o que foi problemático; 77% dos entrevistados afirmam que a frequência dos alarmes interrompe o cuidado ao paciente; 78% afirmam que a frequência dos alarmes diminui a confiança de sua veracidade e leva a equipe a desabilitá-los.

O estudo concluiu que para o gerenciamento de alarmes clínicos se tornar efetivo são necessários:

- Equipamentos com *design* apropriado ao uso da equipe multidisciplinar.
- Equipe disposta a aprender a utilizar o equipamento de forma segura.
- Hospitais que reconheçam a complexidade do gerenciamento de alarmes clínicos e forneçam recursos necessários para desenvolver esquemas efetivos para esse gerenciamento.

Em estudo clínico, prospectivo e observacional, Siebig et al.[26] demonstraram uma elevada taxa de "falsos alarmes" dos atuais sistemas de vigilância cardiovascular. Isso foi decorrência do fato de esses alarmes terem alta sensibilidade, mas baixa especificidade, e forneceram um banco de dados de referência de alarmes de monitoramento para aplicação de algoritmo de pesquisa de alarme e, consequentemente, a implementação de "alarmes inteligentes" em sistemas de monitorização. O objetivo do algoritmo é evitar alarmes desnecessários, pois durante 982 horas de observação, foram anotados 5.934 alarmes, o que corresponde a seis disparos por hora. Cerca de 40% de todos os alarmes não descreviam corretamente a condição do paciente e foram classificados como tecnicamente falsos. Apenas 885 (15%) foram considerados clinicamente relevantes, e a maioria deles era do tipo limiar (*threshold* 70%), o que significa que os parâmetros fisiológicos avaliados ocorreram fora de um intervalo predefinido e estavam relacionados à pressão arterial sistólica (45%) principalmente, seguidos pela saturação de oxigênio (19%), frequência cardíaca (18%), pressão arterial média (12%) e frequência respiratória (4%). Os alarmes técnicos (90%) foram causados por saturação de oxigênio. O estudo ressaltou que muitas vezes o limiar dos alarmes esteve desativado ou não configurado. Para que tal situação não ocorra, são necessárias a preocupação e a interferência da equipe da terapia intensiva de modo que qualquer sistema de monitorização se torne efetivo.

Atualmente, os sistemas de vigilância disponíveis trabalham com o princípio de alarmes de limite, em que os usuários podem especificar limites superiores e inferiores de alarmes, gerados tão logo os valores medidos ultrapassem os limiares. Essa técnica é útil para determinar os limites fisiológicos de variação de parâmetros. Contudo, alterações mais relevantes muitas vezes não são refletidas. De acordo com o estudo de Siebig et al.

realizado na Alemanha em 2010,[27] existe uma necessidade de desenvolvimento e implementação de algoritmos para modificar ou substituir os alarmes de limite, no sentido de melhorar a sua especificidade.

Considerados simplistas, os sistemas de alarmes atuais são baseados em valores limites, com janelas de tempo muito curtas para acomodarem alta sensibilidade, mas baixa especificidade, o que favorece a "fadiga" de modo que podem ser ignorados. Por isso, Siebig et al.[26] sugerem que filtragem mediana simples nesses sistemas para reduzir o número de alarmes e o uso de algoritmos avançados pode melhorar a especificidade sem perder a sensibilidade, o que é complexo. Os autores apontam ainda que em vez do modelo de observação contínua simples, com um único tom – a prevalência atual em UTI –, esses "alarmes inteligentes" poderiam ter diferentes tons, indicando um grau de importância. Assim, fornecedores e fabricantes fariam parte do processo.

No estudo de 2010, Siebig[27] novamente enfatizou a preocupação com a alta sensibilidade, porém baixa especificidade dos alarmes, em que os parâmetros fisiológicos em pacientes críticos são normalmente executados por sistemas de alarme-limite. Como consequência, vários alarmes são gerados, levando à depreciação do valor clínico que reduz o grau de atenção da equipe.

Na tentativa de mudança, foi criada uma base de dados com medidas fisiológicas e anotações de alarmes clínicos e parâmetros vitais. O evento responsável pelo maior número de alarmes foi a pressão arterial sistólica (45,4%), seguida de saturação de oxigênio (29,5%). Desse total, destacaram-se:

- 2.512 alarmes-limite (68,2%).
- 535 alarmes perigosos (14,5%).
- 535 alarmes técnicos (14,5%).
- 100 alarmes de arritmia (2,7%).

De todos os alarmes, 54,5% foram julgados tecnicamente verdadeiros, 43,6% tecnicamente falsos e 1,9% não foram avaliados. Um elevado percentual (44,2%) foi causado por manipulação da equipe; somente 16,6% de todos os alarmes corresponderam a situações clínicas classificadas como relevantes. Em 46,5% dos casos tratava-se de situações classificadas como não relevantes, e 35% de todos os alarmes foram julgados como alerta.[26]

Graham e Cvach[1] buscaram soluções para enfrentar a "fadiga de alarmes". As autoras dizem que os alarmes intencionam alertar a equipe de desvios do *status* normal predeterminado; contudo, quando ocorre a fadiga de alarmes, a equipe silencia, desabilita ou ignora, tornando-se insensível ao número de alarmes. As autoras reuniram engenheiros, enfermeiros, médicos e gerentes, de modo que os alarmes fossem adaptados à necessidade da unidade e sua criticidade. Os enfermeiros foram treinados para individualizarem limites e níveis dos parâmetros de alarme por paciente. Como resultado, houve redução de 43% de alarmes fisiológicos, se comparados com a base de dados coletados anteriormente no início das mudanças.

Harris et al., em 2011, apud Pergher e Silva,[28] publicaram um trabalho na Pensilvânia que teve como objetivo identificar os alarmes mais comuns e propor estratégias para reduzir o fenômeno da fadiga de alarmes. Constatou-se que diversos alarmes não foram atendidos adequadamente e muitos foram considerados alarmes repetitivos. Por essa razão não foram atendidos pelos enfermeiros. A partir dessa situação, a instituição criou um guia de bolso sobre as funções dos monitores e passou a enviar mensagens, alertando a equipe caso um alarme de alta prioridade não fosse atendido em dois minutos. Além disso, também passou a realizar um acompanhamento diário, tirando dúvidas e ajustando os limites de forma individualizada.

Em 2011, foi publicado o *Summit clinical alarms*, um manual com ações prioritárias para minimizar eventos adversos relacionados a alarmes de dispositivos médicos, formado por um grupo de trabalho composto pela Association for the Advancement of Medical Instrumentation (AAMI), a Food and Drug Administration (FDA), a Joint Commission (JC), o American College of Clinical Engineering (ACCE) e o Instituto ECRI.[2] O compilado de suas recomendações encontra-se no Quadro 1.

No Programa Nacional de Segurança do Paciente em Gerenciamento de Alarmes, publicado em 2013 pela Joint Commission International,[6] foi estipulado um cronograma de atividades para sua implementação pelos hospitais acreditados nos Estados Unidos, conforme descrito no Quadro 2.

Quadro 1 Recomendações a serem adotadas para melhorar o uso de alarmes em unidades de cuidados intensivos

1.	Contar com uma equipe interdisciplinar, inclusive engenheiros biomédicos.
2.	Fazer o gerenciamento das tecnologias disponíveis na unidade, conservação e manutenção.
3.	Treinar a equipe para lidar com os diferentes equipamentos disponíveis.
4.	Desenvolver processos de melhoria contínua junto à equipe para uma melhor utilização dos sistemas de alarme por meio de protocolos para programações e configurações, níveis de prioridade, definição de parâmetros a serem monitorizados nos pacientes, frequência (níveis de volume e tons) dos alarmes, considerando as necessidades da unidade e a criticidade dos pacientes.
5.	Verificar as configurações do alarme, incluindo o volume e os parâmetros, a cada turno.
6.	Individualizar e ajustar os limites e níveis dos parâmetros de alarme pelas necessidades do paciente.
7.	Buscar na unidade a melhor audibilidade dos alarmes, ajustando tons, volume e parâmetros para prioridade de alarme.
8.	Utilizar corretamente acessórios, cabos, sensores e eletrodos, evitando interferências e falsos alarmes.
9.	Minimizar os ruídos extras no ambiente.
10.	Realizar a notificação de eventos adversos relacionados ao uso dos equipamentos.
11.	Familiarizar-se com os equipamentos disponíveis na unidade.
12.	Avaliar regularmente os doentes da unidade, conhecer sua condição clínica e, assim, ajustar os parâmetros de alarme.
13.	Atender prontamente aos alarmes, de forma resolutiva, e não silenciá-los.

Fonte: Adaptado de Summit Clinical Alarms 2011 (AAMI, FDA, JC, ACCE, ECRI Institute).[2]

Quadro 2 Elementos para o desempenho do programa NPSG06.01.01[6]
Até 1° de julho de 2014: líderes devem estabelecer um programa de segurança de alarmes como prioridade nos hospitais.
Durante 2014: identificar os mais importantes sinais de alarmes para seu gerenciamento.
Até 1° de janeiro de 2016: estabelecer políticas e procedimentos para o gerenciamento de alarmes identificados no período mencionado; educar a equipe e profissionais independentes licenciados sobre o propósito e a operação correta de sistemas de alarmes para cada responsável.

CONSIDERAÇÕES FINAIS

A fadiga de alarmes é mais do que um fenômeno. Ela deve ser considerada uma realidade que hoje permeia as UTI e outros cenários que exijam a utilização de equipamentos médico-assistenciais, como salas cirúrgicas e departamentos de emergência. Nesses ambientes, o reconhecimento da fadiga de alarmes é o primeiro passo para a elaboração de um plano de ação para mitigá-la.

O desenvolvimento de rotinas e protocolos que visem a promover o gerenciamento dos alarmes é fundamental para a tratativa do problema, assim como a formação de grupos multidisciplinares com a inclusão da engenharia clínica e o envolvimento de gestores das unidades hospitalares em todo o processo.

REFERÊNCIAS BIBLIOGRÁFICAS

1. Graham KC, Cvach M. Monitor alarm fatigue: standardizing use of physiological monitors and decreasing nuisance alarms. Am J Crit Care 2010;19(1):28-37. Disponível em: www.aacn.org/WD/CETests/Media/A1019012.pdf.
2. Association for the Advancement of Medical Instrumentation (AAMI). Summit Clinical Alarms, 2011. Disponível em: www.aami.org/publications/summits/2011_Alarms_Summit_publication.pdf.
3. Cvach, M. Monitor alarm fatigue: an integrative review. Biomed Instr Tech 2012;46(4):268-77. Disponível em: www.aami-bit.org/doi/pdf/10.2345/0899-8205-46.4.268.
4. Padilha KG. Ocorrências iatrogênicas em unidade de terapia intensiva (UTI): análise dos fatores relacionados. Rev Pau Enferm 2006;25(1):18-23. Disponível em: bases.bireme.br/cgi-bin/wxislind.exe/iah/online/?IsisScript=iah/iah.xis&nextAction=lnk&base=LILACS&exprSearch=475688&indexSearch=ID&lang=p.
5. Ecri Institute. Healthcare risk control 2008;4. Disponível em: www.ecri.org/Forms/Documents/Clinical_Alarms.pdf
6. The Joint Commission (JC). Prepublications requirements. National Pacient Safety Goal on Alarm Management. 2013. Disponível em: www.jointcommission.org/asses/1/18/prepub-06-25-2013-npsg060101.pdf.
7. The Joint Commission (JC). The Joint Commission Sentinel Event Alert. Medical device alarm safety in hospitals. 2013. Disponível em: www.jointcommission.org/assets/1/18/SEA_50_alarms_4_5_13_FINAL1.PDF.
8. Ecri Institute. Top 10 technology health hazards for 2012. 2011. Disponível em: www.ecri.org/Documents/Reprints/ECRI_Institute_Top_10_Health_Technology_Hazards_for_2012(TechNation).pdf.
9. Ecri Institute. Top 10 technology health hazards for 2013. 2012. Disponível em: http://1technation.com/ecri-institute-releases-top-10-health-technology-hazards-2013/.
10. Ecri Institute. Top 10 technology health hazards for 2014. 2013. Disponível em: www.ecri.org/Resources/Whitepapers_and_reports/2014_Top_10_Hazards_Executive_Brief.pdf.
11. Ecri Institute. Top 10 technology health hazards for 2015. 2014. Disponível em: www.ecri.org/Documents/White_papers/Top_10_2015.pdf.
12. Brasil. Ministério da Saúde. Agência Nacional de Vigilância Sanitária (Anvisa). RDC n. 36 de 25 de julho de 2013. Disponível em: portal.anvisa.gov.br/wps/wcm/connect/c36b1080407f1d07b6e9b647eaaaed7e/RDC+n%C2%B0+36+de+25-07-2013.pdf?MOD=AJPERES&attachment=true&id=1374864455990.

13. Borowski M et al. Medical device alarms. Biomed Tech Berlin–New York 2011;(56):73-83. Disponível em: http://bmtadvisors.com/docs/Medical%20Device%20Alarms_Biomedizinische%20Technik_2011.pdf. Acesso em: 15 set 2016.
14. Dain S. Current equipament alarm sounds: friend or foe? Canad J Anesthes 2003;50(3):209-14. Disponível em: http://link.springer.com/content/pdf/10.1007%2FBF03017786.pdf.
15. Mondor T, Findlay A. Perceived urgency of auditory warning alarms used in the hospital operating room. Can J Anesth 2002;221-8.
16. Souza SROS et al. Unidade de terapia intensiva. In: Silva MVG, Oliveira AMG. Plantão de enfermagem. Rio de Janeiro: Nogueira; 2009. p.304.
17. Lima LF, Leventhal LC, Fernandes MPP. Identificando os riscos do paciente hospitalizado. Revista Einstein 2008; 6(4):434-8. Disponível em: apps.einstein.br/revista/arquivos/PDF/992-Einsteinv6n4port434-438.pdf.
18. Beccaria LM, Pereira RAM, Contrin LM, Lobo SMA, Trajano DHL. Eventos adversos na assistência de enfermagem em uma unidade de terapia intensiva. Rev Bras Ter Intens 2009;21(3):276-82. Disponível em: www.scielo.br/pdf/rbti/v21n3/a07v21n3.
19. Monteiro JLS. Tempo estímulo-resposta aos alarmes de oxímetros de pulso em unidade de terapia intensiva neonatal: implicações para a segurança do paciente [Dissertação de mestrado]. Universidade Federal do Estado do Rio de Janeiro, Rio de Janeiro; 2013. 70f.
20. Bridi AC. Fatores determinantes do tempo estímulo-resposta da equipe de enfermagem aos alarmes dos monitores multiparamétricos em terapia intensiva: implicações para a segurança do paciente grave [Dissertação de mestrado]. Universidade Federal do Estado do Rio de Janeiro. Rio de Janeiro; 2013. 176f.
21. Pergher AK, Silva RCL. Tempo estímulo-resposta aos alarmes de pressão arterial invasiva: implicações para a segurança do paciente crítico. Rev Gaúcha Enferm 2014; 35(2):135-41.
22. Farias CCP. Parametrização de alarmes de monitores multiparamétricos em unidade de cuidados intensivos traumato-ortopédicos: contribuições para minimização da fadiga de alarmes [Dissertação de mestrado]. Universidade Federal do Estado do Rio de Janeiro, Rio de Janeiro; 2015. 120f.
23. Solsona J et al. Are auditory warnings in the intensive care unit properly adjusted? J Adv Nurs 2001;35(3):402-6. Disponível em: www.ncbi.nlm.nih.gov/pubmed/11489025.
24. Imhoff M, Kuhls S. Alarm algorithms in critical care monitoring. Anesth Analog 2006;102:1525-37. Disponível em: anesthesia-analgesia.org/content/102/5/1525.full.pdf+html.
25. Korniewicz D, Clark T, David Y. A national online survey on the effectiveness of clinical alarms. Am J Crit Care 2008;17(1):36-41. Disponível em: ajcc.aacnjournals.org/content/17/1/36.full.pdf.
26. Siebig S et al. Collection of annotated data in a critical validation study for alarm algorithms in intensive care – a methodologic framework. J Crit Care 2010;25:129-35. Disponível em: www.ncbi.nlm.nih.gov/pubmed/19327311.
27. Siebig S et al. Intensive care unit alarms – how many do we need? Crit Care Med 2010;38(2):451-6. Disponível em: ccforum.com/content/pdf/cc1021.pdf.
28. Pergher AK, Silva RCL. Fadiga de alarmes: revisão integrativa. Rev Enferm UFPE 2013;7(4):1241-7.
29. Brasil. Ministério da Saúde. Agência Nacional de Vigilância Sanitária (Anvisa). Cartilha de Notificação em Tecnovigilância. 2003. Disponível em: http://portal.anvisa.gov.br/wps/wcm/connect/b3b9af80474586df9058d-43fbc4c6735/cartilha.pdf?MOD=AJPERES.
30. Merhy EE, Chakkour M, Stéfano ME, Santos CM, Santos CM, Rodrigues RA et al. Em busca de ferramentas analisadoras das tecnologias em saúde. A informação e o dia a dia de um serviço – interrogando e gerindo trabalho em saúde. In: Merhy EE, Onocko R (orgs.). Agir em saúde: um desafio para o público. São Paulo: Hucitec/Lugar Editorial; 1997. p.113-50.
31. O'Carroll T. Survey of alarms in an intensive therapy unit. Anaesthesia 1986;41:742-4.
32. Koski E, Makivirta A, Sukuvaara T, Kari A. Frequency and reliability of alarms in the monitoring of cardiac postoperative patients. Int J Clin Monit Comput 1990;7:129-33.
33. Lawless S. Crying wolf: false alarms in a pediatric intensive care unit. Crit Care Med 1994; 22:981-5.
34. Tsien C, Fackler J. Poor prognosis for existing monitors in the intensive care unit. Crit Care Med 1997;25:614-9.
35. Chambrin M, Ravaux P, Calvelo-Aros D, Jaborska A, Chopin C, Boniface B. Multicentric study of monitoring alarms in the adult intensive care unit (ICU): a descriptive analysis. Intensive Care Med 1999;25:1360-6.

36. Biot L, Carry P, Perdrix J, Eberhard A, Baconnier P. Clinical evaluation of alarm efficieny in intensive care. Ann Fr Anesth Reanim 2000;19:459-66.
37. Atzema C, Schull M, Borgundvaag B, Slaughter G, Lee C. ALARMED: adverse events in low-risk patients with chest pain receiving continuous electrocardiographic monitoring in the emergency department. A pilot study. Am J Emerg Med 2006;24:62-7.
38. Görges M, Markewitz B, Westenskow D. Improving alarm performance in the medical intensive care unit using delays and clinical context. Anesth Analg 2009;108:1546-52.
39. Siebig S, Kuhls S, Imhoff M, Gather U, Schölmerich J, Wrede C. Intensive care unit alarms – how many do we need? Crit Care Med 2010;38:451-6.

Capítulo 15

Sistematização da assistência de enfermagem (SAE)

Allan Peixoto de Assis

INTRODUÇÃO

Os aspectos relevantes da sistematização da assistência de enfermagem (SAE) em unidade de terapia intensiva (UTI) não podem ser diretamente apontados sem que antes sejam realizadas algumas reflexões fundamentais sobre a enfermagem enquanto área de conhecimento.

Para uma atuação profissional qualificada e segura, os enfermeiros não devem ter dúvidas quanto ao foco de sua atenção. Inúmeras vezes, estudantes e profissionais de enfermagem são questionados sobre por quais tarefas são, de fato, responsáveis e, em muitas situações, sentem-se inseguros quanto a uma descrição focada em suas ações – não se pode esquecer que a identidade profissional do enfermeiro converge para o cuidado de enfermagem.

O cuidado de enfermagem é atitude de atenção, zelo e desvelo ao indivíduo, à família ou à comunidade doente ou sadia, e contribui para a manutenção e/ou recuperação de sua saúde.[1,2] Vários estudos mostram que o cuidado de enfermagem é um conceito extremamente complexo; sua compreensão está além da perspectiva biológica, pois recebe influências éticas e políticas e histórico-filosóficas, o que traz também um caráter de cunho ontológico, pertencente à essência de cada indivíduo, como um instinto, um modo de ser.[3-5]

No entanto, para uma compreensão mais prática do cuidado de enfermagem, é necessário separar o que de fato está no núcleo deste cuidado, ou seja, "do que cuida" o cuidado de enfermagem. Ora, a medicina cuida das doenças, a nutrição cuida da alimentação, a fisioterapia cuida da reabilitação, a psicologia cuida do comportamento. E a enfermagem? Cuida do quê? A resposta para esta pergunta começou a surgir na segunda metade do século XX, quando o método científico de resolução de problemas foi aplicado à enfermagem moderna. Nesse contexto, para o desenvolvimento do trabalho buscava-se encontrar problemas do paciente que originassem cuidados de enfermagem, sendo a identificação do problema uma etapa primordial para o ato de cuidar.[6] No início de 1960, esse problema passou a ser denominado diagnóstico de enfermagem, com a definição de "termo para descrever problemas de saúde atuais e potenciais". Surge então a primeira conferência que criou a NANDA (North American Nursing Diagnoses Association), em 1973. Com a evolução das discussões em 1988, após novas deliberações da NANDA, o diagnóstico de enfermagem passou a receber a definição que ainda hoje é utilizada:

> Um julgamento clínico sobre as respostas do indivíduo, da família ou da comunidade aos problemas de saúde/processos da vida reais ou potenciais. O diagnóstico de enfermagem proporciona a base para a seleção das intervenções de enfermagem que visam atingir os resultados pelos quais o enfermeiro é responsável.[6]

Se os enfermeiros necessitam diagnosticar e tratar respostas humanas reais e potenciais, esta deve ser a principal força motriz que os conduz no trabalho diário: o enfermeiro cuida. No entanto, o foco deste cuidado está nos seres humanos e nas suas respostas diante de um desequilíbrio real ou potencial de saúde. Esforços ininterruptos devem ser realizados para diagnosticar essas respostas humanas, levantar intervenções que cuidem delas e avaliar se foram satisfatórias. Este conjunto de ações sistemáticas dá origem ao processo de enfermagem.

A proposta do processo de enfermagem é a de que os enfermeiros utilizem o método científico para compreender e resolver diagnósticos de enfermagem de forma individualizada e contextualizada. Trata-se de uma atividade predominantemente intelectual que exige o desenvolvimento de habilidades cognitivas (inteligência, raciocínio lógico, pensamento crítico), técnicas, interpessoais (comunicação, interação), éticas (crenças e julgamentos) e de tomada de decisão.[7]

No Brasil, o movimento de introdução do processo de enfermagem ocorreu a partir de 1970 pelos trabalhos de Wanda de Aguiar Horta, com a publicação da *Teoria das necessidades humanas básicas*. Horta trouxe para a realidade brasileira uma proposta de atuação do enfermeiro a partir do conhecimento científico desenvolvido para embasar o fazer da enfermagem. Atualmente, entende-se que esse fazer deve ser sistematizado de acordo com o estilo de pensamento do enfermeiro aliado a tecnologias, produtos e processos disponíveis, constituindo assim a SAE.[7]

A SAE configura-se, portanto, um método de organização e operacionalização da assistência, tendo como pilares as etapas do processo de enfermagem e permitindo o alcance de resultados clínicos pelos quais o enfermeiro é responsável. A SAE possibilita a implementação do processo de enfermagem na prática, e é instrumentalizada por tecnologias de uniformização da linguagem, protocolos de cuidados, sistemas de registro e modelos de gestão.[8-10]

A SAE é essencial para a UTI. O paciente em estado crítico possui instabilidades de várias ordens, devendo o enfermeiro, privativamente, prestar uma assistência individualizada, segura e de qualidade que contribua para o restabelecimento clínico e funcional. Para isso, é necessário adotar um modelo de assistência fundamentada no conhecimento científico, composto por passos ou etapas inter-relacionadas e interdependentes, nas quais as decisões devem ser capazes de identificar dinamicamente diagnósticos e intervenções que gerem resultados positivos para o paciente.[11,12]

Implementar a SAE tornou-se obrigatório nas instituições de saúde desde 2002, com a Resolução n. 272 do Conselho Federal de Enfermagem (Cofen),[13] revogada em 2009 pela Resolução n. 358 do Cofen. Em síntese, essa resolução afirma que a SAE deve possibilitar a operacionalização do processo de enfermagem como um instrumento de orientação e documentação do cuidado organizado em cinco etapas:

- Coleta de dados de enfermagem (ou histórico de enfermagem).
- Diagnóstico de enfermagem.
- Planejamento de enfermagem.
- Intervenção.
- Avaliação de enfermagem.

A seguir, são descritas as etapas da SAE, evidenciando alguns exemplos de situações comuns do universo da terapia intensiva, além de algumas ferramentas práticas de aplicação.

AS ETAPAS DA SAE E A APROXIMAÇÃO COM A UTI

Histórico de enfermagem

O histórico marca o início do processo de enfermagem, momento em que ocorre a coleta de informações sobre o paciente. Essas informações devem advir de dados pregressos sobre o estado de saúde-doença, hábitos de vida, exame físico, informações laboratoriais e exames de imagem relevantes. Um ponto importante na construção dos instrumentos de histórico ou de coleta de dados na enfermagem é que estes não sejam estruturados puramente em sistemas orgânicos, pois isso refletiria o agrupamento de informações apenas na perspectiva biomédica, e, na enfermagem, as respostas humanas não são apenas de natureza objetiva. Para a enfermagem, torna-se necessário separar as áreas de interesse do histórico em tópicos que de fato investiguem o estado das respostas humanas, como nos domínios e classes da NANDA, nas necessidades humanas básicas (NHB) de Horta ou nos onze padrões funcionais de saúde (PFS) de Gordon.

Existem dois tipos de coletas de dados na enfermagem: a completa e a focalizada. A completa abarca todos os aspectos da estrutura investigativa do histórico e é feita geralmente quando o paciente é admitido na unidade. Já as coletas focalizadas concentram-se em um assunto específico, uma preocupação do paciente ou uma reavaliação. São feitas quando sintomas específicos têm de ser mais bem investigados, como quando uma pessoa diz estar com dificuldade para respirar, ou quando alguma coisa acarreta risco aumentado de determinado problema, como quando o paciente precisa de um anticoagulante que gera risco aumentado de sangramento.[14]

Diagnóstico de enfermagem

O diagnóstico resulta da análise, do agrupamento e da interpretação dos dados coletados no histórico. É o momento que o enfermeiro identifica o sentido dos dados coletados por meio de um julgamento clínico. Trata-se de uma conclusão sobre as necessidades, as preocupações ou os problemas de saúde do paciente e/ou a decisão de agir (ou não). Envolve o uso de habilidades que devem aliar o conhecimento teórico à experiência prática diária.[6] Muitas vezes, o raciocínio diagnóstico passa despercebido porque é de domínio mental. Algumas fases desse raciocínio são apresentadas por Lunney:[15]

- O reconhecimento da existência de indicadores ou evidências clínicas relevantes.
- A elaboração mental de possíveis diagnósticos (hipóteses).
- A comparação de indicadores com os possíveis diagnósticos.
- A realização de uma coleta de dados focalizada.
- A validação dos diagnósticos.

Pode-se usar como exemplo um paciente admitido em pós-operatório imediato de cirurgia abdominal com taquipneia. O reconhecimento da taquipneia como indicador clínico já é uma pista que gera possíveis diagnósticos. Esse paciente pode estar taquipneico por dor, ansiedade, padrão respiratório ineficaz relacionado a aumento da pressão intra-abdominal, troca gasosa ineficaz relacionada a alterações parenquimatosas agudas do pulmão, desobstrução ineficaz das vias aéreas relacionada a muco excessivo ou simplesmente para compensar uma acidose metabólica. Após o levantamento dessas hipóteses, segue-se uma coleta focalizada de indicadores que podem ou não confirmá-las. Nesse caso, a avaliação da dor e da ansiedade pelo uso de escalas, a ausculta pulmonar, a avaliação dos gases sanguíneos e a análise da radiografia de tórax auxiliam no encontro do diagnóstico mais provável, que será, então, validado pelo enfermeiro. A validação de um diagnóstico pode ocorrer com a ajuda de outro enfermeiro, profissional de saúde ou do próprio paciente e seus familiares. A solicitação de ajuda é sempre muito importante no momento da discussão das hipóteses e validação diagnóstica, pois nesse momento há integração, aprendizado e ganho qualitativo na assertividade.

Os diagnósticos de enfermagem podem ser classificados em três tipos:[16]

- Reais ou atuais.
- De risco.
- De bem-estar ou de promoção da saúde.

Os diagnósticos reais ou atuais traduzem uma experiência atual do paciente, como no caso de hipertermia. Esses diagnósticos devem estar sempre acompanhados das características definidoras que são os indicadores clínicos identificados no paciente (p. ex., febre e aumento da frequência cardíaca) e dos fatores relacionados ou etiológicos do diagnóstico (p. ex., aumento da taxa metabólica). Os diagnósticos de risco representam uma resposta humana com alta probabilidade de acontecer (como é o caso do risco de choque).

Por ser uma condição que ainda não se instalou, não deve haver características definidoras, apenas o fator ou os fatores que estão gerando esse risco (p. ex., a sepse). Os diagnósticos de bem-estar ou de promoção da saúde são julgamentos clínicos sobre a motivação ou as vantagens que o paciente apresenta para aumentar o potencial de sua saúde, por exemplo, a disposição para comunicação melhorada. Nesse caso, como é também uma condição real, deve vir acompanhada das características definidoras que fundamentam esse julgamento (p. ex., ser capaz de formar frases e palavras).

O diagnóstico deve refletir a condição real que orienta as ações do enfermeiro, por isso deve ser julgado com prioridade. Muitas vezes, elabora-se uma lista de diagnósticos semelhantes que na verdade estão renomeando sinais ou sintomas do paciente, mas não apresentam de fato a resposta humana central que deve ser abordada. Em outros casos, são diagnosticados problemas de enfermagem periféricos, que já fazem parte do universo daquele paciente e orientam cuidados que já pertencem à rotina assistencial da unidade. A própria internação na UTI impõe vulnerabilidades comuns.

Praticamente todo paciente crítico tem risco de infecção, risco de queda, risco de integridade da pele prejudicada etc. Portanto, os cuidados preventivos constituem uma prática que já integra a atenção de enfermagem desse serviço (ver Figura 1).

Esforços cognitivos devem, portanto, ser realizados para se chegar ao diagnóstico central, pois ele orienta os cuidados de enfermagem de maior necessidade para o contexto situacional do paciente. O modelo OPT (Outcome-Present State Test) proposto por Pesut e Herman[17] ajuda nesse exercício por meio de uma rede mental de raciocínio clínico. Essa rede consiste em derivar hipóteses diagnósticas a partir do quadro agudo do paciente e, posteriormente, ligar os diagnósticos que se inter-relacionam até o encontro do diagnóstico central, como apresentado na Figura 2.

A Figura 2 mostra que todos os diagnósticos de enfermagem elencados como hipóteses se manifestam no paciente com pneumonia e dispneia aguda, porém estão todos relacionados diretamente a troca gasosa ineficaz. Nesse caso, os esforços devem ser con-

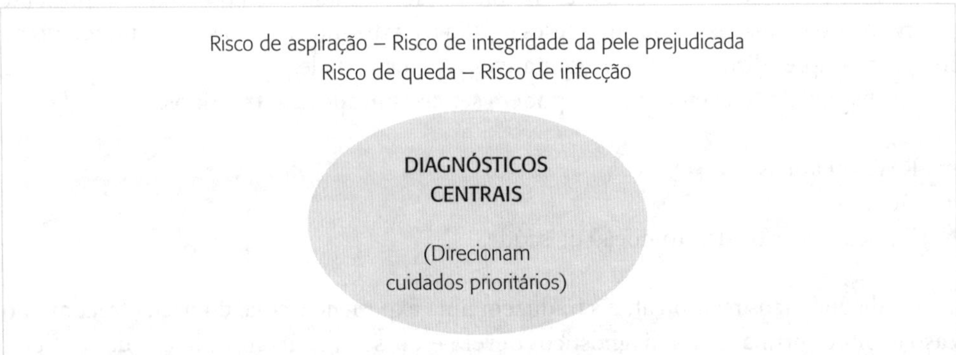

Figura 1 Relação entre diagnósticos periféricos e centrais no paciente crítico internado na UTI.

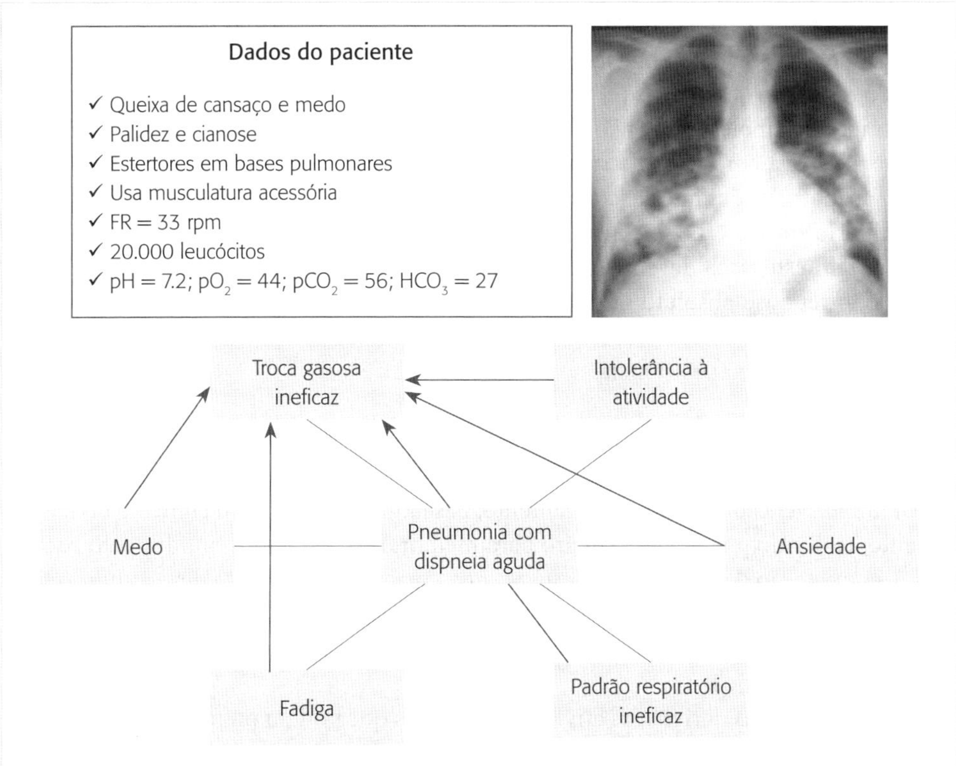

Figura 2 Levantamento de hipóteses diagnósticas para um paciente admitido na UTI com pneumonia e dispneia aguda. Após análise das relações de causa entre um diagnóstico e outro, validou-se a "troca gasosa ineficaz" como diagnóstico de enfermagem prioritário ou central.

FR: frequência respiratória.

Adaptada de Pesut e Herman (1999).[18]

centrados prioritariamente para melhorar a troca gasosa, pois esta é a necessidade central dos cuidados de enfermagem para o momento.

Existem atualmente duas classificações principais de diagnósticos de enfermagem, a taxonomia da NANDA International (NANDA-I) e a Cipe (Classificação Internacional para a Prática de Enfermagem). Ambas fornecem diagnósticos cuidadosamente elaborados para servir de suporte decisório no momento do diagnóstico de enfermagem, além de possibilitar a estruturação dos registros de enfermagem em prontuários eletrônicos e a uniformização mundial da linguagem diagnóstica entre os enfermeiros.

Planejamento

Muitas vezes, ao chegar a um ou mais diagnósticos centrais, é comum direcionar o pensamento para as intervenções que se deseja implementar. No entanto, primeiramente é necessário planejar estas intervenções tendo como foco o resultado esperado. Por exemplo, se um enfermeiro está diante de um paciente com risco de perfusão tissular cardíaca ineficaz relacionado a desequilíbrio entre oferta e consumo de oxigênio ao miocárdio, o resultado desejado é que a perfusão miocárdica saia do estado crítico no qual foi encontrada ou simplesmente não piore com as intervenções de enfermagem. Com base nessa expectativa e no fator de risco que gerou o diagnóstico, o enfermeiro então deve elencar as intervenções que ele considera de impacto para o caso. Se o fator de risco for o desequilíbrio entre oferta e o consumo de oxigênio pelo miocárdio, então as intervenções que reduzem este risco devem estar associadas a uma melhora desse desequilíbrio, por exemplo, o repouso absoluto no leito, a administração de oxigênio e a monitoração do segmento ST. Planejamentos coerentes e fundamentados geram intervenções com mais chances de sucesso na assistência.

Intervenções de enfermagem

Uma intervenção é qualquer tratamento, baseado no julgamento clínico e no conhecimento, realizado por um enfermeiro para melhorar os resultados obtidos pelo paciente.[18] A intervenção de enfermagem está no nível macro do cuidado e deve atingir o fator relacionado ou de risco do diagnóstico previamente realizado. Dessa forma, se um diagnóstico está errado ou impreciso, as intervenções serão ineficazes e consumirão tempo e energia desnecessários.

Das intervenções derivam as atividades ou ações que podem ou não ser implementadas pelos enfermeiros. Muitas delas podem ser prescritas para que a execução seja feita por técnicos, familiares, cuidadores ou pelo próprio paciente.

Essas atividades ou ações devem ser iniciadas com o verbo de ação no modo infinitivo seguido de referência anatômica, tempo e periodicidade de administração. Por exemplo, aplicar compressa fria em dorso da mão direita quatro vezes por dia por dez minutos. Utilizando um dos exemplos expostos, em relação ao diagnóstico risco de perfusão tissular cardíaca ineficaz, para a intervenção “Monitoração do segmento ST”, podem ser prescritas as atividades:

- Trocar eletrodos do tórax uma vez por dia.
- Realizar eletrocardiograma de doze derivações duas vezes por dia.
- Comunicar ao enfermeiro imediatamente alarmes de segmento ST.

As prescrições devem ser aprazadas pelo enfermeiro e checadas pelo executor da tarefa.

Com a evolução e ampliação da NANDA-I, foram incorporadas classificações também de resultados de enfermagem (Nursing Outcomes Classification - NOC) e de intervenções de enfermagem (Nursing Interventions Classification - NIC), servindo, assim como nos diagnósticos, de suporte decisório para o planejamento de resultados e intervenções. Porém aqui cabe colocar que são apenas instrumentos de apoio, classificação e documentação. A escolha de um resultado e uma intervenção deve, primeiramente, surgir de um pensamento crítico, em consonância com o conhecimento teórico do enfermeiro e com a prática baseada em evidência.

O levantamento inicial de um conjunto de intervenções de enfermagem com base nos diagnósticos do primeiro encontro constrói o plano de cuidados de enfermagem. O plano de cuidados deve ser elaborado pelo enfermeiro na admissão do paciente, constituindo um conjunto de intervenções dirigidas ao período durante o qual o paciente permanecerá sob os cuidados da equipe até a alta. As prescrições diárias dos cuidados de enfermagem devem partir de um plano dinâmico que muda de acordo com a condição clínica do paciente. Alterações do plano de cuidados sempre ocorrem quando se modificam os diagnósticos de enfermagem e isso acarreta sequencialmente alterações dos itens da prescrição de enfermagem.

Avaliação de enfermagem

A avaliação de enfermagem é o passo final do processo de enfermagem, sendo crucial para analisar a eficácia das intervenções. O objetivo principal é reexaminar o paciente nos focos de maior prioridade para determinar se os resultados esperados foram alcançados. Os resultados esperados estabelecidos durante o planejamento são os padrões em relação aos quais o enfermeiro julga se as metas foram atingidas e se o cuidado foi bem-sucedido. Após avaliar o paciente, o enfermeiro deve se questionar: o estado do paciente melhorou? Em que nível ou escala houve essa melhora? Quais são os fatores físicos ou subjetivos que impedem sua recuperação?

Essa avaliação de alcance de resultados de enfermagem pode ser feita por meio de indicadores de resultados.[19] Esses indicadores refletem um estado, comportamento ou percepção mais concreta do indivíduo, da família ou da comunidade, funcionando como auxílio para mensurar o resultado esperado.[20] Alguns exemplos de indicadores incluem:

- Saturação periférica de oxigênio.
- Ingesta de líquidos.
- Diurese.

Trata-se de parâmetros precisos de avaliação clínica e devem ser escolhidos com base no diagnóstico de enfermagem prévio, tendo relação com o mecanismo da resposta humana apresentada pelo paciente. Por exemplo, se o enfermeiro diagnosticou capacidade adaptativa intracraniana diminuída, no momento da avaliação deverá examinar os focos que indiquem o estado adaptativo intracraniano, como o valor da pressão intracraniana (PIC), a curva P_2 da PIC e o tamanho das pupilas, pois são fatores clínicos que possibilitam direta ou indiretamente o exame da PIC.

A classificação de resultados de enfermagem (NOC), disponibiliza uma série de possíveis resultados de enfermagem, associados inclusive aos diagnósticos de enfermagem da NANDA-I, com escalas de avaliação dos indicadores clínicos escolhidos em esquema tipo Likert de pontuação, favorecendo a mensuração do alcance do resultado.

O enfermeiro deve estipular a frequência de aplicação das avaliações de enfermagem, registrando-as sob a forma de evolução até que haja ausência do diagnóstico previamente levantado. Uma evolução tem a única e exclusiva função de discutir o estado dos problemas do paciente e o resultado das intervenções implementadas. O registro deve ser preciso, claro e de fácil entendimento e deve gerar continuidade da assistência, podendo ser acessado por paciente, família, enfermeiros e outros profissionais de saúde participantes do processo.

Um método antigo adaptado do registro médico orientado por problemas (RCOP) é o componente denominado SOAP (subjetivo, objetivo, avaliação e plano), divulgado pelos trabalhos de Lawrence Weed em 1968 e 1969. O SOAP consiste em uma proposta de registro sistematizado da evolução que possibilita sintetizar informações em uma sequência lógica coerente com essa etapa do processo de enfermagem.[21] Os itens do SOAP estão identificados na Tabela 1.

O registro da evolução de enfermagem conecta a etapa do histórico até a alta do paciente, porém vale destacar que em todo o momento o raciocínio diagnóstico e o planejamento estão ocorrendo, porque a cada avaliação a condição do paciente pode se transformar, havendo ou não a necessidade de mudança das intervenções. Assim, pode-se compreender que a documentação do processo de enfermagem em prontuário é um procedimento subsidiado por um trabalho de domínio estritamente mental e paralelo, decisivo para a qualidade do cuidado prestado, conforme se observa na Figura 3.

CONSIDERAÇÕES FINAIS

Este capítulo buscou abordar tópicos conceituais sobre a enfermagem, o processo de enfermagem e a SAE, além de descrever as etapas que a compõe no contexto da UTI. A

Tabela 1 Itens do SOAP

Subjetivo (S)	O relato do paciente sobre o seu estado. As impressões subjetivas expressadas pela pessoa que está sendo cuidada
Objetivo (O)	Os dados do exame físico e dos exames complementares, incluindo os exames laboratoriais disponíveis
Avaliação (A)	O que se conclui diante das informações subjetivas do (S) e objetivas do (O) por meio de uma definição ou impressão diagnóstica. Julga-se neste momento a permanência ou não de um diagnóstico previamente realizado
Plano (P)	O plano de cuidados ou condutas que serão tomados em relação ao diagnóstico avaliado
Exemplo de aplicação	(S) Paciente com queixa de dor em MSD. (O) Ao exame: alerta, orientado, eupneico, normotenso, normocárdico e febril (Tax = 38°C). Ausculta pulmonar: murmúrios broncovesiculares universalmente audíveis. Ausculta cardíaca: ritmo cardíaco regular em dois tempos. Abdome flácido e indolor. Flebite grau II em terço distal de MSD (D2 de acesso venoso em infusão de oxacilina). MMII sem alterações. (A) Paciente com dor aguda relacionada a lesão física, caracterizada por relato verbal. (P) Conduta: troca de acesso venoso periférico; aplicação de calor úmido em terço distal de MSD; administração de analgésico SOS; solicitação de parecer para inserção de PICC

MSD: membro superior direito; MMII: membros inferiores; PICC: cateter venoso central de inserção periférica.

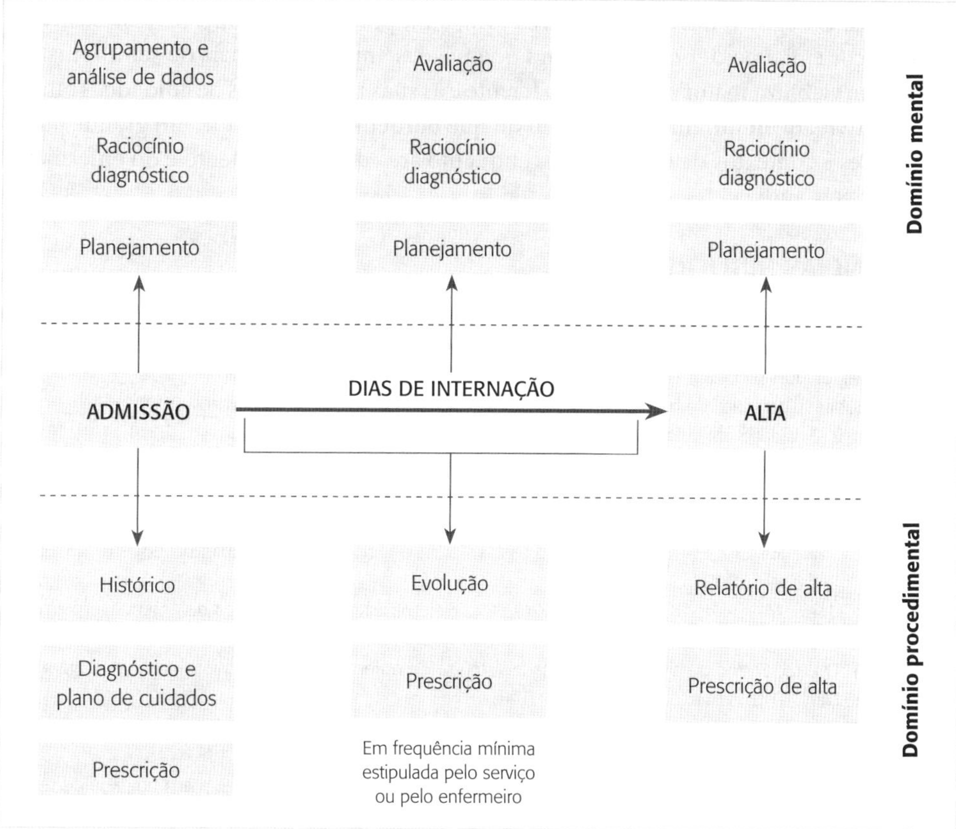

Figura 3 Esquema demonstrativo das etapas da SAE considerando os domínios mental e procedimental.

enfermagem em terapia intensiva pressupõe o desenvolvimento e a aplicação criteriosa de conhecimentos especializados para contribuir com resultados desejáveis ao paciente grave. Os focos centrais dessa especialidade são as respostas humanas que surgem de relevantes instabilidades orgânicas, devendo o enfermeiro intensivista ser capaz de integrar dados clínicos, conhecimento teórico pertinente e habilidades de raciocínio para a oferta de uma assistência segura e de qualidade.

Apesar dos avanços obtidos no Brasil em relação ao estudo, aplicação e legislação da SAE, é comum encontrar importantes desafios de sua implementação na UTI, muitas vezes atrelados a uma falta de conhecimento e embasamento teórico-científico por parte dos enfermeiros, escassez de recursos e do tempo, associados a uma deficiente participação da equipe de enfermagem. Há, portanto, grande necessidade de maior articulação científica para que a SAE seja encarada como um elemento fortalecedor da identidade profissional e da qualidade assistencial.

A SAE veio para aproximar o enfermeiro da sua prática clínica, e portanto não deve ser confundida com uma atividade burocrática, de preenchimento de formulários e instrumentos. O registro das etapas é necessário, sim, porém o que faz a SAE se sustentar nos serviços e não perder o sentido para quem a desempenha é a ideia de ser um instrumento que viabiliza maior atenção ao paciente e às suas necessidades de cuidado. Trata-se de uma atividade muito mais intelectual do que burocrática e depende, em grande parte, dos saberes e contextos da enfermagem enquanto área de conhecimento e do enfermeiro como ser pensante.

REFERÊNCIAS BIBLIOGRÁFICAS

1. Waldow VR. Cuidado humano: o resgate necessário. Porto Alegre: Sagra Luzzatto; 1998.
2. Iyer PW, Taptich BJ, Bernocchi-Losey D. O processo de enfermagem. Processo e diagnóstico em enfermagem. Porto Alegre: Artes médicas; 1993. p.3-16.
3. Boff L. Saber cuidar: ética do humano: compaixão pela terra. 8.ed. Rio de Janeiro: Vozes; 2002.
4. Souza et al. O cuidado em enfermagem: uma aproximação teórica. Texto Contexto Enferm 2005;14(2):266-70.
5. Porto IS. Identidade da enfermagem e identidade profissional da enfermeira. Esc Anna Nery R Enferm 2004;8(1):92-100.
6. Gordon M. Nursing diagnoses: process and application. St Louis: E Edition; 1993.
7. Corrêa GC, Silva RG, Cruz DAM. Sistematização da assistência de Enfermagem. In: Enfermagem em Cardiologia. São Paulo: Atheneu; 2009. p.14-31.
8. Trupel TC, Meier MJ, Calixto RC, Peruzzo SA, Krozeta C. Sistematização da assistência de enfermagem em unidade de terapia intensiva. Rev Bras Enferm Brasília 2009;62(2):221-7.
9. Tuani PTCO et al. Ensino da sistematização da assistência de enfermagem aos técnicos de enfermagem. Rev Esc Anna Nery 2015;19(4).
10. Garcia TR. Sistematização da assistência de enfermagem: aspecto substantivo da prática profissional. Esc Anna Nery 2016;20(1).
11. Amante LN, Rossetto AP, Shineider DG. Sistematização da assistência de enfermagem em unidade de terapia intensiva sustentada pela teoria de Wanda Horta. Rev Esc Enferm USP 2009;43(1):54-64.
12. Massaroli R, Martini JG, Massaroli A, Delacanal DL, Oliveira SN, Canever BP. Trabalho de enfermagem em unidade de terapia intensiva e sua interface com a sistematização da assistência. Esc Anna Nery 2015;19(2).
13. Cofen. Resolução Cofen n. 358/2009. Brasília, 2009.
14. Krainovich-Miller B, Frauenfelder F, Staub MM. Diagnóstico de enfermagem em educação. In: Diagnósticos de enfermagem da NANDA: definições e classificações 2012-2014. Porto Alegre: Artmed; 2013. p.136-45.
15. Lunney M. Pensamento crítico e diagnóstico de enfermagem. Diagnóstico de enfermagem, pensamento e pensamento crítico. Porto Alegre: Artmed; 2004. p.21-50.
16. NANDA. Diagnósticos de enfermagem da NANDA: definições e classificação. A taxonomia II da NANDA International 2012-2014. Porto Alegre: Artmed; 2013.
17. Pesut J, Herman J. Clinical reasoning: the art and science of critical and creative thinking. Columbia: Delmar; 1999.
18. Bulechek GM, Dochterman JMCC. Classificações de intervenções de enfermagem. 5.ed. São Paulo: Elservier; 2010.
19. Ros RR. Aplicação do modelo outcome-present state test em atenção primária no desenvolvimento de um plano de cuidados para um paciente com doença de Alzheimer. In: NANDA International INC, Herdman TH (orgs.). Pronanda. Programa de Atualização em Diagnóstico de Enfermagem: Ciclo 1. Porto Alegre: Artmed/ Panamericana; 2013. p.9-28.
20. Moorhead S, Jhonson M, Maas M. Classificações de resultados de enfermagem. 5.ed. São Paulo: Elservier, 2010.
21. Coren SP. Parecer Coren-SP n. 056/2013 – CT. Utilização do método SOAP (subjetivo, objetivo, avaliação e plano) no processo de enfermagem. São Paulo; 2013.

Capítulo 16

Nursing Activities Score (NAS): carga de trabalho e enfermagem

Débora Feijó Villas Bôas Vieira
Cássia Maria Frediani Morsch

INTRODUÇÃO

Ao longo das duas últimas décadas, as mudanças foram significativas para o cuidado na unidade de terapia intensiva (UTI). As melhorias incorporadas tanto em relação às novas tecnologias duras, leves e leve-duras mudaram o perfil dos pacientes, a complexidade da assistência e a necessidade de assegurar o aumento da qualidade e da segurança no cuidado ao paciente, fomentando melhores desfechos. Essas melhorias vêm acompanhadas do aumento dos custos na saúde. Desse modo, as instituições voltam-se para a melhoria da gestão dos recursos, processos e desfechos.[1,2]

As UTI atendem pacientes graves e/ou de risco, que necessitam de assistência médica e de enfermagem de forma ininterrupta, agregando equipamentos tecnológicos específicos e recursos humanos especializados.[3] Dentro da equipe multiprofissional da UTI, estão os enfermeiros e técnicos de enfermagem que prestam cuidados aos pacientes nas 24 horas do dia, 365 dias ao ano. Por isso, até o presente momento, o dimensionamento dessa equipe é um grande desafio para os gestores de enfermagem.[4]

Um ponto a ser considerado é que, apesar de existirem legislações que protegem o cidadão para que receba um cuidado seguro e qualificado na UTI, elas não são cumpridas. A Lei n. 7.498/86 trata do exercício profissional do enfermeiro no seu art. 11 – "O enfermeiro exerce todas as atividades de enfermagem, cabendo-lhe: I – privativamente: [...] c) planejamento, organização, coordenação, execução e avaliação dos serviços de assistência de enfermagem; i) consulta de enfermagem; j) prescrição da assistência de enfermagem; l) cuidados diretos de enfermagem a pacientes graves com risco de vida; m) cuidados de enfermagem de maior complexidade técnica e que exijam conhecimentos de base científica e capacidade de tomar decisões imediatas".

Em suma, quem deve prestar cuidados ao paciente crítico e com risco de vida deve ser o profissional enfermeiro, mas na realidade brasileira encontra-se um cenário em que a base do cuidado é realizada pelo técnico de enfermagem.

COMPREENSÃO DO CENÁRIO BRASILEIRO

A enfermagem é uma profissão autônoma e regulamentada por um Código de Ética, no qual a Resolução n. 293/2004 do Conselho Federal de Enfermagem (Cofen) fixa e estabelece parâmetros para o dimensionamento do quadro de profissionais de enfermagem nas unidades assistenciais das instituições de saúde e assemelhados, além de estipular 17,9 horas de cuidados de enfermagem por paciente, na assistência intensiva, das 24 horas, e uma proporção de 52 a 56% de enfermeiros, com o restante sendo técnicos de enfermagem.

Já a Portaria n. 3.432 do Ministério da Saúde (MS/1998) estabelece critérios de classificação para as unidades de terapia intensiva, classificadas em tipos I, II e III. As de tipo II apontam que a equipe de enfermagem deve ser composta de um enfermeiro coordenador, exclusivo da unidade, responsável pela área de enfermagem; um enfermeiro, exclusivo da unidade, para cada dez leitos ou fração, por turno de trabalho; um auxiliar ou técnico de enfermagem para cada dois leitos ou fração, por turno de trabalho equivalente a 14 horas e 35 minutos de cuidados de enfermagem nas 24 horas. As de tipo III, semelhantes às de tipo II, alteram somente para a proporção de um enfermeiro exclusivo da unidade para cada cinco leitos por turno de trabalho, que equivale a 16 horas e 50 minutos de cuidados de enfermagem durante as 24 horas.

No Brasil, até 2010 não existia uma legislação que estabelecesse os padrões mínimos para todas as UTI e a Agência Nacional de Vigilância Sanitária (Anvisa), por meio da publicação da RDC n. 7 de 24/02/2010, preencheu esse vazio,[4] estabelecendo padrões mínimos de qualidade e segurança, com redução de riscos para pacientes, visitantes, profissionais e meio ambiente. Na publicação, para UTI de adulto, pediátrica e neonatal, sendo elas públicas, privadas, filantrópicas, civis e/ou militares, encontra-se descrito no art. 7º que a direção da instituição hospitalar deve garantir o provimento de recursos humanos e materiais para o funcionamento da UTI e da continuidade da atenção aos pacientes.

A RDC n. 7 dispõe, em seu art. 14, que deve ser designada uma equipe multiprofissional, legalmente habilitada, a qual deve ser dimensionada, quantitativa e qualitativamente, de acordo com o perfil assistencial, a demanda da unidade e legislação vigente, contendo, para atuação exclusiva na unidade, profissionais médicos, enfermeiros, fisioterapeutas e técnicos de enfermagem, entre outros. Para enfermagem, em cada turno, no mínimo um enfermeiro assistencial para cada oito leitos ou fração e um técnico de enfermagem para cada dois leitos, além de um técnico de enfermagem por UTI para serviços de apoio assistencial, que equivale a 15 horas de cuidados de enfermagem nas 24 horas. Em 2012, foi lançada a RDC n. 26 (Anvisa), que reformulou apenas o art. 14, aumentando o número de leitos para cada enfermeiro assistencial, alterando para cada dez leitos ou fração, mantendo um técnico de enfermagem para cada dois leitos, retirando o técnico de enfermagem por UTI para serviços de apoio assistencial e diminuindo para 14 horas e 35 minutos de cuidados de enfermagem nas 24 horas.

Na Tabela 1 é apresentado um exemplo das atividades que um enfermeiro que cuide de dez pacientes consegue realizar em um turno de 6 horas de trabalho.

Tabela 1 Distribuição do tempo de um enfermeiro para dez pacientes, em um turno de 6 horas

Atividade	N. pacientes	Tempo (minutos)	Total de horas
Avaliação	10	10/pac.	1 h 36 min
Registro	10	5/pac.	30 min
Cuidados	10	15/pac.	2 h 30 min
Intercorrências	10	5/pac.	50 min
Total	10	35/pac.	5 h 50 min

Obs.: O NAS não contempla a divisão do processo de trabalho da equipe de enfermagem no Brasil. Contempla somente 81% das necessidades dos cuidados do paciente crítico. Logo, esses pontos têm de ser compensados.

Os enfermeiros intensivistas precisam refletir sobre qual assistência querem fornecer aos pacientes críticos. Exigir que se cumpra a Lei do Exercício Profissional do Enfermeiro ou não?

Essa reflexão gira em torno de que tanto a RDC n. 7/2010 quanto a RDC n. 26/2012, publicadas pela Anvisa, não estão de acordo com a Lei n. 7.498/86 (exercício profissional do enfermeiro) e a Resolução 293/2004 do Conselho Federal de Enfermagem. Com esse conflito perde o cidadão brasileiro, que não tem assegurado o seu cuidado com uma equipe de enfermagem quantitativa e qualitativamente. Ressalta-se que as RDC ns. 7/2010 e 26/2012 (Anvisa) se referem a normas mínimas e no seu art. 7º estabelecem que a direção tem o dever de prover recursos humanos e materiais necessários, conforme o perfil de cada unidade de terapia intensiva.

CONTEXTUALIZAÇÃO DO CUIDADO SEGURO PARA A ENFERMAGEM

Florence Nightingale, no século XIX, afirmou que toda a ciência de observação depende do método estatístico – sem ele, é um empirismo cego. Esse foi um dos motivos do seu sucesso.[5] Com base nos seus registros, comprovou suas teorias e dessa forma conseguiu implantar mudanças no sistema de saúde em Londres e diminuir a mortalidade dos soldados feridos na Guerra da Crimeia. Deming, considerado o pai do controle de qualidade moderno, que atuou na reconstrução do Japão pós-guerra, também ressalta essa importância: "Não se gerencia o que não se mede, não se mede o que não se define, não se define o que não se entende, e não há sucesso no que não se gerencia".[6]

Nos dias atuais, com todos os recursos tecnológicos, ainda se encontram dificuldades para registrar, medir e tomar decisões com base em dados objetivos. Por esse motivo, foi colocado na RDC n. 7/2010 (Anvisa), em seu art. 49, que para a alocação adequada de pessoal em UTI faz-se necessária a avaliação da carga de trabalho dos profissionais de acordo com as necessidades de assistência do paciente.[4]

O Sistema de Classificação de Necessidades de Cuidados de Enfermagem é definido como o índice de carga de trabalho que auxilia a avaliação quantitativa e qualitativa dos recursos humanos de enfermagem necessários para o cuidado.[6] Estabelece que devemos quantificar as necessidades dos cuidados dos pacientes para prover os recursos humanos de enfermagem necessários aos cuidados ao paciente crítico, sendo esse um indicador que os gestores de enfermagem devem apresentar mensalmente.

A Associação Brasileira de Enfermagem em Terapia Intensiva (Abenti) sugere o uso da ferramenta Nursing Activities Score (NAS) para esse fim, de modo que tenhamos um padrão no Brasil para a avaliação desse indicador. A Tabela 2 compara o número de horas de cuidado de enfermagem ao paciente segundo as legislações no Brasil e conforme o NAS, possibilitando visualizar as diferenças em número de horas de provimento de cuidado de enfermagem ao paciente em cada um dos parâmetros.

CARGA DE TRABALHO DE ENFERMAGEM

Ao longo dos últimos anos, vários instrumentos têm sido desenvolvidos e aprimorados para medir a carga de trabalho dos profissionais de saúde nos hospitais.[7,8] Estudos para validá-los, comparando-os com outras medidas e escores já padronizados, têm sido realizados no mundo todo, principalmente nos países mais desenvolvidos.[9-12]

Os motivos pelos quais se busca um instrumento que meça de modo fidedigno a carga de trabalho dos profissionais estão na busca de ferramentas que auxiliem a ter uma equipe bem dimensionada, evitando custos adicionais e focando na qualidade da assistência para obtenção de desfechos satisfatórios, como melhoria na qualidade da assistência, di-

Tabela 2 Comparação do número de horas de cuidado de enfermagem ao paciente segundo legislações no Brasil e o *Nursing Activities Score* (NAS)

Referência para o cálculo	Proporção	N. profissionais para UTI de 10 leitos	N. horas por paciente 24h/6h
Cofen Resolução n. 293/2004	(1:2) 56% enfermeiros (1:4) 44% técnicos	5 + 3 = 8	17 h 55 min = 4 h 25 min
Portaria n. 3.432/1998 – MS tipo 3	1:5 enfermeiros (28,6% enfermeiros) 1:2 técnicos (71,4% técnicos)	2 + 5 = 7	16 h 50 min = 4 h 10 min
RDC n. 7/2010 – Anvisa	1:8 enfermeiros (28,6% enfermeiros) 1:2 técnicos (71,4% enfermeiros)	1,25 + 5 ≈ 6 2 + 5 = 7	15 h = 3 h 15 min
RDC n. 26/2012 – Anvisa Port. n. 3.432/1998 – MS tipo 2	1:10 enfermeiros (16,6% enfermeiros) 1:2 técnicos (83,3% técnicos)	1 + 5 = 6	14 h 35 min = 3 h 40 min
NAS UTI tipo III: sem hemodiálise	± 76%	6 + 3 = 9	18 h 15 min = 4 h 40 min
UTI tipo III: com hemodiálise	± 90%	7 + 3 = 10	22 h 10 min = 5 h 35 min
Estudos NAS (Brasil) Média do NAS	± 65,3%		16 h = 4 h

minuindo mortalidade, tempo de permanência, taxa de infecções hospitalares, lesões por pressão, adequação dos parâmetros vitais em pacientes dependentes de suporte ventilatório, e assim por diante.[13]

A enfermagem, como a maior força de trabalho das instituições de saúde e presente nas 24 horas do dia, tem sido pioneira nas pesquisas nessa área. Os estudos apontam claramente que o subdimensionamento e a sobrecarga de trabalho da equipe de enfermagem geram custos incalculáveis relacionados a vidas perdidas, lesões irrecuperáveis e estresse dos trabalhadores.[1,7,14-18]

O debate focado na associação entre a carga de trabalho da equipe de enfermagem e a segurança do paciente é um dos temas mais persistentes na área da saúde, mobilizando recursos da Organização Mundial da Saúde (OMS) e das organizações de enfermagem em todo o mundo.[19] O debate em torno dessa questão inclui aspectos relacionados ao dimensionamento de pessoal e ao papel dos gestores, enquanto líderes desse processo, dentro do sistema de saúde, assim como enfatiza a complexidade do desafio que se tem pela frente.

No mundo todo, as áreas da saúde e de enfermagem são prejudicadas por problemas sérios relacionados a mão de obra escassa, falta de qualificação, carga de trabalho excessiva, elevado absenteísmo e evasão da profissão.[20,21] O cenário da saúde no Brasil não é exceção à regra; aqui, a complexidade do Sistema Único de Saúde (SUS), financiado com recursos públicos, é agravada por uma série de questões estruturais, políticas, econômicas e culturais que devem ser superadas para sustentar e melhorar os ambientes de cuidado. Os meios de comunicação constantemente relatam as más condições de trabalho, recursos limitados, superlotação e longas esperas nos serviços de emergência de hospitais públicos, expondo erros médicos e falhas na assistência ao paciente, que têm se tornado cada vez mais frequentes. Esses relatos podem alimentar a percepção entre a população leiga a respeito dos profissionais da saúde como ineficientes. Dessa forma, muitos esforços têm sido empreendidos no sentido de investigar as implicações da carga de trabalho da equipe de enfermagem na segurança do paciente.

Linda Aiken vem estudando em vários países a questão da relação e a razão entre o número de pacientes por enfermeiro e os desfechos para o paciente quanto aos danos e a mortalidade; para o profissional diante da qualificação, quanto ao desenvolvimento da síndrome de *burnout* e doenças do trabalho; e para a instituição, o aumento do custos.[1] Entre muitos, em 2014, o estudo multicêntrico avaliou resultados de 422.730 pacientes e 26.516 enfermeiros, em 300 hospitais europeus e mostrou que o aumento na carga de trabalho de enfermeiros por paciente elevou a probabilidade de óbito em 30 dias de internação em 7% (*odds ratio* [OR] 1,068, 95% CI 1,031-1,106) e que cada aumento de 10% em enfermeiros graduados foi associado a uma diminuição nessa probabilidade em 7% (OR 0,929, IC 95% 0,886-0,973).[1]

Essas associações implicaram que os pacientes nos hospitais em que 60% dos enfermeiros eram graduados e cuidavam de uma média de seis pacientes teriam mortalidade quase 30% menor do que os pacientes nos hospitais em que apenas 30% dos enfermeiros tinham a formação de bacharel e cuidavam de uma média de oito pacientes.[1] Segundo os autores, cortes nos gastos com a equipe de enfermagem podem afetar adversamente os resultados dos pacientes, sendo necessária uma maior ênfase na educação de bacharelado para enfermeiros, o que poderia reduzir mortes hospitalares evitáveis.[1]

Muitos outros estudos têm sido conduzidos, e eles associam excesso de carga de trabalho com mortalidade e morbidade, eventos adversos, lesões por pressão e infecção.[12,15,21,22] Nesse contexto, apesar de os termos "condições de trabalho" e "carga de trabalho" apresentarem expressões semelhantes e mesclarem-se na prática, eles traduzem abordagens diferentes.

As "condições de trabalho" estão relacionadas às cargas de trabalho físicas, químicas, biológicas, mecânicas, fisiológicas e psíquicas a que o profissional está submetido. Sob outro enfoque, o termo "carga de trabalho" é visto com relação ao dimensionamento de pessoal, enquanto quantidade de trabalho. O que se observa, portanto, é uma diversidade de entendimentos sobre cargas de trabalho, ou seja, em alguns estudos a carga de trabalho é entendida como algo mensurável, principalmente nos estudos que consideram esse item um dos requisitos para o dimensionamento de pessoal, utilizando instrumentos próprios para a sua mensuração, como o NAS, um escore utilizado para mensurar a carga de trabalho de enfermagem.[15,21,22]

Ao realizar o dimensionamento de pessoal da equipe de enfermagem, é preciso estar consciente de que os dois extremos são muito perigosos para a qualidade e segurança do paciente. Tanto uma equipe subdimensionada como uma equipe superdimensionada podem trazer danos ao paciente e ao profissional. Atualmente, estuda-se muito a questão do subdimensionamento, que é a realidade mais presente. Segundo Townsend, na década de 1980, "uma pessoa com a metade do seu trabalho pode se dispersar e fazer um real dano ao seu tempo livre".[7]

Propor um quadro com as necessidades reais de cada UTI traz ao gestor de enfermagem credibilidade, qualidade e segurança para o paciente e para os profissionais, como também um custo justo, sem desperdício. Por outro lado, uma equipe reduzida e não capacitada pode provocar aumento da mortalidade, menor qualidade/eficácia no atendimento, prolongamento da hospitalização, aumento das doenças ocupacionais, desenvolvimento da síndrome de *burnout* nos profissionais e consequentemente aumento dos custos para a instituição.[1,13] Assim, é importante que para cada unidade de terapia intensiva seja individualizado o dimensionamento da equipe de enfermagem, com base nas necessidades dos cuidados do paciente. Para auxiliar o gestor de enfermagem de forma mais objetiva, existem vários instrumentos que mensuram a necessidade do cuidado do paciente e, consequentemente, a carga de trabalho.

Instrumentos para mensurar a carga de trabalho de enfermagem

Os índices foram criados e utilizados para descrever a carga de trabalho, seja de forma direta ou indireta, aferida a partir da gravidade e complexidade do tratamento do paciente. Entre os índices existentes, observa-se que o *Therapeutic Intervention Scoring System* – 28 (TISS-28) e sua versão simplificada, o *Nine Equivalents of Nursing Manpower use Score* (NEMS), têm sido utilizados mundialmente. Ambos são compostos por itens relacionados a intervenções terapêuticas, aos quais atribui-se uma pontuação específica.[16]

O TISS-28 é constituído de itens relacionados às atividades básicas, suporte ventilatório, cardiovascular, renal, neurológico, metabólico e intervenções específicas. O NEMS inclui a monitorização padrão, medicação intravenosa, ventilação mecânica, suporte ventilatório suplementar, medicação vasoativa única ou múltipla, técnica de hemofiltração e intervenção específica na UTI e fora dela.

A somatória da pontuação dos itens, tanto do TISS-28 quanto do NEMS, possibilita mensurar a carga de trabalho de enfermagem em um período de 24 horas. No entanto, é importante considerar que o TISS-28 abrange apenas 43,3% do tempo consumido pela equipe de enfermagem no cuidado ao paciente de UTI. Esse escore está baseado nas intervenções relacionadas a gravidade da doença e custo-efetividade e não nos procedimentos e cuidados de enfermagem ao paciente. Por isso, o TISS-28 sofreu ampla revisão e modificação em 2001. Para ajustar o índice de forma a determinar as atividades de enfermagem que melhor representam a carga de trabalho de enfermagem na UTI, itens foram excluídos, aglutinados ou acrescentados, ficando o novo instrumento constituído de 23 itens e denominado como NAS.[18,20]

O instrumento de medida de carga de trabalho que tem sido mais utilizado e pesquisado no Brasil é o NAS, seguido do TISS e do NEMS. Para um contexto histórico, além desses importantes instrumentos, outras formas de medir a carga de trabalho foram utilizados em vários países ao longo do tempo e estão listadas a seguir:

- *Nursing Intervention Scoring System* (NISS): coorte prospectiva, com uma abordagem mais quantitativa para a gestão de UTI cirúrgica.[2]
- *Omega Score*: estudo prospectivo francês.[19]
- *Project Research in Nursing* (PRN): Canadá.[15]
- Escala modificada *Neonatal Nursing* (NNN): considerada melhor meio de atribuição de membros da equipe de enfermagem para bebês do que a fórmula convencional de enfermeiros por berço, África do Sul.[20]
- *Intensive Care Nursing Scoring System* (ICNSS): Finlândia.[13]
- *Nursing Care Recording System* (NCR11): Suécia.[21]
- *Chinese Nursing Interventions Instrument* (CNI-UTI): Taiwan.[5]
- *Valoración de Cargas de Trabajo y Tiempos de Enfermería* (VACTE): Espanha.[3]
- *Winnipeg Assessment of Neonatal Nursing Needs Tool* (WANNNT): visa analisar as opções para o planejamento, para o desenvolvimento e avaliação da carga de trabalho em uma UTI Neonatal (Canadá).[16]
- *Workload Intensity Measurement System* (WIMS): examinou a validade de razões usadas para desenvolver um protótipo de um sistema de medição de carga de trabalho, usando os diagnósticos de enfermagem como indicadores de gravidade dos pacientes (Singapura).[8]
- *National Aeronautics and Space Administration Task Load Index* (TLX): um estudo descritivo (Estados Unidos).[9]
- *Synergy Model for Patient Care*: American Association of Critical-Care Nurses (AACN).[10]
- Sistema de classificação dos pacientes: Brasil, de Fugulin.[22]
- Sistema de classificação dos pacientes: Brasil, de Perroca.[23,24]

Nursing Activities Score (NAS)

A ferramenta NAS foi proposta por Miranda et al. em 2003.[25] Segundo os autores, os enfermeiros não estavam satisfeitos com as escalas existentes, pois estavam mais voltadas para procedimentos relacionados à gravidade da doença do paciente e estudo de custo-efetividade do que para os cuidados de enfermagem. O objetivo da nova escala era determinar as atividades de enfermagem que melhor descrevessem a carga de trabalho na UTI e atribuir valores para essas atividades, para que a pontuação mostrasse o consumo médio de tempo em vez da gravidade da doença.

A pesquisa foi realizada em duas etapas: a primeira foi um consenso, sendo selecionados oito especialistas para determinar as atividades de enfermagem que melhor descrevessem a carga de trabalho de enfermagem em unidade de cuidados intensivos. Foram selecionadas cinco novas categorias: o monitoramento e o controle, os procedimentos de higiene, a mobilização e o posicionamento, o suporte e o cuidado aos pacientes e seus familiares e a administração e o gerenciamento de atividades. Na segunda etapa, o objetivo era determinar o consumo médio de tempo dessas atividades, por meio da utilização de um estudo observacional transversal de uma semana e comparar esses resultados com os do Therapeutic Intervention Scoring System – 28. Participaram do estudo 99 unidades de terapia intensiva em 15 países; o Brasil participou com 7 UTI e coletou 5% da amostra. As amostras foram de pacientes internados em UTI, onde a cada dia eram anotados, de forma aleatória, multimomentos das atividades de enfermagem realizadas.

Como resultado, verificou-se que as novas atividades representavam 60% do tempo médio de enfermagem e o NAS explicou 81% do tempo de enfermagem contra os 43% apresentados pelo TISS-28. O instrumento final foi concebido com 23 itens e pontuação mínima de 18,3% e máxima de 176,8%; número total de horas da pontuação mínima de 4 h 09 min e da pontuação máxima de 42 h 29 min (ver Anexo 1, Tabela A2); percentual do tempo em 24 horas transformado em número de horas real e percentual de cada item sob a pontuação total.

Considera-se para aplicação do NAS o quadro mais crítico que o paciente apresentou nas 24 horas, podendo o NAS ser calculado uma vez ao dia, considerando a análise das atividades realizadas nas últimas 24 horas ou aplicado a cada turno. Nesse caso, deve-se considerar, no cômputo final, o valor mais elevado de cada item do instrumento identificado nos turnos e não a média entre os turnos. Deve ser realizado sempre no mesmo horário quando aplicado uma vez ao dia a cada 24 horas, tendo um horário para coleta como referencial.

Os subitens 1, 4, 6, 7 e 8 são mutuamente exclusivos (normal, mais que o normal e muito mais que o normal). No cálculo total do NAS, o maior valor obtido para cada um desses itens 1, 4, 6, 7 e 8 no período de 24 horas deve ser considerado.

O somatório dos pontos do NAS mede o percentual de tempo de enfermagem dedicado à assistência direta e indireta ao paciente em um período de 24 horas e cada ponto do NAS corresponde a 14,4 min. Nesse sentido, dois pontos do NAS equivalem a aproximadamente 30 min ou 76,1 pontos equivalem a 18 h 26 min; similar ao número de horas preconizada pelo Cofen para cuidados intensivos. Logo, ao pontuar os itens 1, 4, 6, 7 e 8 deve-se levar isso em conta, para não ter um viés de pontuação excessiva. Ressalta-se que o turno na escala é referente a jornadas de 8 a 12 horas de trabalho.

O número de horas para cuidados intensivos preconizado pelo Cofen na Resolução n. 297/2004 é um número fixo que foi determinado em 1882 por Alcalá et al. Por outro lado, o NAS possui mais acurácia no valor do número de horas, por contemplar a variabilidade das necessidades individuais dos pacientes em cuidados intensivos.

No ano de 2013, foi criado o manual do NAS para as unidades de terapia intensiva, de modo a uniformizar sua aplicação. Ele possui apoio da Abenti e do Departamento de Enfermagem em Terapia Intensiva da Associação Brasileira de Medicina Intensiva (Amib). Seu objetivo é o de instrumentalizar os enfermeiros intensivistas quanto às dúvidas frequentes na aplicação da escala.

Pontos críticos, dúvidas e onde pontuar novas tecnologias foram discutidos no curso sobre NAS realizado em junho de 2013, revisado em setembro de 2014, durante o Simpósio Internacional de Enfermagem em Terapia Intensiva e da Abenti e Amib e complementado em 2016 com base no consenso realizado por sete países (Noruega, Holanda, Espanha, Polônia, Egito, Grécia e Brasil) em Valência (Espanha), 2015.

Este manual é apresentado no Anexo 1, em conjunto com uma tabela para auxiliar no cálculo de volumes infundidos, conforme altura e superfície corporal (Tabela A1), e outra que permite aos enfermeiros compararem a pontuação do NAS (percentual do tempo nas 24 horas) com o tempo real em minutos/horas e o percentual de cada item em relação à pontuação total do NAS (Tabela A2).

O que fazer com o resultado do NAS

O NAS é uma ferramenta de gestão que fornece dados quantitativos sobre a necessidade de cuidados do paciente, auxiliando na gestão no dimensionamento de pessoal de enfermagem, gerenciamento dos cuidados e custos para as chefias da UTI e administração central das instituições de saúde.

Ressaltam-se inicialmente alguns pontos que o gestor de enfermagem deve levar em consideração ao avaliar os resultados do NAS. O principal é que o NAS não contempla a divisão do processo de trabalho ou retrabalho entre enfermeiros, técnicos de enfermagem e alguns locais auxiliares de enfermagem existentes nas UTI brasileiras.

Apesar de o Brasil fazer parte do estudo da construção do NAS, o país participou com 5% da amostra, muito pouco para pesar nessa questão. Logo, o número obtido contempla somente uma categoria (enfermeiros ou técnicos de enfermagem) na qual o modelo do cuidado está estruturado (proporção de enfermeiros e técnicos da UTI). Outro ponto é que o resultado do NAS fornece somente o número de profissionais necessários para realizar os cuidados de enfermagem para os pacientes internados na UTI naquele dia e/ou turno. Não contempla folgas, férias, absenteísmo, tarefas administrativas não relacionadas aos pacientes etc., tampouco efetua o cálculo do dimensionamento de pessoal. Para isso, a média do NAS deve ser utilizada como um dos parâmetros para a realização do cálculo do dimensionamento de pessoal preconizada por Fugulin et al. (2010)[26] ou pela Resolução n. 293/2004 (Cofen).

Sugere-se que os resultados do NAS sejam complementados pelos índices de gravidade do paciente, disfunção de múltiplos órgãos e número de procedimentos, como número de pacientes em ventilação mecânica (VM), presença de cateter central, cateter vesical, procedimentos de hemodiálise, oxigenação por membrana extracorpórea (ECMO) e, quando for necessário, avaliar o perfil e/ou evolução histórica do paciente na UTI.

Outro ponto importante é tornar visível para toda a equipe e gestores os resultados do NAS, sejam eles informatizados ou não. A informação disponibilizada no momento da coleta possibilita a tomada de decisão gerencial e assistencial. Quando o resultado não está disponível, é um desestímulo para os enfermeiros assistenciais realizar o NAS no seu turno ou fornecer as informações para quem coleta.

Indicadores do NAS

A seguir são apresentados alguns dos indicadores ou dados que o NAS pode fornecer para os gestores da UTI e para a instituição de saúde:

- Percentual do tempo em 24 horas ou horas de enfermagem das necessidades de cuidado de cada paciente individualmente.
- Somatório do NAS de todos os pacientes, que fornece o número de profissionais necessários sem contemplar a divisão do processo de trabalho.
- Média diária, semanal, mensal, anual, série histórica do NAS para os pacientes da UTI.
- Analisa se existe diferença na média do NAS entre os turnos de trabalho ou cada dia da semana.
- Realiza um ponto de corte para estabelecer o percentual de pacientes para cada faixa do NAS. Por exemplo: percentual dos pacientes que podem ser cuidados por um número X de profissionais conforme a faixa do NAS: menor que 50% (um profissional para cada três pacientes); de 51 a 75% (um profissional para cada dois pacientes); de 76 a 100% (um profissional por paciente); e maior que 100% (dois profissionais por paciente). Esse indicador fornece uma fotografia da razão entre as necessidades de cuidado de cada paciente e o número de profissionais.
- Comparação do NAS entre UTI da mesma instituição ou *benchmarking* entre instituições com o mesmo perfil de pacientes.
- Proporciona a média em número de horas, podendo ser utilizada na fórmula de Gaidzinski e/ou Marini (Resolução n. 293/2004 do Cofen) para realizar o dimensionamento de pessoal de enfermagem para UTI.
- Medida do custo de pessoal, cuidados e procedimentos dos pacientes na UTI.

É importante sempre avaliar a média do NAS acompanhada do número de observações realizadas; quanto mais observações, maior a acurácia do resultado.

O NAS pode ser coletado uma vez a cada 24 horas ou a cada turno. Dessa forma, possibilita a avaliação das necessidades dos cuidados de enfermagem do paciente a cada turno, suas semelhanças e diferenças.

CONSIDERAÇÕES FINAIS

Mensurar a carga de trabalho dos profissionais de enfermagem é de extrema importância para o conhecimento do cenário de atuação, a definição das necessidades e a oferta de uma assistência de qualidade na terapia intensiva.

Diante dos diferentes instrumentos que se pode utilizar, o NAS permite uma ampla observação do cenário e dos cuidados oferecidos pela equipe de enfermagem. A média do NAS possibilita conhecer o perfil de cada UTI, sua complexidade quanto às necessidades dos cuidados de enfermagem do paciente em tipo de cuidado e percentual do tempo nas 24 horas e/ou em horas, sendo uma importante ferramenta de gerenciamento e segurança.

REFERÊNCIAS BIBLIOGRÁFICAS

1. Aiken LH et al. for the RN4CAST consortium. Nurse staffing and education and hospital mortality in nine European countries: a retrospective observational study. Lancet 2014;383(9931):1824-30.
2. Alexander RH, Rumley TO, Blikken W. Nursing intervention scoring system in management of a surgical intensive care unit. South Med J 1984;77:1248-52.
3. Brana MB et al. Proposal of a new assessment scale of work load and nursing times (VACTE). Enferm Intens 2007;18:115-25.
4. Brasil. Ministério da Saúde. Agência Nacional de Vigilância Sanitária. RDC n. 7 de 24 de fevereiro de 2010. Dispõe sobre os requisitos mínimos para funcionamento de Unidades de Terapia Intensiva e dá outras providências. Diário Oficial da República Federativa do Brasil, Poder Executivo, Brasília, 24 fev 2010.
5. Chou SS et al. The Chinese nursing interventions instrument. J Nurs Scholarsh 2007;9(2):198-9.
6. Dossey BM. Florence Nightingale mystic, visionary, healer. Estados Unidos: Springhouse; 2000.
7. Ducci AJ, Zanei SSV, Whitaker IY. Carga de trabalho de enfermagem para quantificar proporção profissional de enfermagem/paciente em UTI cardiológica. Rev Esc Enferm USP 2008;42(4):673-80.
8. Hoi SY et al. Determining nurse staffing needs: the workload intensity measurement system. J Nurs Manag 2010;18(1):44-53.
9. Hoonakker P et al. Measuring workload of ICU nurses with a questionnaire survey: the Nasa Task Load Index (TLX). IIE Transactions on Healthcare Systems Engineering 2011;1:131-43.
10. Kohr LM, Hickey PA, Curley MA. Building a nursing productivity measure based on the synergy model: first steps. Am J Crit Care 2012;21(6):420-30; quiz 431.
11. Magalhães AMM, Dall'Agnol CM, Marck PB. Carga de trabalho da equipe de enfermagem e segurança do paciente – estudo com método misto na abordagem ecológica restaurativa. Rev Latino-Am Enferm 2013;21(Spec):[9 telas].
12. Perroca MG, Gaidzinski RR. Sistema de classificação de pacientes: construção e validação de um instrumento. Rev Esc Enferm USP 1998;32(2):158-63.
13. Pyykko AK et al. Validation of the new Intensive Care Nursing Scoring System (ICNSS). Intensive Care Med 2004;30:254-9.
14. Queijo AF, Padilha KG. Nursing Activities Score (NAS): Cross-cultural adaptation and validation to Portuguese language. Rev Esc Enferm USP 2009;43:1009-16.
15. Saulnier F et al. PRN system for workload evaluation in ICU. Reanimation Urgences 1992;1:395-402.
16. Sawatzky-Dickson D, Bodnaryk K. Validation of a tool to measure neonatal nursing workload. J Nurs Manag 2009;17(1):84-91.
17. Schmoeller R, Trindade LL, Neis MB, Gelbcke FL, Pires DEP. Cargas de trabalho e condições de trabalho da enfermagem: revisão integrativa. Rev Gaúcha Enferm, Porto Alegre 2011;32(2):368-77.
18. Shekelle PG. Nurse-patient ratios as a patient safety strategy: a systematic review. Ann Intern Med 2013;158(5 Pt 2):404-9. ISSN 1539-3704.

19. Sznajder M et al. Estimation of direct cost and resource allocation in intensive care: correlation with Omega system. Intensive Care Med 1998;24:582-9.
20. Van Den Heever JM. Neonatal nursing workload – can it be measured? Curationis 1995;18:43-7.
21. Walther SM et al. Multicentre study of validity and interrater reliability of the modified Nursing Care Recording System (NCR11) for assessment of workload in the ICU. Acta Anaesthesiol Scand 2004;48:690-6.
22. Fugulin FMT. Sistema de classificação de pacientes: análise das horas assistenciais de enfermagem. São Paulo, 1997. 75p. Dissertação (mestrado). São Paulo: Escola de Enfermagem, Universidade de São Paulo, 1997.
23. Perroca MG. Sistema de classificação de pacientes: construção e validação de um instrumento. São Paulo, 1996. 93p. Dissertação (mestrado). São Paulo: Escola de Enfermagem da Universidade de São Paulo, 1996.
24. Perroca MG. Instrumento de classificação de pacientes de Perroca: validação clínica. São Paulo, 2000. 156p. Tese (doutorado). São Paulo: Escola de Enfermagem da Universidade de São Paulo, 2000.
25. Miranda DR, Nap R, Rijk A, Schaufeli W, Iapichino G. Nursing Activities Score (NAS). Crit Care Med 2003;31(2):374-82.
26. Fugulin F, Gaidzinki R, Castilho V. Dimensionamento de pessoal de enfermagem em instituições de saúde. In: Kurcgant P. Gerenciamento em enfermagem. Rio de Janeiro: Guanabara Koogan; 2010.

Anexo 1
Manual do Nursing Activities Score (NAS)*

Débora Feijó Vieira
Kátia Grillo Padilha
Lilia de Souza Nogueira

ATIVIDADES BÁSICAS

1. Monitorização e controles

1a. Sinais vitais, cálculo e registro do balanço hídrico (4,5 pontos).

Paciente que requer monitorização normal de rotina na UTI dos sinais vitais, aplicação de escalas de avaliação (dor, RASS, Glasgow), controle de BH (inclusive sonda nasogástrica - SNG - e sonda nasoenteral - SNE) e que não necessita de alterações frequentes no tratamento, na terapêutica nem intensificação da monitorização. Administração assistida de dieta via oral (VO).

1b. Presença à beira do leito e observação contínua ou ativa por 2 horas ou mais em algum plantão por razão de segurança, gravidade ou terapia, como: ventilação mecânica não invasiva (VMNI), desmame, agitação, confusão mental, posição prona, preparo e administração de fluidos ou medicamentos e auxílio em procedimentos específicos (12,1 pontos).

Paciente que requer monitorização intensificada além do normal por alterações do quadro clínico, instabilidade hemodinâmica, oligúria, sangramento, dispneia, febre, alteração do nível de consciência, medição de escalas de avaliação acima da rotina da UTI, medida de pressão venosa central, pressão arterial invasiva, pressão intra-abdominal, uso de sedativos ou de insulina contínua, suporte ventilatório VMNI ou alteração de parâmetros ventilatórios, preparação de fluidos e medicação de urgência. O paciente estabiliza após condutas terapêuticas adotadas. Pós-operatório imediato de cirurgia cardíaca (POICC) ou cirurgias de grande porte em que o paciente permanece

* Versão revisada em 24 de setembro de 2016 acrescentando decisões do consenso internacional (Padilha et al., 2015).

estável. Procedimentos invasivos com intercorrências. Extubação sem intercorrência. Administração assistida de dieta VO que demande tempo acima da rotina.

1c. Presença à beira do leito e observação contínua ou ativa por 4 horas ou mais em algum plantão por razão de segurança, gravidade ou terapia (19,6 pontos).

Paciente gravíssimo, que requer monitorização muito além do normal em pelo menos um turno em 24 horas, sem estabilização após condutas terapêuticas adotadas, requer presença contínua de enfermagem. Alterações descritas na categoria "além do normal", porém com uma frequência maior e necessitando de intervenções. Hemodiálise com intercorrência necessitando da intervenção do enfermeiro (quando hemodiálise é realizada pela equipe da UTI). Pacientes instáveis em pós-operatório imediato de cirurgia cardíaca ou cirurgias de grande porte.

2. Investigação laboratorial: bioquímica e microbiológica (0 e 4,3 pontos)

Paciente submetido a qualquer exame bioquímico ou microbiológico, independentemente da quantidade, realizado à beira do leito pelo profissional de enfermagem. Por exemplo, hemoglicoteste (HGT), glicosúria, culturas de rastreamento, gasometria e outros. Quando o coletador do laboratório ou médico realizar a coleta, este item não deve ser pontuado.

3. Medicações, exceto drogas vasoativas (0 e 5,6 pontos)

Paciente que recebeu qualquer tipo de medicamento, independentemente da via e da dose. Drogas vasoativas serão pontuadas em item específico (item 12).

4. Procedimento de higiene

Realização de procedimentos de higiene, tais como: curativo de ferida e cateteres intravasculares, troca de roupa de cama, higiene corporal do paciente em situação especial (incontinência, vômito, queimaduras, feridas com secreção, curativos cirúrgicos complexos com irrigação) e procedimentos especiais (pacientes em isolamento).

4a. Normal (4,1 pontos).

Paciente que foi submetido, em frequência normal (rotina da UTI), a um dos procedimentos de higiene acima descritos em pelo menos um dos turnos das 24 horas. Incluir também curativos fechados em cateter vascular 1 vez/dia.

4b. Realização de procedimentos de higiene que durem mais do que 2 horas em algum plantão (16,5 pontos).

Paciente que foi submetido, em frequência além do normal, a um dos procedimentos de higiene acima descritos em pelo menos um dos turnos das 24 horas. Curativo de cateter vascular 2 vezes/dia; curativo médio em lesão por pressão, curativo em incisão cirúrgica 2 vezes/dia; curativo médio (com deiscência de sutura); troca de roupas de cama 2 vezes em 24h; banho em paciente instável com três profissionais; higiene corporal 2 vezes por plantão. Incontinência fecal 3 vezes/dia. Paciente em isolamento. Preparo do corpo pós-morte (banho e tamponamento).

4c. Realização de procedimentos de higiene que durem mais do que 4 horas em algum plantão (20 pontos).

Paciente que foi submetido, em frequência muito além do normal, a um dos procedimentos de higiene descritos em pelo menos um dos turnos das 24 horas. Curativos extensos, complexos, cavidade aberta ou ≥3 vezes/dia. Pacientes com obesidade mórbida quando realizam procedimentos de higiene requerendo cinco ou mais pessoas.

5. Cuidados com drenos (todos, exceto sonda gástrica) (0 e 1,8 ponto)

Paciente com qualquer tipo de dreno ou sonda com objetivo de drenagem. Inclui sonda vesical de demora, derivação ventricular externa (DVE), dreno de tórax e outros. Exclui sondas gástricas (nasogástricas, nasoenterais, gastrostosmias e outras) que deverão ser consideradas nos itens 1 ou 21.

6. Mobilização e posicionamento

Inclui procedimentos tais como: mudança de decúbitos, mobilização do paciente, transferência da cama para a cadeira e mobilização do paciente em equipe (p. ex., paciente imóvel, tração e posição prona).

6a. Realização do(s) procedimento(s) até 3 vezes em 24 horas (5,5 pontos).

Paciente que requeira mobilização e posicionamento, até 3 vezes em 24 horas.

6b. Realização do(s) procedimento(s) mais do que 3 vezes em 24 horas ou com dois enfermeiros em qualquer frequência (12,4 pontos).

Paciente que requeira mobilização e posicionamento descritos no item 6, que tenham sidos realizados mais do que 3 vezes em 24 horas ou com dois membros da equipe de enfermeiros em pelo menos um plantão em 24 horas.

6c. Realização do(s) procedimento(s) com três ou mais enfermeiros em qualquer frequência (17 pontos).

Mobilização e posicionamento de complexidade do procedimento descritos no item 6, que tenham sido realizados com três ou mais membros da equipe de enfermagem em qualquer frequência em pelo menos um turno nas 24 horas.

7. Suporte e cuidados aos familiares e pacientes

Inclui procedimentos tais como telefonemas, entrevistas e aconselhamentos. Frequentemente o suporte e o cuidado, sejam aos familiares ou aos pacientes, permitem à equipe continuar com outras atividades de enfermagem (p. ex., comunicação com os pacientes durante procedimentos de higiene ou comunicação com os familiares enquanto presente à beira do leito observando o paciente).

Obs.: paciente sedado e/ou sem familiar/visita, orientação ou educação do paciente/familiar (não pontuar).

7a. Suporte e cuidado aos familiares e pacientes que requerem dedicação exclusiva por cerca de 1 hora em algum plantão, tais como: explicar condições clínicas, lidar com circunstâncias familiares difíceis (4 pontos).

Pontua-se quando realizada orientação ou educação para o paciente e ou família, fornecido suporte emocional com dedicação exclusiva de um enfermeiro da equipe, com duração normal, de acordo com a rotina estabelecida na unidade, em pelo menos um turno/plantão nas 24 horas.

7b. Suporte e cuidados aos familiares e pacientes que requerem dedicação exclusiva por 3 horas ou mais em algum plantão, tais como: morte, circunstâncias especiais (p. ex., grande número de familiares, problemas de linguagem e famílias hostis) (32 pontos).

Pontua-se quando realizada orientação ou educação para o paciente e/ou família, fornecido suporte emocional com dedicação exclusiva de um enfermeiro da equipe, com duração além do normal, de acordo com a rotina estabelecida na unidade, em pelo menos um turno/plantão nas 24 horas.

8. Tarefas administrativas e gerenciais

8a. Realização de tarefas de rotina, tais como: procedimentos de dados clínicos, solicitação de exames e troca de informações profissionais (p. ex., passagem de plantão e visitas clínicas) (4,2 pontos).

Inclui os registros realizados como SAE e/ou passagem de plantão, *round* (visita) multidisciplinar ou tarefas administrativas e gerenciais relacionadas ao paciente, com duração normal.

8b. Realização de tarefas administrativas e gerenciais que requerem dedicação integral por cerca de 2 horas em algum plantão, tais como: atividades de pesquisa, aplicação de protocolos, procedimentos de admissão e alta (23,2 pontos).

Inclui os registros realizados como sistematização da assistência de enfermagem (SAE) e/ou passagem de plantão, *rounds* multidisciplinares ou tarefas administrativas e gerenciais relacionadas ao paciente, com duração além do normal. Admissão de pós-operatório imediato (POI), paciente instável que requer registros mais longos. Necessidade de providenciar materiais e equipamentos. Montagem da máquina de hemodiálise, aplicação de protocolo como suporte de vida extracorpóreo (ECLS), transplante etc. Quando o enfermeiro necessita da ajuda de um colega para o desempenho de suas atividades. Por exemplo, o enfermeiro continua atendendo o paciente e um colega assume as atividades administrativas.

8c. Realização de tarefas administrativas e gerenciais que requerem dedicação integral por cerca de 4 horas ou mais de tempo em algum plantão, tais como: morte e procedimentos de doação de órgãos, coordenadas com outras disciplinas (30 pontos).

Inclui qualquer tarefa administrativa e gerencial relacionada ao paciente, que teve duração muito além do normal, de acordo com a rotina estabelecida na unidade.

Paciente em estado gravíssimo, instável, que necessite de registros intensos. Passagem de plantão detalhada, *rounds* multidisciplinares, organização de equipamentos e materiais especiais para assistência do paciente, procedimentos cirúrgicos no Box, protocolos como transplante, ECLS, dispositivos de assistência ventricular. Paciente recebendo assistência de enfermagem de acadêmico ou residente ou enfermeiro requerendo supervisão de ensino e/ou capacitação com auxílio constante do enfermeiro responsável pelo paciente.

SUPORTE RESPIRATÓRIO

9. Suporte respiratório

Qualquer hora de ventilação mecânica/ventilação assistida com ou sem pressão expiratória final positiva, com ou sem relaxantes musculares; respiração espontânea com ou sem pressão expiratória final positiva (CPAP ou BIPAP), com ou sem tubo endotraqueal; oxigênio suplementar por qualquer método (0 e 1,4 ponto).

Pacientes em uso de qualquer suporte de O_2. Desde cateter nasal até ventilação mecânica.

10. Cuidados com vias aéreas artificiais

Tubo endotraqueal ou cânula de traqueostomia (0 e 1,8 ponto).

Pacientes em uso de tubo orotraqueal ou nasotraqueal ou traqueostomia.

11. Tratamento para melhora da função pulmonar

Fisioterapia torácica, espirometria estimulada, terapia inalatória e espiração endotraqueal (0 e 4,4 pontos).

Pacientes que tenham recebido tratamento para melhora da função pulmonar, realizado em qualquer frequência, pela equipe de enfermagem. Aspiração com sistema aberto ou fechado e nebulização.

SUPORTE CARDIOVASCULAR

12. Drogas vasoativas (0 e 1,2 ponto)

Pacientes que tenham recebido qualquer medicação vasoativa, via endovenosa (VE), independentemente do tipo e da dose e que necessitam de monitorização intensiva no seu uso.

EV: nitroprussiato de sódio, vasopressina, prostaglandina, noradrenalina, adrenalina, dopamina, dopexamina, dobutamina, isoproterenol, fenilefrina, nitroglicerina, cloridrato de clonidina.

VO: não pontua.

Metoprolol e propranolol (betabloqueadores) não devem ser pontuados.

13. Reposição intravenosa de grandes perdas de fluidos.

Administração de fluidos >3 mL^2/dia, independentemente do tipo de fluido administrado (0 e 2,5 pontos).

Pacientes que tenham recebido ressuscitação hídrica, cujo volume varia conforme a superfície corpórea (Tabela A1).

14. Monitorização de átrio esquerdo. Cateter de artéria pulmonar com ou sem medidas de débito cardíaco (0 e 1,7 ponto).

    Pacientes em uso de cateter em artéria pulmonar (cateter de Swan-Ganz). Incluir nesse item o uso de marca-passo cardíaco, balão intra-aórtico, monitorização de débito cardíaco, ECLS, dispositivos de assistência ventricular.

15. Reanimação cardiorrespiratória nas últimas 24 horas. Exclui-se soco precordial (0 e 1,7 ponto).

    Pacientes que tiveram parada cardiorrespiratória (PCR) e foram submetidos à reanimação cardiopulmonar, independentemente do local da PCR. Deve ser pontuado somente uma vez nas 24 horas.

SUPORTE RENAL

16. Técnicas de hemofiltração. Técnicas dialíticas (0 e 7,7 pontos).

    Pacientes que tenham recebido qualquer tipo de procedimento dialítico, intermitente ou contínuo.

17. Medida quantitativa do débito urinário (p. ex., por sonda vesical de demora) (0 e 7 pontos).

    Pacientes que requerem controle de diurese, com ou sem qualquer tipo dispositivo urinário.

SUPORTE NEUROLÓGICO

18. Medidas de pressão intracraniana (PIC) (0 e 1,6 ponto).

    Pacientes submetidos à monitorização de PIC, cateter de bulbo jugular ou microdiálise. Atenção, se somente drenagem ventricular externa, pontuar no item 5.

SUPORTE METABÓLICO

19. Tratamento de acidose/alcalose metabólica (0 e 1,3 ponto).

    Pacientes que utilizaram medicação específica para correção da acidose ou alcalose metabólica. Por exemplo, alcalose: administração de *push* de potássio. Na alcalose metabólica, é fundamental corrigir a hipocalcemia e os fatores que provocam essa deficiência. Acidose metabólica: administração de bicarbonato de sódio. *Bolus* ou infusão contínua. Acidose e alcalose respiratória não devem ser pontuadas neste item, tampouco a correção ventilatória. Considerar aquelas condições que exigem a presença permanente de um enfermeiro para monitorar a desregulação fisiológica grave e titulação. Monitorizar a terapia em condições agudas. Durante a hemofiltração, se a correção for necessária, pontuação é indicada.

20. Nutrição parenteral total (0 e 2,8 pontos).

    Pacientes que recebem nutrição parenteral total.

21. Alimentação enteral por sonda gástrica ou outra via gastrointestinal (p. ex., jejunostomia) (0 e 1,3 ponto).

    Pacientes que recebem nutrição enteral, através de sonda, por qualquer via do trato gastrointestinal. Medida de resíduo gástrico incluída.

INTERVENÇÕES ESPECÍFICAS

22. Intervenção(ões) específica(s) na UTI

Intubação endotraqueal, inserção de marca-passo, cardioversão, endoscopia, cirurgia de emergência, lavagem gástrica e outras nas últimas 24 horas. Não estão incluídas intervenções de rotina sem consequências diretas para as condições clínicas do paciente, tais como: radiografias, ecografias, eletrocardiogramas, curativos de cateteres venosos ou arteriais (0 e 2,8 pontos).

Pacientes submetidos a intervenção diagnóstica ou terapêutica listada acima, dentro da UTI. Procedimentos específicos realizados na unidade que requerem a atuação ativa da equipe podem ser considerados neste item, inclusive inserção de cateteres venosos ou arteriais e punção lombar. Procedimentos realizados pelo enfermeiro, como passagem de sonda vesical de demora ou alívio, sonda nasoenteral ou gástrica, PICC, instalação de pressão intra-abdominal, entre outros, que podem ser particularmente complexos e exigem mais tempo de enfermagem para a sua execução, também podem ser considerados.

23. Intervenções específicas fora da unidade de terapia intensiva (0 e 1,9 ponto)

Pacientes que requerem intervenções diagnósticas ou terapêuticas realizadas fora da UTI. Por exemplo, tomografia, cintilografia, ressonância magnética, hemodinâmica (levar ou buscar paciente), procedimentos cirúrgicos (levar ou buscar paciente), transferência de paciente para o andar e encaminhamento do corpo para morgue.

Obs.: os subitens 1, 4, 6, 7 e 8 são mutuamente exclusivos (normal, mais que o normal, e muito mais que o normal). No cálculo total do NAS, o maior obtido para cada um desses itens 1, 4, 6, 7 e 8 no período de 24 horas deve ser considerado.

Tabela A1 Volumes infundidos conforme altura e superfície corporal

Altura (m)	Peso (kg)	Superfície	3 L/m² em 24 h	3 L/m² por h	3 L/m² por 6 h	3 L/m² por 12 h
1,5	60	1,58	4,74	0,20	1,19	2,37
1,6	60	1,63	4,89	0,20	1,22	2,45
1,7	60	1,68	5,04	0,21	1,26	2,52
1,8	60	1,73	5,19	0,22	1,30	2,60
1,9	60	1,78	5,34	0,22	1,34	2,67
2	60	1,83	5,49	0,23	1,37	2,75
1,5-2	**60**	**1,71**	**5,12**	**0,21**	**1,28**	**2,56**
1,5	70	1,71	5,13	0,21	1,28	2,57
1,6	70	1,76	5,28	0,22	1,32	2,64
1,7	70	1,82	5,46	0,23	1,37	2,73
1,8	70	1,87	5,61	0,23	1,40	2,81
1,9	70	1,92	5,76	0,24	1,44	2,88
2	70	1,97	5,91	0,25	1,48	2,96
1,5-2	**70**	**1,84**	**5,53**	**0,23**	**1,38**	**2,76**
1,5	80	1,83	5,49	0,23	1,37	2,75
1,6	80	1,89	5,67	0,24	1,42	2,84
1,7	80	1,94	5,82	0,24	1,46	2,91
1,8	80	2,00	6,00	0,25	1,50	3,00
1,9	80	2,05	6,15	0,26	1,54	3,08
2	80	2,11	6,33	0,26	1,58	3,17
1,5-2	**80**	**1,97**	**5,91**	**0,25**	**1,48**	**2,96**
1,5	90	1,94	5,82	0,24	1,46	2,91
1,6	90	2,00	6,00	0,25	1,50	3,00
1,7	90	2,06	6,18	0,26	1,55	3,09
1,8	90	2,12	6,36	0,27	1,59	3,18
1,9	90	2,18	6,54	0,27	1,64	3,27
2	90	2,24	6,72	0,28	1,68	3,36
1,5-2	**90**	**2,09**	**6,27**	**0,26**	**1,57**	**3,14**
1,5	100	2,04	6,12	0,26	1,53	3,06
1,6	100	2,11	6,33	0,26	1,58	3,17
1,7	100	2,17	6,51	0,27	1,63	3,26
1,8	100	2,24	6,72	0,28	1,68	3,36
1,9	100	2,30	6,90	0,29	1,73	3,45
2	100	2,36	7,08	0,30	1,77	3,54
1,5-2	**100**	**2,20**	**6,61**	**0,28**	**1,65**	**3,31**

Obs.: Área de superfície corpórea [Mosteller, Square Root Method = √(Altura × Peso / 3.600)].

Tabela A2 Pontuação do NAS (percentual do tempo em 24 horas) transformado em número de horas real e percentual de cada item sob a pontuação total

Atividades básicas				
1. Monitorização e controles	Pontos	%	Hora	%
1a. Sinais vitais, horários, cálculo e registro regular do balanço hídrico	–	4,5	1:05	0,03
1b. Presença à beira do leito e observações ou atividade contínua por 2 horas ou mais (POI estável)	–	12,1	2:54	0,07
1c. Presença à beira do leito e observação ou atividade contínua por 4 horas ou mais (medicações ou monitorizações de h/h além do normal)	–	19,6	4:42	0,11
2. Investigações laboratoriais – bioquímicas e microbiológicas	0	4,3	1:02	0,02
3. Medicações – exceto drogas vasoativas	0	5,6	1:20	0,03
4. Procedimentos de higiene				
4a. Realização de procedimentos de higiene (normal)	–	4,1	0:59	0,02
4b. Realização de procedimentos de higiene (além do normal)	–	16,5	3:58	0,09
4c. Realização de procedimentos de higiene (muito além do normal)	–	20	4:48	0,11
5. Cuidados com drenos	0	1,8	0:26	0,01
6. Mobilização e posicionamento				
6a. Realização do(s) procedimento(s) até 3x em 24 horas	–	5,5	1:19	0,03
6b. Realização do(s) procedimento(s) mais do que 3x em 24 horas ou com dois enfermeiros em qualquer frequência	–	12,4	2:59	0,07
6c. Realização do(s) procedimento(s) com 3 ou mais enfermeiros em qualquer frequência	–	17	4:05	0,10
7. Suporte e cuidados aos familiares e pacientes				
7a. Suporte e cuidados aos familiares e pacientes que requerem dedicação exclusiva por cerca de 1 hora (normal)	0	4	0:58	0,02
7b. Suporte e cuidados aos familiares e pacientes que requerem dedicação exclusiva por 3 horas ou mais (além do normal)	–	32	7:41	0,18

(continua)

Tabela A2 Pontuação do NAS (percentual do tempo em 24 horas) transformado em número de horas real e percentual de cada item sob a pontuação total (*continuação*)

8. Tarefas administrativas e gerenciais	Pontos	%	Hora	%
8a. Realização de tarefas de rotina (normal)	–	4,2	1:00	0,02
8b. Realização de tarefas administrativas e gerenciais que requerem dedicação integral por cerca de 2 horas (além do normal)	–	23,2	5:34	0,13
8c. Realização de tarefas administrativas e gerenciais que requerem dedicação integral por cerca de 4 horas ou mais (muito além do normal)	–	30	7:12	0,17
Atividades de suporte				
Suporte ventilatório	Pontos	%	Hora	%
9. Suporte ventilatório (óculos de O_2 ou mais)	0	4,4	0:20	0,01
10. Cuidados com vias aéreas artificiais. TET ou cânula de traqueostomia	0	1,8	0:26	0,01
11. Tratamento para melhora da função pulmonar (aspiração e nebulização)	0	4,4	1:04	0,02
Suporte cardiovascular				
12. Medicação vasoativa	0	1,2	0:17	0,01
13. Reposição intravenosa de grandes perdas de fluidos	0	2,5	0:36	0,01
14. Monitorização do átrio esquerdo (Swan-Ganz, marca-passo, BIA)	0	1,7	0:25	0,01
15. Reanimação cardiorrespiratória nas últimas 24 horas	0	1,7	0:25	0,01
Suporte renal	Pontos	%	Hora	%
16. Técnicas de hemofiltração. Técnicas dialíticas	0	7,7	1:51	0,04
17. Medida quantitativa do débito urinário	0	7	1:41	0,04

(continua)

Tabela A2 Pontuação do NAS (percentual do tempo em 24 horas) transformado em número de horas real e percentual de cada item sob a pontuação total (*continuação*)

Suporte neurológico	Pontos	%	Hora	%
18. Medida da pressão intracraniana	0	1,6	0:23	0,01
Suporte metabólico				
19. Tratamento de acidose/alcalose metabólica complicada	0	1,3	0:19	0,01
20. Hiperalimentação intravenosa (NPT)	0	2,8	0:55	0,02
21. Alimentação enteral	0	1,3	0:19	0,01
Intervenções específicas				
22. Intervenções específicas na UTI	0	2,8	0:40	0,02
23. Intervenções específicas fora da UTI	0	1,9	0:28	0,01

Total da pontuação: mínima de 18,3% e máxima de 176,8%; número total de horas da pontuação mínima: 4 h 09 min; e da pontuação máxima: 42 h 29 min.

Obs.: Os subitens 1, 4, 6, 7 e 8 são mutuamente exclusivos (Normal, Mais que o normal e Muito mais que o normal). No cálculo do NAS, a maior pontuação obtida para cada um desses itens no período de 24 horas deve ser considerada.

Essa tabela foi criada com o objetivo de que os enfermeiros tenham uma maior compreensão quanto ao valor de cada item no momento da aplicação da escala. Ela permite aos enfermeiros compararem a pontuação do NAS (percentual do tempo nas 24 horas) com o tempo real em minutos/horas e o percentual de cada item em relação à pontuação total do NAS.

Capítulo 17

Passagem de plantão: otimizando a performance da equipe

Adriana Montenegro de Albuquerque
Elizabeth Analia Barrionuevo

CONCEITO DE PASSAGEM DE PLANTÃO/TURNO

O termo passagem de plantão é utilizado para se referir ao momento em que a equipe de enfermagem transmite informações/dados atualizados acerca do paciente e da unidade em geral, quando se realiza a entrega ou a troca de turnos de trabalho.

Trata-se de uma atividade formal, reconhecida institucionalmente, que visa relatar as ocorrências do plantão com o objetivo de dar continuidade à assistência de enfermagem nas 24 horas do dia.

Considera-se passagem de plantão "um instrumento de comunicação relevante que a enfermagem utiliza para informação do estado de saúde do paciente, visando ao planejamento da prestação de assistência de enfermagem e estimulando a reflexão crítica sobre a assistência a ser prestada no plantão subsequente".[1] É um dos instrumentos utilizados pela enfermagem para assegurar o fluxo de informações, garantindo, assim, a continuidade e a qualidade da assistência.

É reconhecida como a passagem de informação entre profissionais sobre o estado clínico do paciente, acompanhada de uma mudança no controle e nas responsabilidades em relação à atenção. O momento da passagem de informação, denominado *handovers*, é considerado pela Organização Mundial da Saúde uma das instâncias nas quais se produzem efeitos adversos na atenção. É nesse instante que as informações em relação aos cuidados prestados, as tarefas realizadas, os encaminhamentos e as intercorrências são transmitidas para os turnos seguintes, propiciando o acompanhamento das condições do paciente.

Passagem de plantão é uma atividade que proporciona a identificação de problemas significativos a cada paciente, a definição de necessidades para o planejamento e a execução de medidas de enfermagem que possibilitem a excelência do atendimento. Para que a passagem de plantão seja eficiente, é necessário que ela ocorra em um tempo previamente estabelecido, com a presença da equipe receptora e transmissora, em local adequado, sem interrupções desnecessárias, e as informações devem ser transmitidas de forma clara, objetiva e completa, com atenção e postura profissional, assim como entrosamento e respeito interpessoal.

ELEMENTOS PARA TORNAR O PROCESSO EFETIVO (AMBIENTE, TEMPO, FERRAMENTAS, COMUNICAÇÃO EFETIVA)

A passagem de plantão tem a finalidade de dar continuidade ao plantão, ou seja, promover a sucessão na assistência prestada, transmitindo informações objetivas, porém concisas, e de garantir o entendimento atualizado e o fluxo adequado das informações sobre as ações de enfermagem. Consiste na transmissão verbal, oral e/ou escrita, por meio de um instrumento de comunicação de informações relativas à assistência prestada, entre os profissionais que encerram um turno de trabalho e aqueles que iniciam um novo turno. Quando essa comunicação não é efetiva, muitas vezes, o profissional do turno seguinte não visualiza o trabalho feito com o paciente no turno anterior, o que pode provocar a frustração do profissional.

A qualidade desse processo impactará diretamente na precisão das informações transmitidas e na continuidade das ações de cuidado. A atividade de passagem de plantão auxilia a organização e o planejamento da equipe de enfermagem para dar continuidade à assistência e às especificidades de cada paciente, e vai muito além do cumprimento das prescrições médicas. A avaliação permanente do estado clínico dos pacientes e as múltiplas intervenções terapêuticas realizadas na terapia intensiva geram muita informação cuja omissão ou distorção pode conduzir à tomada de decisões incorretas sobre o paciente.

Promover constantemente a comunicação escrita e oral na passagem de plantão tem como vantagens: a possibilidade de compartilhamento de informações; as percepções diferentes sobre um mesmo fato e sobre as condições do setor; a visão global; a possibilidade de obtenção de melhores resultados do ponto de vista da satisfação do profissional; provas da efetividade do trabalho realizado por meio dos relatórios da passagem de plantão; a facilitação do trabalho em grupo, favorecendo a relação e a cooperação; o direcionamento da administração dos problemas na continuidade da assistência; o asseguramento do fluxo de informação entre os grupos que se sucedem nas 24 horas; o fato de ser um importante meio de comunicação entre a equipe de enfermagem; a possibilidade de ser utilizada para informar e orientar a equipe e o acompanhante; e o fornecimento de dados da situação dos pacientes para o planejamento da assistência de enfermagem.

Em razão do caráter ininterrupto do cuidado de enfermagem hospitalar, o encontro do enfermeiro que está saindo de seu turno de trabalho com o que está assumindo o referido trabalho é a garantia dessa continuidade. Para tanto, ressalta-se a importância da comunicação, tanto verbal quanto escrita, na passagem de plantão, para que haja continuidade coerente e adequada do cuidado ao paciente, em comparação aos procedimentos da equipe anterior.

Como instrumento e rotina de trabalho da enfermagem, a passagem de plantão é influenciada por fatores como tempo, infraestrutura, organização do trabalho, ausência, interesse e comportamento da equipe. Outros problemas também colocam em risco o êxito da passagem de plantão, como: a ausência do enfermeiro no momento da passagem do plantão, o atraso de membros da equipe, conversas paralelas, brincadeiras, chamadas telefônicas, campainha, entrada e saída de funcionários, interrupções de outros profissionais, presença de pacientes e familiares, saídas apressadas dos profissionais e falta de pontualidade para o início da atividade. Portanto, o enfermeiro é o elo entre as equipes e, assim, precisa considerar o relacionamento interpessoal e preocupar-se em minimizar os fatores comportamentais, de infraestrutura e os que possam interferir na comunicação, com a finalidade de garantir a continuidade da assistência e o planejamento do trabalho.

A duração de uma passagem de plantão ou de turno pode ser de 5 a 30 minutos, dependendo das características próprias de cada serviço. Dessa forma, a passagem de plantão acontece com o encontro das duas equipes de dois turnos de trabalho que se reúnem em média durante 15 minutos para realizar a troca de informações.

É considerada uma atividade dinâmica e sistematizada, uma prática recriada ciclicamente e que aponta para o sentido de coerência do grupo na reatualização da informação, na continuidade dos cuidados e da assistência ao paciente pelos enfermeiros. É responsabilidade do enfermeiro a função de coordenar e planejar a passagem de plantão, pois se trata de uma forma rápida de transmitir, receber e delegar atribuições.

Um estudo com enfermeiros revelou outro aspecto que merece destaque: o tempo prolongado destinado à realização da passagem de plantão, o qual a torna cansativa e com pouca participação da equipe.[2] Autores de outros estudo afirmam que o tempo despendido na passagem influencia na qualidade das informações.[3,4] Por meio desses estudos, constatou-se a necessidade de maior objetividade na transmissão das informações e de redução do tempo utilizado, uma vez que a passagem de plantão subsidia o planejamento das ações de enfermagem.

No Quadro 1, são listados alguns pontos sobre os quais se transmite a informação durante a passagem de turno.

SEGURANÇA DO PACIENTE

A segurança do paciente envolve a redução de atos inseguros e do risco de danos desnecessários nos processos assistenciais até um mínimo aceitável. Complementando este conceito, a segurança do paciente é o uso das melhores práticas descritas de forma a alcançar os resultados mais excelentes possíveis para o paciente. Um estudo[5] demonstrou algumas recomendações dos profissionais de enfermagem para aprimorar a segurança do paciente em terapia intensiva em relação a: âmbito da unidade (*feedback* e comunicação a respeito de erros), âmbito hospitalar (passagens de plantão) e outras variáveis (percepção geral de segurança do paciente e frequência de eventos relatados), destacando as passagens de plantão como ponto primordial para a segurança.

FERRAMENTAS PADRONIZADAS

Na literatura, existem vários instrumentos ou *checklists* relacionados a ferramentas padronizadas utilizadas em terapia intensiva para a realização da passagem de plantão. No Quadro 2, é apresentado um modelo de plano de passagem de plantão.

Quadro 1 Informações a serem transmitidas na passagem de plantão ou de turno
Idade
Diagnóstico atual
Histórico pertinente
Alergias (alimentos, medicamentos ou outros)
Aspectos neurológicos (monitoração, dor, estado de consciência)
Aspectos respiratórios (oxigênio, traqueostomia, tratamentos)
Aspectos gastrointestinais (dieta, drenagens, ajuda com a alimentação)
Aspectos urinários (micção, sonda, transtornos)
Aspectos cardíacos (ritmo, sopros, marca-passos)
Pele, sistema esquelético (bandagens, talas, aparelhos ortopédicos, lesões por pressão)
Procedimentos (tubos, drenagens, incisões)
Laboratório (análises pendentes ou completadas)
Via de acesso (central ou periférico, velocidade, acesso verificado)
Aspectos psicossociais
Necessidades especiais (incapacidade, isolamentos, restrições)
Ensino/instruções especiais
Contato com a família/problemas
Bandagens/feridas

Pode-se utilizar também o D-BANQ, instrumento oriundo da fusão dos modelos para transferência de informação propostos pela OMS (o *Situation, Background, Assessment, Recommendation* – SBAR) e pela Joint Commission International (JCI) (o *Communication During Patient Handover* – CDPH). Os modelos abordam estratégias para que os dados repassados sejam claros a fim de auxiliar no planejamento dos cuidados. A Tabela 1 compara essas três estratégias para a transferência de informação entre os profissionais da saúde.

PASSAGEM DE PLANTÃO NA UTI

A unidade de terapia intensiva (UTI), como unidade de destino de pacientes gravemente enfermos, é considerada a unidade onde mais ocorrem eventos adversos/incidentes (EA/I) porque os pacientes exigem cuidados intensivos complexos, ficando mais vulneráveis às falhas na assistência. Considerando os aspectos positivos da passagem de plantão, podemos relacionar a continuidade da assistência, a qualidade da assistência, a segurança do profissional e o interesse dos outros membros da equipe.

Um estudo[6] observou que as passagens de plantão adotadas variavam de unidade para unidade, dependendo da dinâmica de trabalho. Como exemplo, pode-se citar a passagem de plantão à beira do leito, que era realizada apenas na UTI, provavelmente por ter um número reduzido de pacientes.

Quadro 2 Modelo de passagem de plantão

Leito
Cliente
Médico
Sala de observação
Exame
Resultado
Procedência
Aguarda
Observação

Tabela 1 Instrumentos para passagem de plantão

Instrumento	Dados para observação				
D-BANQ	D Dados demográficos e estabilidade	B Antecedentes	A Cuidados que posso oferecer	N Plano de cuidado	Q Perguntas
OMS-SBAR	S Situação	B Antecedentes	A Avaliação	R Recomendação	Reconhecimento
JCI-CDPH	Diagnóstico e condição atual	Mudanças recentes	Mudanças anteriores	O que observar na próxima vez	Oportunidade para resolver perguntas

A passagem de plantão é um procedimento na assistência de um enfermeiro, independentemente do local, país, cultura ou setor em que exerce suas funções. Ainda é compreendido como o momento de conhecimento do paciente, seu diagnóstico, intercorrências clínicas e de enfermagem, o que evidencia como o primeiro passo no desenvolvimento de uma tecnologia para o cuidado. Em virtude de esse procedimento constituir uma das rotinas utilizadas pela enfermagem no seu processo de trabalho e oferecer grande significação para o paciente, ele merece uma análise cuidadosa na busca de seu aperfeiçoamento, visando ao aprimoramento da assistência de enfermagem.

BARREIRAS E FACILITADORES

A passagem de plantão é imprescindível sob quaisquer circunstâncias. As implicações decorrentes de uma falha nesse processo vão desde os aspectos da comunicação entre os membros da equipe de enfermagem dos diversos turnos até aqueles eminentemente com sentido ético-deontológico. Ao considerar que a passagem de plantão tem como objetivo assegurar o fluxo de informações entre as equipes de enfermagem nos diferentes turnos que se sucedem em um período de 24 horas, de modo a evitar que a assistência de enfermagem fique ameaçada, o processo requer que a transmissão das informações ocorra da melhor maneira possível. Pode-se considerar um verdadeiro elo o trabalho entre os turnos da equipe de enfermagem. É essa ligação que assegura a continuidade da assistência.

Em um estudo,[2] foram citados vários fatores que interferiram na passagem de plantão, como: equipe de enfermagem incompleta, espaço físico insuficiente para comportar toda a equipe, brincadeiras e conversas paralelas, interrupções por parte de outros profissionais, de pacientes ou de acompanhantes. Constatou-se também que a instrução técnica que orienta a execução da passagem de plantão não era seguida. Destacou-se que o ruído externo dificultava ouvir o que realmente estava sendo falado durante a passagem de plantão, o que pode provocar uma compreensão errada da mensagem. Os "ruídos" ou não conformidades podem se traduzir em falhas nas informações transmitidas e/ou recebidas, interferindo, eventualmente, na segurança do paciente.

Neto (2010)[7] realizou uma pesquisa com o objetivo de mensurar os níveis de ruídos de uma unidade de terapia intensiva e avaliar sua percepção pelos profissionais da unidade e evidenciaram que, durante a passagem de plantão, o nível de ruído verificado na UTI estava consideravelmente acima do recomendado e era considerado moderado ou intenso pelos profissionais.

Estudos sobre a passagem de plantão[6,8] relacionaram ainda a localização da fonte de ruídos; o número e o comportamento de profissionais no local; os equipamentos eletromédicos ligados; vazamento de ar comprimido/oxigênio; alarmes sonoros acionados; campainha de telefone; porta aberta; e circulação de equipamentos. Fatores externos que também dificultam esse procedimento são: chamadas telefônicas; interrupções médicas e de outros profissionais durante a passagem de plantão; superlotação das unidades; fluxo de funcionários que não pertencem à unidade; entre outros.

Um outro estudo[2] relacionou algumas barreiras enfrentadas durante a passagem de plantão, enfatizando opiniões, reflexões e sugestões dos enfermeiros durante a execução dela, como: informações insuficientes por parte dos enfermeiros; o fato de o enfermeiro ainda estar resolvendo pendências ou escrevendo o relatório de enfermagem em alguns turnos. A presença e o comportamento do enfermeiro na passagem de plantão são fundamentais, uma vez que compete a ele a manutenção da ordem no ambiente. Uma passagem de plantão tumultuada tende a deixar todo o turno de trabalho tumultuado. Também atrapalha a passagem de plantão a preocupação do enfermeiro com a elaboração da escala diária de serviço, considerando-se a quantidade reduzida de técnicos de enfermagem. A falta de participação dos técnicos de enfermagem na passagem de plantão por causa de atrasos, pressa para preparar as medicações ou desinteresse também atrapalha; a transmissão de informações desnecessárias pelos técnicos de enfermagem, que torna a passagem de plantão demorada; e o enfermeiro questionar as informações transmitidas pelos técnicos e exigir mais qualidade delas.

Quando ocorre inadequação na prestação do cuidado pelo turno anterior, também é na passagem de plantão que se torna possível equacionar tais divergências, inclusive para se formar uma equipe de enfermagem com vínculos saudáveis e, assim, garantir a continuidade do cuidado. A passagem de plantão pode ser realizada no sentido de atender a um requisito relacionado ao planejamento da assistência de enfermagem, requerendo do profissional enfermeiro o resgate de conhecimentos, habilidades teórico-práticas e relacionamento interpessoal, enfatizando a comunicação e gestão, tornando necessário e importante refletir acerca da abordagem de rotina.

A passagem de plantão deve ser vista como um momento que transcende uma simples troca de informação e que possa servir como momento de reflexão e avaliação do trabalho interdisciplinar, objetivando o crescimento mútuo e o melhor desempenho do trabalho em saúde. Considera-se que a passagem de plantão não é utilizada apenas para tratar de questões relativas aos pacientes, mas também daquelas inerentes ao bom funcionamento do setor, como: intercorrências do paciente, quadro clínico, sinais vitais, condições de sono, estado emocional, realização de exames, cuidados de enfermagem prestada, dietas, eliminações, medicamentos utilizados, informações burocráticas, materiais e outras informações. Esse é o momento em que as informações em relação aos cuidados prestados, as tarefas realizadas, os encaminhamentos e as intercorrências são transmitidos para os turnos seguintes, permitindo o acompanhamento adequado das condições do paciente.

A passagem de plantão é uma atividade realizada pela equipe de enfermagem com o objetivo de comunicar as informações de forma objetiva e clara com relação às intercorrências ocorridas durante um período de trabalho que envolve o cuidado direto e/ou indireto dos pacientes, bem como os assuntos de interesse institucional no tocante gerencial. É fato que a passagem de plantão representa o momento de reatualização da informação e de continuidade dos cuidados, e também tem a função de manter unidos os enfermeiros e a equipe de enfermagem. De certo modo, revela a expressão do cooperativismo profissional, assumindo, nesse momento, uma representação suprema e compartilhada pelos pares.

ESTILOS DE PASSAGEM DE PLANTÃO (ORAL, ESCRITO, EM GRUPO, INDIVIDUAL, À CABECEIRA DO PACIENTE)

Existem na literatura várias formas de passagem de plantão: por meio da linguagem oral; forma escrita; linguagem oral e de forma escrita; passagem de plantão à beira do leito do paciente (descrita nas terapias intensivas); participação simultânea de todos os membros da equipe de enfermagem (enfermeiros e técnicos de enfermagem, com a apresentação ou não do prontuário do paciente); por meio de livro de passagem de plantão (relatórios escritos); relato do enfermeiro sobre o caso para o grupo seja ao lado do leito do paciente ou em sala de reuniões; abordagem apenas dos pacientes que tiveram intercorrências durante aquele turno de trabalho; enquanto em outras, o estado de todos os pacientes da unidade é abordado.

Além dessas formas de passagem de plantão, alguns serviços estabeleceram uma pequena abordagem verbal entre os enfermeiros sobre intercorrências administrativas ou fatos merecedores de explicações.

Em uma pesquisa[9] que envolveu falas de pacientes sobre a passagem de plantão à beira do leito, embora não tenha se configurado como um momento gerador de medo e ansiedade, pelas expressões de silêncio, lágrimas e outras sinalizações, durante as entrevistas, foi possível depreender o quão difícil é vivenciar essa experiência. Além da indiferença em relação à participação do paciente, uma atitude expressa de cunho meramente técnico no momento da visita desumaniza a ação do cuidar, essência da enfermagem.

Durante a graduação, aprende-se a valorizar e a perceber a importância da passagem de plantão como um elemento essencial no processo de enfermagem aplicado ao cuidado com o paciente, independentemente do nível de complexidade. No entanto, durante a prática em um hospital, observa-se que a passagem de plantão se distancia bastante do que fora ensinado anteriormente.

A passagem de plantão é como um relatório verbal que representa a síntese de todas as atividades executadas com os pacientes e todas as ocorrências significativas do plantão. Existem outras diferentes maneiras de organizar a atividade de passagem de plantão: por meio de gravações de áudio, de relatório verbal oral/escrito e de *rounds* ou rondas à beira do leito.

O uso de relatório com o áudio gravado tem a vantagem de poder ser reproduzido quantas vezes forem necessárias, mas não permite que se façam perguntas ao enfermeiro que procedeu à gravação.

Outro método, considerado mais tradicional, é a apresentação de um relatório verbal, no qual o enfermeiro relata as informações sobre os pacientes assistidos pelos membros da equipe. A desvantagem desse método é que a informação transmitida para o enfermeiro que irá assumir o plantão é feita por uma segunda pessoa, ou seja, o enfermeiro que não prestou, diretamente, o cuidado.

O profissional/enfermeiro identifica o estado de saúde do paciente e suas necessidades, de forma a estabelecer prioridades e assumir o compromisso de uma assistência de enfermagem contínua e de qualidade. Um dos meios de manter a fluidez da informação e assegurar que haja continuidade na assistência a ser desenvolvida é a passagem de plantão, que representa uma ferramenta de grande valia, pois propicia a comunicação escrita e falada (verbal), com a finalidade de obter dados relevantes para o prosseguimento da assistência. Além das modalidades já apresentadas, pode-se destacar a utilização da linguagem visual no momento da passagem de plantão, por meio de um painel com figuras que retratem procedimentos invasivos e/ou não invasivos e com situações técnico-administrativas que atendam às peculiaridades da instituição.

As rondas, que constituem outra modalidade de passagem de plantão e são realizadas à beira do leito, permitem maior integração entre o enfermeiro que "passa o plantão" e o enfermeiro que "recebe o plantão", propiciando esclarecimentos de dúvidas e discussão sobre o estado de saúde do paciente.

Nesse ínterim, os achados bibliográficos mostram que a passagem de plantão é um importante instrumento de trabalho para a organização e para o planejamento dos cuidados de enfermagem, assegurando a continuidade da assistência e a atualização das informações que retroalimentam o processo terapêutico.

Passagem de plantão na cabeceira: participação da família

O momento de passagem de plantão também permite envolver os parentes no cuidado do paciente e promover a atenção centrada na família. A literatura informa que os membros da família valorizam a oportunidade de participar e, em última instância, podem melhorar a precisão da comunicação na passagem de plantão e abordar informações vitais.

Permitir que os pacientes e seus familiares participem na passagem de informação à beira do leito apresenta um enfoque coerente com a teoria da atenção centrada na família. É uma prática inovadora em relação ao planejamento e à execução da assistência, a qual se rege por uma associação benéfica entre o profissional, o paciente e a família. Os quatro conceitos fundamentais que se promovem nessa forma de relação são dignidade e respeito, compartilhamento da informação, participação e colaboração. Esse enfoque resulta em melhores relações da equipe com a família, satisfação dos pacientes e redução da ansiedade familiar.

EM BUSCA DA PASSAGEM DE PLANTÃO PERFEITA: RECOMENDAÇÕES

A passagem de plantão, como uma das rotinas das instituições hospitalares, merece importante revisão e concepção de novas propostas. É uma atividade que cada vez mais se confirma como fundamental no processo de trabalho do enfermeiro, pois é a troca de informações entre a equipe que prestou cuidados ao paciente em um turno de trabalho com a equipe que irá assumir tais cuidados no turno seguinte que garantirá a qualidade do serviço prestado. É um momento que permite ao profissional enfermeiro ter uma visão geral da unidade a qual assumirá suas atividades. A razão da existência da reunião de passagem de plantão está no fato de a assistência de enfermagem ser prestada continuamente no hospital, interligando-se por turnos, com mudança de equipes assistenciais. A passagem de plantão torna-se imprescindível, ao passo que por meio de sua execução há a oportunidade de garantir a continuidade correta da assistência ao paciente, assegurando a transferência de informações pertinentes ao cuidado. Consequentemente, ela subsidia o planejamento das ações de enfermagem e foi considerada, em um estudo, uma das atividades administrativas mais realizadas pelos enfermeiros.[10]

Quanto ao caráter das informações, além das assistenciais, os enfermeiros descrevem que o momento da atividade de passagem de plantão é utilizado também para a conferência do número de materiais e para recados administrativos no início ou no término do processo. Para atingir o objetivo da passagem de plantão, as informações transmitidas devem ser claras, precisas, objetivas e atualizadas em relação à evolução do estado de saúde dos pacientes e, ainda, abordar informações gerais sobre o funcionamento da unidade.

A realização de uma passagem de plantão de ótima qualidade possibilita o cuidado contínuo ao paciente, ao mesmo tempo em que permite e facilita a avaliação e a qualificação da assistência prestada. É importante utilizar estratégias capazes de tornar a comunicação mais agradável, dinâmica, envolvente, eficiente e eficaz no processo de trabalho da enfermagem e outros profissionais da saúde.

Durante a passagem de plantão, os conteúdos informados dizem respeito a situações assistenciais-administrativas relacionadas ao paciente e à unidade de terapia intensiva. Devem abranger: identificação do paciente; diagnóstico médico; alterações e intercorrências no estado clínico do paciente; cuidados de enfermagem; modificações nas prescrições médicas; características da dor e seu tratamento; tipo, agendamento, preparo e realização de exames; informações relacionadas a balanço hídrico; tipo e percentual de dieta consumida; condição da incisão cirúrgica e características do curativo; resultados de testes; informações sobre equipamentos e acessórios utilizados pelo paciente, entre outras informações e atividades relacionadas à assistência e à continuidade da unidade.

REFERÊNCIAS BIBLIOGRÁFICAS

1. Camargo AT, Silveira MR, Matos SS, Stefanelli MC. Passagem de plantão como instrumento de comunicação em instituição hospitalar. In: 6° Simpósio Brasileiro de Comunicação em Enfermagem, 1998, p.74. Ribeirão Preto: Escola de Enfermagem de Ribeirão Preto, Universidade de São Paulo; 1998.
2. Pereira BT, Brito CA, Pontes GC, Guimarães EMP. Passagem de plantão e a corrida de leito como instrumentos norteadores para o planejamento da assistência de enfermagem. REME – Rev Min Enferm 2011;15(2):283-9.
3. Silva EE, Campos LF. Passagem de plantão na enfermagem: revisão da literatura. Cogitare Enferm 2007 out/dez;12(4):502-7.
4. Siqueira ILCP, Kurcgant P. Passagem de plantão: falando de paradigmas e estratégias. Acta Paul Enferm 2005;18(4):446-51.
5. Mello JF, Barbosa SFF. Cultura de segurança do paciente em terapia intensiva: recomendações da enfermagem. Texto & Contexto Enferm Florianópolis 2013;22(4):1124-33.
6. Llapa Rodriguez EO, Oliveira CS, França TRS, Andrade JS, Pontes de Aguiar Campos M, Pinto da Silva FJC. Programación del cambio de turno desde la óptica de los profesionales de enfermería. Enferm Global 2013;12(31):206-31. Disponível em: http://scielo.isciii.es/scielo.php?script=sci_arttext&pid=S1695=61412013003300113-&lng-es. Acesso em: 5 set 2016
7. Neto RAS. Ruídos na unidade de terapia intensiva: quantificação e percepção dos profissionais de saúde. Rev Bras Ter Intens 2010; 22(4):369-74.
8. Ichisato SMT, Scoochi CGS. Ruídos na unidade de cuidado intensivo neonatal durante as passagens de plantão (enfermagem e/ou médica) e visita médica. Ciência, Cuidado e Saúde Maringá 2006;5(Supl.):127-33.
9. Marques PMM, Germano RM, Câmara AG. Aspectos da assistência de enfermagem em unidade de terapia intensiva. Rev Enferm UFPE Online Recife 2014;8(3):545-54.
10. Luvisotto MM, Vasconcelos AC, Sciarpa LC, Caralho R. Patient care and administrative activities of nurses in clinical/surgical units. Einstein 2010;8(2 Pt 1):209-14.

BIBLIOGRAFIA

Adams JM, Osborne-McKenzie T. Advancing the evidence base for a standardized provider handover structure: using staff nurse descriptions of information needed to deliver competent care. J Cont Educ Nurs 2012;43(6):261-6.

Andrade JS, Vieira MJ, Santana MA, Lima DM. A comunicação entre enfermeiros na passagem de plantão. Acta Paul Enferm 2004;17(3):311-5. Disponível em: http://www.unifesp.br/denf/acta/2004/17_3/pdf/art9.pdf.

Arreguy-Sena C, Oliveira RML, Lima DML, Vasconcellos CMR, Sacramento EL. Construção e utilização de um painel informativo para a passagem de plantão: relato de experiência. REE 2001;3(1). Disponível em: https://www.fen.ufg.br/fen_revista/revista3_1/painel.html Acesso em: 5 set 2016.

Barbosa PMK, Barbosa VBA, Sores FV, Sales PRS, Barbosa FK, Silva LCP. Organização do processo de trabalho para passagem de plantão utilizando escore para dependência e risco clínico. RAS 2013;15(58):19-26.

Beccaria LM, Pereira RAM, Contrin LM, Lobo SMA, Trajano DHL. Eventos adversos na assistência de enfermagem em uma unidade de terapia intensiva. Rev Bras Ter Intens 2009;21(3):276-82.

Chaboyer W, McMurray A, Johnson J, Hardy L, Wallis M, Chu FY. Bedside handover: quality improvement strategy to "transform care at the bedside". J Nurs Care Qual 2009;24:136-42.

Cohen MD, Hilligoss PB. Handoffs in hospitals: a review of the literature on information exchange while transferring patient responsibility or control. School of Information, University of Michigan, 2009.

Fisher C, Lindhorst H, Matthews T, Munroe DJ, Paulin D, Scott D. Nursing staff attitudes and behaviors regarding family presence in the hospital setting. J Adv Nurs 2008;64:615-24.

Institute for Patient- and Family-Centered Care (IPFCC). FAQ. Disponível em: http://www.ipfcc.org/faq.html.

Krutinsky DC. O significado da passagem de plantão por trabalhadores de enfermagem. Rev Inst Ciênc Saúde 2007;25(2):105-11.

Marques LF, Santiago LC, Felix VC. A passagem de plantão como elemento fundamental no processo de cuidar em enfermagem: o perfil da equipe de enfermagem de um hospital universitário. Rev Pesqui Cuid Fundam Online 2012;4(2):2878-82.

Organização Mundial da Saúde (OMS). The conceptual framework for the international classification for patient safety v1.1. Final technical report and technical annexes, 2009. Disponível em: http://www.who.int/patientsafety/taxonomy/en/.

Passos SSS, Sadigusky D. Cuidados de enfermagem ao paciente dependente e hospitalizado. Rev Enferm UERJ 2011 out/dez;19(4):598-603.

Penaforte MHO, Martins MMFP. A visibilidade do autocuidado relativo à higiene na passagem de plantão dos enfermeiros. Rev Latino-Am Enferm 2011;19(1):1-9.

Polst G, Nelson DP. An interdisciplinary team approach to evidence-based improvement in family-centered care. Crit Care Nurs Q 2008;31:110-8.

Portal KM, Magalhães AMM. Passagem de plantão: um recurso estratégico para a continuidade do cuidado em enfermagem. Rev Gaúcha Enferm Porto Alegre (RS) 2008 jun;29(2):246-53.

Rodrigues FCP, Lima MADS. A multiplicidade de atividades realizadas pelo enfermeiro em unidades de internação. Rev Gaúcha Enferm 2004;3:314-22.

Teodoro WR, Aquino LAM. Análise do processo de passagem de plantão em uma unidade de internação pediátrica. REME – Rev Min Enferm 2010;14(3):316-26.

Thofehrn MB, Montesinos MJL, Arrieira IC, Ávila VC, Vasques TCS, Farias ID. Processo de trabalho dos enfermeiros de um hospital da Espanha: ênfase nas tecnologias de cuidado. Cogitare Enferm 2014;19(1):141-6.

Valera IMA, Reis GAX, Oliveira JLC, Souza VS, Hayakawa LY, Matsuda LM. Passagem de plantão em unidades de terapia intensiva pediátrica: estudo descritivo. Online Braz J Nurs 2015;14(suppl):440-2.

Volpato ACB, Passos VCS, Freitas CS, Santos DO, Marques ECM, Santos ESF et al. Procedimentos administrativos. In: Volpato ACB, Passos VCS (eds.). Técnicas básicas de enfermagem. 2.ed. São Paulo: Martinari, 2007. p.45.

Zoehler KG, Lima MADS. Opinião de auxiliares de enfermagem sobre a passagem de plantão. Rev Gaúcha Enferm 2000 jul;21(2):110-24.

Capítulo 18

Passagem de plantão: paradigmas e estratégias para a comunicação efetiva

Marcelo Fabio Morales

INTRODUÇÃO

A comunicação envolve a transmissão de uma determinada informação. Tanto a informação como a comunicação pressupõem um processo em que há participação de um emissor, um receptor, uma mensagem, um código e um contexto.[1] As sociedades humanas funcionam graças à comunicação, e nós, profissionais de enfermagem, estabelecemos diferentes tipos de comunicação ao desempenhar nossa profissão, os quais estão relacionados com:[1,2]

- Nossos colegas, na entrega e recebimento de plantão.
- Com os demais profissionais da equipe de saúde (médicos, nutricionistas, fisioterapeutas etc.), na transferência de pacientes e/ou a passagem de plantão.
- Os pacientes assistidos.
- Os familiares.

A atenção dos pacientes na unidade de terapia intensiva (UTI) pressupõe um novo modelo de atendimento que deve estar centrado no paciente e na família, além de possuir um enfoque interdisciplinar.[1]

COMUNICAÇÃO ENTRE COLEGAS E O RESTANTE DA EQUIPE DE SAÚDE

Quando se fala da comunicação de enfermagem relacionada à passagem de plantão ou à transmissão verbal das informações, pode-se defini-la como uma forma de comunicação que se estabelece entre vários profissionais da saúde para intercambiar as informações relativas ao processo assistencial durante a troca de turno, de unidade ou no nível de assistência prestada.[1,2]

A passagem de plantão é um fenômeno de comunicação necessário principalmente na UTI, onde, embora o uso de meios de apoio como os relatórios de continuidade de cuidados, relatórios de alta de enfermagem e os mapas à beira do leito auxilie nessa prática, a comunicação é uma importante e fundamental ferramenta para o êxito da equipe.

Para a transmissão da informação, distinguem-se dois tipos de passagens de plantão:[3]

- Passagem inicial: na qual se transmite a informação para um profissional que não tem conhecimento prévio.
- Passagem sucessiva: quando se desconhecem apenas as modificações recentes; nessa modalidade, um método padronizado para a transmissão das informações durante o parecer verbal poderá ocorrer por meio de um *checklist* com cinco pontos reunidos no acrônimo IDEAS, que contém a informação necessária para garantir um conjunto mínimo de dados que permitam a continuidade da assistência da seguinte maneira:
  - **(I) Identificação do paciente**: deve incluir nome, localização e dados básicos. Assim como a identificação do profissional responsável pelos cuidados.
  - **(D) Diagnóstico**: definição clara, padronizada e codificada do problema atual e objeto da assistência, assim como dos antecedentes e das doenças crônicas de relevância.
  - **(E) Estado:** exposição breve e ordenada das funções vitais do paciente que relata as alterações existentes.
  - **(A) Atuações:** inclui as medidas terapêuticas efetuadas até o momento da transferência e o plano de ação a ser seguido.
  - **(S) Sinais e sintomas de alarme:** indicado em pacientes críticos ou graves, está centrado nos aspectos-chave que requerem uma atenção especial em função das alterações do paciente.

A Tabela 1 apresenta uma sugestão para ser utilizada como modelo sistematizado para a implantação do acrônimo IDEAS.

Os pacientes de cuidados intensivos apresentam um alto risco de complicações em virtude da gravidade de sua condição clínica, da natureza complexa e invasiva dos tratamentos, do uso de medicação e das tecnologias que representam tanto benefícios como ameaças. Com base nessa condição, a Organização Mundial da Saúde (OMS) estabeleceu "nove soluções para a segurança do paciente", a fim de reduzir os danos relacionados à saúde que são anualmente sofridos por milhões de pacientes em todo o mundo.[2]

São consideradas soluções para a segurança ações focadas em quesitos como a identificação correta do paciente, a atenção para os medicamentos de aspecto ou nome semelhantes, o controle e o armazenamento adequado para as soluções de eletrólitos, a precisão na administração dos medicamentos conforme prescrição médica, a cirurgia realizada na área corporal correta, a prevenção em relação aos erros de conexão de cateteres e tubos, a utilização dos dispositivos de injeção apenas uma vez, a melhoria quanto à higiene das mãos e, ainda, a necessidade dos profissionais garantirem a comunicação efetiva das informações necessárias para o cuidado do paciente. Tais medidas têm por objetivo reformular a assistência e prevenir os erros. Como exemplo de segurança associada à comunicação, a OMS elaborou um algoritmo para ser aplicado durante a transferência de pacientes, descrito na Figura 1.

No documento intitulado "Soluções para a segurança dos pacientes", a OMS estabelece que a comunicação deve ocorrer desde o momento da transferência do paciente, es-

Tabela 1 Modelo sistematizado para a implantação do acrônimo IDEAS

Identificação	Nome e sobrenome Sexo Idade Localização Nacionalidade Idioma Raça Religião	Estilo de vida, hábitos etc. Profissional responsável pelo cuidado
Diagnóstico	Atual Doenças crônicas, intervenções cirúrgicas, acidentes etc.	
Estado	Função respiratória	Frequência e padrão respiratório, ventilação mecânica, oxigenoterapia, cianose etc.
	Função hemodinâmica	Frequência cardíaca, ritmo, pressão arterial, pressão venosa central, enchimento capilar, pulsos, edemas etc.
	Função neurológica	Nível de consciência, orientação, estado mental, mobilidade, sensibilidade, reflexos etc.
	Função renal-metabólica	Diurese, continência, pH, alterações eletrolíticas etc.
	Função digestiva-endócrina	Nutrição, dieta, peso, controle glicêmico etc.
	Função locomotora-pele	Motricidade, autonomia, lesões, tipo e local das feridas etc.
	Função imunológica--hematológica	Sinais de infecção, anemia, coagulopatia etc.
	Dor	Nível, tipo, duração, localização etc.
Atuações	Suporte respiratório	Oxigenoterapia, modo ventilatório etc.
	Fármacos	Perfusões, interações etc.
	Vias	Acessos venosos, arteriais etc.
	Sondas	Digestiva, urológica etc.
	Técnicas e instrumental	Hemofiltração etc.
	Exames diagnósticos	Exames de rotina, culturas, imagens etc.
	Cuidados	Alterações posturais, curativos, drenagens etc.
Sinais e sintomas de alarme	Alergias e restrições comunicadas pelo paciente e/ou familiares etc.	

tando relacionada com o processo de passagem da informação específica de uma equipe para a outra, provendo a continuidade dos cuidados, e para tais condições sugere:[2]

1. Implementar um enfoque padronizado para a comunicação entre a equipe no momento da transferência, das trocas de turno e entre diferentes unidades de atenção ao paciente no decorrer de sua transferência. Entre os elementos sugeridos para esse enfoque estão incluídos:
   - Utilizar a técnica SBAR (Situação, Antecedentes, Avaliação e Recomendação).

Exemplo de comunicação durante a transferência de pacientes

Norma	Implementar enfoque padronizado para a comunicação entre a equipe no momento da transferência, das trocas de turno e entre diferentes unidades de atenção ao paciente no transcurso da transferência.
Prestador	Assegurar-se de que o profissional responsável pela assistência tenha informação atualizada a respeito do estado do paciente, seus medicamentos, seus planos de tratamento, suas orientações prévias e qualquer alteração relevante em seu estado.
Paciente	▪ Criar estratégias para que o paciente e sua família participem das decisões sobre o tratamento. ▪ Proporcionar informação ao paciente sobre seu diagnóstico e plano de tratamento de uma forma que lhe seja compreensível.
Comunicação no momento da transferência, de um turno a outro e de uma unidade para outra	▪ Utilizar um enfoque padronizado para minimizar os riscos. ▪ Atribuir um tempo suficiente para que os profissionais formulem e respondam as perguntas. ▪ Incorporar os passos de repetição e releitura como parte do processo de transferência. ▪ Limitar a troca de informação à quantidade necessária para prestar uma atenção segura ao paciente.
Comunicação no momento da transferência para alta	Proporcionar aos colaboradores e ao paciente a informação para alta sobre os diagnósticos, o plano de tratamento, os medicamentos e os resultados de exames.

**Merece destaque o fato de que este exemplo não é necessariamente adequado para todos os ambientes de atenção de saúde.*

Figura 1 Exemplo de comunicação durante a transferência de pacientes.

Fonte: Adaptada de JCI.[2]

- Atribuir tempo suficiente para comunicar a informação importante e para que os profissionais formulem e respondam as perguntas sem interrupções; sempre que possível, no processo de transferência, deveriam ser incluídos passos de repetição e releitura.
- Fornecer informação referente ao estado do paciente, seus medicamentos, o plano de tratamento, as orientações prévias e qualquer alteração relevante.
- Limitar a troca de informações à quantidade necessária para prestar uma atenção segura.

2. Assegurar-se de que as organizações implementem sistemas que garantam, no momento da alta hospitalar, que o paciente e seu prestador de cuidados obtenham a informação essencial referente aos diagnósticos, alta, planos de tratamento, medicamentos e resultados dos exames diagnósticos.
3. Incorporar a capacitação sobre comunicação, por meio da formação e da educação permanente.
4. Promover a comunicação entre as organizações que estejam prestando cuidados ao mesmo paciente de forma paralela.

Dificuldades

As ações seguintes foram descritas como potenciais dificuldades na comunicação durante a transferência de pacientes:[4,5]

- Relutância dos prestadores da equipe de saúde à modificação de condutas.
- Pressão quanto ao fator tempo por causa das necessidades de atenção do paciente e demais responsabilidades delegadas para a equipe.
- Custos de capacitação e tempo da implementação de novos processos de transferência.
- Diferenças culturais e idiomáticas entre os pacientes, familiares e os profissionais prestadores dos cuidados.
- Ambiente da transferência.
- Tempo empregado no processo da transferência.
- Falta de recursos econômicos e escassez de pessoal.
- Ausência de liderança para impor a implementação de novos sistemas e condutas.
- A comunicação que não ocorre "face a face".
- A transmissão da informação que em muitas das vezes é escassa, ambígua e desordenada.
- O sistema de atenção de saúde que promove e recompensa à autonomia e ao desempenho individual.

Utilização da técnica de SBAR[6]

O principal propósito da transferência de informações é transmitir de maneira precisa e crítica o estado do paciente, além de assegurar o cumprimento dos objetivos terapêuticos no contexto de uma atenção segura em que a continuidade assistencial não seja interrompida. Com o objetivo de padronizar a transmissão da informação, foi criado um modelo de comunicação estruturado com a finalidade de minimizar ou eliminar os déficits na comunicação e, consequentemente, os erros provocados por causa dessas falhas. Esse modelo foi denominado **SBAR** [S: Situação, B: *Background* (Antecedentes), A: Avaliação, e R: Recomendação].

A técnica de SBAR é um modelo estruturado para proporcionar a informação do paciente para a equipe, assegurar que ocorra por completo e oferecer ao receptor uma estrutura para recordar os detalhes que recebeu. Sua utilização para a enfermagem foi sugerida pelo National Institute for Innovation and Improvement (NHS). Também foi recomendada para o uso de maneira interdisciplinar, por exemplo, no caso de um enfermeiro que necessita de uma ação imediata do profissional médico para o cuidado de um paciente descompensado; nesse caso, o médico poderá complementar a informação com uma breve revisão dos registros médicos antes de acompanhar o enfermeiro até o leito. Na Tabela 2 é apresentada a técnica de SBAR, que pode ser utilizada como uma estratégia de comunicação para a passagem de plantão e como ferramenta para o desenvolvimento de uma comunicação efetiva ao paciente crítico.

Enfermeiros membros da Comissão de Segurança em Saúde do Royal Perth Hospital, decidiram modificar a ferramenta SBAR a fim de adaptá-la a cada contexto em que são desenvolvidas as transferências de pacientes e propuseram a utilização da variante ISO-BAR[7], que parece atender às expectativas geradas:[8,9]

- (I) **Identificação do paciente**: Identificação dos profissionais que serão responsáveis pela assistência do paciente transferido.
- (S) **Situação**: Motivo da assistência de saúde, alterações no estado do paciente, possíveis complicações e aspectos a serem verificados.
- (O) **Observação**: Sinais vitais recentes, testes realizados e a avaliação do paciente.
- (B) **Background** ou antecedentes clínicos relevantes: riscos e alergias.
- (A) **Ajuste de um plano**: necessidade de modificações na conduta. Diante da situação, o que fazer para normalizá-la? O que já foi feito? (tratamento, medidas terapêuticas, cuidados...) O que continua pendente? (medidas terapêuticas, medicação, perfusões, comprovações).
- (R) ***Read-back***: Confirmar a eficácia da transferência e estabelecer responsabilidades (quem faz o quê e quando?).

Tabela 2 Técnica de SBAR

S*ituation* Situação	**Descrever a situação inicial** ▪ Nome do paciente, R.G., número do leito ▪ Descrição do problema ▪ Mudanças no estado do paciente
B*ackground* Antecedentes	**Proporcionar informação clínica detalhada** ▪ Idade, sexo, diagnóstico principal e outros diagnósticos, data de internação, tratamento atual, principais resultados de exames diagnósticos ▪ Avaliação do estado mental, avaliação da pele (sudorese, cor e temperatura) ▪ Necessidades de oxigênio
A*ssesment* Avaliação	**Avaliar e descrever o problema atual** ▪ Narrar brevemente o problema observado de acordo com sua avaliação e critério clínico
R*ecommendation* Recomendação	**Estabelecer uma recomendação ou sugestão** ▪ Com relação aos dados observados e sua avaliação, estabelecer um plano de cuidados, inclusive de exames complementares, e pedir uma resposta aos questionamentos

COMUNICAÇÃO COM O PACIENTE E COM A FAMÍLIA

Os pacientes e seu familiares necessitam receber informações relacionadas ao seu estado de saúde, tanto do ponto de vista médico como dos cuidados de enfermagem. Durante nossa graduação, muitas vezes nos ensinaram que os enfermeiros não devem oferecer nenhum tipo de informação, que essa comunicação é exclusiva dos médicos, a ponto de que tudo o que é comunicado ao paciente ser denominado "informação médica" e não "informação de enfermagem", quando, na verdade, ambas são consideradas complementares e não são excludentes; portanto, é indispensável uma coordenação adequada da informação por parte de todos os profissionais envolvidos no cuidado do paciente.[5,10]

Muitos pacientes sentem-se incomunicáveis diante da utilização, por parte da equipe multidisciplinar, de um vocabulário técnico, ininteligível e incompreensível para eles. Em repetidas ocasiões, estamos muito ocupados com os procedimentos e não lhes oferecemos a possibilidade para que expressem não apenas suas dores físicas, mas também seus temores, angústias e dúvidas.[11]

Tudo isso faz com que em algumas das vezes os cuidados e todo o tratamento oferecidos sejam percebidos com insatisfação, desconformidade e como uma diminuição da qualidade. Nesse sentido, existem algumas ações que favorecem a comunicação com os pacientes, sendo elas:

- Otimizar a analgesia e diminuir a sedação.
- Estabelecer contato visual com o paciente.
- Utilizar o nome do paciente quando dirigir-se a ele.
- Usar frases curtas e apoios visuais.
- Contar com a ajuda da família para favorecer a comunicação.

Essa concepção da informação tem ocasionado numerosos debates entre enfermeiros e nos levou a questionar: o que é a informação de enfermagem? Podemos dizer que a informação de enfermagem engloba todos os dados objetivos e científicos na área de sua competência profissional que são oferecidos aos pacientes e familiares?

CONSIDERAÇÕES FINAIS

Em nosso desempenho profissional diário observamos como é traumático internar um familiar em uma unidade de cuidados intensivos. Essa situação acarreta um estado de angústia, ansiedade e temores. Seu familiar está internado inconsciente, muitas das vezes em um setor onde você só poderá vê-lo duas vezes ao dia e por um espaço de tempo predeterminado, sem poder participar dos cuidados; está conectado a muitos aparelhos, com cabos e tubos por todos os lados e apresenta um futuro incerto.

Nos dias atuais, nos deparamos com inúmeras evidências científicas, tanto das políticas restritivas à visita como da necessidade de incorporar a família aos cuidados dos pacientes. Essas evidências também mostram uma discordância entre as necessidades reais dos pacientes e familiares e a atenção dispensada pela equipe de saúde e foram descritas por um grupo de pesquisadores de Palma de Maiorca[4] como sendo a necessidade de:

- Informação verídica a respeito do estado clínico do paciente, em termos que possam ser compreendidos.
- Sentimento de que há esperança, e esta inclui vários aspectos: esperança de recuperação, de morte digna e sem dor ou da possibilidade de dispor de tempo para passar junto ao seu ente querido.
- Proximidade com o paciente.
- Recebimento de tranquilização e alívio da ansiedade.
- Percepção de que o paciente recebe cuidados de alta qualidade.
- Confiança na habilidade clínica da equipe de saúde.
- Sensação de que a equipe da unidade se preocupa com o paciente.
- Possibilidade de oferecer suporte adequado ao ente querido.
- Possibilidade de proteger o paciente.
- Conforto: dispor de algum grau de conforto durante todo o processo. Em uma pesquisa realizada em quatro UTI de um grande hospital dos Estados Unidos, em que se tentou determinar a prevalência e os fatores relacionados com a discordância quanto ao prognóstico entre médicos e familiares, foi determinado que frequentemente os familiares não compreendem bem a informação fornecida, o que pode dificultar a tomada de decisões no final da vida e ser uma causa de consumo desnecessário de recursos.[5]

As unidades de cuidados intensivos devem abrir suas portas, romper paradigmas e mudar o conceito de que a família ocasiona transtornos à tarefa da equipe de saúde. Mas essa modificação deve ser uma opção consensual e que abranja toda a equipe envolvida; deve ser suficientemente clara, e o passo seguinte é começar a colocar em marcha medidas decisivas e ambiciosas para conseguir avanços claros nesse terreno.

O Dr. Gabriel Heras La Calle, de Madri, propõe em seu Projeto HU-CI, humanizar os cuidados intensivos por meio de uma visão integral e com enfoque multidisciplinar, de modo que se melhore a atenção aos pacientes e familiares, assim como a relação entre os profissionais. É preciso humanizar os cuidados de enfermagem; está na hora de sermos protagonistas e de nos empoderarmos de tais práticas.

REFERÊNCIAS BIBLIOGRÁFICAS

1. Friesen MA, White SV, Byers JF. Patient safety and quality: an evidence. Based Handbook for Nurses 2008. vol. 2, cap. 34.
2. The Joint Commission International (JCI). Comunicación durante el traspaso de pacientes. Soluciones para la seguridad del paciente; 2007; (vol.1), solución 3.
3. Morales RD, REMI A166. IDEAS para mejorar la transmisión de la información clínica. Servicio Riojano de Salud© REMI. Disponível em: http://medicina-intensiva.com. Abril 2013.
4. Lallemanda Z, González P, Ferrer C, López D, Molina M, Muleta M, González N et al. Mejorando el cuidado a los familiares del paciente crítico: estrategias consensuadas. Enfermería Intensiva 2010;21(1):11-19.

5. White DB, Ernecoff N, Buddadhumaruk P, Hong S, Weissfeld L, Curtis JR. Prevalence of and factors related to discordance about prognosis between physicians and surrogate decision makers of critically ill patients. JAMA 2016;17(315)(19):2086-94.
6. SBAR: A shared mental model for improving communication between clinicians; 2006;32(3):167-75. Disponível em: http://www.jcipatientsafety.org/docViewer.aspx.
7. Australian Commission on Safety and Quality in Health Care (2009). The OSSIE Guide to Clinical Handover Improvement. [versão eletrônica]. Sydney, ACSQHC.
8. Joint Commission International Center for Patient Safety Communications Expert Panel, October 2006 meeting.
9. Guía de Práctica Clínica en Seguridad de Pacientes. Empresa Pública de Emergencias Sanitarias. Espanha. 2010.
10. The Joint Commission International (JCI). Preámbulo a las soluciones para la seguridad del paciente. World Health Organization; maio 2007.
11. Fernández P, Infante N, García D, Jiménez G, Fernández F. Comunicación: Una necesidad para el paciente-familia. Una competencia de Enfermería. Revista Enferurg.com; 2009;(I):3.

Capítulo 19

Síndrome de *burnout*: a doença do esgotamento profissional

Mariana Torre
María Cecilia Santos Popper

INTRODUÇÃO

A síndrome de *burnout* (SDB) foi descrita em 1975 por Freudenberger como uma sensação de fracasso e esgotamento resultante da sobrecarga de trabalho, que não é equilibrada pelos recursos pessoais, pela energia e pelos mecanismos de enfrentamento do profissional.[1] Em 1976, Christine Maslach descreveu-a como um fenômeno decorrente da exposição prolongada aos estressores interpessoais no âmbito profissional, caracterizado por fadiga extrema, perda do idealismo e da motivação pelo trabalho.[2] Também descreveu três dimensões do problema: esgotamento emocional, sentimentos de despersonalização (cinismo) e sensação de ineficiência e falta de progresso. É importante diferenciar o conceito de *burnout*, que está relacionado íntima e exclusivamente com o exercício profissional e o contexto laboral, da depressão e do estresse, que decorrem de conflitos e situações extralaborais que podem afetar o desempenho, mas cuja origem não é o trabalho.

Embora essa síndrome se apresente em diversas profissões que são desempenhadas em contato com pessoas (docentes, policiais, bombeiros, empregados de escritórios públicos), os profissionais da saúde têm uma propensão especial para desenvolvê-la, o que é demonstrado por inúmeros autores.[2,3,5]

A SDB tem sido estudada em vários países, com amplas variações em sua incidência e prevalência em distintas especialidades e áreas de atuação. O trabalho na unidade de terapia intensiva (UTI) apresenta características estreitamente vinculadas ao desenvolvimento de SDB (clima laboral, decisões no final da vida, exposição a conflitos, gravidade dos pacientes etc.).[6,7]

Diversos fatores de risco foram identificados, alguns de fácil prevenção, sendo necessário conhecê-los para conseguir desenvolver estratégias de resiliência, minimizar seu impacto e reduzir a incidência.

DEFINIÇÃO E DIAGNÓSTICO

Burnout é um termo utilizado para definir o esgotamento extremo prolongado, associado à diminuição do interesse no âmbito laboral profissional.[1] As pessoas expostas a estresse prolongado e contínuo no trabalho não desenvolvem, necessariamente, a SDB se mantiverem os níveis de realização pessoal, motivação e compromisso, pois assim adquirem mecanismos de enfrentamento adequados para opor-se a ela. A síndrome se diferencia da depressão no sentido de que afeta somente a esfera laboral das pessoas, enquanto a depressão envolve também a vida pessoal diária. A SDB é composta por três componentes: 1) esgotamento emocional, 2) despersonalização e 3) baixa realização pessoal.[8]

Na SDB, o componente de esgotamento emocional representa a resposta individual básica de enfrentamento do estresse. A despersonalização, o desapego ou o cinismo representam o contexto interpessoal de *burnout* e se referem a uma resposta negativa, insensível ou excessivamente distante dos destinatários da atenção. No que diz respeito à redução da efetividade, eficácia e êxitos, são fatores que representam a autopercepção da SDB e se refletem na incompetência, falta de progresso, aumento de absentismo, diminuição da satisfação do pessoal e dos pacientes, aumento dos acidentes laborais e diminuição da produtividade.[9,10]

Tem-se relatado amplamente que a SDB afeta médicos, enfermeiros e outros profissionais de saúde em razão de sua alta carga de exposição ao estresse, sobretudo em UTI, oncologia, cuidados paliativos e emergências.[11-13]

SÍNDROME DE *BURNOUT* NA ENFERMAGEM EM CUIDADOS INTENSIVOS

Poncet et al. estudaram 2.497 enfermeiros de cuidados intensivos em um estudo multicêntrico francês e constataram altos níveis de SDB em quatro grupos: os profissionais de enfermagem mais jovens, o modelo organizacional da UTI, a qualidade das relações da equipe interdisciplinar e os fatores relacionados com as decisões ao final da vida.[21] Verdon et al., em 2008, estudaram 97 enfermeiros em uma UTI cirúrgica e descobriram que a falta de cooperação nos cuidados por parte dos pacientes, a organização da UTI, a imagem vocacional e a falta de reconhecimento da enfermagem, além do alto índice de rotatividade de pacientes, eram fatores de risco independentes para o desenvolvimento de SDB. Mais recentemente, Merlani et al., em 2011, estudaram 3.052 enfermeiros e médicos de UTI em um estudo multicêntrico suíço e descobriram que a idade (< 40 anos) e a mortalidade são fatores de risco independentes, tanto que o gênero masculino teve maiores índices na subescala de despersonalização.[19] Guntupalli et al. compararam os índices de síndrome de *burnout* de enfermeiros e fisioterapeutas em um hospital de Houston, em 2014, e constataram que os enfermeiros apresentavam níveis mais altos de síndrome de *burnout*, sobretudo os que trabalhavam em turnos da noite.[11] No Uruguai, a prevalência de síndrome de *burnout* grave entre 282 enfermeiros profissionais e auxiliares foi de 42%.[14]

Um trabalho multicêntrico recente, elaborado pelas autoras, sobre uma amostra de quase 500 profissionais de enfermagem intensivistas na Argentina mostra em resultados preliminares que os níveis de SDB moderada a grave afetam 84,4% dos enfermeiros, com distribuição homogênea entre UTI pediátricas, neonatais e de adultos; e ainda entre enfermeiros assistenciais, docentes e gestores, tendo constatado como fator de risco independente a relação enfermeiro/paciente maior ou igual a 1:3.[22]

As UTI caracterizam-se por um alto nível de estresse relacionado ao trabalho por causa de: atenção e alta demanda de cuidados dos pacientes criticamente doentes e suas famílias, necessidade de rápida tomada de decisões, demanda contínua de esforço físico e emocional, relações interprofissionais complexas, alta demanda de treinamento e capacitação contínua, e, portanto, os profissionais que atuam nas UTI apresentam maior propensão para o desenvolvimento de síndrome de *burnout*, relatando-se índices elevados que se associam ao surgimento de conflitos interpessoais dentro da equipe de tratamento, sintomas físicos de doenças, problemas emocionais, absentismo, rotatividade de pessoal, rendimento precário e atitudes negativas, além da deterioração da qualidade da atenção.

FATORES DE RISCO

Os fatores de risco relatados na literatura, que representam diferenças estatisticamente significativas para o desenvolvimento de SDB, encontram-se relacionados a trabalho em regime de escalas de plantão ou com horários alternados, sobrecarga gerada pela rotatividade dos pacientes, mudanças rápidas no estado do paciente, enfrentamento de situações extremas, decisões acerca da limitação do esforço terapêutico, modelo de gestão da UTI, assim como conflitos interpessoais, percepção da ausência de liderança e condições e meio ambiente de trabalho.[19,20] Os fatores de risco podem ser agrupados em diferentes categorias, segundo sua origem: demográficos, relacionados ao modelo de gestão, associados ao manejo das relações interpessoais e vinculados às decisões ao final da vida.[23]

Fatores de risco demográficos

Os enfermeiros mais jovens e com menor experiência em UTI têm mais chances de desenvolver SDB, talvez porque ainda não desenvolveram mecanismos de enfrentamento e resiliência necessários para opor-se a ela. Também foi relatado que não possuir parceiro e não ter filhos estão associados ao aumento dos níveis de SDB.[24]

Fatores de risco organizacionais

O sentimento de pertencimento à equipe de UTI tem um efeito protetor contra o desenvolvimento da síndrome. Sentir que as opiniões são levadas em consideração e são somadas às decisões aumenta a satisfação pessoal e diminui os níveis de SDB. Entretanto, outros aspectos, como os horários estendidos, atender mais pacientes do que a capacidade permite, longos períodos entre as férias, rotatividade fora do serviço e os plantões noturnos favorecem o aparecimento de SDB.[25] Também estão associados a maior rotatividade de pacientes a falta de recursos adequados e os modelos rígidos de gestão.

Manejo das relações interpessoais

O trabalho nas UTI apresenta múltiplas fontes de exposição a conflitos interpessoais, com o paciente e com sua família. O desenvolvimento de conflitos, a informação truncada e a tomada de decisões são fatores de risco para o desenvolvimento de SDB.[13]

Decisões ao final da vida

A assistência a pacientes com possibilidades de sobrevivência escassas ou nulas está associada ao desenvolvimento de SDB na enfermagem. Esse fator encontra-se mais em enfermeiros que em médicos intensivistas; já que é o enfermeiro quem passa mais tempo ao lado do paciente, ele tende a sofrer mais o impacto. Também foram relatadas associações de SDB quando as percepções de enfermagem diferem das dos médicos no que considera futilidade terapêutica e obstinação.[21]

Nesse sentido, a integração da enfermagem na discussão e na tomada de decisões atua como um fator protetor.

ESTRATÉGIAS PREVENTIVAS

As estratégias preventivas da SDB estão intimamente relacionadas com a melhora dos aspectos organizacionais, os quais também sofrem o impacto negativo da SDB.

Diminuir a taxa de absentismo, aumentar a satisfação do cliente externo e do interno, reduzir a prevalência de erros e de acidentes laborais, minimizar os conflitos interpessoais, evitar a rotatividade de pessoal e otimizar os recursos são os resultados de uma gestão adequada e participativa.[20]

O trabalho em equipe, com relações horizontais entre as partes, demonstrou melhorar a realização pessoal dos profissionais. Estratégias como reuniões periódicas e elaboração de protocolos consensuais de toda a equipe aumentam a adesão e diminuem os erros. Respeitar a relação enfermeiro/paciente não somente torna mais seguros os cuidados, mas também confere continuidade e diminui a pressão e a ansiedade sobre o profissional de enfermagem.[21]

Os enfermeiros têm avaliado de forma positiva contar com uma área cômoda, e separada da unidade, para descanso.

Evitar ou reduzir os conflitos é um aspecto prioritário a ser atendido com vistas à diminuição do impacto da SDB em UTI. Devem ser implementados todos os recursos disponíveis com tendência a melhorar a comunicação. Quenot et al. constataram uma redução significativa da prevalência de SDB após instaurar uma estratégia de comunicação que incluía: visitas sem restrições, salas destinadas aos informes, visitas interdisciplinares, informes conjuntos e educação contínua.[22]

Os programas de capacitação contínuos e de recém-admitidos colaboram para a segurança na prática do pessoal em treinamento; e, se houver a participação de um tutor, a ansiedade diminui, contribuindo para o desenvolvimento de mecanismos eficazes de enfrentamento de situações estressantes.

Recomenda-se amplamente abandonar o sistema de trabalho por turnos alternados e tornar mais curtos os turnos noturnos, já que as alterações do ritmo circadiano são fatores de risco independentes de desenvolvimento de SDB.[2,17]

Os regimes de visitas amplos melhoram a satisfação do paciente, dos familiares e dos profissionais, além de tornar mais visível o trabalho de enfermagem. Também foi descrito que aqueles que praticam *hobbies* além da atividade assistencial desenvolvem mecanismos de defesa mais eficazes. É preciso trabalhar intensamente nesses aspectos, levando em conta que a redução dos níveis de SDB é um indicador de qualidade na organização.[13,20]

CONSIDERAÇÕES FINAIS

A SDB é um flagelo mundial que não reconhece fronteiras, nível socioeconômico nem grau acadêmico. Afeta enfermeiros, médicos e demais profissionais. É particularmente prevalente no âmbito dos cuidados críticos em razão da grande quantidade de fatores estressores que confluem para os cuidados ao paciente crítico.

O impacto que a SDB tem sobre os sistemas de saúde é enorme, mas não foi devidamente documentado. A alta rotatividade somada a elevadas taxas de absentismo, baixa adesão aos padrões de qualidade e guias clínicos são apenas alguns dos efeitos que essa síndrome produz no profissional afetado.

É imprescindível que os gestores das unidades, assim como os que ocupam cargos executivos e possuem capacidade para a tomada de decisões sobre o recurso humano, desenvolvam políticas que previnam essa epidemia e também estabeleçam modelos de atenção centrados no paciente e voltados ao asseguramento do melhor ambiente de trabalho para os provedores de cuidados. Além disso, é necessário o desenvolvimento de mais pesquisas, sobre quais são as causas e os fatores protetores de SDB, propiciando mudanças necessárias para prevenir seu desenvolvimento.

A SDB é uma ameaça não apenas para os enfermeiros, mas também para todos os pacientes, que são os receptores finais do cuidado. É por isso que abordar essa problemática é uma tarefa urgente.

REFERÊNCIAS BIBLIOGRÁFICAS

1. Ali N, Wolf K, Hammersley J, Hoffmann S, O'Brien Jr J, Phillips G et al. Continuity of care in intensive care units: a cluster-randomized trial of intensivist staffing. Am J Respir Crit Care Med 2011;184:803-8.
2. Azoulay E, Timsit JF, Sprung C, Soares M, Rusinová K, Lafabrie A et al. Prevalence and factor of intensive care unit conflicts: the Conflicus Study. Am J Respir Crit Care Med 2009;180:853-60.
3. Bakker AB, Le Blanc PM, Schaufeli WB. Burnout contagion amont intensive care nurses. J Adv Nurs 2005;51:276-87.
4. Biaggi P, Peter S, Ulich E. Stressors, emotional exhaustion and aversion to patients in residents and chief residents – what can be done? Swiss Med Wkly 2003;133:339-46.
5. Burghi et al. Prevalence, risk factors and impact of severe burnout syndrome in 12 Uruguayan ICUs. Crit Care 2012;16(Suppl 1):P491.
6. Donchin Y, Seagull FJ. The hostile environment of the intensive care unit. Curr Op Crit Care 2002;8:316-20.
7. Embriaco N, Hraiech S, Azoulay E, Baumstarck-Barrau K, Forel JM, Kentish-Barnes N et al. Symptoms of depression in ICU physicians. Ann Intensive Care 2012;2:34.

8. Escribá-Agüir V, Martín-Baena D, Pérez-Hoyos S. Psychosocial work environment and burnout among emergency medical and nursing staff. Int Arch Occup Environ Health 2006;80:127-33.
9. Freudenberger HJ. The staff burnout sindrome in alternative institutions. Psychoter Theory Re Pract 1975;12:72-83.
10. Grau A, Flichtentrei D, Suñer R, Prats M, Braga F. Rev Esp Salud Pública 2009;83:215-30.
11. Guntupalli K, Wachtel S, Mallampalli A, Surani S. Burnout in the intensive care unit professionals. Indian J of Crit Care Med 2014;18(3):139-43.
12. Kilfedder CJ, Power KG, Wells TJ. Burnout in psychiatric nursing. J Adv Nurs 2001;34:383-96.
13. Kilfedder CJ, Power KG, Wells TJ. Burnout in psychiatric nursing. J Adv Nurs 2001;9:152-96.
14. Leiter MP, Harvie P, Frizzell C. The correspondence of patient satisfaction and nurse burnout. Soc Sci Med 1998;47:1611-7.
15. Maslach C, Jackson SE, Leiter MP. Maslach burnout inventory manual. 3. ed. Palo Alto: Consulting Psychologists Pr; 1996.
16. Maslach C, Schaufeli W, Leiter M. Job burnout. Annu Rev Psychol 2001;52:397-422.
17. Maslach C. Burned-out. Hum Behav 1976;5:16-22.
18. McCue JD. The effects of stress on physicians and their medical practice. N Engl J Med 1982;306:458-63.
19. Merlani P, Verdon M, Businger A, Domenighetti, Parger H, Ricou B. Burnout in ICU caregivers. Am J Crit Care Med 2011;184:1140-46.
20. Parker PAKJ. Burnout, self and supervisor related job performance, and absenteeism among nurses. J Behav Med 1995;18:581-99.
21. Poncet MC, Toullie P, Papazian L, Kentish-Barnes N, Timsit JF, Ponchard F et al. Burnout syndrome in critical care nursing staff. Am J Respir Crit Care Med 2007;175:698-704.
22. Quenot JP, Rigaud JP, Prin S et al. Suffering among working in critical care can be reduced by an intensive communication strategy on end of life practices. Intens Care Med 2012;38:55-61.
23. Shanafelt T, Bradley K, Wipf J, Back A. Burnout and self-reported patient care in an internal medicine residency program. Ann Intern Med 2002;136(5):358-67.
24. Shanafelt TD, Bradley KA, Wipf JE, Back AL. Burnout and self-reported patient care in an internal medicine residency program. Ann Intern Med 2002;136:538-367.
25. Verdon M, Merlani P, Perneger T, Ricou B. Burnout in a surgical ICU team. Int Care Med 2008;34:152-56.

SEÇÃO 3

Expertise em cuidados intensivos

Capítulo 20

Diretrizes para admissão, triagem e alta

María Elena Domínguez Martínez
María Guadalupe Carrillo Aguilar

INTRODUÇÃO

O desenvolvimento científico e tecnológico alcançado na unidade de terapia intensiva (UTI) possibilita que o manejo e o tratamento da maioria dos pacientes internados sejam bem-sucedidos. Para tanto, é preciso uma equipe de saúde altamente especializada, com um enfoque integral multi e interdisciplinar, pois a atenção ao paciente em estado crítico deve centrar-se tanto na manutenção das funções vitais estáveis e do tratamento da doença quanto no conforto e na prevenção de complicações, sem esquecer os familiares.

Um paciente em estado crítico é aquele que apresenta alterações vitais de um ou mais órgãos que colocam sua vida em risco e que ingressa na unidade de terapia intensiva para monitoração, reanimação, manutenção das constantes vitais e tratamento definitivo.

CONSIDERAÇÕES IMPORTANTES PARA A INTERNAÇÃO DE PACIENTES NA UNIDADE DE TERAPIA INTENSIVA

Cabe assinalar que cada unidade de terapia intensiva deve definir o alcance dos serviços que presta e a população de pacientes que atende, com base em diretrizes e políticas de implementação. Por isso, é importante que o profissional de enfermagem conheça o processo de admissão em UTI.[1,2] A Figura 1 apresenta o fluxo de pacientes no processo de atendimento na UTI.

Algumas das considerações para a internação dos pacientes na UTI são citadas a seguir.

1. Comunicação verbal e escrita para explicar os motivos de admissão, isto é, as razões pelas quais o paciente requer a terapia intensiva.
2. Informar ao paciente e à família sobre alterações, evolução, transferências e condições do atendimento que são proporcionadas.

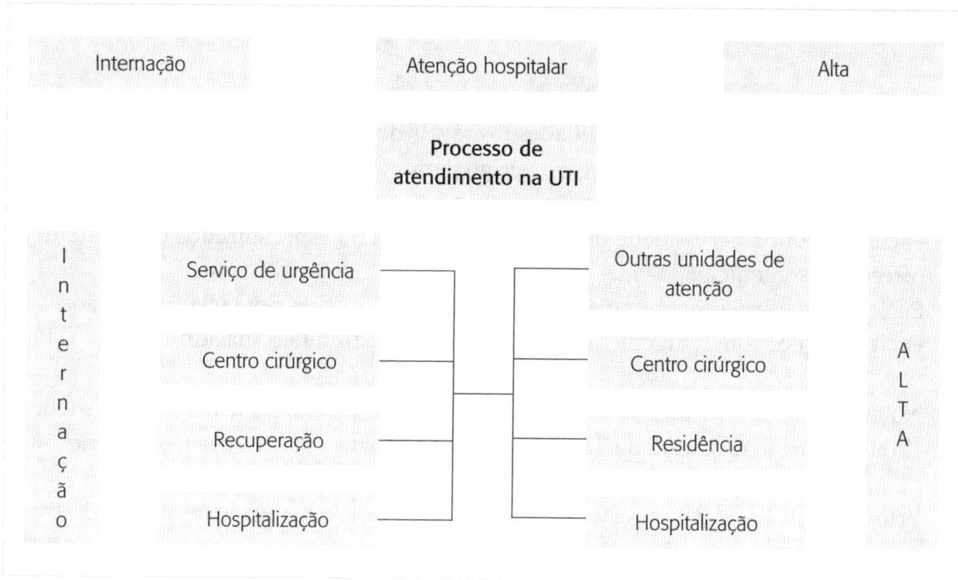

Figura 1 Fluxo de pacientes.

3. Na ocasião da internação, o médico da UTI comunica ao enfermeiro as condições clínicas e as necessidades de vigilância e terapia intensiva do paciente a ser internado.
4. Prepara-se a unidade para a recepção do paciente.
5. O serviço solicitante da internação coordena os trâmites para a entrada do paciente.
6. Elaboração, por parte do médico responsável pelo tratamento, das anotações correspondentes ao expediente.
7. A transferência ocorre sob vigilância e responsabilidade do serviço solicitante da internação, garantindo os cuidados para minimizar riscos. A elaboração de protocolos de transferência é aplicável nesses casos.
8. No caso de ocupação total dos leitos na UTI, as admissões serão avaliadas de acordo com a quantidade e a qualidade de atenção médico/enfermagem requeridas para a internação e pelos que ocupam a unidade. A decisão da admissão na UTI é de responsabilidade do médico intensivista.

Os fatores determinantes de admissão na UTI são as alterações reais ou potenciais dos sistemas fisiológicos principais, e não a natureza do sofrimento.

Critérios gerais de internação

A internação de um paciente na UTI deve ser resultado da decisão compartilhada entre a equipe de tratamento e o responsável pelo serviço solicitante. Os critérios de admissão se apoiam basicamente em dois modelos: um baseado nas funções orgânicas e outro nas prioridades de atendimento.[2]

O modelo baseado nas funções orgânicas leva em consideração:

- Pacientes que apresentem insuficiência ou instabilidade de um ou mais sistemas fisiológicos principais, com possibilidades razoáveis de recuperação.
- Pacientes que apresentem alto risco: perigo para a estabilidade de sistemas fisiológicos principais com necessidade de monitoração.
- Pacientes com a necessidade de cuidados especiais ou especializados que podem ser oferecidos somente na UTI.
- Pacientes que apresentem morte cerebral e sejam doadores potenciais de órgãos.
- Pacientes que requeiram cuidados paliativos que justifiquem sua admissão na UTI.

No modelo de prioridades de atenção, distinguem-se aqueles pacientes que se beneficiarão do atendimento na UTI daqueles que não se beneficiarão. Ao ingressar, os critérios são:[3]

- Prioridade I. Paciente em estado agudo crítico, instável, com necessidade de tratamento intensivo e monitoração.
- Prioridade II. Pacientes que precisem de monitoração intensiva e que possam necessitar de intervenções imediatas, como consequência de eventos graves agudos ou complicação de procedimentos médicos ou cirúrgicos.
- Prioridade III. Paciente em estado agudo crítico, instável, com poucas possibilidades de recuperar-se das condições subjacentes ou pela própria natureza da doença aguda.
- Prioridade IV. Pacientes para os quais a internação na UTI é considerada inapropriada. A admissão desses pacientes deve ser decidida de maneira individualizada, sob circunstâncias não comuns e ajuizadas pelo médico responsável da UTI.

Saída do paciente da unidade de terapia intensiva

Considera-se que a UTI é uma área destinada à atenção de pacientes com comprometimento de um ou mais dos principais sistemas fisiológicos; com perda de sua autorregulação e que precisem de suporte artificial para manutenção de suas funções vitais, além de assistência contínua; e que merecem uma atenção imediata, em um lugar que conte com médicos e enfermeiros especializados e capacitados que, com o apoio de uma equipe de monitoração altamente eficiente, isto é, em conjunto, oferecem diagnóstico, tratamento, cuidados e outros elementos necessários para a atenção adequada ao paciente crítico com potencial de recuperação.

De acordo com o exposto, a condição do paciente deverá ser avaliada continuamente para identificar os critérios de alta: ventilação espontânea e regular, requisitos de oxigenação não invasiva a concentrações menores que 50%, término da necessidade de monitoração contínua, término da infusão de medicamentos de alto risco, estado neurológico estável, manejo não complexo do controle de líquidos, pacientes que não estejam sendo beneficiados pela UTI e cuja atenção e cuidados possam ser oferecidos em outras unidades de menor complexidade, sem colocar em risco a segurança no cuidado do paciente.

Essa avaliação evita altas prematuras, que resultem no retorno do paciente à UTI com agravamento de sua condição.[4]

Em seguida, então, a admissão do paciente de uma UTI deverá ser realizada em uma unidade de cuidado intermediário, que garanta a continuidade do bom estado hemodinâmico que o paciente possa apresentar após um período agudo, e o atendimento de enfermagem continuará na unidade de cuidado intermediário, ou, ainda, em outra área hospitalar.

Os motivos de alta do paciente podem ser classificados em:

- Alta para a residência por motivo de melhora.
- Alta para outros serviços de hospitalização por motivo de melhora.
- Alta voluntária.
- Alta para outros serviços de hospitalização por benefício máximo.
- Alta por óbito.

Alta para outros serviços de hospitalização por motivo de melhora

Antes de dar alta a um paciente para outra área do hospital, deve-se garantir a continuidade do cuidado com o objetivo de identificar pontos críticos e necessidades especiais. É preciso realizar uma avaliação exaustiva, por aparelhos e sistemas, sobretudo naqueles que foram a causa da entrada do paciente na UTI. Cabe mencionar que nas áreas de internação têm sido criadas equipes de primeira resposta ou equipes de resposta rápida, que surgem para garantir a segurança na atenção oportuna dos pacientes internados mediante a detecção de sinais de alerta. Entre esses sinais destacam-se: dor torácica ou em repouso; mudança súbita no estado de alerta (agitação, *delirium* e crise convulsiva); saturação de oxigênio menor que 90%, apesar do apoio suplementar de oxigênio; frequência respiratória menor que 12 ou maior que 30 por minuto; frequência cardíaca menor que 55 ou maior que 110 por minuto, com deterioração hemodinâmica; pressão arterial menor que 80/50 mmHg ou maior que 140/90 mmHg; dor que não responde a medidas analgésicas habituais; temperatura inferior a 35°C e superior a 38,5 °C, e/ou hemorragia evidente persistente.[5]

O objetivo da equipe de resposta rápida ou primeira resposta é detectar alterações hemodinâmicas no paciente nas 6 horas prévias ao início da piora, que pode levá-lo de volta à unidade de terapia intensiva ou, na pior das hipóteses, apresentar parada cardiorrespiratória e/ou morte iminente.[6]

Alta para a residência por motivo de melhora

Merece destaque o fato de que a alta da UTI ocorrerá primeiro para uma unidade de menor complexidade no hospital.

O período agudo da doença passou e o paciente encontra-se em um estado de melhora. Esse tipo de alta seria o ideal em todo paciente admitido em uma UTI. A participação da enfermagem consiste na elaboração de um plano de alta que permita garantir a continuidade do cuidado do paciente com o objetivo de consolidar: autoconfiança; independência; continuidade da assistência em casa; estimulação do paciente em atividades de autocuidado, mantendo a atividade física, utilizando a educação para explicar ao paciente e à família as condições de saúde, identificando sinais de alerta e os cuidados a serem realizados em casa, dando continuidade à recuperação que o levará até sua rápida e total cura em casa; identificação dos pontos críticos, o que diminui a possibilidade de retorno por possíveis complicações.[5]

Alta voluntária

Várias causas podem gerar esse tipo de alta do paciente; por exemplo, motivo econômico, transferência para outra instituição e inconformidade em relação ao atendimento prestado.[5]

A equipe multidisciplinar deve investigar os motivos prévios ao solicitar a alta voluntária e, na medida do possível, oferecer alternativas ao paciente e seus familiares para continuar a sua atenção em condições ideais. Se, após tudo isso, houver recusa em dar seguimento ao atendimento ou se for necessária a transferência, deve-se cumprir a vontade da família e/ou do paciente, informando-os sobre a gravidade e o prognóstico da doença.

Se a decisão da família for transferir o paciente para outra instituição hospitalar, a coordenação com a instituição receptora e os custos da transferência deverão ser assumidos pela família. Essa informação deverá ser claramente relatada ao familiar responsável.

O médico responsável, o chefe da área e a equipe de enfermagem devem assegurar que a documentação necessária esteja completa e disponível. Esses documentos podem ser o resumo clínico, os exames de laboratório e de imagens, bem como o formulário de alta, devidamente preenchido e assinado pelo familiar responsável.

Antes da saída do paciente da UTI, a equipe de enfermagem deve realizar uma avaliação exaustiva e registrar as condições em que está sendo dada a alta do paciente (manifestações clínicas, limitações, presença de cateteres, sondas, aparelhos etc.), redigir a informação sobre o profissional responsável pela transferência, deixando tudo documentado na anotação da enfermagem, que é de grande apoio como instrumento de informação no campo da saúde como documento médico-legal.[6]

Alta para outros serviços de hospitalização por benefício máximo

É aconselhável a transferência a uma unidade de menor complexidade, com a intenção de privilegiar o conforto e a presença da família, quando o paciente apresentar uma grave deterioração fisiológica, a terapia tiver fracassado, o prognóstico de curto prazo for precário e não houver possibilidade de recuperação ou, ainda, quando o paciente não obtiver benefício maior com a terapia intensiva. Nesse aspecto, deve-se considerar a realização de uma reunião para poder tomar uma decisão médica, ética e cientificamente discutida com a família antes de dar a alta a um paciente cujo estado de saúde não se beneficie da terapia intensiva.[5]

É importante saber se o paciente ou a família solicitaram a "declaração de vontade antecipada" (testamento vital), que é realizada pelo médico que diagnosticou o paciente em etapa terminal, não sem antes ter considerado que o paciente:[5]

- Sofre de uma doença incurável, progressiva e mortal.
- Apresenta resposta escassa ou nula a tratamento específico disponível.
- Tem prognóstico de vida inferior a 6 meses.

O médico explica de maneira completa e compreensível ao paciente e seus familiares sobre o diagnóstico e, nesse caso, menciona a alternativa de assinar a declaração de vontade antecipada e, com isso, os cuidados paliativos que proporcionam os benefícios de controle de dor e de outros sintomas que possam se apresentar em razão da doença, além de fornecer condições adequadas de nutrição, higiene e segurança ao paciente.

Alta por óbito

Uma perda humana nunca deixará de ser dolorosa. A notificação de más notícias é uma das tarefas mais difíceis; não se pode esquecer de demonstrar compaixão e ser empático diante dessa situação. As palavras utilizadas devem ser reconfortantes e de esperança, sem se distanciar da verdade.[3]

Ao dar as más notícias, deve-se levar em consideração as normas legais de cada país ou estado e a observância aos protocolos institucionais. A inter-relação da equipe médica e da família é fundamental, sendo recomendável orientar-se pela verdade e empregar o contexto adequado para cada paciente e família, isto é, de acordo com seu grupo étnico, princípios morais e crença religiosa.

Em seguida, a saída deverá ocorrer o mais rápido possível, para evitar transtornos e atrasos desnecessários aos familiares. O pessoal de enfermagem pode proporcionar apoio emocional e de acompanhamento aos familiares, orientando-os nos trâmites necessários.

O principal objetivo é estabelecer um conjunto de medidas que assegure um processo eficiente de acordo com o tempo estipulado e as regras estabelecidas na alta do paciente por óbito.

Há ainda outras considerações a serem feitas. Em alguns países, por exemplo, se o paciente era um caso médico-legal, é preciso ater-se à política de operação, normas e conjunto de medidas de cada instituição, confirmar que a presença do documento legal correspondente (acidente de trânsito, tentativa de suicídio ou, ainda, boletim de ocorrência), além de considerar que em algumas instituições, caso se trate de um caso médico-legal, não se prepara o corpo e a instituição não elabora a declaração de óbito.

CONSIDERAÇÕES FINAIS

A internação na UTI é o primeiro contato que a equipe vai desenvolver, sendo um momento de importante avaliação para o segmento dos cuidados.

Traçar um plano de cuidados norteado pelos critérios de admissão favorece uma assistência segura. No decorrer da internação, a alta da UTI é um caminho sincrônico, que deve ser a meta para o paciente e que, com planejamento da equipe multidisciplinar, favorece a excelência do cuidado.

REFERÊNCIAS BIBLIOGRÁFICAS

1. Bohigas L, Cruspinera A, Jover C et al. Estándares de acreditación servicios de medicina. 1.ed. Fundación Avedis Donavedian; 1997.
2. Guidelines for ICU admission, discharge an triage. Crit Care Med 1999 Mar;27(3):633-638.
3. Haupt MT. Guidelines on critical care services and personnel: Recommendations based on a system of categorization of three levels of care. Crit Care Med 2003;31(11):2677-2683.
4. Norma Oficial Mexicana NOM-25-SSA3-2013. Para la organización y funcionamiento de las unidades de cuidados intensivos. Diário Oficial de la Federación; 2013. Disponível em: http://www.dof.gob.mx/nota_detalle.php?codigo=5314307&fecha=17/09/2013. Acesso em: 6 set 2016.
5. Richard J, Brilli MD. Critical care delivery in the intensive care unit: Defining clinical roles and the best practice model. Crit Care Med 2000;29(10):2007-2019.
6. Rodríguez Ledesma M. Calidad de atención en una unidad de cuidados intensivos. Medicina crítica y terapia intensiva 1998;12(6):211-218.

Capítulo 21

Visita multidisciplinar à beira do leito

Maria Aparecida Oliveira Batista
Marli Nunes das Neves

INTRODUÇÃO

Ao longo dos anos, a unidade de terapia intensiva (UTI) vem procurando criar para seu cotidiano um cenário com normas, protocolos e processos que possam ser desenvolvidos de forma a traçar um paradigma de tratamento com excelência para segurança, controle, precisão, prevenção, gestão e qualidade em relação aos cuidados com o paciente crítico.[1]

Neste processo, os protocolos vêm ao encontro de padronizações específicas e têm sido elaborados como um reforço à eficiência e eficácia de cuidados clínicos. O objetivo é melhorar desfechos e permitir que os pacientes se beneficiem do conhecimento científico e das boas práticas alicerçadas em conhecimentos, habilidades e atitudes da equipe interdisciplinar.[2]

SEGURANÇA NOS PROCESSOS

Estabelecer uma cultura de segurança em UTI não é uma tarefa fácil, porém a implantação dessa cultura fará com que elementos importantes se reúnam e que a equipe trabalhe em conjunto, a fim de vencer desafios, romper paradigmas e obter resultados eficientes. Neste cenário, uma UTI segura associa-se a um gerenciamento da qualidade na assistência prestada, e tem como característica o foco no cuidado, em que merecem destaque:[3]

- Liderança firme e respeitosa, em geral exercida principalmente por profissionais médico e enfermeiro experientes e comprometidos com a qualidade contínua no cuidado aos pacientes.
- Comunicação aberta, responsável e produtiva entre todos os membros da equipe multidisciplinar: médica, de enfermagem, fisioterapia, psicologia, nutrição, fonoaudiologia, odontologia, entre outras.
- Espírito de equipe entre todos os profissionais que trabalham juntos, de forma organizada, cooperativa, complementar e responsável.
- Reação rápida e eficiente aos desafios de mudança na busca de novos resultados e das metas a serem cumpridas.

- Estabelecimento de uma cultura de prevenção de riscos por meio da adoção de processos claros e definidos pelos profissionais que executam as ações assistenciais.
- Relato sistemático e reação rápida para correção de eventos adversos, com foco na revisão dos processos, por meio da adoção de um modelo baseado no princípio não punitivo, que defende que, na maioria das vezes, os erros são consequência de uma série de eventos e falhas que poderiam ter sido evitados, e não de um único ato isolado.

VISITA MULTIDISCIPLINAR À BEIRA DO LEITO (*ROUND*)

A continuidade nos cuidados intensivos 24 horas por dia durante os sete dias da semana de maneira ininterrupta tem sido uma meta e uma busca incessante para a prática da assistência otimizada e segura. Na terapia intensiva, os cuidados e as intervenções são contínuos, significativos e dependentes de ações coletivas que requerem atenção especial no estado clínico do paciente crítico, promovendo uma chance acentuada de recuperação quando as ações são focadas por metas para toda a equipe.[4] Diante dessa sistemática, a equipe multiprofissional vem trilhando um caminho na busca de adequar as melhores ações para todos os profissionais envolvidos no cuidado e conduzindo as metas assistenciais a partir de um *round* ou visita à beira do leito focado nas necessidades individuais de cada paciente.

Esse processo elaborado como reforço a eficiência, segurança e eficácia de cuidados clínicos cada vez mais visa a padronizar questões específicas, como: o desmame da ventilação mecânica, o controle glicêmico rigoroso, a sedação adequada, a terapia nutricional adequada, a prevenção de úlceras de estresse, a retirada precoce de dispositivos invasivos não mais necessários para o cuidado e a prevenção de lesão por pressão.[5]

Os trabalhos mostram que essa discussão é salutar, pois *rounds* multidisciplinares realizados diariamente apresentam uma eficácia superior a outros modos de visita.[6,7] Por isso, ter uma equipe qualificada para esse processo é imprescindível; o conhecimento técnico e científico de todos os profissionais desenvolverá o processo de modo a atingir as metas predeterminadas e traçadas em equipe na visita à beira do leito. Nesse contexto, a avaliação antecipada do ambiente, contornando barreiras em potencial e buscando recursos necessários para atingir a meta diária determinada pelo grupo, está associada ao sucesso das ações, que devem ter como principal foco o desenvolvimento de uma comunicação efetiva entre a equipe.[8]

COMUNICAÇÃO: UMA FERRAMENTA PODEROSA

A comunicação também é um processo importante para estabelecer uma visita adequada e com resultados positivos dentro da terapia intensiva. Isso se deve à complexidade que envolve o cuidado na UTI, um ambiente que pode promover eventos adversos ocasionados principalmente pela não efetividade da comunicação.[9]

Vale lembrar que a comunicação é um campo de conhecimento acadêmico que estuda as relações humanas. Ou seja, a comunicação humana é um processo que envolve a troca de informações e utiliza os sistemas simbólicos como suporte para este fim.[10]

Na área da saúde, o profissional é preparado nos bancos acadêmicos para salvar vidas e investir seu conhecimento científico na busca da recuperação do estado saudável, porém com pouca discussão sobre a efetividade da comunicação no desenvolvimento dos cuidados. Este fato foi confirmado por um estudo, que demonstrou que menos de 10% dos residentes e enfermeiros de terapia intensiva compreendiam os objetivos de cuidados para o dia, propondo assim que metas diárias fossem estabelecidas.[8]

Uma boa comunicação entre as equipes estabelece objetivos comuns a serem atingidos e também auxilia na cooperação do paciente e de seus familiares diante das estratégias traçadas. Manter as famílias envolvidas com essa demanda denotará uma assistência eficiente e transparente.

Na visita, cada profissional à beira do leito terá seu papel bem definido; nesse sentido, criar um protocolo de modo que as informações possam ser compartilhadas por meio de uma lista de verificações (*checklist*) tem sido uma forma sistemática de realizar e questionar fatos e aspectos de cuidado ao paciente.[9]

O COMPARATIVO ENTRE A VISITA À BEIRA DO LEITO E A FÓRMULA 1

Quando falamos em realizações, em um ambiente em que vários pensamentos estão envolvidos para se alcançar o sucesso, temos a nítida certeza de que devemos valorizar o trabalho em equipe. Conceitua-se trabalho em equipe o esforço coletivo que busca um objetivo comum.[5]

Devemos entender que esse tipo de trabalho requer uma equipe centrada, determinada a buscar uma logística adequada ao pensamento e às expectativas do outro e a criar uma troca de conhecimentos e experiências, para que juntos consigam traçar e compartilhar uma trajetória comum.

Os planos, embora possam resultar em fracasso, são de responsabilidade de todos, pois ao participar de uma equipe o profissional deve saber distinguir as duas noções que envolvem a ideia de equipe: o agrupamento de agentes e a integração de trabalho, conceitos que fazem toda a diferença no serviço.[8] O serviço de agrupamento se refere a pessoas que estão juntas apenas por estarem em um grupo, mas que têm metas e objetivos diferentes; a integração de trabalho se refere a pessoas que convivem e que trabalham com objetivos comuns.

Pensando nesse diferencial, observemos que o serviço prestado nas UTI é complexo e que as ações devem acontecer com foco nas necessidades do paciente.[3] Um excelente exemplo dessa dinâmica é o trabalho desenvolvido pela equipe técnica e mecânica de aeroportos, em que os profissionais trabalham com um *checklist* minucioso para cada pouso e repouso. Desse modo, a gestão de segurança operacional no âmbito da atividade aeronáutica pode ser utilizada, com adaptações, para atividades humanas que envolvam risco – em nosso caso, no ambiente da terapia intensiva.

Arriscamos dizer ainda que o trabalho exercido com pacientes críticos pode ser comparado ao trabalho conduzido por uma equipe de automobilismo (p. ex., Fórmula 1). Essa comparação é válida na medida em que esta equipe é composta por elementos que vão desde o chefe da equipe mecânica até o piloto do carro, este que, ao contrário do que se pensa, é também mais um funcionário da equipe. Cada membro deve desempenhar um papel e sua função está bem definida; no momento do *pit stop*, cada um demonstra suas habilidades e atua conforme sua especialidade, contribuindo para um bem comum. Este bem comum, nos dois lados da comparação, é tanto a liberação rápida do carro do *box* quanto a melhora da condição clínica do paciente, como vemos na Figura 1.

Na área da saúde, segundos valem ouro, corre-se contra o tempo na busca da melhora e cura do paciente, e cada membro da equipe deve buscar o melhor para aquele que não tem mais tempo de espera. Em uma analogia, todo paciente crítico necessita de fato receber a bandeirada da vitória. Pensemos e comparemos nossa equipe multidisciplinar, profissionais que possuem diferentes conhecimentos assistenciais, a um *pit stop*; a diferença é que, neste caso, trata-se de um *round* multidisciplinar em que cada profissional deve fazer o seu melhor, com conhecimento, habilidades e atitudes focadas na melhor assistência possível.

Ainda pensando como um time e no trabalho preciso da Fórmula 1, o paciente é a grande máquina humana, composto por peças e programas diferenciados que precisam ser manuseados por um profissional que saiba exatamente como colocar as peças em funcionamento. Porém, esse funcionamento não compete apenas a um membro da equipe, mas a uma gama de profissionais que participam do ato de cuidar. Cada componente da equipe deve saber o momento exato de agir, e ter a certeza de que seu conhecimento só será útil somado ao envolvimento dos outros membros da equipe; com isso, a não participação ou falha de um componente poderá colocar tudo a perder.

Nesse momento do cuidado, devemos nos envolver em uma comunicação dinâmica e focada, em que as informações e as trocas de experiências realizadas com os profissionais, o paciente e os seus familiares conduzam ao cumprimento da meta.

EQUIPES MULTIDISCIPLINAR E INTERDISCIPLINAR UNIDAS

Ao falar de cuidados humanos, abrimos um leque de pontos a serem analisados: qualidade de vida, condições sociais, culturais e até mesmos os fatores psicológicos. Dessa forma, não há como centralizar a pratica de saúde em um único profissional, pois dessa

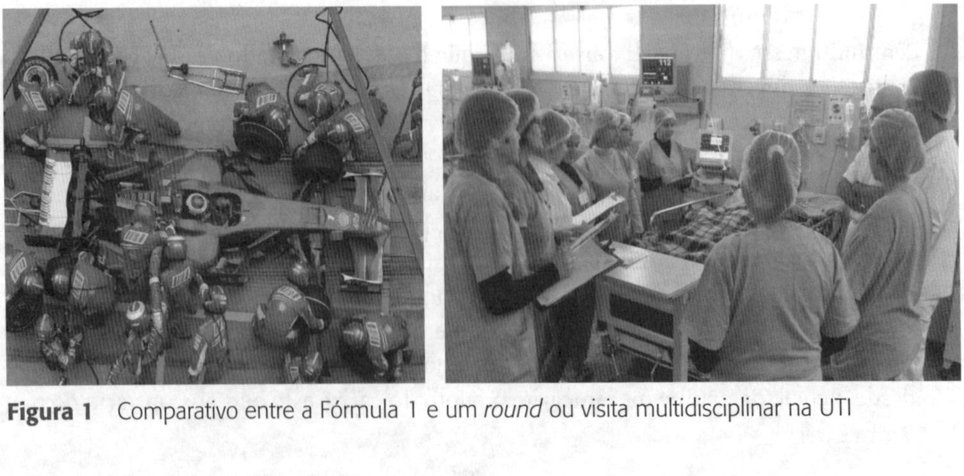

Figura 1 Comparativo entre a Fórmula 1 e um *round* ou visita multidisciplinar na UTI

maneira estaríamos desconsiderando a complexidade que envolve todos os sujeitos inseridos no serviço de saúde, sejam eles usuários, familiares ou profissionais.[6]

O olhar clínico dos especialistas para os pacientes no ambiente da terapia intensiva tem impacto direto sobre o cuidado a ser oferecido, uma vez que, segundo a RDC7 (Resolução da Diretoria Colegiada) publicada pela Agência Nacional de Vigilância Sanitária (Anvisa), são estabelecidos parâmetros mínimos para a condução segura de uma unidade e para a prestação dos cuidados.

A cultura de segurança é definida como o conjunto de crenças, valores, atitude, normas e concepções compartilhadas por todos; esse conjunto precisa ser adaptado aos desafios e reagir a erros e falhas. Consequentemente, a UTI tem por objetivo manter um suporte aos pacientes graves, assim como a qualidade do atendimento multiprofissional; para isso, é preciso traçar um norte, e não pensar no atendimento de maneira unidirecional.

Vale aqui uma menção à palavra *team*, da língua inglesa, que significa "time", e que forma o acrônimo: ***T**ogether **E**veryone **A**chieves **M**ore* – ou seja, juntos, conseguimos alcançar mais.

Assim, a visita multiprofissional enfoca o tratamento integral e o acompanhamento diário que permite à equipe uma observação precisa das mudanças no quadro clínico e no resultado do tratamento, viabilizando resultados positivos com a participação de todos os membros da equipe. A decisão final da programação terapêutica compete ao profissional médico, porém as ações dos diferentes membros da equipe são de grande valia e merecem destaque. A seguir, resumimos a participação de cada membro da equipe interdisciplinar.

- Médico: considerado uma forte liderança para o desenvolvimento da visita, o médico deve dispor de uma boa comunicação para a interação com o público em geral e outros profissionais da saúde; empatia, responsabilidade e habilidade para tomada de decisão devem fazer parte das competências desse profissional.
- Enfermeiro: profissional de extrema importância para o desenvolvimento do *round* em razão da oferta ininterrupta de assistência que sua equipe fornece ao paciente. De maneira sistemática, transmite na visita as informações em relação aos cuidados e à demanda da prescrição de todos os membros da equipe multidisciplinar; tem uma visão global e forte liderança, além de conceitos para o desenvolvimento das atividades e do plano de cuidados no período de 24 horas; está a frente, junto com o profissional médico, das tomadas de decisão e do desenvolvimento da assistência integral.
- Fisioterapeuta: participa com foco na prevenção de complicações pulmonares e alterações mecânicas e funcionais do sistema respiratório do paciente, e contribui com fatos de relevância para desmame ventilatório, critérios de secreção e recrutamento realizado.
- Psicólogo: desenvolve atividades relacionadas com a adaptação e a aceitação dos pacientes e seus familiares, trazendo para a equipe toda a impressão e a avaliação que este paciente ou família podem demonstrar, como um elo para o tratamento.
- Assistente social: a presença desse profissional fortalece a atuação junto à equipe multiprofissional, participando do elo de comunicação entre profissionais e familiares de forma clara, calma e segura.

- Nutricionista: oferece suporte para a formulação da prescrição dietoterápica, opina na indicação de suporte e via de acesso, avalição da massa corporal e suporte nutricional adequado, monitorando a administração e seguindo os protocolos institucionais de nutrição ao paciente crítico.
- Fonoaudiólogo: atua principalmente após intubações de longa permanência e em casos que necessitam de acompanhamento, como os que envolvem deglutição e restabelecimento da fala; seu acompanhamento é importante para evolução clínica e alta da UTI.
- Farmacêutico: dentro da terapia intensiva auxilia na avaliação e nas interações medicamentosas, fatores como custos, recebimento de fluidos otimizado pela diluição dos medicamentos e correta prescrição e dispensação de fármacos.

Na busca por uma equipe bem-sucedida existem três fatores relevantes e indispensáveis:

1. Somar esforços.
2. Compartilhar experiências.
3. Integrar tarefas.

A soma de esforços remete à ideia de "um por todos e todos por um". Vale ressaltar que cada membro traz consigo conhecimentos, habilidades e atitudes que, somados, podem modificar a condição de cuidado ao paciente crítico. Na terapia intensiva um paciente recebe em média, todos os dias, 180 intervenções; ao compartilharmos conhecimento e realizarmos ações de maneira sistematizada e por meio da comunicação efetiva, conseguimos dividir experiências e até mesmo aprender com nossos erros.

Finalmente, integrar tarefas é algo essencial para se atingir o objetivo, que pode ser compartilhado de maneira segura por meio da visita à beira do leito com toda a equipe multidisciplinar.

VISITA MULTIDISCIPLINAR NA TERAPIA INTENSIVA

No cenário atual, a troca de informações, a comunicação efetiva e a participação de todos os membros por meio da visita multidisciplinar são consideradas uma tríade efetiva para a redução da mortalidade no ambiente da terapia intensiva.

Neste contexto, a visita deve ser diária, com tomada de decisões compartilhada e discutida; o diagnóstico do paciente deve ser explanado e cada profissional utiliza sua área de conhecimento diante do caso, expõe o que observa e propõe condutas e abordagens que contribuam para a assistência ao paciente. Para facilitar estas visitas, pode-se utilizar protocolos específicos, escores, tabelas e escalas de avaliações por meio de um *checklist*.

Na Tabela 1, apresentamos três exemplos de perguntas que podem ser utilizadas para nortear os desfechos de cuidados e a abordagem clínica no *round*.

O desenvolvimento de um *checklist* para nortear a equipe durante a visita deve ser elaborado em parceria com as lideranças da equipe interdisciplinar, com o objetivo de facilitar e otimizar o desenvolvimento das ações, assegurando metas e cuidados focados na necessidade de cada paciente. Disponibilizamos na Figura 2 o modelo adotado em nosso serviço.

Tabela 1 Exemplos de perguntas que podem ser utilizadas na visita multidisciplinar (*round*)

Qual é o problema?	Qual é a pergunta?	O que estou prevenindo baseado em evidências?
Desnutrição	O paciente pode iniciar dieta?	Dieta plena o mais rápido possível
Cabeceira baixa	A cabeceira está elevada a mais de 30º? Foi realizado controle de resíduos gástricos?	Pneumonia associada a ventilação mecânica; broncoaspiração de maior volume
Hiperglicemia	Protocolo de controle glicêmico – a glicemia encontra-se controlada em valores entre 150-180 mg/dL? Quanto o paciente utilizou de insulina?	Infecções secundárias, hiperosmolaridade, polineuropatia, hipoglicemia
Sedação: falta ou excesso	É necessária sedação contínua? Qual nível de sedação (escala de RASS – escala de agitação e sedação)?	Tempo prolongado de ventilação mecânica, pneumonia associada a ventilação mecânica
Analgesia	O paciente tem dor? Necessita de analgesia?	Dor aguda, estresse adrenérgico; constipação associada ao uso de opioides
Trombose venosa profunda (TVP)	Existe protocolo para a profilaxia de TVP?	Tromboembolismo pulmonar
Sangramento por úlcera de estresse gástrico	Necessita de profilaxia? (ventilação mecânica, choque, discrasia e doença péptica)	Hemorragia digestiva alta
Anemia aguda	Qual o nível de hemoglobina? É crítico para realizar transfusão?	Hb entre 7-9 g/dL (exceto cardiopatia); hipervolemia, reações transfusionais e infecções nosocomiais
Acessos venosos e arteriais	Há necessidade de manutenção?	Com a retirada precoce, evitam-se obstruções e infecções – bacteremia
Altas pressões do balonete de tubos traqueais	Qual é a pressão do balonete? Deve-se manter <25-30 mmHg	Traqueomalácia, estenose ou granuloma de traqueia
Retirada do tubo traqueal	Qual é a posição do tubo orotraqueal? Conferir com radiografia de tórax (3-7 cm da carina)	Extubação acidental
SARA (síndrome da angústia respiratória aguda)	Qual é a relação PaO_2? FiO_2? A pressão de platô está mantida <30 cmH_2O?	Barotrauma, lesão pulmonar induzida por ventilação
Uso de ventilação mecânica	O desmame ventilatório pode ter início?	Tempo prolongado de ventilação mecânica
Retirada de aminas vasoativas	O paciente merece tratamento com corticosteroide?	Choque séptico refratário
Uso de antibióticos de largo espectro	Há necessidade de manutenção de antibióticos? Pode haver descalonamento baseado em culturas?	Resistência microbiana

Iamspe

Etiqueta de identificação do paciente

Serviço de terapia intensiva – visita multiprofissional e metas para o dia

Avaliação	Sim	Não	NA
Analgesia			
Escala RASS			
Interrupção da sedação: SAT × SBT			
Avaliação *delirium* (CAM-ICU)			
Profilaxia de TVP (ajuste para função renal)			
Cabeceira acima de 45º			
Higiene oral com clorexidina			
Profilaxia de úlcera de estresse			
Suporte nutricional adequado (jejum, tipo, dieta, SNE)			
Controle glicêmico			
Uso de insulina EV contínua			
Drogas vasoativas			
Retirada de cateteres centrais			
Possibilidade de passagem de PICC			
Possibilidade de retirada de SVD			
Ventilação mecânica protetora (ARDSnet)			
Protocolo de retirada da VM (desmame)			
Pressão de *cuff* e aspiração subglótica			
Indicação de traqueostomia			
Cultura positiva			
Uso de antibióticos (tempo x dose x ajuste para função renal)			
Mudança de decúbito			
Protocolo profilaxia de lesão por pressão			
Sentar na poltrona			
Volume urinário nas últimas 24h adequado?			
Balanço hídrico positivo			
Indicação de diálise (avaliação da nefrologia)			
Pendências em exames complementares			
Suporte familiar (demanda especial)			
Discutir com a família os cuidados paliativos			

Planejamento de metas para o dia ____/____/____

____

____

____

Figura 2 Exemplo de *checklist* para visita multidisciplinar. Modelo usado no Instituto de Assistência Médica ao Servidor Público Estadual do Estado de São Paulo (Iamspe).

CONSIDERAÇÕES FINAIS

Conhecer e utilizar o potencial de cada profissional certamente faz toda a diferença no cuidado humanizado e integral do paciente gravemente enfermo.

A reciprocidade entre os membros da equipe de forma técnica, gerando intervenções por meio da comunicação, valoriza o saber de cada membro, ampliando a capacidade analítica dos processos com o paciente.

A visita à beira do leito, otimizada por meio de *checklist*, permite de maneira objetiva a definição do processo de cuidados, com metas que deverão ser discutidas e cumpridas por toda a equipe multidisciplinar, permitindo o cuidado individualizado e focado na assistência segura.

REFERÊNCIAS BIBLIOGRÁFICAS

1. Poltronieri MJSA, Silva TAF. Terapia nutricional enteral: o papel do enfermeiro na nutrição precoce. In: Viana RAPP. Enfermagem em terapia intensiva – práticas baseadas em evidências. São Paulo: Atheneu; 2012. p.249-60.
2. Matsuba CS, Macedo LCSA, Alves E. Terapia e manutenção nutricional. In: Viana RAAP, Whitaker IY et al. Enfermagem em terapia intensiva – práticas e vivências. Porto Alegre: Artmed; 2011. p.288-306.
3. Viana RAAP. Sepse para enfermeiros – as horas de ouro identificando e cuidando do paciente séptico. 2.ed. São Paulo: Atheneu; 2013.
4. Orlando JMC. Equipe multi e interdisciplinar: um case de sucesso!. In: Souza PCPS, Knibel MF. Gestão, qualidade e segurança em UTI. São Paulo: Atheneu; 2014. p.121-5.
5. Vieira FKR. A ciência da avaliação do risco: "conceituando segurança". In: Gestão, Qualidade e Segurança em UTI. São Paulo: Atheneu; 2014. p.199-216.
6. Junior FHF, Buffon MF, Giusti R. Equipe multiprofissional em terapia intensiva – definindo papéis. In: Junior FHF. Gestão de qualidade em terapia intensiva: normas e processos. São Paulo: Abril; 2015. p.90-4.
7. Damasceno M, Japiassé AM. Protocolos, diretrizes e checklist: melhoram a qualidade e segurança? In: Souza PCPS, Knibel MF. Gestão, qualidade e segurança em UTI. São Paulo: Atheneu; 2014. p.77-86.
8. Sousa RP. A comunicação como fator de qualidade e segurança. In: Souza PCPS, Knibel MF. Gestão, qualidade e segurança em UTI. São Paulo: Atheneu; 2014. p.173-82.
9. Pronovost P, Berenholtz S, Domran T, Lipsett PA. Simmonds T, Haraaden C. Improving communication in the ICU using daily goals. J Crit Care 2003;18(2):71-5.
10. Vincent JL. Give your patient a fast hug (at least) once a day. Crit Care Med 2005;33(6):1225-9.

BIBLIOGRAFIA

Rea-Neto A, Castro JEC, Kinibel MF, Oliveira MC. Gutis – Guia da UTI segura. 1.ed. São Paulo: Associação de Medicina Intensiva Brasileira; 2010.

Capítulo 22

Transferência intra-hospitalar e extra-hospitalar

Patricia Soledad Obando Castro
Virginia del Carmen Merino Gamboa

INTRODUÇÃO

A unidade de terapia intensiva (UTI) caracteriza-se por oferecer um nível elevado de cuidados para o paciente crítico, contando com pessoal especializado e tecnologia avançada, que favorecem a monitoração contínua e a decisão das terapias adotadas conforme o caso, como instalação de ventilação mecânica e procedimentos diagnósticos e terapêuticos ao lado do paciente. Entretanto, às vezes é necessário sair do ambiente da UTI para realizar testes diagnósticos ou intervenções terapêuticas e cirúrgicas que não podem ser feitos na unidade.[1,2]

A movimentação de um paciente crítico da UTI, seja intra-hospitalar, seja extra-hospitalar, por qualquer motivo e independentemente de sua estabilidade, implica muitos riscos; em consequência, a decisão da transferência deve ser tomada após análise de seus prós e contras.[3]

A transferência de um paciente crítico requer equipamento adequado, equipe treinada, coordenação e comunicação efetivas, ou seja, um planejamento antecipado, razão pela qual é necessário seguir um protocolo para todo esse procedimento, de modo que o transporte seja seguro.[2,3]

Na atualidade existem diretrizes baseadas em evidência, com os pontos-chave a serem considerados para a realização da transferência do paciente crítico, e a tecnologia atual disponível permite a replicação do ambiente de cuidado crítico, no tocante à monitoração e terapêutica instaladas, como se estivesse na UTI, para uma transferência segura. Não obstante todos esses avanços técnicos e trabalho sobre as competências dos recursos humanos, o êxito no transporte do paciente crítico se baseia em diretrizes claras, canais de comunicação ótimos e métodos de controle como o *checklist*, registro de avaliação e monitoração do paciente durante a transferência, que permite oferecer uma atenção segura e de qualidade.[2]

Este capítulo é dedicado aos profissionais de saúde (equipe multidisciplinar) em todas as etapas críticas do transporte do paciente, seja pré, intra ou inter-hospitalar:

TRANSFERÊNCIA DO PACIENTE CRÍTICO

É a transferência coordenada, segura e com pessoal treinado, do paciente em estado crítico, dentro do hospital ou fora dele, com a finalidade de realizar exames e/ou terapêuticas, ou porque o paciente necessita de tratamento e cuidado em um centro de maior complexidade.[4]

INDICAÇÃO DE TRANSFERÊNCIA

A indicação de transferência do paciente deve ser tomada após a análise das vantagens ou desvantagens de tal procedimento. Isso é decidido pelo médico responsável pela assistência ao paciente. Essa responsabilidade inclui:[5]

- Avaliação e estabilização do paciente.
- Consentimento informado do paciente ou familiar.
- Coordenação com a área de destino, assegurando que o paciente tenha o que necessita (conforme o motivo da transferência).
- Escolha e acionamento do meio de transporte com equipamento adequado.
- O informe clínico e de proposta de transferência.
- A notificação à equipe de saúde encarregada do transporte.

IMPACTO FISIOLÓGICO DO TRANSPORTE

O impacto do transporte no paciente crítico se dá por dois mecanismos importantes:[6]

A. Mecanismo relativo ao movimento:
   - Aceleração positiva por arrancada brusca ou mudanças de marcha: o efeito fisiológico é causado pelo sangue que se acumula na parte inferior do organismo, provocando hipotensão, taquicardia e alterações no eletrocardiograma (segmento ST e alargamento da onda P), sendo os pacientes hipovolêmicos os mais sensíveis.
   - Aceleração negativa por freadas bruscas ou colisão frontal do veículo: o efeito provocado é gerado porque o sangue se acumula na parte superior do corpo, ocasionando aumento de pressão arterial (PA), pressão venosa central (PVC) e pressão intracraniana (PIC), bradicardia e até parada cardíaca.

   O mecanismo de desaceleração, os movimentos do paciente durante o transporte, a mudança postural e a transferência de uma superfície a outra são variáveis com potenciais repercussões hemodinâmica, respiratória, neurológica, psicológica e analgésica.

B. Mudança de ambiente. A saída do ambiente seguro da UTI, o transporte de equipamentos (ventilador e todos os aparelhos que vão com o paciente), o ruído, a dureza da mesa de exame e o procedimento em si também são causas de incômodo adicional e geram estresse fisiológico para o paciente.

Esses dois mecanismos podem ser perfeitamente controlados, antes e durante o transporte, mediante intervenções como estabilização do paciente antes do transporte e emprego de sedação adequada.

CLASSIFICAÇÃO OU TIPOS DE TRANSPORTE

A classificação se realiza conforme os critérios descritos a seguir.

De acordo com o objetivo do transporte[7]

- Primário ou extra-hospitalar: a transferência do lugar onde ocorre a emergência até o hospital.
- Secundário ou inter-hospitalar: realiza-se de um hospital a outro.
- Terciário ou intra-hospitalar: realiza-se dentro do mesmo hospital.

De acordo com a situação do paciente[5]

- Transporte de emergência: prioridade absoluta; deve-se realizar sem atraso, em virtude do risco vital que a demora no diagnóstico e tratamento pressupõe para o paciente.
- Transporte de urgência: pacientes com algum risco vital, mas que podem esperar pela assistência por alguns minutos ou horas.
- Transporte programável: não requer um acionamento imediato e, portanto, pode ser programado.

De acordo com o meio de transporte[5]

- Terrestre: ambulâncias.
- Aéreo: helicóptero de resgate ou ambulância aérea, que normalmente proporcionam tempos inferiores de transferência ou suprem o déficit de acesso terrestre ao centro hospitalar de alta complexidade.
- Fluvial: embarcação rápida, barco-hospital.

De acordo com o nível de equipamentos do sistema de transporte

- Ambulância de suporte básico: designada para a transferência do paciente sem necessidade de atenção médica ou especializada durante o transporte.
- Ambulância de suporte avançado ou medicalizada: requer atenção especializada de uma equipe de profissionais especializados e conta com equipamentos de alta tecnologia, como ventiladores mecânicos e monitores cardíacos, entre outros. É usada para transferência de paciente crítico. O mesmo vale para helicóptero e avião.

DOCUMENTAÇÃO NECESSÁRIA

- Documentação de identificação do paciente.
- Consentimento informado assinado pelo paciente ou familiar legalmente responsável.
- Informe clínico completo que inclua:
  - Indicação da transferência.
  - Exames complementares.
  - Aceitação do paciente na instituição receptora, com os dados do lugar e do médico que o recepcionará.
  - Formulário de avaliação prévia, em caso de voo comercial.
  - Permissões de sobrevoo de países a serem atravessados segundo o plano de voo configurado na transferência aérea de serviço de saúde privado.
  - Certificados de habilitação do médico de transporte (ambulância, avião, helicóptero).

FASES DO TRANSPORTE

Fase de pré-transporte

Fase em que se prepara o paciente para o transporte. Está centrada na gravidade da doença e na estabilidade do paciente, no tipo de monitoração e terapia que o paciente requer, e também no que é provável que se necessite durante o processo de transporte.[6]

Fase de transporte

Esta fase corresponde ao transporte do paciente crítico, da UTI a outro serviço e vice-versa, assim como o período durante o procedimento diagnóstico ou terapêutico.

Fase posterior à fase de transporte

Fase em que o paciente crítico retorna à UTI, mantém-se a monitoração, reinstalam-se as terapias, e ele deve ser estabilizado. Esta fase requer de 30 minutos a 1 hora depois do transporte e deve ser considerada parte do processo de transporte.[7]

PROCEDIMENTO

A transferência de um paciente crítico dentro ou fora do hospital envolve riscos, devendo ser rigorosamente organizada e eficiente, ou seja, deve minimizar riscos e assegurar a continuidade do tratamento. Portanto, deve-se ter em mente quatro aspectos importantes:[8]

- Comunicação e coordenação pré-transporte.
- A equipe acompanhante.

- O equipamento necessário.
- A monitoração durante o transporte.

Os padrões para a certificação de hospitais da Joint Commission International consideram a segurança do paciente, a comunicação efetiva e a continuidade da atenção, o que tem relação direta com a transferência eficaz de um paciente crítico.

TRANSPORTE INTRA-HOSPITALAR

É o que se realiza dentro do ambiente hospitalar, incluindo o transporte do paciente até a unidade crítica (entrada) e o transporte da UTI a outro serviço para algum exame especial, ao centro cirúrgico ou à sala de internação.

Em virtude do risco envolvido no transporte de um paciente crítico, em razão dos dispositivos invasivos, como cateter venoso central ou arterial, tubo endotraqueal, cateter de pressão intracraniana (PIC), tubos de drenagens etc., também se torna obrigatória a mobilização de bombas de infusão, ventilador mecânico e equipamento de monitoração. Portanto, é necessário contar com protocolos e listas de verificação (*checklist*) para a avaliação das prioridades.[9]

Comunicação e coordenação pré-transporte

A comunicação correta em um transporte é muito importante e compreende os seguintes aspectos:[10]

- Informação à família: deve ser realizada pelo médico responsável, incluindo o tipo de procedimento, os riscos que implica e a justificativa da necessidade de realizá-lo. Obtém-se o consentimento informado.
- Coordenação com os médicos especialistas que realizarão o procedimento ou tratamento, confirmando o horário e a equipe necessária.
- Coordenação entre o médico responsável e o enfermeiro responsável pelo paciente, para planejar o transporte.
- Coordenação com a equipe da transferência: médico, enfermeiro a quem se deve fornecer informações completas e atualizadas do estado do paciente, assim como toda a informação relacionada ao exame ou procedimento solicitado.
- É importante comunicar a área de destino do paciente, no momento do início do transporte.

Equipe de transferência

Os padrões de prática recomendam enfaticamente que o transporte de paciente crítico seja realizado no mínimo por duas pessoas: médico e enfermeiro capacitados em manejo de via aérea, reanimação cardíaca avançada e cuidados críticos (ver Figura 1).

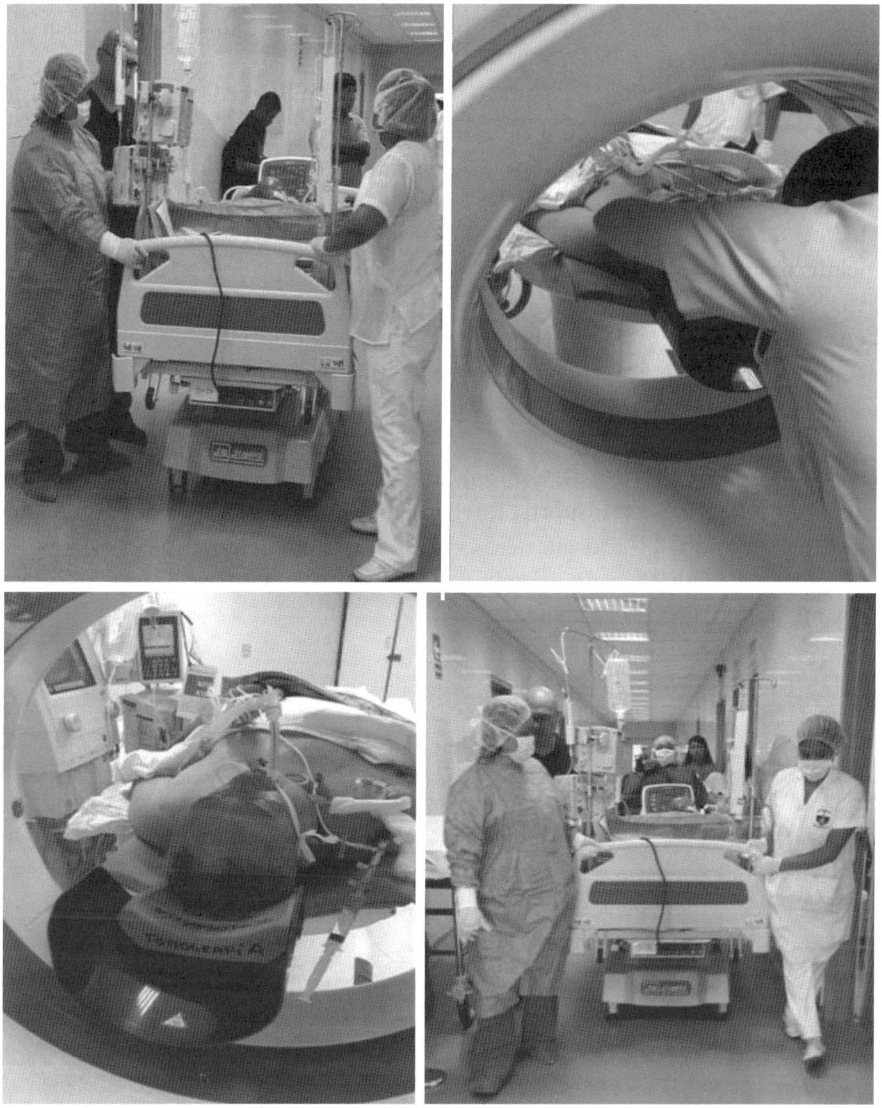

Figura 1 Transporte de paciente crítico.

Em algumas diretrizes, considera-se o fisioterapeuta dentro da equipe, embora nem todos os países contem com esse profissional na terapia intensiva.

É importante ressaltar o papel que o maqueiro (ou a pessoa que desempenhe esse papel) cumpre no transporte, pois ele deve saber que o paciente tem de ser transportado a uma velocidade constante e evitar obstáculos e desníveis na rota escolhida.

Material e equipamentos necessários

O equipamento mínimo necessário para o transporte é (Figura 2):[11]

- Monitor multiparamétrico para transporte: eletrocardiograma, pressão arterial não invasiva, oximetria de pulso.
- Maleta para via aérea completa: todo o material para manejo de via aérea, dispositivos de administração de oxigênio, aspiração de secreções.
- Balão de oxigênio: portátil, com capacidade e reserva adequadas conforme a necessidade do paciente.
- Medicamentos básicos para ressuscitação: adrenalina, atropina, antiarrítmicos. Incluir também sedativos e analgésicos, solução salina, coloides, dextrose, antieméticos.
- Ventilador de transporte: com modos ventilatórios apropriados para a complexidade do paciente. No caso de não contar com o ventilador de transporte, será utilizado um reanimador manual (Ambu) com válvula de PEEP.

Os equipamentos elétricos devem ter carga de bateria completa e capacidade para funcionar durante todo o transporte. É recomendável levar os cabos dos equipamentos para serem conectados a fontes elétricas em caso de esgotamento da bateria.

É importante, também, contar com lugar e dispositivos necessários para colocar todo o equipamento na cama do paciente.[11]

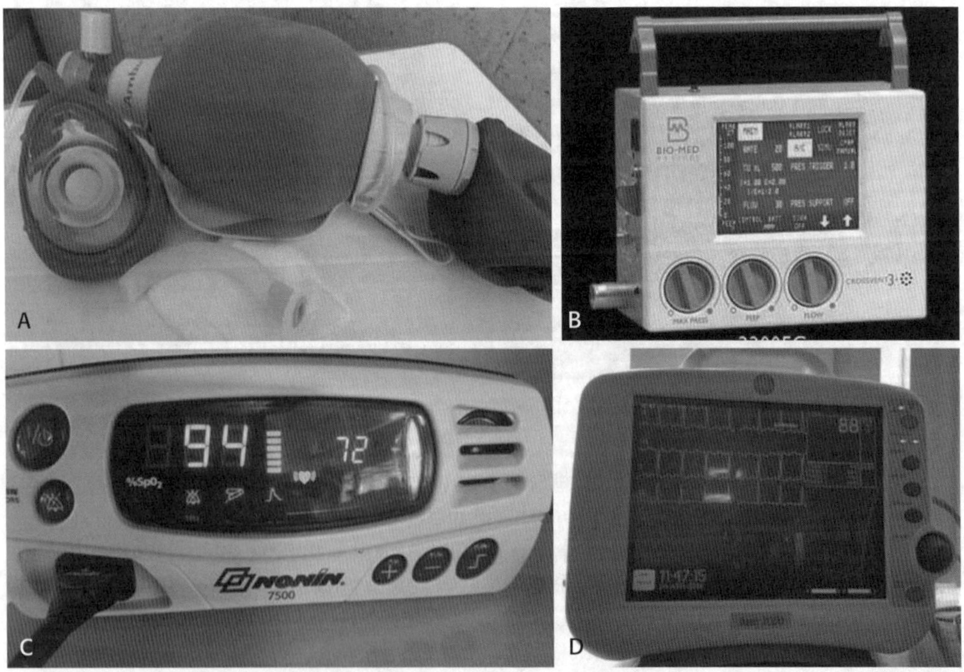

Figura 2 Itens do equipamento mínimo necessário no transporte do paciente crítico. A: reanimador manual (Ambu) com reservatório e máscara de oxigênio; B: ventilador de transporte; C: oxímetro de pulso; D: monitor multiparamétrico.

TRANSFERÊNCIA EXTRA-HOSPITALAR

É o transporte do paciente fora do hospital. Ocorre quando o benefício ao paciente supera o risco. É uma transferência que deve ser considerada cuidadosamente e ocorrer dentro das expectativas a seguir.

Comunicação e coordenação

Deve-se contar com diretrizes para garantir uma transferência segura.

- Escolher o método mais adequado de transporte, que deve incluir:
  - Duração do transporte segundo a distância.
  - Equipe médica.
  - Probabilidade de complicações durante o transporte.
- Segundo a distância a ser percorrida, designa-se:
  - Entre 50 e 200 km: uma ambulância terrestre.
  - Entre 200 e 400 km: um helicóptero.
  - Entre 400 e 800 km: um avião turbo.
  - Acima de 800 km: um avião a jato.
- Deve-se levar em conta que a decisão sobre o modo de transporte estará condicionada à gravidade e às condições do paciente.[12]
- Informar os familiares sobre a necessidade da transferência e os riscos que isso implica, o meio de transporte e o tempo estimado. Deve-se obter o consentimento informado da família. Isso é responsabilidade do médico responsável.
- Deve haver coordenação entre o médico responsável e o médico que recepcionará o paciente. É importante um resumo adequado do histórico do paciente e do objetivo da transferência.
- Também são importantes a coordenação e a informação sobre os detalhes da transferência com o profissional de enfermagem responsável pelo paciente e a equipe que realizará o transporte.
- O piloto ou motorista deve ser informado sobre a condição do paciente que será transportado e os requisitos durante o trajeto.

Equipe de transporte[13]

No mínimo são necessárias duas pessoas: médico e enfermeiro treinados em manejo da via aérea, ressuscitação cardiopulmonar (RCP) básica e avançada, além de certificados como médico ou enfermeiro de evacuação aeromédica outorgado por instituição credenciada em cada país.

No caso de evacuação aeromédica, atuam mais de uma equipe de transporte:

- Equipe de transporte terrestre (instituição/aeronave).
- Equipe de transporte aéreo.

- Equipe de transporte terrestre (aeronave/instituição de destino).
- Equipe receptora na instituição de destino.

Em transferências curtas, é recomendável que apenas uma equipe realize o transporte do hospital de origem até o centro de saúde de destino.

Equipamento necessário

O equipamento e os medicamentos sugeridos são:[14]

- Respirador de transporte, leve, compacto, com compressor interno, baixo consumo de oxigênio, de uso fácil, bateria de longa duração, com os modos ventilatórios de uso frequente, FiO_2 confiável, capaz de fornecer 100% de concentração.
- Monitor multiparamétrico.
- Equipamento completo de manejo de via aérea.
- Medicação básica e especial.

Monitoração durante a transferência

Assim como ocorre na transferência intra-hospitalar, a monitoração na transferência extra-hospitalar deve ser permanente e com registro.

Deve-se levar em consideração:[15]

- Ruído: as cabines de helicópteros são mais ruidosas que as dos aviões. Isso é um obstáculo no momento de auscultar o paciente e medir a pressão arterial. No transporte terrestre, deve-se utilizar a sirene apenas se necessário. Ruído maior que 70 dB provoca alteração do sono e alterações na frequência cardíaca. Deve-se proteger o paciente do ruído.
- Vibrações: são produzidas no transporte terrestre pelo estado mecânico do veículo de transporte; no avião, são produzidas por turbulência e motores e podem ser fonte de erros no equipamento de monitoração. Pode-se reduzir o efeito das vibrações com o uso de macas flutuantes e colchões de vácuo.
- Temperatura: tanto a hipotermia como a hipertermia produzem alterações fisiológicas no paciente. Pode-se evitá-las com o uso de sistema de ar-condicionado no veículo e o uso de mantas térmicas.

No transporte aéreo, devem-se levar em conta detalhes como:

- O efeito da pressão atmosférica no pneumotamponamento; por isso, recomenda-se inflar com soro fisiológico e não com ar.

Administrar 100% de oxigênio durante a subida e a descida para prevenir a hipoxemia causada pelas mudanças de pressão e, depois, voltar à FiO_2 requerida.[16]

Monitoração do paciente durante o transporte[17]

O nível de atenção e vigilância durante o transporte deve ser similar ao que se tinha na UTI, isto é:

- Realizar monitoração eletrocardiográfica contínua, oximetria de pulso e medição periódica da pressão arterial, do pulso e da frequência respiratória.
- Verificar constantemente a posição correta dos dispositivos invasivos: cateteres venosos, arteriais, tubo endotraqueal ou cânula de traqueostomia, sonda nasogástrica, sonda urinária e drenos.
- Verificar permanentemente o bom funcionamento dos equipamentos.
- Registrar os parâmetros de monitoração durante todo o transporte é importante e permitirá garantir a continuidade do tratamento, detectar complicações precocemente e preveni-las, assim como observar a evolução do paciente durante o movimento e as transferências.

No transporte do paciente em estado crítico, é preciso realizar uma vigilância rigorosa das variáveis fisiológicas que podem estar alteradas (Tabela 1).

Tabela 1 Monitoração do paciente crítico durante a transferência

Variável	Características
Circulação	Avaliar a frequência cardíaca, a pressão arterial e a perfusão periférica
Respiração	Avaliar o trabalho respiratório, se o paciente se encontra em suporte ventilatório. Avaliar também a sincronia ventilatória, seus efeitos no estado de oxigenação e ventilação e suas alterações subsequentes no pH
Oxigenação	Avaliar principalmente a oximetria de pulso. Determinar suas alterações instantâneas em relação ao transporte
Ventilação	Avaliar as alterações na $PaCO_2$ após a manipulação do paciente e do ventilador durante o transporte. Esse controle pode ser realizado de maneira contínua com um capnógrafo
Nível de consciência	O nível de consciência deve ser avaliado de maneira regular durante o transporte, identificando oportunamente variações associadas à alteração neurológica
Dor	Os efeitos do movimento durante a transferência podem gerar dor no paciente em razão das feridas ocasionadas pelos dispositivos inseridos (tubo endotraqueal, venóclise, sondas e drenos)
Conforto	A presença de ruídos, vibrações e o próprio movimento do transporte, independentemente do tipo de veículo, geram ansiedade no paciente consciente; portanto, é necessário levar em consideração os diferentes mecanismos e estratégias para a diminuição desses efeitos negativos, assim como favorecer o ambiente de proteção

Retorno à unidade de terapia intensiva

De volta à unidade, procede-se à reacomodação do paciente, à conexão do ventilador mecânico às fontes de oxigênio e ar e a outros dispositivos necessários. As medidas terapêuticas adotadas antes do transporte serão restabelecidas; continuadas as atividades de monitoração, registro e avaliação de mudanças de parâmetros hemodinâmicos do paciente crítico, como parte da fase de pós-transporte.[18]

INCIDENTES DURANTE O TRANSPORTE DO PACIENTE CRÍTICO

Define-se um incidente como qualquer evento ou resultado que pode reduzir a margem de segurança do paciente. O transporte de um paciente crítico é complicado e pode comprometer a segurança do paciente; por isso, é necessário um planejamento rigoroso.

Papson et al.[8] estabelecem dois grupos de eventos adversos (EA), com base nas alterações fisiológicas que o paciente experimenta como consequência do transporte:

- Eventos menores, quando se produz uma piora fisiológica do paciente maior que 20% com relação ao estado fisiológico prévio ao transporte ou a presença de problemas relacionados a algum equipamento.
- Eventos maiores ou graves, que colocam a vida do paciente em risco e que requerem intervenção terapêutica urgente.

A incidência de EA graves e de outro tipo fica ao redor de 68 a 70%. Darcy[11] descreve os contratempos que podem se apresentar durante a transferência do paciente, e os eventos adversos que derivam de tais contratempos são mostrados na Tabela 2.

O transporte do paciente em estado crítico implica diversos riscos de complicações e eventos não favoráveis. É necessário destacar quais são esses eventos e quais são as condições que favorecem sua presença. Merece destaque o fato de que as complicações (Figura 3) podem ser estudadas a partir de pontos de vista distintos: o primeiro resulta nas complicações ou repercussões no estado do paciente transportado, e o outro em percalços ou alterações sofridas (técnicas ou de protocolo) durante o transporte (Tabela 3).

CHECKLIST – O DESENVOLVIMENTO DA LISTA DE VERIFICAÇÃO

A informação dos estudos a respeito dos EA registrados gerou a preocupação de centrar-se na segurança no transporte do paciente crítico. Desde 1999, as sociedades de cuidados intensivos e urgências nos Estados Unidos atualizaram recomendações que representaram um primeiro passo que proporcionou aos médicos um conjunto de princípios gerais para a boa prática na melhora da segurança e comodidade do paciente durante o TIH.[19,20] A difusão permitiu que a incidência de EA baixasse durante o TIH; entretanto, a partir de 2007, estudos de Lahner e Papson especificam que os EA se apresentam como riscos reais, fazendo-se necessário tomar outras medidas de prevenção: as listas de comprovação, listas de verificação ou *checklists*.

Os primeiros registros em saúde datam do ano 1960, pela necessidade do pessoal de enfermagem, que criou fichas clínicas e formulários para incluir as constantes vitais, criando, em essência, uma lista de verificação (ou *checklist*). Com o tempo, foi acrescentada uma quinta constante vital (a dor), e desenvolveram-se inovações nas fichas de

Tabela 2 Incidentes durante o transporte de pacientes

Dimensão	Fator	Tipo de erro
Fatores associados ao sistema	Fatores da prática	Problemas de comunicação Protocolo inadequado Treinamento inadequado Carência de supervisão Pessoal insuficiente
	Equipamento	Falha do equipamento Equipamento inadequado Mau uso do equipamento Manutenção precária Equipamento não especializado Serviço inadequado
	Infraestrutura física e ambiente	Carência de espaço Alta atividade da unidade Carência de suporte e equipamento
Fatores humanos	Erros baseados no conhecimento	Erro de reconhecimento de problemas Erro de juízo Carência de conhecimento
	Erros baseados em regras	Falha de seguimento de protocolo Preparação inadequada do paciente Avaliação inadequada do paciente Falha ao verificar o equipamento Mau uso de equipamento não familiar
	Erro técnico	Falta de técnica Inexperiência

Tabela 3 Sistemas e eventos adversos

Sistema	Evento adverso
Via aérea	Perda da via aérea Obstrução da via aérea, tampão mucoso
Respiração	Parada respiratória Hipoxemia, diminuição da PaO_2/FiO_2 Pneumonia associada à ventilação mecânica Pneumotórax por pressão
Circulação	Parada cardíaca Instabilidade hemodinâmica Embolia aérea Sangramento
Incapacitação neurológica	Aumento da pressão intracraniana Desestabilização da lesão de medula espinal

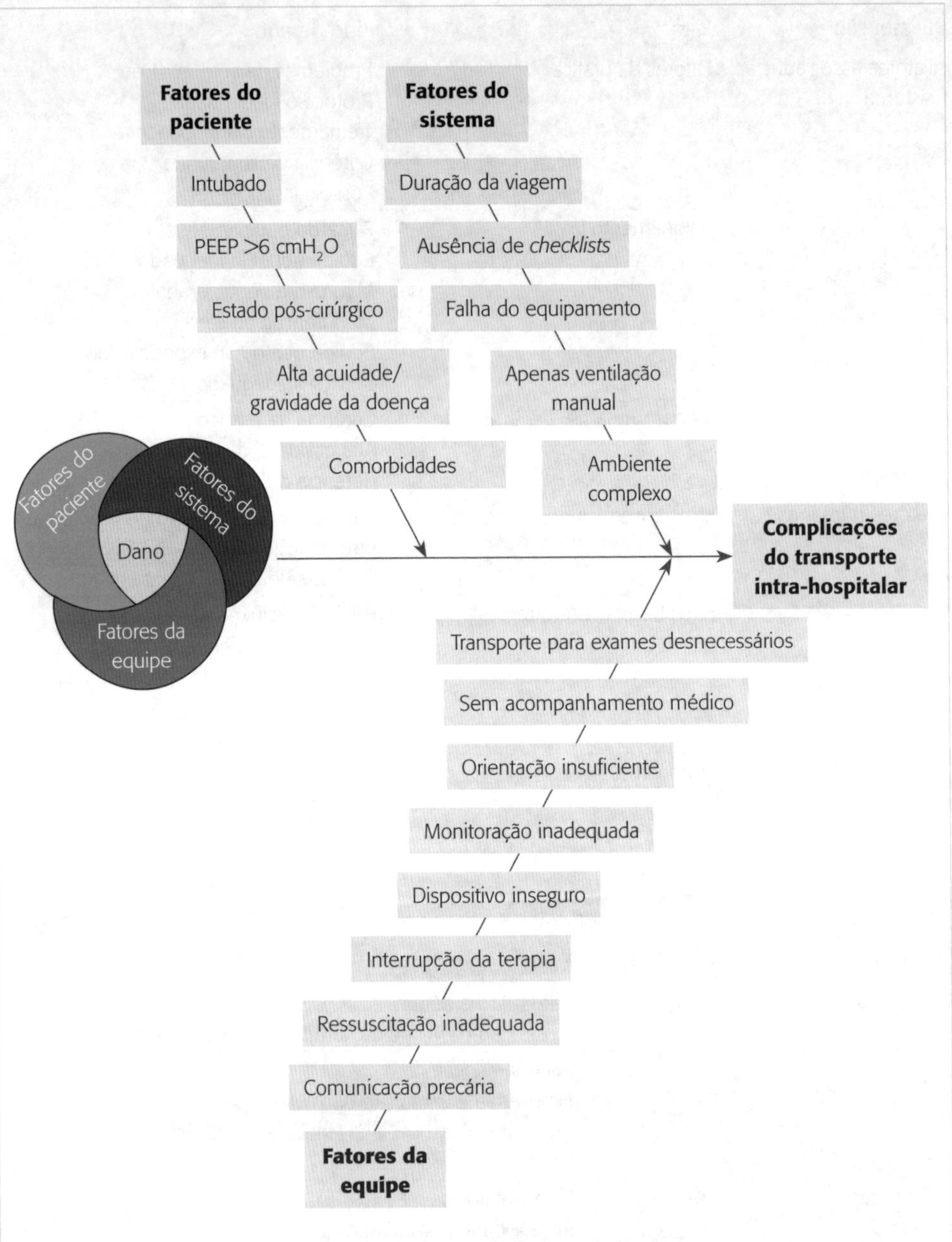

Figura 3 Fatores condicionantes de complicações no transporte.

DAC: doença arterial coronariana; DM: diabete melito; IC: insuficiência cardíaca.

registro de administração de medicamentos ou fichas Kardex, incluindo breves planos de atenção para cada paciente. Ninguém as chama de listas de verificação, mas, na realidade, é o que são.

No ano 2001, o Dr. Peter Pronovost, especialista em cuidados intensivos do Johns Hopkins Hospital, decidiu tentar a sorte com uma lista de verificação entre os médicos. Elaborou-a apenas para encarregar-se de uma entre suas centenas de tarefas potenciais: as infecções de cateter venoso central (CVC), redigindo os passos que teria de dar para evitar as infecções ao inserir um CVC. Para tanto, pediu ao pessoal de enfermagem da UTI que observasse os médicos durante um mês, enquanto realizavam o procedimento, e que tomasse nota da frequência com que executavam cada passo.[10,21]

Em mais de um terço dos casos, eles pulavam ao menos um dos passos. Ao fim de 15 dias, a taxa de infecção havia passado de 11 para 0%; as listas de comprovação ajudavam a lembrar e a expor com clareza os passos mínimos necessários de um processo.

Alguns estudos sobre o uso de *checklist* no transporte do paciente crítico propõem um formulário detalhando a indicação para o transporte e os dados sobre o estado do paciente antes, durante e depois do TIH e que sejam parte integral de seu histórico clínico; outros consideram o uso de uma lista de comprovação rápida (*quick checklist*), apenas para a preparação de pacientes para transporte, que poderia permitir à equipe lembrar de certos pontos que de outra maneira teriam sido esquecidos.[2,6,12,13] Os benefícios de listas de controle incluem a normalização, a promoção da atenção baseada em evidência, a melhora da comunicação, o uso de equipamento adequado, minimizando erros, e a mitigação da falta de confiabilidade da memória. É possível que as listas de checagem muito elaboradas não sejam tão viáveis, por aspectos operacionais e culturais, e, por outro lado, completar uma lista de verificação soma-se à carga de trabalho do enfermeiro, embora alguns estudos relatem que só se gastam em média 4,5 minutos (faixa de 3 a 10), considerando uma lista de verificação com as três fases de transporte (Figuras 4 e 5), ou individualizando os *checklists* como os mostrados na Figura 6. Por isso, sugere-se que cada hospital avalie se os elementos da lista são aplicáveis à sua situação específica.[22-24]

CONSIDERAÇÕES FINAIS

Minimizar os riscos e maximizar a segurança do paciente durante o transporte, além de proporcionar às UTI e às emergências um conjunto de práticas de procedimentos (listas de controle) para o manejo de pacientes adultos criticamente doentes, a fim de evitar complicações durante o transporte extra-hospitalar (TEH) e intra-hospitalar (TIH), deve ser o objetivo da equipe na UTI.

Ajudar os profissionais dos hospitais e instituições públicas e privadas a desenvolver e implementar estratégias e protocolos para o transporte seguro de pacientes em estado crítico torna-se fundamental quando pensamos na segurança do paciente crítico.

Etiqueta do paciente	Data	(dd/mm/aaaa)		
	Hora de início do transporte	(h/m)		
	Hora de chegada na UTI	(h/m)		
	Procedimento			
	❑ TC	❑ RM	❑ Angiografia	
	❑ Outro ______			
	Objetivo do transporte			
	❑ Diagnóstico	❑ Intervenção		
	❑ Diagnóstico e intervenção			

Pré-transporte

Equipamento/materiais	Sim	Não	NA
Bolsa de transporte			
Maca de transporte totalmente carregada			
Desfibrilador			
Reanimador manual (Ambu)			
Nível de oxigênio suficiente			
Verificar comprimento de cateteres venosos			
Em caso de RM, cateteres venosos de comprimento estendido			
Desconectar cateteres venosos necessários			

Medicação	Sim	Não	NA
Medicação intravenosa suficiente			
Sedativos intravenosos adicionais			
Inotrópicos intravenosos adicionais			
Medicação adicional			
Bomba de infusão adicional			
Líquidos intravenosos adicionais			
Interromper nutrição enteral			
Interromper insulina enteral			

Em caso de TC com contraste	Sim	Não	NA
Cânula intravenosa 18 GA			
Contraste oral administrado			
Se "sim"			
Proteção renal de acordo com o protocolo			

Monitor	Sim	Não	NA
Monitoração $EtCO_2$			
Verificar e ajustar alarme visual e audível			

Ventilador de transporte	Sim	Não	NA
Ligar o oxigênio			
Colocar filtro HME entre o ventilador e ET/TT			
Verificar e ajustar alarme visual e audível			

ET/TT profundidade (cm)	

Administrativo	Sim	Não	NA
Registro de sinais vitais basais no verso			
Alterar para paciente "em transporte"			
Departamento de radiologia informado			
Preencher questionário de segurança na RM			

Figura 4 *Checklist* por fases de transporte: pré-transporte.

NA: não se aplica; RM: ressonância magnética; TC: tomografia computadorizada; TE: tubo endotraqueal; TT: traqueostomia.

Durante o transporte							
				Medicação e líquidos administrados			
No destino	**Sim**	**Não**	**NA**	**Medicação**	**Dosagem**	**Líquidos IV**	**mL**
Conectar oxigênio				Fenilefrina		Solução salina	
Conectar ar				Midazolam		Voluven	
Desconectar oxigênio e conectar na maca				Propofol		Ringer lactato	
Conectar na maca de transporte							
Verificar visibilidade no monitor durante o procedimento							

Sinais vitais	**Pré-transporte**	**20 min**	**40 min**	**60 min**	**Pós-transporte**
Hora					
FC/ritmo					
PA					
PAM					
PVC					
PAP					
Modo vent.					
FiO_2					
PEEP/PS					
FR					
Volume corrente					
Volume-minuto					
SpO_2					
$EtCO_2$					
ECG					
Pupila E/D					
*Apenas os parâmetros clínicos que também são registrados na UTI.					

Pós-transporte							
Paciente conectado	**Sim**	**Não**	**NA**	**Maca de transporte**	**Sim**	**Não**	**NA**
Ligar umidificador				Bolsa de transporte complementar			
Interromper sedativos extras				Trocar torpedo de oxigênio se nível <50 bar			
Iniciar nutrição enteral				Mudar filtro HME			
Iniciar insulina enteral				Conectar na maca de transporte			
Desembaraçar cateteres venosos				Relatar procedimento no prontuário			
Trocar para paciente "de volta à UTI" no prontuário eletrônico				Trocar aspirador, se usado			
Verificar carga da bomba de infusão				Relatar incidentes			
Especificar:							
Médico:				**Assinatura:**			
Enfermeiro:				**Assinatura:**			

Figura 5 *Checklist* por fases de transporte: durante o transporte e pós-transporte.

A. *CHECKLIST* 1

O paciente está estável para transporte?

Via aérea

- ❑ Via aérea segura ou assegurada por intubação
- ❑ Posição do tubo traqueal confirmada no raio X de tórax

Ventilação

- ❑ Paralisada, sedada e ventilada
- ❑ Ventilação estabilizada no ventilador de transporte
- ❑ Troca gasosa adequada confirmada pela gasometria arterial

Circulação

- ❑ Frequência cardíaca, PA estável
- ❑ Perfusão de órgãos e tecidual adequadas
- ❑ Qualquer perda de sangue controlada
- ❑ Volume sanguíneo circulatório restaurado
- ❑ Hemoglobina adequada
- ❑ Mínimo de dois pontos de acesso venoso
- ❑ Linha arterial e acesso venoso central apropriado

Neurologia

- ❑ Convulsões controladas, causas metabólicas excluídas
- ❑ Manejo apropriado da pressão intracraniana

Trauma

- ❑ Coluna cervical protegida
- ❑ Pneumotórax drenado
- ❑ Sangramento intratorácico e intra-abdominal controlado
- ❑ Lesões intra-abdominais adequadamente verificadas e manejadas de forma adequada
- ❑ Fraturas de ossos longos/pélvicas estabilizadas

Metabólico

- ❑ Glicose sanguínea >4 mmol/L
- ❑ Potássio <6 mmol/L
- ❑ Cálcio ionizado >1 mmol/L
- ❑ Equilíbrio acidobásico aceitável
- ❑ Manutenção da temperatura

Monitoração

- ❑ ECG
- ❑ Pressão arterial
- ❑ Saturação de oxigênio
- ❑ Dióxido de carbono expirado
- ❑ Temperatura

B. *CHECKLIST* 2

Você está pronto para a saída?

Paciente

- ❑ Estável na maca de transporte
- ❑ Adequadamente monitorado
- ❑ Todas as infusões correndo e cateteres adequadamente fixados
- ❑ Adequadamente sedado e paralisado
- ❑ Adequadamente seguro na maca de transporte
- ❑ Adequadamente coberto para prevenir perda de calor

Equipe

- ❑ Adequadamente treinada e experiente
- ❑ Passagem de plantão recebida
- ❑ Adequadamente vestidos e seguros

Equipamento

- ❑ Ambulância apropriadamente equipada
- ❑ Equipamentos e medicamentos adequados
- ❑ Baterias verificadas (baterias sobressalentes disponíveis)
- ❑ Suprimentos de oxigênio suficientes
- ❑ Telefone portátil carregado e disponível
- ❑ Dinheiro/cartões de crédito para emergências

Organização

- ❑ Anotações do caso, raios X, resultados, sangue coletado
- ❑ Documentação de transferência preparada
- ❑ Localização do leito e médico receptor informados
- ❑ Unidade receptora informada do tempo de partida e do tempo estimado de chegada
- ❑ Números de telefone disponíveis das unidades de encaminhamento e de recepção
- ❑ Familiares informados
- ❑ Preparativos em ordem para a viagem de retorno
- ❑ Equipe da ambulância informada
- ❑ Escolta policial providenciada, se for o caso

Partida

- ❑ Maca de transporte do paciente segura
- ❑ Equipamento elétrico conectado na fonte de energia da ambulância onde for disponível
- ❑ Ventilador transferido para o suprimento de oxigênio da ambulância
- ❑ Todo o equipamento reunido ou guardado de forma segura
- ❑ Equipe sentada e usando cintos de segurança

Figura 6 A: *Checklist* 1– O paciente está estável para transporte? B: *Checklist* 2 – Você está pronto para a saída?

REFERÊNCIAS BIBLIOGRÁFICAS

1. Droogh JM, Smit M, Absalom AR, Ligtenberg JJM, Zijlstra JG. Transferring the critically ill patient: are we there yet? Crit Care. 2015;19(1):62.
2. Fanara B, Manzon C, Barbot O, Desmettre T, Capellier G. Recommendations for the intra-hospital transport of critically ill patients. Crit Care 2010;14:R87.
3. Blakeman TC, Branson RD. Inter- and intra-hospital transport of the critically ill. Respir Care 2013 Jun;58(6):1008-23.
4. Alegría L, Rojas N, Valencia M. Complicaciones asociadas al transporte intrahospitalario de pacientes críticos. Hospital Clínico Pontificia Universidad Católica. Rev Chil de Med Int 2009;24(3):171-80.
5. Laverde JCH. Revisión temática transporte medicalizado del paciente críticamente enfermo. Umbral Científico 2007;(11):73-89.
6. Brunsveld-Reinders AH, Arbous MS, Kuiper SG, De Jonge E. A comprehensive method to develop a checklist to increase safety of intra-hospital transport of critically ill patients. Crit Care 2015;19:214.
7. Beckmann U, Gillies DM, Berenholtz SM, Wu AW, Pronovost P. Incidents relating to the intra-hospital transfer of critically ill patients. An analysis of the reports submitted to the Australian Incident Monitoring Study in Intensive Care. Intensive Care Med 2004;30:1579-85.
8. Papson JP, Russell KL, Taylor DM. Unexpected events during the intrahospital transport of critically ill patients. Acad Emerg Med 2007;14:574-7.
9. Gillman L, Leslie G, Williams T, Fawcett K, Bell R, McGibbon V. Adverse events experienced while transferring the critically ill patient from the emergency department to the intensive care unit. Emerg Med J 2006;23:858-61.
10. Gawande A. El efecto checklist. Barcelona: Antoni Bosch Editor; 2010.
11. Darcy D. Keeping patients safe during intrhospitaltransport. Crit Care Nurse 2010;30(4).
12. Ponce AFC, Moya DG, Marco LVC, Herráez CG, García AG, Espejo PG, et al. Protocolo de transporte intrahospitalario del paciente crítico 2012. Disponível em: http://www.chospab.es/publicaciones/protocolosEnfermeria/documentos/48573291fc4abb1f33aec2d4ad54511f.pdf. Acesso em: 02 set. 2016.
13. Arnedo JMN, Pastor RP, coords. Guía práctica de enfermería en el paciente crítico. 2. ed. 2012. Disponível em: https://elenfermerodelpendiente.files.wordpress.com/2014/10/guc3ada-de-procedimientos-de-enfermer-c3ada-en-uci.pdf. Acesso em: 02 set. 2016.
14. Espanha. Ministerio de Sanidad y Política Social. Unidad de cuidados intensivos: estándares y recomendaciones. Madrid: Ministerio de Sanidad y Política Social; 2010. Disponível em: http://www.msssi.gob.es/organizacion/sns/planCalidadSNS/docs/UCI.pdf. Acesso em: 02 set. 2016.
15. Gutierrez F. Ventilación mecánica. Acta Med Per 2011;28(2).
16. Ramos L, Benito S. Fundamentos de la ventilación mecánica. Valencia: Marge Médica Books; 2012.
17. The Association of Anaesthetists of Great Britain and Ireland. Interhospital transfer. London: The Association of Anaesthetists of Great Britain and Ireland; 2009.
18. Almeida ACG, Neves ALD, Souza CLB, Garcia JH, Lopes JL, Barros ALBL. Intra-hospital transport of critically ill adult patients: complications related to staff, equipment and physiological factors. Acta Paul Enferm 2012;25(3):471-6.
19. Comeau O, Armendariz-Batiste J, Scott A. Safety first! Using a checklist for intrafacility transport of adult intensive care patients. Crit Care Nurse 2015;35(5):16-26.
20. Blakeman T, Branson R. Inter- and intra-hospital transport of the critically ill. Respir Care 2013;58(6):1008-21.
21. Knight PH, Maheshwari N, Hussain J, Scholl M, Hughes M, Papadimos TJ et al. Complications during intrahospital transport of critically ill patients: focus on risk identification and prevention. Int J Crit Illn Inj Sci 2015 Oct-Dec;5(4):256-64.
22. Meneguin S, Corrêa P, Bronzatto C. Characterization of the intrahospital transport of critically ill patients. Acta Paul Enferm 2014;27(2):115-9.
23. Intensive Care Society. Guidelines for the transport of the critically ill adult. London: Intensive Care Society; 2002.
24. Castarataro C, Paz M. Pautas generales para el transporte de los pacientes críticos. In: Sociedad Argentina de Terapia Intensiva, ed. Terapia intensiva. 5. ed. Buenos Aires: Editorial Médica Panamericana; 2015.

Capítulo 23

Equipe de resposta rápida proativa

Eduardo Cervantes Jiménez
Ivannia Hernández Corrales
Humberto Fonseca Cordero

INTRODUÇÃO

Uma das primeiras publicações sobre as equipes de resposta rápida (ERR) aparece em 1995, incluindo duas unidades de terapia intensiva (UTI) da Austrália[1] e, desde então, desenvolveram-se evidências abundantes em relação à avaliação de seu impacto, inicialmente na mortalidade e hoje na morbidade, nos pacientes intra-hospitalares, mediante ações proativas ou intervenções precoces.

Para os centros de saúde em nível mundial, a detecção oportuna de eventos que incidem na sobrevida do paciente se vê afetada pela grande demanda de serviços – que, em muitas ocasiões, supera a oferta e a atenção apropriada –, pela limitação de recursos humanos e materiais, pela rotatividade de pessoal por razões laborais e administrativas, assim como pela pouca experiência na detecção adequada de complicações. Todos esses fatores podem desencadear deterioração das condições do paciente durante sua estadia hospitalar e culminar com seu óbito.

Para os Estados Unidos, a variabilidade estatística é importante, em virtude de não haver dados específicos que reflitam os eventos não detectados de maneira apropriada; todavia, calcula-se que cerca de 100 mil pacientes falecem a cada ano em decorrência de fatores como os previamente descritos, definindo-se essas mortes como "indevidas" e situando-se no oitavo lugar entre as causas de óbito intra-hospitalar.

Essa causa de morte não deve ser associada de maneira direta às condições legais de imperícia, inobservância, negligência ou imprudência, mas sim a deficiências técnicas na formação e capacitação da equipe de saúde em geral, além de outros fatores, como a sobrecarga de trabalho e a incapacidade de identificar os sinais iniciais de deterioração e responder rapidamente para resolvê-los de maneira integral.[2]

EQUIPES DE RESPOSTA RÁPIDA

É conhecida mundialmente a denominação "código azul" para identificar um sistema de alerta que consiste no manejo dos pacientes em parada cardiorrespiratória. Entretanto, a tendência atual é que essas equipes tenham as competências necessárias para intervir em qualquer outra situação que ponha a vida em risco, mediante a abordagem da emergência por um grupo treinado, capaz de realizar as manobras técnicas necessárias no menor tempo possível, sob a coordenação de um líder com a formação e o treinamento necessários.

Apesar de o "código azul" ser utilizado de maneira bastante homogênea na maior parte de países da Europa, América Latina e Austrália, foram desenvolvidas variantes para identificar a mesma situação de risco para a vida mediante outras codificações, como: "código 99", "código mega", "código alfa",[3] ou codificações específicas para algumas situações, como "código laranja" ou "código amarelo", no caso de situações que não correspondam a risco para a vida, mas que requeiram a intervenção rápida de uma equipe especializada em emergência, como ocorre nos hospitais especializados em pacientes psiquiátricos na Costa Rica.

A resposta codificada diante da emergência é um dos pontos mais importantes dentro da organização de um centro de saúde, independentemente de sua complexidade, pois não só permite que um grupo interdisciplinar trabalhe de forma coordenada ao responder a uma emergência que põe a vida de uma pessoa em risco, mas também assegura uma fonte permanente de discussão acadêmica e investigativa.[4]

O PACIENTE QUE NÃO DEVERIA MORRER

Mencionam-se três razões principais que contribuem para que o paciente em retrospectiva não devesse morrer, incluindo as seguintes:

- Falta de planejamento na ocasião do tratamento, em seus objetivos, na segurança dos pacientes e na dotação adequada e capacitação dos recursos humanos.
- Falha na comunicação, considerada um dos principais causadores dos eventos adversos que resultam em morbidade, iatrogenia e mortalidade. É manifestada por alterações na continuidade da informação entre a equipe de trabalho encarregada do paciente, em geral a enfermagem; esta equipe e outros profissionais de apoio (fisioterapia respiratória, laboratório, radiologia, entre outros); entre as equipes de apoio e o médico responsável do serviço de origem do paciente; e entre clínicos gerais ou residentes e médicos especialistas.
- Falha no reconhecimento da deterioração do estado de um paciente que se encontra dentro das instalações de um centro de saúde, embora também seja válido incluir a prestação dos serviços de atenção pré-hospitalar, em seus diferentes níveis de complexidade.

A respeito deste último fator, desde 1994 demonstrou-se que 70% dos pacientes apresentam evidência de deterioração documentável dentro das 6 horas anteriores a um evento adverso – no caso do estudo, uma parada cardiorrespiratória – e apenas 25% desses eventos são relatados pela equipe de apoio ao médico, dentro do mesmo período de tempo.[5]

A Figura 1 mostra o comportamento desses eventos.

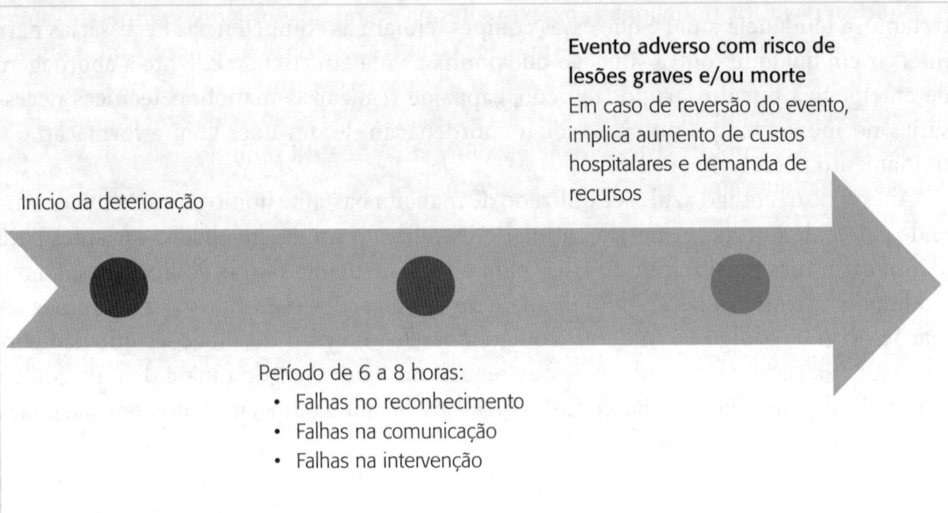

Figura 1 Evolução do evento adverso.

RESPOSTA À PRESENÇA DE UM EVENTO ADVERSO E ATIVAÇÃO DAS ERR

Devita et al.,[6] a respeito desse processo, descrevem a existência de dois componentes para identificação e resposta a esses eventos:

- Componente aferente: aquele no qual se dá a detecção do evento e a ativação do sistema de resposta rápida, que se encontra, primariamente, a cargo da equipe de enfermagem, sem deixar de lado, em segundo lugar, profissionais de outras áreas da saúde e os familiares dos pacientes.

  Nesse momento, é provável que a situação corresponda a uma urgência médica, na qual, com as intervenções adequadas, seria possível reverter as alterações que o paciente apresenta e, a partir daí, evitar passar a um evento de emergência, em que as consequências e os efeitos sobre a capacidade funcional e a vida do paciente seriam importantes.

  Aqui deve-se fazer a ressalva de que não necessariamente todo evento que requer a resposta de uma ERR culminará no óbito do paciente; entretanto, o evento adverso vincula-se com aumento da estadia hospitalar, maior demanda de recursos humanos, maior consumo de insumos hospitalares, custos por uso de tecnologia e aumento de morbidades associadas à internação prolongada.
- Componente eferente: resposta rápida à crise, por parte da equipe que forma o sistema médico de emergência. Esse grupo pode ser a mesma equipe responsável pela reanimação ou outra equipe, e proporciona uma estabilização imediata da situação de deterioração clínica. Quase sempre é composto pela equipe que trabalha em áreas especializadas, com especialistas nas diversas áreas de manejo de emergências ou cuidado intensivo do paciente.[3]

No caso das ERR tradicionais, ou existentes na grande maioria dos centros de saúde, nos quais a intervenção ocorre até o momento da presença de uma situação que comprometa a vida, as ERR proativas são propostas na linha de assistir o paciente em uma ou várias situações, dependendo da composição da equipe, para prevenir sua evolução negativa.

Assim, por exemplo, existe evidência da formação de ERR multidisciplinares que respondem a qualquer tipo de evento, assim como ERR específicas a situações como manejo de via aérea, alterações cardiogênicas, entre outras. Essa formação dependerá muito da capacidade de resolução do centro, assim como da formação e capacitação dos funcionários vinculados a essas equipes.

A principal limitação para a formação de equipes de resposta rápida, gerais ou específicas, de atenção a emergências ou específicas, compreende a mobilização de pessoal e equipe de uma área do hospital para outra, em virtude das carências de pessoal nos centros, da sobrecarga que isso significa para o resto da equipe de atenção e, inclusive, da resistência à intervenção de pessoal alheio ao serviço onde a emergência está acontecendo.

Mesmo assim, comprovou-se que em alguns centros a existência de ERR, paradoxalmente, faz com que o resto do pessoal do centro diminua sua educação contínua em algumas das intervenções prioritárias no momento de uma emergência, como seria o caso de suporte cardíaco básico e/ou avançado, conhecimentos em farmacologia, eletrocardiografia e outros, que são considerados básicos nas funções da equipe hospitalar.

Devita et al.[6] também recomendam, como elo associado às intervenções descritas, um componente de avaliação dos resultados obtidos pelas ações implementadas, que ocasione um *feedback* contínuo no aprimoramento das intervenções por parte da ERR, e que, portanto, seja responsável pelos processos de capacitação.

Descreve-se também um componente administrativo, responsável pelo fundamento da equipe em recursos humanos, tecnológicos e econômicos; o estabelecimento do conjunto de normas sob as quais o grupo funcionará; e o apoio legal, administrativo e psicológico, com o qual seus integrantes devem contar. Essa engrenagem descrita por Devita et al.[6] é ilustrada na Figura 2.

Como justificativa adicional desse processo, em 2015 o International Liaison Committee on Resuscitation (Ilcor), entidade que reúne os diversos grupos responsáveis pelo conjunto de normas em ressuscitação cardiopulmonar, síndromes coronarianas agudas e acidente vascular cerebral, realiza a divisão da cadeia de sobrevivência que se conhecia até o momento, estabelecendo uma clara diferença entre o ambiente extra-hospitalar, no qual a população carece de insumos e conhecimentos para a identificação dos componentes aferentes, e o âmbito intra-hospitalar, no qual o primeiro elo passa a ser vigilância e prevenção dos eventos desencadeantes de parada cardiorrespiratória, a cargo da equipe de saúde.

IMPLEMENTAÇÃO DE UMA ERR EM UM CENTRO HOSPITALAR

Administração e suporte do grupo

Nesta etapa deve-se determinar aspectos como a necessidade das equipes de acordo com a capacidade institucional instalada; estabelecer os custos hospitalares, o que implica

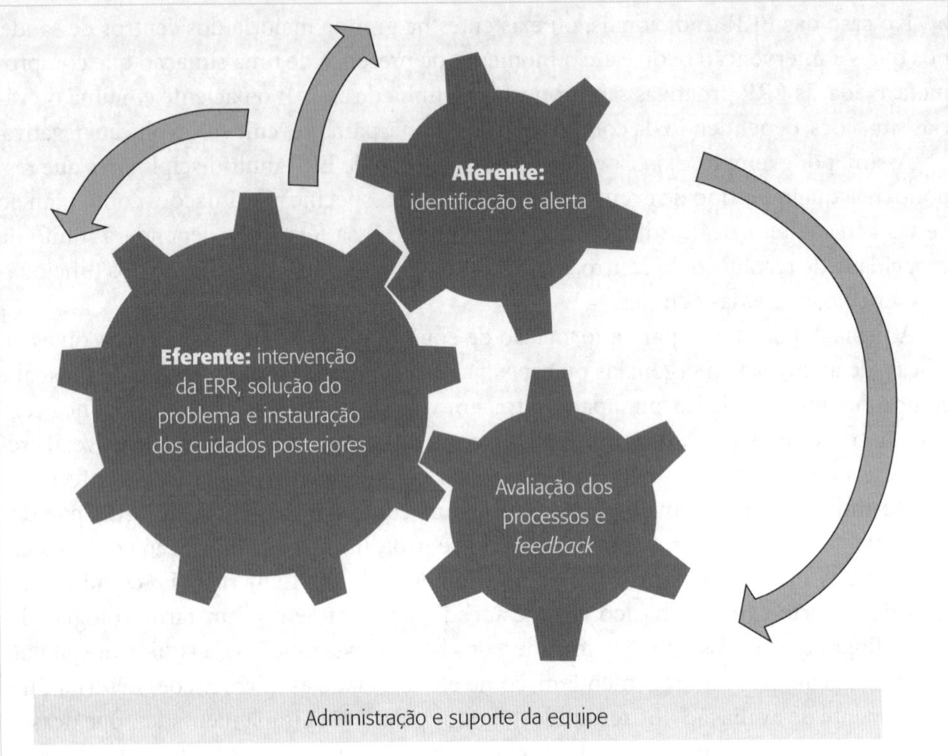

Figura 2 Resposta à presença de um evento adverso.

Fonte: adaptada de Devita et al.[6]

sua existência ou não; orçar as implicações econômicas em recursos humanos, tecnológicos, insumos e outros que contemplem a manutenção e as intervenções da equipe; criar o conjunto de normas internas que buscam identificar as responsabilidades de cada um dos serviços do hospital no processo de existência da ERR, assim como a autoridade que ela possui no momento de intervir em uma situação de urgência ou emergência, conforme tenha sido contemplado.

É de suma importância criar a consciência de que a ERR é unicamente um grupo auxiliar às intervenções que a equipe regular do centro deve realizar na identificação e nas primeiras intervenções no caso de uma situação de risco à vida do paciente. É nesse sentido que, administrativamente, também se deve criar todo um sistema de suporte educativo que ocasione a capacitação nesses primeiros cuidados que o médico e a equipe de enfermagem responsável pelo paciente devem aplicar.

Composição da ERR

De acordo com a decisão administrativa para sua criação, manutenção ou evolução, as equipes podem ser compostas por uma equipe de emergência médica intra-hospitalar, uma equipe de resposta rápida, ou propõe-se, também, a equipe de extensão de cuidados críticos (CCO, do inglês *critical care outreach team*).

Em todos os casos, essa equipe estará composta por um médico especialista em alguma das seguintes áreas: terapia intensiva, emergências médicas, medicina interna ou anestesiologia, segundo a complexidade e a disponibilidade de recursos do centro; além disso, deve estar acompanhada de um profissional de enfermagem com formação em cuidados intensivos ou emergências, ou, na sua falta, com ampla capacitação e experiência em algum dos campos mencionados; um fisioterapeuta respiratório (ou especialista em fisioterapia respiratória, em alguns países), o qual assistirá as manobras relacionadas com a via aérea do paciente, ou, caso não haja esse profissional no centro, um segundo profissional de enfermagem com tal capacitação.

Essas equipes podem pertencer a uma área específica do hospital e deslocar-se ao lugar da urgência ou emergência após o alerta; ou, como no caso da CCO, ser uma equipe permanente e diferente do pessoal de cuidado direto do centro, que estará realizando rondas nas instalações, tanto para identificar pacientes com problemas médicos que coloquem sua vida em risco como para identificar os alertas dados por meio dos sistemas estabelecidos no hospital.

Estabelecimento dos critérios de ativação

Caso seja realizada uma exploração bibliográfica, facilmente será possível determinar uma série de parâmetros coincidentes entre si para o alerta precoce da ERR, embora classicamente o início do processo seja o paciente encontrado em parada cardiorrespiratória, situação que, como já comentado, deveria ser o último componente do alerta do sistema de resposta, já que deveria ser considerada evitável.

O Quadro 1 apresenta uma série de critérios de ativação da ERR, embora se faça necessário o esclarecimento de que estes dependem da política estabelecida pelo centro de saúde para a resposta das equipes de emergência.

Quadro 1 Critérios de ativação da ERR
Preocupação contínua da equipe de enfermagem, do médico ou dos familiares do paciente a respeito de sua condição, pois a piora de seu estado é observada de forma subjetiva
Frequência cardíaca <45 ou >125 bpm
Frequência respiratória <8 ou >24 ventilações por minuto
Saturação de oxigênio ou oximetria <90% ou aumento nos requisitos de oxigênio
Pressão arterial sistólica <90 ou >180 mmHg
Pressão arterial média <65 mmHg, sem consideração da pressão arterial sistólica
Débito urinário <0,5 mL/kg de peso ideal/hora, durante 4 horas ou mais
Alteração do estado de consciência, com Glasgow ≤8/15
Mudanças posturais (descerebração ou decorticação) associadas a alterações na escala de Glasgow

(continua)

Quadro 1 Critérios de ativação da ERR *(continuação)*
Quadros convulsivos tônico-clônicos ou mioclonias, incluindo convulsões em gestantes (eclâmpsia)
Hemorragias pós-parto
Parto espontâneo sem assistência
Hemorragia pré-parto
Resposta inadequada ou ausente às medidas de tratamento implementadas pela equipe permanente
Presença das 5H ou 5T identificadas como causas da parada cardiorrespiratória*

* 5H: hipovolemia, hipotermia, hipóxia, hipo/hipercalemia, hidrogênio-acidose; 5T: pressão tórax-pneumotórax, trombose coronariana, trombose pulmonar, tamponamento cardíaco, toxinas.

Mecanismo de acionamento e mobilização

Deve estar estabelecido de antemão, no processo administrativo, o mecanismo pelo qual as equipes de ERR serão acionadas, com a informação clara e concisa relacionada com o evento no qual intervirão.

Esse acionamento pode ser feito por via telefônica, por anúncio pelo sistema de som do hospital ou outro método de acionamento da equipe, com a identificação do evento e sua localização dentro do centro.

Além disso, deve-se ter estabelecida a equipe que se mobilizará em conjunto com o recurso humano, o que normalmente corresponde a um carrinho de parada ou carrinho de emergência, devidamente equipado com insumos descartáveis, medicamentos e equipamentos, segundo os protocolos do hospital. Para tal mobilização, deve-se estabelecer de antemão as facilidades com as quais a equipe poderá contar para ter acesso ao lugar da emergência.

É preciso que se enfatize, novamente, que a ERR é estabelecida para melhorar as possibilidades de recuperação do paciente em um evento que coloque sua vida em risco, mas as manobras e intervenções iniciais para a manutenção da vida estão a cargo da equipe permanente encarregada do paciente, portanto, é extremamente importante que em todos os serviços dos centros de saúde, ou situados de forma estratégica e de fácil acesso, se encontrem os insumos básicos necessários para que essas primeiras intervenções sejam efetivas e adequadas, como que o pessoal conheça os algoritmos da reanimação cardiopulmonar (RCP) básica e conte com reanimadores manuais e desfibriladores externos automáticos.

A Figura 3 mostra um gráfico que exemplifica a resposta da equipe de código azul de parada cardiorrespiratória (PCR) do Hospital México, pertencente à Caja Costarricense de Seguro Social, a prestadora dos serviços de saúde pública na Costa Rica.

Registro, pesquisa e *feedback*

Uma das fontes de aprendizagem e avaliação é a implementação de processos que recolham, analisem e difundam as experiências. O ideal é que toda ERR documente por escrito e avalie de forma periódica os resultados, a fim de determinar medidas para melhorar as necessidades de dotação e de intervenção.[4]

Identificação da PCR
Inicia-se a RCP no paciente
A central telefônica do hospital é acionada pelo número preestabelecido
Envia-se um elevador direto ao andar em que se encontra a UTI

↓

A central telefônica emite o alerta pelo sistema sonoro do hospital e chama o número preestabelecido da UTI
Sai uma equipe composta por médico residente em especialidade médica, profissional de enfermagem e fisioterapeuta respiratório, com um carrinho de emergência equipado. Cada membro da equipe conhece seu papel e suas responsabilidades no trabalho da equipe, além das intervenções realizadas
O ascensorista leva a ERR ao andar em que se apresenta a emergência

↓

A ERR assume a liderança no manejo da emergência
A equipe do serviço onde se dá a emergência colabora nas manobras segundo as indicações da ERR e também toma as precauções para cuidado e vigilância dos demais pacientes do serviço
Aplicam-se as manobras necessárias de suporte cardíaco avançado
Uma vez recuperado o paciente, iniciam-se os cuidados pós-PCR e coordena-se sua internação na UTI, de acordo com os critérios de internação preestabelecidos

Figura 3 Exemplo de resposta na presença de um evento adverso.

IMPACTO DA EXISTÊNCIA DE UMA ERR DENTRO DE UM CENTRO DE SAÚDE

A medição do impacto de uma ERR dentro de uma organização deve ocorrer desde o momento em que tal equipe aborda um paciente, já que os custos variam nos cuidados posteriores necessários, por exemplo, ao comparar um paciente que oportunamente foi identificado como vítima de infarto agudo do miocárdio (IAM) em processo comparado a outro que foi atendido no momento em que evoluiu para uma parada cardiorrespiratória.

Assim, na literatura mostram-se diferentes avaliações a respeito.

Avis et al.[8] relatam uma diminuição significativa no tempo avaliado (2012-2014), na atenção de códigos azuis fora da unidade de cuidados intensivos e na necessidade de intubação, mas um aumento na ativação da equipe de ERR proativa.

Carrillo-Esper et al.,[2] em uma revisão bibliográfica a respeito, mencionam que, de 10 artigos avaliados, dos quais 5 foram observacionais e avaliavam mortalidade, somente em 2 deles se apresentou uma diminuição significativa da mortalidade hospitalar e em 2, embora tenha havido diminuição da mortalidade, a diferença não foi significativa.

O estudo MET[9] relata, em seus achados, um crescimento de 30% nos alertas da ERR, com base em pacientes que cumpriam os critérios preestabelecidos de alerta; no entanto, menciona que as diferenças quanto à mortalidade e internações na UTI não são significativas.

Carrillo-Esper et al.[2] também mencionam que parte dos vieses identificados nos diferentes estudos são causados por vários motivos: "a falta de concordância nos estudos pode estar relacionada à heterogeneidade dos pacientes, ao número de pacientes incluídos e, sobretudo, à heterogeneidade dos critérios de chamada, ao treinamento do pessoal e às políticas hospitalares".

O estudo de Spaulding e Ohsfeldt,[10] com base nos custos relacionados à existência de uma ERR dentro de uma organização hospitalar, independentemente de sua composição quanto ao recurso humano, mostra que os valores poderiam superar os US$ 350 mil anuais; entretanto, não são levados em consideração os benefícios econômicos e humanos gerados por essa equipe em aspectos como horas de ventilação mecânica, dias de cuidado intensivo, custo de medicamentos, infecções intra-hospitalares, entre outros.

CONSIDERAÇÕES FINAIS

Ainda que a bibliografia disponível não seja conclusiva em relação aos benefícios na relação morbidade/mortalidade, incidência de complicações e custos econômicos, recomenda-se a existência da ERR, com uma composição como a descrita previamente, e que seja uma equipe proativa, de apoio às funções dos demais profissionais do centro, a fim de diminuir os eventos adversos com risco à vida do paciente e, consequentemente, com prejuízo à capacidade funcional posterior desses pacientes, e seus respectivos impactos social e econômico.

REFERÊNCIAS BIBLIOGRÁFICAS

1. Jones D et al. Australian and New Zealand Intensive Care Society. Findings of the first ANZICS conference on the role of intensive care in Rapid Response Teams. Anaesth Intensive Care 2015;43(3):369-79.
2. Carrillo-Esper R, Ramírez-Rosillo F, Carrillo-Córdova JR, Carrillo-Córdova LD. Equipo de respuesta rápida. Rev Asociac Mex Med Crit Ter Int 2009;XXIII(1):38-46.
3. Navarro JR., Castillo VP. Código rojo, un ejemplo de sistema de respuesta rápida. Rev Colomb Anest 2010;38:86-99.
4. Quintero BL, Amaya M. La respuesta codificada frente a la emergencia cardiorespiratoria: Sistemas Código Azul. Laureano Quintero Emergency Answers. [Internet]. Disponível em: https://laureanoquintero.wordpress.com/2014/01/07/la-respuesta-codificada-frente-a-la-emergencia-cardiorespiratoria-sistemas-codigo-azul/. Acesso em: 01 set 2016.
5. Franklin C, Mathew J. Developing strategies to prevent inhospital cardiac arrest: analyzing responses of physicians and nurses in the hours before the event. Crit Care Med 1994;22(2):244-7.
6. Devita MA, Bellomo R, Hillman K, Kellum J, Rotondi A, Teres D et al. Findings of the first consensus conference on medical emergency teams. Crit Care Med 2006;34(12):3070.

7. Elguea-Echavarría PA, Esponda-Prado JG, García-Gómez N, Ortiz-Moreno M. Equipos de respuesta rápida en México. Previniendo el paro cardiorrespiratorio intrahospitalario. Rev Asoc Mex Med Crit y Ter Intens 2014;28(2):113-23.
8. Avis E, Grant L, Reilly E, Foy M. Rapid response teams decreasing intubation and code blue rates outside the Intensive Care Unit. Crit Care Nurse 2016;36(1):86-90.
9. Hillman K, Chen J, Cretikos M, Bellomo R, Brown D, Doig G et al; MERIT study investigators. Introduction of the medical emergency team (MET) system: a cluster-randomised controlled trial. Lancet 2005;365(9477):2091-7.
10. Spaulding A, Ohsfeldt R. Rapid response teams and team composition: a cost-effectiveness analysis. Nursing Economics 2014;32(4):194-203.

BIBLIOGRAFIA

Caballero-Oliver A, Flores-Cordero JM, Murillo-Cabezas F. Resucitación intrahospitalaria en Andalucía. Med Fam Andal 2013;3(14):259-73.

Escalante R. Cuidados extensivos: equipos de respuesta rápida, mejorando la práctica diaria. Interciencia 2013;4(4):202-6.

Gobierno de Chile. Sistema de alerta ante situaciones de riesgo vital. [Internet]. Disponível em: http://www.superasalud.gob.cl/observatorio/575/articles-6926_recurso_1.pdf. Acesso em: 01 set 2016.

Gonçales PD, Polessi JA, Bass LM, Santos G de P, Yokota PK, Laselva CR et al. Reduced frequency of cardiopulmonary arrests by rapid response teams. Einstein 2012;10(4):442-8.

Grimes C, Thornell B, Clark A, Viney M. Developing rapid response team: best practices through collaboration. Clin Nurse Spec 2007;21(2):85-92; quiz 93-4.

Hospital La Misericordia. Protocolo de Código Azul. [Internet]. Disponível em: http://www.hospitalyali.gov.co/wp-content/uploads/2015/07/CODIGO-AZULRCCP-.FINAL_.pdf. Acesso em: 01 set 2016.

Institute for Clinical Systems Improvement (ICSI). Health Care Protocol: rapid response team. [Internet] 2011. Disponível em: https://www.icsi.org/_asset/8snj28/RRT.pdf. Acesso em: 01 set 2016.

Instituto Carlos Slim de la Salud. Amanece. Código M - Equipo hospitalario de respuesta inmediata - emergencia materna. [Internet] 2014. Disponível em: http://amanece.carlosslim.org/archive/Codigo%20M%20-%201%20Guia%20para%20su%20Implementaci%C3%B3n/Guia_de_Buenas_Pr%C3%A1cticas.pdf. Acesso em: 01 set. 2016.

Maynard J, Clark S, Coffey R. Analysis of the workload for the rapid response team in the University and Mott Children's Hospitals. University of Michigan Health System. [Internet] 2008. Disponível em: http://www.umich.edu/~ioe481/ioe481_past_reports/F0803.pdf. Acesso em: 01 set 2016.

Mitchell A, Schatz M, Francis H. Designing a critical care nurse-lead rapid response team using only available resources: 6 years later. Crit Care Nurse 2014;34(3):41-54.

Monares-Zepeda E, Rodríguez-Guillén JH, Valles-Guerrero A et al. Experiencia del equipo de respuesta rápida del Hospital San Ángel Inn Universidad. Rev Asoc Mex Med Crit Ter Intensiva 2015;30(1):25-9.

Navarro-Vargas JR, Matiz-Camacho HJ, Osorio-Esquivel J. Manual de práctica clínica basado en la evidencia: reanimación cardiocerebropulmonar. Rev Colomb Anestesiol 2015;43:9-19.

Parellada-Blanco J, Hidalgo-Sánchez AO. Sistema de atención a la emergencia hospitalaria. Rev Cub Med Int y Emerg 2010;9(1):1649-58.

Patient Surveillance and Rapid Response Teams. Covidien. [Internet] 2015. Disponível em: http://www.covidien.com/imageServer.aspx/doc340627.pdf?contentID=77595&contenttype=application/pdf. Acesso em: 01 set 2016.

Pedrosa-Cebador R. Organización de la reanimación cardiopulmonar intrahospitalaria. Situación actual en España. Universitat Internacional de Catalunya. [Internet] 2014. Disponível em: http://www.recercat.cat/bitstream/handle/2072/240339/Ram%C3%B3n_Pedrosa_Cebador.pdf?sequence=1. Acesso em: 01 set 2016.

Resuscitation Central Documentation. Rapid response and medical emergency teams. [Internet] Disponível em: http://www.resuscitationcentral.com/documentation/rapid-response-medical-emergency-team/. Acesso em: 01 set 2016.

Searle-Leach L, Mayo AM. Rapid response teams: qualitative analysis of their effectiveness. Am J Crit Care 2013;22(3):198-209.

Sharek PJ, Parast LM, Leong K, Coombs J, Earnest K, Sullivan J et al. Effect of a rapid response team on hospital-wide mortality and code rates outside the ICU in a Children's Hospital. JAMA. 2007;298(19):2267-74.

Simmonds TC. Best-practice protocols: implementing a rapid response system of care. Nurs Manage 2005;36(7):41-42, 58-59.

Sociedad Española de Medicina Intensiva, Crítica y Unidades Coronarias (SEMICYUC). Plan hospitalario de asistencia a la parada cardiorrespiratoria y la emergencia vital. [Internet]. Disponível em: http://www.semicyuc.org/sites/default/files/rcppuertollano.pdf. Acesso em: 01 set 2016.

Thomas K, VanOyen M, Rasmussen D, Dodd D, Whildin S. Rapid response team: challenges, solutions, benefits. Crit Care Nurse 2007;27(1):20-8.

Capítulo 24

Redução da sedação profunda e analgesia segura

Susana Arias-Rivera

INTRODUÇÃO

Em 1996, a American Pain Society (APS) introduziu a frase "a dor como quinto sinal vital", enfatizando que a avaliação da dor é tão importante quanto a avaliação da temperatura, da frequência cardíaca, da pressão arterial ou da frequência respiratória. Do ponto de vista ético, os princípios de beneficência, não maleficência e justiça, obrigam os profissionais de saúde a proporcionar conforto e um manejo adequado da dor aos pacientes, apesar de existirem barreiras, como a impossibilidade de comunicação. Com base nesses princípios éticos, em 2010, a International Association for the Study of Pain (IASP), na Declaração de Montreal, faculta a todas as pessoas o direito de que sua dor seja reconhecida e tratada adequadamente. Apesar de tudo isso, os pacientes continuam experimentando dor.

A dor contínua é uma das maiores preocupações dos pacientes internados na unidade de terapia intensiva (UTI), podendo produzir descanso inadequado ou estresse. Procedimentos habituais na UTI, como retirada do tubo endotraqueal, aspiração de secreções, mudanças de posição ou punção de veias periféricas, foram citadas como muito dolorosas.[1] Essa dor aguda desencadeia respostas inflamatórias ao estresse, o que pode afetar a evolução do paciente.

Diversos estudos demonstraram que a utilização de estratégias diante da dor, anteriormente à sedação, pode reduzir o tempo de ventilação mecânica (VM) e o tempo de permanência na UTI.[2-4] O uso de sedativos está associado a efeitos adversos – depressão respiratória, instabilidade hemodinâmica, aumento do tempo de VM e de permanência na UTI – tanto em curto como em longo prazo.

As estratégias de analgesia e sedação se modificaram ao longo do tempo, adaptando-se às evidências relatadas nas publicações científicas. A utilização de escalas que avaliam a dor e a agitação/ansiedade permite analisar de forma mais objetiva a efetividade dessas estratégias.

DOR E ANALGESIA

A dor é um fenômeno multidimensional, com componentes físicos e emocionais. Cada pessoa, por meio de suas experiências com a dor, lhe confere um matiz diferente ao interpretá-la. Se uma pessoa considera sua experiência como dolorosa, deve-se aceitá-la como tal.

O papel do enfermeiro é fundamental, sendo ele o profissional que acompanha o paciente nas 24 horas do dia e quem está mais à disposição para prevenção, detecção, avaliação e tratamento da dor. Todos os pacientes internados podem ter dor e, portanto, ela deve ser monitorada rotineiramente em cada um dos pacientes, principalmente na terapia intensiva.

AVALIAÇÃO DA DOR EM PACIENTES COMUNICATIVOS

O padrão de referência na avaliação da dor é a comunicação direta do paciente. As escalas utilizadas nessa situação podem ser visuais, verbais ou numéricas. A escala numérica é a mais amplamente utilizada. Os pacientes devem avaliar sua dor de 0 a 10 ou de 0 a 5, em que 0 é a "ausência de dor" e 10 ou 5 é "a maior dor imaginável". O paciente estimará seu nível de dor, e a equipe de enfermagem deverá utilizar essa informação para avaliar a efetividade dos analgésicos prescritos, adaptando-os às necessidades individuais do paciente. Os pacientes cirúrgicos não são os únicos que sentem dor; todo paciente, pelo simples fato de estar acamado, pode sentir dor.

A avaliação da dor com a escala numérica se equipara à avaliação com a escala visual analógica (EVA). Considera-se dor leve se pontuada entre 1 e 3, moderada entre 4 e 6 pontos, e dor intensa quando o paciente avalia sua dor com mais de 6 pontos.

AVALIAÇÃO DA DOR EM PACIENTES NÃO COMUNICATIVOS

A avaliação da dor deve ser adaptada à capacidade cognitiva do paciente. Um paciente intubado pode ter capacidade de comunicação e, portanto, deve-se possibilitar que ele avalie sua dor, seja mediante sinais, por escrito ou por outro método acordado com o profissional que faz a avaliação. Na ausência da capacidade de comunicação, não se deve negar a possibilidade de que sua dor seja tratada de forma adequada, razão pela qual são utilizados outros métodos de avaliação.

As escalas validadas e confiáveis para a avaliação da dor em pacientes adultos não comunicativos, com função motora intacta e comportamentos observáveis, são a *Behavioral Pain Scale* (BPS) e a *Critical Care Pain Observation Tool* (CPOT).[5] A mais utilizada delas é a BPS,[6] formada por três grupos de expressão: expressão facial, movimentos dos membros superiores e adaptação à VM, com pontuações em cada grupo entre 1 e 4. A pontuação mínima (ausência de dor) é 3, e a pontuação máxima é 12 (Tabela 1).

A CPOT[7] inclui quatro itens de comportamento (expressão facial, movimentos corporais, tensão muscular e adaptação à VM ou vocalização), com uma faixa de pontuação de 0 a 8.

Em 2011, foi criada e validada, na Espanha, a Escala de Comportamentos Indicadores de Dor (ESCID).[8] Seu desenvolvimento se baseia na escala Campbell,[9] na qual o

Tabela 1 Behavioral Pain Scale (BPS)

	0 ponto	1 ponto	2 pontos
Musculatura facial	Relaxada	Tensa, cenho franzido e/ou careta de dor	Cenho franzido de forma habitual e/ou dentes cerrados
Estado de ânimo	Tranquilo, relaxado, movimentos normais	Movimentos ocasionais de inquietação e/ou de posição	Movimentos frequentes, incluindo cabeça ou membros
Tônus muscular	Normal	Aumentado; flexão de dedos, mãos ou pés	Rígido
Resposta verbal (não avaliável em paciente intubado)	Normal	Queixas, choros, gemidos ocasionais	Queixas, choros, gemidos frequentes
Conforto	Confortável e tranquilo	Tranquiliza-se com a voz	Difícil de confortar com o toque ou a voz

item "resposta verbal" é substituído por "adaptação à ventilação mecânica". Inclui cinco indicadores de comportamento (musculatura facial, tranquilidade, tônus muscular, adaptação à VM e conforto), com uma faixa de pontuação de 0 a 10 (Tabela 2). A ESCID apresentou boas propriedades psicométricas, que a tornam útil e confiável para medir a dor em pacientes críticos, não comunicativos e submetidos à ventilação mecânica.

PREVENÇÃO E TRATAMENTO

As novas estratégias não recomendam doses fixas de analgésicos, mas sim doses móveis e progressivas, adaptadas às necessidades individuais do paciente. A abordagem da dor aguda deve ser multidisciplinar, incluindo enfermeiros, médicos e todos os profissionais de saúde envolvidos no cuidado e na evolução clínica do paciente. O objetivo é um "hospital sem dor", ou seja, a consecução da analgesia dinâmica máxima, que permita ao paciente mobilizações, respirações e tosse efetiva, com os mínimos efeitos secundários.

O método mais rápido de alcançar o efeito terapêutico desejado é a via intravenosa ou a epidural/perineural. Os analgésicos podem ser administrados por meio de doses *in bolus*, em infusão contínua, caso se deseje manter a analgesia com um efeito mais constante, e também se pode dar autonomia ao paciente para autoadministrar os analgésicos, mediante a analgesia controlada pelo paciente (ACP), com controles de segurança nos limites das variáveis tempo e dose.

A escala por degraus analgésicos da Organização Mundial de Saúde (OMS), inicialmente projetada para o tratamento da dor em pacientes oncológicos, atualmente se aplica a todo tipo de pacientes. Nessa escala, se estabelece como primeiro degrau a administração de fármacos não opioides. Estes fármacos apresentam um "efeito teto" que, quando alcançado, mesmo que se aumente sua dose, não promove alívio da dor. O segundo de-

Tabela 2 Escala de Comportamentos dos Indicadores de Dor (ESCID)

	0 ponto	1 ponto	2 pontos	Pontuação parcial
Musculatura facial	Relaxada	Tensa, cenho franzido Gesto de dor	Cenho franzido de forma habitual/ dentes cerrados	
"Tranquilidade"	Tranquilo, relaxado, movimentos normais	Movimentos ocasionais de inquietação e/ou posição	Movimentos frequentes, incluindo cabeça ou membros	
Tônus muscular	Normal	Aumentado. Flexão de dedos das mãos e/ou dos pés	Rígido	
Adaptação à VM	Tolera a VM	Tosse, mas tolera a VM	Luta com o respirador	
Conforto	Confortável, tranquilo	Tranquiliza-se com o toque e/ou a voz. Fácil de distrair	Difícil de confortar com o toque ou com a fala	
		Pontuação total		____/ 10
0: sem dor	1-3: dor leve-moderada (Considerar outras causas possíveis)		4-6: dor moderada-grave	<6: dor muito intensa

grau mantém os analgésicos do primeiro e acrescenta fármacos opioides leves. Quando também é alcançado o efeito teto desses medicamentos, pode-se passar ao terceiro e último nível, substituindo os opioides fracos pelos fortes.

As intervenções não farmacológicas, como a musicoterapia e as técnicas de relaxamento, podem diminuir a necessidade de medicamentos, são de baixo custo e seguras. Embora se recomende uma abordagem multimodal para o tratamento da dor em pacientes de UTI, essas técnicas ainda são pouco conhecidas e foram publicados poucos estudos sobre sua eficácia em pacientes críticos.[10,11]

AGITAÇÃO/ANSIEDADE E SEDAÇÃO

Recomenda-se que a sedação em paciente criticamente doente e agitado seja iniciada somente depois de se proporcionar analgesia adequada e tratar as causas com potencial de reversão.[12]

Avaliação da sedação

A avaliação subjetiva da sedação, por meio de escalas, permite observar o efeito individual dos sedativos, ajustando-os para esse nível ótimo.

Há muitas escalas de sedação. Uma análise recente das propriedades psicométricas de 11 escalas[13] conclui que a Escala de Agitação-Sedação de Richmond (RASS, do inglês

Richmond Agitation-Sedation Scale)[14] (Tabela 3) e a Escala de Agitação-Sedação (SAS, do inglês *Sedation-Agitation Scale*)[15] são as ferramentas de avaliação de sedação mais válidas e confiáveis utilizadas em pacientes adultos de UTI.

A RASS, desenvolvida e validada para avaliar ansiedade e agitação de pacientes em cuidados intensivos, consiste em 10 pontos, com quatro níveis de agitação-ansiedade (+4 a +1), um nível em que o paciente está tranquilo e alerta (0, que seria o nível ótimo) e cinco níveis de sedação (−1 a −5). Ver Tabela 3.

A SAS foi desenvolvida e validada para avaliar a consciência e a agitação em pacientes adultos em cuidados intensivos. Oferece sete opções possíveis: três níveis de agitação, um nível em que o paciente está consciente e tranquilo (que seria o nível ótimo, o desejável) e três níveis de sedação.

Também existem métodos objetivos, como o índice biespectral (BIS®, do inglês *Biespectral Index*), os potenciais evocados auditivos (PEA), o índice de Narcotrend e o índice do estado do paciente ou estado de entropia. O mais comumente utilizado na atualidade é o BIS®.

O BIS® se baseia na análise do sinal do eletroencelafograma (ECG). Por meio de algoritmos e análises estatísticas, o sinal captado se traduz em uma cifra que oscila entre 100 (paciente desperto) e 0 (paciente com silêncio elétrico cerebral). Valores entre 60 e 80 corresponderiam a uma sedação superficial; entre 60 e 40, a uma sedação profunda; e abaixo de 40, a supersedação. Deve-se levar em consideração que o valor do BIS® não depende apenas do efeito dos fármacos sedativos, já que representa uma medida direta do estado cerebral e reproduz a diminuição da atividade elétrica produzida, seja pelos medicamentos sedativos, seja por qualquer outra causa, como dano cerebral.

O uso do BIS® para avaliação da sedação é controverso. Os estudos analisados não relatam boas correlações com as avaliações subjetivas na avaliação de níveis superficiais de sedação, o que é motivado fundamentalmente pelos aparelhos da atividade eletro-

Tabela 3 Escala de Agitação-Sedação de Richmond (RASS)

+4	Combativo	Ansioso, violento
+3	Muito agitado	Tenta retirar os cateteres e os tubos
+2	Agitado	Movimentos frequentes, desadaptado do respirador
+1	Ansioso	Inquieto, mas sem comportamento violento nem movimentos excessivos
0	Alerta e tranquilo	
−1	Sonolento	Desperta ao som da voz, mantém os olhos abertos por mais de 10 segundos
−2	Sedação leve	Desperta ao som da voz, não mantém os olhos abertos por mais de 10 segundos
−3	Sedação moderada	Move-se, abre os olhos ao ser chamado, não direciona o olhar
−4	Sedação profunda	Não responde à voz, abre os olhos por estimulação física
−5	Sedação muito profunda	Não há resposta à estimulação física

miográfica (EMG). As recomendações atuais são para utilizá-los apenas nos pacientes sob efeito de relaxantes neuromusculares, quando a avaliação subjetiva da sedação se torna impossível.[2,12]

Pacientes em ventilação mecânica – sedação consciente ou cooperativa

Cerca de 24 a 80% dos pacientes internados na UTI apresentam níveis de ansiedade moderados a graves.[16] A ansiedade do paciente crítico é de origem multifatorial, embora sua principal causa seja a dor. Estudos multicêntricos internacionais mostram como a analgesia dos pacientes em ventilação mecânica aumentou, passando de 43% em 2008 para 62% em 2010.[17] Além de tratar a dor para o controle da ansiedade, é importante cuidar da higiene ambiental (evitar luz intensa, respeitar períodos de vigília-sono, evitar os ruídos contínuos e elevados, falar pausadamente). Quando essas medidas não são suficientes para reduzir a ansiedade, torna-se necessário recorrer a medicamentos sedativos que garantam o conforto e a segurança do paciente.

A administração de analgésicos e sedativos de forma contínua e as flutuações no nível de sedação podem produzir síndrome de privação e *delirium*; por isso, deve-se evitar a administração excessiva e inadequada desses medicamentos. Assim como ocorre com a dor, o nível de sedação deve ser monitorado sistematicamente em todos os pacientes críticos.

O objetivo é um nível ótimo de sedação (RASS entre 1 e –3), uma sedação consciente ou cooperativa, que mantenha o paciente confortável e que lhe permita despertar com facilidade.

Pacientes em ventilação mecânica – analgesia e sedação profundas

Os níveis de sedação serão diferentes para cada tipo de paciente. Nos pacientes com VM por situações respiratórias complexas – p. ex., doença pulmonar obstrutiva crônica (DPOC) recrudescente, asma grave, síndrome do desconforto respiratório agudo (SDRA) –, recomenda-se nível –4 de RASS. A sedação profunda –5 só poderia ser útil na sedação que faz parte do tratamento da hipertensão intracraniana ou em situações como o tétano ou a hipertermia maligna.[12]

ESTRATÉGIAS DE ANALGESIA E SEDAÇÃO NO PACIENTE CRÍTICO

Durante a última década, foram desenvolvidas duas estratégias fundamentais de otimização da sedação: manutenção dos pacientes em seu nível ótimo de sedação, por meio da implantação de protocolos de enfermagem,[18-39] ou a interrupção diária da sedação.[40-52]

Os protocolos de analgesia e sedação são escolhidos em consenso pela equipe multidisciplinar das unidades e normatizam o uso de analgésicos e sedativos, de tal forma que os profissionais de enfermagem, apoiados na avaliação rotineira da dor e da agitação/ansiedade do paciente mediante o uso das escalas, mantêm os pacientes em seu nível ótimo, sem dor e com sedação consciente (RASS de 0 a –2). As doses de analgésicos e sedativos são controladas pela enfermagem com base nos algoritmos preestabelecidos ou individualizados. Essa estratégia demonstrou ser efetiva na redução do tempo de ventilação mecânica e de permanência na UTI.

A estratégia do despertar diário se baseia na retirada da sedação diariamente. Se o paciente acorda tranquilo, realiza-se uma prova de respiração espontânea e, se esta é superada, o paciente é extubado. No caso de fracasso da interrupção da sedação, se o paciente se agita ou não obedece a ordens simples, a sedação é reiniciada.

Não há evidência de superioridade de uma estratégia sobre a outra, nem com a combinação de ambas. As diferentes metodologias e características variadas do ambiente em que se aplicam os protocolos fazem com que seja impossível determinar a eficácia global dessa estratégia sobre os pacientes mediante uma revisão sistemática.[53] Do mesmo modo, não foi constatada uma evidência forte de que a interrupção diária modifique a duração da VM, a mortalidade, o tempo de permanência na UTI ou no hospital, as taxas de eventos adversos, o consumo de medicamentos ou a qualidade de vida dos adultos criticamente doentes que recebem ventilação mecânica, em comparação com as estratégias de sedação que não incluíram o despertar diário.[54]

PACIENTES EM VENTILAÇÃO MECÂNICA NÃO INVASIVA

Até o momento, há uma escassa experiência sobre a utilização de sedação nos pacientes com ventilação mecânica não invasiva. Seu êxito requer a colaboração do paciente e, portanto, depende de sua tolerância a essa modalidade respiratória, que pode reduzir o conforto dos pacientes, gerando ansiedade, angústia e dificuldade para a sincronização com o ventilador.

No entanto, os estudos publicados, com tamanhos de amostra pequenos,[55-57] não permitem realizar recomendações. Por outro lado, a análise de um estudo observacional de pacientes que requerem ventilação mecânica por diferentes razões não mostrou benefício com a administração de sedação ou analgesia e, inclusive, relatou que o uso combinado de sedativos e analgésicos poderia ter um efeito deletério.[58]

CONSIDERAÇÕES FINAIS

Apesar dos avanços na avaliação da dor e da agitação/ansiedade dos pacientes críticos, a implementação de estratégias que evitem a dor e controlem a ansiedade dos pacientes continua sendo um desafio.

Toda a equipe de profissionais envolvidos no cuidado dos pacientes críticos deve se esforçar na implementação das práticas clínicas existentes. Talvez a primeira meta seja avaliar a dor de todos os pacientes adequadamente, ajustando os analgésicos de forma individualizada. Uma vez alcançada essa meta, deve-se avaliar o nível de agitação/ansiedade e implementar os protocolos existentes em cada unidade, a fim de obter a sedação ótima em conformidade com a situação clínica (Figura 1). O objetivo final é proporcionar ao paciente crítico o internamento em uma unidade sem dor e sem ansiedade.

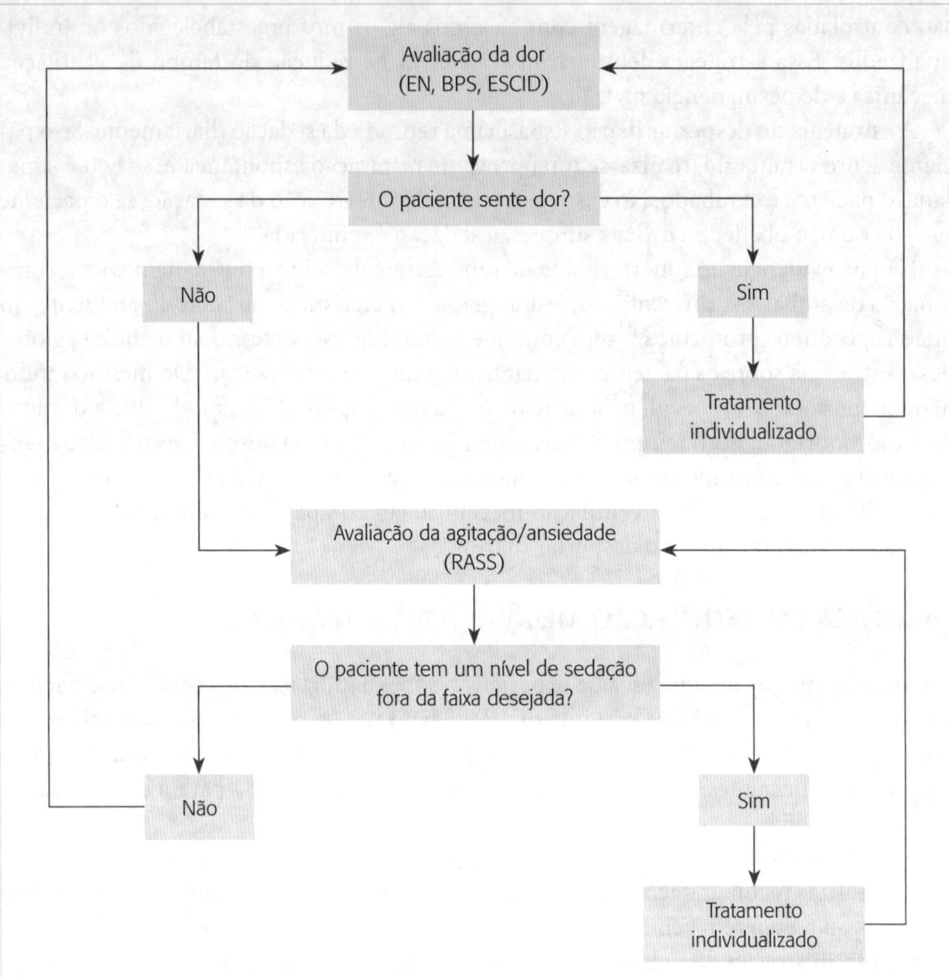

Figura 1 Algoritmo de avaliação da dor e da agitação/ansiedade do paciente crítico.
BPS: *Behavioral Pain Scale*; EN: Escala numérica; ESCID: Escala de Comportamentos Indicadores de Dor.

A dor, vista hoje como o quinto sinal vital, merece ser destaque na abordagem do paciente crítico, submetido a condições de intenso estresse que permeiam o ambiente da UTI. A avaliação da dor e seu tratamento propiciam um internamento diferenciado. Merece destaque a importante atuação do enfermeiro na administração, manejo e contínuo cuidado para a redução da algia e a criação de um ambiente mais humanizado.

REFERÊNCIAS BIBLIOGRÁFICAS

1. Puntillo KA, Max A, Timsit JF, Vignoud L, Chanques G, Robleda G et al. Determinants of procedural pain intensity in the intensive care unit. The Europain® study. Am J Respir Crit Care Med 2014;189(1):39-47.

2. Barr J, Fraser GL, Puntillo K, Ely EW, Gélinas C, Dasta JF et al. American College of Critical Care Medicine. Clinical practice guidelines for the management of pain, agitation, and delirium in adult patients in the intensive care unit. Crit Care Med 2013;41(1):263-306.
3. Breen D, Karabinis A, Malbrain M, Morais R, Albrecht S, Jarnvig IL et al. Decreased duration of mechanical ventilation when comparing analgesia-based sedation using remifentanil with standard hypnotic-based sedation for up to 10 days in intensive care unit patients: a randomised trial Crit Care 2005;9(3):R200-10
4. Rozendaal FW, Spronk PE, Snellen FF, Schoen A, van Zanten AR, Foudraine NA et al. UltiSAFE investigators. Remifentanil-propofol analgo-sedation shortens duration of ventilation and length of ICU stay compared to a conventional regimen: a centre randomised, cross-over, open-label study in the Netherlands. Intensive Care Med 2009;35(2):291-8.
5. Barr J, Fraser GL, Puntillo K, Ely EW, Gélinas C, Dasta JF et al. American College of Critical Care Medicine. Clinical practice guidelines for the management of pain, agitation, and delirium in adult patients in the intensive care unit. Crit Care Med 2013;41(1):263-306.
6. Payen JF, Bru O, Bosson JL, Lagrasta A, Novel E, Deschaux I et al. Assessing pain in critically ill sedated patients by using a behavioral pain scale. Crit Care Med 2001;29(12):2258-63.
7. Gélinas C, Fillion L, Puntillo KA, Viens C, Fortier M. Validation of the critical-care pain observation tool in adult patients. Am J Crit Care 2006;15(4):420-7.
8. Latorre Marco I, Solís Muñoz M, Falero Ruiz T, Larrasquitu Sánchez A, Romay Pérez AB, Millán Santos I. Grupo del proyecto de Investigación ESCID. Validación de la Escala de Conductas Indicadoras de Dolor para valorar el dolor en pacientes críticos, no comunicativos y sometidos a ventilación mecánica: resultados del proyecto ESCID. Enferm Intensiva 2011;22(1):3-12.
9. Erdek MA, Pronovost PJ. Improving assessment and treatment of pain in the critically ill. Int J Qual Health Care 2004;16(1):59-64.
10. Erstad BL, Puntillo K, Gilbert HC, Grap MJ, Li D, Medina J et al. Pain management principles in the critically ill. Ches 2009;135(4):1075-86.
11. Cepeda MS, Carr DB, Lau J, Alvarez H. Music for pain relief. Cochrane Database Syst Rev 2006;(2):CD004843..
12. Celis-Rodríguez E, Birchenall C, de la Cal MA, Castorena Arellano G, Hernández A, Ceraso D, Díaz Cortés JC et al. Federación Panamericana e Ibérica de Sociedades de Medicina Crítica y Terapia Intensiva. Clinical practice guidelines for evidence-based management of sedoanalgesia in critically ill adult patients. Med Intensiva 2013;37(8):519-74.
13. Robinson BR, Berube M, Barr J, Riker R, Gélinas C. Psychometric analysis of subjective sedation scales in critically ill adults. Crit Care Med 2013;41(9 Suppl. 1):S16-29.
14. Sessler CN, Gosnell MS, Grap MJ, Brophy GM, O'Neal PV, Keane KA et al. The Richmond Agitation-Sedation Scale: validity and reliability in adult intensive care unit patients. Am J Respir Crit Care Med 2002;166(10):1338-44.
15. Riker RR, Fraser GL, Cox PM. Continuous infusion of haloperidol controls agitation in critically ill patients. Crit Care Med 1994;22(3):433-40.
16. Perpiñá-Galvañ J, Richart-Martínez M. Scales for evaluating self-perceived anxiety levels in patients admitted to intensive care units: a review. Am J Crit Care 2009;18(6):571-80.
17. Esteban A, Frutos-Vivar F, Muriel A, Ferguson ND, Peñuelas O, Abraira V et al. Evolution of mortality over time in patients receiving mechanical ventilation. Am J Respir Crit Care Med 2013;188(2):220-30.
18. Brook AD, Ahrens TS, Schaiff R, Prentice D, Sherman G, Shannon W, Kollef MH. Effect of a nursing-implemented sedation protocol on the duration of mechanical ventilation. Crit Care Med 1999;27(12):2609-15.
19. Mascia MF, Koch M, Medicis JJ. Pharmacoeconomic impact of rational use guidelines on the provision of analgesia, sedation, and neuromuscular blockade in critical care. Crit Care Med 2000;28(7):2300-6.
20. Brattebø G, Hofoss D, Flaatten H, Muri AK, Gjerde S, Plsek PE. Effect of a scoring system and protocol for sedation on duration of patients' need for ventilator support in a surgical intensive care unit. BMJ. 2002;324(7350):1386-9.
21. Burns SM, Earven S, Fisher C, Lewis R, Merrell P, Schubart JR, Truwit JD, Bleck TP; University of Virginia Long Term Mechanical Ventilation Team. Implementation of an institutional program to improve clinical and financial outcomes of mechanically ventilated patients: one-year outcomes and lessons learned. Crit Care Med 2003;31(12):2752-63.

22. De Jonghe B, Bastuji-Garin S, Fangio P, Lacherade JC, Jabot J, Appéré-De-Vecchi C et al. Sedation algorithm in critically ill patients without acute brain injury. Crit Care Med 2005;33(1):120-7.
23. Chanques G, Jaber S, Barbotte E, Violet S, Sebbane M, Perrigault PF, et al. Impact of systematic evaluation of pain and agitation in an intensive care unit. Crit Care Med 2006;34(6):1691-9.
24. Adam C, Rosser D, Manji M. Impact of introducing a sedation management guideline in intensive care. Anaesthesia 2006;61(3):260-3.
25. Quenot JP, Ladoire S, Devoucoux F, Doise JM, Cailliod R, Cunin N et al. Effect of a nurse-implemented sedation protocol on the incidence of ventilator-associated pneumonia. Crit Care Med 2007;35(9):2031-6.
26. Jakob SM, Lubszky S, Friolet R, Rothen HU, Kolarova A, Takala J. Sedation and weaning from mechanical ventilation: effects of process optimization outside a clinical trial. J Crit Care 2007;22(3):219-28.
27. Arabi Y, Haddad S, Hawes R, Moore T, Pillay M, Naidu B et al. Changing sedation practices in the intensive care unit--protocol implementation, multifaceted multidisciplinary approach and teamwork. Middle East J Anaesthesiol 2007;19(2):429-47.
28. Arias-Rivera S, Sánchez-Sánchez Mdel M, Santos-Díaz R, Gallardo-Murillo J, Sánchez-Izquierdo R et al. Effect of a nursing-implemented sedation protocol on weaning outcome. Crit Care Med 2008;36(7):2054-60.
29. Tobar AE, Lanas MA, Pino PS, Aspée LP, Rivas VS, Prat RD et al. [Protocol based sedation versus conventional treatment in critically ill patients on mechanical ventilation]. Rev Med Chil 2008;136(6):711-8.
30. Robinson BR, Mueller EW, Henson K, Branson RD, Barsoum S, Tsuei BJ. An analgesia-delirium-sedation protocol for critically ill trauma patients reduces ventilator days and hospital length of stay. J Trauma 2008;65(3):517-26.
31. Payen JF, Bosson JL, Chanques G, Mantz J, Labarere J. DOLOREA Investigators. Pain assessment is associated with decreased duration of mechanical ventilation in the intensive care unit: a post Hoc analysis of the DOLOREA study. Anesthesiology 2009;111(6):1308-16.
32. Skrobik Y, Ahern S, Leblanc M, Marquis F, Awissi DK, Kavanagh BP. Protocolized intensive care unit management of analgesia, sedation, and delirium improves analgesia and subsyndromal delirium rates. Anesth Analg 2010;111(2):451-63.
33. Radtke FM, Heymann A, Franck M, Maechler F, Drews T, Luetz A et al. How to implement monitoring tools for sedation, pain and delirium in the intensive care unit: an experimental cohort study. Intensive Care Med 2012;38(12):1974-81.
34. Awissi DK, Bégin C, Moisan J, Lachaine J, Skrobik Y. I-SAVE study: impact of sedation, analgesia, and delirium protocols evaluated in the intensive care unit: an economic evaluation. Ann Pharmacother 2012;46(1):21-8.
35. Bugedo G, Tobar E, Aguirre M, Gonzalez H, Godoy J, Lira MT et al. The implementation of an analgesia-based sedation protocol reduced deep sedation and proved to be safe and feasible in patients on mechanical ventilation. Rev Bras Ter Intensiva 2013;25(3):188-96.
36. Porhomayon J, Nader ND, El-Solh AA, Hite M, Scott J, Silinskie K. Pre- and post-intervention study to assess the impact of a sedation protocol in critically ill surgical patients. J Surg Res 2013;184(2):966-72.
37. Shehabi Y, Bellomo R, Reade MC, Bailey M, Bass F et al. Sedation Practice in Intensive Care Evaluation Study Investigators. Australian and New Zealand Intensive Care Society Clinical Trials Group. Early goal-directed sedation versus standard sedation in mechanically ventilated critically ill patients: a pilot study. Crit Care Med 2013;41(8):1983-91.
38. Mansouri P, Javadpour S, Zand F, Ghodsbin F, Sabetian G, Masjedi M et al. Implementation of a protocol for integrated management of pain, agitation, and delirium can improve clinical outcomes in the intensive care unit: a randomized clinical trial. J Crit Care 2013;28(6):918-22.
39. Dale CR, Kannas DA, Fan VS, Daniel SL, Deem S, Yanez ND 3rd et al. Improved analgesia, sedation, and delirium protocol associated with decreased duration of delirium and mechanical ventilation. Ann Am Thorac Soc 2014;11(3):367-74.
40. Kress JP, Pohlman AS, O'Connor MF, Hall JB. Daily interruption of sedative infusions in critically ill patients undergoing mechanical ventilation. N Engl J Med 2000;342(20):1471-7.
41. Anifantaki S, Prinianakis G, Vitsaksaki E, Katsouli V, Mari S, Symianakis A et al. Daily interruption of sedative infusions in an adult medical-surgical intensive care unit: randomized controlled trial. J Adv Nurs 2009;65(5):1054-60.

42. Carson SS, Kress JP, Rodgers JE, Vinayak A, Campbell-Bright S, Levitt J et al. A randomized trial of intermittent lorazepam versus propofol with daily interruption in mechanically ventilated patients. Crit Care Med 2006;34(5):1326-32.
43. Girard TD, Kress JP, Fuchs BD, Thomason JW, Schweickert WD, Pun BT et al. Efficacy and safety of a paired sedation and ventilator weaning protocol for mechanically ventilated patients in intensive care (Awakening and Breathing Controlled trial): a randomised controlled trial. Lancet 2008;371(9607):126-34.
44. Jackson JC, Girard TD, Gordon SM, Thompson JL, Shintani AK, Thomason JW, et al. Long-term cognitive and psychological outcomes in the awakening and breathing controlled trial. Am J Respir Crit Care Med 2010;182(2):183-91.
45. Gorman T, Bernard F, Marquis F, Dagenais P, Skrobik Y. Best evidence in critical care medicine: daily interruption of sedative infusions in critically ill patients undergoing mechanical ventilation. Can J Anaesth 2004;51(5):492-3.
46. Kher S, Roberts RJ, Garpestad E, Kunkel C, Howard W, Didominico D et al. Development, implementation, and evaluation of an institutional daily awakening and spontaneous breathing trial protocol: a quality improvement project. J Intensive Care Med 2013;28(3):189-97.
47. Strøm T, Martinussen T, Toft P. A protocol of no sedation for critically ill patients receiving mechanical ventilation: a randomised trial. Lancet 2010;375(9713):475-80.
48. Augustes R, Ho KM. Meta-analysis of randomised controlled trials on daily sedation interruption for critically ill adult patients. Anaesth Intensive Care 2011;39(3):401-9.
49. Berry E, Zecca H. Daily interruptions of sedation: a clinical approach to improve outcomes in critically ill patients. Crit Care Nurse 2012;32(1):43-51.
50. Muñoz-Martínez T. [Daily interruption of sedation: always a quality indicator?]. Med Intensiva 2012;36(4):288-93.
51. O'Connor M, Bucknall T, Manias E. A critical review of daily sedation interruption in the intensive care unit. J Clin Nurs 2009;18(9):1239-49.
52. Wittbrodt ET. Daily interruption of continuous sedation. Pharmacotherapy 2005;25(5 Pt. 2):3S-7S.
53. Aitken LM, Bucknall T, Kent B, Mitchell M, Burmeister E, Keogh SJ. Protocol-directed sedation versus non-protocol-directed sedation to reduce duration of mechanical ventilation in mechanically ventilated intensive care patients. Cochrane Database Syst Rev 2015 7;1.
54. Burry L, Rose L, McCullagh IJ, Fergusson DA, Ferguson ND, Mehta S. Daily sedation interruption versus no daily sedation interruption for critically ill adult patients requiring invasive mechanical ventilation. Cochrane Database Syst Rev 2014;7.
55. Senoglu N, Oksuz H, Dogan Z, Yildiz H, Demirkiran H, Ekerbicer H. Sedation during noninvasive mechanical ventilation with dexmedetomidine or midazolam: A randomized, double-blind, prospective study. Curr Ther Res Clin Exp 2010;71(3):141-53.
56. Huang Z, Chen YS, Yang ZL, Liu JY. Dexmedetomidine versus midazolam for the sedation of patients with non-invasive ventilation failure. Intern Med 2012;51(17):2299-305.
57. Akada S, Takeda S, Yoshida Y, Nakazato K, Mori M, Hongo T et al. The efficacy of dexmedetomidine in patients with noninvasive ventilation: a preliminary study. Anesth Analg 2008;107(1):167-70.
58. Muriel A, Peñuelas O, Frutos-Vivar F, Arroliga AC, Abraira V, Thille AW et al. Impact of sedation and analgesia during noninvasive positive pressure ventilation on outcome: a marginal structural model causal analysis. Intensive Care Med 2015;41(9):1586-600.

Capítulo 25

Cuidados e adequação diante do esforço terapêutico

Fabiana Ciccioli

INTRODUÇÃO

Em virtude da alta complexidade que impera na unidade de terapia intensiva (UTI), os pacientes que faleciam precocemente hoje podem prolongar sua vida. A UTI, que no princípio salvava a vida de pacientes ameaçados por doenças agudas e graves, na atualidade está sendo cada vez mais utilizada por pacientes de idades mais avançadas, com doenças crônicas subjacentes, pouco ou nada reversíveis e com alta probabilidade de descompensação. O ventilador mecânico, as drogas vasoativas, a hemodiálise, os hemoderivados, a nutrição parenteral e muitos outros recursos que são suportes habituais do tratamentopermitiram que emergisse um novo grupo de pacientes crônicos, nos quais aparecem novas e sucessivas complicações, e se prolonga o tempo de evolução, no qual desaparece a condição de transitoriedade do evento que motivou a internação. Essa figura emergente do "paciente crítico crônico" evoca alguém que habita uma espécie de purgatório, um local intermediário onde tudo é incerteza e subsistência. No caso desses pacientes, começam a surgir dúvidas sobre a reversibilidade do quadro e a razoabilidade de continuar com o tratamento.[1-4]

Surge, então, o conceito de futilidade terapêutica, que caracteriza todo tratamento que desde o princípio não pode proporcionar um benefício e que certamente fracassaria em alcançar o objetivo que se apresenta. A obrigação dos médicos de manter a vida em busca de um benefício hipotético com frequência os levava a não considerar o prejuízo provocado aos pacientes com prognóstico ruim ou qualidade de vida precária. O debate sobre a adequação do esforço terapêutico (AET) advém da questão: "Tudo o que é tecnicamente possível é eticamente aceitável?" Prolongar a vida, que é um valor em si mesmo, pode colidir com outros valores, como o respeito às decisões do paciente, o cuidado com a qualidade de vida ou com a atenção a outras pessoas quando os recursos são limitados.[5,6]

Às vezes a tecnologia permite prolongar a vida, mas, em algumas ocasiões, o que consegue é prolongar o processo de morte. Outras vezes consegue que o paciente sobreviva com um grave comprometimento neurológico ou outro tipo de sequelas que afetam seriamente sua qualidade de vida, com um custo muito elevado em termos de sofrimento para o paciente, instabilidade emocional para sua família e recursos para a sociedade. O estudo SUPPORT revelou que a comunicação com o paciente e sua família acerca do tratamento ao final da vida foi deficiente, o custo do tratamento acabou com as economias de toda a vida de algumas famílias, e metade dos pacientes sofreram dores moderadas a graves nos últimos três dias de vida. Isto coloca em evidência a necessidade de conceber, em determinadas situações, a adequação do suporte vital. No entanto, quando a incerteza é alta, pode ser difícil tomar a decisão da AET, o que gera um grande estresse intelectual e emocional nas pessoas que têm a responsabilidade de decidir.[7]

A denominação normalmente utilizada ("limitação do esforço terapêutico") não é muito feliz, já que não se limita o esforço, mas se modificam os objetivos terapêuticos; por isso, "adequação do esforço terapêutico" (AET) é um termo mais adequado. A AET pode ser definida como o ajuste dos tratamentos à situação clínica do paciente.[8]

Existem diferenças consideráveis na forma de adequar os esforços terapêuticos nos diversos países europeus e nos Estados Unidos. Um modelo inicialmente "paternalista" foi-se modificando até se tornar um modelo que promove a autonomia. Nos últimos anos, a prática da AET tem aumentado progressivamente. O estudo Ethicus, realizado em 37 UTI de 17 países da Europa, mostrou que a AET foi aplicada em 71% dos óbitos em UTI. No estudo EPIPUSE foi demonstrado que é aplicado algum tipo de limitação nos tratamentos de suporte vital a um terço dos pacientes que apresentam complicações ou eventos adversos com repercussão orgânica ocorridos a partir da terceira semana de internação na UTI. Esse aumento do problema faz com que seja um tema de discussão obrigatória entre as equipes de saúde das UTI.[8,9]

FORMAS DE ADEQUAÇÃO DO ESFORÇO TERAPÊUTICO

Podemos diferenciar as formas de aplicar a AET. Uma é limitar a admissão na UTI. Outra é limitar o início de determinadas medidas de suporte vital (*withhold,* reter ou não colocar) e a última, talvez a mais difícil de realizar, é a retirada dessas medidas de suporte já iniciadas (*withdraw*, retirar). Quando se propõe retirar um tratamento é porque foi comprovado que ele não funciona, ao passo que, ao cogitar não iniciá-lo, permanece a dúvida sobre seu funcionamento.[5]

Eticamente, ambas as formas de AET têm a mesma consideração e significado. Manter um tratamento ineficaz é má prática médica e falta de ética, pois não beneficia o paciente. Retirar um tratamento que resultou ineficaz tem a mesma avaliação ética que não iniciar um tratamento considerado inadequado. Entretanto, é sabido que os profissionais não possuem a mesma avaliação e preferem não instituir um tratamento a decidir retirá-lo.

TOMADA DE DECISÕES AO FINAL DA VIDA

Deve-se levar em conta os princípios científicos e éticos que orientam a prática médica e os desejos do paciente e de sua família. Para estabelecer objetivos terapêuticos adequados, é preciso avaliar as condições do paciente, idade, situação de vida, reversibilidade e prognóstico, sintomas relevantes, reserva fisiológica e dano orgânico. Se esses objetivos falharem, podem ser substituídos por objetivos paliativos e de controle sintomático. Essa mudança de objetivos se torna difícil pelo profundo desejo de viver e pela impossibilidade de prever o futuro com exatidão. Também se deve considerar o respeito à consciência individual dos profissionais de saúde.[3]

Os desejos do paciente e de sua família são elementos-chave na hora de tomar decisões, para as quais é necessário conhecer seus valores e expectativas. Deve-se proporcionar toda a informação necessária e conhecer as necessidades físicas, psicológicas e espirituais, oferecendo apoio se necessário.[4]

O surgimento de conflitos entre profissionais e familiares é frequente, sendo necessárias habilidades de comunicação e negociação por parte de médicos e enfermeiros. Uma boa comunicação do pessoal das UTI pode facilitar o processo da morte de forma notável. A comunicação precoce e efetiva entre médicos, enfermeiros, pacientes e familiares, se bem-feita, facilitará a tomada de decisões ao final da vida, já que se constatou que as famílias dos pacientes internados na UTI valorizam a comunicação tanto como o próprio cuidado ao paciente. A tomada de decisões e a maneira de realizá-las também podem produzir discrepâncias dentro da equipe, especialmente entre médicos e enfermeiros, uma vez que, embora os primeiros costumem tomar a decisão de AET, são os segundos que se encarregam de executá-la. O enfermeiro tem um papel fundamental na preparação do paciente e da família para aceitar a morte como um resultado provável e também para a aceitação da AET; além disso, desempenha um papel importante como mediador e comunicador entre o médico e a família do paciente.[2]

PAPÉIS DO PROFISSIONAL DE ENFERMAGEM NA ADEQUAÇÃO DO ESFORÇO TERAPÊUTICO

Advogado

O enfermeiro é um advogado dos desejos do paciente, defende seu estado e zela por seu bem-estar e de sua família. Além disso, como advogado, facilita a tomada de decisões, pois apresenta de forma clara o estado do paciente, ajudando os familiares a orientar as ações a seus objetivos de cuidado, que envolvem aliviar a dor do paciente e proporcionar a melhor experiência possível ao final da vida, ajudando os familiares a aceitar a morte. Dessa forma, estar próximo ao paciente na administração de cuidados lhe permite perceber precocemente quando um tratamento deixa de ser efetivo. Portanto, é ele quem pode, em um dado momento, advogar pelo paciente ao iniciar a discussão e propor, diante da equipe médica, a consideração de limitar uma terapia. Alguns resultados sugerem que, em muitos casos, é o enfermeiro quem inicia a discussão por considerar inúteis as terapias de um paciente.[1]

Agente de informação

A informação no contexto do cuidado crítico é muito importante. É uma das principais necessidades relatadas pelos familiares de pacientes.

O médico é o responsável legal de informar aos pacientes e familiares, se for o caso, sobre o diagnóstico e tratamento que será realizado no paciente em situação terminal. Isso não exclui a enfermagem do manejo da informação, em razão do fato de que, fundamentalmente, existem duas áreas que evidenciam problemas: primeiro, a interpretação da informação que chega à equipe médica por meio da tecnologia, seja por parâmetros ventilatórios, seja por monitoração, exames complementares etc., que determinam as condutas médicas; em segundo lugar, a informação entregue, que se constitui em um dos principais problemas éticos em tais pacientes. Por este motivo, o enfermeiro deve trabalhar com o médico e a família, buscando zelar pela compreensão da informação, pela aproximação e pelo entendimento das atividades realizadas. Em alguns estudos se destaca o papel do profissional de enfermagem em intercambiar informações com o médico sobre o estado emocional e psicológico do paciente, assim como de expressar os desejos dele e da família quanto às decisões do final da vida.[1,2]

O enfermeiro deve se educar constantemente de acordo com os interesses que o paciente e sua família possam ter, baseando sua práxis em um desenvolvimento ótimo do cuidar, complementando compaixão, competência, sigilo, confiança e consciência como hábitos pessoais e profissionais.[3]

Além disso, o enfermeiro deve ajudar a equipe médica na tomada de decisões e ser capaz de criticar e interromper situações que sejam exageradas para o paciente.

Suporte ao familiar

O processo de tomada de decisão para a suspensão de terapias gera estresse aos familiares dos pacientes, portanto, é necessário acompanhá-los nessa situação. O enfermeiro é visto pelos familiares como a pessoa encarregada de proporcionar suporte, de ajudar a entender a condição do paciente, de fornecer informação clara e compreensível, facilitando o processo de tomada de decisão e aceitação da morte.[1]

SITUAÇÃO ATUAL DOS ENFERMEIROS DIANTE DA TOMADA DE DECISÕES

São diversos os trabalhos que denunciam que as decisões relativas à AET são tomadas sem a opinião dos enfermeiros e, em muitas ocasiões, sem que lhes sejam informados os motivos de tais decisões. Também está documentado que às vezes são os próprios profissionais de enfermagem que se preocupam por uma tomada de consciência adequada com referência à importância de seu papel no cuidado dos pacientes terminais e, concretamente, na aplicação da AET.[1,6,8]

O fato de que, do ponto de vista técnico, o âmbito de decisão esteja muito mais diferenciado que a partir do ponto de vista ético, faz com que médico e enfermeiro sejam interlocutores válidos em condições de simetria sob o ponto de vista moral. Com sensibilidades distintas, de acordo com seu exercício e responsabilidade profissionais, podem ter visões complementares e mutuamente enriquecedoras da situação.

Uma das principais queixas manifestadas pelos enfermeiros é a incerteza provocada pela falta de objetivos claros no tratamento do paciente. A melhor forma de esclarecer tais objetivos é promover uma participação ativa por parte de todos os profissionais envolvidos.[6]

Contudo, às vezes somos nós, os profissionais de enfermagem, que permitimos, com nossas atitudes e/ou indiferença, que em temas como a AET não sejamos considerados como seria de se desejar.

Muitos enfermeiros opinam que não devem participar da tomada de decisões na hora de decidir a limitação do tratamento de seu paciente. Os enfermeiros não estão conscientes da importância da participação na tomada de decisões em relação à limitação do tratamento do paciente crítico, contribuindo com sua visão humanizadora dos cuidados e da ética do cuidar. Não se deram conta da posição privilegiada que a enfermagem possui em relação a outros profissionais de saúde como agente confidente, situado permanentemente à beira do leito.[8]

É provável que isso se deva a várias causas. Por um lado, à falta de hábito de participar desse tipo de decisão. Por outro, às rotatividades que não facilitam o contato contínuo com os pacientes e seus familiares, o que acarreta certo "desapego" e falta de envolvimento com eles. Além disso, pode ser por certas atitudes que facilitam a "comodidade" de não assumir responsabilidades e ter de tomar decisões difíceis. E, certamente, outra razão é a falta de formação específica em temas de bioética.[3]

A formação na área da bioética deveria ser facilitada ao enfermeiro, e ser fomentadas as sessões específicas nesse tema, com a equipe assistencial discutindo e analisando casos em conjunto, com o objetivo de o profissional de enfermagem se familiarizar com esses temas e assumir as responsabilidades que a sociedade espera dos profissionais que se encontram mais próximos dos pacientes e seus familiares.

Muitos enfermeiros opinam que, nesses temas, seria ideal a ajuda de um especialista em ética na hora de tomar decisões relativas à limitação do tratamento, o que leva a pensar que sabem da carência de formação nesses assuntos ou que no fundo não desejam participar dessas decisões, transferindo a responsabilidade a outros. O ideal não seria dispor de um especialista, mas possuir os conhecimentos básicos necessários para enfrentar o problema, já que, afinal, quem conhece os pacientes e sua família são aqueles que os tratam. O especialista deveria intervir apenas nos casos complexos, em que fosse difícil tomar essa decisão, como no caso de pacientes que não possuem autonomia, ou se não existir acordo com os responsáveis ou representantes do paciente. O trabalho do comitê de ética é basicamente consultivo e de apoio, e o profissional não pode eximir sua responsabilidade na tomada de decisões.[5]

APLICAÇÃO DA ADEQUAÇÃO DO ESFORÇO TERAPÊUTICO

O cuidado é próprio da prática da enfermagem; no entanto, no contexto da AET, seu planejamento deve ser realizado em conjunto com toda a equipe de saúde. Em geral, os tratamentos no ambiente da AET podem ser considerados fúteis; todavia, o cuidado nunca o será. A suspensão das terapias é um momento que deve estar moldado no cuidado de enfermagem e nas ações médicas. É o enfermeiro, em conjunto com o médico, que realizará a suspensão das terapias que a equipe de saúde tenha determinado como fúteis.

Os profissionais de enfermagem assinalam que suspender os tratamentos do paciente é mais fácil quando sua opinião foi levada em conta, quando foram consultados e a decisão foi tomada por uma equipe multidisciplinar. Esse modo de atuação faz com que não se sintam sozinhos e que as implicações morais diminuam, porque a decisão tomada provém de um juízo ético elaborado pela equipe de saúde.[1]

Uma das principais obrigações do enfermeiro é gerar uma situação de conforto para o paciente, proporcionando a melhor qualidade de vida possível até o óbito e oferecendo apoio à família durante o processo. Nesse ponto, o profissional de enfermagem é o responsável por manter as medidas adequadas, para o cuidado tanto físico como emocional do paciente. Isso torna possível determinar quem é o familiar responsável pelas decisões e proporcionar o espaço para o acompanhamento ao paciente em seu processo de morte.

Caso se tenha decidido pela retirada de um suporte vital, é importante que se prepare a unidade do paciente para tornar a estadia do familiar mais confortável, verificando a temperatura do quarto, removendo equipamentos desnecessários e aproximando cadeiras para que todos os familiares estejam sentados, se for preciso. Deve-se facilitar a presença de apoio religioso se a família pedir, retirar monitores e descontinuar medicamentos que não proporcionem conforto. Elimina-se a restrição às visitas nesse momento. É importante silenciar alarmes e evitar ruídos próximo à cama do paciente. O enfermeiro e o médico devem estar presentes durante o procedimento e a família não deve ser deixada sozinha logo após a desconexão.

São muitos os sentimentos e emoções gerados no familiar do paciente que tomou a decisão de AET, apresentando altos níveis de ansiedade e depressão, com um alto risco de síndrome de estresse pós-traumático, sobretudo pela responsabilidade de que sua decisão culmine com o falecimento de ente querido. É nesse ponto que o familiar requer maior suporte por parte da equipe de saúde, encabeçada pelo profissional de enfermagem.

Propostas de atuação para a tomada de decisões na AET

A AET é um processo que pode seguir por diversas vias e caminhos. Pode começar por iniciativa própria do paciente, ao apresentar uma declaração de vontade antecipada (testamento vital), na qual aceita ou recusa algum tratamento de suporte de vida. Pode ser fruto do diálogo com o paciente, que decide como e quando realizar a AET. Na UTI, costuma partir da equipe assistencial. Segundo o comitê da Society of Critical Care Medicine e o grupo de trabalho de bioética da Sociedad Española de Medicina Intensiva, Crítica y Unidades Coronarias (SEMICYUC), os pontos principais para ajudar na decisão de AET são:[4]

- Ajustar a decisão de AET à evidência científica disponível. Quando houver dúvidas, pode-se aplicar um tratamento condicional e esperar resposta.
- A decisão deve ser discutida coletivamente (médicos e enfermeiros) e tomada em consenso. As dúvidas de algum membro da equipe obrigam a reconsiderar a decisão ou a afastar o profissional da tomada de decisão, respeitando a liberdade de consciência. Em caso de dúvidas, é aconselhável iniciar ou continuar o tratamento de suporte vital.

- Informar e consultar os familiares, a fim de obter acordos para respeitar as preferências do paciente. Nunca responsabilizar as famílias pela tomada de decisões. Procurar apoio psicológico para diminuir a angústia da família e dos profissionais.
- Diante da falta de acordo entre as partes (equipe de saúde e familiares), considerar a intervenção do comitê de ética do centro de saúde.
- Tomada a decisão de AET, é obrigação da equipe de saúde não abandonar o paciente durante o processo de óbito e garantir uma morte digna, com os cuidados paliativos necessários.
- As decisões de AET devem constar no histórico clínico. Recomenda-se o uso de um formulário no qual constem as terapias de suporte vital omitidas ou retiradas, com data e assinatura do médico responsável naquele momento. Isto facilita a transmissão do plano terapêutico e seu acompanhamento.

CONSIDERAÇÕES FINAIS

Cuidar do paciente em busca de uma morte digna, quando não for possível a recuperação, significa não fazer algumas coisas, deixar de fazer outras e, em troca, empreender muitas que permitam enriquecer a comunicação com a família e aliviar a dor e o sofrimento, bem como favorecer a intervenção de toda a equipe de saúde.

Cuidar de pacientes ao final da vida é um privilégio e uma responsabilidade. A terapia intensiva deve se preocupar tanto com o cuidado paliativo como com a prevenção, o diagnóstico, a monitoração e o tratamento.

O profissional de enfermagem deve assumir o papel de líder que lhe cabe exercer no contexto da AET, ao planejar os cuidados e ser agente de informação e intermediário entre a equipe de saúde e os familiares, assim como em seu papel de suporte espiritual e emocional à família.

Hoje, como no final do século XIX, o papel da equipe de saúde se reduz a: "Curar às vezes, aliviar com frequência, consolar sempre".

Assegurar a morte com dignidade na UTI é a personificação das artes médica e da enfermagem e exige o melhor de nós. Chegou o momento de nos empenharmos em estar à altura.

REFERÊNCIAS BIBLIOGRÁFICAS

1. Cook D. Rocker G. Dying with dignity in the Intensive Care Unit. N Engl J Med 2014;370:2506-14.
2. Muñoz MJB. Limitación del esfuerzo terapéutico: una aproximación a una visión de conjunto. Enferm Intensiva 2013;24(4):167-74.
3. Hernández-Tejedor A, Delgado MCM, Pericas LC, Weber AA. Limitación del tratamiento de soporte vital en pacientes con ingreso prolongado en UCI. Situación actual en España a la vista del Estudio EPIPUSE. Med Intensiva 2015;39(7).
4. Monzon JL, Saralegui I, Abizanda R, Campos I, Cabré L, Iribarren S et al.; Grupo de Bioetica de la SEMICYUC. Recomendaciones de tratamiento al final de la vida del paciente crítico. Med Intensiva 2008;32(3):121-33.
5. Pérez FMP. Adecuación del esfuerzo terapéutico, una estrategia al final de la vida. Semergen. 2016. Disponível em: http://dx.doi.org/10.1016/j.semerg.2015.11.006. Acesso em: 25 set 2016.

6. Rojas I, Vargas I, Ferrer L. Rol de enfermería en la limitación del esfuerzo terapéutico en el paciente crítico. Cienc Enferm 2013;19(3):41-50.
7. SUPPORT Principal Investigators. A controlled trial to improve care for seriously ill hospitalized patients. JAMA 1995;274:1591-8.
8. Cabrera LS, Hernández NG, Santana AM, Sosa IM, Cabrera SA, González JCM et al. Percepción de las actitudes éticas de la enfermería de cuidados intensivos ante la limitación del tratamiento. Enferm Intensiva. 2010;21(4):142-9.
9. Sprung CL, Cohen SL, Sjokvist P, Baras M, Bulow HH, Hovilehto S, et al. End-of-life practices in European intensive care units: The Ethicus Study. JAMA 2003;290:790-7.

Capítulo 26

Potencial doador de órgãos e tecidos

Jaqueline Ester Alves
Layse Beneli Prado
Geórgia Pereira Silveira Souza
César Augusto Guimarães Marcelino

O PROCESSO DE DOAÇÃO E TRANSPLANTE

O transplante de órgãos e tecidos é uma importante modalidade terapêutica, considerada segura e eficaz para o tratamento de insuficiências terminais de órgãos e falências de tecidos, levando a um benefício para a sociedade, pois aumenta a sobrevida e melhora a qualidade de vida dos pacientes.[1-3]

O transplante é definido como a remoção de órgãos e tecidos de um doador seguida pelo implante em um receptor, o que torna clara a importância do binômio doação-transplante.[2]

Sabe-se da atual desproporção entre a fila de espera de órgãos e a disponibilidade destes para realização de transplantes, o que ocasiona elevadas taxas de mortalidade dos pacientes em fila de espera. Por isso, é necessário o conhecimento do processo de doação e transplante por profissionais de saúde que atuam em áreas críticas, possibilitando a compreensão das etapas que compõem esse processo.[1,4]

Para isso, é imprescindível adotar as seguintes definições:

1. **Morte encefálica (ME):** parada total e irreversível da atividade do tronco e hemisférios cerebrais. Conforme a Resolução n. 1.480/1997 do Conselho Federal de Medicina (CFM), a ME é caracterizada por meio da realização de exames clínicos e complementares com intervalos variáveis de acordo com a faixa etária.[4-6]
2. **Potencial doador (PD):** paciente com lesão encefálica grave, com ao menos o primeiro teste clínico compatível com ME ou com coração parado, que permitirá a extração de órgãos e tecidos para transplante.[4,6]
3. **Doador efetivo (DE):** PD com diagnóstico de ME concluído, do qual se utilizou ao menos um órgão para transplante.[4,6]

O processo de doação e transplante é complexo, composto por etapas sistematizadas e regidas por legislações específicas e por questões éticas, cujo objetivo principal é a viabilidade de órgãos do PD para a realização do transplante (Figura 1).[2,7]

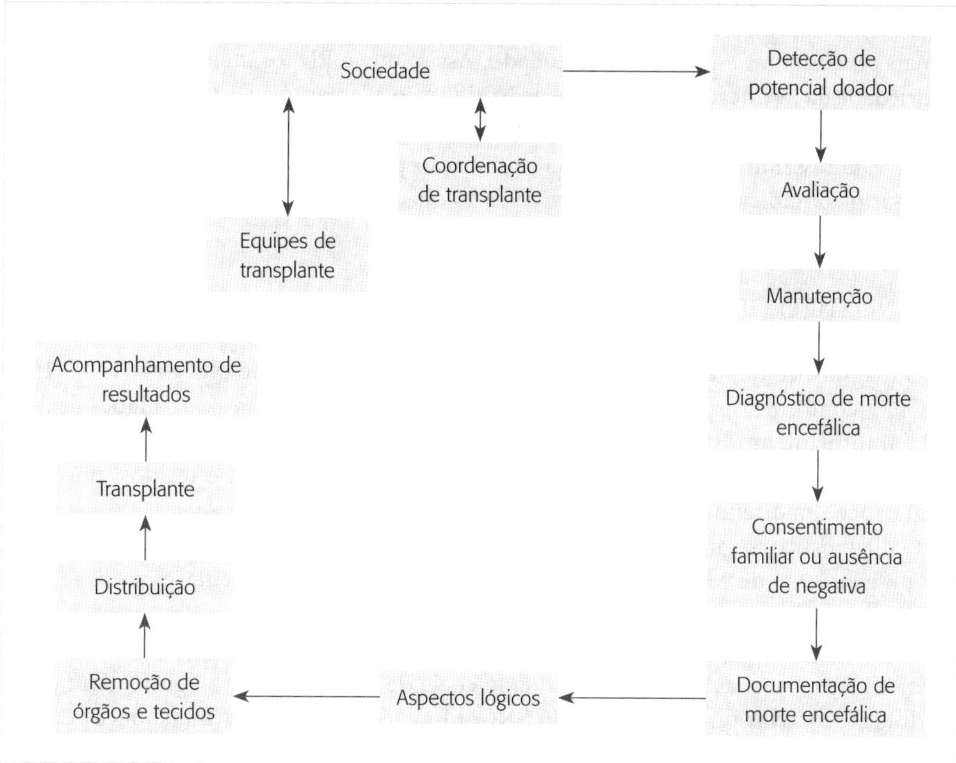

Figura 1 O processo de doação e transplante.

Fonte: Prado et al. (2014).[4]

IDENTIFICAÇÃO DO POTENCIAL DOADOR

O processo de doação e transplante tem início com a identificação de pacientes que apresentem sinais clínicos de ME. Essa primeira etapa exerce grande influência no número final de doadores; por esse motivo, é fundamental essa identificação precoce.[1,2,4]

Para identificar um PD, os profissionais devem ficar atentos a pacientes que apresentem quadro de coma não reativo e não responsivo, de etiologia conhecida e caráter irreversível.[7]

As causas neurológicas mais frequentes que levam à ME são: acidente vascular encefálico (hemorrágico ou isquêmico), traumatismo craniano, encefalopatia anóxica (lesão cerebral difusa após parada cardiorrespiratória revertida), tumores cerebrais e meningites.[4]

A Escala de Coma de Glasgow deve ser utilizada na realização do exame neurológico, em pacientes hemodinamicamente estáveis, na ausência do efeito de drogas sedativas e/ou depressoras do sistema nervoso central (SNC) e na ausência de hipotermia.[4]

Pacientes com escore 3 (três) na referida escala, ou seja, com ausência de abertura ocular espontânea, ausência de resposta verbal e ausência de resposta motora (coma não reativo e não responsivo), conforme a Resolução CFM n. 1.480/1997, preenchem critérios para abertura do protocolo de ME.[4,5]

A identificação do PD pode ser realizada por médicos, enfermeiros, fisioterapeutas e demais profissionais envolvidos no cuidado. Assim que o PD for identificado, há a obrigatoriedade da notificação às Centrais de Notificação, Captação e Distribuição de Órgãos (CNCDO) ou às Organizações de Procura de Órgãos (OPO) responsáveis pelos hospitais. Vale ressaltar a importância da notificação precoce. Nesse momento, é também necessário comunicar à família a gravidade do quadro clínico, bem como a abertura do protocolo de ME.[4,7]

DIAGNÓSTICO DE MORTE ENCEFÁLICA

O diagnóstico de ME deve respeitar todas as orientações da Resolução n. 1.480/1997 do CFM, conforme disposto na Lei n. 9.434/1997, que regulamenta as atividades de doação e transplante no Brasil, e ser realizado em todos os pacientes com suspeita de ME, independentemente da possibilidade ou não da doação de órgãos e tecidos, por ser o diagnóstico um direito legal do paciente e seus familiares.[1,4,5,7,8]

O diagnóstico, seguindo as definições estabelecidas pelo CFM, é obtido pela realização do protocolo de ME, composto por testes clínicos e complementares realizados de acordo com a faixa etária.[4,5,7]

Para iniciar o protocolo de ME, é necessário excluir fatores que possam interferir diretamente na avaliação do coma ou da falência de atividade neurológica, como o uso de drogas sedativas ou depressoras do SNC, hipotermia, alterações metabólicas e deterioração do padrão hemodinâmico. Se estiverem presentes essas condições, alguns recursos terapêuticos devem ser utilizados a fim de alcançar padrões de normalidade para a realização dos exames, como normotermia, pressão arterial média (PAM) ≥60 mmHg, padrão hidroeletrolítico dentro dos valores de referência e ausência do efeito de drogas depressoras do SNC, evitando interferências no nível de consciência.[4]

Deve-se, ainda, verificar a presença de causa definida do coma, de caráter irreversível e comprovada por exame de imagem. Para tanto, se faz necessária a realização de tomografia de crânio ou outro método.[4,7]

Os dois exames clínicos neurológicos que fazem parte do protocolo de ME têm por finalidade a comprovação de ausência de reflexos do tronco encefálico e devem ser realizados por dois médicos diferentes, capacitados, respeitando intervalos mínimos de realização de acordo com a idade do PD (Tabela 1).

Tabela 1 Intervalos entre as avaliações clínicas

Idade	Intervalo entre as avaliações
7 dias a 2 meses incompletos	48 horas
2 meses completos a 1 ano incompleto	24 horas
1 ano completo a 2 anos incompletos	12 horas
Acima de 2 anos	6 horas

Fonte: Conselho Federal de Medicina (1997).[5]

Na realização dos testes clínicos, será observada a presença de coma aperceptivo com ausência de atividade motora supraespinal e apneia, conforme descrição dos seguintes componentes do exame clínico:

- **Coma aperceptivo:** avaliação da responsividade por meio da Escala de Coma de Glasgow (PD em ME apresenta Glasgow = 3) e avaliação da reatividade supraespinal por meio da realização de estímulos de dor preferencialmente no rosto e nas regiões supraorbitárias e glabelar (na ME, é esperada a ausência de resposta, e os reflexos medulares não invalidam a condição de ME).[4,9]
- **Pupilas fixas e arreativas:** o reflexo fotomotor consiste em incidir um foco de luz sobre cada pupila e observar sua reatividade. Na ME, as pupilas devem estar fixas, sem resposta fotomotora, e o tamanho pupilar deve estar entre médio (4 a 6 mm) e dilatado (6 a 8 mm).[4,9]
- **Ausência de reflexo córneo-palpebral:** exame realizado pela observação do estímulo do limbo corneano (entre a íris e a conjuntiva), na porção superior externa, utilizando um material macio e delicado (algodão, *swab* ou gaze). Em casos de ME, não há o fechamento reflexo das pálpebras.[4,9]
- **Ausência de reflexos oculocefálicos:** com as pálpebras bilateralmente abertas, realizar movimentos com a cabeça do PD para a direita e para a esquerda (sentido horizontal) e também movimentos de flexão e extensão (sentido vertical), observando a movimentação ocular. Nos casos de ME, os olhos acompanham a movimentação da cabeça, efeito conhecido como "olhos de boneca". É contraindicada sua realização nos casos de lesão cervical.[4,9]
- **Ausência de respostas às provas calóricas:** no reflexo vestíbulo-ocular, tem-se a avaliação da movimentação ocular por 1 minuto, por meio da infusão de 50 mL de líquido frio (entre 0 e 8°C) no conduto auditivo bilateral, através de cateter ou sonda, em posição de decúbito horizontal elevado a 30°. Aguardar no mínimo 5 minutos entre a realização em um ouvido e no outro, para evitar o efeito da inibição contralateral causada pela água fria. No PD em ME, não haverá movimentação ocular (nistagmo). É importante certificar-se de que não há oclusão do conduto auditivo (sangue, cerume, corpo estranho) ou perfuração timpânica.[4,9]
- **Ausência do reflexo de tosse:** realizar aspiração de cânula orotraqueal ou traqueostomia. PD em ME não apresenta reflexo de tosse ou naúsea.[4,9]
- **Apneia:** a apneia mediante hipercarbia deve ser realizada com PD monitorado, realizando a otimização de parâmetros ventilatórios com hiperoxigenação por 10 minutos de ventilação com fração inspirada de oxigênio (FiO_2) a 100%, o que garante PO_2 acima de 200 mmHg. Deve-se coletar uma gasometria arterial denominada "pré-apneia" para verificação de PCO_2, que deve estar entre 35 e 45 mmHg; e, depois, realizam-se a retirada da ventilação mecânica e a instalação de um cateter de oxigênio dentro da cânula traqueal com fluxo contínuo de oxigênio a 6 L/min. Em seguida, deixar o tórax do PD visível para observar com atenção a presença de movimentos respiratórios, por cerca de 10 minutos, procedendo a coleta de nova gasometria denominada "pós-apneia". Por fim, realizar a reconexão do PD ao ventilador. O teste é considerado posi-

tivo se, durante o exame, não ocorrer a presença de incursões respiratórias e a PCO_2 pós-apneia ≥55 mmHg, quando ocorre a modificação do pH do líquido cefalorraquidiano e estímulo do centro respiratório. Em casos de instabilidade hemodinâmica ou queda saturação, o teste deve ser interrompido.[4,9]

Para a conclusão do diagnóstico de ME, é obrigatório efetuar exames complementares que verificam a ausência de atividades elétrica e metabólica ou, ainda, a ausência de perfusão sanguínea cerebral. Podem ser aplicados entre os dois testes clínicos ou como terceiro exame.[4,5]

Os seguintes exames podem ser realizados, de acordo com o tipo de avaliação:

- Doppler transcraniano (DTC), angiografia cerebral, cintilografia radioisotópica, monitoração da pressão intracraniana (PIC), tomografia por emissão de fóton único (SPECT) e tomografia computadorizada por xenônio: avaliam a atividade circulatória cerebral.[4]
- Eletroencefalograma (EEG): avalia a atividade elétrica cerebral.[4]
- Extração cerebral de oxigênio e tomografia por emissão de pósitrons (PET): avaliam a atividade metabólica.[4]

Os mais utilizados são o EEG e o DTC, pela possibilidade de serem realizados à beira do leito, diminuindo o risco de instabilidade hemodinâmica. Qualquer exame realizado deve seguir os critérios estabelecidos para cada idade (Tabela 2).[4]

Com o término da realização dos três testes e o preenchimento do termo de morte encefálica, tem-se a constatação do óbito, que deve ser registrado com a data e horário do último teste realizado, seja ele clínico ou complementar. Esse termo deve ser anexado ao prontuário junto com o laudo do exame complementar. O atestado de óbito deve ser preenchido para casos de morte natural e deve-se fazer o encaminhamento ao Instituto Médico Legal (IML) nos casos de morte externa.[4]

Após a constatação da ME, o médico responsável deverá comunicar o diagnóstico aos familiares.

Tabela 2 Exames complementares indicados para o diagnóstico de morte encefálica

Idade	Exame complementar	Intervalo de tempo
7 dias a 2 meses incompletos	EEG	2 exames com intervalo de 48 h
2 meses completos a 1 ano incompleto	EEG	2 exames com intervalo de 24 h
1 ano completo a 2 anos incompletos	Tipo de exame facultativo	1 exame. Exceção: na escolha do EEG, serão necessários 2 exames com intervalo de 12 h
Acima de 2 anos	Tipo de exame facultativo	1 exame, entre ou após os exames clínicos

EEG: eletroencefalograma.
Fonte: Conselho Federal de Medicina (1997).[5]

FISIOPATOLOGIA DA MORTE ENCEFÁLICA

A ME é um processo complexo, com diversas alterações fisiológicas em resposta ao comprometimento das funções do tronco encefálico, que conduzem à disfunção múltipla de órgãos, conforme disposto na Figura 2.[9-11]

O processo de ME tem início com a elevação da PIC, decorrente da expansão volumétrica do conteúdo intracraniano. Assim, o volume de liquor é drenado, e o retorno venoso é comprometido. Nesse momento, ocorrem a hipóxia celular e o edema, que contribuem ainda mais para a elevação da PIC e permitem a herniação transtentorial do tronco cerebral pelo forame magno, a qual, por sua vez, bloqueia a via de saída até o bloqueio completo da circulação arterial encefálica, ocasionando assim a ME.[4,9,10]

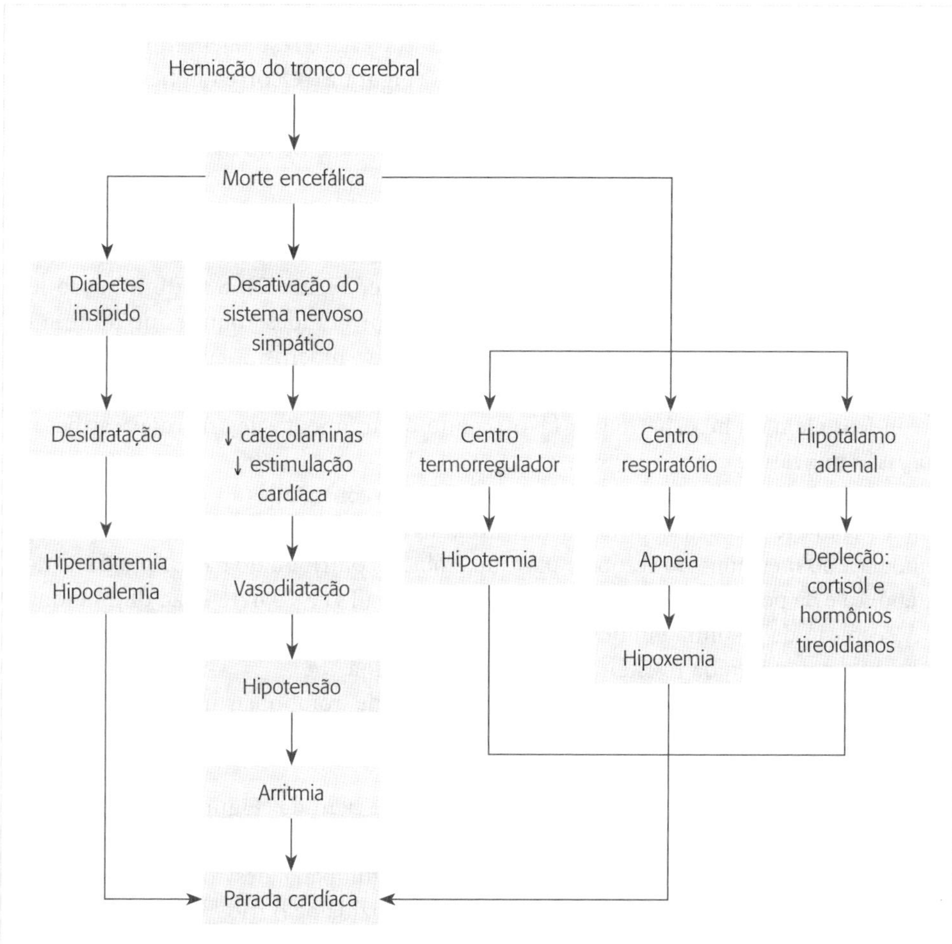

Figura 2 Fisiopatologia da morte encefálica.

Fonte: Silva e Marcelino (2011).[11]

Com a herniação cerebral, tem-se a progressão da isquemia pelo tronco cerebral, que, ao atingir o bulbo, interrompe a atividade vagal levando à resposta autonômica simpática, chamada de "tempestade autonômica", que é de curta duração, caracterizada por taquicardia, hipertensão, hipertermia e aumento do débito cardíaco. Ainda, ocorre a liberação de catecolaminas, o que produz grande vasoconstrição, levando ao aumento da demanda de oxigênio pelo miocárdio, o que pode causar isquemia e necrose miocárdica, além de desencadear arritmias cardíacas.[4,9,10]

Durante a descarga adrenérgica, o sangue é redistribuído e ocorre aumento do retorno venoso ao ventrículo direito, o que eleva o débito e, por conseguinte, o fluxo pulmonar. A pressão do átrio esquerdo também está elevada em razão da resistência vascular periférica; assim, a pressão hidrostática é aumentada, levando à ruptura de capilares pulmonares, ao edema intersticial e à hemorragia alveolar, ocasionando desequilíbrio de ventilação-perfusão e hipoxemia.[4,9]

Em seguida, ocorre a cessação da atividade autonômica, com perda do tônus simpático, que causa vasodilatação e depressão da função cardíaca e resulta em hipotensão arterial grave, podendo evoluir para parada cardíaca (Figura 2). Ocorre também o aumento da capacitância vascular, produzindo hipovolemia relativa em consequência de perdas sanguíneas pelo trauma, de reanimação inadequada do doador, do diabetes insípido e do tratamento osmótico da hipertensão intracraniana.[4,9]

Com a isquemia do tronco cerebral, tem-se a falência do eixo hipotalâmico-hipofisário, resultando na diminuição gradual da produção e da liberação de hormônios, principalmente o hormônio antidiurético (ADH) (ver Figura 2). Sua diminuição leva à manifestação de diabetes insípido, caracterizado por grandes volumes de diurese hiposmolar, com hipovolemia secundária, hipernatremia e hiperosmolaridade sérica. Consequentemente, ocorrem hipotensão e hipoperfusão tecidual, que produzem distúrbios eletrolíticos além da hipernatremia, favorecendo o surgimento de arritmias cardíacas e depressão miocárdica.[4,9,10]

Diminuições dos níveis de tri-iodotironina (T3) são constatadas após a ME e estão relacionadas com a redução da contratilidade cardíaca, com depleção de fosfatos de alta energia e mudança do metabolismo aeróbico para anaeróbico, contribuindo para piora da acidose metabólica e da perfusão tecidual. Hormônios tiroxina (T4) e T4 livre estão diminuídos.[4,9]

A secreção de insulina também está comprometida, podendo ocorrer hiperglicemia em razão do aumento da resistência periférica à insulina.[4,9,10]

Com a lesão do tecido cerebral, tem-se a liberação de tromboplastina tecidual e de outros substratos ricos em plasminogênio. Esses fatores de coagulação, associados à acidose e à hipotermia, favorecem a coagulação intravascular.[4,9,10]

Na ME, a regulação hipotalâmica de temperatura é perdida (Figura 2), resultando na diminuição da temperatura corporal, que tende a se igualar à temperatura do ambiente. Isso pode acarretar disfunção cardíaca, arritmias, coagulopatia, desvio de curva de dissociação de hemoglobina para a esquerda e diurese induzida pelo frio.[4,9,10]

Desencadeada pela ME, tem-se a resposta inflamatória sistêmica, com a ativação de mediadores inflamatórios como complemento, tromboxanos e fatores leucocitários, levando à infiltração inflamatória dos tecidos.[4]

Diante do exposto, o manejo desses distúrbios é de extrema importância para a estabilidade hemodinâmica e a manutenção da viabilidade dos órgãos e tecidos para o transplante.

AVALIAÇÃO DOS POTENCIAIS DOADORES

O enfermeiro, conforme disposto na Resolução do Conselho Federal de Enfermagem (Cofen) n. 292, de 7 de junho de 2004, que normatiza sua atuação na captação e transplante de órgãos e tecidos, tem a incumbência de planejar, coordenar e executar os cuidados de enfermagem prestados aos PD.[12]

A avaliação visa obter a história clínica do paciente, com levantamento de dados desde a internação até o momento atual, por meio da análise do prontuário, para a compreensão da evolução do PD e exclusão de contraindicações absolutas para a doação, além da instituição de cuidados.[7]

É importante a verificação minuciosa de dados do prontuário, levantando informações sobre a internação e os antecedentes pessoais e familiares, bem como comportamentos de risco, uso de drogas ilícitas, alcoolismo, tabagismo, enfermidades, exames laboratoriais, tratamento instituído e sua evolução.[7]

Deve-se também averiguar as prescrições médicas para avaliar o início e/ou a suspensão de drogas vasopressoras, antibióticos, drogas depressoras do SNC e infusão de hemoderivados. As evoluções médicas, de enfermagem e os controles diários detêm informações da implementação de tratamentos e seus resultados, da ocorrência de infecções, hipertermia, hipotensão e demais eventos importantes que possam comprometer a viabilidade dos órgãos.[7]

O exame físico deve ser realizado a fim de verificar a condição clínica atual, observando alterações na ausculta cardíaca e pulmonar, presença de massas abdominais, icterícia, tatuagens, *piercings*, lesões cutâneas, edemas e outros achados que merecerem atenção, como cicatrizes e sinais de doença venérea.[7]

E, por fim, é preciso apurar a presença de contraindicações absolutas para a doação de órgãos e tecidos, que podem ser:

- **Infecciosas**: tuberculose ativa, sepse ativa e não controlada, fungemia, meningite causada por *Listeria monocytogenes*, protozoários e fungos, *Staphylococcus aureus* multirresistente e encefalite herpética.[4]
- **Sorológicas:** sorologia positiva para vírus da imunodeficiência humana (HIV) 1-2 e para vírus linfotrópico de células T humanas (HTLV) 1-2.[4]
- **Neoplásicas:** todos os tumores de origem hematológica e tumores malignos exceto carcinomas basocelulares da pele, carcinoma de cérvix uterino *in situ* e tumores primitivos do SNC. A relação dos tumores cerebrais está apresentada na Tabela 3.[4]
- **Impossibilidade de realização de sorologia:** PD nos quais não seja possível realizar sorologias não podem ser eleitos como doadores de órgãos ou tecidos. Isso pode ocorrer quando a amostra obtida para realização dos testes sorológicos estiver hemodiluída.[4]

Tabela 3 Tumores do sistema nervoso central e a sua relação com a doação de órgãos

Relação	Tipos de tumores
Tumores que não excluem o doador para doação	Meningioma benigno Adenoma de hipófise Schwannoma de acústico Craniofaringioma Astrocitoma pilocítico (grau I) Cisto epidermoide Cisto coloide do III ventrículo Papiloma de plexo coroide Hemangioblastoma Tumor de células ganglionares Pineocitomas Oligodendroglioma de baixo grau (Schmidt A e B) Ependimoma Teratoma bem diferenciado
Tumores em que o doador pode ser considerado para doação dependendo das características	Astrocitoma de baixo grau (grau II) Gliomatose cerebral
Tumores em que o doador não deve ser considerado para doação	Astrocitoma anaplásico (grau III) Glioblastoma multiforme Meduloblastoma Oligodendroglioma anaplásico (Schmidt C e D) Ependimoma maligno Pineoblastoma Meningioma anaplásico e maligno Sarcoma intracranial Tumor de células germinais (exceto teratoma bem diferenciado) Cordoma Linfoma cerebral primário

Fonte: modificada de Associação Brasileira de Transplante de Órgãos (2009).[1]

MANUTENÇÃO DO POTENCIAL DOADOR

A manutenção do PD corresponde ao conjunto de ações desempenhadas para promoção e garantia do adequado funcionamento orgânico, por meio da perfusão e da oxigenação dos órgãos e reversão de eventuais disfunções decorrentes do quadro clínico da ME. Tais ações desaceleram o processo de falência orgânica e favorecem a viabilização do PD em DE, maximizando o número de órgãos para transplante e melhorando a qualidade dos enxertos.[4,13]

A equipe responsável pelos cuidados ao PD, incluindo a equipe multidisciplinar (médicos e enfermeiros intensivistas, fisioterapeutas e nutricionistas, entre outros), deve ter amplo conhecimento sobre a fisiopatologia da ME e suas complicações secundárias, reconhecendo-as precocemente e instituindo medidas adequadas para a sua reversão e preservação dos órgãos. O enfermeiro constitui-se como o elo entre as equipes envolvidas para a execução do cuidado.[9]

As consequências fisiopatológicas típicas da ME, como já abordado anteriormente, cursam com alterações na fisiologia e na bioquímica celular dos múltiplos sistemas orgânicos, com repercussões clínicas importantes, como o comprometimento da termorregulação corporal, instabilidade hemodinâmica, disfunções dos sistemas cardiovascular, pulmonar, endócrino-metabólico, renal e hematológico, alterações estas capazes de afetar a função de órgãos potencialmente disponíveis para transplante.[4,13-15]

A seguir, são apresentadas as recomendações normalmente utilizadas no manejo clínico do PD e na otimização da gestão do cuidado.

Cuidados gerais

Os cuidados prestados a um PD devem seguir os mesmos princípios daqueles prestados a um paciente internado sob cuidados intensivos. Sondas, drenos e cateteres devem ser inseridos respeitando as técnicas de assepsia; tratamentos desnecessários devem ser interrompidos; e técnicas que minimizem os riscos à estabilidade hemodinâmica devem ser utilizadas.[13]

Recomenda-se que linhas de acesso venoso inseridas em veia femoral sejam evitadas, para minimizar o risco de trombose da veia ilíaca e consequente aumento do risco de embolia pulmonar.[13]

A infusão de dieta deve ser mantida; contudo, é necessário atenção ao esvaziamento gástrico por meio da realização de testes de refluxo pela equipe de enfermagem, antes da administração das dietas, evitando a ocorrência de broncoaspiração. A infusão da dieta deve ser suspensa conforme necessário e 6 horas antes do procedimento cirúrgico.[13,16]

Cuidados relacionados à higiene corporal devem ser mantidos, embora evitando manipulação excessiva ou desnecessária.

Monitoração

O PD deve ser mantido sob monitoração contínua. Os parâmetros a serem aferidos devem incluir temperatura corporal central, frequência cardíaca (FC) com monitoração eletrocardiográfica, pressão arterial invasiva (PAI) por meio de cateter arterial, pressão venosa central (PVC) e saturação de oxigênio arterial. O débito urinário também deve ser monitorado a cada 2 horas.[4,13,15]

Recomenda-se a monitoração da PAI em todos os PD, por se tratar de um método seguro e essencial para guiar a terapia hemodinâmica a ser instituída.[15]

Controle de temperatura

Recomenda-se o aquecimento corporal do PD a temperaturas superiores a 35°C, idealmente entre 36 e 37,5°C, com o objetivo de evitar efeitos indesejáveis como coagulopatia e instabilidade hemodinâmica. São locais de aferição recomendados para monitoramento da temperatura central: artéria pulmonar, esôfago, nasofaringe e membrana timpânica. A aferição de temperatura na cavidade oral, axilas e reto não é indicada, contudo é tolerável na ausência dos recomendados.[15]

Em razão de a hipotermia ser um quadro de difícil reversão, desde o início do manejo do PD é recomendado o uso de medidas para prevenir tal quadro. São medidas de grande valia: o aquecimento do ambiente e do leito, a utilização de mantas térmicas e de lâmpadas de calor para manutenção da temperatura corporal e o aquecimento dos gases direcionados do ventilador mecânico a temperaturas entre 42 e 46°C.[4,13,15]

Nos casos em que a hipotermia já esteja instalada, são necessárias medidas mais agressivas para o reaquecimento; além das já citadas, recomendam-se a irrigação gástrica e colônica com soluções cristaloides aquecidas e a infusão de cristaloides em veia central em temperatura de 43°C, a 150 a 200 mL/h. Irrigações vesicais, pleurais e peritoneais não são indicadas, por se tratarem de vias de entrada de patógenos no organismo.[4,13-15]

Suporte cardiovascular e hemodinâmico

Os objetivos básicos do suporte hemodinâmico de um PD compreendem manter a euvolemia e a normotensão e otimizar o débito cardíaco, a fim de garantir gradientes de pressão de perfusão e fluxo sanguíneos adequados aos órgãos, com a utilização das menores doses possíveis de drogas vasoativas.[13]

Na vigência de hipertensão arterial, recomenda-se instituir tratamento farmacológico quando houver pressão arterial sistólica (PAS) >180 mmHg e pressão arterial diastólica (PAD) >120 mmHg ou pressão arterial média (PAM) >95 mmHg por 30 minutos ou mais, ou na vigência de lesão de órgãos-alvo atribuível à hipertensão. Os fármacos sugeridos são o nitroprussiato de sódio ou β-bloqueadores de curta duração, por serem efetivos, de fácil titulação e com curto tempo de ação.[15]

A meta pressórica mínima a ser alcançada, para adequada perfusão dos órgãos, é PAM >65 mmHg ou PAS >90 mmHg. Na vigência de hipotensão arterial, a medida terapêutica de primeira escolha é a reposição volêmica, a qual deve ser iniciada com a infusão de 20 a 30 mL/kg de cristaloides em 30 minutos e avaliação da resposta obtida ao volume infundido. As expansões subsequentes devem ser realizadas com atenção, de acordo com a resposta apresentada e os parâmetros de oxigenação, evitando hipervolemia e congestão pulmonar.[4,13,15]

A monitoração da pressão venosa central (PVC) é amplamente utilizada para avaliação da necessidade de reposição volêmica e dos resultados com ela alcançados. Seus valores devem ser correlacionados aos sinais clínicos apresentados pelo PD. Recomenda-se proceder com reposição volêmica em casos de PVC <4 mmHg ou com sinais de hipofluxo e interromper a infusão se não houver resposta hemodinâmica satisfatória ou houver elevação da PVC ≥2 mmHg.[4,13,15,17]

A administração das catecolaminas vasopressoras – noradrenalina, dopamina ou adrenalina –, assim como do hormônio vasopressina, para aumento dos níveis pressóricos, deve ser iniciada após tentativa de expansão volêmica sem sucesso, ou antes de completá-la, se PAS <70 mmHg ou PAM <40 mmHg. A vasopressina mostra-se como droga de primeira escolha, sempre que houver indicação do uso de vasopressores, considerando a administração de uma unidade em *bolus* e posteriormente a manutenção de infusão contínua de 0,5 a 2,4 U/h. Seu uso pode ser concomitante ao uso das catecolaminas, e, na vigência de estabilização da pressão arterial (PA), o uso das mesmas deve ser descontinuado gradativamente.[14,15,17]

O uso da vasopressina tem sido associado à restauração da integridade hemodinâmica, à recuperação de perfusão do órgão e à diminuição ou eliminação da necessidade de infusão de catecolaminas, com consequente incremento na taxa de conversão de doadores e no número de órgãos transplantados com sucesso. Ao contrário de outros agentes, mantém a perfusão para os tecidos cardíaco e pulmonar e leitos vasculares renais, apesar do efeito vasoconstritor que exerce.[18-20]

Recomenda-se o uso da dobutamina ou outros agentes inotrópicos se houver sinais de comprometimento da contratilidade cardíaca. Cabe lembrar que a simples adição de vasopressores ou agentes inotrópicos sem expansão volêmica adequada pode prejudicar a perfusão tecidual e a qualidade dos órgãos transplantados.[13,14,17]

Não há dose máxima estabelecida para a infusão dessas drogas, mas existem preocupações com o uso de catecolaminas como a noradrenalina e, principalmente, com a terapia beta-agonista (dopamina e dobutamina) em doses altas em potenciais doadores de coração, pois elas aparentemente reduzem a viabilidade do órgão e a utilização pelas equipes de transplante, e as chances de sucesso do transplante em particular.[15,17,19,20]

Se após avaliar as possíveis causas da instabilidade hemodinâmica (disfunção orgânica cardíaca, vasodilatação sistêmica, hipovolemia) e instituir intervenções específicas para cada uma delas (uso de vasopressores ou inotrópicos, expansão volêmica), ainda assim não houver melhora hemodinâmica, deverá ser considerada a possibilidade de realização de ecocardiografia para investigação adicional.[14,15]

O uso de cateter de artéria pulmonar é recomendado nos casos em que houver disfunção ventricular – fração de ejeção (FE) $<40\%$ –, identificada pela realização da ecocardiografia ou quando, guiado pela monitorização hemodinâmica básica, houver insucesso na estabilização hemodinâmica do PD. As metas a serem atingidas são PAS >90 mmHg ou PAM >65 mmHg e índice cardíaco $\geq 2,5$ L/min/m^2.[4,15]

Arritmias cardíacas são frequentes no PD, representando um grande desafio ao médico intensivista, uma vez que podem cursar com redução do débito cardíaco e instabilidade. Visando sua prevenção e tratamento, recomenda-se a correção de fatores causais reversíveis, como distúrbios eletrolíticos e acidobásicos, hipovolemia, hipotensão, hipotermia e administração excessiva ou inadequada de catecolaminas. As taquiarritmias, assim como as paradas cardíacas, devem ser tratadas conforme as diretrizes da American Heart Association (AHA).[15,21]

Não é recomendado o uso de atropina para tratamento das bradiarritmias; estas deverão ser tratadas quando não houver instabilidade hemodinâmica, com adrenalina (2 a 10 μg/min), dopamina (5 a 10 μg/kg/min) ou isoproterenol (2 a 10 μg/kg/min); e quando houver baixo débito cardíaco ou hipotensão, com instalação de marca-passo transcutâneo provisório seguido de marca-passo transvenoso.[13,15]

Nos casos em que já exista o consentimento familiar para a doação de órgãos e tecidos, e ocorra a parada cardíaca do PD antes da cirurgia de extração, e também não haja sucesso nas manobras de reanimação, deve-se proceder à imediata remoção do doador para o centro cirúrgico, com manutenção das compressões torácicas, para que seja procedida a extração dos rins. Isso só será possível de houver uma equipe de remoção disponível. Caso contrário, recomenda-se considerar a instalação de cateter duplo-balão, para preservação renal, ou o início de circulação extracorpórea por acesso femoral, até que haja uma equipe disponível. Esta última opção depende de habilidade da equipe médica, agilidade e disponibilidade de equipamentos; por esses motivos, muitas vezes não é utilizada.[13,15]

Suporte pulmonar e ventilatório

Nos PD com pulmões normais, recomenda-se ventilação como estratégia protetora, na modalidade volume ou pressão controlada, com volume corrente (VC) proporcional ao peso do PD, entre 6 e 8 mL/kg, pressão positiva expiratória final (Peep) de 8 a 10 e FiO_2 ajustada de modo a obter uma pressão arterial de oxigênio (PaO_2) ≥90 mmHg e Pplatô <30 cmH_2O. O uso da Peep ajuda a evitar a formação de atelectasias, facilita a oxigenação, reduz o trabalho cardíaco e as lesões pulmonares relacionadas à ventilação; contudo, valores elevados de Peep podem levar à redução do débito cardíaco e à hipotensão.[4,14,16]

Nos casos de lesão pulmonar aguda (LPA) ou síndrome do desconforto respiratório agudo (SDRA), recomenda-se ventilação similar aos demais pacientes com essas síndromes, utilizando-se também das modalidades volume ou pressão controlada, com VC de 5 a 8 mL/kg, FiO_2 ajustada para obter PaO_2 ≥60 mmHg e/ou $SatO_2$ na gasometria arterial >90%; os valores de Peep devem ser ajustados de acordo com a hipoxemia e o comprometimento hemodinâmico e Pplatô <30 cmH_2O.[4,14,16]

As manobras de recrutamento alveolar estão entre as recomendações mais populares no manejo ventilatório de PD, diminuindo o risco de atelectasias e infecções. Recomenda-se realizar ao menos uma manobra de recrutamento após a realização do teste de apneia, nos casos em que haja dificuldade de oxigenação.[4,14,16]

Cuidados como mudança de decúbito, manutenção da cabeceira do leito elevada entre 30° e 45°, pressão do balonete mantida entre 20 e 30 mmHg e aspiração de secreções traqueais sempre que necessário são fundamentais para evitar o acúmulo de secreções, reduzir o risco de broncoaspiração e infecções e garantir a manutenção da permeabilidade da via aérea e adequada oxigenação.[4,16]

Controle endócrino-metabólico

A terapia de suporte hormonal é uma importante alternativa nos casos de choque refratário às medidas anteriormente apresentadas, bem como nos casos de hiperglicemia.[4,13,14,17]

A Tabela 4 resume as principais drogas recomendadas na terapia de reposição hormonal em PD.

A reposição dos hormônios tireoidianos T3 e T4 está relacionada à maior estabilidade hemodinâmica e ao maior número de corações captados para transplante. Recomenda-se a reposição desses hormônios em todos os PD, preferencialmente por via endovenosa

Tabela 4 Principais drogas recomendadas na terapia de reposição hormonal em potenciais doadores

Drogas	Recomendações
Vasopressina	*Bolus* de 1 U seguido da infusão contínua de 0,5-2,4 U/h
DDAVP	1-2 μg a cada 4 h, ou em intervalos maiores, para diurese <4 mL/kg/h
Tri-iodotironina (T3)	*Bolus* de 4 μg seguido da infusão contínua de 3 μg/h
Levotiroxina (T4)	EV: *bolus* de 20 μg seguido da infusão contínua de 10 μg/h VO: 1-2 μg/kg, na ausência de formulações EV
Metilprednisolona	15 mg/kg a cada 24 h
Insulina	Iniciar infusão contínua se glicemia >180 mg/dL Suplementações conforme protocolo estabelecido

DDAVP: desmopressina; EV: endovenoso; VO: via oral

– na sua ausência, por via enteral. Nos casos em uso de altas doses de vasopressores, a administração enteral não é recomendada, em virtude da redução da absorção no trato gastrointestinal.[4,9,13,16]

Recomenda-se a utilização da desmopressina (DDAVP) ou da vasopressina o mais precocemente possível, sendo a vasopressina indicada nos casos de persistência da poliúria apesar do uso da DDAVP ou na vigência de instabilidade hemodinâmica associada, com necessidade de vasopressores.[13,15,16]

A administração da metilprednisolona, que possui grande efeito anti-inflamatório, com potência maior que a hidrocortisona, deve ser considerada. Seu uso está associado à redução do processo inflamatório em coração, pulmões, fígado e rins, resultando em mais órgãos obtidos por doador.[13,16,17,19]

A hiperglicemia é muito comum no PD e pode levar a danos nas células pancreáticas e disfunções relacionadas à hiperosmolaridade, diminuindo a taxa de sobrevida dos enxertos. Recomenda-se manutenção da glicemia capilar entre 80 e 180 mg/dL e início da infusão contínua de insulina, baseada em protocolo instituído, em casos de nível glicêmico >180 mg/dL.[13,16]

A manutenção do suporte nutricional enteral ou parenteral é recomendada. Em casos com necessidade de altas doses de vasopressores ou sinais de hipoperfusão tecidual, o suporte deve ser descontinuado.[16]

Controle hidroeletrolítico

A diurese deve ser normalizada para ajudar na manutenção da volemia, da perfusão e do equilíbrio hidroeletrolítico. A hipernatremia no doador falecido, resultante do quadro de diabetes insípido e da reposição volêmica com soluções salinas, possui evidências como fator de pior prognóstico da função do enxerto. Dessa maneira, recomenda-se manter os níveis de sódio sérico nos limites de normalidade e o débito urinário entre 0,5 e 4 mL/kg/h. A hipernatremia deve ser corrigida por meio da administração de água livre endovenosa, em forma de solução glicosada a 5% ou solução salina a 0,45%. Deve ser mantida a infusão de cristaloides caso haja associação de instabilidade hemodinâmica e hipernatremia.[14,16]

Outras anormalidades eletrolíticas também podem estar relacionadas com alterações hemodinâmicas, como a hipofosfatemia e a hipocalcemia (que podem reduzir a contratilidade miocárdica e contribuir para a hipotensão) e a hipocalemia e a hipomagnesemia (que podem levar a arritmias). Portanto, recomenda-se corrigir os níveis séricos de magnésio, fósforo, cálcio e potássio como em todos pacientes graves.[4,13]

Controle hematológico

Recomenda-se não realizar transfusão de hemácias se o valor de hemoglobinas (Hb) ≥10g/dL. Em casos de PD estáveis hemodinamicamente, cujos valores de Hb estejam entre 7 e 10g/dL, não é recomendada a transfusão. Contudo, na vigência de instabilidade, a recomendação é válida. Transfundir hemácias se Hb ≤7 g/dL.[16]

No caso das plaquetas, recomenda-se a transfusão se houver sangramento ativo significativo associado à plaquetopenia (<100.000/mm^3) ou se contagem plaquetária <50.000/mm^3 associada a alto risco de sangramento. O plasma fresco deverá ser transfundido se *international normalized ratio* (INR) >1,5 associada a alto risco de sangramento ou sangramento ativo; e o crioprecipitado, se fibrinogênio <100 mg/dL associado aos mesmos fatores.[16]

Exames laboratoriais

A coleta e a avaliação periódica dos exames laboratoriais favorecem a identificação precoce de alterações e a adoção de medidas para a normalização dos parâmetros fisiológicos. Recomenda-se a realização de dosagens bioquímicas preferencialmente a cada 24 horas, assim como hemograma, dosagem de eletrólitos e gasometrias no mínimo a cada 6 horas, e provas de coagulação somente quando houver sangramento.[4,16]

Recomenda-se, ainda, a coleta de hemocultura e cultura de urina em todos os PD, quando iniciado o protocolo de ME ou na vigência de piora infecciosa.[4,16]

Controle infeccioso

A vigência de quadro infeccioso no PD não necessariamente o exclui da possibilidade de se tornar um doador de órgãos. As características da infecção devem ser levadas em conta, assim como o tratamento instituído e os resultados obtidos.[16]

Recomenda-se não contraindicar de forma absoluta a doação de órgãos e não interromper a manutenção do doador falecido com base em culturas positivas ou diagnóstico clínico de infecção. Deve-se iniciar antibioticoterapia caso haja indicação clínica ou avaliar a resposta ao tratamento nos casos que já possuam terapia instituída. Havendo melhora, deve-se prosseguir o tratamento; caso contrário, recomenda-se proceder a troca dos antibióticos, com base nos agentes identificados nos exames de culturas ou de forma empírica até que o agente seja identificado.[16]

Deve-se contraindicar o transplante de órgãos nos casos de infecção bacteriana não controlada, sepse ativa não controlada e casos de choque séptico refratário, definidos pela equipe clínica que assiste o PD. Outras infecções não bacterianas devem ser analisadas individualmente junto à central de captação de órgãos e às equipes transplantadoras; ou contraindicadas conforme protocolos preestabelecidos, como nos casos de algumas infecções virais e por bactérias multirresistentes.[1,16]

É preciso coletar culturas se houver suspeita clínica de infecção, lembrando que não existem evidências que definam a frequência das coletas das culturas.[16]

A Tabela 5 sintetiza as principais metas a serem atingidas com a manutenção do potencial doador, de acordo com os principais focos do cuidado.

Cuidados de manutenção adequados são fundamentais para a viabilização da doação e o sucesso dos transplantes. Apesar das condutas terapêuticas serem de responsabilidade da equipe médica, cabe ao enfermeiro a sua execução de forma qualificada, observando as respostas e os eventuais efeitos indesejáveis.

Tabela 5 Principais metas da manutenção do potencial doador

	Metas
Termorregulação	Temperatura corporal entre 36 e 37,5°C
Cardiovascular e hemodinâmico	Monitoração contínua Frequência cardíaca: 60-100 bpm PAM >65 mmHg ou PAS >90 mmHg PVC <4 mmHg (ideal 6-10 mmHg) Fração de ejeção >50% Ausência de arritmias
Pulmonar e ventilatório	Pressão arterial de oxigênio (PaO_2) ≥90 mmHg Saturação de oxigênio arterial ($SATO_2$) ≥95% Ausência de atelectasias
Endócrino-metabólico	Débito urinário: 0,5-4 mL/kg/h Glicemia <180 mg/dL pH arterial: 7,35-7,45
Hidroeletrolítico	Balanço hídrico positivo Valores séricos de eletrólitos normais
Hematológico	Ausência de sangramentos ativos Hemoglobina >7 g/dL Plaquetas <50.000/mm^3 INR <1,5 Fibrinogênio >100 mg/dL
Infeccioso	Ausência de infecções

bpm: batimentos por minuto; PAM: pressão arterial média; PAS: pressão arterial sistêmica; PVC: pressão venosa central; INR: *international normalized ratio*.

ENTREVISTA FAMILIAR

A entrevista é uma das etapas de maior complexidade no processo de doação de órgãos e tecidos, envolvendo aspectos éticos, legais e emocionais. Concretiza para os familiares, ao mesmo tempo, a impotência quanto ao diagnóstico e a perda de uma pessoa querida, mas também cria uma nova perspectiva para a família de luto, permitindo-lhes transmitir um significado diferente para a perda vivenciada.[4,22,23]

Profissionais capacitados, geralmente membros da Comissão Intra-hospitalar de Transplantes (CIHT) ou da OPO, podendo ser médicos, enfermeiros, psicólogos ou assistentes sociais, se reunirão junto aos familiares a fim de realizar o acolhimento e informá-los sobre a possibilidade da doação de órgãos e tecidos, preservando sua autonomia na decisão e respeitando-a, sem induzir ou convencer e sem se utilizar de argumentos morais ou religiosos. A entrevista deve ser semiestruturada, de caráter informativo e os profissionais envolvidos não devem fazer parte da equipe que participou do diagnóstico de ME ou prestou cuidados ao PD, para que o seu caráter ético não seja comprometido.[4,24-26]

O entrevistador, mais próximo à família, deve confortá-la, praticar a escuta ativa e esclarecer eventuais dúvidas, demonstrar segurança e conhecimento sobre a história do PD e certificar-se de que os familiares compreenderam o diagnóstico recebido, explicando-o, assim como os aspectos legais envolvidos. Nesse sentido, ressalta-se a importância da comunicação com linguagem acessível, de modo que explique um assunto técnico de forma simples para fácil entendimento. Questões que gerem ansiedade aos familiares devem ser antecipadas, como a explicação sobre o processo de doação e sua logística, a ausência de deformidades no corpo resultantes do procedimento cirúrgico e a ausência de quaisquer custos à família e de cuidados especiais para o sepultamento.[4,27]

A Associação Brasileira de Transplante de Órgãos (ABTO) atribui o sucesso da entrevista familiar a basicamente três fatores: predisposição à doação, qualidade do atendimento hospitalar recebido e habilidade e conhecimento do entrevistador, que claramente não se relacionam somente à família entrevistada como se tende a pensar.[1]

O Quadro 1 apresenta os aspectos particularmente importantes a serem considerados para a realização da entrevista e a obtenção do consentimento familiar.[1,23-26,28]

É importante salientar que a doação de órgãos e tecidos acontece somente após o consentimento da família, mediante assinatura de um termo de doação por parte do cônjuge ou parente maior de 18 anos de idade, obedecidas as linhas sucessórias até o segundo grau de parentesco, na presença de duas testemunhas, conforme legislação vigente.[29]

O entrevistador deve deixar claro aos familiares que a resposta não precisa ser dada no exato momento da entrevista e que podem refletir e discutir com mais calma sobre o assunto, para que a melhor decisão seja tomada. Ainda, deve orientar que, nos casos de autorização, os mesmos podem optar por quais órgãos e tecidos doar e que a decisão pode ser revogada a qualquer momento, se julgarem necessário.[4,23,25]

Diante da autorização familiar, a OPO e/ou a CIHT providenciarão a coleta de exames do doador, pertinentes ao processo, como sorologias, hemograma, bioquímica e de compatibilidade e são iniciadas ações para disponibilização do doador à CNCDO responsável.[4]

Quadro 1 Aspectos importantes a serem considerados para o sucesso na realização da entrevista familiar

Cenário da entrevista
Ambiente calmo, silencioso, que garanta conforto, privacidade e confidencialidade à família
Família
O estado emocional dos membros da família e o nível da intensidade das emoções apresentadas
Fases do luto em que a família se encontra
As crenças e os conhecimentos da família com relação à doação e ao transplante de órgãos e tecidos, e possíveis mitos que os permeiam
O conhecimento dos desejos e estados emocionais expressos em vida pela pessoa falecida
A natureza das experiências com o sistema de saúde e dos cuidados prestados ao PD desde a admissão
A compreensão do diagnóstico de ME
Equipe médica e instituição hospitalar
Atendimento hospitalar humanizado e de qualidade durante a internação do potencial doador, que forneça segurança à família quanto ao cuidado prestado
Fornecimento de informações simples, claras e gradativas à família, durante toda a internação, incluindo evolução do quadro clínico, diagnóstico adverso e deterioração do quadro, suspeita da ME e início dos testes preconizados e confirmação do diagnóstico
Explicação detalhada, delicada, porém explícita do diagnóstico de ME e diferenciação dos diagnósticos de coma e ME
Avaliação da compreensão da família quanto às informações prestadas e ao diagnóstico final
Entrevistador
Empatia, conhecimento e competência por parte do entrevistador
Linguagem ajustada com base nas habilidades cognitivas dos membros da família
As principais informações devem ser expressas de forma clara, objetiva e com delicadeza, ainda que de forma explícita
Utilização de técnicas psicológicas como a escuta ativa, reflexão de emoções ou parafraseado
A utilização, sem receios, das palavras "morte" e "mortos" para evitar eufemismos e termos vagos
Antecipação de questões que tragam ansiedade à família como deformidades do corpo com a doação, sofrimento do doador etc.
Incentivo à família para que faça perguntas e dissipe todas as suas dúvidas, respeitando momentos de silêncio durante a conversa
Garantia de tempo aos familiares, para que reflitam sobre as informações recebidas para a tomada de decisão
Defesa de ambas as partes, a família do PD e os pacientes que aguardam transplante
A entrevista para solicitar a doação de órgãos deve ser claramente separada das informações sobre a condição do paciente

PD: potencial doador; ME: morte encefálica.

O enfermeiro intensivista e a equipe de enfermagem devem providenciar o preparo pré-operatório do doador, que consiste basicamente na realização de tricotomia toracoabdominal, suspensão da infusão da dieta e degermação, junto aos membros da equipe de cuidado intensivo, e continuam a prover os cuidados de manutenção do doador até o momento da cirurgia de extração dos órgãos.

Em caso de recusa familiar, o suporte terapêutico deverá ser suspenso e o corpo preparado e liberado aos familiares, para que prossigam com o sepultamento. Conforme previsto pela Resolução do CFM n. 1.826/2007, é legal e ética a suspensão dos procedimentos de suportes terapêuticos quando determinada a morte encefálica em não doador de órgãos e tecidos.[30]

Ao deixar o hospital, os membros da família devem sentir que suas emoções e opiniões foram recebidas com aceitação e respeito, que a sua decisão sobre a doação de órgãos ou não foi feita sem pressão e que o falecido foi tratado de forma respeitosa e com dignidade ao longo dos exames e da captação de órgãos.

COORDENAÇÃO DE SALA CIRÚRGICA

O enfermeiro da OPO é o profissional capacitado e responsável por desencadear toda a logística que culminará na extração dos múltiplos órgãos e tecidos para transplante. Como mencionado anteriormente, sua atuação é respaldada e pode ser didaticamente dividida, após o consentimento familiar, em três importantes momentos: antes da cirurgia de extração de múltiplos órgãos, na coordenação da sala cirúrgica durante a extração e ao final da extração.[12]

Antes da cirurgia de extração, caberá ao enfermeiro da OPO preparar toda a logística e transmitir as informações pertinentes do doador à CNCDO e aos demais profissionais envolvidos.[31,32]

A CNCDO, por sua vez, procederá com a distribuição dos órgãos e tecidos doados às equipes transplantadoras, conforme critérios de compatibilidade doador-receptor.[31]

A etapa seguinte é a atuação do enfermeiro da OPO na coordenação da sala em extração cirúrgica. O enfermeiro na sala cirúrgica será o elemento que supervisiona as ações e coordena procedimentos e equipes com o intuito de solucionar possíveis problemas, eliminando as barreiras de forma ética, eficaz e com qualidade, o que evita complicações que possam comprometer a qualidade e a quantidade dos órgãos e tecidos captados.[7,31,32]

Ao longo da extração cirúrgica, ocorrerão momentos importantes como o clampeamento da aorta, momento em que é realizada a parada cardíaca do doador e que determina a contagem do tempo de isquemia dos órgãos. A sequência de extração dos órgãos e tecidos ocorrerá conforme o tempo de isquemia dos mesmos, como mostra a Tabela 6.[7]

Na etapa final da extração, caberá ao enfermeiro garantir a reconstituição condigna do corpo do doador, checar se todos os documentos pertinentes foram devidamente preenchidos e anexados ao prontuário e comunicar aos familiares o fim da extração cirúrgica. O enfermeiro deverá garantir que esse complexo processo de doação seja finalizado de forma adequada e segura, evitando quebra de barreiras de segurança e comprometimento na qualidade dos órgãos transplantados, além de maior sofrimento familiar.

Tabela 6 Tempo de isquemia fria conforme órgão e tecido

Órgão	Tempo de isquemia
Coração	4 horas
Pulmões	4 a 6 horas
Fígado	12 horas
Pâncreas	Até 20 horas
Intestino	6 a 8 horas
Rins	Até 24 horas (solução Euro-Collins) e 36 horas (solução UW®)
Vasos	Até 10 dias (solução UW®)
Córneas	Até 7 dias

Fonte: modificado de Associação Brasileira de Transplante de Órgãos (2009).[1]

A reconstituição condigna do corpo do doador, antes de sua liberação aos familiares para sepultamento, é regida nos termos da Lei n. 9.434/97, sob risco de sanções penais cabíveis se não for realizada. Em caso de mortes por fator externo, o corpo deverá ser encaminhado ao IML e a emissão do atestado de óbito realizada pelo médico legista, após o qual o corpo será liberado para velório aos familiares e/ou responsáveis legais.[1,4,8]

Após a extração dos órgãos e tecidos do referido doador, as equipes captadoras seguirão para os hospitais nos quais se encontram os receptores, para a realização dos transplantes, considerando que a logística foi sincronizada, respeitando, sobretudo, o tempo de isquemia dos enxertos.

Dessa forma, tem-se, de forma justa, equânime e transparente a disponibilidade dos órgãos e tecidos doados pelos familiares para os receptores, levando ao aumento da sobrevida destes, diminuição das filas de transplante e da morbidade e mortalidade.[32]

CONSIDERAÇÕES FINAIS

Definido como a remoção de órgãos e tecidos, o transplante é uma importante modalidade terapêutica que permite benefícios inestimados para a sociedade e principalmente ao paciente que necessita de um órgão ou tecido para o aumento de sua estimativa e qualidade de vida.

A desproporção entre a fila de espera de órgãos e a disponibilidade destes para realização do transplante deve ser considerada. Em todo o processo, merece destaque o importante papel que o enfermeiro desempenha nas diferentes etapas, sendo considerado um profissional fundamental nesse processo.

REFERÊNCIAS BIBLIOGRÁFICAS

1. Pereira WA. Diretrizes básicas para a captação e retirada de múltiplos órgãos e tecidos da associação brasileira de transplante de órgãos. São Paulo (SP): ABTO – Associação Brasileira de Transplante de Órgãos; 2009.
2. Garcia VD, Barboza AP, Dallagnese G et al. Importância do processo doação-transplante. In: Garcia CD, Pereira JD, Garcia VD (orgs.). Doação e transplante de órgãos e tecidos. São Paulo: Segmento Farma; 2015. p.61-70.

3. Araújo MN, Massalo MCKB. Conflitos éticos vivenciados por enfermeiros no processo de doação de órgãos. Act Paul Enferm 2014;27(3):215-20.
4. Prado LP, Bezerra ASM, Grossi MG, Marcelino CAG. O enfermeiro na doação, captação e transplante de órgãos e tecidos. In: Souza ABG, Chaves LD, Silva MCM. Enfermagem em clínica médica e cirúrgica: teoria e prática. São Paulo: Martinari; 2014. p.1384-420.
5. Conselho Federal de Medicina. Resolução n. 1.480, de 08 de agosto de 1997. Diário Oficial da União, Brasília, 08.08.1997. Seção I, p.18, 227.
6. Garcia VD, Pacini GS. Recomendações de nomenclatura no processo de doação-transplante. In: Garcia CD, Pereira JD, Garcia VD (orgs.). Doação e transplante de órgãos e tecidos. São Paulo: Segmento Farma; 2015. p.23-9.
7. Moura LC, Silva VS. Manual do núcleo de captação de órgãos: iniciando uma comissão intra-hospitalar de doação de órgãos e tecidos para transplantes – CIHDOTT. Barueri: Manole; 2014.
8. Brasil. Lei n. 9.434, de 4 de fevereiro de 1997. Dispõe sobre a remoção de órgãos, tecidos e partes do corpo humano para fins de transplante e tratamento, e dá outras providências. Diário Oficial da União, Brasília, 05.021997. Seção 1, p. 2191.
9. Guetti NR, Marques IR. Assitência de enfermagem ao potencial doador de órgãos em morte encefálica. Rev Bras Enferm. 2008;61(1):91-7.
10. D'Imperio F. Morte encefálica, cuidados ao doador de órgãos e transplante de pulmão. Rev Bras Ter Intens 2007;19(1):74-84.
11. Silva ABV, Marcelino CAG. Transplante e manutenção do potencial doador na terapia intensiva. In: Viana RAPP, Whitaker IY. Enfermagem em terapia intensiva – práticas e vivências. Porto Alegre: Artmed; 2011. p.504-13.
12. Conselho Federal de Enfermagem. Resolução COFEN n. 292/2004. Normatiza a atuação do enfermeiro na captação e transplante de órgãos e tecidos. São Paulo; 2004.
13. Garcia VD, Bonow FP, Rocha DBM, Nogueira LT. Manutenção do potencial doador em morte encefálica. In: Garcia CD, Pereira JD, Garcia VD (orgs.). Doação e transplante de órgãos e tecidos. São Paulo: Segmento Farma; 2015. p.99-112.
14. Youn TS, Greer DM. Brain death and management of a potential organ donor in the intensive care unit. Crit Care Clin 2014;30:813-31.
15. Westphal GA, Caldeira Filho M, Vieira KD, Zaclikevis VR, Bartz MCM, Wanzuita R et al. Diretrizes para manutenção de múltiplos órgãos no potencial doador adulto falecido. Parte I. Aspectos gerais e suporte hemodinâmico. Rev Bras Ter Intens 2011;23(3):255-68.
16. Westphal GA, Caldeira Filho M, Vieira KD, Zaclikevis VR, Bartz MCM, Wanzuita R et al. Diretrizes para manutenção de múltiplos órgãos no potencial doador adulto falecido. Parte II. Ventilação mecânica, controle endócrino-metabólico e aspectos hematológicos e infecciosos. Rev Bras Ter Intens 2011;23(3):269-82.
17. Guglin M. How to increase the utilization of donor hearts? Heart Fail Rev 2015;20:95-105.
18. Plurad DS, Bricker S, Neville A, Bongard F, Putnam B. Arginine vasopressin significantly increases the rate of successful organ procurement in potential donors. Am J Surg 2012;204(6);856-61.
19. Rech TH, Moraes RB, Crispim D, Czepielewski MA, Leitão CB. Management of the brain-dead organ donor: a systematic review and meta-analysis. Transplantation 2013;95(7):966-74.
20. Feldman A, Marcelino CAG, Prado LB, Fusco CC, Araújo MN, Ayoub AC et al. Reasons for refusing a donor heart for transplantation in Brazil. Clin Transplant 2016;30:774-8.
21. Link MS Berkow LC, Kudenchuk PJ, Halperin HR, Hess EP, Moitra VK et al. Part 7: adult advanced cardiovascular life support: 2015 American Heart association guidelines update for cardiopulmonary resuscitation and emergency cardiovascular care. Circulation 2015 Nov 3;132(18 Suppl 2):S444-64.
22. Santos MJ, Massarollo MCKB, Moraes EL. Entrevista familiar no processo de doação de órgãos e tecidos para transplante. Acta Paul Enferm 2012;25(5):788-94.
23. Trzcińska M, Woderska A, Włodarczyk, Z. Psychological principles in regard to the interview with the deceased donor's family. Anaesthesiol Intensive Ther 2014;46(3):200-7.
24. Santos MJ, Massarolo MCKB. Fatores que facilitam e dificultam a entrevista familiar no processo de doação de órgãos e tecidos para transplante. Acta Paul Enferm 2011;24(4):472-8.
25. Pessalacia JDR, Cortes VF, Ottoni A. Bioética e doação de órgãos no Brasil: aspectos éticos na abordagem à família do potencial doador. Revista Bioética 2011;19(3):671-82.

26. Rech TH, Rodrigues Filho EM. Family approach and consent for organ donation. Rev Bras Ter Intens 2007;19(1):85-9.
27. Barboza AP, Faraco BR, Zuconi CP. Entrevista familiar. In: Garcia CD, Pereira JD, Garcia VD (orgs.). Doação e transplante de órgãos e tecidos. São Paulo: Segmento Farma; 2015. p.135-48.
28. Moraes EL, Massarollo MCKB. Recusa de doação de órgãos e tecidos para transplante relatados por familiares de potenciais doadores. Acta Paul Enferm 2009;22(2):131-5.
29. Brasil. Lei n. 10.211, de 23 de março de 2001. Altera dispositivos da Lei n. 9.434, de 04 de fevereiro de 1997, que dispõe sobre a remoção de órgãos, tecidos e partes do corpo humano para fins de transplante e tratamento. Diário Oficial da União, Brasília, 24.032001. Seção Extra, p.6.
30. Conselho Federal de Medicina. Resolução n. 1.826, de 24 de outubro de 2007. Diário Oficial da União, Brasília, 06.12.2007. Seção I, p.133.
31. Brasil. Resolução SS n. 114, de 29 de setembro de 2014. Dispõe sobre a estrutura organizacional e operacional do Sistema Estadual de Transplantes de São Paulo. Diário Oficial do Estado de São Paulo, São Paulo, 30.09.2014. Seção 1, p.34.
32. Garcia VD, Faraco BR. Alocação de órgãos e tecidos. In: Garcia CD, Pereira JD, Zago MK, Garcia VD (orgs.). Doação e transplante de órgãos e tecidos. São Paulo: Segmento Farma; 2015. p.149-65.

Capítulo 27

Condutas em final de vida

Oscar Cabrera Avendaño

INTRODUÇÃO

A Organização Mundial da Saúde (OMS) estima que anualmente 40 milhões de pessoas necessitam de cuidados paliativos e somente 14% delas recebem a assistência necessária. A falta de formação e de consciência sobre os cuidados paliativos por parte da equipe multidisciplinar de saúde tem gerado um obstáculo transcendental na implementação de programas de melhora nesse âmbito.[1]

Segundo um estudo de 234 países, territórios e regiões realizado em 2011, os serviços de assistência paliativa só estavam adequadamente integrados em 20 países; 42% dos países careciam desse tipo de serviços, e 32% adicionais contavam apenas com serviços isolados de assistência paliativa.

É imprescindível ressaltar que em virtude do aumento das doenças não transmissíveis (p. ex., câncer e doenças crônico-degenerativas), do processo de envelhecimento da população, dos estilos de vida não saudáveis e da falta de consciência da população para reafirmar a vida, a necessidade de cuidados paliativos continuará a aumentar, em contraste com a falta de profissionais que atendam às necessidades desse segmento da população.

Foi realizado na América Latina um estudo descritivo de análise comparativa de dados e/ou estimativas sobre o desenvolvimento de serviços e iniciativas em cuidados paliativos no continente, baseado no modelo do atlas da Associação Europeia de Cuidados Paliativos (EAPC).[2] Na América Latina, existem 922 serviços em todo o continente, o que significa 1,63 serviço/unidade/equipe de cuidados paliativos por 1.000.000 de habitantes. Alguns países incluem o atendimento domiciliar, 11 países contam com ao menos uma associação de cuidados paliativos, existem grupos de pesquisa ativos no Chile, Argentina, México, Cuba, Colômbia, Panamá, Brasil e República Dominicana. Dada a diversidade econômica, política, social e cultural, é complicado avaliar e padronizar o nível de desenvolvimento com que se pode contar na América Latina em matéria de cuidados paliativos.

CONDIÇÕES QUE REQUEREM CUIDADOS PALIATIVOS

Uma ampla gama de doenças requer cuidados paliativos. A maioria dos adultos que deles necessita sofre de doenças crônicas, tais como doenças cardiovasculares (38,5%), câncer (34%), doenças respiratórias crônicas (10,3%), Aids (5,7%) e diabetes (4,6%). Muitas outras afecções podem requerer assistência paliativa, por exemplo: insuficiência renal, doenças hepáticas crônicas, esclerose múltipla, doença de Parkinson, artrite reumatoide, doenças neurológicas, demência, anomalias congênitas e tuberculose resistente aos medicamentos.[3]

São erros frequentes nos cuidados paliativos:

- Tratamento de um doente terminal como recuperável, porque pode-se facilmente cair na obstinação terapêutica.
- Pensamento de que "já não se deve fazer nada" a um paciente terminal, restringindo o princípio de qualidade de vida nessa fase.
- Classificação inadequada de doente terminal.

CONCEITUALIZAÇÕES

- Cuidado paliativo: é o cuidado interdisciplinar (medicina, enfermagem, trabalho social, capelania e outras especialidades, conforme a necessidade), destinado a melhorar a qualidade de vida das pessoas de qualquer idade que vivem com alguma doença grave e a de suas famílias.[4]
- Cuidados paliativos: enfoque que melhora a qualidade de vida dos pacientes e seus familiares que se deparam com problemas associados a doenças que ameaçam a vida, por meio da prevenção e do alívio do sofrimento pela identificação precoce, avaliação impecável e tratamento da dor e de outros problemas físicos, psicossociais e espirituais.[1]
- Qualidade de vida: condições físicas, psicológicas e sociais concretas que permitem ao paciente em situação terminal agir de acordo com os seus objetivos, expectativas e crenças, no contexto de suas relações familiares e sociais.[4]
- Doente em situação terminal: pessoa que tem uma doença incurável e irreversível e que tem um prognóstico de vida inferior a 6 meses.[4]

É imprescindível ressaltar que um paciente suscetível de receber cuidados paliativos é aquele que passa por uma doença ou condição avançada crônica e incurável que pode incluir distúrbios infecciosos, traumáticos, metabólicos, degenerativos ou oncológicos, independentemente do prognóstico de tempo de sobrevida.[5,6]

OBJETIVO DOS CUIDADOS PALIATIVOS

O principal objetivo dos cuidados paliativos é melhorar a qualidade de vida das pessoas com doenças graves e de suas famílias.

A OMS estabelece as seguintes premissas em cuidados paliativos, sendo o primeiro ponto o alívio da dor e de sintomas angustiantes seguido da condição de que os profissionais afirmam a vida e consideram a morte como um processo natural.

- Não tentam acelerar nem prorrogar a morte.
- Integram os aspectos psicológicos e espirituais do cuidado do paciente.
- Oferecem um sistema de apoio para ajudar os pacientes a viver tão ativamente quanto possível até a morte.
- Oferecem um sistema de apoio para ajudar a família a adaptar-se durante a doença do paciente e lidar com sua própria dor.
- Utilizam uma abordagem de equipe para responder às necessidades dos pacientes e de suas famílias, incluindo o apoio emocional no luto quando indicado.
- Melhoram a qualidade de vida e podem também influenciar positivamente no curso da doença.
- Podem ser oferecidos em uma fase inicial da doença, juntamente a outros tratamentos que possam prolongar a vida, como a quimioterapia ou a radioterapia, e incluem as pesquisas necessárias para compreender e lidar melhor com as complicações clínicas angustiantes.

MODELOS DE CUIDADOS PALIATIVOS

Centrado na instituição

Essa característica remete à ação de se integrar todas as áreas de uma instituição, já que o cuidado paliativo não é exclusivo de um serviço. Certamente, o paciente entrará pelo serviço de urgências, mas sua condição também pode ser detectada em consulta externa, em um *check-up* de rotina; portanto, todo o pessoal que integra a equipe multidisciplinar de saúde deverá conhecer o modo de atenção que será proporcionado. A Figura 1 apresenta um modelo centrado na instituição.

Centrado no paciente

O cuidado paliativo não pode estar centrado unicamente nas necessidades físicas; as áreas de atenção devem ser consideradas a partir da perspectiva da enfermagem. A área psicológica deve considerar o cuidado multidisciplinar, de modo que exigirá a participação de um psicólogo e até mesmo de um psiquiatra, ou de um tanatólogo, que auxilie o acompanhamento dentro do processo de luto. Retomar de forma importante as atividades de terapia ocupacional e/ou recreativas ajuda de modo considerável que o paciente não enfoque apenas sua doença. A área espiritual é básica em todo ser humano; devemos conhecer suas crenças religiosas e permitir que o paciente dê continuidade a elas. A área social recupera uma importância vital hoje em dia. Devemos conhecer quem será o cuidador primário (familiar, amigo ou pessoa próxima) e, nos casos em que o paciente não conte com um círculo social e/ou familiar, estabelecer redes de apoio que contribuam com o cui-

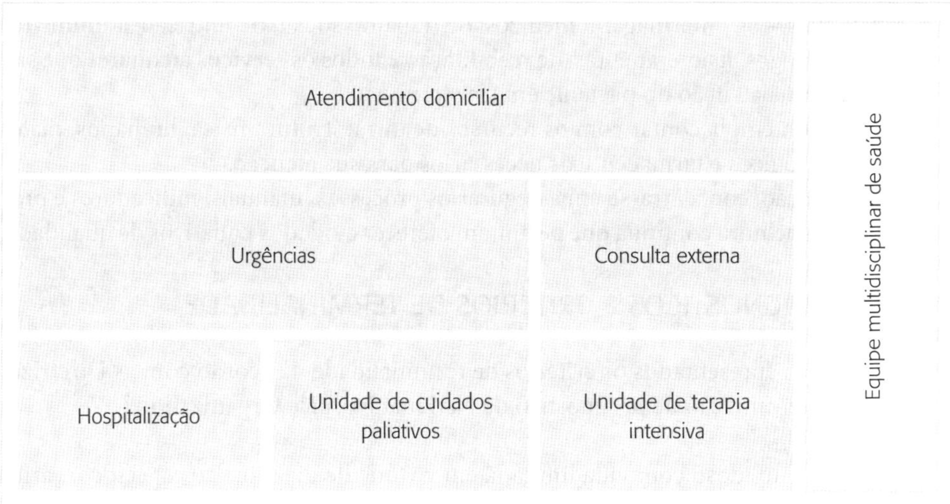

Figura 1 Modelo de atenção centrado na instituição.

dado, apoiando-nos nos assistentes sociais; também é essencial conhecer quem o paciente deseja que o visite. Na área familiar, devemos ter certeza dos princípios ético-legais de autonomia e de equidade e igualdade, sobretudo hoje em dia, já que os modelos têm mudado nas sociedades em evolução constante. A área cultural, sem dúvida, é a base do cuidado, já que nos permitirá conhecer hábitos e costumes e, portanto, personalizar o cuidado; é nesse aspecto que podemos englobar as necessidades que implicam seu desenvolvimento humano. A Figura 2 apresenta um modelo de cuidados paliativos centrado no paciente.

Aspectos do modelo de cuidados paliativos centrados no paciente

- Ética: empregar uma base ética profissional, os princípios dos códigos de ética que se estabelecem em cada país. E também o código de ética observado em nível mundial pelo Conselho Internacional de Enfermeiros: "Os enfermeiros têm quatro deveres fundamentais: promover a saúde, prevenir a doença, restaurar a saúde e aliviar o sofrimento" (CIE 1953, revisão 2005). Esses deveres situam-se nas seguintes esferas: os enfermeiros e as demais pessoas; o enfermeiro e a prática; o enfermeiro e a profissão; o enfermeiro e seus colegas de trabalho.
- Legal: deve-se conhecer as bases jurídicas de cada país e/ou região afetados por sua aplicação, por exemplo, no México existe o regulamento da lei de declaração de vontade antecipada (testamento vital) publicada em 4 de abril de 2008, baseada em três preceitos: submeter ou não o doente em fase terminal a meios, tratamentos ou procedimentos médicos que pretendam prolongar sua vida, protegendo em todo momento sua dignidade; cumprir com o estabelecido no plano de tratamento médico com respeito a cuidados paliativos e, dependendo do caso, a analgesia e sedação; além de considerar os direitos humanos universais, que em alguns países têm categoria constitucional.
- Equipe multidisciplinar de saúde: os cuidados paliativos não podem ser proporcionados por apenas um profissional; deve-se integrar uma equipe multidisciplinar de

profissionais – de enfermagem, médicos, de trabalho social, de nutrição, administrativos, psicólogos, fisioterapeutas, de reabilitação e todos os serviços auxiliares que são necessários na atenção do paciente em fase terminal.

- Recurso: contempla contar com os recursos de infraestrutura física, humanos, materiais, tecnológicos e farmacêuticos necessários para sua atenção.
- Administração: concentra-se em assegurar os processos, manuais, indicadores e programas de melhora contínua que permitam oferecer cuidados paliativos de qualidade.

FATORES PROGNÓSTICOS E CRITÉRIOS DE TERMINALIDADE

A seguir, são apresentados os critérios de terminalidade de acordo com as Diretrizes gerais para determinação de prognóstico da National Hospice Organization:[7]

I. Paciente muito idoso com vida limitada em virtude de diagnóstico específico, vários diagnósticos ou sem um diagnóstico claramente definido. O paciente e/ou família estão informados da situação.

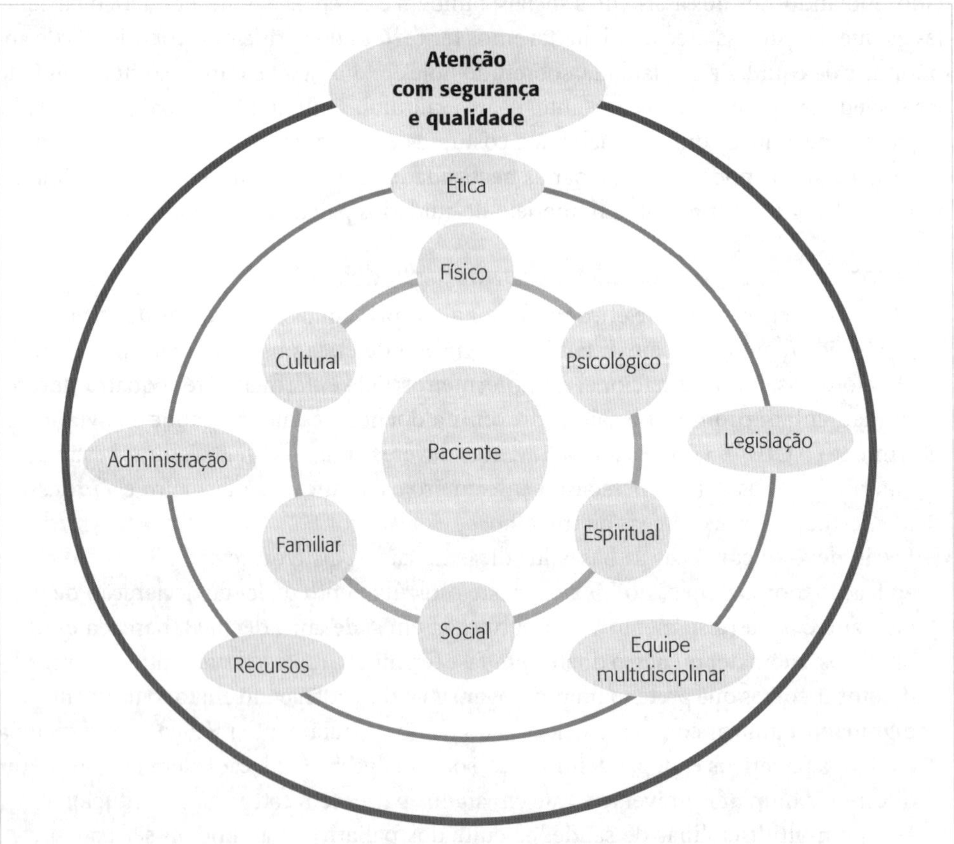

Figura 2 Modelo de cuidados paliativos centrado no paciente.

II. Paciente e/ou família, informação-comunicação prévia, escolheu tratamento de controle de sintomas além de tratamento de cura.
III. Paciente apresenta algum dos itens seguintes:
   A. Documentação clínica de progressão da doença que pode incluir:
      1. Progressão da doença primária demonstrada por meio de avaliações sucessivas, exames complementares.
      2. Várias visitas a urgências e hospitalizações nos últimos 6 meses.
      3. Diversas demandas de atendimento de saúde domiciliar, clínicas.
      4. Determinação de um declínio funcional recente:
         a) Declínio recente em pacientes com redução prévia da funcionalidade por doença crônica (p. ex., paciente com paraplegia crônica por alteração da medula espinal que recentemente foi diagnosticado com câncer).
         b) Diminuição funcional documentada por:
            - Escala de Desempenho de Karnofsky 50.
            - Dependência em ao menos três atividades da vida diária (AVD) (tomar banho, vestir-se, comer, realizar transferências, continência, capacidade de deambular de forma independente até o banheiro).
   B. Documentação de alteração nutricional recente relacionada com o processo terminal:
      1. Perda de >10% do peso de forma não intencional nos últimos 6 meses.
      2. Albumina <2,5 g/dL.

Nível de evidência III (baseada em experiências clínicas, estudos descritivos ou informes de comitês de especialistas, assim como nessas diretrizes). Recomendação C (evidência científica insuficiente).

Uso de escalas

Escala Edmonton Symptom Assessment System (ESAS)

O sistema de avaliação de sintomas de Edmonton consiste na relação de 10 escalas numéricas que avaliam a média de intensidade de diferentes sintomas em um período determinado (24 horas, 48 horas, 1 semana), segundo a condição do paciente. Pede-se ao paciente que selecione o número que melhor indique a intensidade de cada sintoma (Tabela 1).

Palliative Prognostic Score (PAP Score)

A Palliative Prognostic Score (PAP Score) utiliza a escala de desempenho de Karnofsky (apresentada adiante) e outros cinco critérios (dispneia, anorexia, estimativa clínica em semanas, contagem total de leucócitos e porcentagem de linfócitos) para se chegar a uma pontuação de 0 a 17.5. As pontuações mais altas indicam o prognóstico de sobrevida mais curta (Tabela 2).

Escala de desempenho de Karnofsky

Esta escala permite conhecer a capacidade do paciente para realizar atividades cotidianas. É utilizada como um elemento preditor, independentemente de mortalidade

Tabela 1 Escala Edmonton Symptom Assessment System (ESAS)

Sintoma mínimo	Intensidade	Sintoma máximo
Sem dor	0 1 2 3 4 5 6 7 8 9 10	Dor máxima
Sem cansaço	0 1 2 3 4 5 6 7 8 9 10	Cansaço máximo
Sem náusea	0 1 2 3 4 5 6 7 8 9 10	Náusea máxima
Sem depressão	0 1 2 3 4 5 6 7 8 9 10	Depressão máxima
Sem ansiedade	0 1 2 3 4 5 6 7 8 9 10	Ansiedade máxima
Sem sonolência	0 1 2 3 4 5 6 7 8 9 10	Sonolência máxima
Sem apetite	0 1 2 3 4 5 6 7 8 9 10	Apetite máximo
Máximo bem-estar	0 1 2 3 4 5 6 7 8 9 10	Máximo mal-estar
Sem falta de ar	0 1 2 3 4 5 6 7 8 9 10	Falta de ar máxima
Sem dificuldade para dormir	0 1 2 3 4 5 6 7 8 9 10	Dificuldade máxima para dormir

Tabela 2 Palliative Prognostic Score (PAP Score)

Variável		Pontos
Dispneia	Presente	1
	Ausente	0
Anorexia	Presente	1,5
	Ausente	0
Estimativa clínica (semanas)	>12	0
	11-12	2
	9-10	2,5
	7-8	2,5
	5-6	4,5
	3-4	6
	1-2	8,5
Índice de Karnofsky	≥30	0
	10-20	2,5
Leucócitos totais por mm3	≤8.500	0
	8.501-11.000	0,5
	>11.000	1,5
Porcentagem de linfócitos	<12	2,5
	12-19,9	1
	≥20	0
Grupo de risco		Total de pontos
A) Probabilidade de sobreviver 30 dias >70%		0-5,5
B) Probabilidade de sobreviver 30 dias 30-70%		5,6-11
C) Probabilidade de sobreviver 30 dias <30%		11,1-17,5

em patologias oncológicas e não oncológicas, que permite tomar decisões clínicas pela avaliação do impacto de um tratamento e da progressão da doença do paciente. Um Karnofsky <50 indica risco elevado de morte durante os 6 meses seguintes (Tabela 3).

Tabela 3 Escala de desempenho de Karnofsky

Escala	Avaliação funcional
100	Normal, sem queixas, sem indícios de doença
90	Atividades normais, mas com sinais e sintomas leves de doença
80	Atividade normal com esforço, com alguns sinais e sintomas de doença
70	Capaz de se cuidar, mas incapaz de concluir atividades normais ou trabalho ativo
60	Requer atenção ocasional, mas pode cuidar de si mesmo
50	Demanda grande atenção, inclusive de tipo médico. Acamado menos de 50% do dia
40	Inválido, incapacitado, necessita de cuidados e atenções especiais. Acamado mais de 50% do dia
30	Inválido grave, intensamente incapacitado, tratamento de suporte ativo
20	Acamado por completo, paciente muito grave, necessita de hospitalização e tratamento ativo
10	Terminal
0	Falecido

Escala de Barthel – atividades básicas da vida diária

Esta escala avalia a situação funcional da pessoa mediante uma escala que mensura as atividades da vida diária (AVD). Analisa a capacidade funcional e o grau de deterioração, monitora objetivamente a evolução clínica por meio de dez tipos de atividades e classifica cinco grupos de dependência (Tabela 4).

Tabela 4 Escala de Barthel – atividades básicas da vida diária

Atividade	Avaliação	Definição do critério
Comer	10 Independente	Independente. Capaz de comer por si só e em um tempo razoável. A comida pode ser preparada e servida por outra pessoa
	5 Necessita ajuda	Necessita ajuda para cortar a carne ou o pão, passar manteiga etc., mas é capaz de comer sozinho
	0 Dependente	Dependente. Necessita ser alimentado por outra pessoa
Higiene	5 Independente	Independente. Capaz de lavar-se sozinho. Inclui entrar e sair do banho. Pode realizar tudo sem que outra pessoa esteja presente
	0 Dependente	Dependente. Necessita de alguma ajuda ou supervisão
Arrumar-se	5 Independente	Independente. Realiza todas as atividades pessoais sem nenhuma ajuda. Os complementos necessários podem ser fornecidos por outra pessoa
	0 Dependente	Dependente. Necessita de alguma ajuda

(continua)

Tabela 4 Escala de Barthel – atividades básicas da vida diária (*continuação*)

Atividade	Avaliação	Definição do critério
Vestir-se	10 Independente	Independente. Capaz de colocar e retirar a roupa sem ajuda
	5 Necessita ajuda	Necessita ajuda. Realiza sozinho ao menos metade das tarefas em um tempo razoável
	0 Dependente	Dependente
Micção	10 Continente	Continente. Nenhum episódio de incontinência Capaz de usar qualquer dispositivo por si só
	5 Incontinência ocasional	Incontinência ocasional. No máximo um episódio de incontinência em 24 horas. Inclui necessitar ajuda na manipulação de sondas e outros dispositivos
	0 Incontinente	Incontinente
Evacuação	10 Continente	Continente. Nenhum episódio de incontinência
	5 Incontinência ocasional	Incontinência ocasional. Menos de uma vez por semana ou necessita ajuda para enemas e supositórios
	0 Incontinente	Incontinente
Ir ao banheiro	10 Independente	Independente. Entra e sai sozinho e não necessita de nenhum tipo de ajuda por parte de outra pessoa
	5 Necessita ajuda	Necessita ajuda. Capaz de arranjar-se com pequena ajuda: é capaz de usar o banheiro. Pode limpar-se sozinho
	0 Dependente	Dependente. Incapaz de arranjar-se sem uma ajuda maior
Transferir-se poltrona/cama	15 Independente	Independente. Não precisa de ajuda
	10 Ajuda mínima	Ajuda mínima. Inclui supervisão verbal ou pequena ajuda física
	5 Grande ajuda	Grande ajuda. Precisa da ajuda de uma pessoa forte ou treinada
	0 Dependente	Dependente. Necessita guindaste ou levantamento por duas pessoas. Incapaz de permanecer sentado
Deambulação	15 Independente	Independente. Pode andar 50 m, ou seu equivalente em casa, sem ajuda ou supervisão de outra pessoa. Pode usar suportes instrumentais (bengala, muleta), exceto andador. Caso utilize prótese, deve ser capaz de colocá-la e tirá-la sozinho
	10 Necessita ajuda	Necessita ajuda. Necessita supervisão ou uma pequena ajuda física por parte de outra pessoa Precisa utilizar andador
	5 Independente em cadeira de rodas	Independente (em cadeira de rodas) em 50 m Não requer ajuda ou supervisão
	0 Dependente	Dependente
Subir e descer escadas	10 Independente	Independente. Capaz de subir e descer um andar sem ajuda nem supervisão de outra pessoa
	5 Necessita ajuda	Necessita ajuda. Precisa de ajuda ou supervisão
	0 Dependente	Dependente. Incapaz de transpor degraus

100	>60	40/55	20/35	<20
Independente	Dependente leve	Dependente moderado	Dependente grave	Dependente total

ATENÇÃO INTEGRAL DO PROFISSIONAL DE ENFERMAGEM EM CUIDADOS PALIATIVOS E TERMINALIDADE

A atenção do profissional de enfermagem deve estar baseada nas diversas necessidades do paciente (ver Figura 3). É imprescindível ressaltar que a maior parte das intervenções de enfermagem estará enfocada em evitar um cuidado invasivo e melhorar a qualidade de vida.

O profissional de enfermagem deve fazer uma avaliação exaustiva que permita não apenas detectar os problemas, mas também avaliar o ambiente:

- Psicológico: sofrimento espiritual, depressão, ansiedade, autoestima, luto.
- Estado neurológico: delírio, estado mental, dor, insônia, hipertermia, hipotermia.
- Respiratório: dispneia, tosse, hemoptise.
- Gastrintesinal: anorexia, náuseas, vômito, constipação, diarreia, lesões da cavidade bucal, lesões da área peribucal, nutrição.
- Renal: edema, retenção urinária, incontinência urinária.
- Pele: lesões por pressão, lacerações, fragilidade da pele.
- Dispneia: a dispneia pode ser um sintoma debilitante e causar ansiedade considerável ao paciente.
- Delírio: etiologia, medidas preventivas e de segurança. Facilitar a orientação de tempo-espaço. Orientar a família. Reforçar os ciclos de sono-vigília.
- Dor: a dor é o sintoma mais temido. Aproximadamente 40% dos pacientes terminais hospitalizados sofrem de dor moderada ou intensa em seus últimos dias de vida.

A Figura 4 apresenta a escala analgésica da OMS.

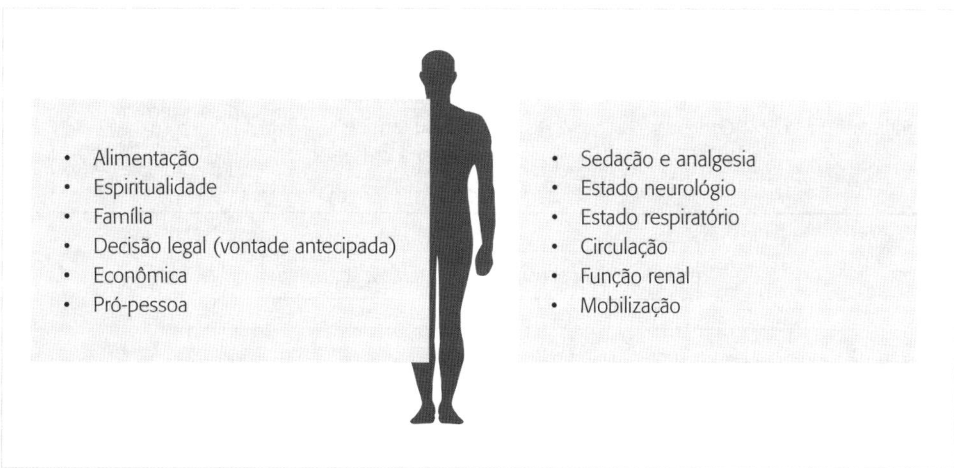

Figura 3 Atenção do profissional de enfermagem e necessidades do paciente.

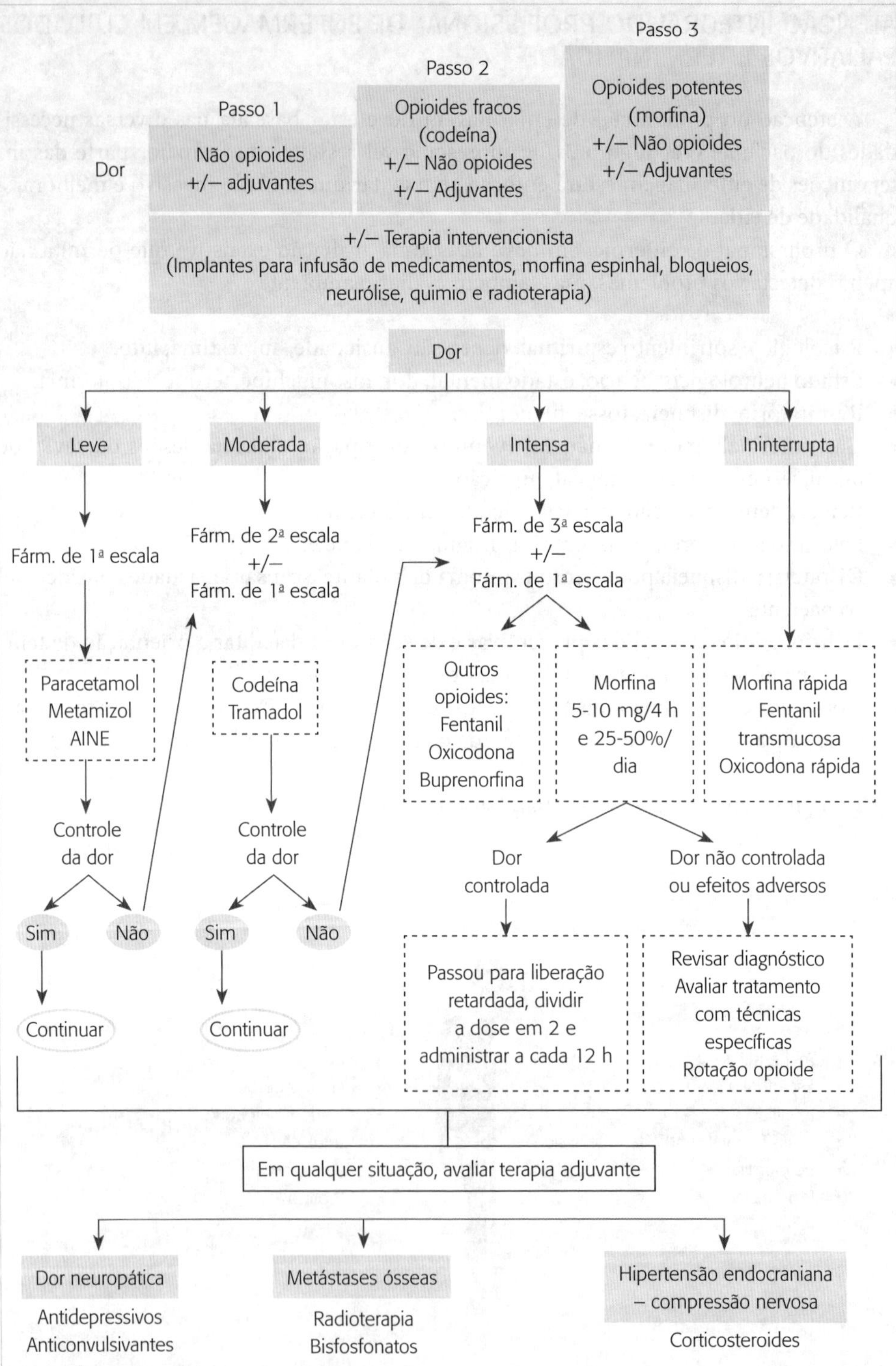

Figura 4 Escala analgésica da OMS.

RECONHECIMENTO DA AGONIA: O CONFORTO COMO OBJETIVO BÁSICO

A agonia está associada ao processo de morte, uma fase da terminalidade que deve ser acompanhada pela família (ou entes queridos que o paciente deseje). Um religioso deve estar presente (de acordo com as crenças da família), tudo em um ambiente propício para esse momento.

Sinais diagnósticos de agonia:

- Nariz frio ou pálido.
- Extremidades frias.
- Palidez.
- Lábios cianóticos.
- Estertor da morte.
- Pausas de apneia (>15 segundos por minuto).
- Anúria (<300 mL/24 horas).
- Sonolência (>15 horas/24 horas).

Barreiras para diagnosticar a fase terminal:

- Esperança de que o paciente possa melhorar.
- Ausência de um diagnóstico definitivo.
- Conformidade com intervenções pouco realistas.
- Desacordo acerca da situação do paciente.
- Falta de reconhecimento dos sinais e sintomas principais.
- Desconhecimento sobre normas de prescrição.
- Dificuldades na comunicação com o doente e sua família.
- Dúvidas a respeito de retirar ou manter os tratamentos.
- Medo de encurtar a vida.
- Dúvidas sobre a ressuscitação cardiopulmonar.
- Barreiras culturais e espirituais.
- Aspectos médico-legais.

Efeitos sobre o paciente e sua família se o diagnóstico não se realizar:

1. O paciente e sua família não têm consciência de que a morte é iminente.
2. O paciente perde a confiança nos médicos à medida que parecem ignorar a piora de sua condição.
3. O paciente e seus familiares recebem mensagens contraditórias da equipe.
4. O paciente morre sem um controle adequado dos sintomas, o que produz sofrimento e impossibilita uma morte digna.
5. O paciente e sua família sentem-se insatisfeitos.
6. Existe a possibilidade de iniciar de forma inapropriada a RCP no momento da morte.
7. As necessidades culturais e espirituais não são satisfeitas.

8. Corre-se o risco de que apareçam complicações durante o luto e queixas formais sobre os cuidados.

Objetivos educativos para superar as barreiras do diagnóstico da fase terminal:

1. Informar de forma sensível a respeito da morte e da agonia.
2. Trabalhar em equipe multidisciplinar.
3. Prescrever de forma adequada: suspender tratamentos inapropriados, transição da via oral para via subcutânea, prescrever medicamentos adequados para os sintomas da agonia, utilizar bombas de infusão.
4. Reconhecer os sinais e sintomas principais da agonia.
5. Descrever uma base ética coerente com o paciente, em aspectos como a reanimação, a retirada ou a manutenção de tratamentos, terapias que possam encurtar a vida ou terapias fúteis.
6. Levar em consideração os ritos ou tradições culturais e religiosas.
7. Considerar aspectos médico-legais.
8. Encaminhar de forma apropriada a equipes especializadas.

CONSIDERAÇÕES FINAIS

O objetivo primordial nessa etapa final deve estar orientado a proporcionar o máximo conforto e bem-estar para o paciente, assim como para sua família, ocasião em que se convidará seus entes queridos, acompanhados da orientação de um tanatólogo, a uma condição de "bem morrer", permitindo a expressão de sentimentos de afeto e propiciando um ambiente acolhedor (alguns pacientes, p. ex., desejam ver um jardim, uma pintura ou imagem, ou estar com seu animal de estimação); se for do desejo do paciente, a área poderá ser ambientada com música suave. O enfermeiro, por sua proximidade no cuidar, é um importante vetor no cuidado paliativo.

REFERÊNCIAS BIBLIOGRÁFICAS

1. Cuidados paliativos, nota descriptiva n. 402. Organización Mundial de la Salud, Julio 2015.
2. Atlas de cuidados paliativos en Latinoamérica. Asociación de cuidados paliativos de Latinoamérica, 2012.
3. Cáncer – Cuidados paliativos. Organización Mundial de la Salud. Disponível em: http://www.who.int/cancer/palliative/es/. Acesso em: 7 set 2016.
4. Norma Oficial Mexicana NOM-011-SSA3-2014. Criterios para la atención de enfermos en situación terminal a través de cuidados paliativos. Diário Oficial de la Federación. Disponível em: http://www.dof.gob.mx/nota_detalle.php?codigo=5375019&fecha=09/12/2014. Acesso em: 7 set 2016.
5. Billings JA. What is palliative care? J Palliat Med 1998;1(1):73-81.
6. WHO (World Health Organization). Cancer control: knowledge into action. WHO Guide for effective programmes; module 5. Palliative care. 2007. Disponível em: http://www.who.int/cancer/media/FINAL-PalliativeCareModule.pdf. Acesso em: 19 set 2016.
7. The National Hospice Organization. Medical guidelines for determining prognosis in selected non-cancer diseases. Hosp J 1996;11(2):47-63.

Capítulo 28

O saber e o fazer na assistência paliativa

Jandra Cibele Rodrigues de Abrantes Pereira Leite

INTRODUÇÃO

No século XX, a medicina passou por profundas transformações no mundo todo. A tecnologia e os avanços na prática médica e no controle ou na eliminação de doenças trouxeram melhorias significativas na área da saúde. No entanto, tudo isso traz à tona decisões éticas acerca das condutas e atitudes da equipe de saúde.

É notável também o envelhecimento progressivo da população, permitindo que muitas doenças mortais se tornem crônicas, o que propicia longevidade a seus portadores. Todavia, a morte ainda é uma certeza e ameaça o ideal de cura e de preservação da vida para o qual os profissionais da saúde são treinados.

Inseridas nesse contexto de avanço da tecnologia médica, as unidades de terapia intensiva (UTI) têm crescido de forma substancial, ampliando as perspectivas terapêuticas nas mais diversas situações clínicas. Entretanto, todo esse progresso aumenta a possibilidade de prolongamento da vida a qualquer custo, o que implica, muitas vezes, tratamentos fúteis (ou seja, intervenções que não atendam ou que sejam incoerentes com os objetivos propostos no tratamento de um determinado doente) ou inúteis. Em relação a isso, certamente não se está aqui colocando em dúvida os benefícios promovidos pelos avanços tecnológicos, desde que sejam bem indicados e utilizados.

A equipe multiprofissional das UTI, apesar do constante convívio com a morte, ainda se angustia diante de dúvidas sobre o real significado da vida e da morte. Com frequência, surgem inúmeros questionamentos: até quando avançar nos procedimentos de suporte de vida? Em que momento parar? Seremos guiados por índices prognósticos ou por modelos de ética e moralidade? Infelizmente, ainda despreparados para essas questões, acabamos subestimando o conforto do paciente terminal e impondo-lhe uma longa e sofrida agonia.

Atualmente, em decorrência das questões sobre a morte, o morrer e a qualidade de vida dos pacientes, e também a fim de que o processo de morrer seja minimizado, tem se tornado indispensável a implantação de protocolos de cuidados paliativos nas UTI, estimulando, assim, uma abordagem ética do cuidar em terapia intensiva.

TERMINALIDADE

A morte é o tema de maior complexidade e o objeto de discussões infindáveis em todas as áreas do conhecimento humano. Essas discussões evoluíram para uma dilemática distinção entre a morte e o morrer, incluindo considerações sobre conceitos de pessoas, dignidade, qualidade de vida, bem como o valor da vida humana.

Embora muitos profissionais da área da saúde vivenciem o fenômeno da morte diversas vezes ao longo do exercício do seu ofício, há muita dificuldade em compreender que a morte de um paciente não é necessariamente culpa da equipe, mas sim uma evolução natural da própria condição da doença. A sociedade também se recusa a tratar o fenômeno da morte como natural. Esses fatos contribuem para que esqueçamos que todos têm direito à opção pela morte digna ou boa morte.

A terminalidade da vida é um fato incontestável. Uma das coisas que diferenciam os humanos de outros seres é a consciência sobre a finitude da existência. Ao longo do tempo, a percepção da morte e do morrer tem sofrido transformações, evoluindo desde uma experiência tranquila até uma possibilidade repleta de angústia e temor, a qual deve ser evitada a todo custo.

A terminalidade é definida por Gutierrez (2001)[1] como o esgotamento de possibilidades de resgate das condições de saúde, cuja possibilidade de morte próxima parece inevitável e previsível. A partir de então, esse paciente passa a ser designado "paciente terminal" ou "paciente em condição terminal". A equipe multidisciplinar precisa admitir que os recursos para resgatar a cura se esgotaram e que esse paciente se encaminha para o fim da vida. Mas isso não significa que não há mais o que fazer. Uma gama de condutas pode ser oferecida tanto ao paciente quanto aos familiares, estabelecendo, portanto, uma nova perspectiva de trabalho multidisciplinar embasado na solidariedade, na irmandade, no amor e no respeito. É possível adotar uma abordagem humanista, com redução de sintomas e aumento da qualidade de vida. O enfermeiro que agrega conhecimentos técnico-científicos de cuidado com esse tipo de paciente possibilita a viabilização da ortotanásia e evita a eutanásia e a distanásia.

Em relação à descrição das atitudes e das reações emocionais suscitadas pela aproximação da morte em pacientes terminais, a pioneira foi a psiquiatra suíça Elizabeth Kübler-Ross. Ela descreveu os cinco estágios que um paciente pode vivenciar durante sua terminalidade, a saber:

- Negação: pode ser defesa temporária ou se sustentar até o fim em alguns casos.
- Raiva: fase em que surgem sentimentos de revolta e ressentimento.
- Barganha: fase em que o doente faz promessas por um prolongamento da vida. Na maioria das vezes, as barganhas são feitas com Deus.
- Depressão: fase que evidencia o alheamento e o estoicismo do paciente.
- Aceitação: fase em que o paciente aceita sua situação e seu destino. Existem pacientes que não atingem esse estágio.

Essas fases são como mecanismos de defesa no enfrentamento do desconhecido processo de morrer, pois, nesse momento, os conflitos de ordem emocional, material, psicológica, familiar e espiritual surgem de forma acentuada. Nesse contexto, torna-se importante o aspecto emocional dos profissionais de saúde, uma vez que eles também criam mecanismos de defesa no enfrentamento da morte e do processo de morrer, apontando a necessidade de um melhor preparo dos profissionais, para que sejam capazes de prestar um cuidado digno e de qualidade, permeado por conforto e paz.

CUIDADOS PALIATIVOS

Historicamente, o cuidado paliativo se confunde com o termo *hospice*, que designava hospedarias destinadas a receber e cuidar de peregrinos e viajantes. No século XVII, na Europa, várias instituições de caridade abrigavam pobres, órfãos e doentes. No século XIX, essa mesma prática foi propagada nas organizações religiosas, as quais passaram a ter características de hospitais.

Nos anos 1960, a enfermeira inglesa Cicely Saunders introduziu o Movimento Hospice Moderno e, em 1967, fundou o St. Christopher's Hospice. Na década de 1970, o Movimento Hospice cresceu nos Estados Unidos após um encontro entre Cicely Saunders e Elizabeth Kübler-Ross. O Comitê de Câncer da Organização Mundial da Saúde (OMS) criou, em 1982, um grupo de trabalho responsável pela definição de políticas para o alívio da dor e cuidados do tipo *hospice*. Em razão da dificuldade de uma tradução adequada de *hospice* em alguns idiomas, a OMS adotou o termo "cuidados paliativos", o qual era utilizado no Canadá.

O Brasil deu início ao modelo de cuidados paliativos na década de 1980, por meio do Instituto Nacional do Câncer (Inca), primeiramente no Rio Grande do Sul, seguido por São Paulo e Rio de Janeiro. Atualmente, nas unidades hospitalares e principalmente nas UTI, são crescentes a discussão e a aplicação dessa forma de cuidado.

A definição de cuidados paliativos foi publicada pela OMS pela primeira vez em 1990 e foi revisada em 2002. A definição atual é: "uma abordagem que promove a qualidade de vida de pacientes e seus familiares, que enfrentam doenças que ameacem a continuidade da vida, por meio da prevenção e do alívio do sofrimento. Requer identificação precoce, avaliação e tratamento da dor e outros problemas de natureza física, psicossocial e espiritual".[2]

Os cuidados paliativos têm como objetivo primário o bem-estar do paciente, permitindo-lhe uma morte digna e tranquila. Abrangem medidas terapêuticas para controle de sintomas físicos, com apoio ao paciente desde o diagnóstico até a morte, além de apoio social e espiritual para os familiares e para a equipe multiprofissional.

Os cuidados paliativos são indicados nos seguintes casos: enfermidade avançada, progressiva e incurável; falta de possibilidade razoável de resposta ao tratamento específico; numerosos sintomas intensos, múltiplos, multifatoriais e mutantes; grande impacto emocional no paciente, na família e na equipe de cuidadores, relacionado com a presença explícita ou não da morte; e prognóstico de vida inferior a 6 meses.

Na Tabela 1, estão descritos os princípios do cuidado paliativo que foram publicados pela OMS em 1986 e reafirmados em 2002.

Tabela 1 Princípios dos cuidados paliativos

Promover o alívio da dor e de outros sintomas desagradáveis	Necessário conhecimento específico para a prescrição de medicamentos, a adoção de medidas não farmacológicas e a abordagem de aspectos psicossociais e espirituais
Afirmar a vida e considerar a morte um processo normal da vida	O cuidado paliativo resgata a possibilidade da morte como um evento natural, colocando ênfase na vida que ainda pode ser vivida
Não acelerar nem adiar a morte	Cuidado paliativo não tem nenhuma relação com eutanásia, mas essa associação ainda causa decisões equivocadas quanto à realização de intervenções desnecessárias e muita dificuldade tanto no prognóstico de pacientes portadores de doenças progressivas e incuráveis quanto na definição da linha delicada e tênue do fazer e do não fazer
Integrar os aspectos psicológicos e espirituais no cuidado ao paciente	A doença que ameaça a continuidade da vida acarreta diversas perdas – autonomia, autoimagem, segurança, capacidade física, respeito e perdas materiais –, que podem causar angústia, depressão e desesperança; portanto, necessitam de uma abordagem psicológica e espiritual aliada ou não à religião, sempre lembrando que o indivíduo é o paciente, com suas crenças e seus princípios
Oferecer um sistema de suporte que possibilite ao paciente viver tão ativamente quanto possível até o momento de sua morte	Problemas sociais e dificuldades de acesso a serviços, a medicamentos e a outros recursos também podem ser motivos de sofrimento. É dever e responsabilidade da equipe multidisciplinar facilitar a resolução dos problemas do paciente
Oferecer um sistema de suporte para auxiliar os familiares durante a doença do paciente e o luto	Todo o núcleo familiar e social do paciente também "adoece" e sofre, e seu sofrimento deve ser acolhido e paliado
Oferecer abordagem multiprofissional para focar nas necessidades dos pacientes e familiares, incluindo acompanhamento no luto	A integração sugerida pelo cuidado paliativo é uma forma de observar o paciente sob todas as suas dimensões. A inclusão da família no processo de cuidar engloba estender o cuidado até o luto. Esse trabalho abrangente pode ser realizado pela equipe multiprofissional com seus múltiplos olhares e saberes
Melhorar a qualidade de vida e influenciar positivamente o curso da doença	Adotar uma abordagem holística, com controle de sintomas e atendimento de desejos e necessidades, certamente melhorará o curso da doença
Iniciar o mais precocemente possível o cuidado paliativo, junto com outras medidas de prolongamento da vida	Uma abordagem precoce pode permitir a prevenção dos sintomas e de complicações inerentes à doença de base, além de propiciar diagnóstico e tratamento adequados

Fonte: Adaptado de ANCP (2012).[2]

Além de assegurar os princípios do cuidado paliativo, deve-se: aliviar a dor e os sintomas associados; cuidar dos aspectos físicos, psíquicos, sociais e espirituais do paciente e de seus familiares; respeitar a autonomia do paciente e da família; avaliar o custo-benefício das ações médicas e de enfermagem; e, ainda, estimular o cuidado multidisciplinar.

Indicações de cuidados paliativos em UTI

A necessidade de internação em UTI é, por vezes, inesperada e determinada por um evento que ameaça a vida. Gera sentimento de medo, incapacidade e solidão para pacientes e familiares, mas também gera a esperança de que todo o aparato tecnológico e o atendimento intensivo possam retardar e impedir a morte. Muitas vezes, os pacientes evoluem para uma doença grave e incurável, tornando o cuidado paliativo imprescindível, com a finalidade de manter a qualidade de vida sem prolongar ou atrasar o processo de morte. A equipe deve evitar tratamentos que prolonguem desnecessariamente a vida, como os procedimentos invasivos e dolorosos e exames desnecessários. No Quadro 1, estão descritos os princípios fundamentais dos cuidados paliativos em UTI.

Quadro 1 Princípios dos cuidados paliativos em UTI
Aceitar a morte como um processo natural do fim da vida
Priorizar sempre o melhor interesse do paciente
Repudiar futilidades, tanto diagnósticas como terapêuticas
Não encurtar a vida nem prolongar o processo de morte
Garantir a qualidade da vida e do morrer
Aliviar a dor e outros sintomas associados
Cuidar dos aspectos clínicos, psicológicos, sociais e espirituais dos pacientes e de seus familiares
Respeitar a autonomia do paciente e seus representantes legais
Avaliar o custo-benefício de cada atitude médica adotada
Estimular a interdisciplinaridade como prática assistencial

Ressalta-se que os cuidados paliativos podem e devem ser oferecidos concomitantemente aos cuidados curativos, pois não são excludentes para a prevenção e o tratamento do sofrimento do paciente e de seus familiares. Tanto os cuidados intensivos quanto os cuidados paliativos lidam com os limites da vida. As tomadas de decisão em questões de vida e morte constituem um desafio para equipe multidisciplinar em virtude de ser uma área de conflito no que diz respeito à autonomia do paciente, ao prognóstico médico e à ética do cuidado médico. No Quadro 2, são destacados os dilemas de comunicação.

Algumas situações encontradas em UTI auxiliam a identificar pacientes que se beneficiam ao receber a atenção de cuidados paliativos. As circunstâncias a seguir podem ser estabelecidas como critérios de indicação para cuidados paliativos:

- Admissão proveniente de instituição de longa permanência.
- Portador de uma ou mais condições crônicas limitantes.

Quadro 2 Dilemas de comunicação em cuidados paliativos
Comunicação insuficiente sobre decisões de fim de vida
Incapacidade dos pacientes de participar das discussões sobre seu tratamento
Expectativas não realistas por parte de pacientes e de seus familiares sobre o prognóstico ou a eficácia do tratamento na UTI
Falta de oportunidades para discussão sobre a forma como eles desejam receber os cuidados no final da vida

- Duas ou mais estadias na UTI na mesma internação.
- Tempo prolongado de ventilação mecânica ou falha na tentativa de desmame.
- Falência de múltiplos órgãos.
- Paciente candidato à retirada de suporte ventilatório com possibilidade de óbito.
- Câncer metastático.
- Encefalopatia anóxica.
- Sofrimento familiar que comprometa a tomada de decisões.

Comunicação em cuidados paliativos

A comunicação é um elemento fundamental na relação humana e um componente essencial do cuidado. Para pacientes sob cuidados paliativos, a comunicação e o relacionamento humano representam a essência do cuidado que sustenta fé e esperança no enfrentamento dos momentos mais difíceis. Expressões de compaixão e afeto na relação com o paciente trazem a certeza de que ele é parte importante de um conjunto, proporcionando sensação de proteção e paz interior. Nesse contexto, para que haja comunicação, é necessário que o destinatário receba a informação e a compreenda.

Na relação entre paciente e equipe multidisciplinar, a comunicação manifesta-se de diversas formas. Pode ser verbal e/ou não verbal. A comunicação não verbal ocorre na interação pessoa-pessoa e é caracterizada pela transmissão de informação por meio de gestos, posturas, expressão facial, entre outras particularidades. O enfermeiro deve saber se relacionar e trabalhar com a comunicação não verbal, pois muitas vezes as palavras são substituídas por comportamento e atitudes que revelam a vivência do paciente. Em situações de UTI, sabe-se que a comunicação com pacientes terminais geralmente está prejudicada em função das reações emocionais abruptas desse período e do uso de sedativos e de medicações para alívio da dor. Nesse sentido, a comunicação não verbal atua como ferramenta essencial para potencializar a transmissão da mensagem e diminuir as dificuldades de verbalização comuns durante o processo de morte.

A qualidade da comunicação entre equipe multidisciplinar e paciente/família poderá influenciar positivamente na tomada de decisão e contribuir para a criação de um ambiente de tranquilidade e colaboração nas ações tomadas; e essa é a atitude que mais representa o cuidado paliativo. Para que os princípios dos cuidados paliativos possam ser alcançados e mantidos, é imprescindível que haja troca de informações entre equipe e paciente/família, respeitando a dimensão humana do sujeito em questão.

As estratégias recomendadas para uma boa comunicação incluem:

- Estratégias e técnicas de comunicação verbais: promover a empatia; proporcionar um ambiente de interação; repetir a informação sempre que necessário; certificar-se de que a mensagem foi compreendida; saber ouvir e incentivar a comunicação do outro; usar tom de voz adequado, ser sincero e transparente; disponibilizar tempo e colocar-se à disposição; manter um discurso consistente; oferecer o melhor (pessoal/técnico); ficar atento principalmente em relação às próprias reações e não às dos outros; sugerir para a família colocar-se no lugar do paciente, trazendo opiniões e sentimentos do paciente para a conversa; usar linguagem coloquial e evitar eufemismo; estimular verbalização de medos e angústias; e valorizar todas as informações fornecidas pelo paciente ou seu familiar.
- Estratégias e técnicas de comunicação não verbais: manter contato físico, tocando o paciente nas mãos, nos braços e nos ombros; realizar expressão facial; identificar emoções e sentimentos nas expressões faciais do outro; manter contato visual; manifestar atitude corporal; ter aparência física adequada; e evitar ruídos que dispersem a atenção.

No processo de comunicação, existem momentos de comunicar notícias difíceis, nos quais é importante que o comportamento do profissional mostre atenção, empatia e carinho. Paciente e família precisam sentir que, por pior que seja a situação, naquela UTI existem profissionais em quem poderão confiar.

Procedimentos sustentadores da vida em cuidados paliativos

Os procedimentos sustentadores da vida são analisados sob a ótica dos princípios da beneficência, da não maleficência, da autonomia e da justiça. Portanto, para nortear a conduta da equipe, algumas perguntas precisam ser respondidas:

- Qual o prognóstico do paciente?
- Que benefício trará tal medida ao paciente? (princípio da beneficência)
- Que danos tal medida poderá acarretar? (princípio da não maleficência)
- Qual a opinião do paciente e da família a respeito? (princípio da autonomia)
- Que implicações tal conduta trará aos outros pacientes? (princípio da justiça)

Ao orientar-se por meio desses parâmetros, a equipe terá melhores condições de definir a conduta a ser tomada. A Tabela 2 apresenta os procedimentos sustentadores da vida que mais angustiam os profissionais.

Papel do enfermeiro nos cuidados paliativos

Na prática profissional do enfermeiro, está inserido o processo de cuidar, que faz a interface com os membros da equipe multiprofissional, com o paciente, com a família e

Tabela 2 Procedimentos sustentadores da vida

Procedimentos	Considerações
Ressuscitação cardiopulmonar	No Brasil, a escolha pela ordem de não ressuscitar (ONR) é pouco discutida com os pacientes (são questões que ainda estão sendo desvencilhadas por meio da bioética e do conceito de autonomia) Essa é uma decisão que deve ser tomada em conjunto: paciente, família e equipe Optar pela ONR não é sinônimo de eutanásia ou suicídio assistido, mas uma opção consciente pela melhor conduta Alguns serviços de cuidados paliativos possuem suas políticas de não ressuscitação bem embasadas e documentadas No Brasil, essa é uma questão que ainda gera controvérsia do ponto de vista jurídico ou mesmo junto aos conselhos profissionais (Conselhos Regionais e Federal de Medicina)
Ventilação mecânica	A ventilação mecânica pode ser dividida em duas esferas: quando a ação não é implementada (paciente não é intubado) e quando a ação é retirada (paciente é extubado) No Brasil, a ação de retirada sequer aparece nas discussões, pois está intimamente ligada às interpretações duvidosas sobre eutanásia Grande parte dos pacientes terminais apresentará dispneia em seus momentos finais, e a instalação de prótese ventilatória não só implica futilidade terapêutica como pode implicar distanásia Nas situações de dispneia, caso o grande arsenal terapêutico de controle dela não gere resultados, pode-se utilizar a sedação paliativa (ministrada por profissional habilitado tecnicamente) para garantia do não sofrimento do paciente e de seus familiares
Hidratação artificial	A hidratação artificial ainda é um desafio na prática de cuidados paliativos A maioria dos pacientes em fase final da vida não se beneficiará da hidratação artificial O fornecimento de fluidos pode aumentar a secreção broncopulmonar, a quantidade de líquidos cavitários, o grau de edema periférico, a secreção gástrica, a diurese e a sobrecarga circulatória A maior queixa desses pacientes é a xerostomia (boca seca), que está mais relacionada com o uso de medicações do que com a própria desidratação. Nessa situação, os cuidados de enfermagem são fundamentais no que diz respeito a cuidados locais com a cavidade oral
Nutrição artificial	A suspensão ou não introdução da dieta é questão bastante angustiante, principalmente para os familiares Há muitas complicações para o paciente terminal no suporte nutricional, seja enteral ou parenteral O metabolismo do paciente terminal encontra-se alterado, e o gasto de energia dispensado para digestão, mesmo de pequena quantidade, torna-se oneroso para o paciente

também com o ambiente da UTI. A atuação do enfermeiro permeia diferentes faces do processo de cuidar, desde a admissão até a saída do paciente, seja por alta ou por óbito.

Assistir pacientes terminais é um grande desafio para o enfermeiro, principalmente porque a maioria desses profissionais não recebeu formação específica para tal fim. Uma vez que prestar assistência a pacientes terminais não seja uma atribuição fácil, o profissional enfermeiro deve ser preparado técnica e profissionalmente para lidar com a proximidade da morte, reconhecendo o paciente de maneira holística.

As tarefas e as relações do enfermeiro englobam desde a interação com cada paciente até articulações mais complexas com a equipe multidisciplinar e institucional e com os familiares. Especificamente no que se refere a cuidados paliativos, o enfermeiro exerce seu papel desenvolvendo ações práticas e gerenciais.

Trata-se de uma abordagem de enfermagem circundada em uma prática médica clinicamente especializada, não dissociando o biológico do emocional, nem o social do espiritual, e que percebe o paciente de maneira íntegra, como um todo. Tem como principal objetivo o controle efetivo de sintomas e a manutenção da qualidade de vida. Para tanto, é necessário que o profissional de enfermagem tenha habilidades de comunicação, posto que asseguram o melhor desenvolvimento de suas práticas clínicas e tornam mais eficazes as relações interpessoais. Também se configura imprescindível a promoção de reflexões bioéticas que auxiliem os profissionais de UTI nas tomadas de decisões e em seus comportamentos diante dos cuidados de pacientes sem possibilidades terapêuticas.

REFERÊNCIAS BIBLIOGRÁFICAS

1. Gutierrez PL. O que é o paciente terminal. Rev Assoc Med Bras 2001;47:92.
2. Academia Nacional de Cuidados Paliativos (ANCP). Manual de cuidados paliativos ANCP – ampliado e atualizado. 2.ed. Rio de Janeiro, 2012.

BIBLIOGRAFIA

Barros NCB, Oliveira CDB, Alves ERP, França ISX, Nascimento RM, Freire MEM. Cuidados paliativos na UTI: compreensão, limites e possibilidades por enfermeiros. Rev Enferm UFSM 2012;2(3):630-40.

Baruzzi ACA, Ikeoka DT. Terminalidade e cuidados paliativos em terapia intensiva. Rev Assoc Med Bras 2013;59(6):528-30.

Borges AWM, Silva ALF, Bolpato MB, Faria AA. A assistência de enfermagem ao paciente terminal em Unidade de Terapia Intensiva (UTI). Interdisciplinar: Revista Eletrônica da Univa 2013;2(10):182-7.

Campbell ML. Nurse to nurse: cuidados paliativos em enfermagem. Porto Alegre: AMGH, 2011.

Falco HT, Nascimento D, Rodrigues TG, Soares MR, Rosa MLS, Dias J et al. Cuidados paliativos na Unidade de Terapia Intensiva: uma discussão. Enferm Rev 2012;15(2):191-201.

Fraga F, Vilas Boas RFO, Mendonça ARA. Significado da terminalidade da vida e dos cuidados paliativos para médicos. Rev Bioética 2012;20(3):514-9.

Freitas NO, Pereira MVG. Percepção dos enfermeiros sobre cuidados paliativos e o manejo da dor em UTI. O Mundo da Saúde 2013;37(4):450-7.

Machado KDG, Pessini L, Hossne WS. A formação em cuidados paliativos da equipe que atua em unidade de terapia intensiva: um olhar da bioética. Bioethikos 2007;1(1):34-42.

Marengo MO, Flávio DA, Silva RHA, Terminalidade de vida: bioética e humanização em saúde. Medicina (Ribeirão Preto) 2009;42(3):350-7.

Morais JMD, Costa TF, Da Silva EF, Oliveira AMM, Evangelista CB. Terminalidade e cuidados paliativos: produção científica no âmbito da saúde. Anais do 15º CBCENF, 2012.

Moritz RD, Lago PM, Souza RP, Silva NB, Meneses FA, Othero JCB et al. Terminalidade e cuidados paliativos na unidade de terapia intensiva. Rev Bras Ter Intens 2008;20(4):422-8.

Pereira HA. A integralidade dos cuidados paliativos nas Unidades de Terapia Intensiva de adultos: uma reflexão bioética. [Dissertação de mestrado]. Programa de Pós-graduação em Bioética e Ética aplicada à Saúde Coletiva. Universidade Federal Fluminense. Faculdade de Medicina; 2012. 132p.

Soares M. Cuidando da família de pacientes em situação de terminalidade internados na Unidade de Terapia Intensiva. Rev Bras Ter Intens 2007;19(4):481-4.

Susaki TT, Silva MJP, Possari JF. Identificação das fases do processo de morrer pelos profissionais de Enfermagem. Acta Paul Enferm São Paulo 2006;19(2):144:9.

Capítulo 29

Síndrome pós-terapia intensiva: alterações após doença crítica

Maurene A. Harvey
Judy E. Davidson

INTRODUÇÃO

À medida que a compreensão sobre as consequências de longo prazo das doenças críticas se tornou amplamente conhecida, o papel e o escopo do cuidado intensivo se expandiram. Os pacientes que sobrevivem ao cuidado intensivo, assim como suas famílias, sofrem problemas físicos, cognitivos, mentais e sociais devastadores e duradouros. O objetivo dos profissionais de cuidado intensivo deve estar em conformidade com o objetivo de nossos pacientes e de suas famílias. Apenas a sobrevida não é o desfecho. Retornar os pacientes e suas famílias ao melhor padrão de vida possível é a verdadeira medida de nosso sucesso.

Histórico

Como a ciência e a prestação de cuidados críticos se desenvolveram, podemos salvar vidas e enviar os pacientes mais gravemente doentes e comprometidos para casa. Atualmente, apenas nos Estados Unidos são liberados 5 milhões de pacientes da unidade de terapia intensiva (UTI) todos os anos. Isso exigiu que os doentes suportassem monitoramento e procedimentos mais invasivos em um ambiente com mais tecnologia e menos familiar. Os pacientes são gratos por esses esforços, e os profissionais de cuidados críticos se sentem orgulhosos com as taxas reduzidas de mortalidade nas UTI.

Nos últimos 20 anos, foram publicados centenas de milhares de estudos para avaliar as consequências de longo prazo das doenças críticas. Sempre soubemos que nossos pacientes tinham uma longa recuperação à frente após a alta da UTI, mas a frequência e a duração das consequências encontradas, que foram reveladas agora pela literatura, são surpreendentes e alarmantes. Esses novos ou piorados comprometimentos no quadro da saúde física, cognitiva e mental que surgem e persistem após a hospitalização em decorrência de doença crítica são conhecidos como síndrome pós-terapia intensiva (PICS) (Figura 1).[1-5]

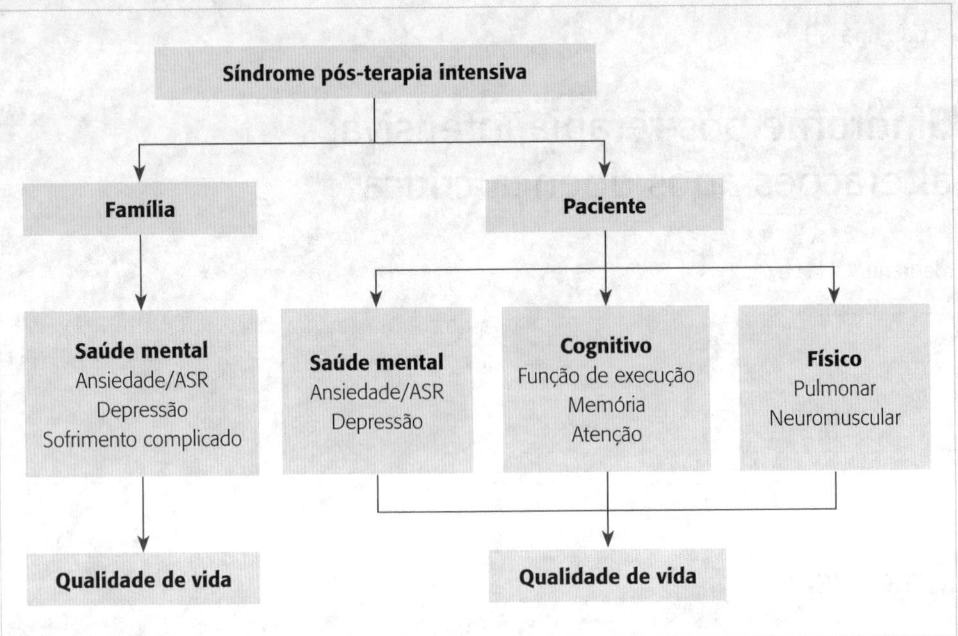

Figura 1 Síndrome pós-terapia intensiva.
Reproduzido com permissão de Needham, Critical Care Medicine.

RESUMO DE PESQUISA SOBRE A SÍNDROME PÓS-TERAPIA INTENSIVA EM PACIENTES (PICS)

Os estudos de PICS foram conduzidos em vários países e em diferentes populações de pacientes. As medidas dos resultados foram feitas com uma variedade de ferramentas e em períodos de tempo que ocorreram em qualquer momento; a partir de semanas até anos após a alta da UTI. A maioria dos pacientes adultos com internação na UTI fica pelo menos 2 dias ou mais e alguns pacientes neurológicos ou com trauma foram excluídos. Por causa das grandes diferenças no modelo de estudos publicados, o resumo dos achados a seguir necessita citar uma ampla faixa de resultados para vários aspectos da PICS. No entanto, esse resumo esclarece que os sobreviventes de UTI pagam um alto "preço pela vida". É um custo que eles estão dispostos a pagar, mas que precisamos trabalhar juntos para reduzir.[6-8]

Consequências físicas nos sobreviventes de UTI:

- 10-80% dos pacientes têm dificuldades com atividades da vida diária (AVD) 1 ano depois.
- 75% dos que foram submetidos à ventilação mecânica tiveram dificuldade com AVD 1 ano depois.
- 25-50% dos pacientes submetidos à ventilação mecânica por 4-7 dias ou mais desenvolveram fraqueza adquirida na UTI (FAUTI).
- 50-75% dos pacientes com sepse desenvolveram FAUTI.

Consequências cognitivas nos sobreviventes de UTI:[9-12]

- As consequências cognitivas incluem problemas com memória, velocidade de processamento, planejamento, resolução de problemas e percepção visual-espacial.
- 30-80% dos pacientes têm comprometimento cognitivo 1 ano depois.
- O comprometimento melhora em alguns pacientes, mas não em todos.
- 25% dos pacientes com síndrome do desconforto respiratório agudo (SDRA) ainda apresentam comprometimento cognitivo 6 anos depois.
- Pacientes com mais de 65 anos de idade com sepse grave ainda podem apresentar comprometimento cognitivo 8 anos depois.

Consequências psicológicas nos sobreviventes de UTI:[13-17]

- 10-60% dos pacientes apresentam sintomas de depressão, ansiedade e/ou distúrbios de sono que podem durar meses ou anos.
- 10-50% dos pacientes têm sintomas clinicamente significativos do transtorno do estresse pós-traumático (TEPT) que ainda podem estar presentes 8 anos depois.

Consequências socioeconômicas nos sobreviventes de UTI:[18,19]

- Os pacientes relatam qualidade de vida inferior (QOL) que pode regredir a um patamar anterior após vários anos.
- 50% dos pacientes requerem assistência de um cuidador (variando de auxílio com AVD a cuidado integral) 1 ano depois.
- 50% dos pacientes com SDRA com uma idade média de 45 anos não retornaram ao trabalho 1 ano depois e 33 % nunca retomaram suas atividades.
- 10% ou menos dos pacientes submetidos à ventilação mecânica por 4 dias ou mais estavam vivos e completamente independentes 1 ano depois.
- 10% dos pacientes foram à falência.

Outras potenciais consequências incluem função pulmonar reduzida, dispneia, perda de apetite, dificuldade para engolir, imunossupressão, dor articular, desconforto, fadiga e disfunção sexual. Os sobreviventes de UTI apresentam taxas de mortalidade e de reinternação maiores, e estão sob risco de se tornarem doentes crônicos. O grande número de pacientes, a ampla variedade de potenciais problemas de saúde e a alta incidência de PICS causam impacto negativo nos orçamentos nacionais de assistência médica.[20-22]

RESUMO DA SÍNDROME PÓS-TERAPIA INTENSIVA NAS FAMÍLIAS

As famílias de sobreviventes de UTI também sofrem consequências de longo prazo. Esse quadro é chamado de PICS-F. À medida que o tempo passou, observamos que as famílias sofrem mais que apenas problemas de saúde mental. A incidência de PICS-F é maior em mulheres, em mulheres casadas, em pessoas com menor grau de escolaridade, quando o paciente é uma criança ou possui maior risco de morte e quando a família tem de tomar uma decisão a contragosto.[23,24]

Consequências nas famílias dos sobreviventes de UTI:[25-30]

- 10-75% dos membros da família sofrem de ansiedade.
- 8-42% dos membros da família sofrem de depressão.
- 33% estão tomando medicamentos para ansiedade ou depressão quando o paciente recebe alta.
- A ansiedade e a depressão podem persistir por meses a anos.
- Os membros da família podem ter sofrimento prolongado ou complicado.
- Os membros da família podem experimentar exacerbação dos seus problemas de saúde crônicos.
- As relações familiares e a segurança financeira podem ser desafiadas.

Esses achados aumentam a importância de prover o cuidado centrado no paciente-família na UTI. Não é apenas um ato humano, ético e profissionalmente responsável, mas fornecer melhor cuidado para essas pessoas permite que elas cuidem melhor de nossos pacientes no período pós-alta.[31]

IMPACTO DA SÍNDROME PÓS-TERAPIA INTENSIVA NO ESCOPO DO CUIDADO CRÍTICO

O reconhecimento das PICS e PICS-F levou ao reconhecimento de três novas necessidades:[32,33]

1. Identificar e implementar estratégias para reduzir a incidência de PICS em pacientes e seus familiares.
2. Colaborar com a comunidade de profissionais de cuidados não críticos para melhorar o cuidado e suporte dos pacientes e das famílias com PICS.
3. Aumentar a consciência do potencial da PICS em pacientes de UTI, em suas famílias e nas pessoas que cuidarão deles após a alta hospitalar.

A Sociedade Americana de Cuidados Intensivos (SCCM) está comprometida a discutir essas necessidades. A Força-Tarefa de PICS da SCCM foi estabelecida em 2008 para planejar e executar duas conferências das partes envolvidas que foram realizadas em 2010 e 2012. A primeira reuniu representantes de 14 organizações nacionais e especialistas em PICS, assim como pacientes e famílias que experimentaram a PICS. A segunda adicionou representantes de mais sete organizações. Durantes esses 2 dias de reuniões, a PICS foi descrita, foram compartilhadas perspectivas e foi produzida uma agenda de ações. Os resultados foram publicados no *Critical Care Medicine*. Desde então, os membros da força-tarefa trabalham com seus parceiros para aumentar a consciência sobre a PICS, para promover melhores cuidados a pacientes e famílias com PICS e conduzir pesquisa sobre o seu manejo.

Além disso, a SCCM está aumentando a consciência sobre a PICS ao adicionar uma definição na Wikipédia, ao postar vídeos de pacientes e famílias com PICS descrevendo sua experiência no YouTube; e ao fornecer um folheto sobre PICS para pacientes e famílias em seu site (http://www.sccm.org). A SCCM estabeleceu a Thrive Initiative, que fornece privilégios para os que pesquisam a fim de melhorar o cuidado e a velocidade de recuperação de pacientes e famílias com PICS. A iniciativa também está estimulando a criação de grupos de apoio por pares para os casos de PICS e PICS-F.[34]

INTERVENÇÕES NA SÍNDROME PÓS-TERAPIA INTENSIVA E NA SÍNDROME PÓS-TERAPIA INTENSIVA NAS FAMÍLIAS

Enquanto se trabalha para aumentar a consciência dos pacientes, das famílias e da comunidade profissional de cuidado não crítico, os profissionais de cuidados críticos se concentram em identificar formas de discutir PICS e PICS-F. Esse campo de pesquisa é relativamente novo, mas vem crescendo de forma rápida. Existem dez estratégias que têm o potencial de mitigar PICS e PICS-F (Quadro 1). Muitas delas já são parte de cuidado de alta qualidade por outros motivos. Conforme evidenciado na descrição a seguir, algumas delas se sobrepõem.[35]

1. Prevenção dos fatores de risco

Foram identificados vários fatores de risco. PICS é mais comum nos pacientes mais idosos, mas esse quadro está além do nosso controle. Os fatores que podemos impactar incluem imobilidade, número de dias de ventilação mecânica, tempo de internação na UTI, sedação pesada, *delirium*, sepse, SDRA, hipo ou hiperglicemia e hipóxia.[36]

Quadro 1 Intervenções para a síndrome pós-terapia intensiva e a síndrome pós-terapia intensiva nas famílias

1. Prevenção dos fatores de risco
2. Mobilidade precoce e progressiva
3. Reabilitação pós-UTI e acompanhamento ambulatorial
4. Intervenção psicológica precoce
5. Diários de UTI
6. Pacote (metodologia) ABCDEF
7. Listas de verificação de reconciliação funcional
8. Prevenção do *delirium*
9. Mais ambientes de cura
10. Cuidado mais humano e compassivo

Com permissão de: Davidson J. Family Centered Care, in Kleinpell R. Global Best Practice in Critical Care; Springer Publishing.

2. Mobilidade precoce e progressiva

Foi demonstrado que a mobilidade progressiva iniciada logo após a admissão na UTI é segura para a maioria dos pacientes criticamente doentes. Ela pode resultar em menor tempo de UTI e hospitalização, duração mais curta de ventilação mecânica, redução de fraqueza, de *delirium*, de depressão e de ansiedade e melhora do quadro funcional. Essa mobilidade também diminui o risco das complicações longas e bem conhecidas da imobilidade. Esses benefícios superam as dificuldades encontradas quando os programas de mobilidade precoce são estabelecidos pela primeira vez. Eles exigem a educação da equipe para superar práticas e crenças preexistentes e o medo não comprovado de consequências adversas. Ela requer mais tecnologia, equipe e tempo.[37]

3. Reabilitação pós-UTI e acompanhamento ambulatorial

Uma vez que a prevalência e potencial impacto de PICS e PICS-F é reconhecida, os profissionais de cuidados críticos são ética e profissionalmente responsáveis por discutir essas necessidades em grande parte não atendidas. A pesquisa sobre quem, o que, onde, quando e como o cuidado de acompanhamento deve ser proporcionado está em andamento. As soluções adotadas dependerão do sistema de cuidados médicos, da população de pacientes e dos recursos disponíveis. Os programas fornecidos consistem em chamadas de acompanhamento para identificar e fornecer orientações direcionadas às necessidades presentes, para médicos que fornecem avaliações e todos os serviços multiprofissionais necessários.[36-39]

4. Intervenção psicológica precoce

Quando os psicólogos estabelecem programas na UTI, as incidências de ansiedade, depressão e TEPT em pacientes no pós-alta são reduzidas pela metade. Os programas consistem em aconselhamento, apoio e educação. A educação pode incluir PICS e PICS-F, manejo do estresse e habilidades de enfrentamento. Os programas podem começar na UTI, mas continuam após a alta por meio de chamadas de acompanhamento, orientações ou grupos de apoio.[38]

5. Diários de UTI

Os programas "diários de UTI" referem-se aos registros mantidos pelas famílias dos pacientes e equipe que não fazem parte do prontuário. Eles podem incluir descrições do dia do paciente, reações ou sentimentos do paciente e da família e fotos instantâneas. O objetivo é repor as memórias dos pacientes da UTI, que são cheias de ilusões, alucinações e impressões equivocadas da realidade. Quando o paciente lê o diário após sua recuperação, isso pode ajudá-lo a compreender o que realmente aconteceu. Foi demonstrado que os diários de UTI reduzem a ansiedade do paciente, a depressão e o TEPT. Também foi demonstrado que reduzem o TEPT nas famílias.[40]

6. Pacote (metodologia) ABCDEF

As organizações de cuidados críticos existentes ao redor do mundo estão promovendo a metodologia ABCDEF de intervenções identificadas na diretriz com base em evidência para o manejo de dor, agitação e *delirium* em pacientes de UTI da SCCM American College of Critical Care Medicine de 2013. Nesse pacote, **A**: prevenção de avaliação e manejo da dor; **B**: o despertar espontâneo e testes respiratórios; **C**: escolha de sedação e analgesia; **D**: avaliação, prevenção e manejo do delírio; **E**: mobilidade e exercício precoces; e **F**: engajamento e o empoderamento da família. Como cada um desses itens discute fatores de risco para PICS de forma direta ou indireta, eles são uma parte importante dos esforços para reduzir a incidência de PICS e PICS-F.

7. Listas de verificação de reconciliação funcional

As listas de verificação de reconciliação funcional consistem em uma lista que resume rapidamente a função física, cognitiva e mental dos pacientes; inicia-se com o estado do paciente antes da admissão, seguindo-o pelas transições de cuidado no hospital e então pelo cuidado de acompanhamento após a alta. Essa lista serve para identificar necessidades contínuas para a equipe inteira de profissionais de saúde e para promover o progresso do paciente. Embora tenha sido sugerida como uma ferramenta útil, sua aplicação não foi estudada até o momento.[41,42]

8. Prevenção do *delirium*

O *delirium* foi revelado como um dos maiores fatores de risco potencial para PICS. Foi demonstrado que muitas das outras estratégias nesta lista reduzem o risco de *delirium*. Além disso, os profissionais podem se voltar para outros fatores de risco como insuficiência hepática, renal, privação de sono, desequilíbrios eletrolíticos, desidratação e vários medicamentos. Como as intervenções farmacológicas para *delirium* não são muito eficientes, as intervenções não farmacológicas para evitar e controlar o *delirium* (como as discutidas a seguir) se tornaram importantes.[43]

9. Mais ambientes de cura

Embora os fatores ambientais não sejam muito estudados como fatores que impactam a PICS, criar um ambiente mais propício para a cura reduz o *delirium*. Isso também pode reduzir a agitação, o desconforto, o estresse e a privação de sono em pacientes de UTI. Mais ambientes de cura melhoram a experiência do paciente e das famílias na UTI. As intervenções incluem: atenção ao barulho, iluminação, temperatura e desenhos no quarto do paciente; uso de tampões auditivos e máscaras nos momentos apropriados; acesso do paciente a seus óculos e aparelhos auditivos; presença de objetos familiares da casa do paciente; animais de estimação, musicoterapia e envolvimento da família. Para a maioria dos pacientes, a melhor forma de criar um ambiente de UTI mais propício à cura é permitir a presença da família e sua participação em seu cuidado.[44-46]

10. Cuidado mais humano e compassivo

O modelo atual de cuidados centralizados no paciente-família amplia a responsabilidade que os profissionais de cuidados críticos sempre sentiram pelo bem-estar de seus pacientes e respectivos familiares. Toque gentil, contato olho a olho, explicações simples, medidas de conforto e interações pessoais são conhecidos como ferramentas poderosas para transmitir nossa compaixão pelos pacientes. Incorporar princípios de cuidados paliativos no cuidado de todos os pacientes, não apenas no final de sua vida, está se tornando uma parte mais amplamente aceita de nossa prática. O cuidado pelas famílias é motivado não apenas por nossa compaixão, mas pelo reconhecimento de que as famílias se tornam parceiros importantes no cuidado do paciente. As famílias são uma fonte valiosa de informações sobre os valores, crenças e histórico médico do paciente.[43] Elas consistem em um recurso durante a estadia na UTI e uma ponte para o futuro do paciente. Agora que a prevalência da PICS-F é conhecida, a necessidade do cuidado pela família é ainda mais importante. Além disso, se reduzirmos as consequências de longo prazo de doença crítica nas famílias, elas estarão mais capacitadas para cuidar de nossos pacientes após a alta.[44-46]

RECURSOS PARA A SÍNDROME PÓS-TERAPIA INTENSIVA E A SÍNDROME PÓS-TERAPIA INTENSIVA NAS FAMÍLIAS

O reconhecimento de PICS e PICS-F está se espalhando rapidamente pela comunidade de cuidados críticos. Com esse reconhecimento, está aumentando o número de recursos disponíveis para pacientes e famílias e para profissionais interessados em implementar programas de PICS e PICS-F (Quadro 2).

Discutir PICS e PICS-F requer a colaboração de muitos profissionais de uma nova forma. Durante a estadia na UTI, os psicólogos e fisioterapeutas têm papéis ampliados, assim como o enfermeiro, que deve atuar de maneira proativa. Na preparação para a alta, assistentes sociais e gestores de caso agora também devem fornecer informações e orientações ou recursos sobre PICS e PICS-F. Embora os profissionais de cuidados críticos não sejam responsáveis por fornecer cuidados a pacientes de UTI após a alta, são responsáveis por informar aos que lidam com PICS e PICS-F. Os esforços para informar a comunidade de profissionais de cuidados não críticos sobre PICS e PICS-F são necessários em nível local e nacional.

CONSIDERAÇÕES FINAIS

Os avanços na compreensão do impacto de PICS e PICS-F destacaram como os profissionais de cuidados críticos são importantes para as vidas dos pacientes que cuidamos. Não podemos mais julgar nosso sucesso apenas pela sobrevida da UTI, mas pelo que

Quadro 2 Recursos para a síndrome pós-terapia intensiva e a síndrome pós-terapia intensiva nas famílias
Importance of nurses' involvement. Crit Care Nurse 2015;35:44-52
TED Talk com sobrevivente de UTI: https://www.youtube.com/watch?v=l6FlpZGbfHA
Vídeo de um paciente descrevendo a experiência em uma UTI: https://www.youtube.com/watch?v=1FpfD5fVCVM
Vídeo da descrição de um paciente sobre PICS: https://www.youtube.com/watch?v=30sbefBcjEU&feature=youtu.be
Vídeos da SCCM de sobreviventes de UTI e suas famílias: www.youtube.com/SCCM500
Folheto sobre PICS da SCCM para pacientes e suas famílias: http://www.myicucare.org/Adult-Support/Pages/Post-intensive-Care-Syndrome.aspx
Thrive Initiative da SCCM: http://www.myicucare.org/Thrive/Pages/default.aspx
Informações sobre programas diários de UTI: http://www.icu-diary.org/diary/start.html
Vídeo de Madigan sobre PICS e prontuários de UTI de Madigan: https://www.youtube.com/watch?v=Vufjzf_ixEo
Site do Johns Hopkins sobre os resultados após doença crítica e cirurgia (OACIS): http://www.hopkinsmedicine.org/pulmonary/research/outcomes_after_critical_illness_surgery
Informações e vídeos do Vanderbilt sobre *delirium* e recuperação de UTI: http://www.icudelirium.org/recovery-center.html
ARDS Foundation: http://www.ardsfoundationil.com
Sepsis Alliance: http://www.sepsis.org
Implementação de feixe ABCDE ao lado do leito: http://www.aacn.org/pearl
Alta da UTI: http://www.sccm.org/Research/Quality/Pages/ICU-Liberation.aspx

nossos pacientes e suas famílias realmente querem. O que eles querem não é apenas sobreviver, mas retornar com a melhor qualidade de vida possível. No final das contas, é o que sempre desejamos para eles também. Nossos esforços para mitigar e discutir PICS e PICS-F possuem um alto potencial para impactar grandemente esse objetivo.

REFERÊNCIAS BIBLIOGRÁFICAS

1. Barr J, Fraser GL, Puntillo K et al. Clinical practice guidelines for the management of pain, agitation, and delirium in adult patients in the intensive care unit. Crit Care Med 2013;41(1):263-306.
2. Bemis-Dougherty AR, Smith JM. What follows survival of critical illness? Physical therapists' management of patients with post-intensive care syndrome. Phys Ther 2013;93:179-85.
3. Briegel I, Dolch M, Irlbeck M et al. Quality of results of therapy of acute respiratory failure: changes over a period of two decades. Anaesthesist 2013;62:261-70.
4. Brummel NE, Balas MC, Morandi A et al. Understanding and reducing disability in older adults following critical illness. Crit Care Med 2015;43:1265-75.
5. Burns JP, Mello MM, Studdert DM et al. Results of a clinical trial on care improvement for the critically ill. Crit Care Med 2003;31:2107-17.
6. Castro E, Turcinovic M, Platz J et al. Early mobilization: changing the mindset. Crit Care Nurse 2015;35:e1-e6.
7. Connolly B. Describing and measuring recovery and rehabilitation after critical illness. Curr Opin Crit Care 2015;21(5):445-52.

8. Cox CE, Lewis CL, Hanson LC et al. Development and pilot testing of a decision aid for surrogates of patients with prolonged mechanical ventilation. Crit Care Med 2012;40:2327-34.
9. Curtis JR, Treece PD, Nielsen EL et al. Randomized trial of communication facilitators to reduce family distress and intensity of end-of-life care. Am J Respir Crit Care Med 2016;44:154-62.
10. Czerwonka AI, Herridge MS, Chan L et al. Changing support needs of survivors of complex critical illness and their family caregivers across the care continuum: a qualitative pilot study of towards RECOVER. J Crit Care 2015;30(2):242-49.
11. Davidson JE, Harvey MA (eds). Post-intensive care syndrome. AACN's Advanced Crit Care 2016;27(2):184-6.
12. Davidson JE, Harvey MA, Bernis-Dougherty A et al. Implementation of the pain, agitation, and delirium clinical practice guidelines and promoting patient mobility to prevent post-intensive care syndrome. Crit Care Med 2013;41(9):S136-45.
13. Davidson JE, Harvey MA, Schuller J et al. Post-intensive care syndrome: what to do and how to prevent it. Amer Nurse Today. American Nurse's Association 2013; 32-8.
14. Davidson JE, Jones C, Bienvenu OJ. Family response to critical illness: postintensive care syndrome-family. Crit Care Med 2012;40:618-624.
15. Davidson JE, Powers K, Hedayat KM, Tieszen M, Kon AA, Shepard E et al. Clinical practice guidelines for support of the family in the patient-centered intensive care unit: American College of Critical Care Medicine Task Force 2004-2005. Crit Care Med 2007;35(2):605-22.
16. Denehy L, Elliott D. Strategies for post ICU rehabilitation. Curr Opin Crit Care 2012;18:503-8.
17. Desai SV, Law TJ, Needham DM. Long-term complications of critical care. Crit Care Med 2011;39:371-79.
18. Elliott D, Davidson JE, Harvey MA et al. Exploring the scope of post-intensive care syndrome therapy and care: engagement of non-critical care providers and survivors in a second stakeholders meeting. Crit Care Med. 2014;42(12):2518-26.
19. Garrouste-Orgeas M, Coquet I, Périer A et al. Impact of an intensive care unit diary on psychological distress in patients and relatives. Crit Care Med 2012;40:2033-40.
20. Haines KJ, Denehy L, Skinner EH et al. Psychosocial outcomes in informal caregivers of the critically ill: a systematic review. Crit Care Med 2015;43:1112-20.
21. Harvey MA, Davidson JE. Post-intensive care syndrome: right care, right now... and later. Crit Care Med 2016;44(2):381-5.
22. Herridge MS. The challenge of designing a post-critical illness rehabilitation intervention. Crit Care 2011;15:1002.
23. Jezierska N. Psychological reactions in family members of patients hospitalized in intensive care units. Anaesthesiol Intensive Ther 2014;46:42-45.
24. Jones C, Bäckman C, Capuzzo M et al. Intensive care diaries reduce new onset posttraumatic stress disorder following critical illness: a randomized, controlled trial. Crit Care 2010;14:R168.
25. Jones C, Bäckman C, Griffiths RD. Intensive care diaries and relatives' symptoms of posttraumatic stress disorder after critical illness: a pilot study. Am J Crit Care 2012;21:172-6.
26. Lautrette A, Darmon M, Megarbane B et al. A communication strategy and brochure for relatives of patients dying in the ICU. N Engl J Med 2007;356:469-78.
27. Mehlhorn J, Freytag A, Schmidt K et al. Rehabilitation interventions for postintensive care syndrome: a systematic review. Crit Care Med 2014;42:1263-71.
28. Needham DM, Davidson J, Cohen H et al. Improving long-term outcomes after discharge from intensive care unit: report from a stakeholders'conference. Crit Care Med 2012;40:502-509.
29. Netzer G, Sullivan DR. Recognizing, naming, and measuring a family intensive care unit syndrome. Ann Am Thorac Soc 2014;11:435-41
30. Parker A, Sricharoenchai T, Needham DM. Early rehabilitation in the intensive care unit: preventing physical and mental health impairments. Curr Phys Med Rehabil Rep 2013;1:307-14.
31. Parker AM, Sricharoenchai T, Raparla S et al. Posttraumatic stress disorder in critical illness survivors: a meta-analysis. Crit Care Med 2015;43:1121-29.
32. Peris A, Bonizzoli M, Iozzelli D et al. Early intra-intensive care unit psychological intervention promotes recovery from posttraumatic stress disorders, anxiety and depression symptoms in critically ill patients. Crit Care. 2011;15(1):R41.

33. Petrinec AB, Mazanec PM, Burant CJ et al. Coping strategies and posttraumatic stress symptoms in post-ICU family decision makers. Crit Care Med 2015;43:1205-12.
34. Pun BT, Balas MC, Davidson J. Implementing the 2013 PAD guidelines: top ten points to consider. Seminars in respiratory and critical care medicine 2013;34(2):223-35.
35. Salluh JI, Wang H, Schneider EB et al. Outcome of delirium in critically ill patients: systematic review and meta--analysis. BMJ 2015;350:h2538.
36. Siegel MD, Hayes E, Vanderwerker LC et al. Psychiatric illness in the next of kin of patients who die in the intensive care unit. Crit Care Med 2008;36:1722-28.
37. Stollings JL, Caylor MM. Postintensive care syndrome and the role of a follow-up clinic. Am J Health Syst Pharm. 2015;72(15):1315-23.
38. Sullivan DR, Liu X, Corwin DS et al. Learned helplessness among families and surrogate decision-makers of patients admitted to medical, surgical, and trauma ICUs. Chest 2012;142:1440-46.
39. Sundararajan K, Sullivan TR, Sullivan TS et al. Determinants of family satisfaction in the intensive care unit. Nurs Crit Care 2015.
40. Ullman AJ, Aitken LM, Rattray J et al. Diaries for recovery from critical illness. Cochrane Database Syst Rev 2014;12:CD01046.
41. van der Schaaf M, Bakhshi-Raiez F, Van Der Steen M, Dongelmans DA, De Keizer NF. Recommendations for intensive care follow-up clinics; report from a survey and conference of Dutch intensive cares. Minerva Anestesiol 2015;81(2):135-44.
42. Volk B, Grassi F. Treatment of the post-ICU patient in an outpatient setting. Am Fam Physician 2009;79:459-64.
43. Walsh TS, Salisbury LG, Merriweather JL et al. RECOVER Investigators: Increased hospital-based physical rehabilitation and information provision after intensive care unit discharge: The RECOVER randomized clinical trial. JAMA Intern Med 2015;175:901-10.
44. Warlan H, Howland L. Posttraumatic stress syndrome associated with stays in the intensive care unit: importance of nurses' involvement. Crit Care Nurse 2015;35:44-52.
45. Wintermann GB, Brunkhorst FM, Petrowski K et al. Stress disorders following prolonged critical illness in survivors of severe sepsis. Crit Care Med 2015;43:1213-22.
46. Wolters A, Bouw M, Vogelaar J, Tjan D, van Zanten A, van der Steen M. The postintensive care syndrome of survivors of critical illness and their families. J Clin Nurs 2015;24(5-6):876-9.

SEÇÃO 4

Otimização da assistência de enfermagem

Capítulo 30

O banho no leito e suas repercussões fisiológicas

Manassés Moura dos Santos

INTRODUÇÃO

A palavra higiene tem origem no termo grego *hygéia*, que significa são ou sadio; a deusa grega da saúde era *Hygéia*, filha do Deus da medicina, *Asklepios*.[1] De acordo com o dicionário Aurélio (2015),[2] higiene significa "parte da medicina que trata da conservação da saúde; limpeza; precaução contra as doenças". Dentro do contexto das unidades de terapia intensiva (UTI), a higiene do paciente crítico faz parte do cotidiano das equipes de enfermagem, bem como de todas as outras áreas em que há regime de internação hospitalar, porém com características marcantes relacionadas com a carga horária e de trabalho de enfermagem, bem como o grau de dependência dos pacientes assistidos.[3]

A partir desses conceitos, é importante lembrarmos da definição de paciente em estado crítico, que, de acordo com a Agência Nacional de Vigilância Sanitária (Anvisa), é aquele doente grave, com comprometimento de um ou mais dos principais sistemas fisiológicos, com perda de sua autorregulação, necessitando de substituição artificial de funções e assistência contínua.[4] Tal definição é complementada por Fugulin,[5] que, mediante o estabelecimento do Sistema de Classificação de Pacientes (SCP) realizado para o dimensionamento do quadro de profissionais de enfermagem em unidades assistenciais, define assistência intensiva como aquela composta por "pacientes graves e recuperáveis, com risco iminente de vida, sujeitos à instabilidade de funções vitais, que requerem assistência de enfermagem e médica permanente e especializada".

A necessidade de higiene e conforto não é eliminada, independentemente do comprometimento dos diversos órgãos e sistemas do cliente em estado grave; a higiene é parte fundamental no controle de microrganismos potencialmente prejudiciais, fazendo com que o banho no leito seja um procedimento com alto requerimento de profissionais de enfermagem capacitados, planejamento adequado da equipe e reconhecimento por parte dela que a real ou potencial instabilidade desse tipo de paciente traz a obrigatoriedade de rigoroso acompanhamento durante a realização do cuidado.[6]

Considerando-se essas peculiaridades dos pacientes, não há como prescindir da presença do enfermeiro na realização do banho no leito em UTI, pois esse é o profissional detentor do conhecimento técnico específico baseado nas disciplinas de anatomia, fisiologia, microbiologia, entre outras, que subsidiarão decisões referentes a tal procedimento e de acordo com as condições clínicas que se apresentarão em razão deste. Cabe lembrar que, de acordo com a Lei do Exercício Profissional n. 7.498/86[7] e seu Decreto n. 94.406/87,[8] em seu art. 8º, inciso I, alíneas g e h, incumbe privativamente ao enfermeiro prestar: "g) cuidados diretos de enfermagem a pacientes graves com risco de vida; h) cuidados de enfermagem de maior complexidade técnica e que exijam conhecimentos científicos adequados e capacidade de tomar decisões imediatas".

Dessa forma, mediante a identificação do perfil da clientela assistida na UTI, conseguimos compreender a impossibilidade de ser realizada outra forma de higienização corporal que não o banho no leito. Por isso, todos os indivíduos dependentes de cuidados críticos serão submetidos a esse tipo de procedimento. Tais pontos justificam o aspecto rotineiro da higiene corporal: todos os clientes internados, independentemente de seus diagnósticos, tanto de enfermagem quanto médicos, e das necessidades impostas pelo quadro clínico farão o mesmo tipo de higienização no leito.

Mesmo com os aspectos clínicos e legais que conferem a necessidade de atenção máxima e avaliação contínua, a automaticidade e a mecanização são consequências de uma atividade realizada repetidamente em um ambiente laboral; esses processos estão diretamente ligados à inibição da individualidade do cliente, tanto por este não decidir, na maioria das vezes, quando e quem fará a higiene, quanto a forma como esta será realizada.

Portanto, o objetivo deste capítulo é abordar o aspecto humano do banho no leito, enquanto cuidado profissional de enfermagem pautado em conhecimento técnico-científico, bem como discutir as técnicas tradicionais e atuais utilizadas para sua realização correta, além dos pontos ligados à segurança do paciente no ambiente de terapia intensiva, haja vista a elevada incidência de eventos adversos relacionados a essa prática tão importante quanto rotineira nas instituições hospitalares.

ASPECTOS HUMANOS DO CUIDADO

As diversas demandas do ser humano durante o processo de saúde-doença muitas vezes afetam sua autonomia para o autocuidado, fazendo com que se fique dependente dos cuidados de enfermagem para satisfazer suas necessidades, como alimentação, oxigenação e higiene. A obrigatoriedade de se sujeitar ao banho no leito, compreendido como um procedimento que não reproduz as mesmas sensações de conforto geradas pelo banho no chuveiro, somada a algumas situações constrangedoras, como a de ter o corpo exposto a profissionais de ambos os sexos, sem a opção, na maioria das vezes, de realizar escolhas que poderiam amenizar seu desconforto, e as limitações impostas pelos déficits de recursos humanos e materiais no hospital, fazem com que haja resistência por parte do cliente em aceitar a higiene corporal no leito como um momento positivo.[9]

Associado a essa fragilidade, o ambiente das UTI guarda características peculiares, como sons agudos provenientes do funcionamento de equipamentos e de alarmes, luz artificial ininterrupta, baixa temperatura ambiente e movimentação frequente de pessoas estranhas ao cotidiano dos sujeitos dependentes de cuidados; somadas a isso, regras institucionais como restrição nos horários de visitação e permanência de familiares conferem ao cliente isolamento pessoal e imposição de enfrentamento do desconhecido.

Longe da família, seu contato imediato será com a equipe de saúde, até então desconhecida. Seus hábitos de vida mudam: de indivíduo ativo se torna "passivo", teme perder a sua personalidade, seu trabalho, o direito de falar, de solicitar, de questionar, de criticar, de realizar até sua higienização corporal, que é substituída pelo "banho no leito".[10]

Por mais rotineiro que seja para a equipe de enfermagem, o momento do banho é pessoal e indissociável do cliente que é assistido. Há vários fatores que levam à automaticidade desse procedimento em particular, como o acúmulo de tarefas, a elevada incidência de pacientes com redução do nível de consciência e consequente prejuízo na capacidade decisória, a necessidade de se padronizar rotinas de serviço e a otimização do tempo.

Para que tais pontos não se sobreponham ao principal objeto, que é o cuidado humano baseado em conhecimento científico, a equipe de enfermagem deve tomar como premissa determinadas orientações para a preservação da individualidade do paciente. Caso este não tenha comprometimento cognitivo e consequente prejuízo da capacidade de compreensão e julgamento, orienta-se:

- Chamar o paciente pelo nome.
- Pedir autorização para tocar o corpo do paciente.
- Proporcionar o máximo de privacidade possível, independentemente do nível de consciência – caso não haja porta no leito, utilizar biombos para bloquear a visão externa.
- Solicitar ajuda do paciente sempre que possível.
- Comunicar antecipadamente cada etapa do banho, além dos cuidados necessários, como mudança de decúbito, retirada de lençóis e fraldas, entre outros.
- Prover número de funcionários necessários para que o banho seja realizado por pessoas de sexo análogo ao do paciente.
- Facultar ao paciente a escolha do horário e a quantidade de banhos diários, possibilitando que ele seja membro participante do processo de planejamento de sua assistência.

Além do incentivo ao reconhecimento do sujeito como protagonista das ações referentes ao seu corpo, a equipe profissional não deve subestimar fatores que interferem no conforto e podem alterar o funcionamento fisiológico, como garantir a analgesia adequada antes de mobilizar passivamente o paciente submetido a imobilidade prolongada e manter o ambiente em temperatura compatível com a exposição do corpo despido e úmido, visando minimizar a ocorrência de hipotermia.

Faz-se necessário preservar as condições que o ajudem a enfrentar a difícil experiência de se tornar dependente da enfermagem para o banho no leito, pois o respeito a sua privacidade e individualidade contribui para a manutenção da autoestima. É também importante considerar a implementação de cuidados simples, que conferem a possibilidade de tornar o momento da higiene menos constrangedor e mais aprazível. As condições que poderiam ajudar o cliente nesse momento seriam:

- Disponibilizar materiais e equipamentos que possam reproduzir algumas das sensações do banho no chuveiro e garantir a qualidade do procedimento, como toucas próprias contendo enxaguantes para a lavagem dos cabelos e uso de cubas impermeáveis que favoreçam o uso de água em aspersão em locais específicos do corpo, mantendo o leito seco.
- Propiciar a higiene oral com os materiais de uso particular do cliente nos casos de ausência de dispositivos ventilatórios e inexistência de comprometimento do reflexo de tosse, criando condições para que ele execute a escovação dos dentes.
- Proporcionar a atuação de profissionais de enfermagem capazes de reconhecer o momento de fragilidade do indivíduo, realizando o preparo psicológico do paciente antes do procedimento e estabelecendo um relacionamento terapêutico durante a higiene corporal, minimizando o impacto do enfrentamento de uma situação constrangedora.

A TÉCNICA DO BANHO NO LEITO

Por se tratar de um autocuidado muito comum para a cultura de nosso país, em virtude das raízes indígenas da população, o banho é visto como um procedimento comum pela grande maioria dos clientes e também por boa parte dos profissionais de enfermagem.

Mesmo sendo abordado de forma exaustiva nos cursos de formação profissional, tanto de nível médio quanto superior, a padronização das técnicas muitas vezes é banalizada pelos profissionais de enfermagem, pois a característica rotineira dos cuidados de higiene confere uma falsa impressão de que todos possuem a competência necessária para executá-los.

No entanto, a técnica do banho no leito, principalmente do cliente em estado grave, exige habilidades adicionais, como domínio da mecânica ventilatória, manejo adequado de acessos vasculares centrais e conhecimento sobre os efeitos de medicamentos vasoativos, pois um movimento de cabeça brusco ou excessivo para um paciente acamado que se encontra intubado pode significar a extubação acidental ou a perda do cateter vascular e consequente interrupção da infusão de drogas utilizadas para manter a estabilidade hemodinâmica.[11]

A temperatura da água, do ambiente e do paciente deve ser monitorada. De acordo com a Agência Nacional de Vigilância Sanitária (Anvisa), na RDC n. 50/2002,[12] a temperatura ambiente da UTI deve se manter entre 21 e 24°C e a umidade relativa entre 40 e 60%. Com isso, a simples exposição do corpo desnudo já possibilita a redução da temperatura corporal, trazendo riscos para o equilíbrio orgânico. Por essa razão, deve-se evitar que o paciente permaneça exposto a baixas temperaturas, orientando-se que todo o processo seja feito no máximo em 20 minutos, pois o frio pode ser prejudicial ao quadro clínico.

Devem ser considerados aspectos relativos à técnica para a realização da higiene corporal, desde o preparo inicial até o procedimento em si. O preparo inicial se dá com a separação de todo o material necessário para o banho e com o preparo psicológico do paciente, ou seja, a explicação do que será executado; manter a porta do quarto fechada ou, quando não for possível, cercar a cama com biombos e desocupar a mesa de cabeceira; trazer o material de banho e colocá-lo sobre a mesa de cabeceira.

O procedimento em si deve obedecer o sentido cefalocaudal, com o objetivo de prevenir a contaminação do paciente e reduzir o risco de infecção relacionado ao banho no leito. Devem ser utilizados materiais de uso individual, preferencialmente produtos descartáveis, e nunca se deve reutilizar a água da bacia que esteja com sujidade de substâncias orgânicas para lavar outra parte do corpo.

São determinadas cinco etapas distintas para a execução do banho no leito, podendo estas ser executadas em sequência ou isoladamente, mediante uma indicação específica, como no caso da higiene íntima duas vezes ao dia quando o paciente está em uso de cateter vesical de demora e da higiene oral após cada refeição ou duas vezes ao dia quando o paciente está em uso de prótese ventilatória.

O banho é dividido em: higiene do couro cabeludo; higiene do rosto e boca; higiene da genitália; higiene das mãos e higiene do corpo.[13] É importante frisar alguns cuidados comuns e obrigatórios em todas as cinco etapas, sendo estas isoladas ou em conjunto, estando os cuidados descritos uma única vez a seguir com o intuito de dinamizar a leitura de cada uma das fases. São eles:

- Lavar as mãos antes de iniciar o cuidado.
- Calçar as luvas de procedimento.
- Preparar o material e colocar sobre a mesa de cabeceira.
- Caso não haja comprometimento cognitivo, orientar o cliente sobre o que será realizado.
- Após o procedimento, desprezar os materiais descartáveis e líquidos utilizados.
- Retirar as luvas de procedimento.
- Lavar as mãos.
- Registrar o procedimento.

A seguir serão descritas as cinco etapas da higiene corporal, considerando suas peculiaridades e materiais específicos. São elas:

1. Higiene do couro cabeludo: essencial para a conservação da limpeza dos cabelos e do couro cabeludo, proporcionando bem-estar e conforto. Material necessário: luvas de procedimento impermeáveis, toalha, algodão, cuba redonda, jarro de lavagem, balde e enxaguante capilar.
   - Posicionar o paciente em decúbito dorsal.
   - Forrar o travesseiro com material impermeável e posicioná-lo sob os ombros do cliente.
   - Ocluir os ouvidos com algodão para impedir a entrada de água.
   - Posicionar a bacia sob a cabeça, segurando a nuca com uma das mãos e com a outra realizar a lavagem.
   - Molhar, ensaboar e friccionar bem o cabelo e o couro cabeludo.
   - Enxaguar bem até retirar todo o enxaguante, despejando a água delicadamente sobre a cabeça.

- Desprezar a água suja da bacia no balde sempre que necessário.
- Escorrer bem a água do cabelo, impedindo que haja contato com a água suja.
- Retirar a cuba redonda.
- Proteger a cabeça enrolando-a na toalha.
- Retirar o algodão utilizado para ocluir os ouvidos.
- Retirar o material impermeável.
- Posicionar o travesseiro e pentear os cabelos.
- Colocar o cliente em posição confortável.

2. Higiene do rosto e da boca: imprescindível para a manutenção de boas condições de higiene do rosto, da boca e dos dentes, influenciando diretamente na microbiota da cavidade oral e, consequentemente, em possíveis infecções de vias aéreas inferiores, como a pneumonia associada a ventilação mecânica (PAV). Material necessário: máscara, luvas de procedimento, papel toalha, algodão, soro fisiológico 0,9%, sabonete, toalha, copo descartável, cuba rim, escova de dentes, sonda de aspiração, extensão de aspiração conectada à rede de vácuo, espátula envolvida em gaze ou escovas próprias para higiene oral associada à aspiração de vias aéreas superiores, dentifrício ou antisséptico bucal, preferencialmente solução *aquosa* de digluconato de *clorexidina* a *0,12%* e, se possível, utilizar hidratante labial ao final do processo, pois em razão da temperatura e da umidade do ambiente de UTI, que é climatizado, o ressecamento dos lábios é um fator de grande ocorrência e prejuízo ao paciente, uma vez que possibilita a ocorrência de lesões ou fissuras.
   - Caso haja possibilidade, orientar o cliente sobre como fazer a higiene oral.
   - Elevar a cabeceira da cama.
   - Colocar a máscara.
   - Proceder a higiene do rosto com água e sabonete; dar preferência ao algodão embebido em soro fisiológico 0,9% para a higiene ocular.
   - Secar o rosto com a toalha.
   - Colocar papel toalha embaixo do queixo e a toalha sobre o tórax, com a cuba rim sobre a toalha no tórax.
   - Umedecer a gaze envolta na espátula, trocando-a e repetindo o processo quantas vezes forem necessárias, ou a escova de dentes com antisséptico bucal ou creme dental para limpar toda a cavidade oral.
   - Iniciar a limpeza pelos dentes, gengiva, palato, bochechas, língua e lábios, com movimentos firmes e delicados.
   - Caso o próprio paciente seja capaz de realizar a higiene, orientar a enxaguar a boca com a água do copo e desprezá-la na cuba rim; caso a limpeza tenha sido feita pelo profissional de enfermagem, proceder a aspiração das vias aéreas superiores.
   - Enxugar a boca com papel toalha e, se houver hidratante labial disponível, realizar a aplicação.
   - Colocar o paciente em posição confortável.
3. Higiene da genitália: cuidado essencial para a prevenção de infecções do trato urinário, principalmente quando há presença de cateter vesical de demora, além da promo-

ção do conforto e do bem-estar do paciente. Material necessário: comadre, jarro de lavagem, sabonete, compressa não estéril, toalha.

- Colocar o paciente em posição ginecológica e posicionar a comadre.
- Proceder a higiene íntima com a compressa ensaboada.
- Na higiene íntima feminina, limpar da parte superior para a parte inferior, repetindo o processo na parte interna da vagina.
- Na higiene íntima masculina, segurar o pênis retraindo o prepúcio e expondo a glande, ensaboando em seguida.
- Enxaguar e secar a genitália.
- Na higiene íntima masculina, retornar o prepúcio recobrindo a glande e manter o pênis na posição anatômica.
- Retirar a comadre.
- Colocar o paciente em posição confortável.

4. Higiene das mãos: mais utilizada em pacientes com autonomia na alimentação e mobilidade dos membros superiores. Material necessário: jarro de lavagem, cuba redonda, sabonete, toalha de rosto.
   - Lavar as duas mãos juntas imersas na água da bacia; se o cliente não puder movimentar os braços, lavá-las separadamente.
   - Enxugar as mãos com a toalha de rosto.
5. Higiene do corpo: a realização é indicada uma vez ao dia, principalmente nos pacientes críticos, em razão da necessidade de mobilização intensa para higiene adequada do dorso e troca de roupa de cama. Material necessário: jarro de lavagem, cuba rim, cuba redonda, sabonete e toalha.
   - Soltar a roupa de cama, começando pelo lado oposto.
   - Retirar o lençol móvel e o impermeável.
   - Retirar a roupa do cliente.
   - Posicionar a toalha de banho sobre o peito, descer o lençol em leque até a região pubiana, deixar os braços sobre a toalha, lavar e enxugar primeiro o braço mais distante e, a seguir, o mais próximo.
   - Solicitar ao cliente que posicione os braços sob o travesseiro, lavar e enxaguar o peito e as axilas – primeiro o lado mais distante e depois o mais próximo; um cuidado todo especial deve ser dado à base dos seios, se o paciente for mulher.
   - Proteger o peito do cliente com a toalha e lavar e enxaguar o abdome – primeiro o lado mais distante e, depois, o mais próximo.
   - Lavar, enxaguar e secar os membros inferiores – primeiro o mais distante e, depois, o mais próximo.
   - Lavar os dois pés juntos imersos na água da bacia; se o cliente não puder movimentar os pés ao mesmo tempo, lavá-los separadamente e enxugá-los.
   - Após posicionar o cliente em decúbito lateral direito, esquerdo ou ventral, lavar e enxaguar o dorso e as nádegas – primeiro o lado mais distante e, depois, o lado mais próximo, enxugando-os em seguida.
   - Trocar a roupa e refazer a cama.
   - Colocar o paciente em posição confortável.[14]

A unificação das cinco etapas descritas anteriormente caracteriza a técnica tradicional do banho no leito. Porém, algumas adaptações foram desenvolvidas com o passar dos anos, apoiadas na observação crítica sobre a complexidade do procedimento e a necessidade de utilização de uma variedade de utensílios, com influência dos custos relativos ao procedimento. A evolução técnico-científica, entretanto, propõe nova modalidade de banho no leito, abolindo o uso de água, bacias, sabões e toalhas, bem como mostrando as vantagens relativas ao custo-benefício.

Em 1994, a enfermeira americana Susan M. Skewes patenteou um método alternativo de banho no leito por meio de uma técnica constituída por oito compressas de algodão medindo 25 cm x 20 cm, pré-umedecidas em solução emoliente de pH ácido, próximo ao da pele, e de hidratante enriquecido com vitamina E, livre de sabão e álcool. A Figura 1 traz um exemplar das compressas descritas; não se faz necessária a secagem com toalhas, porque a solução evapora naturalmente entre 30 e 45 segundos, deixando a pele hidratada e protegida, sem que precise ser friccionada.[15]

Um dos benefícios esperados com a instituição da técnica proposta é a otimização do tempo gasto pela equipe de enfermagem na higiene corporal, redução dos custos relativos ao processamento da roupa hospitalar, menor incidência de lesões por pressão decorrente de uma pele hidratada e com pH equilibrado e menores índices de infecção cruzada.[16]

Para a execução adequada da técnica, cada pedaço de tecido é destinado a uma área do corpo e, subsequentemente, descartado, dificultando o cruzamento de infecções entre os segmentos corporais. A Figura 2 demonstra os locais em que devem ser utilizados cada um dos oito "lenços" na sequência adequada.

A instituição da higiene corporal com as toalhas de tecido não elimina a necessidade do domínio da técnica por parte da equipe de enfermagem, uma vez que fatores como a disponibilidade institucional e o maior custo inicial do produto, além da própria escolha do paciente que participa das decisões referentes aos cuidados a serem implementados podem direcionar para o banho no leito tradicional.

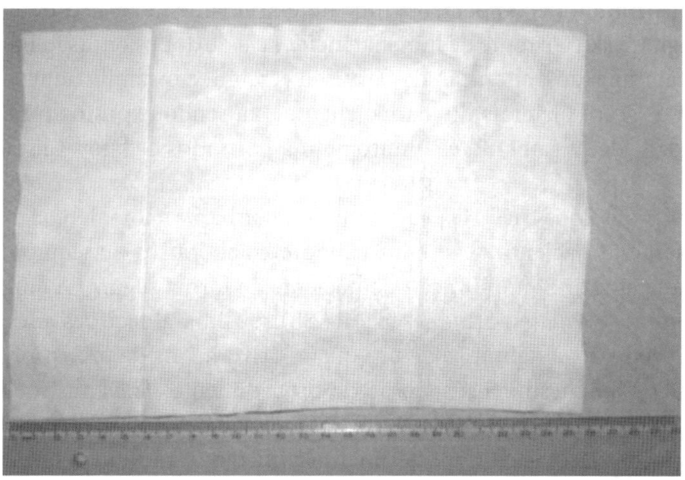

Figura 1 Compressa de algodão pré-umedecida.

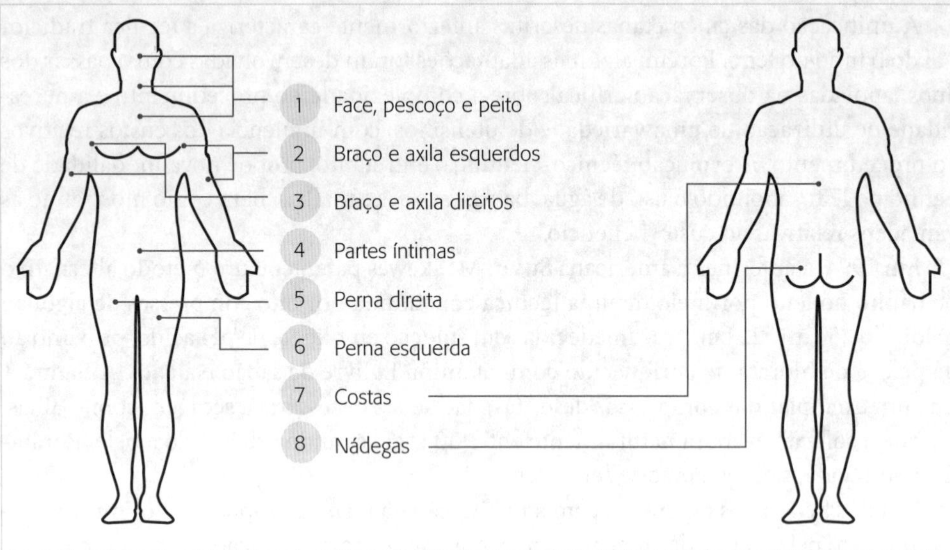

Figura 2 Esquema cronológico de utilização das toalhas de tecido de acordo com as áreas corporais.

O BANHO NO LEITO E A SEGURANÇA DO PACIENTE

O banho no leito na UTI é um processo que exige atenção redobrada da equipe de enfermagem em três pontos distintos que colocam diretamente em risco a segurança do paciente: risco de quedas, alterações clínicas e hemodinâmicas, além da retirada não planejada ou desposicionamento de diversos dispositivos invasivos conforme a indicação clínica, como tubos orotraqueais, cânulas de traqueostomia, cateteres vasculares, drenos e sondas.

Primeiramente, deve-se considerar o risco de quedas inerente ao procedimento, pois as condições psicomotoras do paciente mudam extremamente de acordo com vários fatores, como agitação decorrente de hipóxia, incidência de dor e confusão mental, sedação e analgesia inapropriados, alteração da perfusão cerebral e instabilidade hemodinâmica. Ao se abaixar as grades laterais do leito, o cliente está sendo exposto ao risco de queda, pois a capacidade de julgamento é comprometida por todos os fatores listados anteriormente.

Para que o profissional não seja surpreendido com uma movimentação corporal excessiva do cliente, o paciente deve estar calmo e colaborativo e a equipe precisa estar preparada para garantir a mobilização do paciente de forma segura. A aplicabilidade da *Richmond Agitation-Sedation Scale* (escala RASS) subsidiará decisões adequadas para a otimização da sedação, a definição de um quantitativo maior de profissionais para a higiene corporal ou até mesmo a suspensão do procedimento. Travar as rodas e as grades da cama durante o banho são cuidados simples que não devem ser esquecidos.

Com relação ao risco de comprometimento clínico durante a higiene corporal, existe a possibilidade de alterações clínicas decorrentes do aumento do consumo de oxigênio demonstrada pelo aumento da frequência cardíaca e pela diminuição da saturação de oxigênio; alteração da temperatura corporal, que ocorre em razão de um encadeamento de influências em que a temperatura ambiente, mantida entre 21 e 24°C,[12] influencia a temperatura da água e estas, juntas, exercem influência na temperatura corporal.[6]

O enfermeiro deve atentar-se ainda para a avaliação das condições respiratórias, envolvendo inspeção torácica e ausculta pulmonar, associadas ao exame de raios X do tórax do paciente, para saber se ele possui atelectasia ou infiltrado pulmonar difuso. Os que tiverem essas alterações devem ser mobilizados durante o banho, sempre no lado contrário ao pulmão comprometido.

No que diz respeito à retirada não planejada ou a um desposicionamento de dispositivos invasivos diversos, o profissional precisa atentar-se a cateteres, drenos, sondas e cânulas de intubação inseridos no paciente, para não movê-los ou retirá-los na hora da higienização. Cabe ressaltar que o tubo orotraqueal e o cateter vascular central têm maior incidência de retirada não planejada durante o banho no leito.[11]

As condutas de enfermagem preventivas da retirada não planejada da cânula de intubação no momento da higiene incluem utilizar fixadores próprios para aumento da eficácia, tais como os demonstrados nas Figuras 3 e 4 antes e depois da instalação, checar

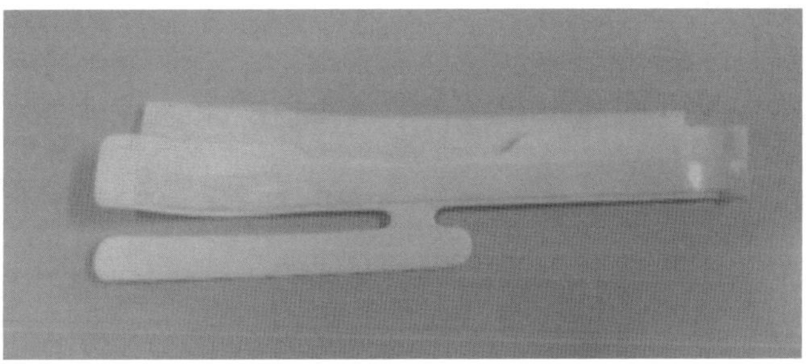

Figura 3 Fixador adesivo de tubo orotraqueal.

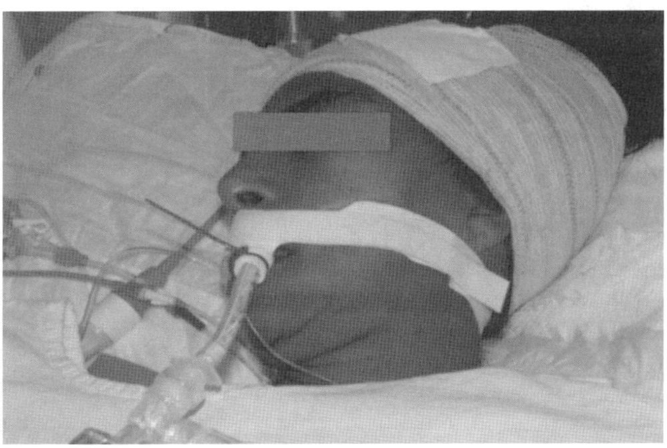

Figura 4 Tubo orotraqueal com fixador adesivo instalado.

a fixação e a estabilidade do dispositivo ventilatório, preservar a cabeça centralizada em relação ao corpo, manter o tubo apoiado por um dos membros da equipe que não seja o executor da técnica, lateralizar o cliente voltado para o lado em que se encontra o respirador, com o intuito de higienizar o dorso e os glúteos.

Quando consideramos a retirada não planejada de cateteres vasculares centrais decorrentes do banho no leito, algumas das medidas preventivas são compatíveis com as descritas na prevenção da retirada não planejada de cânulas de intubação, como a checagem da fixação e da estabilidade do cateter vascular e a utilização de coberturas próprias,

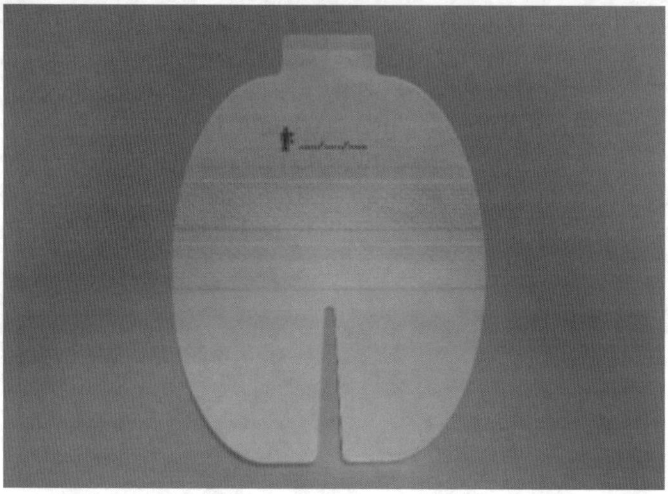

Figura 5 Filme transparente para acesso vascular central.

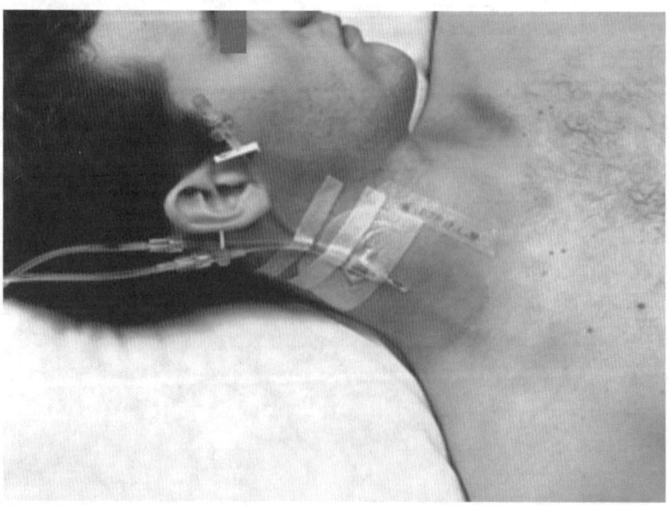

Figura 6 Acesso vascular central fixado com filme transparente.

como filmes transparentes com tiras de fixação. As Figuras 5 e 6 trazem um exemplo de cobertura específica antes e depois da instalação.

REFLEXÕES SOBRE O BANHO DE LEITO DO PACIENTE CRÍTICO E A EQUIPE DE ENFERMAGEM

O banho no leito do paciente crítico é um procedimento de rotina em todos aqueles internados na UTI em razão da necessidade de monitorização e risco potencial ou real de instabilidade oxi-hemodinâmica. Mesmo que esse banho seja caracterizado pela gravidade do paciente, a equipe de enfermagem, em grande parte das vezes, encara esse momento como mais uma tarefa para a repetição de técnicas inerentes ao procedimento. De acordo com essa constatação, muitos aspectos da assistência humanizada podem ser deixados em segundo plano, como chamar o paciente pelo nome e permitir que ele tenha poder decisório sobre o horário ou a quantidade de banhos que deseja.

A técnica do banho no leito pode ser dividida em cinco etapas, que podem ser realizadas isoladamente ou em conjunto. A equipe de enfermagem deve dominar esse conhecimento específico adequadamente, mesmo que a evolução tecnológica constante na saúde também tenha alcançado a higiene corporal, em que a técnica tradicional é comparada em eficácia e relação custo-benefício com as opções existentes no mercado. Hoje disponibilizado por diversas empresas nacionais e estrangeiras, o conjunto de oito toalhas de algodão pré-umedecidas com emoliente se mostra uma opção economicamente viável para as instituições hospitalares, além de apresentar boas chances de resultados referentes à melhoria na hidratação da pele e à diminuição da incidência de lesões por pressão.

De acordo com a legislação vigente, o enfermeiro deve participar ativamente do banho no leito do paciente crítico, uma vez que se trata de um cuidado direto de enfermagem ao paciente grave com risco de morte, além de esse momento ser caracterizado como de complexidade técnica e de exigir conhecimento científico adequado; o envolvimento do enfermeiro garantirá o emprego de técnicas adequadas acrescido da manutenção dos aspectos humanos e de segurança que devem estar envolvidos.

As instituições hospitalares devem incentivar a criação de grupos de sensibilização para a preservação dos aspectos humanos do cuidado, tão ameaçados pela tecnologia utilizada cada vez mais nas UTI. Deve-se instituir e estimular o uso de tecnologias e técnicas para aumentar a segurança durante o banho no leito, como a manutenção do apoio dos dispositivos invasivos por um membro da equipe que não seja o executor da higiene corporal, checagem da fixação e estabilidade dos dispositivos ventilatórios e vasculares, além do uso de fixadores próprios para cânulas de intubação e coberturas transparentes específicas para acessos vasculares.

Consequentemente, os aspectos de segurança intrínsecos à higiene corporal não devem ser negligenciados. A avaliação clínica prévia pode prevenir danos significativos, como os decorrentes de uma possível queda do leito. O enfermeiro deve assumir sua responsabilidade no planejamento de estratégias para que o banho no leito seja um momento para a execução de um cuidado seguro, com o desenvolvimento de relacionamento terapêutico e alcance dos objetivos para manutenção da higiene e do bem-estar do cliente sob seus cuidados profissionais.

CONSIDERAÇÕES FINAIS

O banho no leito é um procedimento técnico de enfermagem executado rotineiramente em todos os pacientes internados em unidade de terapia intensiva (UTI) em razão da necessidade de monitorização contínua e risco potencial ou real de instabilidade hemodinâmica. As técnicas realizadas repetidamente conferem risco de automatização e redução da individualidade, fazendo com que o profissional se distancie da face humana que o cuidado profissional de enfermagem fundamentalmente deve possuir.

O desenvolvimento de novas técnicas de higiene corporal, como o uso de pequenas toalhas de algodão pré-umedecidas em solução emoliente de pH ácido, tende a otimizar o tempo para a realização do procedimento, além de favorecer a hidratação da pele e uma melhor recuperação em casos de lesões por pressão.

A segurança do paciente é colocada em risco durante a higiene corporal por causa da possibilidade de queda do leito, instabilidade hemodinâmica e retirada não planejada de dispositivos invasivos. Tais fatores são relacionados à mobilização corporal decorrente de tal procedimento, necessária para a higiene do dorso do cliente e para a troca adequada da roupa de cama.

REFERÊNCIAS BIBLIOGRÁFICAS

1. Dicionário Etimológico. A origem da palavra higiene. Disponível em: http://www.dicionarioetimologico.com.br/higiene/. Acesso em: 16 set 2016.
2. Ferreira ABH. Dicionário da língua portuguesa. 5.ed. Curitiba: Positivo; 2010. 2.222 p.
3. Möller G, Magalhães AMM. Banho no leito: carga horária da equipe de enfermagem e segurança do paciente. Texto Contexto Enferm 2015;24(4):1044-52.
4. Brasil. Agência Nacional de Vigilância Sanitária. Consulta pública n. 21, de 27 de abril de 2006. Dispõe sobre regulamento técnico para funcionamento de unidades de terapia intensiva e unidades de cuidados intermediários. Disponível em: http:// www4.anvisa.gov.br/base/visadoc/CP/CP%5B14558-10%5D.PDF.
5. Fugulin FMT, Silva SHS, Shimizu HE, Campos FPF. Implantação do sistema de classificação de pacientes na unidade de clínica médica do hospital universitário da USP. Rev Med HU-USP 1994;4(1/2):63-8.
6. Lima DVM, Lacerda RA. Repercussões oxi-hemodinâmicas do banho no paciente em estado crítico adulto hospitalizado: revisão sistemática. Acta Paul Enferm 2010;23(2):278-85.
7. Brasil. Lei n. 7.498, de 25 de junho de 1986. Dispõe sobre o exercício da enfermagem e dá outras providências. Brasília; 1986. Disponível em: http://www.planalto.gov.br/ccivil_03/decreto/1980-1989/D94406.htm. Acesso em: 04 out 2016.
8. Brasil. Decreto n. 94.406, de 8 de junho de 1987. Regulamenta a Lei n. 7.498, de 25 de junho de 1986, que dispõe sobre o exercício da enfermagem e dá outras providências. Brasília; 1987. Disponível em: http://www.planalto.gov.br/ccivil_03/leis/l7498.htm. Acesso em: 04 out 2016.
9. Maciel SSA, Bochi SCM. Compreendendo a lacuna entre a prática e a evolução técnico-científica do banho no leito. Rev Latino-am Enf 2006;14(2):233-42.
10. Nakatani AYK, Souza ACS, Gomes IV, Sousa MM. O banho no leito em unidade de terapia intensiva: uma visão de quem recebe. Ciência, Cuidado e Saúde 2004;3(1):13-21.

11. Castelões TMF, Silva LD. Guia de cuidados de enfermagem na prevenção da extubação acidental. Rev Bras Enferm 2007;60(16):106-9.
12. Brasil. Agência Nacional de Vigilância Sanitária. Resolução RDC n. 50, de 21 de fevereiro de 2002. Regulamento técnico para o planejamento, programação, elaboração e avaliação de projetos físicos de estabelecimentos assistenciais de saúde. [legislação na internet]. Brasília; 2002. Disponível em: http://anvisa.gov.br/legis/resol/2002/50_02rdc.pdf.
13. Silva LD, Pereira SRM, Mesquita AMF. Procedimentos de enfermagem: semiotécnica para o cuidado. Rio de Janeiro: Medsi; 2005.
14. Figueiredo NMA, Carvalho V, Tyrrel MAR. (Re)lembrando Elvira de Felice: gestos e falas de enfermeiras sobre o banho no leito, uma técnica/tecnologia de enfermagem. Esc Anna Nery Rev Enferm 2006;10(1);18-28.
15. Skewes SM. Skin care rituals that do more harm than good. Am J Nurs 1996;96:33-5.
16. Collins F, Hampton S. The cost-effective use of Bag Bath: a new concept in patient hygiene. Br J Nurs 2003;12:984,986-90.

Capítulo 31

Saúde bucal: o impacto da higiene oral

Valdicléia da Silva Ferreira Torres

INTRODUÇÃO

A unidade de terapia intensiva (UTI) constitui o local onde 18 a 30% dos pacientes críticos se encontram, os quais dependem tanto de cuidados complexos quanto de cuidados simples porém essenciais, como é o caso da higiene oral.[1] A semiabertura da boca por longos períodos decorrente do uso do tubo endotraqueal pode causar desidratação da mucosa oral e intenso odor bucal, tornando-se porta de entrada para o desenvolvimento da pneumonia associada à ventilação mecânica (PAV), uma infecção adquirida por meio de internações hospitalares em pacientes submetidos à via aérea artificial invasiva. A PAV representa um indicador de qualidade por ser considerada um evento prevenível; porém, quando diagnosticada, apresenta uma taxa de mortalidade que varia de 2 a 8%, índice relevante quando se trata de pacientes críticos.[2-4]

A cavidade oral, ou seja, a orofaringe, é o ponto de partida para o surgimento de infecções e de doenças periodontais, e estas últimas estão entre as afecções mais corriqueiras da humanidade, comprometendo mais de 95% da população, bem como os pacientes internos em UTI.[5] Nesse cenário, o biofilme – uma película com elevado potencial patogênico que serve como fonte de prevenção para os microrganismos na proteção da cavidade bucal e contra agentes antimicrobianos, que se encontram ameaçados em virtude da formação de placa bacteriana que favorece a colonização dental, lingual e gengival – deve ser observado.[6] É importante lembrar que a placa bacteriana é uma massa densa, não calcificada, formada por microrganismos que ficam aderidos aos dentes, cálculos e outras áreas da cavidade bucal.[7]

O controle do biofilme é feito por meio de escovação adequada dos dentes com o propósito de evitar ou reduzir a aderência inicial da bactéria à superfície dos dentes, restaurando e mantendo o equilíbrio microbiológico na higiene oral com a finalidade de conservar sempre limpos a cavidade bucal, o tubo endotraqueal e qualquer outro dispositivo presente nesse meio.

Assim, a placa bacteriana e a higiene oral prejudicada são as fontes principais de desencadeamento da formação da cárie dentária, da presença de microrganismos Gram-negativos e da evolução de infecções, nas quais atividades metabólicas nos tecidos periodontais se tornam os principais fatores de risco para a doença periodontal (Figura 1). A doença periodontal pode ser eliminada por meio de uma assistência de qualidade oferecida por uma equipe treinada e capacitada e com o uso de materiais apropriados, como a clorexidina a 0,12% duas vezes ao dia ou como preconiza o *bundle* (pacote de cuidados) institucional, minimizando dessa forma seu risco e, consequentemente, prevenindo a PAV.[8]

Merece destaque o fato de que a técnica correta durante o procedimento da higiene oral é o ponto de partida para o sucesso no tratamento de doenças periodontais. Por outro lado, uma assistência mal conduzida leva ao fracasso da conduta, piorando o prognóstico do paciente crítico.

AGENTES INVASORES ASSOCIADOS

A higiene oral é importante para a saúde como um todo e serve para prevenir a colonização e a proliferação de patógenos oportunistas, evitando assim infecções que são causadas por *Streptococcus salivarius* do grupo *viridans* e infecções fúngicas por meio da *C. albicans,* como também por patógenos que acometem, especificamente, a doença periodontal, como as bactérias Gram-negativas: *Actinobacillus actinomycetemcomitans, Porphyromonas gingivalis, Tannerella forsythensis, Pseudomonas aeruginosa, Acinetobacter* spp., *Staphylococcus aureus, Escherichia coli, Klebsiella* spp., *Enterobacter* spp. e *Proteus mirabilis.*[9-11]

Além dos elementos citados, alguns fatores externos como o tabagismo, o alcoolismo, a influência de terapia medicamentosa, a deficiência imunológica, o estado nutricional, a

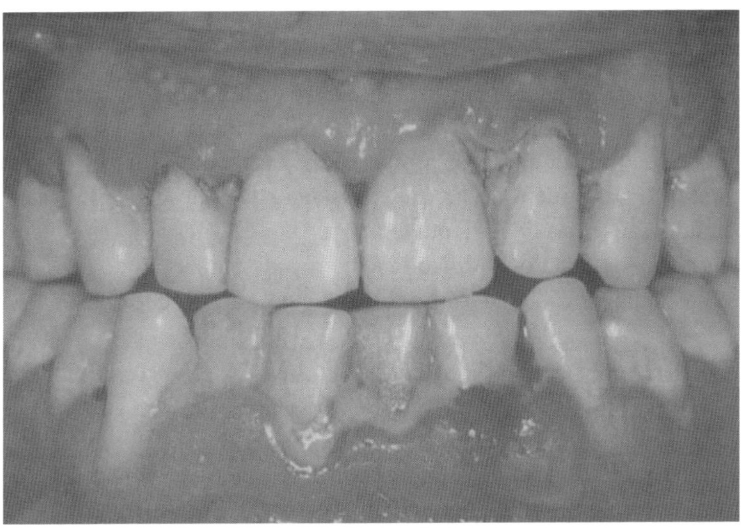

Figura 1 Paciente portador de doença periodontal.

falta de higiene oral, a desnutrição severa, o diabetes e as internações hospitalares em UTI também modificam a microbiota. Tais fatores alteram a flora microbiana, favorecendo o surgimento de infecções endógenas, as quais de subdividem em primária e secundária.[12]

Outros fatores de risco também podem estar associados a essas alterações, como o estresse, o bruxismo, os fatores socioeconômicos, o grau de escolaridade, o sexo, a idade e os níveis séricos elevados de proteína C reativa (CRP).[13]

Deve-se lembrar que a higienização da cavidade oral é uma prática discutida há tempos, quando estudos mostraram a importância da extração de placas bacterianas da superfície dentária, fator que previne as doenças orais, pois suas consequências são a dor, o desconforto, as limitações e as incapacidades funcionais e sociais.[14]

Nos dias atuais, a busca é cada vez maior por evidências científicas que afirmem os benefícios desse procedimento rigoroso dentro das UTI.

A IMPORTÂNCIA DOS PROFISSIONAIS

No ambiente hospitalar, a higiene oral muitas vezes não é priorizada durante a assistência dos profissionais, e esse fato decorre tanto da falta de conhecimento sobre a importância desse procedimento para a prevenção de patologias orais e sistêmicas periodontais como também da falta de implementação de rotinas que contemplem essa ação como uma rotina do procedimento operacional padrão (POP). Porém, de acordo com a Lei n. 7.498, de 25 junho de 1986,[8] que regulamenta o exercício de enfermagem, o cuidado cotidiano de higiene e conforto inclui a higiene oral, uma atribuição da equipe de enfermagem treinada e capacitada sob a orientação e supervisão do enfermeiro.

No entanto, o conhecimento da enfermagem sobre esse assunto é restrito, abrindo lacunas na assistência para outros membros da equipe multidisciplinar, como o odontólogo. No projeto de Lei n. 2.776, de abril de 2008, que estabelece a obrigatoriedade da presença desses profissionais na UTI, a intenção é preencher uma lacuna e favorecer os pacientes com maiores cuidados para a prevenção e tratamento diante das infecções e inflamações periodontais.

A assistência de enfermagem em UTI é de essencial importância para a terapêutica e para melhor prognóstico do paciente crítico; e engloba a realização da higiene oral. A enfermagem, na sua prática diária, encontra alguns obstáculos durante a execução desse procedimento, os quais podem decorrer de: ausência da educação em serviço, déficit de recursos humanos, ausência de POP ou *bundles* e falta de intervenções em conjunto com a equipe multiprofissional, a qual dificulta a técnica de realização do procedimento, aumentando sua estadia na UTI e predispondo o paciente a infecções.[15-17]

HIGIENE ORAL *VERSUS* VENTILAÇÃO MECÂNICA NA UNIDADE DE TERAPIA INTENSIVA

Sabe-se que a UTI é um ambiente que expõe e torna os pacientes suscetíveis a alterações que modificam a microbiota e podem favorecer o surgimento de infecções, fatos decorrentes das condições dos pacientes ou mesmo dos procedimentos realizados no ambiente.[18] A dinâmica na unidade é complexa, visa a atender de forma segura e eficaz o paciente que necessita de criteriosa atenção, com a finalidade de alcançar a melhora clínica, e a equipe deve promover cuidados embasada em conhecimentos teóricos científicos e práticos.[19]

A UTI aparece como o ambiente dos cuidados que busca promover a resolução por meio de uma terapêutica guiada por metas relacionadas aos pacientes críticos. Para tanto, os pacientes, em muitas das vezes, são submetidos a ações invasivas, como o uso da ventilação mecânica invasiva (VMI), sendo de extrema necessidade a realização e manutenção da higiene oral, prevenindo de maneira simples a formação do biofilme e mantendo a orofaringe livre da colonização por microrganismos no reflexo da tosse e da função mucociliar – que não faz parte da flora oral.[20]

A VMI é um método de suporte ventilatório, não curativo, com indicações específicas para pacientes graves com instabilidade respiratória que incapacite a realização das trocas gasosas e o fornecimento de oxigênio para perfusão tecidual e ocorrência das reações celulares, sendo possíveis repercussões hemodinâmicas funcionais e complicações potenciais, prejudicando a higiene oral e favorecendo o surgimento das doenças periodontais se as ações não forem realizadas de maneira sistematizada.

Um bom exemplo para entendermos melhor o caso é o acompanhamento de um paciente em VMI internado na UTI: percebemos que, ainda nas primeiras 24 a 48 horas sob intubação orotraqueal, o paciente fica mais propenso à colonização das mucosas em virtude da presença de microrganismos Gram-negativos, tornando-se imprescindível a higienização de qualidade da cavidade oral (Figura 2).[21]

A precariedade da higiene oral no paciente crítico pode prejudicar toda a sua condição. Paciente sob VMI merece cuidado sistemático e com tempo bem definido, pois estudos demonstraram que a frequência recomendada durante a assistência prestada não

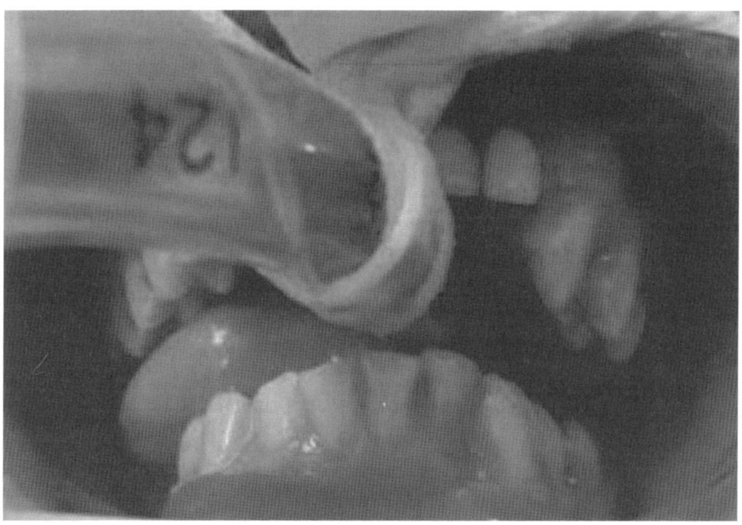

Figura 2 Paciente submetido à intubação orotraqueal.

estava sendo respeitada e somente 36,21% dos profissionais realizavam a higiene oral pelo menos a cada 8 horas nos pacientes ventilados mecanicamente.[18,19] Porém, ao serem abordados a respeito do conhecimento e da importância da ação, os profissionais citaram que a higiene oral é importante por atuar de maneira preventiva na proliferação de microrganismos, na prevenção da halitose, na redução de secreções na cavidade oral e ainda na manutenção do conforto e bem-estar do paciente.[18,19]

A higiene oral é fundamental para o paciente em uso de suporte ventilatório invasivo, tendo em vista que a colonização da cavidade oral pode levar à PAV, e a descontaminação da cavidade bucal reduz sua incidência e reforça a importância do uso de antissépticos tópicos durante a higiene oral na UTI.[22]

A preocupação mundial dos intensivistas diante da PAV decorre do fato de essa iatrogenia acarretar o aumento da hospitalização e a exorbitante ampliação dos custos no tratamento oriundo das diárias de UTI e da necessidade do uso de antibióticos de amplo espectro por período estendido. Condutas efetivas e eficientes da equipe multidisciplinar podem prevenir as temidas infecções hospitalares (IH) – com percentuais que variam de 5 a 70% dos índices de morbimortalidade –, o que repercute de maneira expressiva no tempo de internação, nos cuidados ofertados e na qualidade de vida dos pacientes.[17]

Considerando-se que a microbiota da cavidade bucal significa uma ameaça aos pacientes críticos, algumas táticas para evitar a colonização têm sido estudadas, como a aplicação de antibióticos tópicos não absorvíveis. Contudo, o uso continuado de antibióticos profiláticos eleva o risco da indução e seleção de microrganismos resistentes e, portanto, não tem sido aconselhado.[23,24]

INTERVENÇÕES MEDICAMENTOSAS NA HIGIENE ORAL

O uso da solução aquosa de clorexidina com concentração de 0,12%, duas vezes ao dia, atua como um agente antimicrobiano de amplo espectro contra Gram-positivos, incluindo o *S. aureus*, resistente à oxacilina, e o *Enterococcus* sp., resistente à vancomicina, porém com menor eficácia contra Gram-negativos.[15] A solução de clorexidina a 0,12% reduz, na saliva, 80 a 90% dos microrganismos, além de inibir o crescimento de leveduras e bactérias entéricas, reduzindo a prevalência de colonização por patógenos orais e a ocorrência de pneumonias em 50%.[17,25]

O uso de antissépticos na higienização bucal tem um efeito duradouro sob os patógenos orais, uma vez que é absorvido pelos tecidos, e pode ser eficaz em até 5 horas após a aplicação, proporcionando a descontaminação da cavidade bucal e a diminuição da incidência de PAV.[18,26]

INTERVENÇÃO DE ENFERMAGEM NA HIGIENE ORAL

A escovação dos dentes de pacientes críticos é realizada para promover a prevenção e a redução mecânica da microbiota oral por meio do uso da clorexidina a 0,12% e precisa ser estabelecida por meio de um POP, para ocorrer a cada 4, 6 ou 12 horas.[5,19,20]

A técnica consiste nos seguintes passos:

- Organizar o material.
- Lavar as mãos do profissional que executará o cuidado.
- Explicação do procedimento ao paciente.
- Avaliação da presença de risco de aspiração.
- Manter o decúbito do leito em 30º.
- Abaixar a grade da cama e posicionar o paciente em decúbito lateral.
- Colocar a toalha e/ou o papel toalha na parte superior do tórax e no pescoço do paciente.
- Calçar as luvas descartáveis.
- Usar o afastador de língua para avaliar a cavidade oral antes de iniciar o procedimento.
- Aspirar a cavidade oral para retirar secreções acumuladas.
- Posicionar o sugador de extremidade macia na região retromolar inferior, pela face lingual, próximo ao assoalho bucal na lateral da cavidade oral a ser limpa.
- Controlar a pressão de aspiração em 20 mmHg.
- Umedecer a escova de dentes com água e aplicar gel dental ou clorexidina a 0,12%.
- Realizar escovação nas superfícies vestibulares, linguais, oclusais ou incisionais dos dentes.
- Prosseguir com a limpeza anterior/posterior da arcada dentária e gengiva, dividindo a cavidade oral em quadrantes.
- Irrigar a área limpa com pequena quantidade de água e aspirar continuamente, antes de prosseguir para a limpeza de novo quadrante.
- Umedecer o dispositivo de limpeza oral com espuma em água e gel dental ou clorexidina a 0,12% e higienizar a mucosa oral (mucosa, palato e língua).
- Irrigar e aspirar, continuamente, cada região limpa.
- Aplicar fina camada de hidratante sobre os lábios.
- Explicar o resultado do procedimento ao paciente.
- Retirar as luvas descartáveis.
- Lavar as mãos.
- Recompor a unidade.
- Anotar no prontuário o cuidado aplicado e as possíveis anormalidades detectadas.

CONSIDERAÇÕES FINAIS

O processo de cuidar engloba a assistência ininterrupta, em que a higiene oral deve ser considerada como uma importante aliada para a prevenção de iatrogenias que acometem o paciente crítico, principalmente aqueles submetidos à ventilação mecânica.

Definir metas de cuidados fundamentadas em POP e protocolos assistenciais, com o estabelecimento de horários e uma avaliação criteriosa de cada paciente, permite o desenvolvimento de ações sistematizadas e a garantia do acompanhamento da evolução do paciente, fomentando o cenário de segurança e consequentemente a redução do custo assistencial e do tempo de internação.

REFERÊNCIAS BIBLIOGRÁFICAS

1. Ranzani OT. Pneumonia associada à ventilação mecânica. In: Azevedo LCP, Taniguchi LU, Ladeira JP (eds.). Medicina intensiva: abordagem prática. 2.ed. Barueri: Manole; 2015. p.247-64.
2. Oliveira LCBS, Carneiro PPM, Fischer RG, Tinoco BEM. A presença de patógenos respiratórios no biofilme bucal de pacientes com pneumonia nosocomial. RBTI 2007;19(4):428-33.
3. Ames NJ, Sulima P, Yates JM, Mccullagh L, Gollins SL, Soeken K, Wallen GR. Effects of systematic oral care in critically ill patients: a multicenter study. Am J Crit Care 2011;20:e103-e114. Disponível em: https://www.ncbi.nlm.nih.gov/pubmed/21885453. Acesso em: 30 set 2016.
4. Gomes-Filho IS, Passos JS, Seixas CS. Respiratory disease and the role of oral bacteria. J Oral Microbiol 2010;21(2). Disponível em: http://www.journaloforalmicrobiology.net/index.php/jom/article/view/5811. Acesso em: 30 set 2016.
5. Teixeira KIR, Bueno AC, Cortés ME. Processos físicos-químicos no biofilme dentário relacionados à produção da cárie. Quim Nova Esc 2010;32(3):145-50.
6. Vieira K, Nascimento CE, de Andrade PS, Enders BC, Coura AS, Dutra MOM. Acciones de enfermería para la prevención de laneumonía asociada a ventilación mecánica: revisión sistemática. Enferm Glob 2014;13(35):338-49. Disponível em: http://scielo.isciii.es/scielo.php?script=sci_arttext&pid=S1695=61412014003300119-&lng-es. Acesso em: 18 abr 2016.
7. Beraldo CC, Andrade D. Higiene bucal com clorexidina na prevenção de pneumonia associada à ventilação mecânica. J Bras Pneumol 2008;34(9):707-14. Disponível em: http://www.scielo.br/scielo.php?script=sci_arttext&pid=S1806-37132008000900012&lng=en. Acesso em: 30 set 2016.
8. Brasil. Lei n. 7.498, de 25 de junho de 1986. Dispõe sobre a regulamentação do exercício da enfermagem. Diário Oficial da República Federativa do Brasil, Brasília, 26 de junho de 1986.
9. Brasil. Projeto de lei n. 2.776, de abril de 2008. Dispõe sobre a obrigatoriedade da presença de profissionais de odontologia na Unidade de Terapia Intensiva. Câmara dos Deputados, Brasília, 18 de abril de 2008.
10. Fonte DY. Cárie dentária e odontologia clínica de emergência. Holguin: Pozo Mario Ochoa; 2011.
11. Gomes A. Desenvolvimento histórico da prática assistencial em cuidados intensivos no Brasil. In: Viana RAPP, Whitaker IY (eds.). Enfermagem em terapia intensiva: práticas e vivências. Porto Alegre: Artmed; 2011. p.21-8.
12. Kusahara DM. Higiene oral no paciente grave. In: Viana RAPP, Whitaker IY (eds.). Enfermagem em terapia intensiva: práticas e vivências. Porto Alegre: Artmed; 2011. p.21-8.
13. Lin YS, Chang JC, Chang TH, Lou MF. Critical care nurse's knowledge, attitudes and practices of oral care for patients with oral endotracheal intubation: a questionnaire survey. J Clin Nurs 2011;20(21-22):3204-14.
14. Guimarães HP, Falcão LF, Orlando JM. Guia prático de UTI. São Paulo: Atheneu; 2008.
15. Hernandez LYP, Cándano AA, Ayala EF, Puentes FR, Díaz DU. Prevalência de doença periodontal e fatores de risco associados. Pedro Borrás policlínica, Pinar del Rio. Cienc Rev Med 2011;15(2):53-64. Disponível em: http://scielo.sld.cu/scielo.php?script=sci_arttext&pid=S1561-31942011000200006&lng=es. Acesso em: 30 set 2016.
16. Perão OF, Bub MBC, Rodríguez AH, Zandonadi GC. Gravidade de pacientes e carga de trabalho em enfermagem em unidade de terapia intensiva. Cogitare Enferm 2014;19(2):261-8. Disponível em: http://ojs.c3sl.ufpr.br/ojs2/index.php/cogitare/article/view/33750/22732. Acesso em: 30 set 2016.
17. Pires JR, Matarelli S, Ferreira RG, Toledo BEC, Zuza EP. Espécies de Candida e a condição bucal de pacientes internados em unidade de terapia intensiva. Rev Assoc Paul Cir Dent 2011;65(5):332-7.
18. Orlandi GM, Lazzari CM. Conhecimento da equipe de enfermagem sobre higiene oral em pacientes criticamente enfermos. Rev Gaúcha Enferm 2012;33(3):34-41. Disponível em: http://www.scielo.br/scielo.php?script=sci_arttext&pid=S1983-14472012000300005&lng=pt&nrm=iso&tlng=en. Acesso em: 30 set 2016.
19. Silva SG, Salles RK, Nascimento ERP, Bertoncello KCG, Cavalcanti CDK. Evaluation of a bundle to prevent ventilator-associated pneumonia in an intensive care unit. Texto Contexto Enferm 2014;23(3):744-50. Disponível em: http://www.scielo.br/scielo.php?script=sci_arttext&pid=S0104-07072014000300744&lng=en&nrm=iso&tlng=en. Acesso em: 30 set 2016.
20. Wakiuchi J, Fontes MCF, Papa MAF. Higiene oral em pacientes sob ventilação mecânica: revisão integrativa. Artigo revisão integrativa. REUOL Rev Enferm UFPE 2014;8(supl.1):2479-86.

21. González YP, Ortiz BT, Bonillo AB, Rodríguez YCG, Ricardo IG. Factores de riesgo de periodontopatías en pacientes adultos. CCM 2015;19(2):269-81. Disponível em: http://scielo.sld.cu/scielo.php?script=sci_arttext&pid=S1560-43812015000200009&lng=es. Acesso em: 21 abr 2016.
22. Carvalho MA, Galvão CC, Cesar MFV, Braulino MFA, Pedrine SM, Neves JMA. Oral condition of critical patients and its correlation with ventilator-associated pneumonia: a pilot study. Rev Odontol Unesp 2013;42(3):182-7. Disponível em: http://www.scielo.br/scielo.php?script=sci_arttext&pid=S1807-25772013000300007&lng=en. Acesso em: 18 abr 2016.
23. Keyt H, Faverio P, Restrepo MI. Prevention of ventilator-associated pneumonia in the intensive care unit: a review of the clinically relevant recent advancements. Indian J Med Res 2014;139(6):814-21.
24. Hutsaya T, Chantana M, Songyod J, Visanu T. Randomized controlled trial and meta-analysis of oral decontamination with 2% chlorhexidine solution for the prevention of ventilator-associated pneumonia. Infect Control Hosp Epidemiol 2012;29(2):131-6. Disponível em: http://www.ncbi.nlm.nih.gov/pubmed/18179368. Acesso em: 02 fev 2016.
25. Souza AF, Guimarães AC, Ferreira EF. Avaliação da implementação de novo protocolo de higiene bucal em um centro de terapia intensiva para prevenção de pneumonia associada à ventilação mecânica. REME Rev Min Enferm 2013;17(1):177-84.
26. HCPA – Hospital de Clínicas de Porto Alegre. Procedimento operacional padrão de higiene oral; 2013.

Capítulo 32

O manejo do balanço hídrico

Fabiana Ciccioli

INTRODUÇÃO

A manutenção de um equilíbrio de líquidos adequado é vital para a saúde. A ingestão insuficiente ou a perda excessiva de líquidos podem levar à desidratação, que pode afetar a função cardíaca e renal, bem como o equilíbrio eletrolítico.[1] Uma produção inadequada de urina pode levar à sobrecarga de volume, insuficiência renal e toxicidade por eletrólitos.

O registro do balanço hídrico (BH) faz parte da prática habitual da enfermagem. É a relação existente entre a ingestão e as perdas corporais. Dado que íons ou eletrólitos se diluem no volume, fala-se de equilíbrio hidroeletrolítico.[2] Para realizar o cálculo do equilíbrio hídrico, são quantificadas as entradas e as perdas corporais por diferentes vias para estabelecer um equilíbrio em um período determinado não maior que 24 horas.

Em todos os processos fisiológicos e vitais mantém-se um equilíbrio constante. Para isso, nosso organismo desenvolveu mecanismos de controle e regulação que mantêm o equilíbrio entre os compartimentos. Assim, define-se a homeostasia como o estado de equilíbrio no meio interno do organismo, mantido por respostas adaptativas.[3]

O cálculo do BH demonstra uma ampla variabilidade, razão pela qual tem sido questionado por diversos autores.[4-6] Entretanto, quando é realizado de forma cuidadosa, por pessoal treinado e experiente, seu valor pode ser capaz de traduzir de modo adequado as variações ponderais. A estimativa do BH é necessária para delinear uma estratégia terapêutica adequada de reposição no paciente crítico, sendo de fundamental importância a tarefa do pessoal de enfermagem para sua avaliação.

FLUIDOS CORPORAIS

A água é o composto mais abundante no corpo, representando cerca de 55% do peso corporal total em um adulto não obeso. O gênero está associado a uma ligeira variação na quantidade de água; representa 60% do total do peso no homem médio e 50% do peso total na mulher. Esse conteúdo menor de água na mulher decorre de um ligeiro aumento na gordura corporal. A quantidade de gordura no corpo tem influência sobre a proporção de água; quanto mais gordura no corpo, menor a porcentagem de água.[7]

A idade também influi na quantidade de fluidos corporais. A massa total do corpo de um recém-nascido pode ser de até 80% de água e esse índice pode ser mais alto nos bebês prematuros. À medida que crescemos, há uma diminuição gradual na porcentagem de água corporal. Esse é o resultado de uma redução da massa muscular e um aumento da gordura corporal. É importante que os profissionais de enfermagem estejam conscientes dessas alterações, já que a diferença na porcentagem de água corporal pode afetar a concentração de medicamentos solúveis em água.[8]

COMPARTIMENTOS DE FLUIDOS

Os fluidos corporais distribuem-se em dois compartimentos principais: o intracelular e o extracelular. O espaço intracelular constitui dois terços dos fluidos corporais e está separado do líquido extracelular pela membrana celular. O espaço extracelular constitui um terço dos fluidos corporais e divide-se em dois compartimentos: o espaço intersticial e o espaço intravascular contido dentro dos vasos sanguíneos. As células estão rodeadas pelo líquido intersticial, que representa 16% do líquido corporal total. Entretanto, o líquido intersticial também inclui a linfa, o líquido cerebrospinal, o líquido sinovial, bem como os líquidos pleurais, pericárdicos e peritoneais. O líquido intravascular constitui 4 a 5% dos líquidos corporais; este é o componente líquido do sangue e está separado do fluido intersticial pela membrana capilar (Figura 1).

Existe um movimento constante de líquidos entre os compartimentos. Os fluidos podem cruzar as membranas celulares que separam o espaço intracelular do intersticial e podem mover-se, por sua vez, entre o espaço intersticial e o plasma.

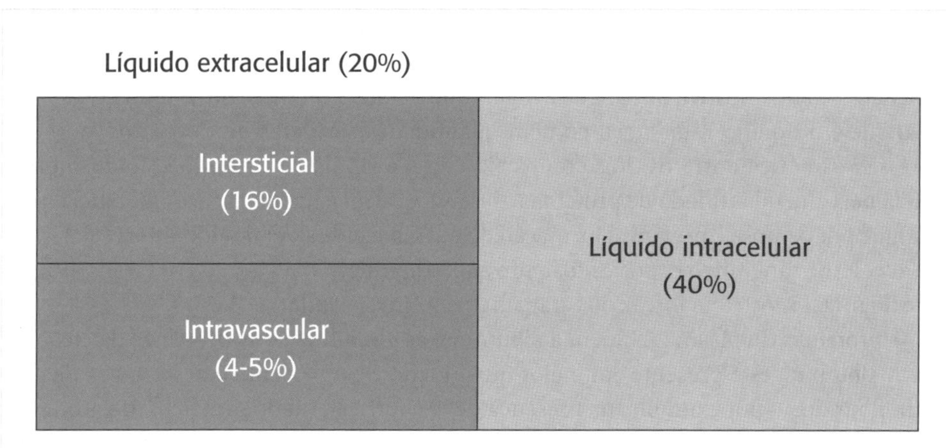

Figura 1 Distribuição da água corporal.

A composição dos solutos é diferente no líquido intracelular e extracelular. Essas diferenças devem-se ao fato de que a maioria das membranas celulares possui sistemas de transporte que ativamente acumulam ou expelem solutos específicos:[7]

- Sódio, cálcio, bicarbonato e cloro: abundantes nos líquidos extracelulares.
- Potássio, magnésio e fosfatos: intracelulares.
- Glicose: penetra na célula mediante transporte ativo pela insulina e, uma vez em seu interior, é convertida em glicogênio ou outros metabólitos; portanto, só se encontra em quantidades significativas no espaço extracelular.
- Ureia: atravessa livremente a maioria das membranas celulares, por isso sua concentração é similar em todos os espaços corporais.
- Proteínas intravasculares: não atravessam a parede vascular, criando assim uma pressão oncótica que retém a água no espaço intravascular.

A livre permeabilidade das paredes capilares à agua e a pequenos solutos (sódio, potássio, cloro, cálcio etc.) faz com que as determinações das concentrações no plasma sejam consideradas equivalentes às do meio intersticial ou extracelular em conjunto.

A parede capilar é uma membrana semipermeável, que permite a passagem da maioria das moléculas no plasma, exceto as proteínas e os glóbulos vermelhos, os quais são muito grandes para mover-se através da parede capilar.[8] A concentração de eletrólitos de cada lado da parede capilar é um fator importante no movimento de eletrólitos entre o sangue e o líquido intersticial. Os eletrólitos se movem por difusão de uma área de alta concentração a uma área de baixa concentração, o que é conhecido como gradiente de concentração.[9]

A água se move através de membranas semipermeáveis, neste caso a parede capilar, pelo processo de osmose. Esta faz com que a água se mova de uma área de baixa concentração de solutos a uma área de alta concentração. A água se move livremente entre os espaços intravascular e intersticial. As forças que determinam o movimento da água são as pressões hidrostática e osmótica. A pressão hidrostática é criada pela ação de bomba do coração e pelo efeito da gravidade do sangue nos vasos. A pressão osmótica é gerada por moléculas em solução e a gerada por moléculas de proteínas chama-se pressão oncótica ou coloidosmóstica. Como o sangue contém mais proteínas que o líquido intersticial, a pressão coloidosmóstica do sangue é maior que a coloidosmótica do líquido intersticial. O sangue e o líquido intersticial contêm quantidades similares de eletrólitos, portanto a pressão osmótica entre os dois compartimentos é similar. A pressão coloidosmótica, gerada pela alta quantidade de proteínas do sangue, atrai água do espaço intersticial para o sangue por osmose e previne a formação de edema tecidual. O líquido intersticial mantém o volume sanguíneo e, portanto, a pressão sanguínea.

A Figura 2 mostra as forças que trabalham em nível capilar.

As proteínas do plasma incluem a albumina, as globulinas e as proteínas da coagulação. A albumina está presente em maior quantidade. Se o paciente não for capaz de produzir albumina – por exemplo, na presença de desnutrição ou doença hepática – ou se as perdas de albumina forem altas, como ocorre na sepse, em queimaduras ou na síndrome nefrótica, então se desenvolverá edema generalizado.[10]

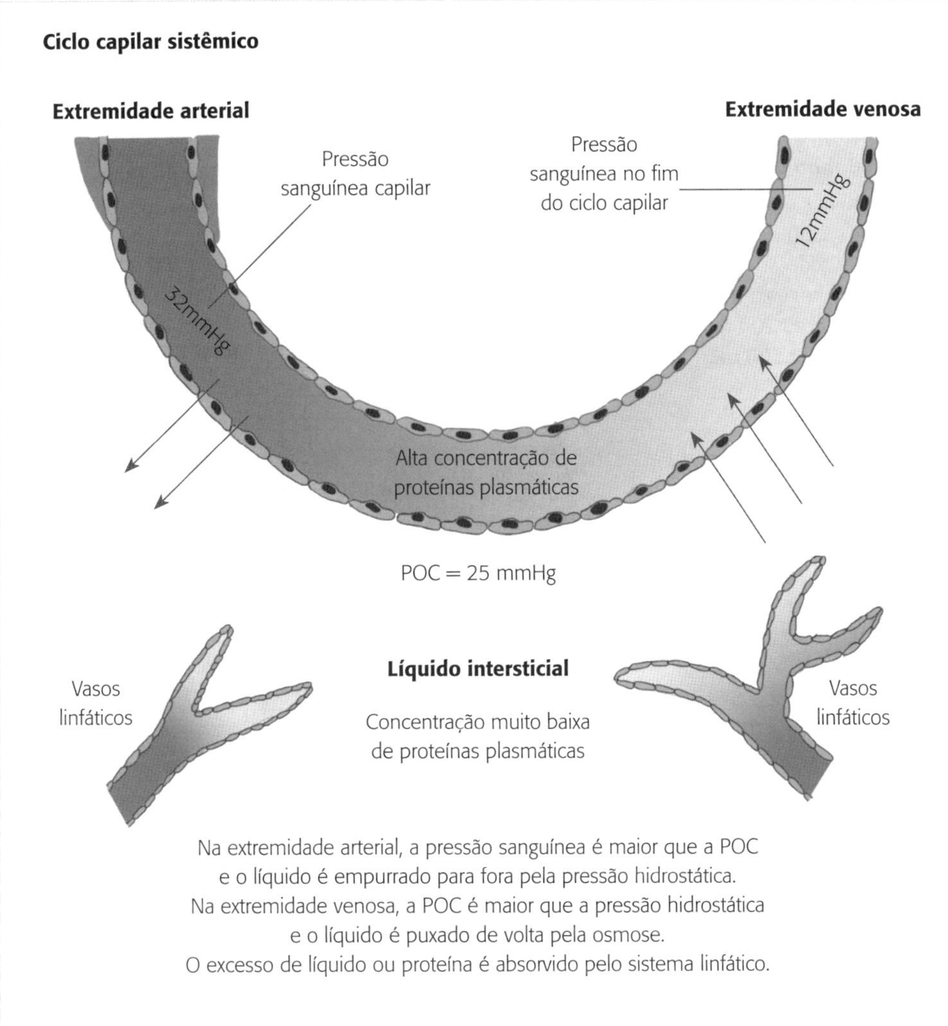

Figura 2 Forças que trabalham em nível capilar (POC: pressão oncótica coloidal).

EQUILÍBRIO DE LÍQUIDOS

No dia a dia, a maioria das pessoas mantém o peso corporal estável, podendo-se assumir que a água corporal também seja estável. A entrada de água deve ser similar à sua perda. A água é obtida a partir da ingestão e da alimentação; e é perdida principalmente pela urina, mas também por diferentes maneiras, difíceis de quantificar, como a evaporação através da pele e pelo trato respiratório. Estas são chamadas de perdas insensíveis, pelo fato de ocorrerem de forma inconsciente. A água também é perdida pelas fezes.[11] A Figura 3 mostra o equilíbrio normal entre os ganhos e as perdas de água.

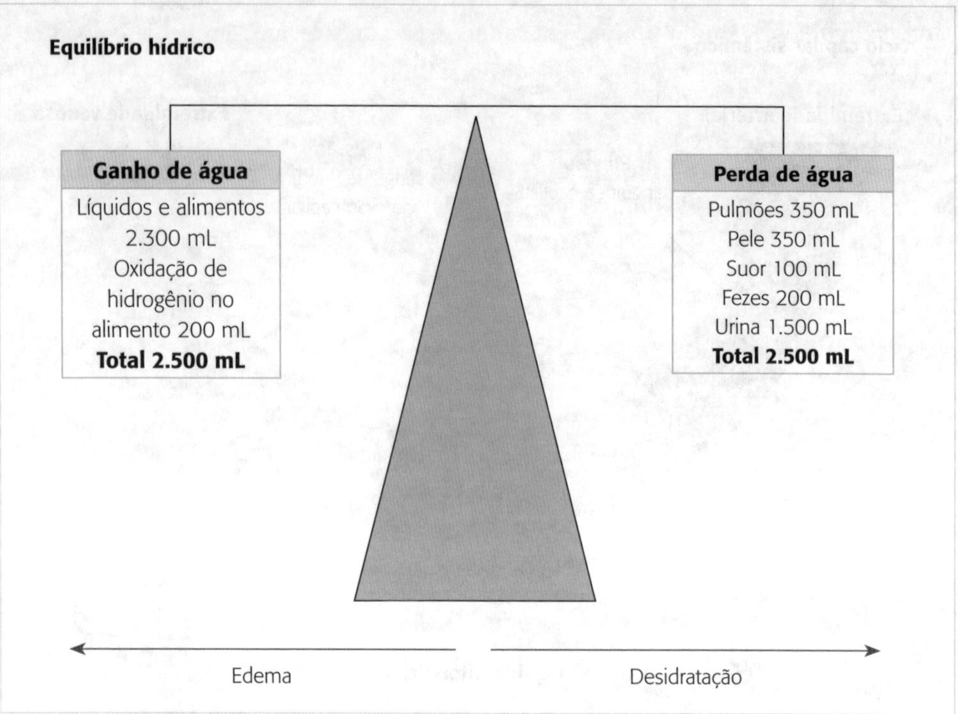

Figura 3 Equilíbrio hídrico.

Pode-se perder um volume adicional de água pela produção de suor. A quantidade de suor produzida pode aumentar drasticamente em decorrência de exercícios ou do calor ambiental, e pode ocorrer desidratação se as perdas não forem repostas.

As perdas de água por meio de fezes, suor e evaporação não podem ser reguladas pelo corpo e são uma resposta à dieta, às doenças ou ao ambiente. A perda de água pelos rins é altamente regulada para assegurar que o equilíbrio de água corporal permaneça estável. Se a perda de água aumentar ou se a entrada estiver reduzida, os rins conservarão a água, produzindo pequenos volumes de urina muito concentrada. Quando a entrada de água é alta, os rins produzem grandes quantidades de urina diluída. Em uma pessoa saudável, a quantidade de água que entra está equilibrada com a quantidade que sai. Se entra mais do que sai, produz-se um balanço positivo de água; se sai mais do que entra, produz-se um balanço negativo. É necessário um registro do balanço para monitorar o estado dos fluidos de um paciente.[12]

BALANÇO HÍDRICO E DOENÇA

O balanço hídrico normal pode ser alterado por doenças. Se um indivíduo saudável tem sede, ele bebe água. Os pacientes muitas vezes não podem fazer isso, porque têm pouco controle sobre seu ambiente e cabe à equipe de saúde prover a quantidade necessária de líquidos. Quando um paciente adoece, geralmente também perde o apetite. A desidratação é causada pela falta de ingesta de comida e água. Os problemas físicos, como vômitos, desordens intestinais, falta de força ou inconsciência, interferem na ingesta oral. Sem suplementação de líquidos, apresenta-se a desidratação.

O registro do balanço hídrico é uma parte importante da monitoração e permite aos profissionais da saúde monitorar a tendência ao longo dos dias.

Os pacientes hospitalizados estão em risco de aumento das perdas de água por meio de uma série de mecanismos comuns. A falta de roupa aumenta a exposição da pele, o que favorece a evaporação. As infecções causam pirexia e suor, que podem acarretar perda excessiva de água. A febre aumenta o metabolismo celular, e este aumenta a produção de dióxido de carbono. Em resposta, a frequência respiratória aumenta e perde-se mais vapor de água a partir dos pulmões. Diarreia, vômitos e drenagem da sonda nasogástrica aumentam a perda de água. Poliúria pode causar desidratação – a menos que a entrada de líquidos aumente –, e normalmente é causada por hiperglicemia, diabete melito, doença renal ou uso de diuréticos. Poliúria, vômitos, drenagem nasogástrica e diarreia causam tanto distúrbios eletrolíticos como desidratação.[13]

A desidratação aumenta a concentração no espaço intravascular e a água entra nos capilares por osmose para manter o volume e a pressão do sangue. Os rins produzem urina concentrada para conservar a água. Se a desidratação persistir, o espaço intersticial diminui e os líquidos continuam entrando no espaço intravascular para manter o volume do sangue. Esse é um mecanismo compensatório normal. Quando o espaço intersticial já não tem água para dar, será produzida a descompensação e os sinais vitais serão afetados: pressão arterial baixa, taquicardia, pulso filiforme, pele fria e oligúria são os sinais clássicos de hipovolemia. É importante lembrar que são sinais tardios e que o balanço é negativo em vários litros de água.[14]

A hiper-hidratação é menos comum que a desidratação, frequentemente é iatrogênica e é mais comum em pacientes com insuficiência cardíaca, deterioração renal ou doença hepática. Quando o volume do líquido intersticial é anormalmente alto, observa-se edema. [15] Este, no entanto, nem sempre é causado por hiper-hidratação. A diminuição da pressão coloidosmótica do plasma, por exemplo, por hipoalbuminemia, pode causar edema. Nessa situação, o sangue não tem pressão osmótica suficiente para levar a água para o espaço intravascular. O edema pode ocorrer ao mesmo tempo que uma hipovolemia intravascular.

Se o rim falhar e não puder excretar água suficiente, pode ocorrer uma sobrecarga de líquidos. A insuficiência renal pode ser aguda ou crônica. A forma aguda é reversível e a causa mais comum é a perfusão renal inadequada por hipotensão ou hipovolemia. Já a forma crônica é irreversível, e a diálise é necessária quando há sobrecarga de volume ou toxicidade por eletrólitos.[16]

A insuficiência cardíaca produz um débito cardíaco diminuído, o que reduz a perfusão dos rins. Quando a perfusão renal cai, a produção de urina se reduz, causando futura sobrecarga hídrica que, progressivamente, forma um ciclo de deterioração progressiva para pacientes com insuficiência cardíaca. Muitos desses pacientes necessitam de terapia diurética para manter o balanço hídrico normal. Os pacientes com doença hepática geralmente têm albumina baixa, causando edema.

AVALIAÇÃO DA HIDRATAÇÃO

Classicamente, a avaliação da hidratação tem três elementos principais: a avaliação clínica, o registro do balanço hídrico e as análises químicas do sangue.

Avaliação clínica

A primeira parte da avaliação clínica consiste em perguntar ao paciente se ele sente sede, já que esta é o primeiro indicador clínico de desidratação. A desidratação causa aumento da osmolaridade sanguínea, a qual é detectada pelos osmorreceptores no hipotálamo. Este evocará a sensação de sede, e o indivíduo aumentará a ingestão oral de água. Isso é eficaz nas pessoas que têm a capacidade de controlar suas ingestões. Quando os pacientes estão confusos, não podem se alimentar por si mesmos, ou apresentam níveis de consciência alterados, é responsabilidade dos enfermeiros assegurar que o paciente se hidrate adequadamente. A desidratação produz ressecamento das mucosas, por isso a avaliação da boca e da língua é uma parte importante da avaliação da hidratação.[17]

Na desidratação o volume sanguíneo diminui, a pressão cardíaca cai e o coração trabalha mais para aumentar o débito cardíaco, aumentando a frequência cardíaca. O pulso deve ser tomado manualmente, o que proporciona uma importante informação clínica. O enfermeiro deve avaliar a força do pulso, a frequência e a regularidade. O pulso pode ser forte, rápido e irregular, fraco e filiforme ou normal. Um pulso suave, filiforme e rápido pode indicar desidratação. Enquanto se toma o pulso, sente-se a temperatura e a textura da pele, que pode estar seca, fria e pegajosa, quente e suada ou normal.[11]

Os pacientes desidratados normalmente têm a pele periférica fria, em virtude da vasoconstrição que ocorre para preservar a pressão sanguínea.

O tempo de preenchimento capilar é uma medida do volume intravascular. É avaliado suspendendo-se a mão do paciente no mesmo nível de seu coração, e então pressiona-se a unha do dedo médio por cinco segundos. Depois libera-se a pressão e observa-se o tempo que demora para retornar à sua cor normal. O tempo de preenchimento normal deve ser menor que dois segundos. Este sinal pode ser errôneo em pacientes com sepse. A febre pode causar dilatação periférica, motivo pelo qual o preenchimento capilar é geralmente imediato.

A elasticidade da pele é um indicador da hidratação em muitos pacientes. A turgidez da pele deve ser avaliada sobre uma área óssea, como a mão, ou sobre a tíbia, na perna. Deve-se segurar a pele com suavidade e elevá-la como em um beliscão, mantê-la por um segundo e depois liberá-la. A pele do paciente deve baixar rapidamente se estiver bem hidratada. Nos pacientes desidratados, que têm perda da elasticidade da pele, esta permanece elevada e retorna ao normal lentamente. Em idosos, esse sinal não é confiável, já que a elasticidade da pele se perde pelo processo de envelhecimento. É difícil beliscar a pele se houver edema. Para avaliar edema, aplicar pressão de um dedo sobre uma área óssea por alguns poucos segundos e liberar. Se a marca não desaparecer dentro de 30 segundos, há a presença de edema.[13]

A quantidade de urina produzida varia de acordo com as entradas de líquidos. A urina costuma apresentar cor âmbar e, normalmente, produz-se ao redor de 1.500 mL em 24 horas. Um indivíduo de 70 kg, em bom estado de saúde, urinará cerca de 70 mL de urina por hora, aproximadamente 1 mL/kg/h. Se um paciente estiver hiper-hidratado, os rins aumentarão a excreção de água para normalizar o equilíbrio de líquidos, e a urina será clara e diluída. Se o paciente estiver desidratado, o rim conservará água, e a urina terá redução de volume e será escura e concentrada.[9]

A gravidade específica da urina pode ser medida para determinar se a urina do paciente está diluída ou concentrada. A gravidade específica é uma medida da densidade de um líquido quando se compara com a água destilada. A gravidade da água destilada é 1.000. Como a urina tem solutos, a gravidade será maior que a da água. A faixa usual para a urina é de 1.010 a 1.020. Na poliúria, a gravidade específica pode ser tão baixa quanto 1.000 e, em casos de desidratação, tão alta quanto 1.030.

O peso diário também indica o estado de fluidos do paciente. O peso aumentará se o paciente tiver sobrecarga de líquidos e diminuirá se ocorrer desidratação. Os pacientes com insuficiência cardíaca podem ter sobrecarga de líquidos e é importante pesá-los diariamente.

REGISTRO DO BALANÇO HÍDRICO

O objetivo do registro do balanço hídrico é manter uma anotação exata das entradas e saídas dos líquidos e identificar qualquer déficit. O lado de entradas da planilha requer medição cuidadosa de todos os líquidos, incluindo entradas orais, nutrição enteral, líquidos intravenosos, antibióticos e líquidos dados com a medicação. Na parte das saídas, registram-se todos os líquidos mensuráveis, como sonda gástrica, drenagens, vômitos, drenagem de colostomias e urina. A condição do paciente dita a frequência da medição da diurese. Os pacientes mais críticos necessitam de medição horária. A monitoração regular da diurese pode indicar alterações precoces nas condições do paciente, e seu tratamento rápido pode prevenir a deterioração. O ritmo urinário minimamente aceitável em um paciente com função renal normal é 0,5 mL/kg/h, e qualquer diminuição deve ser relatada. Quando a função renal se deteriora, a produção de urina começa a declinar.[6] A produção de urina que cessa subitamente é frequentemente causada por problemas mecânicos, e o enfermeiro deve verificar se o cateter não está dobrado ou obstruído.

Demonstrou-se que os registros de balanço hídrico não são preenchidos adequadamente, muitas vezes por falta de pessoal, de tempo ou de treinamento.

ANÁLISES BIOQUÍMICAS

Os pacientes hipotensos ou desidratados estão em risco de insuficiência renal aguda. O primeiro sinal pode ser uma redução da diurese e, se esta não for tratada, aumentará a ureia e a creatinina plasmáticas. Se a ureia aumenta, mas a creatinina permanece normal, isso normalmente é um indicador de desidratação.[7]

COMO REALIZAR O BALANÇO HÍDRICO

A confecção do registro de balanços hídricos é uma parte essencial do cuidado do paciente, e a responsabilidade de manter o equilíbrio de líquidos cabe à enfermagem.

Entretanto, constatou-se que o cálculo do BH demonstra uma ampla variabilidade, por isso tem sido questionado por diferentes autores.[3,7,11] Todavia, quando realizado de forma cuidadosa, por pessoal treinado e experiente, seu valor pode ser capaz de traduzir de modo adequado as variações ponderais. A estimativa do BH é necessária para delinear uma estratégia terapêutica adequada de reposição no paciente crítico, sendo a tarefa do pessoal de enfermagem de fundamental importância para sua consecução.

O método mais exato para o cálculo do BH é a medida do peso corporal e, em particular, a estimativa das variações temporais e evolutivas do peso. O BH acumulado traduz tais alterações temporais no peso do paciente crítico, embora a evidência nesse tema não seja sempre concordante. No entanto, na prática clínica a monitoração do peso corporal nem sempre é possível, pois essa medida não está disponível em todas as unidades de terapia intensiva (UTI). Além disso, para correlacionar de modo confiável o peso corporal com o BH, essa determinação deve ser realizada de forma eletiva na mesma hora do dia, em balança com escala de calibração idêntica, com a bolsa coletora de urina vazia e após aspiração da sonda gástrica. Entretanto, uma medida apropriada do peso corporal em um paciente crítico nem sempre é fácil de obter; isso ocorre porque a existência de instabilidade hemodinâmica e/ou respiratória com frequência limita a mobilização do paciente para uma pesagem adequada. Por outro lado, as balanças ou camas especiais para a determinação do peso não estão facilmente disponíveis em todas as UTI, sendo uma limitação maior para o uso dessa valiosa ferramenta de diagnóstico e monitoração.[14]

O método convencional para estimar o BH é o cálculo da diferença entre as entradas e saídas totais de líquidos. Todavia, o cálculo se vê afetado pela existência das perdas insensíveis, as quais são difíceis de estimar. Essas perdas com frequência são superestimadas ou subestimadas. Isso ocorre em certas categorias de pacientes críticos, em particular em pacientes grandes queimados, com lesões dérmicas extensas, em hipertermia maligna ou naqueles que cursam o pós-operatório de uma cirurgia abdominal com abdome aberto.

Com relação à estimativa de tais perdas insensíveis, uma aproximação teórica para seu cálculo pode ser realizada lembrando que ela é de 12 mL/kg. Outra forma de estimar essas perdas insensíveis é mediante a aplicação de fórmulas preditivas da superfície corporal. Entre estas, há duas fórmulas mais comumente utilizadas. Uma é a fórmula de Mosteller, sendo a raiz quadrada de (peso × altura/3.600), com o peso medido em kg e a altura em centímetro. A outra fórmula sugerida é a de Du Bois & Du Bois, na qual $x = 0{,}007184 \times (\text{peso corporal})^{0{,}425} \times \text{altura (cm)}^{0{,}725}$.

Em termos gerais, pode-se afirmar que as perdas de água consistem na água presente em urina, fezes, perdas insensíveis pela pele, respiração e suor. Todavia, no paciente crítico agregam-se outras fontes de perda de água, como as áreas de feridas expostas e as perdas com o emprego de técnicas de reposição renal, as quais devem ser consideradas durante a realização do BH.

Outros autores postularam a radiografia de tórax como um método simples e facilmente acessível para quantificar o edema pulmonar em pacientes com lesão pulmonar aguda/síndrome do desconforto respiratório agudo (LPA/SDRA) e estimar o volume intravascular em indivíduos normais.

A radiografia de tórax, realizada com equipamento portátil na cama do paciente, é um método rápido, simples, facilmente acessível e de baixo custo, que permite quantificar o edema pulmonar nos pacientes com LPA/SDRA e estimar o volume intravascular, mediante a medição do pedículo vascular.[10]

A bioimpedância (BIA) constituiu-se, nos últimos anos, em uma técnica não invasiva, reprodutível e de fácil realização, que demonstrou ser adequada para avaliar o BH no paciente crítico. A BIA permite estimar o líquido corporal total (LCT), o líquido intracelular (LIC) e o líquido extracelular (LEC).

A monitoração do BH pode ser considerada um biomarcador potencial na doença crítica. Demonstrou-se, também, que a obtenção de um BH negativo ou equivalente a zero é capaz de melhorar o edema pulmonar e a lesão pulmonar aguda, sendo este um elemento preditivo de desmame bem-sucedido.

Deve pensar que, embora o BH se associe com mortalidade e morbidade, a ressuscitação com líquidos no paciente crítico deveria estar orientada por objetivos tanto hemodinâmicos como metabólicos. Nesse contexto, o restabelecimento de um volume circulante efetivo, a otimização da disponibilidade sistêmica e tecidual de oxigênio e a normalização da composição eletrolítica (equilíbrio de líquidos e eletrólitos) são objetivos primários de relevância.[13]

Na atualidade, não existe um único parâmetro que permita realizar o diagnóstico de hipovolemia e de hipoperfusão, ou que permita identificar os objetivos de ressuscitação alcançados. São muitas as medidas de monitoração hemodinâmica invasivas e não invasivas utilizadas em terapia intensiva.

CONSIDERAÇÕES FINAIS

De acordo com o conhecimento atual, o cálculo do BH na UTI é uma medida fundamental de monitoração clínica, cuja estimativa muitas vezes constitui-se em um verdadeiro desafio para a equipe de assistência. Na atualidade, existem diferentes métodos para sua determinação, alguns dos quais estão facilmente disponíveis em nossas UTI. No entanto, a evidência muitas vezes é inconsistente, havendo ainda diferentes tópicos controversos.

BIBLIOGRAFIA

1. Alsous A, Khamiees M, DeGirolamo A, Amoateng-Adjepong Y, Manthous CA et al. Negative fluid balance predicts survival in patients with septic shock. Chest 2000;117:1749-54.
2. Bagshaw SM, Brophy PD, Cruz D, Ronco C. Fluid balance as a biomarker: impact of fluid overload on outcome in critically ill patients with acute kidney injury. Crit Care. 2008;12(4):169.
3. Bruzzone P, Chiumello D, Altavilla P, Saia G, Scopacasa F, Gattinoni L et al. The fluid balance in the critically ill patient. Minerva Anestesiol 2004;70:431-6.
4. Chiólero R, Gay LG, Cotting J, Gurtner C, Schutz Y et al. Assessment of changes in body water by bioimpedance in acutely ill surgical patients. Intensive Care Med 1992;6:322-6.
5. Eastwood GM. Evaluating the reliability of recorded fluid balance to approximate body weight change in patients undergoing cardiac surgery. Heart Lung 2006;35:27-33.

6. Epstein CD, Peerless JR. Weaning readiness and fluid balance in older critically ill surgical patients. Am J Crit Care 2006;1:54-64.
7. Ganter MT, Hofer CK. Assessment of perioperative fluid balance. In: Vincent JL, ed. 2008 Yearbook of intensive care and emergency medicine. Berlin-Heidelberg: Springer-Verlag; 2008. p.523-35.
8. Gil Cama A, Mendoza Delgado D. Accumulated fluid balance in patients admitted to the ICU. Enferm Intensiva 2003;4:148-55.
9. Lewis CA, Martin GS. Understanding and managing fluid balance in patients with acute lung injury. Curr Opin Crit Care 2004;10(1):13-7.
10. Martin GS, Ely W, Carroll FE, Betalernard GR. Findings on the portable chest radiograph correlate with fluid balance in critically ill patients. Chest 2002;122:2087-95.
11. McLafferty E, Johnstone C, Hendry C, Farley A et al. Fluid and electrolyte balance. Nurs Stand. 2014;28(29):42-9.
12. Payen D, Cornélie de Pont A, Sakr Y, Spies C, Reinhart K, Vincent JL et al. A positive fluid balance is associated with a worse outcome in patients with acute renal failure. Crit Care 2008;12(3):R74.
13. Petrašovicová I, Sklienka P, Kolár L. The clinical relevance of the fluid balance in critically ill patients. Crit Care 2000;4 (Suppl 1):19.
14. Roos AN, Westendrop RG, Brand R, Souverijn JH, Frölich M, Meinders AE et al. Predictive value of tetrapolar body impedance measurements for hydration status in critically ill patients. Intensive Care Med 1995 Feb;21(2):125-31.
15. Roos AN, Westendrop RG, Frolich M, Meinders AE. Weight changes in critically ill patients evaluated by fluid balances and impedance measurements. Crit Care Med 1993;21(6):871-7.
16. Scales, K. Pilsworth, J. The importance of fluid balance in clinical practice. Nurs Stand 2008;22(47):50-7.
17. Van Biesen W, Yegenaga I, Vanholder R, Verbeke F, Hoste E, Colardyn F et al. Relationship between fluid status and its management on acute renal failure (ARF) in intensive care unit (ICU) patients with sepsis: a prospective analysis. J Nephrol 2005;18:54-60.

Capítulo 33

Desequilíbrio hidroeletrolítico e acidobásico

Natalia Caballero González

INTRODUÇÃO

O equilíbrio dos líquidos e eletrólitos é um processo dinâmico crucial para a vida e a homeostase.

Cerca de 60% do peso corporal de um adulto típico corresponde a líquidos (água e eletrólitos). Os fatores que influenciam no volume do líquido corporal são idade, sexo e proporção de gordura corporal.

As pessoas obesas têm proporcionalmente menos líquido do que as magras porque as células de gordura contêm pouca água. O esqueleto também tem um teor baixo de água. O músculo, a pele e o sangue têm um teor mais alto de água.

Em condições normais, a água corporal se desloca entre dois compartimentos ou espaços principais com o objetivo de manter um equilíbrio entre ambos. A perda ou o ganho de líquidos, quando não compensada, pode alterar esse equilíbrio. Em determinadas circunstâncias, o líquido não é eliminado do organismo, mas não está disponível para ser utilizado como líquido intracelular (LIC) ou líquido extracelular (LEC) (Tabela 1). A fuga do LEC para algum espaço que não contribui com o equilíbrio entre o LIC e o LEC é conhecida como deslocamento de líquido para o terceiro espaço, ou unicamente como fuga ou formação do terceiro espaço.[1]

A diminuição do volume urinário, apesar de um consumo adequado de líquidos, é o primeiro indício de deslocamento de líquido para o terceiro espaço. O volume urinário se reduz porque o líquido sai do espaço intravascular; por isso, os rins recebem menos sangue e tentam compensar essa mudança mediante a diminuição do volume urinário. Outros sinais e sintomas de formação do terceiro espaço que revelam um déficit de volume do líquido intravascular incluem aumento da frequência cardíaca, diminuição da pressão arterial, diminuição da pressão venosa central, formação de edemas, ganho de peso corporal e desequilíbrio entre entradas e saídas de líquidos.

Tabela 1 Volumes dos diversos compartimentos líquidos

	% Peso corporal	% Líquido orgânico total (LOT)	Volume em homem de 70 kg
LOT	60		42 L
LEC	20	33	14 L
Plasma	5	8	3,5 L
LI	15	25	10,5 L
LIC	40	67	28 L

LEC: líquido extracelular; LI: líquido intersticial; LIC: líquido intracelular; LOT: líquido orgânico total. Observe que o volume de líquido que representa a volemia e que, portanto, é mensurável, representa só 8% da água corporal total.

EQUILÍBRIO HIDROELETROLÍTICO

A expressão equilíbrio hidroeletrolítico implica a homeostasia ou constância dos líquidos corporais e dos níveis de eletrólitos.[1]

Se entrar no organismo mais água ou eletrólitos que o necessário, devem ser eliminados de forma seletiva; e se houver uma perda excessiva, deverão ser repostos o mais rápido possível. O volume de líquidos e os níveis de eletrólitos nas células, espaços intersticiais e vasos sanguíneos permanecem relativamente constantes se a capacidade reguladora do meio interno se mantiver intacta.[2]

Portanto, desequilíbrio hidroeletrolítico significa que o volume total de água ou o nível de eletrólitos de algum dos compartimentos do organismo, ou as quantidades que existem em um ou mais dos seus compartimentos líquidos, aumentaram ou diminuíram além dos níveis normais.

O sistema de líquidos tem as seguintes funções: transporte de substâncias nutrientes às células, eliminação dos produtos de resíduos destas e a conservação de um meio ambiente corporal estável física e quimicamente.

Os eletrólitos ou íons participam das reações celulares, regulam a permeabilidade da membrana celular e mantêm o equilíbrio acidobásico. Um íon é uma partícula carregada eletricamente. Se possuir carga positiva, é chamado de cátion; se a carga for negativa, ânion.

Os distúrbios do equilíbrio hidroeletrolítico afetam as funções de transporte e regulação do sistema de líquidos, o equilíbrio acidobásico, a regulação da temperatura e a transmissão da energia elétrica para as funções mecânicas e nervosas.

TRANSPORTE DE ÁGUA ATRAVÉS DAS MEMBRANAS: CONCEITO DE OSMOLALIDADE E OSMOLARIDADE

A osmolalidade plasmática é definida como o número total de partículas osmoticamente ativas por quilo de peso de água (osmoles/kg de água); e a osmolaridade como o número total de partículas osmoticamente ativas por litro de solução (osmoles/litro de solução). A osmolalidade é mais confiável porque os solutos estão dissolvidos em água e não em todo o volume da solução, pois a solução tem uma parte do volume ocupado pelos solutos. Na clínica diária, são usados os dois termos indistintamente, pois a diferença é mínima na solução que nos interessa.

Para manter a homeostase do organismo, as pressões osmóticas de dois compartimentos se equilibram graças à livre passagem da água através de uma membrana semipermeável. Por essa razão, considerase que as pressões osmóticas eficazes de um e de outro compartimento são iguais, e a variação da pressão osmótica em algum dos compartimentos levará a uma nova distribuição da água entre ambas as partes. Como a água se difunde livremente através das membranas celulares, ela passará do espaço onde há mais (osmolalidade mais baixa) para onde há menos (osmolalidade mais alta). Sendo o sódio o principal osmol extracelular, as mudanças na sua concentração produzirão movimentos da água em um ou outro sentido.[3]

Na realidade, entende-se melhor o conceito de osmolalidade como uma medida da quantidade de água:

- Solução com alta osmolalidade: maior número de solutos e menor quantidade de água.
- Solução com baixa osmolalidade: maior quantidade de água.

Pressão osmótica é a quantidade de pressão necessária para deter o fluxo de água por osmose, e pressão oncótica corresponde à pressão osmótica exercida pelas proteínas (sobretudo a albumina).

ELETRÓLITOS

Os eletrólitos nos líquidos corporais são substâncias químicas ativas (cátions, que têm cargas positivas; e ânions, que têm cargas negativas). Os cátions principais nos líquidos corporais são: sódio, potássio, cálcio, magnésio e os íons hidrogênio. Os ânions principais são: cloro, bicarbonato, fosfato, sulfato e as proteínas iônicas.

Esses agentes químicos se unem em diferentes combinações. Portanto, a concentração de eletrólitos no organismo se expressa em miliequivalentes (mEq) por litro, uma medida de atividade química; e também em miligramas (mg), uma unidade de peso. Então, um miliequivalente é definido como o equivalente à atividade eletroquímica de 1 mg de hidrogênio.

COMPOSIÇÃO DOS LÍQUIDOS CORPORAIS

A composição dos solutos é diferente na água intracelular e extracelular (Figura 1). Essas diferenças são devidas ao fato de que a maioria das membranas celulares possui sistemas de transporte que acumulam ou expelem solutos específicos de forma ativa.

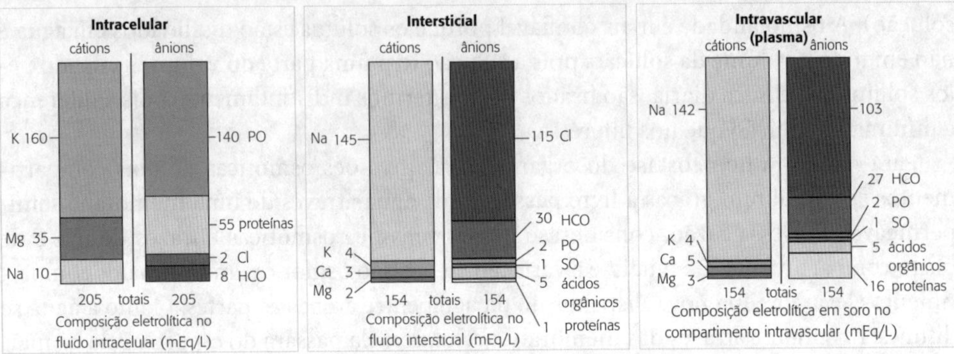

Figura 1 Principais componentes químicos dos compartimentos corporais.

REGULAÇÃO DOS COMPARTIMENTOS DE LÍQUIDOS CELULARES

Quando duas soluções corporais diferentes se encontram separadas por uma membrana impermeável a substâncias diluídas, ocorre um deslocamento de líquido (água) a partir da zona de baixa concentração até a zona de alta concentração.

Esse processo é chamado de osmose e é interrompido quando as concentrações são igualadas (Figura 2).

Além da osmose, há outras formas de transporte através de membranas semipermeáveis:

- Difusão: é a tendência natural das substâncias de passar da área onde a sua concentração é maior para a área onde a sua concentração é menor (Figura 1).
- Filtração: a pressão hidrostática dos capilares tende a filtrar o líquido para o exterior do compartimento vascular.

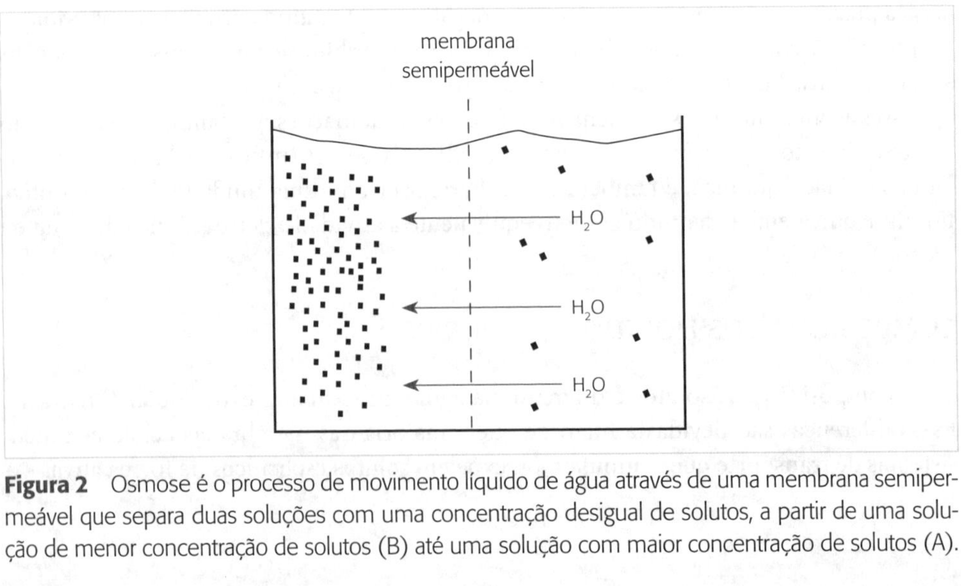

Figura 2 Osmose é o processo de movimento líquido de água através de uma membrana semipermeável que separa duas soluções com uma concentração desigual de solutos, a partir de uma solução de menor concentração de solutos (B) até uma solução com maior concentração de solutos (A).

- Transporte ativo – bomba de sódio-potássio: a concentração de sódio é mais alta no líquido extracelular do que no intracelular. Por isso o sódio entra nas células por difusão. Isso é compensado pela bomba de sódio-potássio, que é um transporte ativo de sódio das células para o líquido extracelular. O mesmo acontece com o potássio intracelular, que é mantido pelo bombeamento para o interior das células.
- Vias de ganho e perda: o organismo em condições normais obterá água e eletrólitos com a ingestão e a produção de água endógena. Quando o equilíbrio hídrico tem uma importância decisiva, devem ser registrados todos os ganhos e perdas de líquidos. Os órgãos responsáveis pelas perdas são principalmente os rins, mas a água e os eletrólitos também se perdem através da pele, em forma de suor, no ar exalado por evaporação e por meio das fezes.

Mecanismos homeostáticos do equilíbrio hídrico

Homeostático[4] significa que possui tendência à estabilidade, ao equilíbrio. Os órgãos que intervêm são:

- Rins: filtram 170 L de plasma por dia com uma excreção de 1.500 mL. Suas funções são:
  - Regulação do volume.
  - Osmolalidade de líquidos extracelulares.
  - Regulação das concentrações de eletrólitos.
  - Regulação do pH do líquido extracelular.
  - Excreção de resíduos metabólicos e substâncias tóxicas.
- Coração e vasos sanguíneos: a ação de bombeamento do coração faz circular o sangue pelos rins com pressão suficiente para que seja formada a urina.
- Pulmões: excretam aproximadamente 300 mL/dia mediante a respiração; essa quantidade aumenta em estados anormais.
- Hipófise: armazena o hormônio antidiurético (ADH). Quando é secretado, o corpo retém água. Mantém a pressão osmótica, regulando a retenção e a excreção da água.
- Glândulas suprarrenais: produzem aldosterona, que estimula a retenção do sódio e, em consequência, a água, e estimula a excreção de potássio.
- Glândula paratireoide: regula o equilíbrio de cálcio e fosfato por meio do hormônio paratireóideo (PTH).

Enquanto o mecanismo da sede regula a ingestão de água, o centro da sede se encontra na porção anterior do hipotálamo. Os neurônios desse centro, ao serem estimulados por aumento da osmolaridade plasmática, causam sensação de sede. O seu papel é conservar o estado de saciedade, isto é, a ingestão da quantidade exata de líquido para conservar o estado normal de hidratação. O mecanismo da sede se encontra imaturo em crianças, deteriorado nos idosos e em algumas patologias; portanto, é fundamental a avaliação do estado de hidratação nessas situações.

DISTÚRBIOS DE VOLUMES DOS LÍQUIDOS INTRACELULAR E EXTRACELULAR

Hipovolemia

É o resultado da perda de água e eletrólitos na mesma proporção em que estão presentes no organismo.

Causas:

- Perda anormal de líquidos resultantes de vômitos, diarreia, aspiração gastrintestinal e sudorese.
- É agravada em diabetes insípido, insuficiência suprarrenal, diurese osmótica, hemorragia, edema em estado de hipoproteinemia.

É caracterizada por: oligúria e urina concentrada, hipotensão, pulsos fracos, veias aplanadas no pescoço, pele fria e úmida, sede, náuseas, fraqueza muscular e cãibras. A Tabela 2 delimita os itens de avaliação, tratamento e intervenção de enfermagem em caso de hipovolemia.

Hipervolemia

É a retenção anormal de água e sódio nas proporções que correspondem ao líquido extracelular como consequência de uma sobrecarga de líquidos ou uma queda no funcionamento do mecanismo homeostático que regula o equilíbrio hídrico (rins, coração, pulmões, hipófise, glândulas suprarrenais e glândula paratireoide).

É caracterizada por: edema, dilatação venosa, sons respiratórios anormais (crepitação), taquicardia, aumento da pressão sanguínea, pulso e pressão venosa central. A Tabela 3 mosta a avaliação, o tratamento e a intervenção de enfermagem em caso de hipervolemia.

Tabela 2 Hipovolemia: avaliação, tratamento e intervenção de enfermagem

Avaliação	Tratamento	Intervenção de enfermagem
▪ Equilíbrio hídrico ▪ Sinais vitais ▪ Turgescência na pele e na língua ▪ Concentração de urina ▪ Comprometimento das funções intelectuais por redução da irrigação periférica ▪ Pressão venosa central baixa	▪ Correção da perda de líquidos ▪ Ingestão ou perfusão de líquidos por via intravenosa	▪ Prevenção: identificar paciente de risco e tomar providências ▪ Correção: administrar líquidos por via parenteral

Tabela 3 Hipervolemia: avaliação, tratamento e intervenção de enfermagem

Avaliação	Tratamento	Intervenção de enfermagem
▪ Equilíbrio hídrico ▪ Peso do indivíduo ▪ Ruídos respiratórios ▪ Grau de edema nas partes corporais que ocupam posição inferior	▪ Restaurar o volume circulante do líquido intravascular, tratando a causa; diuréticos, restrição no consumo de líquidos e sódio, elevação das extremidades, uso de medidas de suporte, diálises ou hemofiltração	▪ Realizar ações para prevenção do excesso volumétrico ▪ Realizar o diagnóstico e controle do excesso volumétrico antes que se torne grave: repouso, restrição de sódio, vigilância da fluidoterapia parenteral e administração de medicamentos adequados

Edema

Trata-se de uma manifestação comum do excesso de volume de líquidos no espaço intersticial. Não está relacionado diretamente com a volemia, já que pode coexistir com estados de hipovolemia.

A sua formação costuma ser mais favorável em áreas baixas ou declives do organismo. O edema generalizado se conhece como anasarca. Ocorre como consequência de um aumento de líquido intersticial; diminui o gasto cardíaco na insuficiência cardíaca, e os rins retêm sódio e água para aumentar esse gasto.

A ascite é uma variante de edema na cavidade abdominal como consequência de cirrose ou síndrome nefrótica.

O tratamento consiste em restaurar o volume circundante intravascular com diuréticos, posição, diálises etc.

Distúrbios de eletrólitos[4]

Desequilíbrios do sódio

O sódio é o principal eletrólito no líquido extracelular, em concentrações normais de 135-145 mEq/L, e por isso é o determinante da sua osmolaridade. Sua função principal é a distribuição de água em todo o corpo, além de regular o volume de líquido extracelular.

As variações na concentração de sódio estão associadas a mudanças na água; esse elemento participa na contração muscular e na transmissão de impulsos nervosos.

Hiponatremia

É a concentração sérica de sódio menor que a normal (<135 mEq/L). As perdas de sódio são causadas por vômitos, diarreia, fístulas, sudorese ou diuréticos e pela deficiência de aldosterona.

Manifestações clínicas:

- Náuseas e cólicas abdominais.
- Cãibras musculares.

- Sintomas neurológicos (encefalopatia) e psiquiátricos relacionados ao edema cerebral que acompanha a hiponatremia.
- Abaixo de 115 mEq/L, aparecem sinais próprios da hipertensão intracraniana, como letargia, confusão, espasmos musculares, fraqueza focal, hemiparesias e convulsões.

A Tabela 4 apresenta a avaliação de enfermagem e o tratamento em caso de hiponatremia.

Tabela 4 Hiponatremia: avaliação de enfermagem e tratamento

Avaliação de enfermagem	Tratamento
▪ Identificação precoce ▪ Vigilância de ganhos e perdas de peso ▪ Sinais de anorexia, náuseas, vômitos, cólica abdominal ▪ Importante: letargia, confusão, espasmos musculares e convulsões. Quanto mais grave, mais baixo é o sódio ▪ Em idosos, vigilância extrema, já que a função renal muda e diminui a capacidade de excretar cargas líquidas excessivas	▪ Realizar a administração cautelosa de sódio por via bucal, sonda nasogástrica ou via parenteral ▪ Atentar-se, em pacientes com normovolemia ou hipervolemia, que o tratamento é a restrição de água ▪ Administrar solução hipertônica de sódio em caso de surgir sintomas neurológicos

Hipernatremia

É a concentração sérica de sódio maior que 145 mEq/L. Pode obedecer à perda desproporcional de água ou ao excesso de sódio.

Manifestações clínicas:

- Manifestações neurológicas como consequência de desidratação celular.
- Inquietação e fraqueza em hipernatremias leves.
- Desorientação e alucinações em hipernatremias graves.
- Em crianças, hemorragias subaracnóideas pela contração do cérebro.
- Sede intensa.
- Edema periférico e pulmonar. Febrícula.

A Tabela 5 descreve os items de avaliação de enfermagem e tratamento em caso de hipernatremia.

Desequilíbrios do potássio

Esses desequilíbrios se relacionam com diversas doenças e lesões; com o uso de alguns medicamentos como diuréticos, laxantes e certos antibióticos; e também com a nutrição parenteral total.

O potássio é o eletrólito celular principal (98%). É fundamental na atividade dos músculos estriados e cardíaco. A sua concentração sérica normal é de 3,5 a 5,5 mEq/L.

Tabela 5 Hipernatremia: avaliação de enfermagem e tratamento

Avaliação de enfermagem	Tratamento
▪ Especial atenção às perdas anormais de água ou sua ingestão escassa ▪ Anamnese farmacoterapêutica, já que alguns fármacos têm alto teor de sódio, como os antiácidos efervescentes ▪ Sede ▪ Sinais de letargia, inquietação e desorientação	▪ Realizar a diminuição gradual mediante a administração intravenosa de uma solução hipotônica ▪ Atentar-se, quando a causa é diabetes insípido, para a prescrição de desmopressina

Hipocalemia

As perdas intestinais são a causa mais constante desse desequilíbrio (diarreia, vômitos, drenagens, fístulas intestinais e aspiração gástrica).

Os diuréticos como a furosemida, tiazidas, esteroides, penicilina sódica, carbenicilina e anfotericina beta podem causar hipocalemia. Indivíduos que não consomem uma dieta normal por períodos prolongados têm tendência a desenvolver essa condição.

Manifestações clínicas:

- A hipocalemia grave provoca arritmias, inclusive parada cardíaca (abaixo de 3 mEq/L).
- Fadiga, anorexia, náuseas, vômitos, diminuição da motilidade intestinal.
- Parestesias, disritmias e aumento da sensibilidade dos digitálicos.
- Poliúria, nictúria e sede excessiva.
- A diminuição de potássio diminui a liberação de insulina e origina intolerância à glicose.

Tratamento:

- Preventivo dietético (banana, passas, abacate, batata).
- Reposição por via intravenosa (lenta e com bomba de infusão contínua).

Hipercalemia

É a concentração de potássio sérico acima de 5,5 mEq/L. É mais perigoso, já que a parada cardíaca se relaciona com mais frequência às concentrações altas de potássio. A causa principal é a diminuição da excreção renal.

Os fármacos como o cloreto de potássio (ClK), anti-inflamatórios não esteroides, diuréticos poupadores de potássio e captopril favorecem o aumento de potássio; nas transfusões de sangue com maior volume, maior é o risco de hiperpotassemia.

Manifestações clínicas:

- A mais importante é aquela que exerce no miocárdio. Distúrbios no débito cardíaco (6 mEq/L), elevação da onda T e encurtamento do intervalo QT, prolongação do complexo QRS.

- Fraqueza muscular, inclusive paralisia.
- Efeitos sobre o sistema nervoso periférico.
- Náuseas, cólicas intestinais e diarreia.

Tratamento:

- Quando não há água, basta a restrição de alimentos ricos em potássio.
- Em pacientes com deterioração renal deve-se administrar, por via oral ou retal, resinas de intercâmbio de cátions. Soluções polarizadoras por via intravenosa e nebulizações com beta-2-agonistas.
- Hemodiálise.

Desequilíbrios do cálcio

O cálcio regula a contração e o relaxamento muscular, inclusive o batimento cardíaco. Além disso, ativa muitas funções químicas do organismo e tem funções na coagulação do sangue.

O cálcio (Ca) normal no sangue é de 8,5 a 10,5 mg/mL. É excretado nas fezes e na urina.

Hipocalcemia

Essa condição corresponde a uma concentração sérica menor que 8,5 mg/mL.

Causas:

- Hipoparatireoidismo primário e cirúrgico.
- Administração massiva do sangue citratado.
- A pancreatite libera enzimas proteolíticas e lipolíticas, e os íons de cálcio são combinados com ácidos graxos liberados.
- Comum em pacientes com insuficiência renal.
- Osteoporose comum em mulheres na pós-menopausa.

Manifestações clínicas:

- Tetania por aumento da excitabilidade dos neurônios.
- Sinal de Trousseau: espasmo dos músculos do carpo.
- Convulsões.

Tratamento:

- A sintomática aguda é uma situação de urgência.
- Administração de vitamina D, que favorece a absorção do cálcio.
- Ingestão de alimentos ricos em cálcio.

Hipercalcemia

É o excesso de cálcio no plasma. É um desequilíbrio perigoso, já que tem um percentual de 50% de mortalidade. O excesso de cálcio reduz a excitabilidade neuromuscular.

Manifestações clínicas:

- Anorexia, vômitos e prisão de ventre.
- Confusão mental e distúrbio da memória.
- Poliúria.
- Parada cardíaca por aumento de 18 mg/mL.

Tratamento:

- Redução da calcemia e controle de sua causa.
- Administração de líquidos que diminuam o cálcio.
- Restrição da ingestão de cálcio.
- A furosemida aumenta a eliminação de cálcio.
- Calcitonina para os pacientes cardiopatas ou com insuficiência renal.
- Em neoplasias, radioterapia e intervenção cirúrgica.

Desequilíbrios do magnésio

É o próximo cátion intracelular mais importante depois do potássio. Possui funções de ativador em muitos sistemas enzimáticos celulares, além de participar do metabolismo dos carboidratos e proteínas. Suas variações afetam a irritabilidade e a contratilidade neuromusculares. Também tem efeitos de vasodilatação periférica no sistema cardiovascular. Sua concentração sérica normal é de 1,5 a 2,5 mEq/L.

Hipomagnesemia

O magnésio é perdido pelo tubo digestivo (diarreia ou fístulas).

O alcoolismo é a causa mais importante em países desenvolvidos.

Manifestações clínicas:

- Mudanças neuromusculares como hiperexcitabilidade, tremores e supressão de reflexos osteotendinosos.
- Tetania e convulsões generalizadas como consequência da hipocalcemia concomitante.

Tratamento:

- Modificações dietéticas.
- Ingestão de sais de magnésio.
- Administração parenteral.

Hipermagnesemia

É a concentração sérica maior que o normal. A causa mais comum é a insuficiência renal. Apresenta-se em pessoas com cetoacidose diabética não tratada.

Manifestações clínicas:

- Depressão do sistema nervoso central.
- Queda da pressão sanguínea.
- Náuseas, vômitos.
- Letargia e dificuldade ao falar (disartria) e sonolência.

Tratamento:

- Preventivo; evitar consumo de magnésio no caso de insuficiência renal.
- Hemodiálise.

Desequilíbrios do fósforo

O fósforo é um mineral de importância clínica em todos os tecidos. Influi no funcionamento muscular e dos eritrócitos.

Sua concentração sérica normal é de 2,5 a 4,5 mg/100 mL.

Hipofosfatemia

Condição que afeta pessoas desnutridas.

Manifestações clínicas:

- Sintomas neurológicos como irritabilidade, fraqueza, parestesias, confusão, convulsão e coma.
- Hipóxia tissular.
- Lesões musculares como consequência da fraqueza.

Tratamento:

- Preventivo, dieta adequada.

Hiperfosfatemia

Aparece quando há uma diminuição da excreção renal e em tratamento quimioterápico.

Manifestações clínicas:

- Poucos sintomas, calcificações de longo prazo em tecidos moles, tetania.

Tratamento:

- Tratar causa, restrição na dieta, géis fixadores do fosfato, diálise.

EQUILÍBRIO ACIDOBÁSICO[5]

As primeiras definições contemporâneas de ácido e base podem ser atribuídas a Arrhenius, que em 1887 definiu ácido como um doador de íon hidrogênio e base como um doador de íon hidroxila. Em 1948, Singer e Hastings propuseram o conceito de base tampão (*buffer*) (BT) do sangue total como um índice quantitativo do excesso de ácido ou base fixa no sangue. Em 1960, Astrup propôs o conceito de que o bicarbonato padrão ou o excesso de bases deveriam ser utilizados como um índice do estado acidobásico não respiratório do sangue. O bicarbonato padrão é definido como a concentração de bicarbonato no plasma após o sangue completamente oxigenado se equilibrar com o dióxido de carbono a uma pCO_2 de 40 torr. O sistema ácido carbônico/bicarbonato foi introduzido por Henderson-Hasselbach, cuja equação considera que o pH depende das interações dessas variáveis. Em 1983, o conceito de BT foi reintroduzido por Stewart sob o nome de diferença de íons fortes, baseando-se nos princípios da eletroneutralidade e conservação de massas. Por conseguinte, são utilizados atualmente três métodos diferentes, embora relacionados, para analisar o estado acidobásico: o de Henderson-Hasselbach, o excesso de bases e a diferença de íons fortes. Todavia, para estabelecer um diagnóstico preciso e controlar as diferentes alterações do equilíbrio acidobásico, necessita-se da integração dos dados de gases no sangue, do perfil eletrolítico e dos achados clínicos.

Gases no sangue arterial[6]

Obtenção de gases no sangue arterial

Os gases no sangue arterial (GSA) têm validade somente se forem obtidos de forma adequada e determinados cuidadosamente. Os pacientes devem ter uma FiO_2 estável pelo menos durante 10 minutos antes de obter a amostra, para permitir que se equilibre a PaO_2. Deve-se observar a posição do paciente porque a PaO_2 pode se modificar de modo significativo com as mudanças de posição do corpo (a saturação geralmente piora em decúbito dorsal). O padrão respiratório (manter a respiração ou hiperventilar) também deve ser observado. As mudanças na frequência ou profundidade respiratória podem alterar significativamente a $PaCO_2$ e a PaO_2 em relação à situação prévia. As tentativas prolongadas de obter uma amostra de GSA produzem com frequência uma leve hiperventilação, como consequência da dor e da ansiedade que se gera no paciente.

Deve-se registrar a temperatura corporal do paciente. Para qualquer conteúdo dado do oxigênxio (O_2), a PaO_2 medida aumenta conforme o sangue esquenta. Uma PaO_2 aumentada é produzida tanto pelos deslocamentos para a direita da curva de dissociação da oxiemoglobina como pelo fato de que a solubilidade dos gases diminui em líquidos mais quentes. A hipotermia desloca a curva de dissociação da oxiemoglobina para a esquerda; portanto, quando o sangue frio esquenta até a temperatura padrão de análise (37°C), a solubilidade do O_2 diminui (o que produz uma PaO_2 medida mais elevada). A PaO_2 também aumenta quando o sangue é esquentado, produzindo uma diminuição moderada do pH.

Quando a artéria radial é puncionada para acesso ou obtenção de amostras, é recomendável avaliar o fluxo sanguíneo colateral da mão, já que o traumatismo desse vaso pode produzir posteriormente uma trombose e/ou comprometer a sua permeabilidade. A permeabilidade do fluxo do sangue alternativo, a partir da artéria ulnar, confirma-se mediante o teste de Allen, descrito pela primeira vez em 1929, que é realizado pela elevação da mão, ocluindo a seguir tanto a artéria radial quanto a ulnar, e liberando em seguida a compressão da artéria ulnar. Se uma circulação colateral adequada estiver presente, a mão deve ficar rosada rapidamente em um período de 5 a 7 segundos. É importante lembrar que o teste de Allen tem uma grande variabilidade entre observadores e a sua capacidade para detectar uma circulação colateral inadequada não é alta. Todavia, a sua utilidade deve ser considerada, especialmente antes de introduzir uma via na artéria radial. Para a punção arterial, posiciona-se o pulso em uma extensão moderada e a pele deve estar limpa. A lidocaína (aproximadamente 0,5 mL de solução a 1%) pode ser usada para evitar a dor, mas raramente é necessária; além disso, um volume excessivo de anestésico pode esconder as referências anatômicas normais e as pulsações arteriais. Em geral são utilizadas seringas comerciais preparadas especialmente para GSA; entretanto, na ausência delas, pode-se utilizar uma seringa umedecida com uma solução 5:1 de heparina sódica, devendo ser descartado todo o excesso de líquido. A punção com uma agulha de calibre 21 G será suficiente. A abordagem da artéria é realizada com um ângulo de 45° e, logo após a entrada no vaso, o sangue pulsátil encherá a seringa (a aspiração não é necessária na maior parte dos casos). O fluxo sanguíneo cessará se a agulha atravessar a parede arterial posterior, mas na maioria das vezes o fluxo pode ser restabelecido simplesmente ao se retirar um pouco a agulha. Após ter completado a obtenção da amostra, deve-se retirar a agulha e aplicar uma pressão firme sobre o lugar da punção durante 5 minutos (ou durante mais tempo caso o paciente apresente distúrbios da coagulação). O sangue e a heparina devem ser misturados mediante um movimento rotatório. A análise rápida é necessária para obter resultados precisos, e o congelamento é imprescindível a menos que a amostra seja analisada imediatamente.

Dificuldades na amostragem, análise e interpretação[3]

Momento adequado para a realização da análise

A precisão depende de uma análise imediata. Na maioria das circunstâncias, a $PaCO_2$ aumenta aproximadamente 3 a 10 mmHg nas amostras não congeladas, produzindo uma queda moderada no pH. Por outro lado, a PaO_2 em uma amostra congelada habitualmente se mantém estável durante 1 a 2 horas. As amostras dos líquidos corporais que não contêm tanta hemoglobina ou outras proteínas atenuantes como o sangue (p. ex., líquido pleural ou articular) demonstram mudanças do pH mais rápidas quando a análise demora.

Pseudo-hipoxemia

A PaO_2 pode cair de forma considerável se for consumida *in vitro* uma quantidade significativa de O_2 após obter a amostra do sangue – um problema que é mais comum na presença de leucocitose ou trombocitose acentuada. Uma contagem de leucócitos maior que $10^5/mm^3$ ou uma contagem de plaquetas maior que $10^6/mm^3$ são necessárias para produzir mudanças significativas. O agregado de cianeto e/ou o congelamento imediato da amostra do sangue diminui a probabilidade da "pseudo-hipoxemia". A difusão do O_2 através da parede das seringas de plástico pode produzir falsas reduções na PaO_2 medida (particularmente em amostras com altas pressões do O_2) porque as seringas de plástico são muito mais permeáveis ao oxigênio do que o vidro.

Pseudoacidose

A pseudoacidose pode ser produzida quando os leucócitos metabolicamente ativos geram grandes quantidades de CO_2, ocasionando o desenvolvimento de uma acidose *in vitro*. Em uma temperatura ambiente, a glicólise anaeróbia contínua dos eritrócitos e leucócitos produz ácidos orgânicos que podem provocar pequenas reduções do pH e das concentrações de HCO_3. As quantidades excessivas de heparina acidificada na seringa com a amostra também podem ocasionar uma pseudoacidose, diluindo e/ou neutralizando o bicarbonato sérico (no entanto, a magnitude potencial da mudança relacionada com a heparina é pequena).

Bolhas de ar

A PO_2 do ar ambiente é de aproximadamente 150 mmHg, e a PCO_2 é de aproximadamente 0 mmHg. Por consequência, quando grandes bolhas de ar se misturam com o sangue arterial, geralmente a PaO_2 sobe e a $PaCO_2$ cai (se a PaO_2 no sangue exceder a das bolhas; no entanto, a PaO_2 medida pode declinar). Uma pequena bolha de ar em uma amostra relativamente grande tem geralmente pouco efeito, mas quando a bolha é grande em relação ao volume do sangue, pode ser produzido um aumento na PaO_2 de até 30 mmHg. Não é frequente que as bolhas reduzam significativamente a $PaCO_2$, a menos que a pressão basal de CO_2 seja muito elevada.

Contaminação de amostras arteriais com sangue venoso

Normalmente, no sangue venoso a $PaCO_2$ é mais alta e a PaO_2 é mais baixa do que no sangue arterial porque o oxigênio é extraído e o dióxido de carbono é agregado pelos tecidos metabolicamente ativos. O grau de extração de oxigênio tem grandes variações entre os sistemas orgânicos. O coração extrai o oxigênio quase por completo, enquanto o sangue venoso do rim contém ainda grandes quantidades de oxigênio venoso e menos agregado de CO_2. Além disso, o grau de extração de oxigênio pode variar substancialmente durante o tempo para qualquer órgão específico. Essa heterogeneidade das pressões venosas dos gases explica por que uma amostra de sangue periférico, que revela predominantemente a extração de oxigênio muscular e cutânea, não pode ser útil como um indicador preciso da extração ou consumo total de oxigênio de todo o corpo.

Conceitos básicos da determinação de gases no sangue arterial (GSA)

Normalmente, no pH arterial, o logaritmo comum negativo da concentração do íon hidrogênio (H^+) varia entre 7,35 e 7,45. Quando se respira ar ambiente, a $PaCO_2$ varia entre 35 e 45 mmHg, e os valores de PaO_2 maiores que 80-90 mmHg são considerados normais, dependendo da idade do paciente. Os gases no sangue venoso têm um pH inferior ao dos gases no sangue arterial (valor normal: aproximadamente 7,35), uma PaO_2 mais baixa (valor normal: cerca de 40 mmHg) e uma $PaCO_2$ ligeiramente aumentada (valor normal: cerca de 45 mmHg). Os valores da $PaCO_2$, PaO_2 e pH são medidos diretamente. Por outro lado, a concentração de HCO_3^- obtida habitualmente não é medida mas sim calculada a partir do pH e da $PaCO_2$, utilizando um nomograma derivado da equação de Henderson-Hasselbach. De forma semelhante, a saturação de oxigênio arterial obtida (SaO_2) em geral não é medida, mas sim calculada a partir da PaO_2.[3]

Alterações na oxigenação

Pressão de oxigênio versus saturação de oxigênio

Em pressão ambiente, o conteúdo de oxigênio do sangue é determinado predominantemente pela quantidade de O_2 ligado à hemoglobina (Hb), com uma menor contribuição por parte do O_2 dissolvido. O O_2 transportado em um determinado volume de sangue (mL/dL) é influenciado pela PaO_2 (mmHg), pela concentração de Hb (g/dL), pelo pH e pelas características próprias da Hb: conteúdo de O_2 = 1,34 (Hb) (% Sat) + (0,003) (PaO_2). Normalmente, a quantidade de oxigênio dissolvido é insignificante, mas se torna significativa quando se administra oxigênio puro em condições hiperbáricas. Nessas circunstâncias, a PaO_2 pode exceder os 2.000 mmHg. A análise de GSA determina a pressão parcial do oxigênio dissolvido diretamente, embora proporcione somente um indicador indireto (e muitas vezes impreciso) do conteúdo de O_2.

Hipoxemia

A tolerância à hipoxemia depende não somente da importância da dessaturação, mas também dos mecanismos compensadores disponíveis e da sensibilidade do paciente à hipóxia. Se um indivíduo sem limitações cardíacas ou anemia torna-se hipóxico durante um curto período, não serão notados os efeitos importantes até que a PaO_2 diminua abaixo dos 50-60 mmHg. Nesse nível, o desconforto, ligeira obnubilação, náuseas moderadas, vertigem, alteração do juízo e falta de coordenação são geralmente os primeiros sintomas percebidos que refletem a sensibilidade preferencial do tecido cerebral à hipóxia. Embora a ventilação por minuto aumente, uma pequena dispneia se desenvolve a menos que a hiperpneia desmascare problemas pulmonares mecânicos subjacentes, como na obstrução crônica ao fluxo aéreo. A confusão que se assemelha a uma intoxicação alcoólica se apresenta quando a PaO_2 diminui dentro da categoria de 35 a 50 mmHg, especialmente em idosos com doença cerebrovascular isquêmica (esses pacientes são propensos a alterações do ritmo cardíaco). Quando a PaO_2 diminui abaixo dos 35 mmHg, o fluxo sanguíneo renal diminui, a diurese se torna mais lenta e se desenvolvem uma bradicardia refratária à atropina e o bloqueio do sistema de condução. A acidose láctica também aparece nesse nível, inclusive com função cardíaca normal. O paciente se torna letárgico ou obnubilado, e a hipóxia faz com que a respiração chegue ao máximo. Para uma PaO_2 de aproximadamente 25 mmHg, o indivíduo normal não adaptado perde a consciência, e a ventilação por minuto começa a diminuir por causa da depressão do centro respiratório. Essa sequência de eventos se produz em pressões mais elevadas de O_2 quando qualquer dos principais mecanismos compensatórios da hipoxemia não funcionar adequadamente. Uma moderada diminuição da pressão de O_2, inclusive, é precariamente tolerada por pacientes anêmicos com um volume-minuto cardíaco diminuído ou insuficiência coronariana. Como a vasculatura pulmonar se contrai quando a pressão alveolar do O_2 diminui, a hipoxemia pode provocar a descompensação do ventrículo direito em pacientes com hipertensão pulmonar preexistente ou coração pulmonar.

Hiperóxia

Em pressões barométricas normais, as pressões de O_2 venoso e tissular sobem muito pouco quando se administra oxigênio puro a indivíduos saudáveis. Por esse motivo, os tecidos não pulmonares são afetados escassamente. Porém, as altas concentrações de O_2 às vezes substituem o nitrogênio no pulmão, inclusive em regiões precariamente ventiladas. A substituição do nitrogênio pelo oxigênio ocasiona algumas vezes o colapso das unidades precariamente ventiladas porque o O_2 é absorvido pelo sangue venoso com mais rapidez do que é fornecido de novo. Ocorrem atelectasia e diminuição da distensibilidade pulmonar. E, o que é ainda mais importante: as altas pressões de O_2 podem acelerar a geração das espécies reativas do oxigênio e outros oxidantes prejudiciais, lesionando o tecido bronquial e parenquimatoso. Embora a lesão pulmonar derivada do O_2 seja produzida certamente em modelos experimentais que utilizam animais saudáveis, a toxicidade por oxigênio nos pacientes com pulmões lesionados é muito menos segura.

Alterações na ventilação[4]

Hipercapnia

Além do seu papel-chave na regulação da ventilação, os importantes efeitos do CO_2 têm relação com modificações do fluxo sanguíneo cerebral, com o pH e o tônus adrenérgico. A hipercapnia dilata os vasos cerebrais e a hipocapnia os contrai – um ponto de particular importância para os pacientes com pressão intracraniana aumentada. O aumento agudo do CO_2 deprime a consciência, provavelmente como um resultado combinado da acidose intraneuronal, fluxo sanguíneo cerebral excessivo e aumento da pressão intracraniana. Uma hipercapnia de desenvolvimento lento é mais tolerada, supostamente porque o efeito tampão tem mais tempo de ser produzido. A estimulação adrenérgica que acompanha a hipercapnia aguda faz subir o volume-minuto cardíaco e aumenta a resistência vascular periférica. Em níveis extremos de hipercapnia, podem ser observados espasmos musculares, asterixes e convulsões em pacientes que são suscetíveis a distúrbios eletrolíticos ou neurológicos.

Como uma questão prática, nos pacientes ventilados mecanicamente, muitos médicos permitem uma acidose respiratória moderada (pH de 7,10 a 7,20) que resulta de aumentos graduais na $PaCO_2$ (<10 mmHg/hora) se a alternativa for o incremento das pressões na via aérea para alcançar a normocapnia. A prática da "hipercapnia permissiva" tornou-se amplamente aceita. A hipercapnia reduz o metabolismo tissular, melhora a função do surfactante e impede a nitração das proteínas. A acidose também diminui a liberação de cálcio sarcoplasmático, diminui a respiração mitocondrial e reduz a atividade das enzimas que geram produtos metabólicos inflamatórios intermediários. Essas mudanças favorecem o funcionamento celular adequado e o controle da resposta inflamatória, melhoram a função cardíaca e mantêm a reativação da vasoconstrição pulmonar hipóxica, com uma melhora resultante da relação ventilação/perfusão.

Hipocapnia

Os principais efeitos da hipocapnia aguda são a alcalose e a diminuição da perfusão cerebral. Uma queda abrupta da $PaCO_2$ reduz o fluxo sanguíneo cerebral total, aumenta o pH neuronal e reduz o cálcio ionizado disponível, produzindo distúrbios na função nervosa cortical e periférica. Podem ocorrer enjoos e sensação de vertigem, parestesias ao redor da boca e na extremidade dos dedos, além de tetania muscular. A alcalose resultante de uma diminuição brusca da $PaCO_2$ (p. ex., pouco depois de iniciar a ventilação mecânica) pode produzir arritmias ou convulsões que colocam a vida em risco.

Avaliação da concentração do íon hidrogênio

Geração e excreção de íons hidrogênio (H+)

Os íons H^+ livres estão presentes nos líquidos corporais em concentrações extremamente baixas. Porém, os íons H^+ são pequenos e altamente reativos, o que lhes permite se unirem mais fortemente que o Na^+ ou o K^+ e às moléculas carregadas negativamente. Como resultado, a concentração de H^+ é crítica para a atividade das enzimas celulares. Em condições normais, a concentração de H^+ se desvia um pouco do seu valor normal de 40 nano Eq/L. Os tampões (*buffers*) corporais desempenham um papel importante nesse processo regulatório, já que são capazes de captar ou liberar íons H^+ para impedir grandes variações na concentração de H^+. Para manter o H^+ nos seus limites fisiológicos, as taxas de geração e eliminação devem ser iguais. O íon H^+ é gerado por dois mecanismos: (1) por hidratação de CO_2 para formar ácido "volátil" de acordo com a reação:

$$CO_2 + H_2O \leftrightarrow H_2CO_3 \leftrightarrow H^+ + HCO_3^-$$

e (2) por produção de ácidos "fixos" (principalmente sulfatos e fosfatos) como produtos intermediários químicos do metabolismo.

Os rins e os pulmões desempenham um papel importante na manutenção do equilíbrio acidobásico, uma vez que podem ajustar a taxa de excreção ácida para satisfazer as necessidades homeostáticas. Todo dia, cerca de 15.000 mmol de CO_2 são produzidos por metabolismo endógeno e excretados posteriormente pelos pulmões. De forma semelhante, uma dieta normal gera de 50 a 100 mEq de H^+ por dia, derivados principalmente do metabolismo dos aminoácidos que contêm sulfeto e da consequente geração de H_2SO_4. Esses íons de H^+ inicialmente são atenuados pelo HCO_3^- e pelos tampões celulares e ósseos para minimizar a queda do pH extracelular. O equilíbrio acidobásico se restabelece imediatamente pela excreção urinária de H^+, que regenera o HCO_3^- perdido na reação original de atenuação. Se a concentração de H^+ aumenta, independentemente da causa, pode ser reduzida para os valores normais mediante uma diminuição da PCO_2 e/ou uma elevação na concentração plasmática de HCO_3^-. Inversamente, a ventilação alveolar e a secreção de H^+ diminuem quando a concentração é reduzida. O incremento resultante na PCO_2 e a diminuição da concentração plasmática de HCO_3^- aumentam a concentração de H^+ para a faixa normal. Se a velocidade de excreção dos ácidos fixos for acelerada ou diminuída desproporcionalmente à taxa de produção, ou se for desenvolvida uma carga metabólica anormal de ácido ou álcali, é produzida a acidose ou a alcalose metabólica. Na prática clínica, a concentração de íons de H^+ livre é expressa pelo valor de:

$$pH = -\log [H^+]$$

Excesso de bases

O excesso de bases é um número que quantifica a anormalidade metabólica. Hipoteticamente, corrige o pH até 7,40 pelo ajuste em primeiro plano da $PaCO_2$ a 40 mmHg, permitindo dessa maneira uma comparação do HCO_3^- corrigido com o valor normal conhecido do pH (24 mEq/L). Como regra básica, o excesso de base (mEq/L) pode ser calculado a partir dos valores observados do HCO_3^- e do pH: excesso de base = HCO_3^- + 10 (pH – 7,40) – 24.

Um excesso de base negativo significa que os depósitos de HCO_3^- estão esgotados. Porém, o excesso de base não indica se a retenção ou depleção do HCO_3^- é patológica ou compensatória de transtornos respiratórios prolongados; essa consideração deve ser realizada analisando-se a situação clínica. Da mesma forma, não indica a necessidade de administração de bicarbonato. O cálculo do excesso de base é especialmente útil quando o HCO_3^- observado é praticamente normal (24 ± 3 mEq/L). Provavelmente, o cálculo do excesso de base não proporciona informação importante com desvios mais extremos do HCO_3^-.

Sistemas tampões

Ácido carbônico

Os sistemas tampões químico e proteico se opõem às mudanças no H^+ livre. O sistema CO_2/HCO_3^- (ácido carbônico) e o sistema da hemoglobina são os mais importantes no aspecto quantitativo. O atendimento clínico habitualmente se focaliza no sistema do ácido carbônico porque cada um dos seus componentes é determinado com facilidade e porque as determinações do CO_2 e de HCO_3^- permitem avaliar clinicamente se estamos diante de um problema de origem respiratória ou metabólica. Para manter o pH em 7,40, a relação entre o HCO_3^- com 0,03 × $PaCO_2$ deve ser mantida em uma proporção 20:1, segundo a equação de Henderson-Hasselbach:

$$pH = 6{,}1 + \log [(HCO_3^-)/0{,}03 \times PaCO_2)]$$

Tampões não carbônicos (proteínas)

Os tampões não carbônicos podem ser intracelulares ou extracelulares e incluem as proteínas (albumina, hemoglobina), fosfatos e carbonatos do osso. Em média, 55 a 60% da carga ácida pode ser atenuada eventualmente pelas células e pelo osso; contudo, valores mais altos podem ser produzidos com acidemia intensa quando os depósitos extracelulares de HCO_3^- estão acentuadamente reduzidos. Os tampões não carbônicos ligam ou liberam íons H^+, minimizando as mudanças do pH ao permitir que a reação de hidratação do CO_2 continue sendo realizada em qualquer direção.

$$CO_2 + H_2O \rightarrow [H^+] + HCO_3^-$$
$$\downarrow$$
$$[H^+] + Hb \rightarrow H^+Hb$$

Por essa razão, se a $PaCO_2$ mudar de forma aguda, haverá uma pequena mudança associada ao HCO_3^- na mesma direção (aproximadamente 1 mEq/L por 0,1 unidade de pH). Essas mudanças automáticas no HCO_3^- não implicam um distúrbio metabólico, e o excesso de base atribuível a esse mecanismo é zero. O sangue anêmico não tem uma eficiência normal para a produção de flutuações de tampão de H^+.

Mecanismos compensatórios

Quando o estresse metabólico no equilíbrio do pH persiste, os ajustes na taxa de excreção de CO_2 e H^+ contrapõem o efeito desses distúrbios no pH. Em geral, a compensação renal para um distúrbio respiratório é mais lenta (mas, em última instância, apresenta maior sucesso) do que a compensação respiratória de um distúrbio metabólico. Por essa razão, embora responda rapidamente no começo, o sistema respiratório não eliminará suficiente CO_2 para compensar por completo qualquer acidose metabólica, exceto uma muito leve. Além disso, a resposta respiratória compensatória não se desenvolve totalmente até 24 a 48 horas da ativação inicial. O limite inferior de uma hipocapnia compensatória prolongada em um adulto saudável é de aproximadamente 10 a 15 mmHg. Uma vez que esse limite tenha sido alcançado, pequenos incrementos no íon H^+ ainda terão efeitos exagerados no pH.

Os pacientes com uma mecânica pulmonar alterada, como os que apresentam OCFA ou fraqueza muscular, são extremamente vulneráveis à acidose metabólica porque carecem da capacidade normal de compensar por hiperventilação. A retenção de CO_2 em resposta à alcalose é muito limitada – raramente excede os 60 mmHg. Além disso, a hipoxemia que resulta da hipoventilação contribui para limitar o aumento do CO_2, desencadeando eventualmente um aumento do esforço ventilatório. Embora o rim não possa responder com eficácia a uma acidose ou alcalose respiratória súbita, a compensação renal pode confrontar totalmente (em 3 a 7 dias) uma alcalose respiratória de intensidade moderada. O rim também compensa bem a acidose respiratória crônica, mas não pode compensar completamente uma $PaCO_2$ acima de 65 mmHg, a menos que outro estímulo para a retenção do HCO_3^- esteja presente (p. ex., depleção de volume).

Papel dos eletrólitos no equilíbrio acidobásico

De acordo com o princípio de conservação da eletroneutralidade, o número de cargas positivas e negativas nos líquidos corporais deve ser o mesmo. Por consequência, os cátions séricos (sódio + potássio + cálcio + magnésio) devem igualar os ânions (cloreto + bicarbonato + proteínas + sulfato + fosfato + ácidos orgânicos). Os principais cátions são Na^+, K^+, Ca^{++} e Mg^{++}, e os principais ânions são HCO_3^-, Cl^-, proteínas (albumina) e fosfatos. O equilíbrio entre esses eletrólitos influi no estado acidobásico. De fato, a avaliação do estado acidobásico será incompleta se não for considerada a situação clínica e o perfil eletrolítico.

Terminologia dos distúrbios do equilíbrio acidobásico

Os termos acidemia e alcalemia referem-se ao pH sanguíneo. Um pH sistêmico inferior a 7,35 define a acidemia. Um pH superior a 7,45 define a alcalemia. Entretanto, a acidose e a alcalose não se referem ao pH, mas aos processos fisiopatológicos ou tendências que favorecem o desenvolvimento de uma acidemia ou alcalemia. Por exemplo, um paciente com cetoacidose diabética (acidose metabólica primária) e hipocapnia estimulada por pneumonia (alcalose respiratória primária) pode apresentar acidemia, alcalemia ou um pH normal, segundo as mudanças relativas na $PaCO_2$ e no HCO_3^-. A acidose metabólica não complicada se caracteriza pela diminuição do HCO_3^-, enquanto um aumento primário do HCO_3^- implica a alcalose metabólica. No entanto, a acidose respiratória é definida por um aumento primário na $PaCO_2$, enquanto a alcalose respiratória ocorre quando a característica central é a diminuição da $PaCO_2$.

Análise passo a passo do equilíbrio acidobásico

Enfoque de Henderson-Hasselbach

Como nenhum conjunto de valores de GSA tem uma interpretação única, a análise concomitante dos eletrólitos séricos e a consideração da situação clínica é essencial para alcançar o diagnóstico correto em um distúrbio acidobásico. Três fatores específicos (pH, $PaCO_2$ e a relação da $PaCO_2$ e o HCO_3^-) devem ser avaliados de uma maneira lógica progressiva. A interpretação do pH e da $PaCO_2$ proporciona rapidamente um diagnóstico definitivo na maioria dos casos. Os distúrbios restantes podem ser classificados mediante exame da relação da $PaCO_2$ medida com a $PaCO_2$ esperada, baseando-se no nível determinado de bicarbonato. A consideração do hiato aniônico contribui com informação de apoio.

Em primeiro lugar é analisado o pH. Os valores abaixo da faixa normal indicam acidemia (H^+ elevado). Um valor de pH acima da faixa normal (H^+ diminuído) define a alcalemia. Um pH dentro da faixa normal tem três interpretações possíveis: (1) não existem distúrbios do equilíbrio acidobásico; (2) existem dois ou mais distúrbios do equilíbrio acidobásico com efeitos perfeitamente contrapostos do pH (não frequente); ou (3) foi produzida uma compensação fisiológica quase completa de um ou mais distúrbios primários. Os desvios do pH da normalidade em geral são rapidamente influenciados por mecanismos compensatórios que tentam restabelecer o pH em seus valores normais. Quando o distúrbio primário é respiratório, o rim tenta compensar. Quando o problema primário é o consumo metabólico ou o esgotamento da base tampão, o pulmão tenta fazer com que o pH volte a seus valores normais.

No paciente acidêmico, uma $PaCO_2$ elevada indica a presença de algum componente de acidose respiratória. Nesses pacientes, a concentração de bicarbonato pode ser usada para verificar se é produzida uma compensação metabólica apropriada ou se há presença de um distúrbio metabólico simultâneo. Se a concentração do HCO_3^- medido aumentar sobre a linha de base 0,10 a 3,5 unidades por cada modificação na $PaCO_2$, é realizada a compensação metabólica apropriada de uma acidose respiratória. Aumentos menores no HCO_3^- indicam acidose metabólica complicada ou sugerem que não houve tempo suficiente para o rim compensar a $PaCO_2$ que se modifica com rapidez. Aumentos maiores no HCO_3^- indicam uma alcalose metabólica sobreposta.

Ao contrário, a $PaCO_2$ diminuída em um paciente acidêmico indica acidose metabólica. No caso da acidose metabólica, o diagnóstico definitivo é alcançado ao comparar a $PaCO_2$ observada com a $PaCO_2$ prevista, medindo-se diretamente o conteúdo sérico do HCO_3^-. Para qualquer valor dado do HCO_3^-, $PaCO_2$ esperada = $(1{,}5 \times HCO_3^-) + (8 \pm 2)$. Isso é igual basicamente a um valor entre 1,0 e 1,3 mmHg de mudança na $PaCO_2$ por cada mEq de mudança no bicarbonato. Normalmente, a compensação respiratória de uma acidose metabólica é mais rápida, mas menos completa que a inversa. Se a $PaCO_2$ observada é igual ao valor esperado, estamos diante de uma acidose metabólica simples com uma compensação respiratória adequada. Se o valor da $PaCO_2$ excede o valor esperado, o paciente tem tanto uma acidose respiratória quanto uma acidose metabólica. Quando o valor da $PaCO_2$ observada não alcança o nível esperado, o paciente tem tanto uma acidose metabólica quanto uma alcalose respiratória.

No paciente alcalêmico, uma $PaCO_2$ baixa é diagnóstica de alcalose respiratória. A determinação desse distúrbio como simples ou misto decorre do exame da concentração do HCO_3^- medida simultaneamente. As reduções na concentração do HCO_3^- entre 0,2 e 0,5 vezes a mudança da $PaCO_2$ serão produzidas lentamente para proporcionar a compensação necessária. O fracasso em reduzir o HCO_3^- pelo menos 0,2 vez a mudança da $PaCO_2$ sugere uma alcalose metabólica sobreposta (ou um tempo de compensação insuficiente), enquanto um HCO_3^- que diminui mais de 0,5 vez a mudança da $PaCO_2$ sugere um componente de acidose metabólica (ver Tabela 1).

O diagnóstico final do paciente alcalótico com uma $PaCO_2$ elevada é realizado pela comparação do valor da $PaCO_2$ com o esperado (calculado), baseando-se na concentração sérica do HCO_3^- medida. Na presença de alcalose metabólica simples compensada, $PaCO_2$ esperada = $(0{,}7 \times HCO_3^-) + (20 \pm 1{,}5)$. A $PaCO_2$ observada mais alta indica a presença de acidose respiratória simultânea. Um valor da $PaCO_2$ menor do que o esperado indica a presença de alcalose respiratória concomitante.

Alterações simples do equilíbrio acidobásico

Acidose metabólica

A acidose metabólica é a consequência de um de quatro mecanismos básicos: consumo de bicarbonato por uma diminuição da excreção do H^+, consumo de bicarbonato por um aumento de produção de H^+, perda de bicarbonato e diluição de bicarbonato.

Consumo de bicarbonato

O H^+ normalmente é excretado pelo rim como ácido titulável (fosfatos e sulfatos) e amoníaco. A insuficiência renal, a insuficiência suprarrenal, a acidose tubular renal distal (ATR) e o hiperaldosteronismo alteram essa excreção. Os pacientes com insuficiência renal, por causa de um número reduzido de néfrons em funcionamento, não conseguem filtrar e excretar adequadamente a carga do H^+. Na ATR distal (tipo I), a filtração glomerular tubular proximal e a reabsorção do HCO_3^- são normais, mas a secreção tubular distal do H^+ é diminuída. Como a excreção do H^+ no túbulo distal depende do intercâmbio com íons de sódio, a depleção de volume piora a tendência à acidose. Mediante um mecanismo semelhante (redução do fornecimento tubular de sódio), a insuficiência suprarrenal ou o hipoaldosteronismo seletivo também dificultam a excreção do H^+. Essa última condição pode ser reconhecida pela associação de acidose metabólica, hipercalemia, hiponatremia e hipercalcemia.

Carga de íon hidrogênio e hiato aniônico

Um aumento da carga do H^+ também pode causar acidose metabólica. Nesses casos, a disparidade entre as concentrações determinadas de cátions e ânions séricos - o hiato aniônico ou intervalo aniônico ou *anion gap* - será encontrada dentro da faixa normal. Os ânions não medidos são compostos pelas proteínas séricas (predominantemente albumina), fosfato, sulfato, lactato, cetoácidos (beta-hidroxibutirato, acetoacetato) e outros compostos não medidos (p. ex., fármacos).

O hiato aniônico (HA) está baseado no princípio da eletroneutralidade definido anteriormente. A fórmula simplificada é:

$$HA = (Na^+) - (HCO_3^- + Cl^-)$$

Tradicionalmente, foi simplificado o cálculo dessa diferença, determinado como a concentração de sódio sérico menos a soma das concentrações de bicarbonato e cloreto porque a concentração de potássio é uma quantidade pequena que varia apenas ligeiramente. O valor normal do hiato aniônico se encontra em uma faixa entre 8 e 12 mmol/L, dependendo do tipo de analisador utilizado, e deve ser estabelecido para cada laboratório de forma independente.

Foi proposta a utilidade do hiato aniônico sérico em três situações clínicas. No primeiro caso, a presença ou ausência do hiato aniônico é útil para determinar a causa da acidose metabólica. Portanto, a acidose metabólica com um hiato aniônico aumentado é geralmente atribuível a distúrbios associados com o acúmulo de ácidos orgânicos endógenos (acidose láctica, cetoacidose, insuficiência renal) ou ácidos orgânicos exógenos (metanol, etilenoglicol, salicilato). A magnitude do aumento do hiato aniônico é importante. Com um hiato aniônico maior que 25 mmol/L, a acidose orgânica está quase sempre presente. Entretanto, um aumento moderado dessa diferença entre cátions e ânions pode ser relativamente insensível para detectar a presença de acidose orgânica leve a moderada, como a acidose láctica encontrada em pacientes criticamente doentes.

Como regra geral, quanto maior for o hiato aniônico, mais fácil será determinar a causa da acidose. Uma acidose com um hiato aniônico amplo geralmente pode ser diagnosticada com facilidade por meio do histórico clínico e de um número limitado de determinações séricas (p. ex., níveis séricos de creatinina, lactato e cetona). A acidose láctica gerada pela glicólise anaeróbia é a causa mais frequente de um hiato aniônico elevado; porém, a acidose láctica com frequência está misturada com outra forma de acidose. Por exemplo, os níveis séricos muito elevados de moléculas aniônicas de salicilato podem elevar diretamente o hiato aniônico, mas os salicilatos também o aumentam, interferindo no metabolismo dos carboidratos e na utilização de O_2, produzindo dessa forma uma acidose láctica. De forma semelhante, a cetoacidose diabética produz uma mistura de hiato aniônico e acidose metabólica ao aumentar a concentração de cetonas não medidas e produzir uma acidose láctica, habitualmente por hipoperfusão. A uremia geralmente leva ao acúmulo de ácidos tituláveis, produzindo a combinação de hiato aniônico e acidose metabólica.

Se os níveis de creatina, cetona e lactato estiverem todos normais, no contexto de um hiato aniônico elevado, uma ingestão tóxica é a etiologia mais provável. Nesses pacientes, comparar a osmolaridade calculada com a osmolaridade sérica medida é particularmente útil. Um hiato osmolar (*osmolar gap*) indica em geral alguma forma de toxicidade alcoólica: etilenoglicol, etanol ou metanol. Outros fármacos que ocasionam a acidose com hiato aniônico incluem a isoniazida, o ferro e o paraldeído.

A segunda situação na qual o hiato aniônico pode ser útil é quando se diagnostica uma alteração mista do equilíbrio acidobásico mediante o cálculo da relação "delta/delta (Δ/Δ)", ou seja, a alteração no hiato aniônico dividida pela alteração no bicarbonato sérico.

$$\Delta HA/\Delta HCO_3^- = (\text{HA observado} - \text{HA normal})/HCO_3^- \text{ normal} - HCO_3^- \text{ observado}$$

Esse cálculo se baseia no pressuposto de que cada miliequivalente de ácido agregado ao corpo reduzirá o bicarbonato sérico em uma quantidade equivalente. Portanto, quando o delta no hiato aniônico é maior do que o delta no bicarbonato sérico ($\Delta/\Delta>1$), implica uma fonte adicional de bases (alcalose metabólica). Em outras palavras, a magnitude de diminuição do bicarbonato é menor que a magnitude de aumento do hiato aniônico; por consequência, foram agregadas bases, o que sugere um processo associado de alcalose.

Quando as alterações no hiato aniônico são menores do que as alterações na concentração sérica de bicarbonato ($\Delta/\Delta<1$), implica uma fonte adicional de ácidos (acidose metabólica sem hiato aniônico). Em outras palavras, foi consumido mais bicarbonato do que era esperado, e isso pode ser explicado pelo agregado de outra fonte de ácido, o que sugere um processo acidótico associado sem hiato aniônico. Porém, esse pressuposto só se aplica quando o próton e sua base conjugada têm o mesmo volume de distribuição. Mas, como foi descrito anteriormente, mais de 50% do excesso de H^+ é atenuado pelas células, não pelo HCO_3^-. Pelo contrário, a maior parte desse excesso de ânions permanece no líquido extracelular porque a sua distribuição é dependente do pH. Isso não é o que acontece na acidose láctica (porque os prótons têm um volume de distribuição maior do que o lactato e são atenuados dentro da célula) ou em situações em que a acidose é intensa. Como resultado, a elevação no hiato aniônico geralmente excede a queda na concentração plasmática do HCO_3^-; na acidose láctica, por exemplo, a relação Δ/Δ média é de aproximadamente 1,6:1. Deve-se observar, contudo, que a atenuação do hidrogênio nas células e no osso precisa de várias horas para se completar. Por conseguinte, a relação pode estar perto de 1:1 com uma acidose láctica muito aguda (convulsões ou exercícios que ocasionam o esgotamento) porque não houve tempo para que o efeito tampão não extracelular tenha ocorrido.

Em resumo, a relação Δ/Δ se encontra normalmente entre 1 e 2 em pacientes com acidose metabólica não complicada com um hiato aniônico elevado. Um valor abaixo de 1:1 sugere uma combinação entre acidose com hiato aniônico elevado e acidose com hiato aniônico normal, como pode ocorrer quando a hemoconcentração e a acidose láctica se sobrepõem em uma diarreia intensa. Por outro lado, um valor acima de 2:1 sugere que a queda nas concentrações plasmáticas do HCO_3^- é menor do que a esperada, por causa de uma alcalose metabólica simultânea.

A terceira situação na qual o hiato aniônico pode ser útil é a detecção de distúrbios selecionados que se produzem quando o hiato aniônico é baixo. O hiato aniônico baixo pode ser produzido por uma diminuição dos ânions não medidos, como na hipoalbuminemia. A hipoalbuminemia, um distúrbio frequente nos pacientes hospitalizados, pode mascarar uma concentração aumentada de ânions, diminuindo o valor do hiato aniônico. Por consequência, por exemplo, uma cetoacidose significativa pode ser negligenciada em um paciente diabético com hipoalbuminemia. O hiato aniônico observado pode ser corrigido nos casos em que a concentração de albumina é anormal, considerando que cada g/L de diminuição na albumina sérica faz com que o hiato aniônico observado subestime a verdadeira diferença entre cátions e ânions em 0,25 mEq/L.

$$\text{HA normalizado} = \text{HA observado} + 0{,}25 \times (\text{albumina normal} - \text{albumina observada})$$

Em que as concentrações de albumina se expressam em g/L (se expressadas em g/dL, o fator é 2,5).

O hiato aniônico baixo pode ser observado com o aumento de cátions não medidos, como na intoxicação por lítio, ou em casos de mieloma múltiplo, em que se produz uma paraproteína catiônica. Raramente o hiato aniônico pode ser negativo, como na hiperlipidemia grave ou na intoxicação por brometo. Nessas situações não frequentes, o ajuste por hipoalbuminemia não corrige esse erro.

Perdas de bicarbonato

As perdas de bicarbonato podem causar acidose metabólica, mas não elevam o hiato aniônico porque as perdas do HCO_3^- produzem uma hipercloremia compensadora. Embora a insuficiência renal em geral altere a excreção do H^+, a insuficiência renal pode também produzir uma perda direta do HCO_3^-. Na insuficiência renal, o HCO_3^- estabelece um patamar habitualmente entre 12 e 20 mmol/L, já que um acúmulo maior do H^+ é mascarado pelos tampões tissulares (osso). Três condições diminuem o HCO_3^- de forma desproporcional às reduções na taxa de filtração glomerular: os distúrbios tubulares na medula renal (p. ex., a acidose tubular renal proximal), os estados com baixa renina/aldosterona e a insuficiência renal, na qual há uma redução da absorção do HCO_3^- (por causa de uma carga constante de Na^+ filtrado e um aumento da fração de filtração através dos poucos néfrons remanescentes). A acidose metabólica moderada da ATR proximal (tipo II) habitualmente é um achado incidental que resulta da incapacidade de reabsorver por completo o HCO_3^- filtrado. Nessa doença autolimitada, a alteração da capacidade de reabsorção do HCO_3^- torna difícil a correção do pH e produz uma urina alcalina. Nesses pacientes, o $NaHCO_3$ aumenta a carga do HCO_3^- filtrado e aumenta o pH urinário, mas não afeta o pH sérico com frequência. Além da acidose metabólica e urina alcalina, as características acessórias da ATR proximal são: diminuição do urato, PO_4^- e potássio séricos, glicosúria e aminoacidúria.

O trato gastrintestinal (GI) constitui uma rota de perda do HCO_3^- em pacientes com diarreia crônica. A diarreia relacionada com o vírus da imunodeficiência humana (HIV) ou o excesso de laxantes é relativamente frequente. Nesses pacientes o pH urinário pode ser um teste diagnóstico de utilidade – um rim normal aumentará a excreção de ácido (e recuperará o HCO_3^-), produzindo como resultado um pH urinário menor que 5,0. A colestiramina também pode ocasionar uma acidose metabólica pela substituição do HCO_3^- por Cl^-. Como o íleo e o cólon têm bombas iônicas que substituem o HCO_3^- por Cl^-, a acidose hiperclorêmica (sem hiato aniônico) se desenvolve frequentemente nos pacientes com ureterossigmoidostomia.

Acidose por diluição

Esse tipo de acidose é observado principalmente quando se administra um volume grande de solução salina. A explicação mais simples da acidose dilucional do ponto de vista físico-químico é que a diluição com uma solução menos alcalina que o sangue, como é a solução salina, produzirá menor alcalinidade (ou seja, maior acidez da solução). Como a maior parte do metabolismo corporal é realizada dentro da célula e não há um método prático para obter amostras intracelulares, é extraída uma amostra de sangue e presume-se que ela reflita o que está acontecendo dentro da célula. Todavia, a acidose dilucional que resulta da infusão de uma solução salina normal não reflete um distúrbio metabólico intracelular. Para o mesmo grau de acidemia, poderia se esperar que uma acidose dilucional fosse menos preocupante do que uma acidose metabólica ocasionada por um distúrbio metabólico intracelular, pelo menos por duas razões. Em primeiro lugar, não existe um distúrbio metabólico subjacente associado com uma acidose por diluição. Em segundo lugar, para o mesmo grau de acidemia, a modificação inicial do pH na acidose dilucional se produz fora da célula, e uma mudança menor ou retardada do pH se produz dentro da célula. No paciente com um distúrbio metabólico, ao contrário, a modificação inicial do pH se produz dentro da célula, e uma mudança menor ou retardada ocorre no espaço extracelular.

Sinais e sintomas[3]

Ao contrário dos pacientes com acidose respiratória, os pacientes com acidose metabólica geralmente têm uma profundidade e frequência respiratória aumentada, a menos que o estímulo ventilatório central esteja diminuído. Se a acidose for intensa pode produzir letargia ou coma. As mudanças neurológicas são menos proeminentes com a acidose metabólica do que com a respiratória, talvez porque a hipercapnia e a hipoxemia da acidose respiratória exerçam efeitos independentes. A acidose metabólica moderada pode diminuir a pressão arterial, diminuir a função cardíaca, alterar os efeitos das catecolaminas no sistema cardiovascular e piorar a função do músculo liso, levando a complicações como gastroparesia, vômitos e regurgitação do conteúdo gástrico.

Compensação

Há vários mecanismos compensatórios para a acidose metabólica. Inicialmente, os tampões extracelulares (com predominância do HCO_3^-) atenuam a queda do pH. Logo depois, a acidose metabólica estimula tanto os quimiorreceptores centrais quanto os periféricos que controlam a respiração, produzindo um aumento da ventilação alveolar que reduz a $PaCO_2$ e aumenta o pH extracelular em direção aos valores normais. O aumento da ventilação começa depois de 1 a 2 horas e alcança seu nível máximo depois de 12 a 24 horas. Caracteriza-se mais por um aumento no volume corrente do que por um aumento na frequência respiratória e pode, se a acidemia for intensa, alcançar um máximo de 30 L/min. Esse grau de hiperventilação (denominado respiração de Kussmaul) é geralmente evidente no teste físico e deve alertar o médico para uma possível acidose metabólica subjacente. A $PaCO_2$ diminui a uma velocidade de aproximadamente 1,2 mmHg por cada mEq/L de redução no HCO_3^- sérico, mas raras vezes diminui abaixo de 10 mmHg. A $PaCO_2$ esperada em resposta a uma acidose metabólica estabelecida pode ser prevista mediante a seguinte equação:

$$PaCO_2 \text{ esperada} = 1{,}5 \times HCO_3^- \text{ medido} + 8\ (\pm 2)$$

Como regra aproximada, na acidose metabólica crônica, a $PaCO_2$ esperada se aproxima dos dois últimos dígitos do valor do pH (p. ex., a $PaCO_2$ esperada para um pH de 7,25 é 25). Embora a compensação respiratória seja relativamente rápida (desenvolve-se na totalidade dentro de 24 a 48 horas), raras vezes se completa. Se a $PaCO_2$ se encontra acima da esperada para um determinado nível do HCO_3^-, o tempo para a compensação foi muito curto ou se está diante de uma acidose respiratória. Se a $PaCO_2$ for abaixo da esperada, há uma alcalose respiratória concomitante. A atenuação do H^+ pelas proteínas intracelulares e os tampões fixos nos ossos (sais de cálcio) representam o terceiro mecanismo principal para atenuar a diminuição do pH. Por último, os rins podem favorecer a excreção do H^+ em combinação com o fosfato (acidez titulável) e amônio. Essas perdas do H^+ estão limitadas aproximadamente a até 50 a 100 mEq/dia, uma taxa que se aproxima da produção habitual normal de ácido mineral. Geralmente, excretam-se de 10 a 40 mEq do H^+ a cada dia como acidez titulável e 30 a 60 mEq como amônio.

$$H^+ + HPO_4^{2-} \leftrightarrow H_2PO_4^-$$
$$H^+ + NH_3 \leftrightarrow NH_4^+$$

Esses processos são essenciais para a manutenção do equilíbrio acidobásico porque a velocidade de excreção dos íons do H^+ livre é extremamente baixa. Os rins respondem a uma carga aumentada do H^+ incrementando a produção e a subsequente excreção do NH_4^+. O efeito líquido é que a excreção do NH_4^+ pode exceder os 250 mEq/dia com acidemia intensa.

Em contraste, em geral há só uma capacidade limitada para melhorar a acidez titulável porque a excreção de fosfato se mantém relativamente constante. Uma exceção se produz na cetoacidose, na qual os ânions cetônicos excretados podem atuar como tampões urinários, aumentando a excreção do ácido titulável até 50 mEq/dia.

Alcalose metabólica

A alcalose metabólica, um pH maior que 7,45 com uma $PaCO_2$ elevada, costuma ser gerada e mantida por dois mecanismos fisiopatológicos diferentes. A alcalose metabólica sempre se produz por incorporação do HCO_3^-, perda de íons H^+, ou perda de líquidos corporais ricos em cloreto em comparação com as concentrações plasmáticas. Na primeira situação, a base exógena pode se acumular quando se administra um excesso de bicarbonato, citrato, lactato ou acetato. O segundo mecanismo para que se estabeleça uma alcalose metabólica é produzido quando se perde o H^+. A perda é produzida na maior parte dos casos pela aspiração nasogástrica ou vômitos de suco gástrico, mas isso ocorre com muito menos frequência pelo uso amplamente difundido dos bloqueadores H_2 e inibidores da bomba de prótons. Raramente a excreção do H^+ pode resultar de um distúrbio renal no qual as perdas podem estar mediadas por um excesso de mineralocorticoides, uma contribuição tubular distal de Na^+ aumentada, ou uma filtração excessiva de ânions não reabsorvíveis (p. ex., cálcio, penicilina). É interessante mencionar que os mecanismos renais quase nunca geram a alcalose metabólica, mas quase sempre são responsáveis por mantê-la. O rim normal rapidamente excreta urina alcalina em resposta a uma carga do HCO_3^-, sempre que o Cl^-, o K^+ e o Mg^{++} forem normais. Porém, a hipocalemia, a hipomagnesemia e a hipocloremia inibem a excreção do excesso de HCO_3^-.

Critérios diagnósticos

A alcalose metabólica se caracteriza por pH elevado, HCO_3^- elevado e, com frequência, um aumento compensatório na $PaCO_2$ se o distúrbio for crônico. O hiato aniônico pode aumentar pela elevação da "equivalência de carga" da albumina e a estimulação da síntese de ânions orgânicos.

Sinais e sintomas[4]

Os pacientes com alcalose metabólica podem estar assintomáticos ou manifestar sintomas relacionados à depleção de volume (fraqueza, cãibras musculares, enjoos e vertigem postural) ou à hipocalemia (poliúria, polidipsia, fraqueza muscular). Os desconfortos diretamente relacionados à alcalemia não são frequentes. A alcalose metabólica altera a transmissão neural e a contração muscular, sobretudo quando é acompanhada de hipocalemia e hipofosfatemia – duas anormalidades habitualmente coexistentes. Na realidade, a alcalose metabólica simula uma hipocalcemia na sua sintomatologia. Frequentemente são produzidas mudanças na consciência e sede, originadas pela depleção de volume.

Precipitantes da alcalose metabólica

A aspiração nasogástrica ou os vômitos podem causar depleção do volume circulatório, assim como das concentrações de H^+, Mg^{++} e Cl^-. Ao substituir essas perdas, HCO_3^- é gerado e retido. A depleção de volume causa hiperaldosteronismo (retenção do HCO_3^-, perda de K^+). A aldosterona também promove uma reabsorção máxima de Na^+, tendo valores elevados de troca tubular de Na^+ por K^+, com um agravamento adicional da alcalose.

O alívio de uma acidose respiratória presente durante longo tempo (p. ex., pelo uso de ventilação mecânica) resulta na evolução rápida de uma alcalose metabólica por causa do HCO_3^- retido previamente como compensação. Por razões desconhecidas, a acidose respiratória crônica promove a perda urinária do Cl^-, que contribui adicionalmente para perpetuar a alcalose. Se for administrado o Na^+ acompanhado por um ânion não reabsorvível (p. ex., penicilina) nos pacientes com depleção de volume, o Na^+ será reabsorvido no túbulo renal e o H^+ será secretado para manter a eletroneutralidade.

As propriedades fracas similares à aldosterona dos glicocorticoides podem ocasionar uma alcalose metabólica na síndrome de Cushing ou com a administração exógena de corticosteroides. A retenção excessiva do HCO_3^- pode ser produzida após a administração terapêutica, mas se o volume circulante e o K^+ forem normais, o rim terá uma capacidade notável de excretar o excesso do HCO_3^-. A alcalose metabólica iatrogênica muitas vezes complica o tratamento da acidose pela cetoacidose diabética ou lactato, já que o HCO_3^- se regenera no período de recuperação. A alcalose por contração é um estado no qual as perdas do volume intravascular, o K^+ e o Cl^- atuam junto com o hiperaldosteronismo para realizar a depleção dos líquidos extracelulares enquanto o HCO_3^- permanece quase constante. O incremento reativo da aldosterona favorece a reabsorção do Na^+ e a excreção do H^+ urinário. Embora esse problema seja observado com maior frequência com o uso de diuréticos de alça ou tiazídicos, também pode ser produzido pelos vômitos (altas perdas gástricas de Cl^-).

Manutenção da alcalose

A alcalose metabólica pode ser mantida pelos mesmos quatro mecanismos responsáveis pelo seu desenvolvimento: deficiência do Cl^-, excesso de mineralocorticoides, depleção do volume circulante ou depleção do K^+. No entanto, em um determinado paciente, a alcalose metabólica muitas vezes é mantida por um mecanismo diferente daquele que a originou. Por exemplo, a eliminação por via nasogástrica do Cl^- e K^+ pode gerar uma alcalose metabólica, mas é mantida se estiver associada a uma depleção de volume intravascular e do Cl^-, mesmo depois que a aspiração nasogástrica for interrompida. Deve-se administrar o Cl^- e volume para revertê-la. Diante do dilema de ter que escolher, o organismo opta por manter um volume circulante adequado à custa da homeostase do Cl^- e do pH.

Compensação da alcalose metabólica

Na acidose metabólica a $PaCO_2$ normalmente aumenta ao redor de 0,6 mmHg por mmol de aumento do HCO_3^-. (Um valor mais baixo da $PaCO_2$ indica uma alcalose respiratória concomitante.) É raro observar um aumento compensatório da $PaCO_2$ >60 mmHg quando se respira ar ambiente, pelo menos em parte porque nesse nível de hipercapnia a PaO_2 cai aproximadamente a 60 mmHg e a hipoxemia começa a impulsionar a respiração.

Diagnóstico

Como já mencionado, o histórico clínico, o perfil da medicação, as análises de laboratório e o estado do volume intravascular são essenciais para o diagnóstico diferencial. A avaliação de laboratório deve ser voltada para a diferenciação de uma alcalose responsiva de uma alcalose resistente ao cloreto. Uma alcalose que responde ao cloreto pode ser identificada geralmente pela mensuração dos eletrólitos urinários. Essas determinações são úteis desde que não sejam obtidas dentro das 24 horas da administração de diuréticos, porque a maioria dos diuréticos produz perdas de Cl^- e K^+. As concentrações do Cl^- inferiores a 20 mEq/L caracterizam a alcalose responsiva ao cloreto, o que sugere a depleção de volume ou a alcalose pós-hipercapnia como mecanismos potenciais. Se a concentração do Cl^- urinário exceder os 20 mEq/L, as causas mais frequentes são o excesso de mineralocorticoides, a utilização de diuréticos e a hipocalemia ou hipomagnesemia intensas. Uma acentuada disparidade entre as concentrações do Cl^- e Na^+ na urina sugere excesso de mineralocorticoides.

Acidose respiratória

Embora o CO_2 não seja um ácido, quando ingressa na corrente sanguínea ele se combina com H_2O, ocasionando a formação do H_2CO_3. A consequente elevação da concentração do H^+ é então minimizada porque a maioria do excesso de íons H^+ se combina com os tampões extracelulares, incluindo a hemoglobina (Hb) nos eritrócitos.

$$H_2CO_3 + Hb^- \leftrightarrow HHb + HCO_3^-$$

O HCO_3^- gerado por essa reação deixa o eritrócito e entra no líquido extracelular em substituição ao Cl^- extracelular. O efeito líquido é que o CO_2 metabólico é principalmente transportado na corrente sanguínea como HCO_3^- com pouca mudança no pH extracelular. Esses processos se invertem nos alvéolos. Quando a HHb se oxigena, H^+ é liberado. Esses íons H^+ se combinam com o HCO_3^- para formar H_2CO_3 e depois o CO_2, que é excretado. A acidose respiratória pode ser aguda ou crônica.

Acidose respiratória aguda[5]

O corpo não está adequadamente adaptado para controlar uma elevação aguda da concentração do CO_2. Praticamente não há atenuação extracelular porque o HCO_3^- não pode atenuar o H_2CO_3, e a resposta renal precisa de tempo para se desenvolver. Por consequência, os tampões celulares, particularmente a hemoglobina e as proteínas, constituem os moduladores primários da acidose relacionada com a hipercapnia aguda.

$$H_2CO_3 + Tamp^- \leftrightarrow HTamp + HCO_3^-$$

Como resultado dessas reações de atenuação, há um aumento na concentração plasmática do HCO_3^-, em média 1 mEq/L para cada 10 mmHg de aumento da pCO_2.

As causas frequentes de acidose respiratória aguda incluem a exacerbação aguda de doenças pulmonares subjacentes, como a asma grave e a pneumonia, o edema pulmonar, a supressão do centro respiratório após uma parada cardíaca, a *overdose* de drogas ou a administração de oxigênio para um paciente com hipercapnia crônica.

Acidose respiratória crônica

A persistente elevação da $PaCO_2$ estimula a secreção renal do H^+, resultando na adição do HCO_3^- ao líquido extracelular. O efeito líquido é observado, depois de 3 a 5 dias, quando se atinge um novo estado de equilíbrio em que há um aumento de aproximadamente 3,5 mEq/L na concentração de HCO_3^- plasmático para cada 10 mmHg de incremento na $PaCO_2$. A eficiência da compensação renal tem permitido que alguns pacientes tolerem de maneira contínua valores da $PaCO_2$ tão altos como 90 a 110 mmHg, sem uma diminuição do pH arterial a menos de 7,25 e sem sintomas enquanto se mantiver uma boa oxigenação. A acidose respiratória crônica é um distúrbio clínico relativamente frequente que muitas vezes é produzido em fumantes com doença pulmonar obstrutiva crônica (bronquite e enfisema).

Sinais e sintomas

A acidose respiratória aguda grave pode produzir uma variedade de anormalidades neurológicas. Os sintomas iniciais incluem cefaleia, visão turva, inquietação e ansiedade, que pode progredir até tremores, asterixes, *delirium* e sonolência (o que se denomina narcose pelo CO_2). A pressão do líquido cefalorraquidiano está frequentemente elevada e pode se observar edema de papila. As arritmias e a vasodilatação periférica podem produzir hipotensão se o pH sistêmico cair abaixo de 7,10. A acidose respiratória crônica também está associada com *cor pulmonale* e edema periférico. Nesse distúrbio o volume-minuto cardíaco e a taxa de filtração glomerular geralmente são normais.

Diagnóstico

A presença de um pH ácido e hipercapnia associada com alteração ventilatória é diagnóstico de acidose respiratória. Porém, identificar o distúrbio acidobásico subjacente é mais complicado do que na acidose ou alcalose metabólica, e o contexto clínico é essencial. A acidose respiratória crônica compensada é reconhecida pelo histórico clínico de patologia pulmonar, CO_2 elevado e pH sanguíneo que se mantém a um nível praticamente normal. A acidose respiratória crônica compensada é reconhecida pelo histórico clínico de patologia pulmonar, CO_2 elevado e pH sanguíneo acidótico.

Alcalose respiratória

Mecanismo de produção[6]

A alcalose respiratória – primária ou compensatória – é definida pela hipocapnia, um achado que implica hipoventilação alveolar. Os distúrbios neurológicos centrais, a agitação, a dor, a ventilação mecânica inapropriada, a hipoxemia e as doenças restritivas que reduzem a distensibilidade do sistema respiratório podem produzir uma alcalose respiratória primária.

Sinais e sintomas

A alcalose respiratória aguda geralmente se manifesta por taquipneia; porém, quando é crônica, esse distúrbio pode estar associado a respirações com volume corrente aumentado em uma frequência respiratória praticamente normal. Os sintomas da alcalose respiratória aguda, a síndrome de hiperventilação, variam somente em intensidade em relação aos de qualquer alcalose – mais notavelmente alterações na função neuromuscular (p. ex., parestesias, tetania, tremor). Uma série de sintomas tem sido descrita com a alcalose respiratória, incluindo dor precordial, parestesias ao redor da boca, espasmo carpopedal, ansiedade, enjoos e sensação de vertigem.

Mecanismos compensatórios

A alcalose respiratória prolongada produz uma perda renal do HCO_3^- para compensar a hipocapnia. Quando o estímulo para a hiperventilação desaparece, a hiperpneia tende a continuar, impulsionada pela acidose do SNC até que o HCO_3^- e o pH intracerebral estejam completamente corrigidos.

CONSIDERAÇÕES FINAIS

Nos pacientes críticos, as alterações hidroeletrolíticas constituem uma causa importante de morbidade e, ocasionalmente, mortalidade. Sem a correção imediata, podem desencadear situações que comprometam a vida do paciente. Uma rápida avaliação do estado hidroeletrolítico e um tratamento precoce e correto são as chaves para reverter ou evitar uma situação potencialmente grave.

REFERÊNCIAS BIBLIOGRÁFICAS

1. Arroyo RA, Ramón MA, Ortiz OS. Trastornos del metabolismo ácido-base. Nefrología 2012;7(1). Disponível em: http://www.revistanefrologia.com/es-publicacion-nefrologia-articulo-trastornos-del-metabolismo-acido-base.
2. Asiain Erro MC. Las Unidades de cuidados intensivos. In: Gómez Ferrero O, Salas Campos L, editores. Manual de enfermería en cuidados intensivos. Madri: Monsa-Prayma, 2008.
3. Terry CL. Enfermería de cuidados intensivos. In: Terry CL, Weaver A; trad.: Salazar LV. Critical care nursing demystified. México: Editorial El Manual Moderno, 2012. p.2-12.
4. Guerrero MC, Sánchez JMF-C, Ramírez MAC, Guillén NMM. Alteraciones de los electrolitos en urgencias. Disponível em: http://www.semesandalucia.es/wp-content/uploads/2014/07/electrolitos-en-urgencias.pdf. Acesso em: 20 set 2016.
5. Ávila MG. Desequilibrio hidroeléctrico y ácido-base. Disponível em: https://enfermeriaintensiva.files.wordpress.com/2011/03/mq_deseq_hidro_acido_base.pdf. Acesso em: 20 set 2016.
6. Flores González JC, Hernándes González A. Trastornos electrolíticos graves. Secip 2010. Disponível em: https://www.secip.com/publicaciones-relacionadas/protocolos/category/63-trastornos-electrol%C3%ADticos. Acesso em: 20 set 2016.

Capítulo 34

Mensuração da pressão intra-abdominal

Gisele Brocco Magnan

A elevação da pressão intra-abdominal (PIA) representa elevada morbidade e mortalidade nos pacientes criticamente enfermos e está associada à hipertensão intra-abdominal (HIA), pois a perfusão de órgãos em qualquer cavidade corporal ou compartimento pode ser comprometida quando a pressão no abdome exceder a dos capilares.[1] Nesse cenário, estão sujeitos à alteração na pressão intra-abdominal os pacientes politraumatizados, pós-cirúrgicos de procedimentos abdominais, os ressuscitados volemicamente, aqueles com disfunção renal, hepática e pulmonar, além dos que apresentam acidose e hipotermia.[2]

O aumento da pressão intra-abdominal sugere a necessidade de intervenção precoce, na tentativa de prevenir complicações decorrentes do quadro, bem como o desenvolvimento da síndrome compartimental abdominal (SCA). Na tentativa de ampliar o conhecimento, a compreensão, a atenção e a sobrevida dos pacientes frente à síndrome, em 2004, foi fundada a The World Society on Abdominal Compartment Syndrome (WSACS), Sociedade Mundial de SCA, a qual incentivou pesquisas sobre o assunto.[1,3] A sociedade manteve a definição de que a SCA deve ser considerada uma disfunção orgânica sintomática, resultante do aumento da pressão intra-abdominal com valores sustentados acima de 20 mmHg (Figura 1).[1]

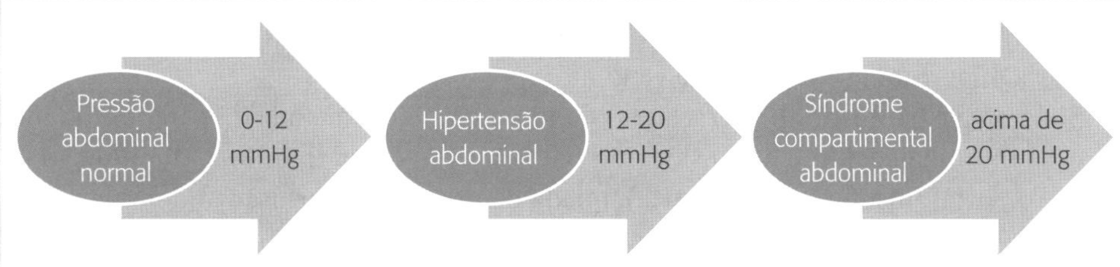

Figura 1 Definição dos valores da pressão abdominal.

Como esperado, o diagnóstico de HIA depende da mensuração acurada e frequente da pressão intra-abdominal e, em função da elevada morbidade e mortalidade da condição e da presença de inúmeros fatores de risco identificáveis, sugere-se que todos os pacientes críticos e que apresentem dois ou mais fatores de risco para HIA sejam monitorados pela PIA, medida logo após a admissão ou identificação do agravo clínico.[4]

A elevação da pressão intra-abdominal deve ser monitorada e monitorizada, pois direciona a conduta terapêutica adequada, sem que haja diminuição do fluxo sanguíneo regional, que culmina com a falência orgânica e o desenvolvimento da SCA. Essa elevação pode ocorrer em função de fatores que ocasionam efeitos de forma aguda ou crônica. Merece destaque o fato de que pacientes com ascite, gestantes, doentes com tumores e pacientes obesos mórbidos podem apresentar elevação gradual da PIA (10-15 mmHg), sem exercer influência na morbidade. Na tentativa de definir os conceitos e apoiar a identificação precoce e dos fatores de risco para HIA e SCA, a WSACS definiu que a implementação da mensuração da PIA deve ocorrer na presença de dois ou mais fatores de risco presentes,[1] conforme demonstrado na Figura 2.

É considerado valor normal quando a PIA estiver entre 0 e 5 mmHg, podendo ser influenciado pelo peso corporal, posicionamento do corpo, movimentos respiratórios e atividade da musculatura abdominal. Para os pacientes críticos, valores entre 5 e 7 mmHg podem ser considerados normais. A HIA pode ser classificada em graus,[1,5] conforme a classificação apresentada na Tabela 1.

A medida da pressão intravesical (PIV) deve ser vista pelo enfermeiro como uma alternativa para a definição desses valores e considerada uma apoiadora na implantação de estratégias intervencionistas, além de um método não invasivo confiável para a medida da PIA.

A SCA é uma manifestação tardia da hipertensão intra-abdominal e sua base fisiopatológica está associada à condição de choque, pois incide com significativa injúria tissular, liberação sistêmica de catecolaminas e vasoconstrição esplâncnica, traduzindo-se em um cenário de hipoperfusão tecidual do trato gastrintestinal.[6] Consequentemente, a condição de hipoperfusão acentua a hipóxia celular, a liberação maciça de citocinas e a redução do metabolismo aeróbico, culminando em morte celular, inflamação, edema e piora da perfusão tecidual.[5,6] Sistemicamente, o impacto e as repercussões no quadro clínico do paciente são notáveis, principalmente sobre os sistemas renal, nervoso central, cardiovascular, gastrintestinal e respiratório.[3,6,7] De maneira didática, o impacto por sistemas está descrito a seguir.[8]

- **Sistema respiratório**: diminuição da capacidade pulmonar total e hipoventilação, hipóxia, hipercapnia e dificuldade ventilatória.
- **Sistema gastrintestinal**: alteração do fluxo sanguíneo (isquemia da parede e da mucosa intestinal, acidose e translocação bacteriana), edema intestinal, diminuição do fluxo portal (insuficiência hepática), queda da pressão de perfusão abdominal (PPA: PAM - PIA ≥60 mmHg).
- **Sistema cardiovascular**: redução do retorno venoso e do débito cardíaco (DC) e aumento da resistência vascular periférica (RSP).

PIA - é o estado de pressão constante ocultada na cavidade abdominal

PPA = PAM - PIA

GF = PFG - PTP = 2 × PIA

PIA deve ser expressa em mmHg e medida no final da expiração, em posição supina, na ausência de contração da musculatura abdominal e com o zero do transdutor na linha axilar média

A referência padrão-ouro para medida intermitente da PIA (via bexiga) é instilar no máximo 25 mL de solução salina estéril

A PIA normal é aproximadamente 5-7 mmHg em pacientes adultos

A HIA é definida como sustentação ou repetidas elevações patológicas da PIA >12 mmHg

A HIA é classificada em graus

- Grau I: PIA 12-15 mmHg
- Grau II: PIA 16-20 mmHg
- Grau III: PIA 21-25 mmHg
- Grau IV: PIA >25 mmHg

SCA é definida como sustentação de PIA >20 mmHg (com ou sem PPA <60 mmHg) associado a nova disfunção ou falência orgânica

SCA primária é condição associada com doença abdominal pélvica e que frequentemente requer intervenção cirúrgica ou radiológica

SCA secundária refere-se às condições que não se originam da região abdominal pélvica

SCA recorrente refere-se às condições de novo desenvolvimento de SCA no acompanhamento de pacientes submetidos a tratamento cirúrgico ou medicamentoso

Figura 2 Conceitos de pressão intra-abdominal (PIA) e síndrome compartimental abdominal (SCA).

GF: gradiente de filtração; PFG: pressão de filtração glomerular; PTP: pressão tubular proximal.

Adaptada de Malbrain ML et al. (2006).[7]

Tabela 1 Classificação da hipertensão intra-abdominal (HIA)

Classificação	Pressão intra-abdominal
Grau I	12-15 mmHg
Grau II	16-20 mmHg
Grau III	21-25 mmHg
Grau IV	>26 mmHg

- **Sistema nervoso central**: diminuição da pressão de perfusão cerebral (PPC) e redução do retorno venoso – edema cerebral.
- **Sistema renal**: diminuição da perfusão renal e queda da taxa de filtração glomerular, oligúria (PIV acima de 10-15 mmHg), anúria (PIV acima de 25-30 mmHg) e insuficiência renal aguda (IRA).
- **Parede abdominal**: como consequência da pressão intravesical elevada, ocorre a redução da perfusão abdominal, oferecendo maiores riscos de complicações pós-operatórias (deiscência de pontos e herniações).

É importante ressaltar que o diagnóstico de hipertensão intra-abdominal passa despercebido e somente é reconhecido na presença de falências orgânicas. Por isso, evitar tal condição é imprescindível e deve se tornar rotina o monitoramento, pois medidas de prevenção para a progressão da SCA podem ser implementadas em unidades de terapia intensiva sem aumentar o custo e melhorando a eficácia e eficiência no tratamento do doente crítico.

Os principais fatores de risco para o desenvolvimento de HIA e SCA são: ressuscitação volêmica maciça (>10 L de cristaloide ou 5 L de coloide em 24 horas, politransfusão, manipulação da cavidade torácica ou abdominal [aberta], hipertermia [temperatura menor que 33°C], coagulopatias [TTPA >2 vezes o valor normal; INR >1,5]), síndrome da resposta inflamatória sistêmica (SIRS), sepse grave ou choque séptico, disfunção hepática com ascite, ventilação mecânica, uso de PEEP >10 cmH_2O (intrínseca ou extrínseca).[9] Na Figura 3 estão demonstrados os fatores de risco para o desenvolvimento da HIA e SCA.

A seguir, estão descritos os recursos materiais necessários para o controle da pressão intra-abdominal, os cuidados com a mensuração e a técnica de montagem dos sistemas de controle.

MONITORIZAÇÃO DA PRESSÃO INTRA-ABDOMINAL (PIA)

A medida direta da pressão intraperitoneal, realizada por cirurgia laparoscópica, é hoje considerada o padrão-ouro para a mensuração da PIA, na qual um cateter é inserido dentro da cavidade peritoneal e oferece a mensuração da pressão do abdome (Figura 4). No entanto, meios indiretos e menos invasivos podem ser eficazes na identificação dos valores da pressão intra-abdominal, sugerindo menores custos e riscos ao paciente.[3]

A captura dos valores da PIA por meio da instalação de um cateter percutâneo no interior da veia cava inferior também pode ser realizada, mas apresenta como desvanta-

Redução da complacência abdominal

- ventilação mecânica
- uso de PEEP e auto-PEEP
- pneumonia basal
- índice de massa corpórea elevado
- pneumoperitôneo
- cirurgia abdominal (vascular)
- posição prona
- sangramento da parede abdominal
- correção de hérnia, gastrosquise ou onfalocele
- queimadura com lesão abdominal

Acréscimo do conteúdo abdominal

- gastroparesia
- distensão gástrica
- íleo
- volvo
- obstrução pseudocolônica
- tumor abdominal
- hematoma de parede abdominal ou retroperitoneal
- dieta enteral
- tumor intra-abdominal ou retroperitoneal
- laparotomia para controle de lesões

Coleção abdominal com fluido, ar ou sangue

- disfunção hepática com ascite
- infecção abdominal
- hemoperitôneo
- pneumoperitôneo
- trauma maior
- diálise peritoneal
- laparoscopia

Extravasamento capilar e ressuscitação volêmica

- acidose
- hipotermia
- coagulopatia (plaqueta <50.000 /mm^3 ou TTPA >2 x normal ou TP <50% ou INR >1,5)
- politransfusão/trauma (>10 UI concentrado de hemácias)
- sepse, sepse grave ou choque séptico
- ressuscitação volêmica maciça (>5 L coloide ou >10 L de cristaloide em 24 horas com extravasamento capilar e balanço hídrico positivo)
- grande queimado

Figura 3 Fatores de risco para desenvolvimento da hipertensão intra-abdominal (HIA) e síndrome compartimental abdominal (SCA).[9]

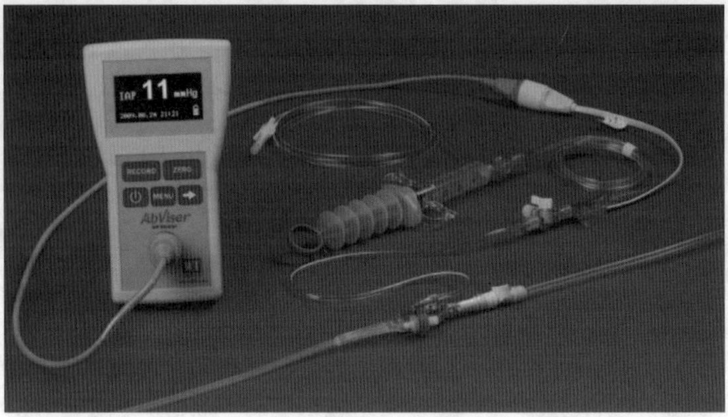

Figura 4 Aparelho para mensurar a PIA – sistema de monitoramento da pressão intra-abdominal.
Fonte: Abviser Autovalve®.

gem a necessidade da colocação de um cateter endovenoso e risco inerente de infecção; complicações tromboembólicas possivelmente serão ampliadas.[2]

Meios indiretos utilizam a medida da pressão no interior de órgãos abdominais e são de fácil acesso, como a via vesical (PIV), considerado um método simples e com menor custo, no qual os valores mensurados devem ser interpretados em mmHg e medidos ao final da expiração.

A mensuração da pressão intra-abdominal por meio da PIV tem valor diagnóstico e terapêutico na condução dos pacientes críticos com risco de desenvolvimento da HIA. Assim, a monitorização da PIV pode ser implantada em qualquer paciente que apresente fatores de risco para elevação da PIA.

A inserção de um cateter intravesical, preferencialmente de 3 vias e conectado a um transdutor de pressão, sendo posicionado com o zero na linha axilar média, permite a mensuração da PIV após a instilação de solução salina no interior da bexiga. A WSACS recomenda o uso de 25 mL de solução salina e a verificação em intervalos de 4 a 6 horas, exceto em pacientes com disfunção orgânica grave, nos quais a medida deve ocorrer a cada hora.[1,9]

Existe hoje no mercado dispositivos descartáveis, estéreis e não invasivos para o monitoramento da pressão intra-abdominal, que possuem um sistema de drenagem de urina no qual a instilação de solução salina cria uma ligação entre a cavidade abdominal (bexiga) e o transdutor de pressão externo, que conectado ao sistema de monitorização do paciente crítico, permite a medida e o monitoramento contínuos, onde a medição é conseguida em aproximadamente 30 segundos. Essa informação, obtida facilmente, auxilia a equipe multiprofissional a observar a tendência da pressão e interferir em tempo hábil frente a possíveis alterações, prevenindo as disfunções como em casos de SCA. A Figura 5 esquematiza o aparelho.

A mensuração da PIA pode ser descontinuada se o paciente deixar de apresentar disfunção orgânica aguda e se os valores mantiverem-se <10 mmHg, por períodos de 24 a 48 horas.[1,10]

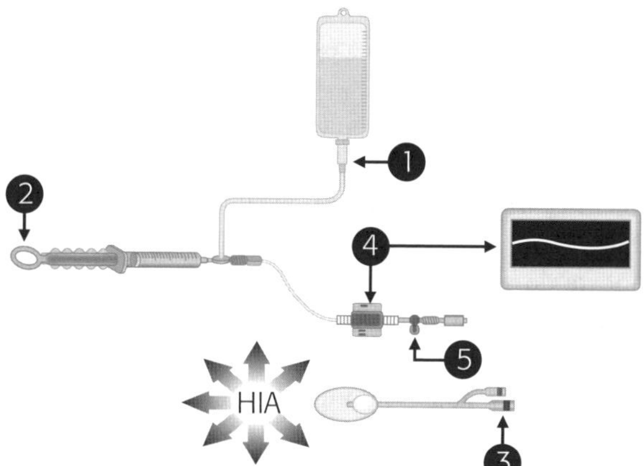

Figura 5 Sistema de monitoramento da pressão intra-abdominal. 1. Bolsa com solução salina. 2. Seringa para aspiração e administração de 20 mL de solução salina para adultos e, para crianças, 1 mL/kg + 2 mL, não excedendo 20 mL. 3. Clampeamento da sonda Foley para evitar perda urinária. 4. Transdutor no nível da linha axilar média. 5. *Three-way* para sistema de zeragem.

Fonte: Abviser Autovalve®.

É possível o enfermeiro realizar a mensuração e manutenção da PIV por meio de sistema de coluna d'água ou com transdutor de pressão; para isso, serão necessários os seguintes materiais:

Montagem do sistema de coluna d'água:

- Sonda vesical de demora (SVD) de duas vias (considerar SVD de três vias se houver previsão de mensuração frequente da PIV).
- Suporte de soro.
- Régua com nivelador.
- Fita adesiva.
- Equipo apropriado (equipo de PVC).
- Fita graduada.
- Soro fisiológico 0,9%, 250 mL.
- Sistema *three way*.
- Seringa descartável 60 mL.
- Agulha descartável 40 × 12.
- Adaptador para SVD (se três vias).
- Luvas de procedimento, máscara descartável e óculos.
- Sachê de álcool ou gaze estéril embebida em álcool 70%.

Montagem do sistema de coluna d'água e monitorização da pressão intra-abdominal:

- Lavar as mãos e preparar o material necessário.
- Usar os EPI necessários.
- Explicar o procedimento ao paciente, mantendo-o em decúbito dorsal.
- Montar o sistema com o equipo e fita graduada com 250 mL de soro fisiológico 0,9%; adaptar o sistema *three way* com a seringa de 60 mL na extremidade do equipo. Retirar o ar do sistema.
- Posicionar o suporte do equipo na lateral do paciente; zerar o sistema tendo como referência a linha axilar média do paciente, em decúbito dorsal a zero grau.
- Realizar a antissepsia do local definido para coleta de urina, na extensão do coletor.
- Iniciar a verificação da PIV, adaptando uma agulha ao *three way* e puncionar o local definido para coleta de urina na extensão do coletor.
- Pinçar a saída do dreno para o coletor de urina, garantindo o esvaziamento da bexiga.
- Fechar o *three way* no sentido do paciente e pinçar a via de leitura do equipo graduado. Abrir a pinça do equipo do soro fisiológico e aspirar na seringa 25 mL de solução (definir como valor máximo de líquido a ser infundido).
- Fechar o *three way* para o sistema e injetar o conteúdo aspirado de soro fisiológico para a bexiga do paciente.
- Fechar a pinça do soro, abrir a pinça da coluna de leitura, fechar o *three way* para a seringa, abrindo-a para o sistema. Verificar na coluna d'água o valor obtido após estabilização da coluna.
- Preencher a coluna para as mensurações posteriores e desclampear a sonda vesical.
- Registrar o valor observado em prontuário.
- Fechar o *three way* para o sistema, retirar a agulha do local de punção e desprezar em local próprio para perfurocortante. Proteger o *three way* com uma tampa.
- Abrir a pinça do coletor e permitir a drenagem da solução injetada.
- Esvaziar o coletor de urina e registrar o volume desprezado, considerando o volume infundido.

Materiais necessários para a mensuração e manutenção da PIV com transdutor de pressão:

- Sonda vesical de demora (SVD) de duas vias (considerar SVD de três vias se houver previsão de mensuração frequente da PIV).
- Suporte de soro e de transdutor.
- Régua com nivelador.
- Fita adesiva.
- Equipo simples.
- Fita graduada.
- Soro fisiológico 0,9%, 250 mL.
- Extensores.
- *Three way*.

- Transdutor de pressão (*domus*).
- Monitor de pressão invasiva.
- Luvas de procedimento, máscara descartável e óculos.

Montagem do sistema com transdutor de pressão e monitorização da pressão intra--abdominal (Figura 6):

- Lavar as mãos e preparar o material necessário.
- Usar os equipamentos de proteção individual (EPI) necessários.
- Explicar o procedimento ao paciente, mantendo-o em decúbito dorsal.
- Posicionar o suporte de soro próximo ao leito do paciente; encaixar o suporte do transdutor ao suporte de soro e adaptar o transdutor de pressão (*domus*).
- Definir a localização do suporte do transdutor de pressão para que fique na linha axilar média (apoiado pela régua niveladora), e conectar o cabo ao monitor de pressão invasiva.
- Instalar o equipo de soro e retirar o ar; conectar na via inferior do transdutor de pressão (*domus*).
- Instalar o *three way* na parte superior do transdutor de pressão (*domus*) e em uma das vias do *three way*, conectar o extensor, preenchendo o circuito com soro fisiológico.
- Conectar outro extensor à terceira via da sonda vesical de demora.
- Clampear o sistema de drenagem da bolsa coletora de sistema fechado (parte distal).

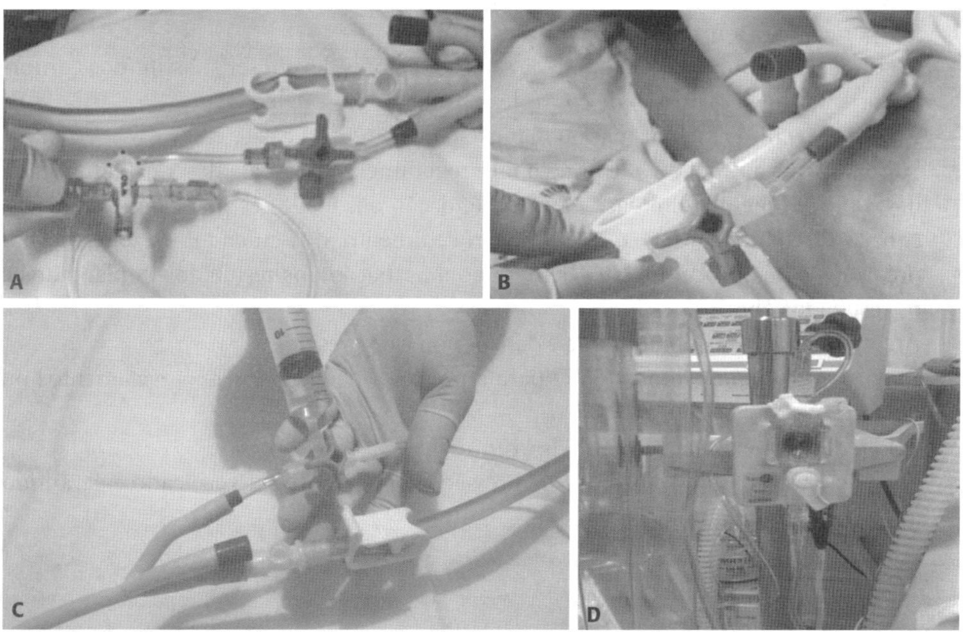

Figura 6 Sistema de monitoramento de pressão intra-abdominal (PIA) com sonda vesical de três vias (A, B e C), e transdutor de pressão que deve ser posicionado na linha axilar média (D).

Fonte: Prof. Clayton Lima Melo.

- Zerar o sistema de pressão (abrir o *three way* para o ar ambiente e fechar para o paciente, conforme orientação de acionamento do monitor).
- Infundir 25 mL de solução fisiológica pela terceira via da SVD e fechar o soro após a infusão.
- Liberar o *three way* para a SVD e para o transdutor de pressão (*domus*), acompanhando a formação da onda no monitor.
- Observar o valor apresentado no monitor ao final da expiração, garantindo o posicionamento do paciente.
- Camplear a terceira via da SVD e abrir o sistema de drenagem.
- Recolher o material utilizado e realizar o registro no prontuário do paciente.
- Esvaziar o coletor de urina e registrar o volume desprezado, considerando o volume infundido.

Considerações importantes:

- O enfermeiro deve ser capacitado previamente para a realização do procedimento, pois é importante conduzir a educação permanente e a prática assistencial com base em evidências científicas atualizadas e bem recomendadas.
- É importante salientar que o sistema de monitorização com soro fisiológico 0,9% e transdutor de pressão para a monitorização da PIA não requer o uso de sistema pressurizado.
- A lavagem das mãos antes e após a manipulação do sistema e o uso de EPI deve ser assegurada para a realização do procedimento.
- O sistema de monitorização da PIA e seus conectores devem ser substituídos conforme orientação da comissão de controle de infecção hospitalar.
- Preservar técnica asséptica para o manuseio dos circuitos e cateteres.
- Sugere-se que a unidade que pratica tal procedimento possua a descrição atualizada desse procedimento com base na recomendação das melhores práticas assistenciais, com as diretrizes para a execução do procedimento, dos cuidados de enfermagem pré, trans e pós-procedimento, bem como a avaliação dos resultados implantados e os resultados obtidos.
- Atentar para evitar dobradura de extensões ou cateteres.
- Avaliar o funcionamento da SVD para a presença de coágulos, acotovelamentos ou desconexões.
- A PIA deve ser expressa em mmHg (1 mmHg: 1,36 cmH_2O).
- O posicionamento do transdutor de pressão (*domus*) deve ser verificado e garantido antes da mensuração.

CONSIDERAÇÕES FINAIS

Observamos na prática diária do cuidado ao paciente crítico a presença do enfermeiro com um papel importante na identificação de disfunções e na abordagem precoce com intervenções assertivas no paciente crítico.

A mensuração da PIV tem feito parte da rotina do enfermeiro e sua capacitação é de fundamental relevância, visto o impacto desta atividade no prognóstico do paciente.

Assim, torna-se imperiosa a definição de estratégias para a capacitação dos profissionais de enfermagem envolvidos nesse procedimento, bem como a definição de papéis, métodos e resultados esperados para o atendimento ao paciente que necessite deste cuidado, garantido o um cuidado precoce e de qualidade.

REFERÊNCIAS BIBLIOGRÁFICAS

1. Bersani AL, Gomes JO, Braga ILS, Guimarães HP, Lopes RD. Síndrome compartimental abdominal. Rev Bras Clin Med 2009;7:313-321.
2. Almeida JRS, Park M, Azevedo LCP. Síndrome compartimental abdominal. In: Azevedo LCP (ed). Medicina intensiva baseada em evidências. São Paulo: Atheneu; 2009.
3. Santana JCB, Melo CL, Dutra BS. Monitorização invasiva e não invasiva – fundamentos para o cuidado. São Paulo: Atheneu; 2013. p.229-37.
4. Malbrain MNL. Deeren D, De Potter TJR. Intra-abdominal hypertension in the critically ill: it is time to pay attention. Curr Opin Care. 2005;11:156-71.
5. Zeni M, Gieburowski Junior RL, Silva AB. Síndrome compartimental abdominal: rotinas do serviço de cirurgia geral do Hospital Governador Celso Ramos. SCA: Rotinas do HGCR. Arq Catar Med 2010;39(1).
6. Steinman M, Figueiredo LFP, Cal RGR. Monitorização da pressão intra-abdominal. In: Knobel E (ed). Condutas no paciente grave. 3.ed. São Paulo: Atheneu; 2006, p.2235-8.
7. Malbrain ML, Cheattham ML, Kirkpatrick A, Sugrue M, Parr M, De Waele J et al. Results from the International Conference of Experts on Intra-abdominal Hypertension and Abdominal Compartment Syndrome. I. Definitions. Intensive Care Med 2006;32:1722-32.
8. Rodrigues Junior AC, Novo FCF, Arouca RCS, Silva FSC, Montero EFS, Utiyama EM. Abdômen aberto: experiência em uma única instituição. Rev Col Bras Cir 2015;42(2):093-096.
9. Malbrain M, De Laet IE. Intra-abdominal hypertension: envolving concepts. Clin Chest Med 2009;30:45-70.
10. Neto AR, Mendes CL, Rezende EAC, Dias FS. Monitorização em UTI. Rio de Janeiro: Revinter; 2004. p.301-6.

BIBLIOGRAFIA

Kalil AN, Pinto F, Mastalir E. Medida da pressão intra-abdominal: aplicação clínica e considerações técnicas. Rev Med Res 2006;8(2):69.

Silva S, Pires PS, Brito CM. Cuidando do paciente crítico: procedimentos especializados. São Paulo: Atheneu; 2013.

Capítulo 35

Controle glicêmico e terapia insulínica

Luis Perretta

INTRODUÇÃO

A glicose é um dos principais substratos energéticos das diferentes células do organismo. Os níveis dessa substância no sangue são regulados por um complexo sistema fisiológico que permite manter os níveis de glicemia dentro de uma estreita faixa de valores. Apesar disso, a desregulação da glicose nos pacientes em estado crítico é um evento muito comum, já que qualquer doença ou dano fisiológico agudo, suficientemente grave, pode provocar hiperglicemia (HG) de maneira transitória. Esse quadro é denominado HG de estresse,[1] que Manzanares e Aramendi[2] definem como hiperglicemia (nível de glicose sanguínea >126 mg/dL em jejum ou um valor superior a 200 mg/dL medido em qualquer momento) e que aparece em um paciente crítico ou hospitalizado por doença não crítica sem antecedentes prévios de diabetes melito tipo 1 ou 2. Essa entidade pode ser observada em duas populações bem definidas: uma com diabetes ou intolerância à glicose e outra, que desenvolve hiperglicemia como consequência de uma lesão grave e aumento dos hormônios contrarreguladores da insulina.

Há aproximadamente 160 anos, Reyboso observou a glicosúria em pacientes anestesiados com éter. Em 1849, Claude Bernard descreveu a associação entre a hiperglicemia e a lesão cerebral;[3] e mais tarde, em 1887, foi descrita a hiperglicemia durante o choque hemorrágico.[4]

Nos últimos anos, o controle da glicemia em pacientes críticos tem sido objeto de recente interesse e debate, disparado pela polêmica causada pela publicação do artigo de Van den Berghe[5] et al. em 2001, no qual relataram uma enorme redução da mortalidade e morbidade em pacientes predominantemente cirúrgicos, corrigindo a hiperglicemia com uma faixa de glicemias entre 80 e 110 mg/dL.

Diversos estudos reportaram a relação existente entre a hiperglicemia em pacientes críticos e uma maior mortalidade. Além disso, um importante número de publicações confirma que a associação entre o aumento da glicemia e um maior risco de morte é observada em outras doenças, como pacientes com infarto agudo do miocárdio,[6] acidente vascular cerebral[7] e os politraumatismos.[8] Desse modo, a hiperglicemia por estresse é considerada um prognóstico preditor que atua como um marcador de morbidade e mortalidade durante a doença crítica.[9]

De acordo com as evidências atuais, o controle da hiperglicemia se converte em um padrão do cuidado crítico; no entanto, sob esse novo paradigma subjaz certa incógnita. Por exemplo:

- Em que nível ideal de glicemia os benefícios superam os riscos?
- Qual a melhor estratégia para o controle da glicemia?
- Qual é o mecanismo pelo qual o controle da glicemia reduz a mortalidade?

POR MEIO DE QUAIS MECANISMOS SE PRODUZ A HIPERGLICEMIA DURANTE A INJÚRIA?

Em condições normais, a concentração sérica de glicose se encontra estreitamente regulada. Após o desjejum, a euglicemia se mantém porque a taxa de produção hepática de glicose se iguala à taxa de captação. Depois de uma ingestão, o aumento da glicemia é seguido por uma rápida elevação da insulina e uma queda do glucagon. Essas modificações conduzem a uma diminuição da produção hepática de glicose e a um aumento em sua captação periférica, evitando que os níveis séricos de glicose superem 150 mg/dL.

Durante a doença, o estresse modifica a dinâmica dos fatos por meio de alterações na utilização de substratos na síntese das substâncias. A injúria acidental ou cirúrgica, a sepse, a queimadura ou outras doenças graves, tais como o infarto agudo do miocárdio ou o acidente vascular cerebral, provocam uma resposta sistemática conhecida como resposta de estresse. Ela é a consequência da liberação de hormônios contrarreguladores da insulina (cortisol, catecolaminas, glucagon e hormônio do crescimento) e de citocinas proinflamatórias que afetam a homeostase da glicose, estimulando indiretamente a secreção de hormônios contrarreguladores da insulina e diretamente alterando a resposta celular à insulina. Esse diabetes associado a injúria se manifesta como uma síndrome que consiste em:

1. Hipermetabolismo, provocando o aumento do consumo do oxigênio, hiperglicemia, hiperlactacidemia e catabolismo proteico.
2. Estado hiperdinâmico cardiovascular.
3. Manifestações clínicas como hiper ou hipotermia, taquicardia, taquipneia e leucocitose.

A resposta de estresse provoca uma série de modificações no metabolismo dos carboidratos,[10] que incluem:

- Aumento da captação periférica da glicose.
- Aumento da utilização periférica da glicose.
- Hiperlactacidemia.

- Aumento da gliconeogênese e diminuição da glicogênese.
- Intolerância a glicose e resistência a insulina.

Aumento da captação periférica de glicose

É possível que essa resposta tenha por objetivo fornecer aos tecidos quantidades adequadas de energia, especialmente no caso daqueles que participam da resposta imune e da cicatrização de feridas. A captação de glicose na maior parte dos órgãos ocorre por meio de um transporte de membrana passivo e saturável. Ainda assim, no genoma humano foram identificados 14 isoformas GLUT. A captação de glicose se vê facilitada por três delas: GLUT-1, GLUT-3 e GLUT-4.[11]

- GLUT 1: é o responsável pela captação basal da glicose. Encontra-se em altas concentrações em tecidos que utilizam a glicose como combustível principal – como os eritrócitos e as células cerebrais (conhecido como transportador de glicose eritrócito/cérebro). Tem alta afinidade pela glicose, não requer insulina para o seu funcionamento e assegura o transporte, mesmo em condições de hipoglicemia.
- GLUT 3: apresenta-se nos neurônios (onde parece estar localizada a principal isoforma transportadora de glicose) e na placenta. É o que possui a mais alta afinidade com a glicose, permitindo-lhe transportar glicose em condições de hipoglicemia.
- GLUT 4: apresenta-se apenas em tecidos nos quais a captação de glicose é mediada por insulina: músculo, tecido adiposo e tecido cardíaco. É responsável, além disso, pelo armazenamento de glicose regulado por insulina.

A captação periférica da glicose também se efetua sem a intervenção de insulina (captação de glicose não insulínica: CGNI). Isso ocorre no sistema nervoso central, no fígado, em leucócitos e eritrócitos. Alguns tecidos insulino-sensíveis, como músculo e alguns tecidos, podem também incorporar glicose por meio desse mecanismo.

Em condições basais pós-absortivas, 80% da glicose é captada por CGNI, predominantemente no cérebro, 20% no tecido muscular e, para este último, metade é mediada pela insulina e o restante, não. Em condições de hiperglicemia, a captação de glicose experimenta um efeito de massa no qual a captação aumenta em proporção direta com os níveis sanguíneos. Grande parte desse aumento deve-se a uma elevação da CGNI no músculo e é o mecanismo de maior relevância durante o estresse. No entanto, apesar da maior captação, esta não chegaria a normalizar os níveis séricos como consequência da resistência insulínica.[12]

Aumento da utilização periférica de glicose

Após sua captação, a glicose é metabolizada em piruvato por meio da via glicolítica. Durante a injúria, existe uma preferência pela utilização anaeróbica da glicose. Não existe uma explicação para o fato de as células escolherem essa via para satisfazer seus requerimentos, sobretudo levando-se em consideração que não é a forma mais eficiente para produzir energia, já que a produção de ATP é 18 vezes maior durante a oxidação aeróbica. Presume-se que a glicólise teria o benefício de uma maior "flexibilidade metabólica", já que permite a diferentes tecidos compartilhar a fonte de carbonos (lactato) que podem ser utilizados para oxidação e gliconeogênese. O piruvato produzido durante a glicólise pode ser dirigido a qualquer das seguintes vias (Figura 1): 1) oxidação e CO_2, 2) conversão em lactato, 3) transaminação em alanina, 4) reciclagem em glicose via oxaloacetato.

Hiperlactacidemia

O aumento do ácido lático é comum em pacientes críticos. A magnitude da hiperlactacidemia correlaciona-se com a gravidade do hipermetabolismo e se faz acompanhar de aumento de excreção de nitrogênio ureico, do consumo de oxigênio e de resistência à ação da insulina. A hiperlactacidemia do estresse é provocada por um aumento na capacitação periférica de glicose, que estimula a produção de lactato e piruvato por um efeito de ação de massa. A maior parte do lactato é reciclada em glicose por meio do ciclo de Cori. Esse ciclo não tem como resultado a produção líquida de glicose nova; contudo, proporciona um meio pelo qual os produtos finais da glicólise podem entrar em um processo anabólico em vez de acumular-se na corrente sanguínea ou experimentar nova oxidação.

Aumento da gliconeogênese e diminuição da glicogênese

A gliconeogênese inclui as vias metabólicas responsáveis pela conversão de substratos "não carboidratos" em glicose ou glicogênio. O lactato e a alanina são os substratos principais desse processo durante o estresse. Outra fonte provém do glicerol, mas sua

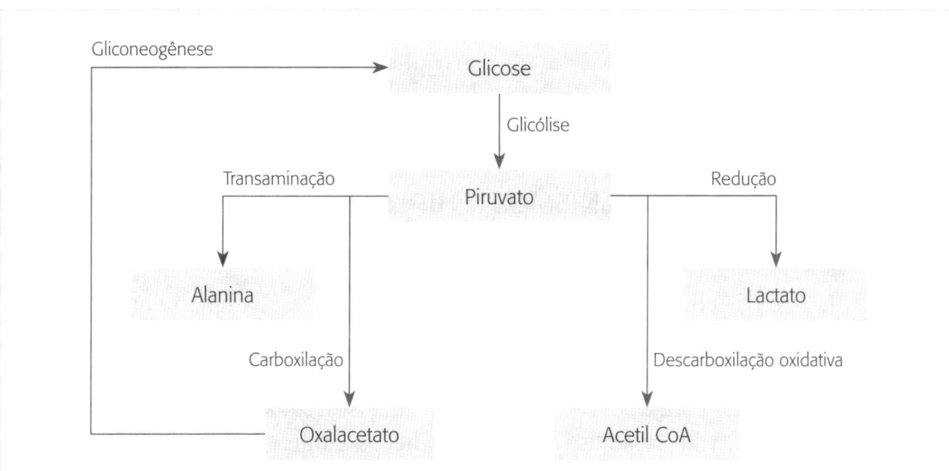

Figura 1 Vias nas quais o piruvato pode ser derivado.

Fonte: Modificada de Deblin (2006).[11]

contribuição não seria maior que 20%. Os hormônios desempenham um papel importante na regulação da gliconeogênese. O processo é estimulado por glucagon, cortisol e adrenalina, enquanto é inibido pela insulina. A hiperglicemia deveria exercer um limite a partir de um mecanismo de retroalimentação negativa, mas durante a resposta do estresse se observa uma resistência à inibição por insulina e glicose.

Atualmente se considera que as citocinas proinflamatórias são as responsáveis por esse comportamento.

A depressão da glicogênese está bem documentada para sepse e lesão aguda por outras causas. Seria o resultado da constante degradação de glicogênio induzida pelos hormônios contrarreguladores da insulina e pela inibição da enzima de glicogênio sintetase induzida por citocinas. Essa resposta pode ser interpretada como um recurso por meio do qual se promove a produção hepática de glicose para assegurar sua disponibilidade no nível tecidual.

Intolerância à glicose e resistência à insulina

Durante a resposta ao estresse, a captação de glicose em feridas e em órgãos que intervêm na resposta à agressão se encontra aumentada. Nesses locais, a incorporação de glicose não depende da insulina. Essa maior captação contribui para estabilizar os níveis sanguíneos de glicose. No entanto, em certo momento ocorre uma saturação desse processo que conduz à hiperglicemia. Ainda que os níveis de insulina em pacientes com lesão se encontrem normais ou levemente elevados, existiria uma resistência à ação da insulina nos tecidos. O mecanismo exato dessa resistência não foi elucidado, mas se sabe que ocorre em algum ponto posterior à união da insulina com o receptor da membrana (efeito pós-receptor).

Consequentemente, os fatores mais importantes que determinam a hiperglicemia associada a lesão ou "diabetes de estresse" são:

1. A resistência à ação insulínica com a consequente diminuição da incorporação de glicose à célula.
2. Aumento da gliconeogênese e falta de "freio" desta pela insulina.

POR MEIO DE QUAIS MECANISMOS A HIPERGLICEMIA AUMENTA A MORTALIDADE?

O grande risco de complicações que o diabetes acarreta está amplamente documentado, assim como também é evidente que a normalização dos níveis de glicemia com insulina diminui sua frequência.

É difícil estabelecer com exatidão se essa redução dos riscos se deve aos efeitos benéficos da insulina *per se*, à anulação dos efeitos prejudiciais à hiperglicemia ou à combinação de ambas. Durante a hiperglicemia de estresse poderiam ser acrescentadas algumas particularidades que somariam efeitos tóxicos nesse grupo particular de pacientes críticos. Os tópicos a seguir discorrem sobre essas particularidades.

Maior suscetibilidade a infecções

É comum em pacientes com hiperglicemia existir uma maior predisposição para o desenvolvimento de infecções.[12-14]

Isso se deve a:

- Alteração na função dos neutrófilos: essa função geralmente está alterada em pacientes com diabetes e é proporcional ao grau de hiperglicemia. O aumento nos níveis de glicemia reduz a atividade fagocitária, opsônica e bactericida intracelular.[15]
- Maior aderência dos microrganismos: por uma alteração na composição dos carboidratos dos receptores de membrana.
- Inibição da fagocitose mediada por complemento.[16]
- Alteração nas imunoglobulinas por sua glicosilação não enzimática.
- Maior desenvolvimento bacteriano associado à presença de edema.[17]

Efeito tóxico da hiperglicemia sobre o sistema vascular

A hiperglicemia de estresse está associada a um pior prognóstico em eventos isquêmicos, como infarto agudo do miocárdio e acidente vascular cerebral.[6,7,17]

Infarto agudo do miocárdio

Os mecanismos invocados para explicar esses achados incluem: diminuição de contratilidade, aumento da frequência de arritmias, deterioração da ação vasorrelaxante dependente de endotélio e um estado pró-trombótico relacionado à alteração da função plaquetária e a uma inibição do sistema fibrinolítico.[16] O mecanismo pelo qual a hiperglicemia exerce seus efeitos prejudiciais ainda é desconhecido. Especula-se que o relaxamento vascular coronário seria afetado com os níveis elevados de glicemia. O aumento da glicose reflete um déficit relativo de insulina que está associado a aumento da lipólise e excesso nos níveis circulantes de ácidos graxos livres (AGL). Esse efeito estaria exagerado durante o estresse agudo, como o que se observa durante o infarto agudo do miocárdio. Os AGL, substrato de escolha para o miocárdio sadio, seriam tóxicos para o miocárdio isquêmico e provocariam dano nas membranas celulares, sobrecarga de cálcio e arritmias.[5]

Isquemia cerebral

Na doença neurológica grave traumática ou vascular, a hiperglicemia é um preditor independente de resultados negativos, razão pela qual se recomenda amplamente o controle da glicemia na lesão encefálica estrutural ou metabólica.[2] De modo semelhante aos pacientes com infarto do miocárdio, a presença de hiperglicemia no momento da admissão em pacientes com isquemia cerebral se associa a risco de morte duas a três vezes maior e a maior detrimento da recuperação funcional.[7,18] Ainda assim, a persistência de hiperglicemia após a instalação do acidente vascular cerebral (AVC) está associada à expansão do infarto e a piores resultados funcionais.[17]

Os mecanismos pelos quais a hiperglicemia seria prejudicial para os pacientes com AVC são especulativos. Foram propostas várias possibilidades e, apesar das evidências dos benefícios da terapia com insulina em pacientes com hiperglicemia e infarto agudo do miocárdio, ainda resta demonstrar que isso também ocorre em pacientes com AVC. Existe evidência que permite afirmar que o tratamento intensivo com insulina em pacientes com doença neurológica aguda grave conduz a neuroglicopenia relativa com disfunção energética neuronal, que é causa de lesão encefálica secundária, especialmente quando o nível de glicemia sistêmica é inferior a 80 mg/dL.[2]

QUAL É A EVIDÊNCIA ATUAL SOBRE O TRATAMENTO DE GLICEMIA NO PACIENTE CRÍTICO: INTENSIVO *VS* CONVENCIONAL

O reconhecimento de que a hiperglicemia aumenta a morbidade e mortalidade conduziu ensaios clínicos com o objetivo de comprovar o efeito da insulina nessa situação. A maior parte dos trabalhos iniciais foi realizada em pacientes com infarto agudo do miocárdio e demonstrou um efeito benéfico em termos de redução da mortalidade precoce. Logo, desenvolveram-se diferentes estratégias para alcançar o controle da glicemia em paciente crítico (infusão intravenosa de insulina em razão do perfil glicêmico, administração de insulina subcutânea *in bolus* em pacientes com hemodinâmica estável, e uma combinação dessas estratégias). Na Tabela 1, estão sintetizados os estudos de maior relevância publicados sobre o controle da glicemia em pacientes críticos.

Um importante elemento a se considerar é a variabilidade da glicemia. Os valores de glicemia variam amplamente nos pacientes críticos que estão submetidos a jejum contínuo e recebem perfusão de insulina. Define-se a variabilidade da glicemia como o desvio-padrão do valor médio da glicemia. Observou-se uma relação diretamente proporcional entre a variabilidade da glicemia e da mortalidade.[19-20]

Um desvio-padrão da glicemia maior que 20 mg/dL está associada a um aumento da mortalidade de cerca de 9,6 vezes se comparado com os valores <20 mg/dL. Esse efeito deletério da variabilidade da glicemia foi observado apenas na população diabética. Um coeficiente de variabilidade <15% se associou com uma taxa de mortalidade de 15% em comparação com os 52% notados em pacientes com um coeficiente de variabilidade de 50%. Além disso, o aumento do coeficiente de variabilidade não só se associa a um aumento da mortalidade, mas também a um aumento das infecções nosocomiais. Em um estudo recente, observou-se que o coeficiente da variabilidade da glicemia era o parâmetro mais sensível na predição de eventos adversos, especialmente em pacientes com sepse.[21]

As atuais recomendações da American Diabetes Association e da American Association of Endocrinologists[22] se baseiam nos seguintes pontos para o controle da glicemia no paciente crítico:

1. Iniciar com infusão de insulina quando a glicemia se apresentar maior que 180 mg/dL.
2. A concentração ideal de glicemia deve ser de 140-180 mg/dL.
3. A insulina intravenosa em infusão contínua é o método recomendado para o controle da glicemia.

Tabela 1 Estudos mais importantes publicados sobre o controle da glicemia e tratamento intensivo com insulina em pacientes críticos

Estudo	N. de pacientes	População em estudo	Nível de glicemia mg/dL	Resultados
Van Den Berghe et al., 2001	1.548	Cirúrgicos	152-103	↓ Morbidade ↓ Mortalidade ↓ Lesão renal aguda (LRA) ↓ Polineuropatia do paciente crítico ↓ Necessidade de ventilação mecânica (VM) ↓ Requerimento de transfusões ↓ Custos
Krinsley et al., 2006	1.600	Médico-cirúrgicos	152-131	↓ Mortalidade ↓ LRA ↓ Tempo de permanência na UTI
Van Der Berghe et al., 2006	1.200	Médicos	160-105	↓ Morbidade ↓ Mortalidade ↓ LRA ↓ Polineuropatia do paciente crítico ↓ Necessidade de VM
Reed et al., 2003	7.261	Cirúrgicos	141-129	↓ Abscessos abdominais ↓ Dias de VM
Nice-Sugar, 2009	6.100	Médico-cirúrgicos	141-129	↑ Risco de hipoglicemia ↑ Mortalidade
Brunkhorst et al., 2008	488	Sepse, choque séptico	151-112	↑ Risco de hipoglicemia ↑ Mortalidade suspensa precocemente
Devos et al., 2008	855	Médico-cirúrgicos	147 (127-163) – 118 (109-131)	↑ Riscos de hipoglicemia suspensos precocemente
Arabi et al., 2008	523	Médico-cirúrgicos	115 × 171	↑ Risco de hipoglicemia Sem diferenças na mortalidade

Fonte: Manzanares (2009).[2]

4. Em cada unidade de terapia intensiva é necessário elaborar e implantar protocolos de controle da glicemia.
5. A monitorização da glicemia é decisiva para otimizá-la e minimizar o risco de hipoglicemia.

Assim, de acordo com a evidência atual, os limites ideais de glicemia em pacientes críticos devem encontrar-se entre 140 e 180 mg/dL.

Hipoglicemia no paciente crítico

Ainda que existam diferentes valores de corte para definir a hipoglicemia, considera-se que os mais utilizados habitualmente são 40-50 mg/dL.

São considerados fatores de risco de hipoglicemia no paciente crítico: diabetes melito, sepse grave, tratamento com insulina, uso de fármacos vasopressores, interrupção não programada da nutrição sem ajustar a insulinoterapia, uso de soluções bicarbonatadas, insuficiência renal e uso de técnicas de depuração extrarrenal.

Diversos estudos marcaram o aparecimento de hipoglicemia como um fator que eleva de maneira significativa a mortalidade e se considera um preditor independente de mortalidade.

Os riscos atribuíveis à hipoglicemia secundária ao tratamento com insulina podem ser evitados ou minimizados com a implementação de algoritmos terapêuticos adequados, minimizando os erros de monitorização e evitando a hipercorreção da hipoglicemia com a finalidade de prevenir o dano neuronal secundário à hipoglicemia e à hiperglicemia de reperfusão.[2]

No tratamento da hipoglicemia, deve-se evitar a sobrecarga parenteral de glicose, já que a hipercorreção dos níveis de glicemia é potencialmente nociva.

CONSIDERAÇÕES FINAIS

São necessários mais estudos para que se possa responder à pergunta de qual é o melhor nível de glicemia para os pacientes críticos. Recomenda-se que cada centro possua seu protocolo para o controle, monitoramento e correção de glicemia.

A hiperglicemia é um prognóstico preditor que atua como marcador de morbidade e mortalidade no paciente crítico. A utilização de insulina tem efeitos benéficos de forma direta e indireta e melhora a captação do músculo esquelético. Acredita-se que o ponto indicado para iniciar a correção da hiperglicemia é quando o valor de glicemia é superior a 180 mg/dL. Já a classificação recomendável dos valores de glicemia é de 140-180 mg/dL. A variabilidade de glicemia guarda uma estreita relação com a mortalidade, de modo que deve ser evitada.

A hipoglicemia é um potente preditor de mortalidade. Para o seu tratamento, deve-se evitar a hipercorreção, pois possui um efeito deletério.

REFERÊNCIAS BIBLIOGRÁFICAS

1. McCowen KC, Malhotra A, Bistrian BR. Stress-induced hyperglycemia. Crit Care Clin 2001;17:107-24.
2. Manzanares W, Aramendi I. Hiperglucemia de estrés y su control con insulina en el paciente crítico: evidencia actual. Med Intensiva 2009.
3. Godoy DA, Rabinstein A, Videtta W, Murillo-Cabezas F. Manejo óptimo de la glucemia en el paciente neurocrítico. Rev Neurol 2010;51(12):745-6.
4. Calvo-Colindrez JE et al Hiperglucemia por estrés. Med Int Méx 2013;29:164-70.
5. Van den Berghe G, Wouters P, Weekers F et al. Intensive insulin therapy in the surgical intensive care unit. N Engl J Med 2001;345:1359-67.
6. Capas S, Hunt D, Malmberg K, Gerstein H. Stress hyperglycemia and increased risk of death after myocardial infarction in patients with and without diabetes: a systematic overview. Lancet 2000;355:773-8.
7. Capas S, Hunt D, Malmberg K et al. Stress hyperglycemia and prognosis of stroke in nondiabetic and diabetic patients: A sistematic overview. Stroke 2001;32:2426-32.
8. Yendamuri S, Fulda GJ, Tinkoff GH. Admission hyperglycemia as a prognostic indicator in trauma. J Trauma 2003;55:33-8.

9. Marik P, Bellomo M. Stress hyperglycemia: an essential survival response! Critical Care 2013;17:305.
10. Weissman C. Nutrition in the intensive care unit. Critical Care 1999;3:67-5.
11. Deblin TM. Bioquímica: libro de texto con aplicaciones clínicas, 4.ed. Barcelona: Editorial Reverté; 2006. p. 448-451.
12. Krinsley JC. Association between hyperglycemia and increase hospital mortality in a heterogeneous population of critically ill patients. Mayo Clin Proc 2003;78:1471-8.
13. Furnary AP, Zerr KJ, Grunkemeier GL, Starr A. Continuous intravenous insulin infusion reduces the incidence of deep sternal wound infection in diabetic patients after cardiac surgical procedures. Ann Thorac Surg 1999;67:352-62.
14. Krinsley JS. Effect of an intensive glucose management on the mortality of critically ill adult patients. Mayo Clin Proc 2004;79(8):992-1000.
15. Preiser J, Devos P, Van den Berghe G. Tight control of glycaemia in critically ill patients. Curr Opin Clin Nutr Metab Care 2002;5:533-7.
16. Rayfield EJ, Ault MJ, Keusch GT et al. Infection and diabetes: the case for glucose control. Am J Med 1982;72:439-50.
17. Baird T, Parsons M, Phanh T et al. Persistent poststroke hyperglycemia is independently associated with infarct expansion and worse clinical outcome. Stroke 2003;34:2208-14.
18. Kagansky N, Levy S, Knobler H. The role of hyperglycemia in acute stroke. Arch Neurol 2001;58:1209-12.
19. Wiener RS, Wiener DC, Larson RJ. Benefits and risks of tight glucose control in critically ill adults: a metanalysis. JAMA 2008;300:933-44.
20. Krinsley JS. Glycemic variability: a strong independent predictor of mortality in critically ill patients. Crit Care Med 2008;36:3008-13.
21. García Acuña JM, Abu Assi E. ¿Qué hay de nuevo en cuidados críticos cardiológicos? Control de la glucemia en el paciente crítico. Rev Esp Cardiol Supl 2015;(15)1:30.
22. Calvo-Colindrez JE et al. Hiperglucemia por estrés. Med Int Méx 2013;29:164-70.

Capítulo 36

Ações para o tratamento de feridas e prevenção de lesões

Amália Augusta Nunes
Thais Oliveira Gomes

INTRODUÇÃO

Entende-se por ferida qualquer perda na integridade da pele ou de membranas mucosas, que pode ser causada por traumas, processos inflamatórios, degenerativos, circulatórios, distúrbios do metabolismo ou por defeito de formação.[1]

No ambiente da terapia intensiva, podemos nos deparar com feridas agudas ou crônicas. As primeiras costumam estar relacionadas a acidentes como traumas ou queimaduras e tendem a uma cicatrização mais rápida, uma vez que ocorrem na pele previamente saudável. As feridas cirúrgicas simples, que cicatrizam por primeira intenção (bordas aproximadas por suturas) e não complicam com deiscências ou hematomas, enquadram-se nessa categoria.[2] Já as feridas crônicas são aquelas que duram mais de 4 semanas e cursam com uma cicatrização mais lenta, o que exige do profissional que cuida do paciente com esse tipo de lesão conhecimentos e cuidados mais específicos, além de demandar um tempo maior, por necessitar de trocas regulares de curativos, com intervalos de 3 a 5 dias e levarem dias ou até meses para a completa cicatrização.[2]

Independentemente do tipo de lesão, os profissionais que adotarem as condutas discutidas neste capítulo, associando-as à sua prática e experiência profissional, podem se tornar altamente resolutivos no tratamento de feridas, sejam elas agudas ou crônicas. Nesse sentido, a Tabela 1 sistematiza as lesões mais frequentes encontradas no ambiente da terapia intensiva.

Nas imagens a seguir, encontramos dois exemplos de lesões causadas por iatrogenias: na Figura 1A, lesão por extravasamento de solução vesicante e, na Figura 1B, lesão causada por extravasamento de quimioterápico.

AVALIAÇÃO DO PACIENTE E DA FERIDA

Os pacientes internados na terapia intensiva requerem, muitas vezes, medidas iniciais de ressuscitação e estabilização clínica, que podem retardar a avaliação inicial da pele.

Tabela 1 Lesões mais frequentes encontradas em pacientes na terapia intensiva

Tipo de ferida	Características	Causas frequentes
Lesão por pressão	São lesões localizadas na pele e/ou tecidos subjacentes, normalmente ocorrem sobre uma proeminência óssea e podem se apresentar como um eritema não branqueável ou ainda com perda total da espessura dos tecidos, dependendo de sua categoria As lesões provocadas pela presença de dispositivos médico-hospitalares também são consideradas uma forma de lesão por pressão	Pressão intensa e/ou duradoura; forças de cisalhamento e atrito; perda local de sensibilidade; coma, anestesia, paresia; fragilidade da pele ocasionada por: umidade, desnutrição, edema, hipertermia, hipoxemia, entre outros
Úlcera de perna	As características dependem da origem, podendo ser: ▪ Úlcera venosa (lesão mais frequente, ocorre em torno de 70-90% dos casos): lesão superficial, de formato irregular e de tamanho variável. Ocorre frequentemente na região do tornozelo e no terço inferior e médio da perna. A pele encontra-se distrófica e com hiperpigmentação ▪ Úlcera neuropática: de formato arredondado ou elíptico, apresenta bordas uniformes e hiperceratóticas, geralmente profunda e pode apresentar túneis. A pele é quente e costuma ser seca, com rachaduras/fissuras sobretudo nos pés ▪ Úlcera por isquemia vascular (arterial): forma irregular, dolorosa, com leito pálido e necrose geralmente seca. O paciente relata melhora da dor com a perna pendente, e a pele apresenta sinais de má perfusão e encontra-se seca, apergaminhada e descamativa. Ocorre com frequência nas pontas dos dedos e nos calcâneos, podendo evoluir para gangrena	Insuficiência venosa crônica com varizes e insuficiência de válvulas venosas; trombose venosa profunda; diabetes mal controlado em pacientes com neuropatia periférica; hanseníase e alcoolismo; aterosclerose; vasculopatia periférica e vasculites diversas
Ferida cirúrgica complexa	São complicações de feridas cirúrgicas de pós-operatório que ocorrem em decorrência de deiscências, seromas, infecções ou hematomas. No caso de feridas abdominais, deve-se atentar para o risco de evisceração	Tensão na sutura; técnica cirúrgica inadequada; distúrbios nutricionais como obesidade ou desnutrição; distúrbios de coagulação; instabilidade clínica; reabordagem cirúrgica; infecção de sítio cirúrgico
Ferida oncológica	Lesão ulcerada, exsudativa e de fundo necrótico amarelado, esverdeado, acinzentado ou escurecido. Dolorosa, sangrante e pode apresentar odor desagradável	Doença oncológica em tratamento, frequentemente em estado avançado ou em fase paliativa; dificuldade de cicatrização relacionada à quimioterapia ou radioterapia
Ferida provocada por extravasamento de soluções vesicantes	Pode ser bolhosa, ulcerada, superficial ou profunda, dependendo da característica da solução infiltrada	Infiltração de soluções para o extravascular de substâncias vesicantes, como aminas, cálcio, potássio, bicarbonato e solução de contraste

Fonte: Morais et al.[3]

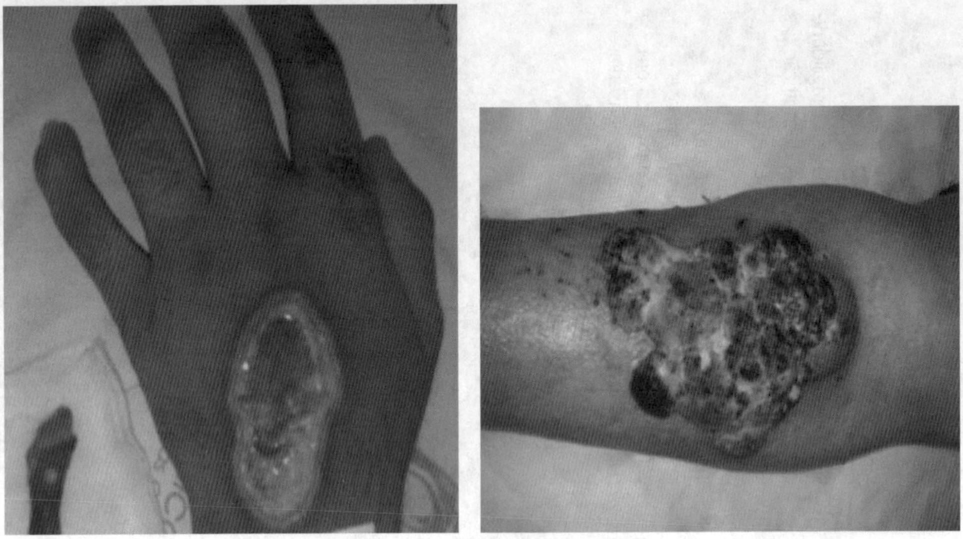

Figura 1 Lesão por extravasamento de solução vesicante e ferida oncológica.

Entretanto, tal avaliação deve ser realizada tão logo possível, de preferência nas primeiras 8 horas da admissão.[4] Quanto mais precoce for a avaliação, mais rapidamente poderão ser implementadas medidas preventivas, no caso de ausência de feridas ou medidas de tratamento e terapia tópica, quando já existirem lesões instaladas.[5]

Avaliação do paciente

A abordagem do paciente inclui a avaliação e a estratificação do risco de desenvolver lesão e, no caso de lesão já instituída, envolve também a identificação e o controle de fatores que possam estar contribuindo para retardar a cicatrização.

Na lesão por pressão, a avaliação, identificação e estratificação do risco deverão ser realizadas de maneira estruturada, a fim de levantar os principais fatores de risco para o desenvolvimento da lesão, sendo eles o grau de mobilidade alterado, a presença de incontinência urinária ou fecal, a alteração da sensibilidade cutânea, a depressão do estado de consciência, a presença de doença vascular ou desnutrição. Nesse cenário, a escala de Braden é o melhor instrumento de avaliação do risco para adultos e crianças com mais de 5 anos de idade (Tabela 2). Porém, deve-se levar em consideração que uma avaliação completa do risco envolve a utilização de instrumentos estruturados, como a avaliação da pele, da perfusão, da oxigenação, da presença de edema, de febre, de anemia e ainda a condição de que todo esse processo deve ser permeado por uma completa e fidedigna avaliação clínica por parte do enfermeiro, que deve adotar um plano de cuidados.[6]

A escala de Braden deve ser aplicada como rotina em todo o paciente no período de sua internação, sendo recomendada a reaplicação a cada 24 horas ou quando houver alterações no quadro clínico, como quando o paciente for submetido à intubação orotra-

Tabela 2 Escala de Braden

Percepção sensorial: capacidade de reagir significativamente à pressão relacionada ao desconforto	**1 – Completamente limitada:** Não reage (não geme, não se segura a nada, não se esquiva) a estímulo doloroso, por conta da sedação, ou capacidade limitada de sentir dor na maior parte do corpo	**2 – Muito limitada:** Somente reage a estímulo doloroso. Não é capaz de comunicar o desconforto, exceto por meio de gemido ou agitação. Ou possui alguma deficiência sensorial que limita a capacidade de sentir dor ou desconforto em mais da metade do corpo	**3 – Levemente limitada:** Responde ao comando verbal, mas nem sempre é capaz de comunicar o desconforto ou expressar necessidade de ser mudado de posição ou tem um certo grau de deficiência sensorial que limita a capacidade de sentir dor ou desconforto em uma ou duas extremidades	**4 – Nenhuma limitação:** Responde aos comandos verbais. Não tem déficit sensorial que limitaria a capacidade de sentir ou verbalizar dor ou desconforto
Umidade: nível ao qual a pele é exposta à umidade	**1 – Completamente molhada:** A pele é mantida molhada quase constantemente por transpiração, urina etc. A umidade é detectada às movimentações do paciente	**2 – Muito molhada:** A pele está frequentemente, mas nem sempre, molhada. A roupa de cama deve ser trocada pelo menos uma vez por turno	**3 – Ocasionalmente molhada:** A pele fica ocasionalmente molhada, requerendo uma troca extra de roupa de cama por dia	**4 – Raramente molhada:** A pele geralmente está seca. A troca de roupa de cama é necessária somente nos intervalos de rotina
Atividade: grau de atividade física	**1 – Acamado:** Confinado à cama	**2 – Confinado à cadeira:** A capacidade de andar está bastante limitada ou é nula. Não é capaz de sustentar o próprio peso e/ou precisa de ajuda para sentar	**3 – Anda ocasionalmente:** Anda ocasionalmente durante o dia, embora distâncias muito curtas, com ou sem ajuda. Passa a maior parte de cada turno na cama ou na cadeira	**4 – Anda frequentemente:** Anda fora do quarto pelo menos 2 vezes por dia e dentro do quarto pelo menos uma vez a cada 2 horas durante as horas em que está acordado
Mobilidade: capacidade de mudar e controlar a posição do corpo	**1 – Totalmente imóvel:** Não faz nem mesmo pequenas mudanças na posição do corpo ou extremidades sem ajuda	**2 – Bastante limitada:** Faz pequenas mudanças ocasionais na posição do corpo ou extremidades, mas é incapaz de fazer mudanças frequentes ou significativas sozinho	**3 – Levemente limitada:** Faz frequentes, embora pequenas, mudanças na posição do corpo ou extremidades sem ajuda	**4 – Não apresenta limitações:** Faz importantes e frequentes mudanças de posição sem auxílio

(continua)

Tabela 2 Escala de Braden *(continuação)*

Nutrição: padrão usual de consumo alimentar	**1 – Muito pobre:** Nunca come uma refeição completa. Raramente come mais de um terço do alimento oferecido. Come duas porções ou menos de proteína (carne ou laticínios) por dia. Ingere pouco líquido. Não aceita suplemento alimentar líquido. Ou é mantido em jejum e/ou mantido em dieta líquida ou IV por mais de 5 dias	**2 – Provavelmente inadequada:** Raramente come uma refeição completa e em geral come cerca da metade do alimento oferecido. A ingestão de proteína inclui somente três porções de carne e laticínios por dia. Ocasionalmente aceita um suplemento alimentar. Ou recebe abaixo da quantidade satisfatória de dieta líquida ou alimentação por sonda	**3 – Adequada:** Come mais da metade da maioria das refeições. Come quatro porções de alimento rico em proteína (carne ou laticínio) todo dia. Ocasionalmente recusa uma refeição, mas geralmente aceita um complemento. Ou é alimentado por sonda ou regime de nutrição parenteral total, o que provavelmente satisfaz a maior parte das necessidades nutricionais	**4 – Excelente:** Come a maior parte de cada refeição. Nunca recusa uma refeição. Geralmente ingere quatro ou mais porções de carne ou laticínios. Ocasionalmente come entre as refeições. Não requer suplemento alimentar
Fricção e cisalhamento	**1 – Problemas:** Requer assistência moderada a máxima para se mover. É impossível levantá-lo ou erguê-lo completamente sem que haja atrito com o lençol. Muitas vezes escorrega na cama ou na cadeira, necessitando de frequentes ajustes de posição com o máximo de assistência. Espasticidade, contratura ou agitação leva a quase constante fricção	**2 – Problema em potencial:** Move-se, mas sem vigor ou requer mínima assistência. Durante o movimento provavelmente ocorre certo atrito da pele com o lençol, cadeira ou outros. Na maior parte do tempo mantém posição relativamente boa na cama ou cadeira, mas ocasionalmente escorrega	**3 – Nenhum problema:** Move-se sozinho na cama ou na cadeira e tem suficiente força muscular para erguer-se completamente durante o movimento. Sempre mantém boa posição na cama ou na cadeira	

Risco baixo: 15-18 pontos; risco moderado: 13-14 pontos; alto risco: 10-12 pontos; altíssimo risco: 6-9 pontos.

queal ou necessitar de sedação contínua. Vale lembrar que os resultados obtidos devem ser registrados em prontuário.

A avaliação do risco também deve incluir o exame da pele, e o momento oportuno para realizar esse exame é durante o banho e nas trocas de fralda ou roupas de cama, sendo importante lembrar que cada reposicionamento do paciente oferece uma oportunidade de avaliação rápida da pele. Essa avaliação deverá ser sistematizada e realizada entre 8 e 12 horas, quando a situação clínica do paciente permitir, e deve incluir:[7]

- Avaliação das áreas de risco para desenvolvimento de lesão por pressão, especialmente as proeminências ósseas.
- Inspeção da pele quanto a áreas de eritemas e avaliar se eles são branqueáveis ou não.
- Avaliação de qualquer alteração na consistência da pele em relação ao tecido circundante. Fatores como calor local, edema e alteração na consistência da pele em relação ao tecido circundante, como a induração/rigidez, são indicadores importantes de danos precoces causados por pressão na pele em indivíduos com tons de pele mais escuros.
- Avaliação do estado de hidratação da pele.
- Avaliação da área da pele circundante e sob dispositivos médico-hospitalares.

É importante ressaltar que mesmo no paciente considerado de manipulação restrita, em razão de sua gravidade e instabilidade clínica, é possível realizar a avaliação da pele nas extremidades e na interface com dispositivos, devendo ser reavaliado a cada turno de plantão quanto à possibilidade de ser manipulado ou não.

No caso de pacientes com lesões já instaladas, a avaliação também deve ocorrer no sentido de levantar e corrigir os principais fatores que estejam contribuindo para retardar a cicatrização, conforme demonstrado na Tabela 3.

Avaliação da ferida

A avaliação da ferida é importante tanto para direcionar a estratégia de tratamento mais adequada quanto para indicar se a cicatrização está adequada ou não e se devem ser realizadas modificações no plano de cuidados. Deve ser avaliada a mensuração da área da ferida; a profundidade; o aspecto do leito da ferida; as características da pele ao redor

Tabela 3 Fatores que contribuem para retardar a cicatrização das feridas

Desnutrição proteico-calórica	Desidratação ou hipovolemia	Uso de corticosteroide	Choque	Acidose metabólica ou respiratória
Hiperglicemia	Disfunção renal ou hepática	Anemia	Hipertensão arterial	Imunossupressão
Uso de anti-inflamatórios	Hipoxemia	Distúrbios de coagulação	Anasarca	Uso de quimioterápicos

da ferida; as características do exsudato; a avaliação da carga bacteriana/infecção; e a avaliação da cicatrização da lesão.

Mensuração da área

A área da ferida deve ser mensurada periodicamente e sempre que o profissional notar mudanças que lhe chamem a atenção.[7] Neste sentido, existem várias alternativas técnicas, sendo algumas descritas a seguir.

- Desenhar o contorno da ferida em um acetato, com caneta para retroprojetor e tomar como referência os pontos mais extensos do comprimento e da largura da ferida. Traçam-se duas linhas de forma a obter-se um ângulo de 90°. O produto do comprimento e da largura fornecerá o valor da área da ferida, que deverá ser registrado no prontuário.
- Em feridas circulares em torno da pele, podem ser usadas fitas métricas de papel descartável.
- Fotografar usando régua ou uma referência conhecida, como uma agulha 25 × 8 próxima da ferida.
- Utilizar aplicativos para celulares como o *Mowa Wound Analizer*, que mensura a área da ferida a partir de uma fotografia.

Avaliação da profundidade

Nem todas as feridas acarretam perda tecidual, porém quando acarretam devem ser mensuradas de maneira objetiva. Para mensurar a profundidade, é preciso utilizar um instrumento estéril, como êmbolo de uma seringa de 1 mL, *swab* ou pinça. Em seguida, deve-se marcar a profundidade até a pele e converter o valor obtido em centímetros, com uma régua.

Em relação à profundidade das feridas, exceto as que decorrem de pressão, podem ser classificadas em:

- Ferida superficial: atinge a derme.
- Ferida profunda superficial: danifica o tecido subcutâneo.
- Ferida profunda total: compromete o músculo e as estruturas adjacentes.

Algumas feridas apresentam descolamento das bordas, chamado de solapamento, que também deve ser mensurado. Para tal, deve-se utilizar um instrumento flexível, como uma sonda uretral ou de aspiração tamanho 10 Fr, que deve ser introduzida na cavidade sob a pele até encontrar o fundo.[5] A seguir, converte-se a medida encontrada em centímetros, por meio de uma régua, e anota-se a posição do descolamento utilizando a analogia do ponteiro de relógio, tomando a cabeça do paciente como referência para as 12 horas, a fim de que todos os profissionais da equipe tenham a mesma compreensão da localização.

Aconselha-se o uso do êmbolo da seringa de 1 mL porque a sonda é macia, flexível e geralmente superestima o valor real.

As lesões por pressão são classificadas segundo seu estadiamento, conforme especificação estabelecida pelo National Pressure Ulcer Advisory Panel (2014)[5]:

- Lesão por pressão estágio 1: pele íntegra com eritema não branqueável, em uma área localizada geralmente sobre uma proeminência óssea. Pode apresentar endurecimento local ou maior maleabilidade, estar mais quente ou mais fria quando comparada ao tecido adjacente. É de fácil identificação em pele clara, como mostra a Figura 2.
- Lesão por pressão estágio 2: apresenta perda parcial da espessura da derme, que se apresenta como uma ferida superficial (rasa). Sem tecido desvitalizado ou equimose, pode se apresentar como flictena fechada ou aberta (Figura 3).
- Lesão por pressão estágio 3: perda total da espessura dos tecidos. O tecido adiposo subcutâneo pode ser visível, mas os ossos, tendões ou músculos não estão expostos. Pode estar presente algum tecido desvitalizado, mas não oculta a profundidade dos tecidos lesados. A profundidade varia de acordo com a localização anatômica.
  A asa do nariz, as orelhas, a região occipital e os maléolos não têm tecido subcutâneo e as lesões por pressão no estágio 3 podem ser superficiais. Em contrapartida, em zonas com tecido adiposo abundante podem ser extremamente profundas. A Figura 4 exemplifica lesões por pressão no estágio 3.
- Lesão por pressão estágio 4: perda total da espessura dos tecidos com exposição óssea, dos tendões ou dos músculos. Em algumas partes do leito da ferida pode aparecer tecido desvitalizado ou necrose (seca). Frequentemente são cavitadas e fistulizadas e a profundidade varia de acordo com a localização anatômica. Pode atingir o músculo e/ou as estruturas de suporte, como fáscia, tendão ou cápsula articular, tornando possível a osteomielite, conforme mostra a Figura 5. Tanto o osso como o tendão expostos são visíveis ou diretamente palpáveis.

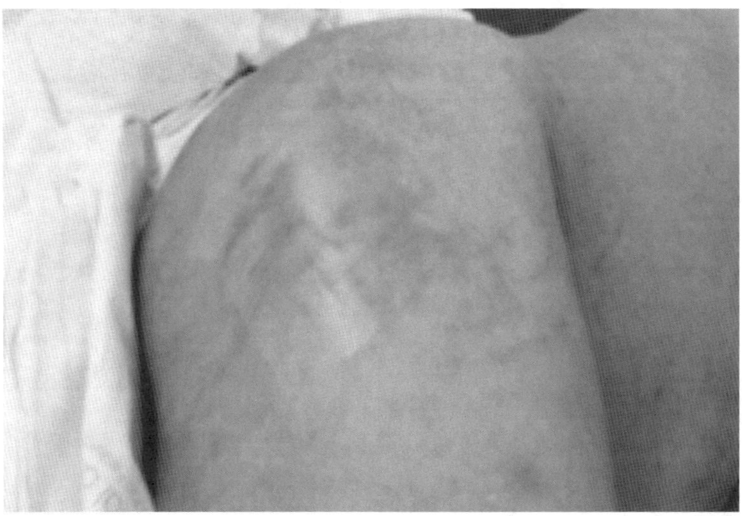

Figura 2 Lesão por pressão estágio 1.

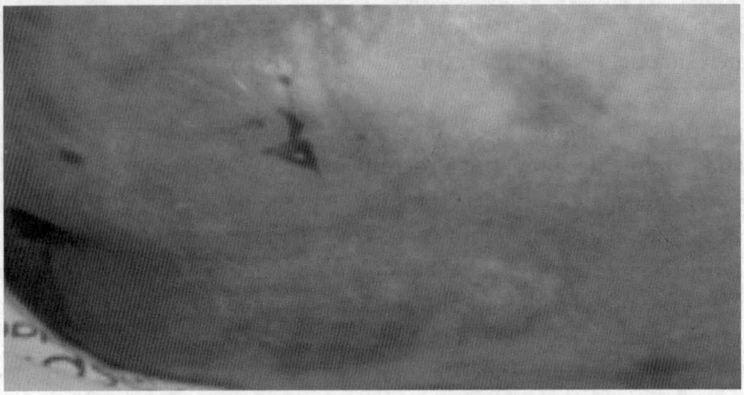

Figura 3 Lesão por pressão estágio 2.

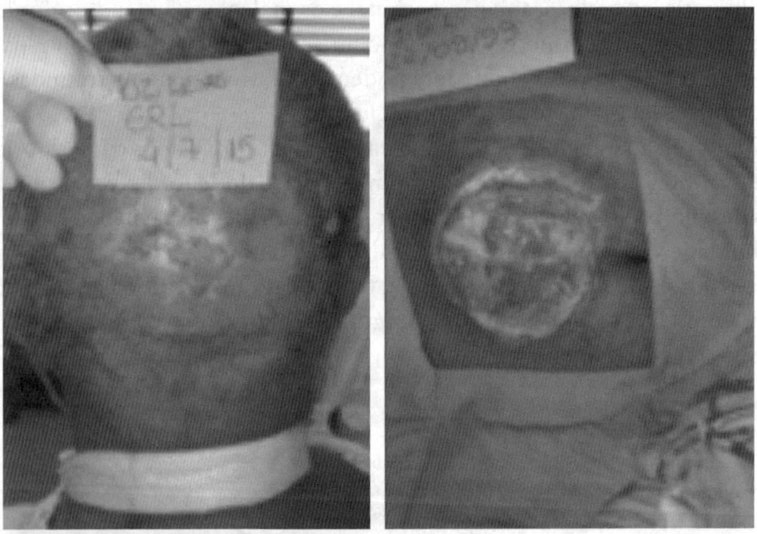

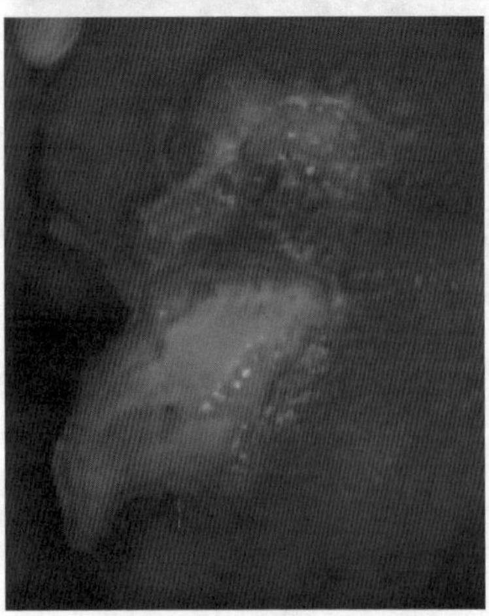

Figura 4 Lesões por pressão estágio 3.

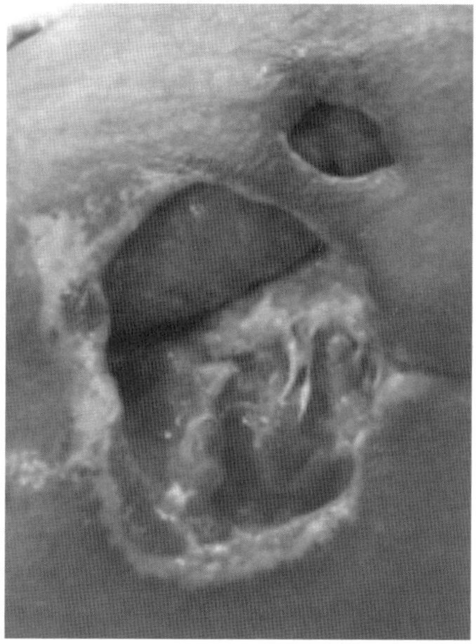

Figura 5 Lesão por pressão estágio 4.

- Não classificável: perda total da espessura dos tecidos, na qual a base da úlcera está coberta por tecido desvitalizado (amarelo, acastanhado, cinzento, verde ou castanho) e/ou necrótico (amarelo escuro, castanho ou preto) no leito da ferida. Até que seja removido tecido desvitalizado e/ou necrótico suficiente para expor a base da ferida, a verdadeira profundidade e consequentemente o verdadeiro estágio, elas não poderão ser classificadas (Figura 6).

  Merece destaque o fato de que um tecido necrótico (seco, aderente, intacto e sem eritema ou flutuação) nos calcâneos serve como cobertura "natural" e não deve ser removido.
- Lesão por pressão tissular profunda: possuem área vermelha escura ou púrpura localizada em pele intacta e descolorada ou flictena preenchida com sangue, provocadas por danos no tecido mole subjacente resultantes de pressão e/ou cisalhamento (Figura 7). A área pode estar rodeada por tecido doloroso, firme ou mole, mais quente ou mais frio comparativamente ao tecido adjacente. A lesão dos tecidos profundos pode ser difícil de identificar em indivíduos com tons de pele escuros. A evolução pode incluir uma flictena de espessura fina sobre o leito de uma ferida escura. A sua evolução pode ser rápida, expondo outras camadas de tecido adicionais, mesmo que estas recebam o tratamento adequado.

Aspecto do leito da ferida

A avaliação do leito da ferida é importante para definir a viabilidade dos tecidos que constituem o leito da lesão. A partir dessa avaliação, define-se o tipo de intervenção ne-

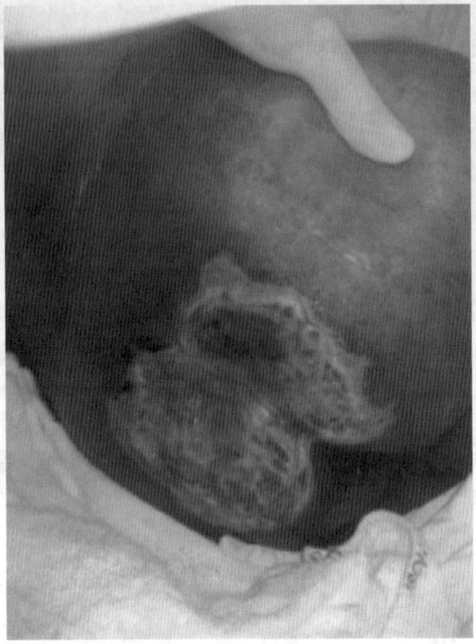

Figura 6 Lesão não classificável.

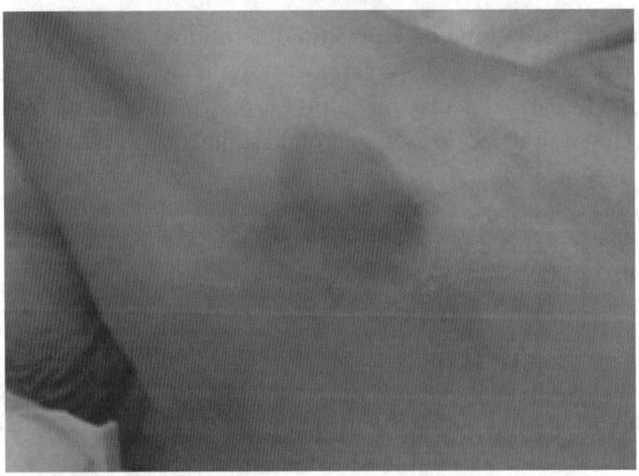

Figura 7 Lesão por pressão tissular profunda.

cessária: desbridamento mecânico, autolítico ou apenas manutenção da umidade e proteção da lesão, no caso do tecido de granulação (Figura 8). A Tabela 4 exemplifica os tipos de tecido.

É importante registrar em termos percentuais a quantidade de tecido vitalizado e desvitalizado que está sendo observado. Por exemplo, 20% de tecido desvitalizado e 80% de tecido viável.

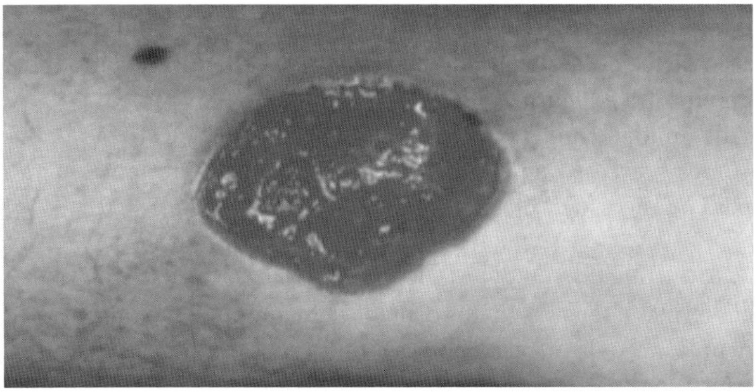

Figura 8 Tecido de granulação.

Tabela 4 Tipos de tecido

Tecido viável	Tecido inviável
É formado no processo de cicatrização, constituído basicamente de colágeno e elastina	É um tecido desvitalizado, constituído por diferentes materiais orgânicos
Tecido de coloração vermelha e intensamente vascularizado	Pode ser seco, endurecido e aderido ou macio, viscoso e frouxamente aderido ao leito da lesão. A cor pode variar de preta a marrom, amarela ou branca
Tecido de granulação (Figura 8)	Tecido necrótico tipo esfacelo ou escara

Características da pele ao redor da ferida

A avaliação das características da pele ao redor da ferida auxilia no diagnóstico da etiologia da lesão, bem como ajuda a identificar possíveis complicações e necessidades de adequações na escolha da cobertura. A Tabela 5 especifica as principais interpretações que podem ser realizadas na avaliação das bordas da lesão.

Avaliação do exsudato

A presença de exsudato no leito da ferida é uma reação natural do processo de cicatrização e frequente na fase inflamatória.[3] Quando há presença de tecido necrótico tipo escara ou depois de epitelizada, a ferida geralmente é seca. A avaliação do volume, aspecto e odor do exsudato auxiliarão no diagnóstico da presença de infecção. Com relação ao aspecto, o exsudato pode ser seroso, sanguinolento ou purulento, com relação à quantidade pode ser ausente, pequeno, moderado ou grande e com relação ao odor,

Tabela 5 Principais interpretações na avaliação das bordas das lesões

Despregadas	Podem indicar infecção ou colonização crítica
Eritematosas	Indicam inflamação ou infecção
Maceradas	Podem estar relacionadas ao excesso de umidade

pode ser ausente, discreto ou acentuado. É importante não confundir o exsudato normal com liquefação de tecido desvitalizado ou resíduo de coberturas, como hidrocoloide ou alginato, como mostra a Figura 9.

A adequada umidade no leito da lesão é essencial para a cicatrização, portanto é necessário absorver o excesso de exsudato ou usar agentes umectantes para manter um meio ideal para o processo de cicatrização.

Avaliação da carga bacteriana e infecção

O leito das feridas e seus exsudatos contêm elementos que são ótimos meios de cultura, por isso a prevenção da infecção pode ser obtida com a limpeza adequada das feridas e a troca correta dos curativos. Entretanto, quando a carga bacteriana aumenta a ponto de a colonização se tornar crítica, pode haver agressão tecidual suficiente para retardar o processo de cicatrização. Quando a ferida se torna infectada, há exsudação purulenta associada a outros sinais clínicos, especificados na Tabela 6. Níveis bacterianos iguais ou maiores que 10^5 UFC, coletados por meio da cultura quantitativa de *swab*, são sugestivos de processo infeccioso.

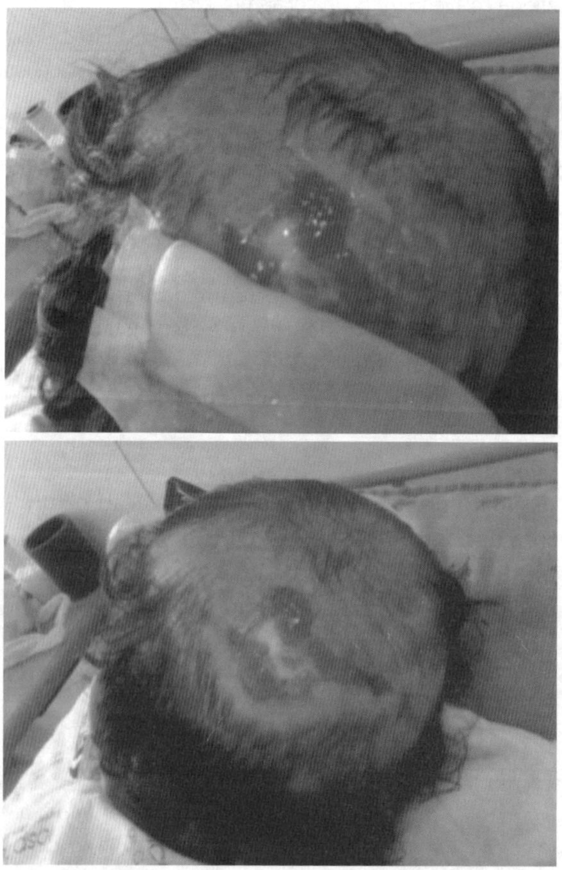

Figura 9 Ferida com resíduos de hidrocoloide antes e após a limpeza.

Tabela 6 Principais sinais clínicos relacionados às infecções das feridas

Associados à ferida	Associados ao paciente
Interrupção da cicatrização	Febre, prostração
Aumento da secreção	Piora do estado geral
Secreção mais abundante, purulenta e com odor fétido	Taquicardia
Hiperemia e edema na borda	Hemocultura positiva
Tecido de granulação se torna mais vinhoso ou pálido	Mal-estar, hiporexia
Dor/ardor/queimação	Confusão, *delirium*

A Figura 10 mostra de maneira didática a contaminação até a infecção com suas formas e implicações. É importante ressaltar que não se devem utilizar pomadas com antibióticos nas feridas com colonização crítica ou infecção (Figura 11), mas sim coberturas interativas com prata ou poli-hexametileno biguanida (PHMB) e, se necessário, antibioticoterapia sistêmica.

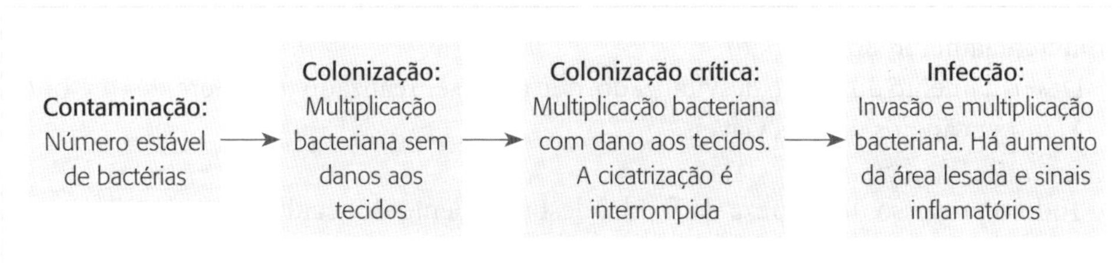

Figura 10 Etapas entre a contaminação e a infecção.

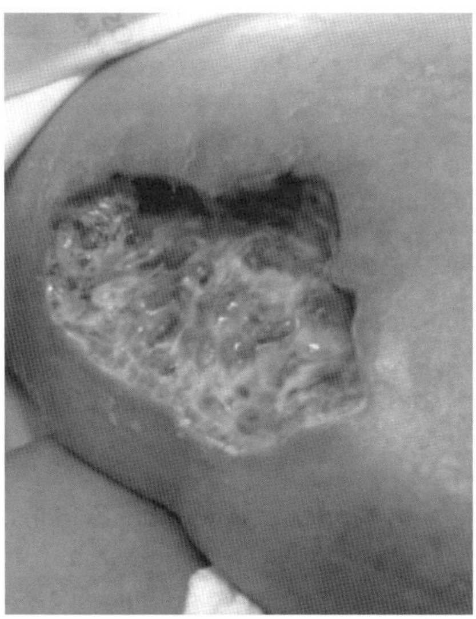

Figura 11 Ferida infectada.

Avaliação da cicatrização da lesão

O instrumento *pressure ulcer scale for healing* (PUSH) pode ser usado para avaliar o processo de cicatrização da lesão por pressão e os resultados de intervenções estabelecidas, pois o PUSH (Tabela 7) engloba três parâmetros de avaliação ou de subescalas que envolvem a área, a quantidade de exsudato e a aparência do leito da ferida. Os escores das subescalas, ao serem somados, geram o escore total cuja variação ocorre de 0 a 17. Escores maiores indicam piores condições da lesão e escores que diminuem indicam melhora no processo de cicatrização.

PREPARO DE LEITO DA FERIDA E INDICAÇÃO DE COBERTURAS: A TERAPIA TÓPICA

O preparo do leito engloba a técnica de limpeza da ferida e desbridamento do tecido inviável, com o objetivo de garantir:

- Manejo da carga bacteriana, pois ela tem impacto direto na cicatrização das lesões.
- Criação de um ambiente ideal para cicatrização das lesões, garantindo boa vascularização e leito estável com mínimo de exsudato.
- Gerenciamento do exsudato.
- Desbridamento do tecido desvitalizado, que pode ser realizado por diferentes métodos.
- Manutenção dos tecidos viáveis.

Todo o processo de limpeza da ferida, desbridamento do tecido inviável e escolha da cobertura adequada pode ser denominado terapia tópica ou curativo. As etapas, os principais objetivos e os resultados esperados encontram-se resumidos na Figura 12.

A seguir, serão descritas as técnicas e as peculiaridades de cada uma das três etapas que compõem a terapia tópica.

Limpeza das feridas

A técnica da limpeza da ferida deve respeitar a viabilidade do tecido de granulação, minimizar a ocorrência de trauma e preservar o potencial de recuperação da ferida. Por isso, é preciso estar atento às seguintes condições:

- Limpeza das feridas com fricção do leito: a limpeza da ferida com instrumental (pinça) e gaze umedecida com solução salina isotônica (0,9%), ou mesmo a fricção do leito com as mãos enluvadas, pode provocar trauma no tecido de granulação e até o sangramento macroscópico, desencadeando uma reação inflamatória e provocando o retardo da cicatrização.
- A utilização de soluções antissépticas, como iodopovidona, cloro-hexidina, hipoclorito, peróxido de hidrogênio e ácido acético, pode causar irritações na pele íntegra e coloca em risco a viabilidade do tecido de granulação, levando ao aparecimento de

Tabela 7 Escala PUSH

Comprimento × largura (cm^2)	0 0	1 <0,3	2 0,4-0,6	3 0,7-1,0	4 1,1-2,0	5 2,1-3,0	6 3,1-4,0	7 4,1-8,0	8 8,1-12,0	9 12,1-24,0	10 >24,0
Quantidade de exsudato	0 Ausente	1 Pequena	2 Moderada	3 Grande							
Tipo de tecido	0 Ferida fechada	1 Tecido epitelial	2 Tecido de granulação	3 Esfacelo	4 Tecido necrótico						

Nome do paciente: ______________________________

Data da avaliação inicial: ______________________

Número de LP (até 4): ______________________

Localização e estágio das LP:

LP n. 1		LP n. 2		LP n. 3		LP n. 4	
Localização	Estágio	Localização	Estágio	Localização	Estágio	Localização	Estágio
S ( )	I ( )	S ( )	I ( )	S ( )	I ( )	S ( )	I ( )
M ( )	II ( )	M ( )	II ( )	M ( )	II ( )	M ( )	II ( )
T ( )	III ( )	T ( )	III ( )	T ( )	III ( )	T ( )	III ( )
C ( )	IV ( )	C ( )	IV ( )	C ( )	IV ( )	C ( )	IV ( )
Outra: ________		Outra: ________		Outra: ________		Outra: ________	

C: calcânea; M: maleolar; S: sacral; T: trocantérica.

Avalie a LP em intervalos regulares, registrando a data, o número da LP, os subescores de cada característica e o escore total na tabela a seguir, para cada LP avaliada

Data																					
LP	1	2	3	4	1	2	3	4	1	2	3	4	1	2	3	4	1	2	3	4	...
Comprimento × largura																					
Quantidade de exsudato																					
Tipo de tecido																					
Escore total																					

Fonte: Protocolo assistencial de tratamento de lesões por pressão (LP) do Hospital das Clínicas da UFMG.

Limpeza
- Objetivo: remoção de debris
- Consequências: reduz o número de microrganismos, minimiza a colonização da ferida e deve preservar a pele

Desbridamento
- Objetivo: remoção do tecido necrótico
- Consequências: reduz o risco de infecção, mantém o tecido viável e deve ser seletivo e indolor

Cobertura
- Objetivo: ser interativa
- Consequências: mantém a umidade fisiológica, mantém a temperatura da pele

Figura 12 Etapas, objetivos e resultados/consequências esperados com o uso da terapia tópica.

microrganismos resistentes, além de serem inativados na presença de matéria orgânica. Tais soluções podem ser utilizadas apenas na abordagem inicial de feridas agudas com muita sujidade e contaminação.

A técnica correta para limpeza do delicado leito da ferida consiste na irrigação com jatos de solução salina isotônica a 0,9%, que serão suficientes para remoção dos debris, corpos estranhos e tecidos frouxamente aderidos, além de garantir a preservação do tecido de granulação neoformado. Para feridas infectadas ou com colonização crítica, deve-se utilizar para a limpeza soluções de poli-hexametileno biguanida (PHMB). Tanto a solução salina quanto o PHMB devem ser aquecidos a uma temperatura de 37°C, considerada a temperatura ideal para a divisão celular no organismo.

Desbridamento

O desbridamento consiste na remoção do tecido desvitalizado, resultante de lesão traumática ou crônica, infectada ou não, até a exposição do tecido saudável.[6] A presença de tecido necrótico, além de aumentar o risco de infecção e retardar o processo de cicatrização por impedir a migração de células da epiderme, mascara a verdadeira extensão e profundidade da ferida.

Em relação às características, o tecido necrótico pode ser classificado em:

- Escara: tecido de coloração preta, marrom ou castanha, que adere firmemente ao leito ou às bordas da ferida (Figura 13).
- Esfacelo: tecido de coloração amarela ou branca, que adere ao leito da ferida e apresenta-se como cordões ou crostas grossas, podendo ainda ser mucinoso (Figura 14).

A Tabela 8 resume os principais métodos de desbridamento utilizados, bem como suas técnicas e indicações.

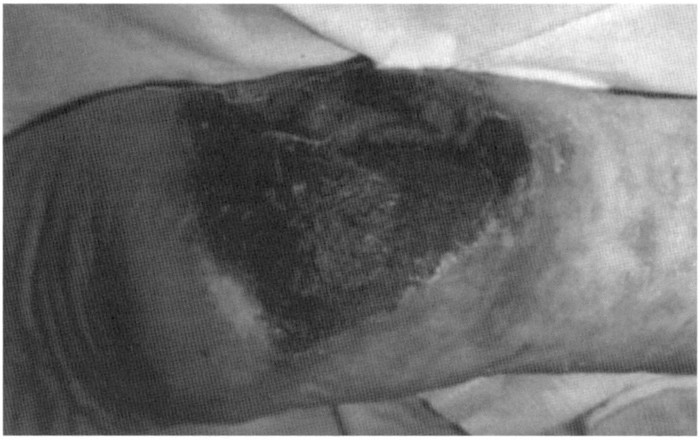

Figura 13 Necrose tipo escara.

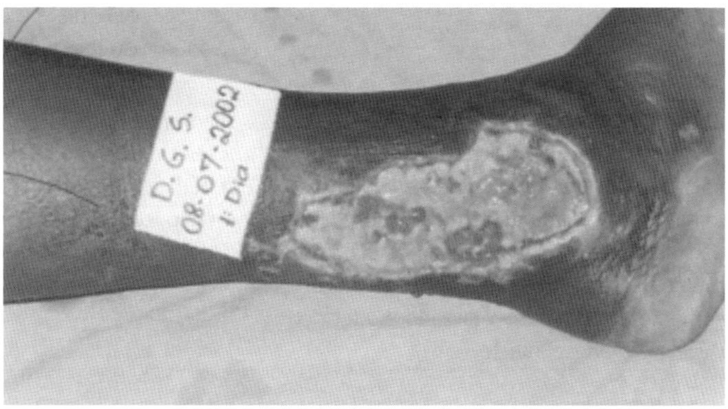

Figura 14 Necrose tipo esfacelo.

Coberturas

Cobertura é todo material, substância ou produto que se aplica sobre a ferida, na qual forma-se uma barreira física com a capacidade de cobrir e proteger o seu leito. Os principais objetivos da cobertura são garantir um meio ambiente úmido, temperatura de 37°C, pH fisiológico, hipóxia no leito da ferida, manter a integridade da pele circundante, controlar o exsudato e eliminar o espaço vazio. Com relação à classificação, as coberturas podem ser:

- Passivas: realizam a cobertura e o isolamento da área da ferida, como gazes e compressas absorventes.
- Interativas: garantem o microambiente adequado para facilitar a cicatrização. Por exemplo, o alginato, o carvão, o hidrocoloide, entre outros.
- Bioativas: fornecem elementos necessários à cicatrização, estimulando a cura da ferida. Por exemplo, fator de crescimento e gel de plaquetas.

Tabela 8 Métodos, técnicas e indicações do desbridamento

Método	Técnica	Indicação
Mecânico	Remoção do tecido necrótico por meio do uso de instrumentos cortantes (lâmina de bisturi ou tesoura estéril). Pode ser realizada no bloco cirúrgico, quando envolve grandes lesões ou feridas de categoria IV, ou no leito do paciente, quando o procedimento envolve a retirada da necrose acima do tecido viável Obs.: desbridamentos abaixo do nível da fáscia são de competência exclusiva do cirurgião	Desbridamento mais agressivo e rápido, em grandes áreas de necrose, bem como presença de infecção Deve ser evitado em pacientes portadores de coagulopatias, em uso de anticoagulantes, quando há comprometimento na irrigação arterial para o local da lesão, ou ainda em feridas oncológicas
Enzimático	Esse método consiste na utilização tópica de enzimas proteolíticas, como papaína ou colagenase diretamente sobre o tecido necrótico. Não é totalmente seletivo e pode ser doloroso	Deve ser utilizado apenas em feridas com claro predomínio de tecido necrótico. A colagenase só age por 8 horas, portanto o curativo deve ser trocado 3x/dia e o enzimático não tem uso recomendado por um período superior a 15 dias
Autolítico	Consiste na autodegradação natural do tecido necrótico, obtida com o uso de coberturas interativas. O tecido necrótico se liquefaz, tornando-se facilmente removível com jato de solução fisiológica na troca posterior. Esse método é seletivo, isto é, ocorre destruição somente do tecido desvitalizado e o tecido viável permanece intacto	É um método indolor, não invasivo e seletivo, indicado para feridas superficiais ou profundas, exsudativas ou não; com ou sem sinais de infecção

- Primárias: são aquelas colocadas diretamente sobre a ferida, como o alginato, a hidrofibra, o carvão, a malha não aderente, entre outros.
- Secundárias: colocadas sobre a cobertura primária quando ela não garante a impermeabilidade e o fechamento hermético necessários. Por exemplo, compressa ou gaze estéril.

Merece destaque o fato de que algumas coberturas, como os hidrocoloides placas, fazem a função de primária e secundária.

Na escolha da cobertura primária e secundária, caso necessário, deve-se levar em consideração o aspecto da ferida em termos de localização, dimensões, presença de tecido desvitalizado, volume do exsudato, presença de sinais de infecção, sangramentos e se existem cavidades a serem preenchidas. A escolha do tipo de cobertura para cada um desses aspectos relaciona-se com as principais características delas, conforme descrição que segue:

- Coberturas hidratantes: membrana de poliuretano, hidrogel e hidrocoloide.
- Coberturas absorventes: alginato de cálcio, hidrofibra, espuma, compressão não aderente.

- Coberturas controladoras de odor: compostas de carvão.
- Coberturas redutoras de microrganismos: compostas de prata (alginato, hidrofibra, espuma, carvão).
- Coberturas para controle da dor: espuma com ibuprofeno.

A Tabela 9 apresenta uma síntese para a escolha da cobertura com base nos critérios descritos, de forma que se aplica a qualquer tipo de lesão, seja ela aguda ou crônica, cirúrgica ou não e de qualquer etiologia.

É importante considerar que a avaliação do tipo de cobertura é dinâmica e altera-se na medida em que o processo de cicatrização evolui ou o volume do exsudato se modifica. Além disso, caso haja saturação precoce da cobertura (antes do tempo previsto), deve-se realizar uma nova avaliação da ferida para indicação correta da cobertura a partir do volume de exsudato.

MEDIDAS PREVENTIVAS

A literatura aponta que em unidades de terapia intensiva (UTI) a incidência de lesão por pressão apresenta variação de 1 a 56%.[5,6] No Brasil, estudos sobre a incidência estimaram variações entre 10,62 e 62,5%.[6] Essa taxa pode ser considerada elevada, princi-

Tabela 9 Indicação da cobertura a partir da avaliação da ferida e do volume de exsudato

Tipo de ferida	Tipo de cobertura	
	Pouco exsudato	Exsudato moderado ou intenso
Necrose tipo escara	Hidrogel amorfo; hidrocoloide placa	Alginato ou hidrofibra
Esfacelo	Hidrogel ou hidrocoloide	Placa/fita de alginato
Infecção ou colonização crítica	Feridas infectadas sempre possuem exsudação maior	Alginato, hidrofibra, espuma ou carvão com prata. Compressas não aderentes com PHMB
Mau odor	Carvão com prata	Carvão com prata ou em placa multicamadas sem prata
Sangramento	Acrilato absorvente	Placa/fita de alginato
Cavitárias ou profundas	Placa de hidrocoloide; pasta/pó de hidrocoloide	Placa/fita de alginato ou hidrofibra ou espuma
Granuladas	Placa de hidrocoloide ou acrilato absorvente ou malha/gaze com petrolatum	Hidrofibra ou placa de alginato ou placa de espuma
Epitelizadas	Hidrocoloide fino ou filme de poliuretano	Não exsudam
Feridas cirúrgicas simples	As feridas cirúrgicas devem ser cobertas por pelos menos 48 horas. A cobertura pode ser feita com filmes de poliuretano com coxim absorvente. Como alternativa, pode ser utilizada gaze estéril fixada com filme de poliuretano. As coberturas geralmente são desnecessárias após 48 horas, a não ser que existam pontos de drenagem de secreção	

Obs.: em algumas feridas cirúrgicas, dependendo da localização, não se deve preencher as cavidades.

palmente diante do caráter preventivo e do desenvolvimento de ações como programas educativos e a utilização de protocolos, fatores que contribuem para a redução.

Justamente por isso, hoje grande parte dos programas de auditorias de qualidade considera a incidência de lesão por pressão um evento adverso, uma vez que sua ocorrência é considerada uma complicação evitável. Além disso, uma incidência elevada contribui para o aumento dos gastos hospitalares, seja pelo tratamento, pelo aumento do tempo de internação hospitalar ou ainda pelo custo com o tratamento de feridas que podem complicar com infecção e necessitar de antibioticoterapia venosa. Isso sem considerar os custos não mensuráveis, como o impacto que a lesão pode ter para a estigmatização do paciente, a perda de confiança na equipe por parte da família e o aumento na carga de trabalho dos enfermeiros, gerado pelo cuidado direto à lesão.

Todas essas considerações reforçam a importância da adoção de medidas preventivas, que devem ser estabelecidas em protocolos e adotadas por toda a equipe. As medidas de prevenção da ocorrência de lesões são bem mais simples e menos dispendiosas que o tratamento da lesão e de suas complicações. Portanto, as principais medidas de prevenção são:

- Evitar posicionar o paciente sobre áreas de pele com hiperemia reativa.
- Higienizar prontamente a pele com compressas de dimeticona após as evacuações, evitando fricção excessiva.
- Tratar a pele ressecada com umectante, como creme de ureia.
- Não massagear as áreas de proeminência óssea e/ou áreas hiperemiadas.
- Utilizar dispositivos coletores ou protetores cutâneos para proteger a pele contra efluentes de lesões drenantes, fístulas, incontinência ou sudorese excessiva.
- Manter, sempre que possível, a cabeceira elevada a no máximo 30° para evitar cisalhamento.
- Utilizar colchões de espuma viscoelástico. O uso de colchão de espuma piramidal (tipo caixa de ovo) não reduz o risco e pode causar lesão por má distribuição.
- Não utilizar dispositivos recortados em forma de anel ou argola ou luvas cheias de água/ar, pois geram pressões adicionais.
- Usar lençol móvel ou forro no leito para mobilizar o paciente.
- Posicionar travesseiros, almofadas ou cobertores entre as proeminências ósseas como os joelhos, para evitar pressão excessiva sobre a pele. Os calcâneos não devem ser apoiados no colchão.
- Proteger áreas de proeminências ósseas com filme de poliuretano transparente não estéril para reduzir o atrito e trocá-lo apenas quando descolar ou enrugar. Placa de hidrocoloide deve ser evitada nessa situação por dificultar a inspeção da pele e pelo custo do produto.
- Estabelecer rotina de mudança de decúbito de acordo com o risco estimado em escalas preditivas.

Outra medida importante é considerar todo dispositivo médico como um potencial risco para o desenvolvimento de lesão por pressão associada a esse dispositivo. Os dispositivos que merecem atenção na terapia intensiva são o colar cervical; a fixação de traqueostomia e o tubo orotraqueal; a máscara de CPAP (pressão positiva contínua nas vias aéreas) e de ventilação não invasiva (VNI), e a máscara tipo *full-face* que causa menos lesão que as demais; os drenos, os cateteres nasogástricos ou enterais e suas fixações; curativos compressivos; sensor de oximetria de pulso; sensor de termômetro eletrônico; cateter nasal ou máscara facial. A seguir, são descritas as principais recomendações para prevenção de lesão por esses dispositivos:

- Remover os dispositivos assim que possível, levando em consideração que são potenciais fontes de pressão.
- Manter a pele limpa e seca sob os dispositivos.
- Em caso de pele fragilizada, utilizar protetor de barreira selante sob o dispositivo.
- Inspecionar frequentemente a pele em torno e sob os dispositivos, pelo menos duas vezes ao dia.
- Não colocar placas de hidrocoloide na pele sob os dispositivos, pois elas impedem a visualização local.
- Em indivíduos com sinais de edema, realizar avaliações mais frequentes da pele, uma vez que o edema pode expandir e com isso a pressão exercida pelo dispositivo aumentar.
- De preferência, não posicionar o paciente diretamente sob um dispositivo médico.
- Girar ou reposicionar os dispositivos sempre que possível.

AVALIAÇÃO E PLANO DE CUIDADOS

As UTI devem realizar a avaliação da qualidade do tratamento de feridas, bem como da efetividade da adoção das medidas preventivas, trabalhando com indicadores e metas definidas, conforme exemplo da Tabela 10. Esses dados devem ser disponibilizados para a equipe multiprofissional e para todos os familiares, acompanhantes e pacientes que solicitarem, devendo inclusive ficar expostos em local visível para todos.

Além de metas e indicadores, a avaliação e o cuidado prestado ao paciente portador de ferida requerem uma abordagem multiprofissional. A Tabela 11 mostra as principais atribuições de cada um dos profissionais que atuam na terapia intensiva.

Ressalta-se que essas atribuições não são estanques e que, eventualmente, os profissionais podem assumir funções simultâneas.

CONSIDERAÇÕES FINAIS

Um momento oportuno para discutir o plano de cuidados designados aos pacientes com lesões cutâneas é o *round*, ou visita de leito, no qual são levantados os principais problemas que envolvem o cuidado e são discutidas as estratégias e propostas de abordagens e tratamentos específicos, além de avaliar se as ações implementadas até o momento foram eficazes ou não.

Deve-se também levar em consideração que a garantia da continuidade do cuidado é fator determinante para um tratamento efetivo e para o seguimento do plano de cuidados

Tabela 10 Relação dos principais indicadores e metas referentes ao tratamento de feridas

Incidência de lesão por pressão (LP)	Número de pacientes com nova(s) LP/número de pacientes-dia × 1.000
Incidência de LP em pacientes em risco	Número de pacientes com novas(s) LP/número de pacientes em risco para LP × 100
Redução de área lesada	Percentual de feridas que tiveram redução da área lesada em 15 dias Meta habitual: redução de 30%

Tabela 11 Principais atribuições da equipe multiprofissional no cuidado ao paciente com lesão cutânea

Profissional	Principais atribuições
Médico	▪ Avaliar o paciente quanto à presença de sinais sistêmicos de infecção e prescrever antibioticoterapia venosa, quando indicada ▪ Realizar desbridamento mecânico em lesões abaixo da fáscia ▪ Prescrever analgesia adequada ▪ Solicitar exames laboratoriais
Enfermeiro	▪ Avaliar os pacientes internados quanto ao risco de desenvolvimento de lesões ▪ Adotar medidas específicas para a prevenção de lesões ▪ Registrar a ocorrência de lesão em impresso próprio e mensurar os indicadores relacionados ▪ Realizar o curativo das feridas em todas as etapas: limpeza, desbridamento e indicação de cobertura ▪ Comunicar ao médico quando a ferida apresentar sinais de colonização crítica e infecção ▪ Coordenar e supervisionar a equipe de enfermagem na prevenção e no cuidado às feridas
Fisioterapeuta	▪ Estimular e auxiliar nas medidas de mobilização precoce que contribuem para a prevenção da ocorrência de lesão por pressão ▪ Avaliar a área da pele circundante e sob os dispositivos médico-hospitalares, como as fixações dos tubos orotraqueais, traqueostomia, entre outros ▪ Implementar medidas para o fortalecimento muscular e aumento da mobilidade
Psicólogo	▪ Prestar apoio psicológico e emocional ao paciente, uma vez que a presença da ferida pode ser estigmatizante
Nutricionista	▪ Avaliar o estado nutricional ▪ Implementar suporte nutricional quando indicado e monitorar a evolução do estado nutricional
Farmacêutico	▪ Padronizar e prover os materiais adequados para o tratamento e a prevenção das lesões cutâneas

e que todas as informações referentes à avaliação do paciente, da lesão, bem como terapia instituída, devem ser registradas e relatadas tanto nas trocas de turno quanto no momento da transferência do paciente para as unidades de internação.

REFERÊNCIAS BIBLIOGRÁFICAS

1. Borges EL et al. Feridas: como tratar. Belo Horizonte: Coopmed; 2009.
2. Borges EL. Feridas: úlceras de membros inferiores. Rio de Janeiro: Guanabara Koogan; 2012.
3. Morais GFC, Oliveira SHS, Soares MJGO. Avaliação de feridas pelos enfermeiros de instituições hospitalares da rede pública. Texto & Contexto – Enferm 2008 mar;17(1):98-105.
4. Santos ICRV, Oliveira RC, Silva MA. Desbridamento cirúrgico e a competência legal do enfermeiro. Texto & Contexto – Enferm 2013 mar;22(1):184-192.
5. European Pressure Ulcer Advisory Panel and National Pressure Ulcer Advisory Panel. Prevention and treatment of pressure ulcers: quick reference guide. Washington: National Pressure Ulcer Advisory Panel; 2014.
6. Oliveira RG. Blackbook – Enfermagem. Belo Horizonte: Blackbook Editora; 2016.
7. Aron S, Gamba MA. Preparo do leito da ferida e a história do TIME. Estima 2009;7(4):20-4.

Capítulo 37

Deambulação e prevenção de fraqueza adquirida

Ana María Bejarano

INTRODUÇÃO

O progresso da medicina intensiva melhorou o prognóstico de muitos pacientes internados em unidade de terapia intensiva (UTI), ainda que, por outro lado, também apareçam novas doenças nestes pacientes, sobretudo nos que permanecem muito tempo internados nessas unidades. Neste cenário, o paciente muitas vezes permanece na cama, imóvel, e a imobilização está associada a complicações clínicas como:[1]

- Musculoesqueléticas
  - Fraqueza muscular adquirida na UTI:
    - Polineuropatia.
    - Miopatia.
    - Polineuromiopatia.
    - Atrofia muscular.
  - Rigidez articular.
  - ↓ Densidade óssea.
- Cardiovasculares
  - Hipotensão orostática.
  - ↓ Volume sistólico (VS).
  - ↑ Gasto cardíaco (GC).
  - Alterações nas resistências vasculares periféricas.
  - Disfunção microvascular.
  - ↓ Transporte de O_2.
- Pulmonares
  - Hipoxemia.
  - Atelectasias.

  - Pneumonia.
  - Dependência de ventilação mecânica (VM).
- Outros
  - Trombose venosa profunda (TVP) – tromboembolismo pulmonar (TEP).
  - Resistência a insulina.
  - ↓ Aldosterona.
  - ↑ Peptídeo natriurético atrial.
  - Lesões por pressão.

Na UTI, é comum o repouso no leito. Contudo, a literatura demonstra que esse repouso não é benéfico e pode estar associado a danos.[1,2]

A imobilização por repouso prolongado no leito se associa a complicações como:[3]

- Atrofia muscular.
- Lesões por pressão.
- Atelecstasias.
- Desmineralização óssea.
- Trombose.

Em alguns pacientes, a fraqueza pode persistir por anos após a alta hospitalar.[4]

A etiologia dessa fraqueza é multifatorial, ainda que a mobilização precoce possa ajudar a reduzir a atrofia muscular e a fadiga associadas ao repouso no leito.[5]

No momento da implementação de um protocolo de mobilização, é preciso avaliar os riscos, benefícios e desafios para reduzir a fraqueza adquirida na UTI e melhorar os resultados do paciente, considerando fatores como:

- Gravidade da doença.
- Presença de sepse.
- Presença de duas ou mais disfunções orgânicas.
- Tempo de ventilação mecânica.
- Tempo de permanência na UTI.
- Níveis de glicemia.
- Uso de nutrição parenteral.
- Uso de medicamentos potencialmente miotóxicos (corticosteroides, bloqueadores neuromusculares não despolarizantes).
- Fatores de risco adicionais, como comprometimento neurológico, hipoalbuminemia, insuficiência renal, sexo feminino, perda de massa muscular e inatividade física.[6]

O repouso prolongado no leito, associado com a doença crítica, conduz à diminuição da síntese de proteínas musculares, aumento da excreção urinária de nitrogênio (que indica o catabolismo muscular) e diminuição da massa muscular, especialmente dos membros inferiores. Existe uma perda de 1 a 1,5% na força muscular do quadríceps por cada dia de repouso de indivíduos sadios no leito.

CUSTOS

Os custos associados à implementação de programas de mobilização precoce se dividem em três categorias principais: pessoais, de formação e com equipamento.[7]

Em uma UTI com 900 pacientes internados por ano, o custo estimado para implementar um programa desse tipo seria de US$ 350.000. O aumento das taxas incluiu a contratação e capacitação de pessoal; no entanto, a maior parte desse gasto seria única. A variável primária associada com o aumento da economia diminui o tempo de permanência no hospital, que por sua vez conduz a uma redução dos custos variáveis diretos. A economia estimada baseada na renda real e os dados da estadia na UTI seriam de US$ 1.200.000; portanto, a economia de custos líquidos seria de US$ 850.000. Esses resultados mostram que com um programa de intervenção eficiente pode-se facilitar a diminuição dos custos, não como uma barreira para a mobilização precoce, mas como um facilitador que permite investir economicamente em melhores resultados.[8]

DIAGNÓSTICO DE FRAQUEZA ADQUIRIDA NA UTI

Trata-se de um transtorno muito complexo com uma difícil definição padrão. Nem sempre os pacientes estão em condições de realizar uma eletromiografia. Há controvérsia sobre a necessidade de diagnosticar a fraqueza adquirida na UTI com base em critérios eletrofisiológicos.[9]

Para alguns autores, o termo fraqueza adquirida na UTI se aplique quando se observa que o paciente sofre fraqueza sem outra causa aparente além da sua doença grave. Esta se caracteriza por fraqueza profunda, que é maior do que se poderia esperar como resultado de um repouso prolongado na cama. Costumeiramente vem acompanhada de disfunção de múltiplos órgãos e sistemas, fazendo com que as pessoas tenham significativas limitações, que podem prolongar-se por meses ou anos depois da hospitalização.[10-12]

Por definição, a fraqueza adquirida na UTI é uma tetraparesia ou tetraplegia frequentemente simétrica, com hipo ou arreflexia, perda de massa muscular e dificuldade para o desmame da ventilação mecânica. É possível subclassificar a fraqueza adquirida com polineuropatia ou miopatia ou com ambas.[13] Pode-se observar na Figura 1 o modo como a doença crônica conduz a fraqueza muscular.

A polineuropatia da doença grave é a fraqueza adquirida na UTI com evidência eletrofisiológica de polineuropatia axônica.

A miopatia da doença grave é a fraqueza adquirida na UTI com miopatia documentada eletrofisiologicamente ou histologicamente.

A neuromiopatia da doença grave se refere a achados eletrofisiológicos ou histológicos de polineuropatia e miopatia da doença grave.

A fraqueza adquirida na UTI é diagnosticada mediante a escala do Medical Research Council (MRC) para classificar a força de vários grupos musculares nos membros superiores e inferiores. A escala vai de 0 a 5. As pontuações mais altas indicam maior força muscular (Tabela 1).

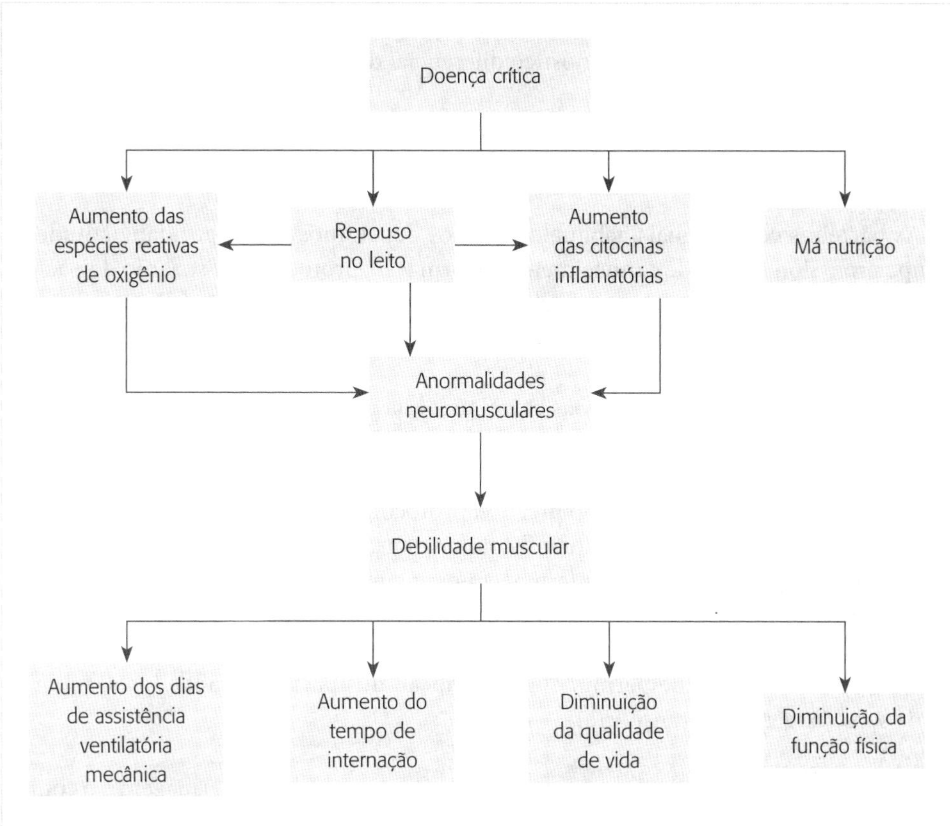

Figura 1 Modo como a doença crônica conduz à fraqueza muscular.

Fonte: Adaptado de Truong et al. (2009).[13]

Tabela 1 Escala de força muscular modificada do Medical Research Council (MRC)

Pontuação na escala	Movimento avaliado
0: paralisia completa	Membros superiores
1: contração visível, mas sem movimento do segmento	Flexão de punho
2: movimento ativo, mas não vence a gravidade	Flexão de cotovelo
3: movimento ativo, vence a gravidade	Abdução de ombro
4: movimento ativo contra a gravidade e resistência	Membros inferiores
5: movimento ativo contra a resistência ativa	Dorsiflexão de tornozelo
	Extensão de joelhos
	Flexão de quadril

A pontuação total do MRC é uma ferramenta que ajuda a graduar a força de 12 grupos musculares, tanto dos membros superiores como dos inferiores, usando a pontuação de 0 a 5. Já a pontuação total vai de 0 a 60 pontos e, com isso, conseguiu-se determinar que os pacientes com pontuação menor que 48 pontos têm fraqueza adquirida.[7]

A escala MRC tem limitações importantes; por isso são necessárias melhores ferramentas diagnósticas, já que o diagnóstico diferencial da fraqueza é muito amplo.[8]

O QUE PODEMOS FAZER PARA DERRUBAR AS BARREIRAS QUE IMPEDEM A MOBILIZAÇÃO PRECOCE?

As barreiras com as quais habitualmente nos deparamos são: capacidade/atitude da equipe profissional, falta de conhecimentos e formação, protocolos de sedação do paciente, dor e mal-estar, instabilidade hemodinâmica, falta de indicações médicas, fixação de tubos e cateteres, pessoal e recursos materiais, tamanho do paciente e tempo, valorização e priorização da mobilização.[6]

Com a finalidade de quebrar essas barreiras, seria necessário:

- Criar um protocolo de mobilização precoce.
- Educar a equipe em mobilização precoce, protocolos de dor e sedação.
- Avaliar a necessidade de introduzir fisioterapeutas.
- Medir a carga de trabalho da enfermagem para contratar mais profissionais.
- Aumentar os horários de atendimento de fisioterapia, duplicá-los se for possível.
- Adquirir dispositivos de fixação de tubos e cateteres que evitem deslocamentos.
- Adquirir elementos que permitam a locomoção dos pacientes (andadores, suportes de soro, oxigênio de transporte).

A mobilização dos pacientes é uma atividade fundamental de enfermagem e o conhecimento e a habilidade são essenciais para que esta seja precoce e progressiva. Ainda que muitos estudos apoiem o uso de protocolos para mobilizar de forma eficaz os pacientes da UTI, a investigação sobre os efeitos da educação a respeito da mobilização é insuficiente. Fitzgibbon et al. descreveram que antes de uma intervenção educativa, 40% dos enfermeiros entendem os conceitos de mobilidade precoce e 30% dos enfermeiros realizam exercícios passivos de amplitude de movimento nos pacientes.[3] Depois da intervenção educativa, 98% dos enfermeiros entendem conceitos de mobilidade precoce e 100% realizam exercícios passivos de amplitude de movimento em seus pacientes.[3]

O QUE É MOBILIZAÇÃO PRECOCE?

A mobilização precoce foi definida como a atividade física suficiente para provocar efeitos fisiológicos agudos que melhorem a ventilação, a perfusão central e periférica, a circulação, o metabolismo muscular e o estado de alerta. É uma contramedida para a estase venosa e a trombose venosa profunda.[5]

Outra definição descreve o termo mobilização como as medidas que envolvem o paciente, p. ex. exercícios de movimento passivo ou ativo que tenham como objetivo promover e/ou manter a mobilidade.[6]

Uma definição atual de mobilização precoce se refere à aplicação de atividade física nos primeiros 2 ou 5 dias de doença crítica.

A mobilização precoce na UTI considera as mobilizações passivas, ativas assistidas, ativas e a mobilidade funcional de forma segura, oportuna e eficaz, inclusive desde o primeiro dia em ventilação mecânica, com drogas vasoativas, com terapia de substituição renal contínua (TSRC) ou com presença de cateteres femorais.[8]

A mobilização precoce é benéfica?

- Aprimora o nível de consciência.
- Melhora a função pulmonar e o estado cardiovascular.
- Melhora os efeitos do repouso prolongado.
- Diminui os dias de ventilação mecânica (VM) e o tempo médio de internação.
- Aprimora o estado de ânimo.

Favorecimento da cultura de mobilização

A cultura de mobilização deve evoluir para um compromisso com a promoção da mobilização precoce, entendendo que evita complicações e promove uma rápida recuperação. Treinar as equipes para essa cultura é todo um processo educacional. A mobilidade é uma expectativa para o planejamento diário e um componente básico do cuidado.

Em uma cultura de mobilidade progressiva, os membros da equipe prestam contas por sua participação na mobilidade segura. Durante o relato de informações, incluem os progressos na mobilidade dos pacientes.

Os provedores de saúde envolvem-se nos processos quando a sinergia é efetiva dentro do âmbito de funcionamento da prática. Deve-se começar pouco a pouco e medir as mudanças por meio das seguintes estratégias:

- Formular pergunta clínica direcionada: qual é o efeito de um protocolo de mobilidade precoce no *delirium* e o tempo de permanência na UTI no decorrer de 3 meses? Houve benefícios?
- Buscar dados.
- Avaliar e sintetizar a evidência.
- Desenvolver atitudes proativas de mudanças, como por exemplo: durante 3 meses do projeto, a mobilidade precoce será incorporada ao atendimento de 25% dos pacientes que recebem ventilação mecânica, por exemplo.
- Participar nas pequenas mudanças atitudinais:
  - Garantir a segurança: a simulação humana de alta fidelidade.
  - Garantir a segurança e reprodutibilidade: protocolo de refinamento.
- Difundir a prática a toda a equipe e aos pacientes.
- Utilizar processo de planejar-fazer-estudar-atuar para controlar/avaliar a implementação da nova prática.

TRABALHAR EM EQUIPE

Quando vamos implementar um protocolo de mobilização precoce, um dos recursos mais importantes é o recurso humano, com quem se deverá realizar uma distribuição de tarefas, definindo seu papel no programa. A seguir, são enumerados alguns colaboradores que poderiam fazer parte de uma equipe de mobilização precoce:

- Paciente e família do paciente: participa ativamente no estabelecimento de metas. Proporciona informação à equipe do plano de atendimento.
- Enfermeiros: coordenam os planos de tratamento com a equipe de cuidados da enfermagem. Realizam a avaliação inicial e a avaliação contínua. Orientam o gerenciamento da enfermidade e a aplicação da medicação. Ensinam habilidades de cuidado de feridas, das vias respiratórias e do tratamento.
- Equipe de enfermagem: implementam o plano de tratamento, proporcionam atendimento direto e informam mudanças. Administram medicamentos e tratamentos. Realizam o atendimento direto para a mobilidade e a higiene com as mudanças supervisionadas.
- Fisioterapeuta: avalia o funcionamento físico e estabelece os objetivos funcionais. Proporciona intervenções que promovam a resolução efetiva de problemas e suas consequências com o objetivo de aumentar a independência do paciente até a alta. Implementa a terapia e avalia os planos de atendimento.
- Fonoaudiólogo: avalia a deglutição e prescreve plano de tratamento para melhorar a deglutição e a dieta. Analisa e desenvolve a fala efetiva e habilidades da linguagem. Avalia a função cognitiva de habilidades diretivas, tais como a resolução de problemas.
- Terapeuta ocupacional: avalia e prescreve plano de tratamento para o alcance de metas das atividades da vida diária com a mobilidade da parte superior do corpo. Sugere adaptar o ambiente para melhorar a independência.
- Nutricionista: avalia e planeja segundo as necessidades energéticas, de perdas de peso, necessidade de melhorar o aporte para otimizar a mobilidade. Apresenta os princípios da dieta aos médicos e à família dos pacientes.
- Assistente social: oferece apoio e uma avaliação psicossocial, além de ajudar no atendimento das necessidades de planejamento emocional e de alta.
- Terapeuta de recreação: coordena as atividades de qualidade de vida e o apoio espiritual, além de promover a interação social entre os pacientes.
- Enfermeiro diarista: realiza a avaliação da enfermagem avançada, o diagnóstico e a prescrição de terapias e medicamentos para a reabilitação. Coordena o planejamento de alta com a inter-relação dos medicamentos, os resumos, a transição ao médico de atendimento primário e os encaminhamentos para especialistas.
- Médico responsável: proporciona a supervisão médica com o diagnóstico e tratamento da doença.

PROTOCOLO DE MOBILIZAÇÃO PRECOCE

Os protocolos de mobilização precoce devem ser desenvolvidos de modo que sua execução tenha início a partir do momento em que o paciente ingressa na UTI, já que a mobilização precoce deve ser aplicada sem atividade, com atividade no leito ou com atividade fora do leito, com a participação de todas as equipes de fisioterapia, enfermagem, terapeuta ocupacional e médica (Tabela 2).

- Sem atividade: realiza-se em pacientes graves que não podem movimentar-se, instáveis, que ingressaram há pouco tempo na UTI. Nesse contexto, a atividade da equipe está direcionada ao manejo oportuno da sepse, do desmame ventilatório, do *delirium*, da hiperglicemia e da sedação. As intervenções por parte das equipes de reabilitação ou fisioterapia nessa etapa consideram o exercício passivo, os alongamentos musculares, a bicicleta passiva, a eletroestimulação neuromuscular e, em alguns casos, o posicionamento e uso de órteses.
- Atividade no leito: ocorre quando o paciente cumpre um nível adequado de cooperação para realizar mobilizações ativas ou ativo-assistidas, mas sua estabilidade clínica ainda o impede de sair do leito. Nessa condição, pode-se começar a mobilização analítica de segmentos corporais e atividades no leito. A mobilização na cama considera qualquer atividade realizada com o paciente estando semissentado ou recostado na cama, como giros, pontes, exercícios de membros superiores com peso, exercícios contrarresistência, entre outros.
- Atividade fora do leito: começa quando a estabilidade clínica do paciente permite ao menos sentar-se na beira da cama, considerando as contraindicações relativas e absolutas para a respectiva atividade. Nessa condição, pode-se começar as atividades facilitadoras e/ou o treinamento das atividades básicas que podem ser realizadas na UTI, assim como transferências, mudanças de posição, manutenção de posturas e deambulação.

A Figura 2 e os Quadros 1 e 2 resumem os principais pontos dos protocolos de mobilização precoce.

CRITÉRIOS DE SEGURANÇA PARA A MOBILIZAÇÃO PRECOCE: QUANDO SE DEVE E QUANDO NÃO SE DEVE MOBILIZAR UM PACIENTE

Para padronizar o início da atividade no leito e fora dele, publicou-se um consenso de especialistas de mobilização ativa de pacientes com ventilação mecânica, orientando quanto à mobilização, com o paciente no leito ou fora do leito, para que se possa saber quando proceder com cautela ou quando a mobilização é contraindicada. Esse consenso é muito amplo, levando em conta os ajustes ventilatórios, a presença de linha arterial etc.[7] No entanto, não se consideram os fatores que podem afetar negativamente a eficiência da intervenção.

Esses critérios devem ser considerados como um guia e sempre devem ser utilizados em conjunto com o raciocínio clínico. A decisão de mobilizar deve corresponder a

Tabela 2 Atividades a serem realizadas de acordo com as condições do paciente

Sem atividade	Atividade no leito	Atividade fora do leito
Mobilização de membros Mudanças posturais Sentar-se na cama Eletroterapia	Na cama (pesos, ciclismo) Sentar-se na beira da cama Transferência da cama para a poltrona (de pé) Deambulação assistida	Deambulação independente

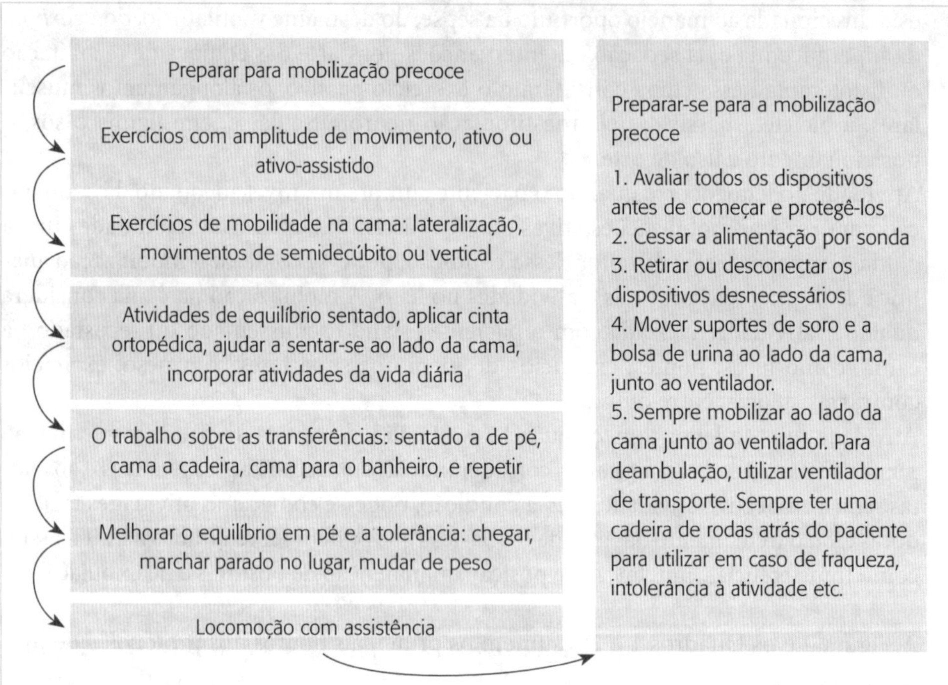

Figura 2 Etapas da mobilização precoce.

Quadro 1 Contraindicações para iniciar a mobilização precoce

1. Pressão arterial média <65 mmHg
2. Frequência cardíaca <60/min ou >120/min
3. Frequência respiratória 10/min ou >32/min
4. Saturação de oxigênio <90%
5. Paciente submetido ativamente a um procedimento de agitação
6. Paciente que precisou de aumento de sedação nos últimos 30 minutos
7. Uso de dispositivo para via aérea difícil

Quadro 2 Contraindicações para continuar a mobilização precoce
1. Pressão arterial média <65 mmHg
2. Frequência cardíaca <60/min ou >120/min
3. Frequência respiratória <10/min ou >32/min
4. Saturação de oxigênio <90%
5. Acentuada assincronia paciente-ventilador
6. Mal-estar do paciente: a) evidenciado por sinais verbais e gestos; b) fisicamente combativo
7. Presença de arritmia
8. Preocupação quanto à isquemia miocárdica
9. Preocupação quanto à integridade das vias respiratórias
10. Risco de queda
11. Retirada inadvertida do tubo endotraqueal
12. A pedido de enfermeiro, fisioterapeuta ou terapeuta ocupacional

todos os membros da equipe multidisciplinar (ou seja, fisioterapeuta, médicos, equipe de enfermagem).

Os critérios de segurança devem ser usados durante todo o dia em um paciente, a cada vez que se vá mobilizá-lo.

Esse grupo de consenso propõe um sistema de semáforo para avaliar os critérios de segurança (Figura 3):

- Vermelho: indica cautela, com risco alto de evento adverso ou consequências de um evento adverso.
- Amarelo: indica que a mobilização é possível, mas depois de voltar a examiná-lo e discuti-lo com a equipe multidisciplinar.
- Verde: a mobilização é possível.

Esse consenso estabeleceu que o parâmetro mais grave anotado deve ter prioridade sobre todas as outras pontuações (p. ex., um vermelho apenas seria suficiente para advertir sobre o alto risco de evento adverso durante a mobilização, ainda que todo o resto seja verde).

Ao considerar a decisão de mobilizar o paciente, os critérios devem ser avaliados em relação ao estado do paciente no momento da mobilização prevista, mas as modificações na condição e direção das tendências nas horas que precedem também devem ser consideradas.

Os critérios de segurança abordados pelo grupo de consenso se dividem em quatro categorias:

1. Considerações respiratórias, incluindo o estado da intubação, os parâmetros ventilatórios e a necessidade de terapias complementares.

2. Considerações cardiovasculares, incluindo a presença de dispositivos, arritmias cardíacas e a pressão arterial.
3. Considerações neurológicas, incluindo o nível de consciência, o delírio e a pressão intracraniana.
4. Outras considerações, incluindo a condição hemodinâmica dos pacientes.

	Baixo risco de evento adverso Seguir o protocolo habitual, de acordo com os protocolos e procedimentos de seu serviço
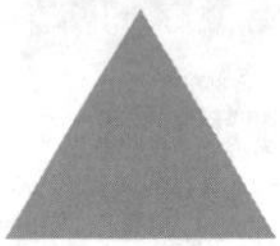	Risco potencial e consequências de eventos adversos são maiores; considerar os potenciais benefícios da mobilização As precauções e contraindicações devem ser estimadas previamente à mobilização Ao decidir mobilizar o paciente, fazê-lo gradualmente e com cautela
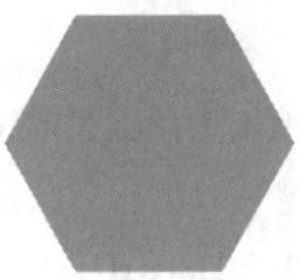	Risco potencial significativo e consequências de evento adverso A mobilização ativa não deve ser realizada a menos que seja especificamente autorizada pelo especialista em terapia intensiva em consulta com o fisioterapeuta e a chefia de enfermagem

Figura 3 Sistema de semáforo.

MOBILIZAÇÃO PRECOCE: CRITÉRIOS DE EXCLUSÃO

Pode-se aplicar estes critérios para definir com a equipe multidisciplinar o risco/benefício da mobilização do paciente.

Patologias que contraindicam a mobilização:

- Trauma ou cirurgia de membros inferiores, pelve ou coluna lombar.
- Feridas abdominais abertas.
- Obesidade extrema (índice de massa corporal >35 kg/m^2).
- Lesões por pressão graves ou úlceras venosas.
- Pacientes terminais.
- Alterações graves de coagulação: (INR >1,5 ou plaquetopenia <50.000 mm^3).
- Hipertensão intracraniana: PIC >20 mm Hg.
- Agitação intensa.

Instabilidade respiratória:

- Fração inspiratória de oxigênio (FiO_2) >55%.
- Pressão parcial arterial (Pa) <65 mmHg.

- Ventilação por minuto >150 mL/kg de peso corporal.
- Frequência respiratória de >30 respirações/min com suporte ventilatório adequado.

Instabilidade hemodinâmica

Necessidade de apoio vasopressor significativo (noradrenalina >0,2 μg/kg/min, dobutamina >8 μg/kg/min).

CONSIDERAÇÕES FINAIS

Ainda que não exista um tratamento específico para a fraqueza adquirida na UTI, a compreensão de seus fatores de risco, etiologia e fisiopatologia podem ser significativas para a sua prevenção. As opções para a prevenção dessa complicação são ainda limitadas e consistem principalmente em minimizar o aparecimento dos fatores de risco descritos.

Conhecendo os fatores de risco, devemos implementar tratamento agressivo da sepse, minimizar o uso de corticosteroides, agentes bloqueadores neuromusculares, a hiperglicemia e a imobilidade.

A fraqueza muscular é um dos principais problemas que os pacientes críticos sofrem em longo prazo.

A mobilização ativa e precoce em pacientes com ventilação mecânica é viável e segura, mas sua aplicação implica mudanças conceituais e logísticas no dia a dia terapêutico.

A mobilidade precoce dos pacientes críticos estabeleceu-se como uma estratégia baseada na evidência para reduzir a perda do estado funcional tão comumente vista nos sobreviventes da UTI. Para que essa estratégia tenha êxito, é importante prestar atenção constante na redução ao mínimo do uso da sedação e nas demais barreiras que limitam a atividade.

A equipe da UTI deve reconhecer a importância do modelo de atendimento multidisciplinar para otimizar a eficácia da mobilidade precoce, considerando sempre a avaliação contínua das deficiências e dificuldades que ocorrem no contexto da UTI.

REFERÊNCIAS BIBLIOGRÁFICAS

1. Castro E, Turcinovic M, Platz J, Law I. Early mobilization: changing the mindset. Critical Care Nursing 2015 Aug;35(4).
2. Expert consensus and recomendations of safety criteria for active mobilization of mechanically ventilated critically ill adults. Crit Care 2014;18:658.
3. Fitzgibbon L. Let's get moving: an interdisciplinary approach to early mobility in the medical intensive care unit [abstract EB85]. Crit Care Nurse 2012;32(2):e48-e49.
4. Herridge MS, Tansey CM, Matté A, Tomlinson G, DiazGranados N, Cooper A et al. Canadian Critical Care Trials Group. Functional disability 5 years after acute respiratory distress syndrome. N Engl J Med 2011;364:1293-1304.
5. Gosselink R, Bott J, Johnson M, Dean E, Nava S, Norrenberg M et al. Physiotherapy for adult patients with critical illness: recommendations of the European Respiratory Society and European Society of Intensive Care Medicine Task Force on Physiotherapy for Critically Ill Patients. Intensive Care Med 2008;34:1188-99.

6. Hodgson CL, Berney S, Harrold M, Saxena M, Bellomo R. Clinical review: early patient mobilization in the ICU. Crit Care 2013;17:207.
7. Hodgson CL, Stiller K, Needham DM, Tipping CJ, Harrold M, Baldwin CE et al. Expert consensus and recommendations on safety criteria for active mobilization of mechanically ventilated critically ill adults. Crit Care 2014;18:658.
8. Kress JP, Hall JB. ICU-Acquired weakness and recovery from critical illness. N Engl J Med 2014;370:1626-35.
9. Lord RK, Mayhew CR, Korupolu R, Mantheiy EC, Friedman MA, Palmer JB et al. ICU early physical rehabilitation programs: financial modeling of cost savings. Crit Care Med 2013;41:717-24.
10. Campbell MR, Fisher J, Anderson L, Kreppel E. Implementation of early exercise and progressive mobility: steps to success. Critical Care Nurse 2015 Feb;35(1).
11. Messer A, Comer L, Forst S. Implemmentation of a progressive mobilization program in a medical-surgical intensive care unit. Critical Care Nurse 2015;35(5):28-42.
12. Pohlman MC, Schweickert WD, Pohlman AS. Feasibility of physical and occupational therapy beginning from initiation of mechanical ventilation. Crit Care Med 2010;38:2089-94.
13. Stevens RD et al. A framework for diagnosing and classifying intensive care unit-acquired weakness. Crit Care Med 2009;37(10 Suppl):S299-308.
14. Truong AD, Fan E, Brower RG, Needham DM. Bench-to-bedside review: Mobilizing patients in the intensive care unit – from pathophysiology to clinical trials. Critical Care 2009;13:216.

Capítulo 38

Suporte e manutenção nutricional

Claudia Satiko Takemura Matsuba

INTRODUÇÃO

Diante dos índices alarmantes de 40 a 60% de casos de desnutrição hospitalar, esse é um tópico que desperta grande atenção à necessidade de monitoramento da equipe multiprofissional em diversos países da América Latina.

No Brasil, o estudo do Inquérito Brasileiro de Avaliação Nutricional Hospitalar (Ibranutri)[1] revelou prevalência de 48,1% de casos de desnutrição em 4.000 pacientes hospitalizados, observando, também, que o risco triplicava naqueles com mais de 15 dias de internação.

O déficit proteico-calórico é uma das características do paciente crítico pelo alto catabolismo, em decorrência da acentuada resposta inflamatória, expondo-o a maior risco para infecções e retardo na cicatrização. Ainda, são necessários cuidados de enfermagem mais complexos em virtude do longo período de hospitalização.

Em estudo de Windsor e Hill[2] verificou-se associação da perda de massa magra e complicações. Os autores comprovaram que a perda de massa magra de 20% prejudicava a cicatrização, além de causar fraqueza e infecções e mortalidade de 30%.

A terapia nutricional (TN), por meio de uma nutrição especializada – seja pela suplementação oral, nutrição enteral (NE) e/ou nutrição parenteral (NP) –, procura repor as reservas corporais, diminuir o déficit de caloria e as consequências negativas da desnutrição.

A atuação do enfermeiro é considerada de grande importância pelo fato de ser um dos profissionais que permanece o tempo todo ao lado do paciente, permitindo fornecer uma ampla variedade de informações que auxiliarão no planejamento de cuidados multiprofissional.[3]

O suporte e a manutenção nutricionais constituem uma estratégia essencial que deve ser utilizada pelo enfermeiro a fim de detectar os riscos da má nutrição, minimizar complicações, garantir qualidade no cuidado e segurança nos processos assistenciais, além de auxiliar na redução do tempo de internação e do custo hospitalar.

INDICAÇÕES DA TERAPIA NUTRICIONAL

A identificação dos sinais iniciais de desnutrição e o início da TN nas primeiras 12 a 48 horas da admissão deverão ocorrer precocemente, com o objetivo de promover o ganho do peso e a preservação do funcionamento do trato gastrointestinal, prevenindo o risco de infecções por translocação bacteriana e aumento da desnutrição intra-hospitalar.[4]

Diante da variedade de fórmulas enterais e nutrição parenteral, com suas indicações específicas e também por ser considerada terapêutica medicamentosa, a assistência de enfermagem deve ser elaborada procurando garantir sua otimização e minimizar riscos de eventos adversos.

A TN é definida como um conjunto de procedimentos terapêuticos que visa a manutenção ou recuperação do estado nutricional do paciente por meio da nutrição por via oral, enteral ou parenteral.[5,6]

A via oral é o método mais natural e desejável a pacientes com bom nível de consciência e possibilidade de uso do trato gastrointestinal. A nutrição oral especializada consiste na utilização de suplementos associados à alimentação diária para complementar e prevenir ou corrigir deficiências nutricionais.[7]

A terapia nutricional enteral (TNE) tem sido reconhecida pela composição dos nutrientes, procurando preservar a mucosa intestinal e também favorecer a manutenção da homeostase e da imunidade.

A Resolução RDC n. 63 de 06/07/2000[5] define NE como:

> Alimento para fins especiais, com a ingestão controlada de nutrientes, na forma isolada ou combinada, de composição química definida ou estimada, especialmente elaborada para o uso por sonda ou via oral, industrializada ou não, utilizada exclusiva ou parcialmente para substituir ou complementar a alimentação oral em pacientes desnutridos ou não, conforme suas necessidades nutricionais, em regime hospitalar, domiciliar ou ambulatorial, visando a síntese ou manutenção de tecidos, órgãos ou sistemas.[5]

O Quadro 1 apresenta as principais indicações da TNE.[8]

Nas situações em que a NE é insuficiente ou inadequada para atingir as necessidades calórico-proteicas, recomenda-se outro tipo de terapia conhecida como nutrição parenteral (NP).

Segundo a Portaria n. 272 de 08/04/1998,[6] a NP é definida como uma solução ou emulsão administrada por via intravenosa, que fornece calorias, proteínas, eletrólitos, vitaminas, microminerais e água. Essa terapia é indicada em pacientes impossibilitados de utilizar o trato digestivo ou como suporte naqueles com gasto metabólico elevado, decorrente de doença/trauma ou em pacientes no pré-operatório que não estão conseguindo atingir o aporte calórico-proteico necessário.

O Quadro 2 apresenta as principais indicações da terapia nutricional parenteral (TNP).[8]

Quadro 1 Principais indicações da terapia nutricional enteral
Lesões do sistema nervoso central (acidente vascular, traumatismo craniano)
Ventilação mecânica
Sedação
Anorexia
Desnutrição
Depressão grave
Doença de Alzheimer, demência
Caquexia cardíaca
Câncer
Trauma
Cirurgias
Grandes queimaduras
Pancreatite
Disfagia

Fonte: Garita et al.[8]

Quadro 2 Principais indicações de terapia nutricional parenteral
Intolerância à dieta enteral (incapacidade de atingir metas nutricionais por distensão abdominal, resíduo gástrico elevado, vômito, diarreia)
Obstrução intestinal (suspeita ou confirmada)
Íleo paralítico
Pancreatite severa
Doença inflamatória intestinal
Fístula intestinal de alto débito
Síndrome do intestino curto
Problemas psicológicos (anorexia, depressão grave, paciente refuta passagem de sonda nasoenteral)
Desnutrição severa
Sangramento gastrointestinal ativo
Varizes no esôfago
Repouso intestinal por suspeita de perfuração
Anorexia relacionada ao HIV/má absorção
Falência cardíaca com suspeita de que a dieta enteral possa ser prejudicial ao débito

Fonte: Garita et al.[8]

DISPOSITIVOS DE ACESSO PARA TERAPIA NUTRICIONAL

Alguns parâmetros podem ser utilizados na seleção dos dispositivos, como: a duração prevista da terapia, o risco de broncoaspiração, as limitações estruturais do trato digestório, o estado nutricional e o diagnóstico clínico, a disponibilidade do acesso cirúrgico ou endoscópico, o tipo de dieta enteral, a meta da terapia e a comodidade do paciente.[9,10]

Com o objetivo de promover a otimização da terapia e uso adequado dos dispositivos, a Associação Norte-Americana de Nutrição Parenteral e Enteral (Aspen) recomenda a utilização do algoritmo apresentado na Figura 1.[10]

Nas situações em que o trato gastrointestinal encontra-se íntegro, são utilizados dispositivos que podem ser posicionados no estômago, no duodeno ou no jejuno, conforme as facilidades técnicas, indicações, rotinas de administração, vantagens e desvantagens.[10]

Graças aos avanços tecnológicos, os dispositivos de acesso para NE foram modificados. Atualmente, são compostos de silicone ou poliuretano, minimizando o desconforto e garantindo facilidade no manejo pela equipe de enfermagem e segurança ao paciente.

A sonda enteral para adulto pode ter calibres que variam de 12 a 16 French e comprimento de 90 a 125 cm, sendo constituída de silicone ou poliuretano, com fio-guia e ponta de tungstênio, extremidade distal com orifícios e, na extremidade proximal uma, duas ou três vias para administração de dieta, medicamentos e insuflação do balonete. As sondas de dupla via permitem melhor manipulação, podendo garantir segurança na administração e evitar "adaptações".

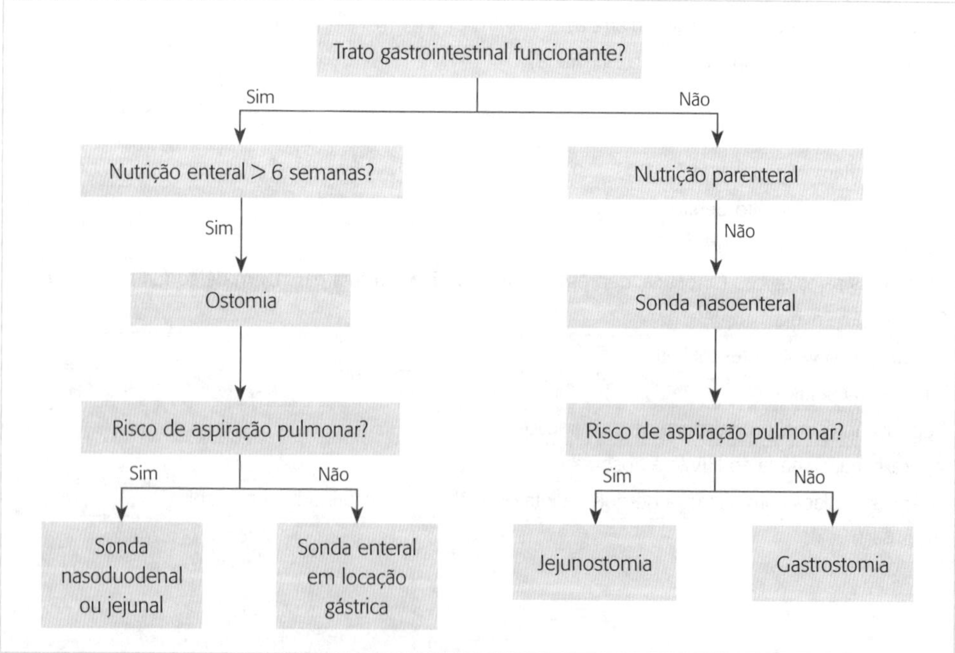

Figura 1 Algoritmo para seleção da via de acesso.

Fonte: Adaptada de Bankhead et al.[10]

A sonda de gastrostomia está indicada para uso prolongado da TNE (acima de 4 semanas), sendo designada como *inicial* se introduzida pela primeira vez, ou *de reposição* quando utilizada com o pertuito (orifício) formado.

Suas vantagens são: menor risco de perda acidental, quando comparada com sondas enterais; maior conforto ao paciente; melhora da autoestima; maior durabilidade; melhor custo benefício e maior possibilidade de atingir aporte proteico-calórico. Suas desvantagens são: risco de ulcerações, quando rotinas de enfermagem não forem implementadas corretamente e ser considerado procedimento invasivo.[11-13]

O comprimento da sonda de gastrostomia pode variar de 30 a 50 cm com calibres de 9 a 15 French, possuindo 2 ou 3 vias e balonete insuflado com água destilada ou na forma de chapéu. Existe também o anel de anteparo para fixação e demarcação externa, minimizando riscos de penetração do dispositivo pelo orifício.

As sondas de jejunostomia apresentam calibres de 8 a 14 French e comprimento de 75 cm. O procedimento pode ser realizado cirurgicamente ou por endoscopia e, considerando o calibre, deve-se ter cautela quanto ao risco de complicação mecânica, como as obstruções.

No caso da TNP, o sucesso também dependerá da escolha da via de acesso venoso (periférico ou central), que será influenciada pela duração da terapia, idade do paciente, pelos requerimentos nutricionais e pela condição vascular do paciente.[13]

A indicação do cateter venoso para TNP será de acordo com a previsão da terapia e a condição clínica do paciente. O cateter venoso periférico é indicado quando há previsão de uso por até 15 dias, e o cateter venoso central em período superior a este.[13]

O cateter periférico é constituído de cloreto de polivinila (PVC), poliuretano ou teflon (politetrafluoretileno) com calibres de 20 a 24, sendo este último menos trombogênico e menos inflamatório.

Os cateteres centrais podem ser inseridos por meio de punção percutânea, por dissecção de veias e incisão cirúrgica (como nos cateteres semi/totalmente implantados), nas veias subclávia, jugular interna e femoral, e permitem a infusão de soluções hiperosmolares, em virtude do alto fluxo sanguíneo, com menor risco de flebite ou trombose.[14]

O PICC é um dispositivo constituído de silicone ou poliuretano, de único ou duplo lúmen, com calibres entre 1,9 a 5,0 French; é indicado para uso de curta ou longa permanência, nesse último caso estendendo-se por vários meses. A punção percutânea é preferencialmente na região da fossa antecubital, com a ponta localizada na veia cava superior; as veias de escolha para canulação são cefálica, basílica ou cubital média.[15,16]

O cateter venoso central não tunelizado – ou cateter central de curta permanência – é indicado por tempo inferior a 30 dias a pacientes hospitalizados. Esse dispositivo é constituído de poliuretano ou silicone, com único ou múltiplos lúmens, tendo comprimento de 10 a 30 cm e diâmetro de 4 a 20 French.

O cateter venoso de longa permanência semi-implantado ou tunelizado (Broviac®, Hickaman® e Groshong®) é recomendado para pacientes oncológicos e/ou portadores de insuficiência renal (diálise programada por mais de 21 dias), permitindo coleta de amostras de sangue e administração de drogas, hemoderivados, NP, antimicrobianos e contraste, podendo permanecer por meses a anos.[11]

Recomendado na maioria dos casos para nutrição parenteral prolongada (>1 mês) e/ou domiciliar, os cateteres semi-implantáveis com *cuff* de Dacron são ancorados no subcutâneo, o que permite a retirada dos pontos de sutura para fixação após 10 dias, permanecendo com um túnel subcutâneo longo, que funciona como proteção contra a migração de bactérias da pele, uma vez que o *cuff* tem propriedades antibacterianas.[16]

SISTEMATIZAÇÃO DO CUIDADO DE ENFERMAGEM NA TERAPIA NUTRICIONAL

O monitoramento do risco nutricional deve ser contínuo e desenvolvido por uma equipe multiprofissional de terapia nutricional (EMTN). A TN, em inúmeras situações, deve ser coadjuvante no tratamento clínico, bem como no período pós-operatório, após a estabilização hemodinâmica.

A Figura 2 apresenta as etapas da TN em que os profissionais desse grupo deverão participar ativamente.[17]

O atuante do enfermeiro na TN deve promover a otimização da oferta proteico-calórica, prevenir doenças relacionadas a injúrias, minimizar o sofrimento pelo diagnóstico e tratamento da resposta humana e proteger o indivíduo com potencial risco para alteração do estado nutricional.[18]

A assistência de enfermagem pode ser dividida em:

1. Triagem nutricional.
2. Acompanhamento do ganho energético-proteico e realização do balanço hídrico.

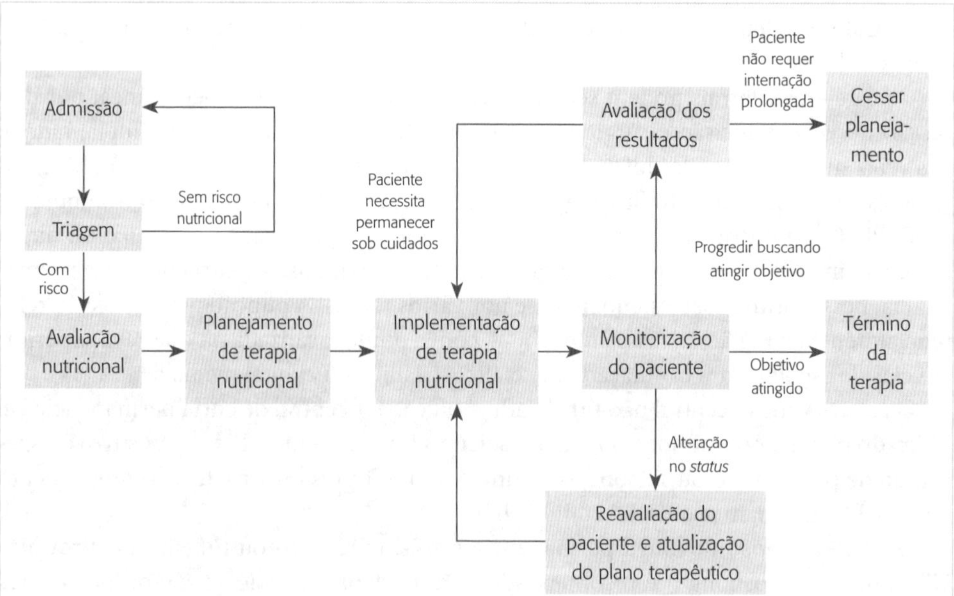

Figura 2 Etapas da terapia nutricional.

Fonte: Adaptada de Mueller et al.[17]

3. Cuidados de enfermagem à beira do leito.
4. Prevenção e manejo de complicações.

Triagem nutricional

A identificação do paciente em risco nutricional pode favorecer o início precoce da TN, melhorando a resposta ao estresse metabólico, além de promover a redução dos custos de uma internação prolongada e uma maior qualidade de vida ao paciente.

A triagem nutricional é uma recomendação mundial, sendo realizada por qualquer membro da EMTN ou profissional da saúde previamente treinado para identificar sinais clínicos e sintomas de carências nutricionais em pacientes hospitalizados no período de até 72 horas da admissão.[19]

Atualmente, existem várias ferramentas que permitem a identificação do risco de desnutrição pela avaliação conjunta de medidas antropométricas, presença de doença de base ou de alto risco, presença/ausência de perda de peso, ingestão alimentar e vômito e/ou diarreia, mas não há um consenso sobre o método ideal na admissão e durante o período de hospitalização.[20]

Entre as inúmeras ferramentas disponíveis para triagem, citamos o NRS 2002 (*Nutritional Risk Screening* – Triagem de Risco Nutricional), o MNA-SF (*Mini Nutritional Assessment Short Form* – Miniavaliação Nutricional Reduzida) e o MUST (*Malnutrition Universal Screening Tool* – Instrumento Universal de Triagem de Desnutrição).

O NRS 2002, indicado para aplicação em hospital geral, é composto de questões relacionadas ao índice de massa corpórea (IMC), perda de peso não intencional em três meses, apetite, habilidade de ingestão e absorção de alimentos e fator de estresse da doença. O MNA-SF é uma ferramenta indicada para idosos e inclui itens alimentares e aspectos mentais e físicos que afetam o estado nutricional. O MUST foi desenvolvido para a comunidade de saúde pública e hospital geral e é composto por IMC, percentual de perda de peso não intencional de 3 a 6 meses e interrupção da ingesta alimentar presente ou prévia.[21]

Acompanhamento do ganho energético-proteico e balanço hídrico

Após a avaliação do estado nutricional pelos profissionais da EMTN, é realizada uma estimativa de aporte calórico e proteico, considerando-se as necessidades individuais e a condição clínica do paciente.

Tanto nas situações de estresse metabólico como nos pacientes críticos, as recomendações iniciais para atingir a meta calórica são de 20 a 25 kcal/kg/dia e, após 4 a 7 dias, atingir 25 a 30 kcal/kg/dia.[22] Para o aporte proteico, as recomendações das diretrizes atuais são de 1,2 a 2,0 g/kg/dia.[23]

Para a efetividade desse cálculo, é imprescindível que o balanço hídrico realizado pelos profissionais treinados da equipe de enfermagem seja fidedigno e registrado periodicamente nos formulários de controle, conforme protocolos institucionais.

Segundo a Resolução RDC n. 63 de 06/07/2000 e a Portaria n. 272 de 08/04/1998,[6,7] o enfermeiro deve avaliar e assegurar a instalação da NE e da NP, observando os princípios de assepsia e a infusão do volume prescrito, por meio do controle rigoroso do gotejamento, de preferência com uso de bomba de infusão.

Nos pacientes criticamente enfermos e nas populações pediátricas, são utilizados bombas de infusão, seja na NE ou na NP, e controle do balanço hídrico parcial de entrada nos intervalos de 2, 3 ou 6 horas e balanço total das 24 horas, permitindo maior visualização entre o volume prescrito e o infundido.

A verificação entre o volume prescrito e o infundido faz parte do protocolo de cuidados de enfermagem e permite acompanhar a administração exata do volume, assim como visualizar as pausas por procedimentos médicos ou de enfermagem e auxiliar na detecção de erros de programação da bomba de infusão.

Os erros no controle do balanço hídrico podem fornecer dados imprecisos e interferir em inúmeras condutas (como na progressão do volume da respectiva terapia) e retardar a evolução clínica da criança.

Cuidados de enfermagem à beira do leito

O enfermeiro deve elaborar um plano sistematizado no momento que antecede a oferta por via oral e durante o fornecimento, procurando corrigir deficiências e prevenir complicações.

Acompanhamento da alimentação pela via oral[24,25]

- Realizar anamnese do paciente, permitindo a obtenção de dados referentes às condições clínicas – dispneia, refluxo gastroesofágico, broncoaspiração, pneumonia aspirativa, uso de suporte terapêutico (uso prolongado de intubação orotraqueal, traqueostomia etc.) – e consulta ao histórico de enfermagem em busca de informações como idade avançada e antecedentes pessoais (doenças neurológicas, cirurgias de boca, traumatismos).
- Observar rebaixamento do nível de consciência, histórico de tosse, engasgos, sensação de estase de alimento, regurgitação nasal.
- Verificar uso anterior de medicamentos que possam potencializar a disfagia, como por exemplo benzodiazepínicos, haloperidol, corticosteroides, entre outros.
- Acompanhar aspecto, volume, textura e temperatura dos alimentos durante a oferta alimentar, assim como a aceitação alimentar e o tempo gasto para ingestão.
- Estimular mudanças no ambiente, criando um ambiente positivo para a alimentação. O tipo de ambiente, o aspecto e o cheiro do alimento podem estimular a aceitação.
- Posicionar corretamente a cabeceira da cama auxilia na proteção da via aérea, proporcionando conforto durante a oferta alimentar.
- Observar o uso adequado dos utensílios, pois alguns pacientes podem necessitar de adaptações ou mudanças nesses dispositivos.
- Acompanhar o padrão respiratório e a necessidade de aspiração das vias aéreas.
- Verificar a aceitação alimentar, a consistência prescrita e o volume de aceitação.
- Registrar a ingestão alimentar durante o período de 24 horas, acompanhando a adequação nutricional com o profissional nutricionista.

Terapia nutricional enteral e terapia nutricional parenteral

A Resolução Cofen n. 0453 de 16/01/2014[7] descreve que a competência do enfermeiro na TN deve ser complexa, exigindo conhecimentos científicos e capacidade de tomar decisões imediatas. Tais atribuições incluem:

- Desenvolver e atualizar os protocolos relativos à atenção de enfermagem ao paciente em TN, pautados na normatização vigente, adequadas às particularidades do serviço.
- Desenvolver ações de treinamento operacional e de educação permanente, de modo a garantir a capacitação e atualização da equipe de enfermagem que atua em TN.
- Responsabilizar-se pelas boas práticas na administração da NP e da NE.
- Responsabilizar-se pela prescrição, execução e avaliação da atenção de enfermagem ao paciente em TN, seja no âmbito hospitalar, ambulatorial ou domiciliar.
- Atuar como membro da EMTN no processo de seleção, padronização, parecer técnico para licitação e aquisição de equipamentos e materiais utilizados na administração e no controle da TN.

Cuidados que precedem a instalação da nutrição enteral e da nutrição parenteral

De acordo com as legislações vigentes, a passagem da via de acesso nasoenteral é procedimento exclusivo de enfermeiros, não sendo permitido delegá-la a técnicos ou auxiliares de enfermagem.[6]

Esse procedimento pode ser realizado com técnica manual à beira do leito ou por método endoscópico.

A medida da sonda deve ser tomada considerando-se da ponta do nariz ao lóbulo da orelha correspondente à narina escolhida, dirigindo-se ao apêndice xifoide do esterno e finalmente à cicatriz umbilical. Não são recomendadas soluções para facilitar a retirada do fio-guia da sonda, pelo risco de pneumonia, caso ocorra o mau posicionamento acidental da sonda.[8,12]

Na NP, o acesso venoso para infusão deve ser estabelecido sob supervisão médica ou de enfermeiro, por meio de técnica padronizada e conforme protocolo previamente estabelecido, sendo permitido ao enfermeiro proceder ou assegurar punção venosa periférica, incluindo a inserção periférica central (PICC).[6]

Cuidados na instalação da nutrição enteral e nutrição parenteral[8,11,26]

No período que antecede a instalação da NE e da NP, recomenda-se:

- Verificar se a dieta enteral será administrada de forma contínua ou intermitente. Na NP, verificar se será por via central ou por via periférica, no caso de bolsas industrializadas.
- Verificar a disponibilidade dos materiais e equipamentos acessórios específicos, como equipos, seringas, suporte para bolsa da dieta e bombas de infusão e sua calibração.
- Checar o posicionamento da sonda enteral ou sonda de gastrostomia pelo número de demarcação em sua extensão ou comprimento, nas situações em que não houver numeração. Nos cateteres intravenosos, verificar a posição da ponta distal pela radiografia após sua passagem.

- Conferir os dados no momento do recebimento do frasco da NE/NP, verificando nome do paciente, número do leito, nome/composição e volume total da solução, data e horário de preparo, velocidade de administração, nome e número do Conselho Profissional do responsável técnico pelo processo. No caso de NP, observar a osmolaridade, o número sequencial de controle e as condições de temperatura para sua conservação.
- Disponibilizar bombas infusoras para pacientes em uso de NE no sistema contínuo, sondas em locação pós-pilórica ou de acordo com protocolo institucional, permitindo maior acurácia no tempo e volumes programados.
- Verificar se a bomba infusora encontra-se com a memória "zerada", considerando todas as informações contidas a partir da instalação do frasco.
- Utilizar via exclusiva para administração da NP e, em caso de necessidade excepcional de utilização do cateter para administração de qualquer outra solução injetável, esta só deverá ser feita após consenso da EMTN.
- Administrar a NE/NP em temperatura ambiente, controlando a vazão de acordo com a prescrição médica.
- Avaliar se a osmolaridade da fórmula de NP se encontra compatível com o tipo de cateter intravenoso.
- Realizar plano educacional ao paciente, ao familiar e/ou cuidador, procurando minimizar a insegurança.

Cuidados durante a administração da nutrição enteral e da nutrição parenteral[8,11,26]

São medidas necessárias para o cuidado/monitoramento dos acessos e dos dispositivos acessórios:

- Avaliar sistematicamente a posição da sonda/cateter em todas as situações em que houver manipulação do dispositivo, como durante a irrigação, a instalação da NE/NP, entre outros.
- Avaliar, frequentemente, o local de fixação da sonda/cateter, observando sinais como hiperemia, lesão ou extravasamento da solução e realizar troca periódica da fixação, conforme protocolo institucional.
- Designar uma via exclusiva para administração da NP, se houver utilização de um cateter de múltiplo lúmen.
- Realizar a irrigação da sonda enteral em intervalos de 6 horas no sistema contínuo ou antes e após a administração da dieta, na forma intermitente. No caso da NP, a irrigação deve ocorrer nos intervalos da troca da bolsa, com solução fisiológica a 0,9%, conforme protocolo institucional, e o volume para irrigação do cateter deve ser igual ao dobro do volume de preenchimento do cateter.
- Realizar troca dos materiais acessórios, como os equipos a cada novo frasco ou no vencimento da dieta enteral, conforme protocolo institucional.
- Promover troca de curativo peri-sonda de gastrostomia com gaze estéril e solução fisiológica a 0,9% diariamente e sempre que necessário.
- Monitorar as vias de administração da sonda de gastrostomia. Nas situações em que a sonda de gastrostomia apresentar balonete (*cuff*) em uma das vias, este não deverá

ser manipulado. Essa via geralmente possui uma coloração diferenciada, sem tampa, semelhante a uma sonda de Foley. A manipulação indevida poderá provocar rompimento do balonete, com tracionamento e extravasamento da dieta fora da câmara gástrica, com risco de peritonite.

- Monitorar sinais de granuloma (hipergranulação), que ocorre quando há uma extensa resposta inflamatória em virtude da própria sonda, seu movimento ou grande quantidade de secreção local. Nesse caso, recomenda-se manter a pele limpa e seca ao redor da gastrostomia, utilizando placas de proteção, e acionar o enfermeiro da EMTN.
- Promover troca de curativo oclusivo para cateteres intravenosos não tunelizados, com almofada de gaze fixada por adesivo hipoalergênico ou filme transparente semi-impermeável – utilizar solução fisiológica a 0,9% para remoção de resíduos de sangue e antisséptico. Trocar o curativo sempre que houver necessidade, na vigência de umidade ou sujidade; no caso de curativos com película transparente, a troca deve ser realizada a cada 5 a 7 dias e, naqueles ocluídos com gaze, a cada 48 horas ou de acordo com o protocolo institucional.

São medidas necessárias para o monitoramento adequado do paciente:

- Monitorar e avaliar diariamente as condições gerais da pele (turgor, ressecamento), queda de cabelo, débito urinário e eliminação intestinal.
- Realizar monitoramento e registro de dados, como infusão da NE/NP, controle de peso corpóreo e balanço hídrico. Em muitas instituições hospitalares, os controles de balanço hídrico podem variar a cada 2 horas, como, por exemplo, nas unidades de terapia intensiva, e a cada 6 horas nos setores menos críticos; o enfermeiro deve verificar diariamente o volume total infundido de acordo com o volume total prescrito da solução.
- Instituir rotina de verificação de peso corpóreo preferencialmente a cada 24 a 48 horas, quando se tratar de início da terapia ou em crianças desnutridas ou com alto risco de desnutrição.
- Acompanhar sistematicamente a data de passagem da sonda/cateter e a troca dos materiais acessórios no intuito de manter o controle de permanência, minimizando os riscos de infecção.
- Controlar a evolução da terapia, observando a tolerância por meio de controle glicêmico, alterações eletrolíticas, peso corpóreo e realização de exame físico diário.
- Acompanhar a evolução do aporte calórico-proteico com as equipes médica e de nutrição, verificando se o volume prescrito foi administrado em doses plenas e analisando os motivos pelos quais os volumes recomendados não foram atingidos.

PREVENÇÃO E MANEJO DE COMPLICAÇÕES

O reconhecimento das possíveis complicações existentes na NE e NP pode tornar precoce o atendimento, reduzindo custos e taxas de morbidade e mortalidade.

As principais complicações na administração da dieta enteral podem ser classificadas em: gastrointestinais, mecânicas, metabólicas, infecciosas, respiratórias e psicológicas,[27] conforme a Tabela 1.

Tabela 1 Complicações da nutrição enteral e intervenções de enfermagem

Complicação	Causas	Intervenção de enfermagem
	Mecânicas	
Obstrução do acesso enteral	Irrigação inadequada da sonda enteral	Cumprimento de rotinas para manutenção da patência do acesso enteral
		Irrigação da sonda antes e após a suspensão da administração da dieta
	Formação de composto insolúvel decorrente da interação droga-nutrientes ou alteração da estabilidade da fórmula enteral	Recomendação de substituição por medicamentos na apresentação líquida ou fórmula magistral, quando possível
		Irrigação da sonda entre a administração de medicamentos
	Diluição inadequada da fórmula enteral	Realização de movimentos uniformes e periódicos do frasco a fim de verificar sinais de aglutinação da fórmula
	Viscosidade elevada da fórmula enteral	Verificação da viscosidade da dieta com o calibre da sonda enteral. No insucesso da desobstrução, retirar a sonda e repassar nova sonda
Irritação nasofaríngea/ nasolabial	Uso prolongado de sondas de grosso calibre constituída de material não compatível como borracha ou vinil	Utilização de sondas de fino calibre, compostas de materiais biocompatíveis, como silicone ou poliuretano
	Compressão da sonda enteral na fossa nasal	Reavaliação da fixação da sonda enteral a fim de evitar compressão nas narinas
Deslocamento da sonda enteral	Tosse	Retirada da sonda e repassagem em outra narina
	Vômito	Repassagem de sonda enteral e verificação do posicionamento antes de iniciar a sua infusão
	Deslocamento da sonda de gastrostomia para o intestino delgado	Certificação da fixação da gastrostomia
Irritação da pele e escoriação ao redor da ostomia	Extravasamento de secreção gástrica ou intestinal ao redor do estoma	Utilização de curativo adequado de acordo com a rotina institucional
		Manutenção da fixação do botão da ostomia

(continua)

Tabela 1 Complicações da nutrição enteral e intervenções de enfermagem *(continuação)*

Complicação	Causas	Intervenção de enfermagem
	Gastrointestinais	
Alto volume residual gástrico	Esvaziamento gástrico lentificado	Verificação de resíduo gástrico a cada 6 horas. Na impossibilidade de verificação de resíduo gástrico, monitorar a circunferência abdominal e sinais de distensão abdominal e náuseas
		Posicionamento da porção distal da sonda enteral no ligamento de Treitz
		Utilização de infusão contínua
		Utilização de medicamentos procinéticos
	Cabeceira do leito não elevada pelo menos a 30° durante e após a infusão da TNE	Manutenção da cabeceira do leito elevada no mínimo a 30° durante a infusão da nutrição enteral e até 30 minutos após a infusão intermitente
Obstipação	Diminuição do peristaltismo	Utilização de dietas ricas em fibras
		Aumento no volume de hidratação, conforme orientação da EMTN
	Desidratação	Avaliação do balanço hídrico, suplementando quando possível
		Administração de água após a infusão da dieta enteral ou em intervalos programados, conforme orientação da EMTN
Diarreia	Uso de medicamentos (p. ex., antibióticos de amplo espectro)	Uso de protocolos de antibioticoterapia específicos e monitorização diária
		Solicitação de avaliação clínica pelo serviço de controle de infecção e epidemiologia hospitalar
		Solicitação de cultura de fezes, conforme prescrição médica
		Avaliação para possível substituição de antibióticos
	Infusão rápida da nutrição enteral *in bolus* ou intermitente	Uso de infusão contínua por bomba infusora, preferencialmente
	Contaminação microbiana	Recomendação de boas práticas de preparo, conservação e administração da fórmula enteral
		Utilização de equipamentos limpos, treinamento da equipe de enfermagem e nutrição quanto às técnicas de assepsia, estocagem adequada dos frascos de nutrição enteral
	Infusão de dieta enteral fria	Administração da fórmula enteral em temperatura ambiente

(continua)

Tabela 1 Complicações da nutrição enteral e intervenções de enfermagem *(continuação)*

Complicação	Causas	Intervenção de enfermagem
	Infecciosas	
Gastroenterocolite	Lavagem inadequada das mãos antes do preparo da fórmula enteral e de sua administração	Lavagem adequada das mãos antes do preparo da dieta enteral e da manipulação da fórmula enteral, observando-se a higiene adequada inclusive dos materiais necessários para a sua administração
	Higienização inadequada dos equipamentos utilizados para o preparo da fórmula enteral	Controle adequado da higienização dos utensílios utilizados para a administração da fórmula enteral, incluindo a área de preparo
		Utilização de fórmulas enterais comerciais esterilizadas (quando possível) ou técnica asséptica durante seu preparo
	Uso prolongado do mesmo sistema de administração da TNE	Troca do sistema de administração da fórmula enteral (equipos, frascos) no máximo a cada 24 horas ou de acordo com as recomendações do fabricante
	Contaminação da fórmula enteral por manipulação excessiva do sistema de administração e uso de fórmulas enterais com sistema aberto	Infusão de dieta enteral preferencialmente por meio do sistema fechado
	Manipulação por período prolongado de fórmula enteral em temperatura ambiente	Administração de dieta enteral num período máximo de 2 horas (considerando-se a forma intermitente)
	Metabólicas	
Hiperglicemia	Resistência à insulina (diabetes, trauma, sepse, uso de corticosteroides)	Administração de insulina intravenosa, subcutânea e/ou hipoglicemiantes orais, conforme prescrição médica
		Monitorização diária de glicemia capilar, conforme recomendação médica
Alterações das funções hepáticas	Sobrecarga calórica, substratos inapropriados e toxinas	Observação dos níveis das transaminases
		Utilização de fórmulas especializadas
	Respiratórias	
Pneumonia aspirativa	Posicionamento inadequado da sonda	Avaliação do posicionamento inicial da sonda pela verificação da tira de fixação da sonda, aspiração do resíduo gástrico e pela radiografia abdominal
	Posicionamento inapropriado do paciente	Manutenção do decúbito elevado (30°) ou da posição sentada
		Realização da aspiração do resíduo gástrico antes de infundir cada dieta ou a cada 6 horas em pacientes adultos, de acordo com a rotina institucional

(continua)

Tabela 1 Complicações da nutrição enteral e intervenções de enfermagem *(continuação)*

Complicação	Causas	Intervenção de enfermagem
	Respiratórias *(continuação)*	
Pneumonia aspirativa	Deslocamento da sonda enteral com migração para o esôfago	Verificação da localização da sonda enteral antes de iniciar a administração da dieta enteral e de medicamentos. Caso necessário, retirar a sonda enteral e repassá-la
	Obstrução do esôfago por sonda enteral de grosso calibre	Utilização de sondas de calibre menor para prevenir o comprometimento do esfíncter esofágico inferior
	Refluxo gastroesofágico, diminuição do reflexo de tosse	Quando possível, realizar a infusão da dieta enteral na porção duodenal ou jejunal
	Regurgitação do conteúdo gástrico (frequentemente ocorrendo com o esvaziamento gástrico lentificado)	Monitorização do resíduo gástrico, conforme rotina institucional
		Uso de sonda nasogástrica para drenagem ou sonda nasogastrojejunal, nas situações em que houver opção por alimentação pós-pilórica e drenagem gástrica
	Psicológicas	
Depressão, ansiedade, dependência Pouca cooperação com o tratamento Recusa das dietas enterais	Falta de alimentação oral	Orientação ao paciente e seus familiares sobre a importância da terapia nutricional
	Horários fixos da administração da dieta	Elaboração de plano de apoio sistematizado com o serviço de psicologia, procurando alinhar todas as etapas da terapia

Apesar da Portaria n. 272 do Ministério da Saúde discorrer sobre as boas práticas de prescrição, preparo e administração da NP, essa solução necessita de amplo monitoramento, pois não é isenta de complicações, que podem ser classificadas em mecânicas, infecciosas e metabólicas[8,11,26] (ver Tabela 2).

RECOMENDAÇÕES PARA UMA PRÁTICA SEGURA NA TERAPIA NUTRICIONAL

Para a administração efetiva da TN, deve-se utilizar um conjunto de ações que procurem minimizar riscos e eventos adversos, garantindo segurança aos profissionais da equipe de enfermagem e qualidade no cuidado aos pacientes.

As principais recomendações para o gerenciamento da TN seguem as Diretrizes Brasileiras em Terapia Nutricional (Diten) e a Aspen, conforme apresentadas a seguir.[11,28-31]

Tabela 2 Principais complicações da nutrição parenteral e intervenções de enfermagem

Complicação	Causas	Intervenção de enfermagem
	Mecânicas	
Pneumotórax	Perfuração da veia acometendo a região pleural, formando coleções de ar ou sangue	Monitoramento das alterações do padrão respiratório
	Sinais de alterações do padrão respiratório com dispneia, tosse e dor torácica às inspirações	Acompanhamento rigoroso do risco para instabilidade hemodinâmica
	Ocorrência em cerca de 5% das punções em veia subclávia	Posicionamento adequado do paciente durante o procedimento
		Não instalar bolsa de NP antes da realização de radiografia torácica e verificação do posicionamento correto do cateter
		Ausculta quanto à presença de murmúrios vesiculares
		Radiografia torácica imediata
		Drenagem pleural no 5º ou 6º espaço intercostal da linha axilar média
Hemotórax	Perfuração de grandes vasos e lesão de paredes vasculares	Monitoramento das alterações do padrão respiratório para evitar formação de hematoma e promover hemostasia
		Radiografia torácica
		Compressão prolongada no local
		Curativo compressivo no local da punção
		Atenção quanto ao risco de grande hemotórax (dispneia, hipotensão e choque)
Trombose venosa	Frequentemente precipitada por introdução insuficiente de cateter que não atingiu a veia cava superior. As causas podem também ser relacionadas a cateteres mais calibrosos, cateteres constituídos de materiais trombogênicos e tempo de permanência	Uso de cateteres de calibre menor e antitrombogênicos
	Sinais de cianose acompanhada de edema e enrijecimento ao longo do acesso intravenoso	Manejo adequado de cateteres de acordo com a osmolaridade da solução
		Correção da técnica de inserção imediatamente
		Avaliação do uso de terapia anticoagulante para cateter de longa permanência

(continua)

Tabela 2 Principais complicações da nutrição parenteral e intervenções de enfermagem (*continuação*)

Complicação	Causas	Intervenção de enfermagem
	Mecânicas (*continuação*)	
Deslocamento do cateter	Tracionamento do cateter, tendo como causa principal sua fixação inadequada	Fixação correta do cateter
		Monitoramento do número na extensão do cateter
	Sinais de extravasamento, como dor, edema, calor, rubor e hiperemia no subcutâneo	Curativos semipermeáveis e transparentes
		Educação permanente de todos os profissionais da área multiprofissional envolvidos no cuidado
		Substituição do cateter
		Revisão da técnica de punção e sutura
Entupimento do cateter	Trombo, precipitação de lipídios ou minerais no cateter, calibre fino ou dobra do cateter, hipercoagulabilidade do paciente e baixa infusão da solução. A ausência de protocolos assistenciais para manutenção da perviedade também pode contribuir para a ocorrência	Verificar se não há dobra do cateter por meio de radiografia
		Uso da via exclusiva para administração da NP
		Manter cateter heparinizado, conforme rotina institucional
		Lavar o cateter com solução fisiológica em intervalos predeterminados. No caso da NP, irrigar o cateter entre as trocas das bolsas
		Seleção de materiais menos trombogênicos antes de proceder à introdução do cateter
		Uso de bombas infusoras para todas as soluções de NP
		Avaliar a possibilidade de troca do acesso e providenciar novo dispositivo, se todas as possíveis causas tiverem sido verificadas
		Não aplicar pressão no cateter obstruído
Extravasamento de NP	Relacionadas a problemas no próprio cateter, como microfuro ou tracionamento da agulha de punção do cateter, permitindo que a solução extravase para o subcutâneo	Avaliação de sinais de dor, calor e rubor e edema local
		Verificação do sistema, observando refluxo de sangue, antes de qualquer infusão
		Orientação do paciente e família quanto aos sinais de dor, calor e rubor local
	Sinais de extravasamento, como dor, edema, calor, rubor e hiperemia	Avaliar a possibilidade de troca do acesso e providenciar novo dispositivo, se todas as possíveis causas tiverem sido verificadas

(*continua*)

Tabela 2 Principais complicações da nutrição parenteral e intervenções de enfermagem (*continuação*)

Complicação	Causas	Intervenção de enfermagem
	Infecciosas	
Infecção do cateter	Relacionadas ao sítio de inserção do cateter	Observação diária do sítio de inserção e região ao redor, identificando sinais flogísticos, como hiperemia, dor ou desconforto, calor, presença de exsudato e suas características
	Sinais de dor, enrijecimento na inserção do cateter e presença de secreção purulenta	Lavagem das mãos em todas as situações em que houver manipulação do cateter
		Avaliação do serviço de controle de infecção hospitalar seguindo as normas institucionais. Na prática clínica, verifica-se a recomendação para retirada do cateter e antibioticoterapia de acordo com o agente detectado após as coletas de cultura
	Infecção do túnel	Monitoramento da presença de hiperemia com sensibilidade ao toque ou manipulação e endurecimento ao longo do cateter
		Avaliação do serviço de controle de infecção hospitalar seguindo as normas institucionais. Na prática clínica, verifica-se a recomendação para retirada do cateter e antibioticoterapia de acordo com o agente detectado após as coletas de cultura
	Relacionadas à bacteremia	Observação diária do sítio de inserção e região ao redor, identificando sinais flogísticos, como hiperemia, dor ou desconforto, calor, presença de exsudato e suas características
	Sinais flogísticos na inserção do cateter, tremores, calafrios, febre, náuseas e vômitos	Lavagem das mãos em todas as situações em que houver manipulação do cateter
		Obtenção de culturas do cateter e veia periférica e introdução de antibioticoterapia sistêmica. Se as culturas forem positivas (central e periférica), o tratamento com antibiótico deverá ser mantido durante 10 dias. Se for positivo para fungos, o cateter precisará ser retirado imediatamente. Essas condutas devem ser seguidas de acordo com a normatização do serviço de controle de infecção hospitalar de cada instituição

(*continua*)

Tabela 2 Principais complicações da nutrição parenteral e intervenções de enfermagem (*continuação*)

Complicação	Causas	Intervenção de enfermagem
	Infecciosas *(continuação)*	
Infecção do cateter	Infecção do cateter	Observação diária do sítio de inserção e região ao redor, identificando sinais flogísticos, como hiperemia, dor ou desconforto, calor, presença de exsudato e suas características
	Sinais de dor, enrijecimento na inserção do cateter e presença de secreção purulenta Nota: o diagnóstico é confirmado por cultura quantitativa ou semiquantitativa, quando o cateter é retirado ou trocado por fio-guia	Lavagem das mãos em todas as situações em que houver manipulação do cateter
Contaminação da fórmula	Relacionadas à qualificação dos fabricantes: área de preparo, área de armazenamento, dispensação/validação de processos/capacitação dos profissionais envolvidos no preparo	Contrato de controle de qualidade do fabricante
		Visita ao local de fabricação/preparo das fórmulas, se possível
	Ocorrência em aproximadamente 4,9% das bolsas de NP	Suspensão imediata da infusão da fórmula; encaminhamento da fórmula ao fabricante com solicitação de laudo microbiológico
	Metabólicas	
Hiperglicemia	Relacionadas à resposta ao estresse: suspeita de infecção, trauma, diabetes, desnutrição por diminuição da utilização tecidual de glicose; pela oferta de solução hipertônica e quantidade de glicose na bolsa de NP com risco de hiperalimentação (>25 cal/kg/dia) e uso de medicamentos que alterem o metabolismo da glicose como corticosteroides, propofol, ciclosporina, vasopressores	Monitoramento dos níveis de glicemia capilar por meio de dosagens laboratoriais ou dosagens instantâneas com aparelhos portáteis, com provas digitais espaçadas a cada 6 horas ou a cada 4 horas, conforme rotina institucional
		Limitação da infusão para 3 mg/kg/min nos pacientes graves e 5 mg/kg/dia nos pacientes estáveis (taxa limítrofe para oxidação plena pelo organismo)
	Ocorrência em até 20% dos pacientes	Infusão inicial da NP com volumes menores permitindo a adaptação do paciente
		Atenção redobrada diante do uso de corticosteroides ou em caso de diabetes
		Controle de temperatura, acompanhamento de leucograma e observação de possíveis sinais para infecção
		Prescrição de insulinoterapia, conforme protocolo institucional
		Uso de lipídios como substrato da NP

(continua)

Tabela 2 Principais complicações da nutrição parenteral e intervenções de enfermagem (*continuação*)

Complicação	Causas	Intervenção de enfermagem
	Metabólicas *(continuação)*	
Hipoglicemia	Pode ser de dois tipos: a) Hipoglicemia de rebote, causada pela retirada súbita de glicose hipertônica b) Hipoglicemia induzida pela insulina intravenosa em razão do uso de NP com insulina	Monitoramento dos níveis de glicemia capilar por meio de dosagens laboratoriais ou dosagens instantâneas com aparelhos portáteis, com provas digitais espaçadas a cada 6 horas ou a cada 4 horas, conforme rotina institucional
	Suspensão abrupta da oferta de glicose hipertônica Sinais de cefaleia occipital, sensação de frio, sede, taquicardia, parestesia, ansiedade, convulsão e coma	Na prevenção da hipoglicemia durante desmame da NP contínua, reduzir gradativamente seu volume (p. ex., reduzir a infusão em 50% durante 12 horas ou administrar solução glicosada a 10%, de 50 a 100 mL, no período de 8 a 12 horas)
	A hipoglicemia pode surgir precocemente em 30 minutos ou nas primeiras 8 horas depois da suspensão da NP	Evitar uso associado de insulina ao frasco de NP, pois a oscilação de citocinas pró-inflamatórias em resposta ao ciclo hipo-hiperglicemia é deletéria ao prognóstico do paciente
		Administração *in bolus* de solução glicosada, observando-se melhora dos sintomas, conforme protocolo institucional
Hipercapnia	Aumento da produção de VCO_2 e do quociente respiratório, com consequente insuficiência respiratória	Evitar administração de glicose em quantidades acima de 3 mg/kg/min nos pacientes graves e 5 mg/kg/min, nos pacientes estáveis ou infusão total acima de 1 kcal/kg/hora
		Correção dos níveis de glicemia capilar
		Readequação da oferta calórica, preferindo oferta energética mista (carboidratos e lipídios)
Deficiência de ácidos graxos	Carência de administração de lipídios como no caso da NE 2 em 1	Utilização da NP incluindo lipídios em sua composição
	Sinais de pele áspera e descamativa, queda de cabelo, dificuldade para cicatrização de feridas, maior sensibilidade para infecções, hepatomegalia, ossos quebradiços e osteoporose, eczema de difícil controle e diminuição da pressão ocular	Observação dos sinais e sintomas da deficiência de ácidos graxos Administração de quantidade mínima e lipídios de 2 a 4% do total de calorias infundidas para adultos e de 1 a 3% do total de calorias infundidas para crianças

(continua)

Tabela 2 Principais complicações da nutrição parenteral e intervenções de enfermagem (*continuação*)

Complicação	Causas	Intervenção de enfermagem
	Metabólicas *(continuação)*	
Síndrome do roubo celular ou síndrome da realimentação	Desequilíbrio de líquidos, eletrólitos e vitaminas por TN desequilibrada ou excessiva em pacientes desnutridos graves ou em jejum prolongado	Avaliação e correção das alterações eletrolíticas antes de iniciar a TN
		Readequação da prescrição da TN
	Ocorrência nos casos de anorexia nervosa, desnutrição crônica, alcoolismo crônico e jejum prolongado	Tratamento das principais consequências dessa síndrome, como hipofosfatemia, hipomagnesemia e hipocalemia; deficiência vitamínica e retenção hídrica
	Gastrointestinais	
Esteatose hepática	Oferta excessiva de glicose, com redução da oxidação de ácidos graxos e acúmulo nos hepatócitos	Monitoramento dos níveis de glicemia capilar
		Ajuste da relação carboidratos/lipídios
		Diminuição da razão caloria/nitrogênio para próximo de 100:1
		Observação das medicações e estados mórbidos com efeito hepatotóxico
		Início da nutrição enteral, logo que possível
		Readequação da prescrição da TN
		Acompanhamento dos níveis de enzimas hepáticas

NE: nutrição enteral; NP: nutrição parenteral; TN: terapia nutricional.

Dispositivos em terapia nutricional enteral

- A escolha do acesso enteral deve ser baseada na condição clínica do paciente, na previsão do tempo de uso da terapia e na avaliação dos riscos de complicações.
- As sondas naso e oroenterais são recomendadas por curto período, com duração prevista de até 3 a 4 semanas.
- As sondas nasojejunais deverão ser utilizadas nas situações em que houver intolerância gástrica.
- As sondas de gastrostomias são recomendadas quando a TNE está prevista para exceder 3 a 4 semanas e não há risco de aspiração. Nos casos de risco de aspiração, são recomendadas jejunostomias.
- Para a posição jejunal, a medida da sonda deve ser definida pela distância da ponta do nariz ao lóbulo da orelha até o apêndice xifoide, estendendo-se até a cicatriz umbilical.
- O posicionamento da sonda em posição gástrica ou jejunal deve ser confirmado por radiografia, antes de ser iniciada a administração da dieta enteral, e documentado em prontuário médico.

- As sondas enterais devem ser de poliuretano ou silicone, radiopacas e, preferencialmente, com conexão em Y. As sondas de cloreto de polivinila (PVC) de maior calibre não devem ser utilizadas para a terapia nutricional enteral.
- Protocolos devem ser elaborados a fim de prevenir obstruções do acesso enteral.
- Protocolos devem ser elaborados para prevenir, diagnosticar, auxiliar e monitorar riscos de infecção causados por equipamentos e dispositivos utilizados para sua administração.
- A linha do acesso enteral deve ser acompanhada desde o ponto de origem até a inserção.
- As sondas devem possuir rotas diferentes da linha de acesso intravenoso, ou seja, padronizando direções, como, por exemplo, linha intravenosa no sentido superior e linha enteral no sentido inferior.
- Os conectores para acesso enteral não devem ser adquiridos se permitirem a conexão com *luer* da linha intravenosa.
- Recomenda-se padronizar seringas, que não devem permitir conexões nas linhas intravenosas.
- O acesso enteral deve ser irrigado antes e após a administração de medicamentos, seguindo intervalos de acordo com protocolos institucionais.
- O controle do tipo, a locação e a marcação externa da sonda devem ser documentados no prontuário médico e exame de seguimento.
- Rótulos ou código por cores dos acessos enterais e conectores e educação da equipe de saúde devem fazer parte do processo institucional.

Dispositivos em terapia nutricional parenteral

- Recomenda-se via exclusiva para administração da NP e, em caso de necessidade excepcional da utilização do cateter para administração de qualquer outra solução injetável, deverá ser feita após consenso com a EMTN.
- A subclávia é a via preferível de acesso venoso central. O procedimento de inserção deve ser realizado por médico treinado.
- Se for utilizado um cateter de múltiplo lúmen, uma via deverá ser designada exclusivamente para administração da NP.
- A osmolaridade da fórmula de nutrição parenteral deverá ser compatível com o tipo de cateter intravenoso.
- Após a inserção do cateter central, é recomendada a radiografia de tórax para verificação da posição das pontas.
- Sempre que possível, é recomendada a passagem do cateter central sob fluoroscopia ou guiada por ultrassonografia.
- Para reduzir as complicações relacionadas à infecção, recomenda-se que a passagem dos cateteres para uso em TNP seja realizada por pessoal treinado, em ambiente cirúrgico e com rigor asséptico (uso de gorro, máscara, luvas, avental e campos estéreis), denominado de "barreira máxima".

- O álcool isopropil a 70%, o polivinilpirrolidona iodo (PVPI) a 10% e o gliconato de clorexidina a 2% são as soluções antissépticas recomendadas para uso na passagem do cateter.
- O PVPI a 10% é recomendado no caso de alergia a clorexidina.
- O curativo dos cateteres deve ser oclusivo com almofada de gaze, fixada com adesivo hipoalergênico ou filme transparente semi-impermeável.
- A troca do curativo dos cateteres deve ser realizada a cada 48 horas, ou com maior frequência, se necessário. Em caso de uso de filme transparente, a troca pode ocorrer a cada 5 a 7 dias.
- Para manutenção de cateter de longa permanência temporariamente sem uso, pode ser usada uma solução com baixa dose de anticoagulante.
- O uso de antimicrobiano no cateter venoso central pode auxiliar na diminuição do risco de infecções.
- Protocolos devem ser elaborados para prevenir, diagnosticar, auxiliar e monitorar riscos de infecção provocados por equipamentos e dispositivos utilizados para a administração de NP.
- Usar bombas infusoras específicas para NP.
- A linha do cateter deve ser acompanhada desde o ponto de origem até a inserção.
- Recomendar, sempre que possível, a passagem do cateter central sob fluoroscopia ou guiada por ultrassonografia.
- Os cateteres devem possuir rotas diferentes da linha de acesso enteral, ou seja, padronizando direções, como, por exemplo, linha intravenosa no sentido superior (sentido da cabeça do paciente) e linha enteral no sentido inferior (sentido dos pés do paciente).

Recomendações comuns para nutrição enteral e parenteral[8,25,26]

- Não adicionar medicamentos ao frasco da NE ou NP. A adição dessas soluções pode acarretar incompatibilidade droga-nutriente, potencializando riscos de contaminação da bolsa e até mesmo formação de trombo, como nos casos de NP. Se houver necessidade de uso concomitante de soluções, como vitaminas ou oligoelementos na NP, elas deverão ser preparadas à parte e administradas em outro acesso intravenoso ou em outra via.
- Promover limpeza e desinfecção periódica das bombas infusoras, conforme norma institucional, seguindo as recomendações do serviço de controle de infecção hospitalar. Na prática clínica, muitas instituições utilizam álcool a 70% com desinfecção recomendada uma vez a cada plantão de 6 horas.
- Verificar as condições de limpeza e funcionamento das bombas infusoras antes do início da sua utilização.
- Registrar as operações de limpeza, desinfecção, calibração e manutenção das bombas infusoras.
- Manter a bolsa e o equipo da NP distantes de fontes geradoras de calor.

- Exigir do fornecedor documento comprobatório do controle de qualidade da bolsa de NP.
- Promover educação permanente a todos os membros envolvidos, sejam da equipe médica, de enfermagem, de farmácia ou de nutrição.
- Estabelecer fluxo de monitoramento que envolva a avaliação da prescrição médica pelo farmacêutico e pelo enfermeiro e do tempo de entrega e disponibilização da solução ao enfermeiro para a administração final. Atualmente, em algumas instituições hospitalares, a instalação da bolsa de NP é realizada por dois enfermeiros, permitindo dupla checagem com anotação de data e hora da instalação/data e horário da validade/aspectos da bolsa.[31]
- Estabelecer gerenciamento de riscos por meio da implantação de indicadores de qualidade, acompanhamento e controle de perda de acesso intravenoso, volume de administração em tempo programado e taxa de permanência de acesso intravenoso.
- Não administrar a NP na presença de alguma anormalidade no aspecto da solução. Nesse caso, o farmacêutico responsável por sua preparação deve ser contatado e a bolsa devolvida ao setor de farmácia; o enfermeiro deve anotar a ocorrência em impresso próprio da instituição.

CONSIDERAÇÕES FINAIS

O impacto negativo da desnutrição é considerado um dos problemas mais graves na área da saúde pelo aumento das taxas de morbidade e mortalidade, do tempo de internação e dos custos hospitalares.

Em virtude da condição clínica desfavorável e do catabolismo acentuado, o paciente crítico requer um atendimento de alta complexidade por equipe multiprofissional especializada.

O acompanhamento efetivo da aceitação e tolerância alimentar pode auxiliar na otimização do aporte proteico-calórico desejado e, dessa forma, minimizar as consequências negativas da desnutrição hospitalar.

O suporte e a manutenção nutricional constituem uma estratégia essencial do enfermeiro a fim de detectar os riscos da má nutrição, minimizar complicações, garantir qualidade no cuidado e segurança nos processos assistenciais, além de auxiliar na redução do tempo de internação hospitalar.

REFERÊNCIAS BIBLIOGRÁFICAS

1. Waitzberg DL, Caiaffa WT, Correia MI. Hospital malnutrition: the Brazilian national survey (Ibranutri): a study of 4000 patients. Nutrition 2001;17(7-8):573-80.
2. Windsor J, Hill G. Risk factors for postoperative pneumonia. Ann Surg 1988;208:211-4.
3. Matsuba CST, Serpa LF. Interferência da enfermagem no processo de alimentação e nutrição. In: Roberto TS, Magnoni D, Cukier C, Stikan R. Gastronomia hospitalar. No conceito do comfort food. São Paulo: Balieiro; 2013. p.36-53.
4. Kondrup J, Johansen N, Plum LM, Bak L, Larsen IH, Martinsen A et al. Incidence of nutritional risk and causes of inadequate nutritional care in hospitals. Clin Nutr 2002;21:461-8.

5. Brasil. Ministério da Saúde. Agência Nacional de Vigilância Sanitária. RCD n. 63, de 06 de julho de 2000. Aprova o Regulamento Técnico para fixar os requisitos mínimos exigidos para a Terapia de Nutrição Enteral. Diário Oficial da União da República Federativa do Brasil. Brasília, 07 jul 2000.
6. Brasil. Ministério da Saúde. Agência Nacional de Vigilância Sanitária. Portaria n. 272, de 08 de abril de 1998. Aprova o Regulamento Técnico para fixar os requisitos mínimos exigidos para a Terapia de Nutrição Parenteral. Diário Oficial da União da República Federativa do Brasil. Brasília, 15 abr 1999.
7. Brasil. Conselho Federal de Enfermagem. Resolução Cofen n. 0453, de 16 de janeiro de 2014. Aprova a Norma Técnica que dispõe sobre a atuação da Equipe de Enfermagem em Terapia Nutricional.
8. Garita FS, Cukier C, Magnoni D. Indicações e prescrição da terapia nutricional. In: Matsuba CST, Magnoni D. Enfermagem em terapia nutricional. São Paulo: Sarvier; 2009. p.35-55.
9. Matsuba CST, Magnoni. Enfermagem em terapia nutricional. São Paulo: Sarvier; 2009.
10. Bankhead R, Boullata J, Brantley S, Corkins M, Guenter P, Krenitsky J et al. Enteral nutrition practice recommendations. JPEN J Parenter Enteral Nutr 2009;33(2):122-67.
11. Aspen. Board of Directors. Guidelines for the use of parenteral and enteral nutrition in adults and pediatric patients. J Parenteral Enteral Nutr 1993;17:20-1.
12. Matsuba CST. Acessos para nutrição parenteral e enteral. In: Simões R. Programa de atualização baseado em diretrizes da Amib (prodiretrizes). Porto Alegre: Artmed; 2010
13. Matsuba CST. Boas práticas de enfermagem em nutrição e terapia nutricional enteral. In: Viana DL. Boas práticas de enfermagem. São Caetano do Sul: Yendis; 2010.
14. Pittiruti M, Hamilton H, Biffi R, MacFie J, Pertkiewicz M; ESPEN. Espen Guidelines on parenteral nutrition: central venous catheters (access, care, diagnosis and therapy of complications). Clinical Nutrition 2009;28:365-377.
15. Ciosak SI, Matsuba CST, Silva MLT, Serpa LF, Poltronieri MJ. Acessos para terapia nutricional parenteral e enteral. In: Jatene FB, Bernardo WM. Projeto Diretrizes, volume IX. São Paulo: Associação Médica Brasileira; Brasília, DF: Conselho Federal de Medicina; 2011.
16. Neto OCLF, Calixto-Lima L, Gonzalez MC, Esperidião-Antonio V, Carneiro MC. Vias de acesso em nutrição parenteral. In: Calixto-Lima L et al. Manual de nutrição parenteral. Rio de Janeiro: Rubio; 2010.
17. Mueller C, Compher C, Ellen MD, et al. Nutrition screening, assessment, and intervention in adults. JPEN J Parenter Enteral Nutr 2011;35(1):16-24.
18. DiMaria-Ghalili RA, Bankhead R, Fisher AA et al. Standards of practice for nutrition support nurses. Nutr Clin Pract 2007;22:458-65.
19. Dias MCG, van Aanholt DPJ, Catalani LA, Rey JSF, Gonzales MC, Coppini L et al. Triagem e avaliação do estado nutricional. In: Jatene FB, Bernardo WM. Projeto Diretrizes, volume IX. São Paulo: Associação Médica Brasileira; Brasília: Conselho Federal de Medicina; 2011.
20. Joosten KF, Hulst JM. Malnutrition in pediatric hospital patients: current issues. Nutrition 2011;27:133-7.
21. Raslan M, Gonzales MC, Dias MCG, Barbosa FCP, Cecconello I, Waitzberg DL. Aplicabilidade dos métodos de triagem nutricional no paciente hospitalizado. Rev Nutr Campinas 2008;21(5):553-61.
22. Nunes ALB, Koterba E, Alves VGF, Abrahão V, Correia MITD. Terapia nutricional no paciente grave. In: Jatene FB, Bernardo WM. Projeto Diretrizes, volume IX. São Paulo: Associação Médica Brasileira; Brasília: Conselho Federal de Medicina; 2011.
23. McClave S et al. Guidelines for the provision and assessment of nutrition support therapy in the adult critically ill patient: Society of Critical Care Medicine (SCCM) and American Society for Parenteral and Enteral Nutrition (Aspen). JPEN J Parenter Enteral Nutr 2016;40(2):159-211.
24. Silva CT, Matsuba CST. Transição de via alternativa para via oral de alimentação. In: Furkin AM, Santini CRQS. Disfagias orofaríngeas. 2.ed. Barueri: Profono; 2008. p.21-7.
25. Fussi C, Romero SB. Disfagia: desmistificando dúvidas na prática da equipe de enfermagem. In: Matsuba CST, Magnoni. Enfermagem em terapia nutricional. São Paulo: Sarvier; 2009. p.196-219.
26. O'Grady NP, Alexander M, Burns LA, Dellinger EP, Garland J, Heard SO et al. Guidelines for the prevention of intravascular catheter-related infections. Clin Infect Dis 2011;52(9):162-93.
27. Kent-Smith BL. Complicações da nutrição enteral. In: Bases da nutrição clínica [tradução de Suely Itsuko Ciosak e Claudia Satiko Takemura Matsuba]. Rio de Janeiro: Rubio; 2008. p.204-7.
28. Mirtallo J et al. Safe practices for parenteral nutrition. JPEN J Parenter Enteral Nutr 2004;28:S39-70.

29. Ukleja A, Kevin LF, Gilbert K et al. Standards for nutrition support: adult hospitalized patients. Nutr Clin Pract 2010;25(4):403-14.
30. Pedreira MLG, Harada MJCS. Enfermagem dia a dia: segurança do paciente. São Caetano do Sul: Yendis; 2009.
31. Matsuba CST, Fontes VC, Oliveira D, Martins RC, Weber B, Magnoni D. Monitoramento do fluxo da nutrição parenteral preparada: do recebimento à instalação. Rev Bras Nutr Clin 2011;26(2):97.

Capítulo 39

Gastroparesia, constipação e diarreia

Fabiana Ciccioli

GASTROPARESIA E AUMENTO DO VOLUME RESIDUAL GÁSTRICO

Muitos pacientes críticos apresentam baixa tolerância à nutrição enteral (NE) precoce em decorrência de uma motilidade gástrica deteriorada (gastroparesia), a qual produz um esvaziamento gástrico retardado e aumento do volume gástrico. A elevação do volume residual gástrico (VRG) resultante aumenta o risco de refluxo gastroesofágico e de pneumonia associada à via aérea artificial. Trata-se de um problema frequente e de difícil manejo nas UTI, com uma incidência registrada de até 50-60% em pacientes críticos sob ventilação mecânica.[1]

Vários fatores implicaram a deterioração da motilidade gastrointestinal nos pacientes críticos. Os mais importantes são a ventilação mecânica, o uso de opioides, catecolaminas, a presença de lesão cerebral, sepse, hiperglicemia, posição supina, entre outros.[2] Contudo, existem aspectos ainda não definidos em relação a seus critérios diagnósticos e a seu manejo.[3,4]

Na cabeceira do paciente, a prática mais frequente é medir o VRG aspirado, a cada 4 ou 6 horas, como indicador de tolerância à NE, especialmente nos primeiros dias em que o paciente recebe NE por via gástrica. No entanto, essa prática é altamente controversa, uma vez que existem poucos dados na literatura a respeito de sua eficácia.[3-5]

O valor de corte que pode indicar um risco aumentado de aspiração e assim a necessidade de interromper a alimentação enteral não foi determinado, e os valores de corte usados em diversos estudos variaram entre 50 e 500 mL.[5]

Se o VRG deve ser descartado ou reintroduzido ainda é algo controverso. Alguns recomendam reintroduzi-lo no estômago quando os valores de VRG são menores que 500 mL (até 250 mL por controle) para procurar um manejo do conteúdo gástrico mais fisiológico sem aumentar o risco de complicações potenciais graves, mas a evidência não é conclusiva.[6,7]

Aspectos específicos da técnica podem alterar o VRG obtido. O tamanho da seringa e o material do tubo afetam a capacidade de obtê-lo. A localização da ponta da sonda de alimentação no trato gastrointestinal afeta o VRG obtido. Essas descobertas indicam que a prática de monitoração do VRG é altamente variável e não padronizada.

Há vários trabalhos científicos que demonstram que o aumento ou a diminuição do valor de corte do VRG não tem efeito na aspiração ou no refluxo gastroesofágico. E diminuir o valor de corte para o VRG simplesmente terá eficácia em pacientes que recebem menos calorias totais, o que paradoxalmente pode aumentar as taxas de pneumonia.[8-10]

Existe pouca evidência na literatura que demonstre uma correlação entre VRG alto e pneumonia. Foi observado que os episódios de vômitos raramente estiveram associados a um aumento dos valores de VRG. Um VRG elevado nem sempre é sinal de intolerância à fórmula enteral e um baixo VRG nem sempre é uma prova de que não existe risco de aspiração.[11]

A monitoração do VRG leva a desnecessárias interrupções da NE, as quais ocasionam a subalimentação, uma condição associada ao aumento das taxas de complicações musculares, respiratórias e infecciosas. Portanto, suspender a NE quando os valores de VRG alcançam um valor de corte arbitrário não é uma ação justificada pela evidência científica, aumentando o trabalho de enfermagem, e não diminuindo o risco de pneumonia associada à ventilação (PAV).

A Sociedade Norte-Americana de Nutrição Parenteral e Enteral (Aspen), em seus guias de suporte nutricional de 2009 em pacientes críticos, faz referência a essa prática e menciona que a reiterada presença de alto VRG deve ser razão suficiente para mudar e administrar a nutrição no intestino delgado (a definição de alto VRG pode variar de um hospital a outro, conforme tenha sido determinado pelo protocolo institucional individual) (recomendação grau E). E sobre a monitoração da NE, diz que não deve se deter automaticamente a NE com VRG <500 mL na ausência de outros sinais de intolerância gastrointestinal (recomendação grau B).[10]

A posição tomada pela Aspen foi baseada no estudo REGANE, no qual foi analisado um valor de corte de VRG de 500 mL *versus* 200 mL. E se observou que a frequência das complicações gastrointestinais e PAV foi semelhante nos dois grupos. Poulard et al.[16] estudaram as consequências de não monitorar o VRG, e os pacientes sem monitoração do VRG receberam maior volume de alimento sem experimentar aumento nas taxas de vômito e PAV. Recentemente, Reignier et al. publicaram que em adultos em ventilação mecânica que recebem NE não existem diferenças em episódios de PAV se o VRG é monitorizado rotineiramente ou se não é monitorizado.[16]

CONSTIPAÇÃO

A disfunção motora do intestino grosso é frequente em pacientes graves. No melhor dos casos, a recuperação dessa função motora não acontece até os 7-10 dias posteriores à admissão. Por isso, não se espera que os pacientes mostrem um padrão normal de evacuação durante a primeira semana de internação e também não se espera que recuperem o padrão "normal" enquanto persistir a situação grave.[12]

Não existe uma definição uniformemente aceita para a constipação nos pacientes críticos. Em razão disso, a frequência real dessa complicação é desconhecida e se encontra, sem dúvida, relacionada à própria definição. Uma definição aplicável na prática clínica é a de considerar constipação quando o paciente não tiver evacuado em um período de 3 dias consecutivos.[13]

A constipação é provavelmente a complicação gastrointestinal mais frequente e que menos atenção recebe em pacientes internados na UTI. Os pacientes críticos podem se constipar por várias razões, incluindo imobilidade, hipotensão, tratamento com vasopressores e opiáceos. Recentemente, alguns autores verificaram que a constipação parece estar relacionada com o nível de gravidade, de modo que os pacientes críticos em estado grave ficam sem evacuar durante um tempo mais prolongado do que aqueles que exibem menor nível de gravidade.[11]

Na avaliação dos pacientes com constipação, devem ser seguidas as recomendações habituais (avaliação clínica do abdome, toque retal, explorações radiológicas), mas considerando algumas características especiais. Nesses pacientes foi percebido um padrão específico de acúmulo de restos fecais no cólon ascendente e transverso, de modo que os achados exploratórios (toque retal) podem ser negativos em pacientes que estão há muito tempo sem evacuar. Além disso, a impactação fecal pode dar lugar a "diarreia aquosa", por irritação da mucosa do cólon, o que complica o diagnóstico de prisão de ventre.[12]

Na prevenção da constipação, o papel da fibra dietética é importante em pacientes que recebem NE de maneira prolongada. Nesses casos, a fibra dietética insolúvel melhora o comportamento do trânsito intestinal, aumentando o bolo fecal e diminuindo a necessidade de laxantes. Em pacientes críticos não foi investigado de maneira controlada o papel da fibra dietética na prevenção ou no tratamento da prisão de ventre associada à NE.

Várias medidas podem ser tomadas para tratar a motilidade gastrointestinal deteriorada e melhorar a alimentação enteral nos pacientes críticos. Essas medidas incluem a otimização da entrada de fluidos, a correção dos distúrbios eletrolíticos e evitar ou minimizar o uso de medicamentos que retardam a motilidade gastrointestinal.[10]

O rápido começo da NE está associado a um retorno precoce da função intestinal. A NE é a que melhor preserva a estrutura e a função da mucosa intestinal.

Se o paciente não tiver evacuado nos primeiros 3 dias de internação na unidade de terapia intensiva (UTI), pode-se provar com alguma medida terapêutica. A utilização de enemas de limpeza ou o uso de laxantes como tratamento dessa complicação é habitual. No tratamento farmacológico, contudo, parece ser preferível a indicação de agentes de latência média que aumentam o bolo fecal e agem de preferência no cólon, em vez de recorrer a medicações aceleradoras do trânsito intestinal.

As consequências da prisão de ventre não são conhecidas, mas existem dados para acreditar que ela pode ter efeitos negativos sobre a mucosa do cólon, a tolerância à NE e a evolução dos pacientes. A falta de uma eliminação fecal adequada pode dar origem a um supercrescimento bacteriano e favorecer a translocação intestinal e as complicações infecciosas nos pacientes. Isso pode ser especialmente importante quando se utiliza a descontaminação digestiva, uma vez que a ausência de evacuação pode anular o efeito perseguido (eliminação de flora patogênica intraluminal) e contribuir para o desenvolvimento de complicações infecciosas secundárias. Além disso, a constipação foi associada a dificuldades na desconexão da ventilação mecânica, tempo de internação prolongado, surgimento de *delirium* e aumento da mortalidade na UTI.[13,14]

ÍLEO

O íleo paralítico é a falha da função peristáltica normal do intestino na ausência de obstrução mecânica. É especialmente prevalente em pacientes que tiveram choque ou sepse, talvez por causa da diminuição do fluxo sanguíneo mesentérico. Os pacientes com insuficiência respiratória também estão numa situação de risco de desenvolver íleo paralítico por uma diminuição da distribuição de oxigênio no intestino. Além disso, o íleo paralítico pode ser um sinal precoce de uma infecção intra-abdominal não reconhecida. Nos pacientes críticos, essa condição acarreta várias consequências sérias. Em primeiro lugar, a incapacidade de tolerar a nutrição enteral ou oral. Em segundo lugar, a distensão abdominal resultante pode alterar de forma significativa a função pulmonar. Em terceiro, grandes volumes de líquido podem ser sequestrados na luz intestinal, causando hipovolemia e alterações eletrolíticas. Por fim, a síndrome de Ogilvie pode provocar a perfuração do cólon, e esta é uma complicação catastrófica.[15]

O diagnóstico do íleo paralítico é evidente quando ocorrem distensão abdominal, náuseas e vômitos em pacientes cirúrgicos ou com patologia grave subjacente. Os ruídos intestinais são hipoativos ou nulos. As radiografias de abdome revelam distensão dos intestinos delgado e grosso. Às vezes pode ser difícil diferenciar um íleo paralítico de uma obstrução intestinal mecânica. A tomografia computadorizada (TC) pode ser muito útil na diferenciação. Quanto mais distendido o intestino estiver, menos eficaz é o peristaltismo e mais prolongada a disfunção intestinal. Até certo ponto, o íleo paralítico pode ser prevenido ou diminuído com um suporte hemodinâmico ideal. Devem ser corrigidas as alterações dos eletrólitos caso estejam presentes. A interrupção precoce da ingestão oral de líquidos e alimentos e a iniciação de aspiração nasogástrica têm grande importância.[16]

DIARREIA

A definição de diarreia é controversa, já que está baseada na frequência de evacuações, consistência, volume etc. Sua incidência varia entre 5 e 63%. Em geral, a diarreia é definida como pelo menos 3-4 evacuações líquidas por dia em pacientes adultos.[17]

A diarreia não é uma complicação benigna no paciente crítico, já que causa uma série de transtornos que incluem: perda de água, eletrólitos e nutrientes que muitas vezes são difíceis de medir (p. ex., zinco e selênio); descontinuidade ou redução da NE; abrasão da pele perineal e de áreas contíguas, o que pode acarretar na infecção dela e, eventualmente, na infecção de feridas cirúrgicas ou queimaduras próximas; desconforto para o paciente consciente; e, por fim, aumento do tempo de trabalho de enfermagem, o que, junto à necessidade do processamento do material de cama contaminado, determina um aumento significativo do custo de atendimento ao paciente.[18]

Patogênese e fatores de risco

Dentro das causas da diarreia, foi envolvida uma extensa série de condições: cirurgia invasiva; utilização de agentes antimicrobianos de amplo espectro por via intravenosa ou oral; nutrição enteral; modificadores de acidez gástrica; desnutrição; sepse; falha intestinal; obstrução mecânica por bolo fecal etc.[19]

A diarreia pode se classificar em não infecciosa ou infecciosa. Entre as causas não infecciosas, destacam-se aquelas relacionadas a diferentes medicamentos, ou o emprego de antimicrobianos e antifúngicos, a NE, a desnutrição, e outras como o bolo fecal, a isquemia intestinal, a peritonite e a sepse intra-abdominal. É frequente a coexistência de vários desses fatores, sendo difícil determinar sua verdadeira causalidade.[20]

A diarreia também pode ser classificada como osmótica, a qual é causada por substâncias osmoticamente ativas no intestino (p. ex., sorbitol, lactulose, magnésio, fosfatos ou fórmula de nutrição enteral hiperosmolar), ou secretora, a qual é causada por um desequilíbrio entre a absorção e a secreção de eletrólitos com uma secreção líquida de água no lúmen intestinal (p. ex., causada por enterotoxinas, ácidos biliares, ácidos graxos, hipersecreção gástrica ou distúrbios da motilidade intestinal).[21]

A diarreia nem sempre está relacionada à NE, mas se associa à doença de base, com suas complicações, como a isquemia ou a hipoperfusão intestinal, a falha intestinal como expressão da falha multiorgânica, a irritação peritoneal, a infecção intestinal e outros. A diarreia poderia ser uma manifestação da sepse, sinalizando a falha intestinal no contexto da falha multiorgânica por sepse (Quadro 1).

O papel da NE como possível causa de diarreia deve ser avaliado depois que outras causas mais comuns tiverem sido descartadas. A presença de diarreia durante a NE pode ser explicada pela composição da fórmula enteral e pelas características da administração, incluindo o local e o modo da infusão. Também pode ser explicada por uma infecção enteropatogênica ou secreção colônica de água.[22]

Quadro 1 Algumas patologias que podem ser a causa da diarreia em pacientes com nutrição enteral
Isquemia intestinal
Hipoperfusão intestinal ▪ Por situações de baixo débito cardíaco ▪ Por drogas vasoativas
Obstrução intestinal incompleta
Impactação fecal
Repouso intestinal prolongado
Desnutrição severa
Hipoalbuminemia
Alterações da motilidade intestinal
Má absorção ▪ Por patologia da mucosa digestiva ▪ Por alterações na secreção biliar ▪ Por alterações na secreção pancreática
Insuficiência respiratória aguda
Ventilação mecânica
Falência múltipla de órgãos

A NE em comparação com a parenteral pode reduzir a incidência de diarreia por uma melhor preservação da estrutura e da função da mucosa gastrointestinal. Mesmo em caso de comprometimento circulatório, a NE precoce parece ser mais útil do que prejudicial.[13]

A NE é a causa direta da diarreia se for implementada de forma inadequada, por exemplo:

- Infusão rápida do alimento.
- Administração de bolos no duodeno ou no jejuno.
- Temperatura muito baixa.
- Fórmula hiperosmolar administrada no duodeno ou jejuno.
- Dietas contaminadas.
- Ausência de fibra.

A incidência de diarreia é semelhante quando se compara a infusão do alimento no estômago ou jejuno, mesmo que o número total de complicações gastrointestinais (principalmente elevado resíduo gástrico) seja menor no grupo alimentado pelo jejuno.[12]

Em relação ao modo de administração da NE, pode ser manejado por bomba de infusão ou por gravidade contínua ou intermitente. Esses aspectos também afetam a incidência da diarreia. Por exemplo, o uso da bomba de infusão diminui a incidência de diarreia comparada com a infusão controlada por gravidade. Recomenda-se que a NE do paciente crítico seja administrada sempre por bomba de infusão para garantir velocidade de infusão constante e eliminar a influência de viscosidade do alimento que obstrui guias e sondas de alimentação.[14]

Em relação à composição da fórmula enteral, várias características se associaram ao aumento da incidência de diarreia, incluindo a quantidade de carboidratos, gorduras, alta osmolaridade e contaminação bacteriana. Presumivelmente, a presença de uma alta concentração de carboidratos não absorvíveis ou intolerância adquirida à lactose aumentará a osmolaridade da solução. A incorporação de fibras não absorvíveis pode atenuar o efeito osmótico dos macronutrientes da alimentação.[19]

A importância da diarreia se dá pelo fato de que é utilizada como indicador primário do sucesso ou fracasso da terapêutica nutricional e de suas potenciais aplicações clínicas, além de poder ser usada como marcador de gravidade na evolução clínica dos pacientes.

Medicamentos que causam diarreia

Os antimicrobianos estão frequentemente associados à diarreia pela alteração da flora colônica. Outros medicamentos que são irritantes conhecidos da mucosa gastrointestinal e podem causar diarreia incluem suplementos de eletrólitos orais (p. ex., magnésio, fosfatos) e antiácidos que contenham magnésio. Por causa da constipação e da diminuição da motilidade gástrica, são problemas comuns em pacientes críticos. O uso de laxantes e agentes procinéticos deve ser descartado como causa de diarreia.[17]

É uma prática comum em pacientes críticos oferecer medicação oral em forma líquida por via gástrica ou por sonda gastrointestinal. Muitos medicamentos líquidos orais são hiperosmolares ou contêm sorbitol, que podem causar intolerância gastrointestinal, sobretudo quando administrados em grande volume. A osmolaridade das secreções gastrointestinais é de cerca de 300 mOsm/kg. A medicação líquida hiperosmolar, especialmente quando administrada sem diluir dentro do intestino delgado, pode causar diarreia osmótica, náuseas e cólicas intestinais. O sorbitol é um açúcar alcoólico que é utilizado como adoçante em muitos medicamentos orais líquidos. Ele causa diarreia osmótica e cólicas intestinais quando a ingestão excede 20 g, mas quantidades menores que 5-10 g podem causar gás intestinal e distensão abdominal. Por ser um ingrediente inativo nas formulações farmacêuticas líquidas orais, sua quantidade não está especificada na etiqueta do medicamento ou na embalagem, de modo que é difícil determinar com exatidão a quantidade de sorbitol que o paciente recebe na medicação oral. No Quadro 2 são enumerados os fármacos mais comuns relacionados à diarreia associada à NE.[20-22]

Tratamento

O tratamento rápido da diarreia é crucial para restaurar a função intestinal e permitir uma adequada administração de NE. Diante do diagnóstico de diarreia deve-se começar a busca imediata de suas causas, realizar um exame físico completo que inclua o toque retal sempre, e determinar se é de origem infecciosa ou não. Sempre que possível, deve-se coletar amostras de fezes para detectar toxinas de *Clostridium difficile* e amostras de sangue para eletrólitos séricos (avaliar as perdas eletrolíticas ou desidratação) e rever a medicação administrada. O tratamento da diarreia deve se dirigir primeiro à causa subjacente e ao fornecimento de terapia de suporte, corrigindo anormalidades hídricas e

Quadro 2 Fármacos que podem produzir diarreia em pacientes com nutrição enteral
Antibióticos
Agentes hiperosmolares ▪ Xaropes/soluções com sorbitol ▪ Antiácidos
Laxantes
Agentes procinéticos ▪ Metoclopramida ▪ Cisaprida
Antiarrítmicos ▪ Quinidina
Agentes inotrópicos ▪ Digoxina ▪ Drogas vasoativas (simpaticomiméticos)
Anti-hipertensivos
Drogas citotóxicas/imunossupressores
Anti-inflamatórios não esteroides
Broncodilatadores
Antagonistas-H2

eletrolíticas. A aplicação de drogas para reduzir a motilidade intestinal não é uma prática aconselhada em caso de dúvidas sobre a presença de origem infecciosa da diarreia.[11]

Os medicamentos que se suspeita ou que se sabe que podem causar diarreia devem ser interrompidos ou substituídos por medicação alternativa, ou se deve mudar a via de administração quando necessário. Se for confirmada a diarreia associada a *Clostridium difficile*, deve-se iniciar terapia antimicrobiana adequada (metronidazol ou vancomicina).[9]

Se for utilizada alimentação enteral (intragástrica) intermitente, pode-se realizar uma prova de alimentação enteral contínua. A alimentação enteral contínua mostrou menor incidência de diarreia comparada com a alimentação enteral intermitente.[7,5]

Se a osmolaridade da fórmula é alta, especialmente quando a alimentação se dá no intestino delgado, mudar para uma fórmula de menor osmolaridade pode aliviar a diarreia.

Em relação à composição da fórmula enteral, o aporte de fibras solúveis (prebióticos) pode ser empregado com o objetivo de melhorar a tolerância à alimentação, e promover a absorção de água e sódio nos pacientes com diarreia. Por fim, o uso de probióticos e simbióticos e em particular de *Saccharomyces boulardii* em pacientes críticos é fortemente questionado. Diferentes estudos confirmaram que em populações de pacientes não críticos a bacterioterapia com probióticos diminui a incidência de diarreia. No entanto, em pacientes críticos a evidência mais recente não foi capaz de demonstrar uma redução na incidência de diarreia.[3,12,21]

Apesar dessas diferentes abordagens que modificam a composição da fórmula enteral, é muito mais importante que a NE não seja interrompida ou suspensa. O repouso intestinal contínuo poderia exacerbar o supercrescimento bacteriano e a dismotilidade intestinal, e assim perpetuar a diarreia.

Protocolos de manejo da função intestinal

A motilidade intestinal de nossos pacientes deve ser motivo de preocupação e deve ser monitorada estritamente. Nunca deve ser subestimada, uma vez que as alterações da motilidade intestinal podem determinar a evolução da doença inicial. Devem-se realizar protocolos de monitoração e manejo e todos os colaboradores da UTI devem conhecer esse protocolo e colocá-lo em prática. A combinação de um controle cuidadoso e o registro da função intestinal pode conduzir a uma diminuição significativa da incidência de diarreia na UTI.[15]

Recomendações para a prática clínica

A equipe de saúde de uma unidade de cuidados críticos com frequência considera que a administração da NE é a causa da diarreia em pacientes alimentados por sonda, quando a mudança na consistência das fezes pode ser atribuída a múltiplos fatores. Todos esses fatores potencialmente contribuintes devem ser reavaliados, e tentativas de correção das causas devem ser realizadas. Deve-se considerar a administração de medicamentos como a causa primária potencial de diarreia em pacientes que estejam recebendo NE.

Diante da presença de diarreia, recomenda-se (Figura 1):

- Investigar com muito cuidado os fármacos que o paciente utiliza, sobretudo xaropes que podem conter sorbitol.

- Investigar a presença de toxinas de *Clostridium difficile* em três amostras diferentes de matéria fecal.
- Efetuar um toque retal para descartar bolo fecal.
- Investigar possíveis complicações de doenças sistêmicas.
- Avaliar a possibilidade de diarreia associada à NE.

Em relação à NE:

- Utilizar um sistema de NE fechado sempre que for possível para reduzir o risco de contaminação.
- Fórmulas de NE poliméricas devem ser o padrão de escolha.
- As fibras solúveis ou prebióticas (fruto-oligossacarídeos, inulina) podem ser utilizadas, embora a evidência que sustenta essa recomendação ainda seja fraca.
- Ao se administrar fibra, escolher uma que não obstrua a sonda, especialmente as de calibre fino; a pectina e o *psyllium* não são recomendadas por essa razão.
- Não se deve suspender a NE quando a diarreia se apresenta, já que raramente essa é a causa do problema.
- Examinar a fórmula enteral se o problema persistir a fim de descartar uma fórmula hiperosmolar.
- Mobilizar os pacientes o quanto antes, dependendo de cada caso em particular.

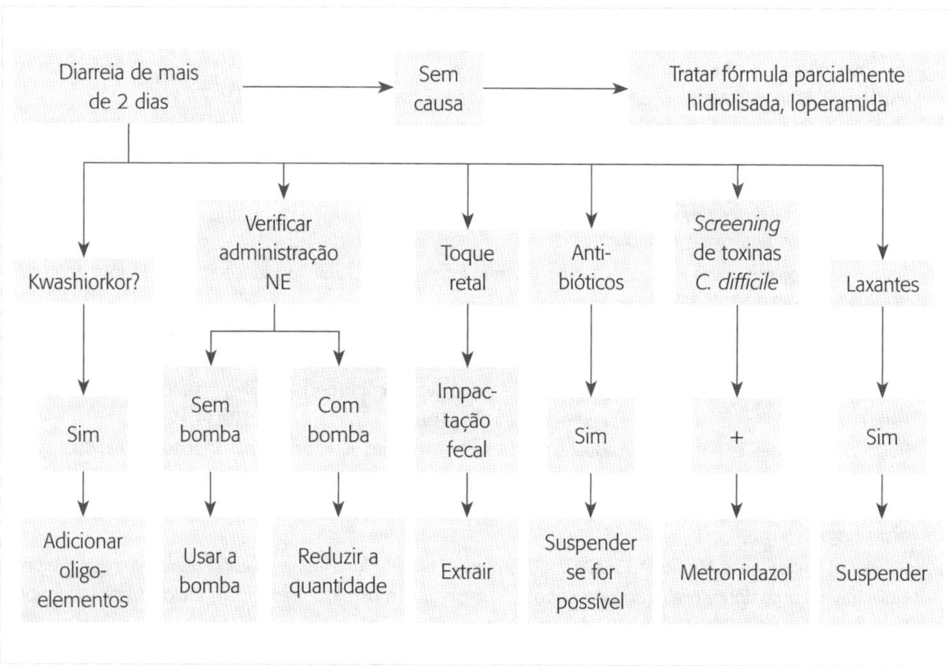

Figura 1 Algoritmo para o manejo clínico da diarreia associada à nutrição enteral.

CONSIDERAÇÕES FINAIS

No ambiente da terapia intensiva, cada vez mais vem ganhando notoriedade a nutrição do paciente crítico, com merecido destaque para a equipe de enfermagem. As avaliações de gastroparesia, constipação e diarreia devem, hoje, fazer parte da avaliação do enfermeiro, pois esses itens podem modificar os desfechos no atendimento do paciente crítico.

REFERÊNCIAS BIBLIOGRÁFICAS

1. Barrett J, Shepherd S, Gibson P. Strategies to manage gastrointestinal symptoms complicating enteral feeding. JPEN J Parenter Enteral Nutr 2009;33:21-6.
2. Booker KJ, Niedringhaus L, Eden B et al. Comparison of 2 methods of managing gastric residual volumes from feeding tubes. Am J Crit Care 2000;9(5):318-24.
3. Canadian Clinical Practice Guidelines Updated 2013. Disponível em: http://www.criticalcarenutrition.com/index.php?option=com_content&view=category&layout=blog&id=21&Itemid=10. Acesso em: 06 set 2016.
4. Desachy A, Clavel M, Vuagnat A et al. Initial efficacy and tolerability of early enteral nutrition with immediate or gradual introduction in intubated patients. Int Care Med 2008;34(6):1054-9.
5. Escudero Álvarez E, González Sánchez P. Fibra dietética. Nutr Hosp 2006;21(Supl. 2):60-72.
6. Ferrie S, East V. Managing diarrhoea in intensive care. Austr Crit Care 2007;20(1):7-13.
7. Gacouin A et al. Constipation in long-term ventilated patients: associated factors and impact on intensive care unit outcomes. Crit Care Med 2010;38:1933-8.
8. Juve-Udina ME, Valls-Miró C, Carreño-Granero A et al. To return or to discard? Randomised trial on gastric residual volume management. Intensive Crit Care Nurs 2009;25(5):258-67.
9. McClave SA, Lukan JK, Stefater JA et al. Poor validity of residual volumes as a marker for risk of aspiration in critically ill patients. Crit Care Med 2005;33(2):324-30.
10. McClave SA, Martindale RG, Vanek VW et al. Guidelines for the provision and assessment of nutrition support therapy in the adult critically ill patient: Society of Critical Care Medicine (SCCM) and American Society for Parenteral and Enteral Nutrition (A.S.P.E.N.). JPEN J Parenter Enteral Nutr 2009;33(3):277-316.
11. Metheny N. Residual volume measurement should be retained in enteral feeding. Am J Crit Care 2008;17:62-4.
12. Montejo González JC, Catalán González M. Diarreia. Significado y control en nutrición artificial. Nutr Clin Med 2009;III(1):40-51.
13. Montejo JC et al. Gastric residual volume during enteral nutrition in UCI patients: the REGANE study. Intensive Care Med 2010 Aug;36(8):1386-93.
14. Nassar A, Queiroz da Silva F, Cleva R. Constipation in intensive care unit: incidence and risk factors. J Crit Care 2009;24:630.e9-12.
15. Petrof EO, Dhaliwal R, Manzanares W et al. Probiotics in the critically ill: a systematic review of the randomized trial evidence. Crit Care Med 2012;40:3290-302.
16. Poulard F et al. Impact of not measuring residual gastric volume in mechanically ventilated patients receiving early enteral feeding: a prospective before-after study. J Parenter Enteral Nutr 2010;34:125-30.
17. Reignier J, Mercier E, Le Gouge A, Boulain T, Desachy A, Bellec F. Effect of not monitoring residual gastric volume on risk of ventilator-associated pneumonia in adults receiving mechanical ventilation and early enteral feeding: a randomized controlled Clinical Research in Intensive Care and Sepsis (CRICS) Group. JAMA 2013;309(3):249-56.
18. Society of Critical Care Medicine (SCCM) and American Society for Parenteral and Enteral Nutrition (Aspen). Guías para a provisíon e evaluacíon del soporte nutricional em os pacientes adultos críticamente enfermos. J Parent Enteral Nutr 2009;33(3):277-316.
19. Thibault R, Graf S, Clerc A, Delieuvin N, Heidegger C, Pichard C. Diarrhoea in the intensive care unit: respective contribution of feeding and antibiotics. Crit Care 2013;17(4):R153.

20. Ukleja A. Altered GI motility in critically ill patients:current understanding of pathophysiology, Clinical impact, and diagnosticaApproach. Nutr Clin Pract 2010;25:16-25.
21. Van der Spoel JI, Schultz MJ, Van der Voort PH, De Jonge E. Influence of severity of illness, medication and selective decontamination on defecation. Intensive Care Med 2006;32:875-80.
22. Whelan K. Schneider S. Mechanisms, prevention, and management of diarrhea in enteral nutrition. Curr Opin Gastroenterol 2011;27(2):152-9.

Capítulo 40

Infusão de hemocomponentes

Noé Sanchez Cisneros

INTRODUÇÃO

Uma transfusão sanguínea é a transferência de sangue ou hemocomponente de um indivíduo a outro, denominados doador e receptor, respectivamente. Os contextos clínicos em que são utilizados podem ser diversos e obedecer a distintas indicações. Muitas delas promovem a melhora do estado de saúde, por isso a necessidade de que se promovam políticas eficientes de obtenção, armazenamento, distribuição, uso e controle de cada um dos hemocomponentes para garantir a administração inócua, adequada e segura, e que cada instituição se comprometa a sujeitar-se à normatividade vigente.[1,2]

A Organização Mundial da Saúde recomenda que todo o sangue doado seja analisado para a detecção de infecções antes de seu uso. O sangue deve ser submetido obrigatoriamente a provas de detecção do HIV, dos vírus da hepatite B e C e de sífilis. A análise e detecção de alterações do sangue devem ser realizadas de acordo com os requisitos do controle de qualidade e as normas nacionais e institucionais de segurança.[3]

As circunstâncias particulares de infraestrutura e cultura são fatores limitadores; cada país deve estabelecer a sua estratégia para a obtenção de sangue com segurança. Contudo, é uma realidade a dificuldade para consegui-lo; portanto, deve-se considerar como premissa que o sangue e seus componentes são recursos caros e escassos, de tal maneira que o profissional de saúde ocupa um papel importante no uso racional, efetivo e seguro desse recurso.

COMPOSIÇÃO DO TECIDO SANGUÍNEO

O sangue é um tecido líquido que circula pelo aparelho cardiovascular graças ao bombeamento do coração. Esse tecido se divide em plasma sanguíneo, líquido amarelado constituído de 95% de água e 5% de substâncias em solução e suspensão que incluem íons, moléculas orgânicas e proteínas plasmáticas como albumina, globulinas e fatores da coagulação (fibrinogênio e protrombina).[4,5]

Os elementos figurados que constituem a segunda porção do sangue abarcam os eritrócitos, leucócitos e as plaquetas, com funções de transporte, imunidade e agregação em caso de hemorragia, respectivamente (Tabela 1).

Tabela 1 Valores normais dos elementos que compõem o sangue e as proteínas plasmáticas

Elemento	Valor	
	Homem	Mulher
Hematócrito	47%	42%
Eritrócitos	5,4 × 10^6/microlitros	4,8 × 10^6/microlitros
Hemoglobina	16 g/dL	14 g/dL
Plaquetas	300.000 a 500.000 células por microlitros	
Leucócitos	4.000-11.000 células por microlitros	
Fibrinogênio	200-450 mg/dL	
Albumina	3,0-5,0 g/dL	

Fonte: Colegio Oficial de Enfermeras de Barcelona (2016).[3]

Entre as funções que o sangue desempenha se encontram a distribuição de nutrientes do aparelho digestivo aos tecidos, o intercâmbio e transporte de gases e produtos de detrito celular, o transporte de hormônios das glândulas até o tecido-alvo, a proteção diante de microrganismos e agentes lesivos e o desenvolvimento da atividade da cascata de coagulação em caso de hemorragia. Portanto, são três as situações clínicas nas quais se indica a terapia com hemocomponentes:[6]

- Manter ou restaurar um volume adequado de sangue circulante com a finalidade de prevenir e tratar o choque hipovolêmico.
- Manter ou restaurar a capacidade de transporte de oxigênio do sangue.
- Repor componentes específicos do sangue cuja deficiência deteriora clinicamente o paciente.

No momento de doar sangue, extrai-se do doador 450 + 45 mL de sangue, que é depositado em uma bolsa estéril e apirogênica com 63 mL de anticoagulante e esta extração é submetida a diversos processos para a obtenção de cada um dos seus componentes e maximização do aproveitamento do sangue.[7]

O primeiro hemocomponente é denominado sangue total, e é considerado um tecido hemático não fracionado que mantém todas as suas propriedades por um tempo limitado, dada a labilidade dos fatores de coagulação, viabilidade e função das plaquetas; por isso, torna-se um produto pouco acessível, escasso, limitado e de risco. A função do sangue total é o transporte de oxigênio aos tecidos e aumento de volume. Seu armazenamento deve ser de 1 a 6°C e seu uso tem indicação muito restrita (Tabela 2).

O concentrado de eritrócitos é o componente obtido por remoção do plasma do sangue total por meio de técnicas de centrifugação. Contém em sua maioria eritrócitos e sua

Tabela 2 Hemocomponentes e considerações para sua transfusão

Tipo de componente	Volume aproximado	Dose	Precauções	Velocidade da infusão
Sangue total	500 mL + 10%	Crianças: 8 mL/kg Adultos: 10 mL/kg	Transfundir o mesmo grupo ABO Não aquecer	Tão rápido quanto o paciente tolere, transfusão massiva de 2 a 3 mL por minuto (20-30 gotas por minuto)
Concentrados de eritrócitos	230-330 mL	Adultos e crianças maiores de 4 meses: verificar sintomatologia Crianças: de 10 a 15 mL/kg/dia	Pode produzir sobrecarga circulatória	
Concentrados de plaquetas de sangue total	45 a 60 mL	Neonatos: 10-20 mL/kg de peso Crianças: 1 unidade para cada 10 kg ou 4 concentrados por m² ASC Adultos: 1 unidade para cada 10 kg de peso	Deve-se manter em agitação contínua de 20 RPV. Não devem ser aquecidos nem refrigerados	Depende do volume a ser administrado e da capacidade cardiovascular do paciente
Concentrados de plaquetas por aférese	190-300 mL	Adultos: 1 unidade	De aplicação imediata	Completar a transfusão em 20 minutos 10 mL/minuto ou em um período de 20-30 minutos
Plasma fresco congelado	200 a 300 mL	10 a 20 mL/kg de peso	Não deve ser recongelado	
Crioprecipitado	5-25 mL	Crianças: 1 unidade para cada 10 kg de peso Adultos: 10 unidades	Não deve ser recongelado	Pode reconstituir-se com solução salina isotônica em circuito fechado Não exceder 10 mL/minuto ou 10 minutos

ASC: área de superfície corpórea.

função é o transporte de oxigênio e a garantia de volume; seu armazenamento deve ser de 1 a 6°C. As indicações mais comuns para sua administração são hemorragia aguda, anemia com sinais e sintomas de hipóxia tecidual, hemoglobina pré-cirúrgica menor que 8 g/dL com alto risco de sangramento e pacientes com doença coronariana, vascular cerebral ou pulmonar grave, pacientes com mais de 70 anos e com hemoglobina inferior a 10 g/dL. É importante assinalar que por dose ou unidade administrada se incrementa 1 g/dL de hemoglobina ou 3-4% de hematócrito.[8]

Os concentrados de plaquetas são obtidos do sangue total ou mediante processos de aférese. As plaquetas são células ameboides cuja função é a hemostasia primária e, para isso, requerem desenvolver adesão, agregação, secreção de substâncias que funcionam como alerta para o resto da cascata de coagulação, provisão de uma superfície pró-coagulante e retração do coágulo. Duas indicações são necessárias para a administração deste componente: a transfusão profilática e a trombocitopenia de 5.000 a 10.000 plaquetas por microlitro. A transfusão terapêutica dependerá da especialidade e do estado clínico do paciente; em média, quando a contagem de plaquetas por microlitros for menor que 50.000. O armazenamento deve ser realizado em câmaras de temperatura controlada entre 20 e 24°C em agitação contínua a 20 RPV.[9,10]

O plasma fresco congelado é o componente líquido do sangue, após a retirada dos elementos figurados, congelado a -30°C dentro das primeiras 6 horas de separação. Contém níveis normais de fatores de coagulação estáveis, albumina, imunoglobulinas e 70 UI do fator VIIIc por cada 100 mL. Este componente aporta os fatores de coagulação e da fibrinólise necessários para a correção de coagulopatias. Deve ser utilizado para repor a deficiência de fatores da coagulação quando não houver o concentrado do fator específico que se deve aportar.[11]

O crioprecipitado é a fração proteica precipitável do plasma fresco congelado a -70°C. Contém fibronectina, 100 UI de fator VIII de 150 a 250 mg de fibrinogênio , de 20 a 30% de fator XIII e de 40 a 70% de fator de Von Willebrand presente do plasma original. O objetivo de transfundir este componente é a correção da deficiência dos fatores da coagulação I, VIII, Von Willebrand e XIII; além disso, é utilizado em caso de hipofibrinogenia (<100 mg/dL) e na coagulopatia de consumo.

Durante a prática clínica e dependendo do centro regulador, assim como da infraestrutura com que ele conte, alguns hemocomponentes terão características específicas, como: método de obtenção por aférese, hemocomponentes lavados, leucorreduzidos e irradiados.[10,12]

Os hemocomponentes obtidos por aférese são coletados a partir de um único doador. São separados de forma seletiva e específica mediante o uso de equipamentos de células automatizadas, permitindo dessa forma obter o componente desejado e reinfundir o resto do sangue ao doador. Os hemocomponentes que se pode obter por esse meio são: eritrócitos, plaquetas, plasma, granulócitos e células progenitoras hematopoiéticas de sangue periférico. No caso das plaquetas, a obtenção por esse meio equivale 4-12 concentrados plaquetários obtidos do sangue total; no caso do plasma, pode-se chegar a obter até 750 mL. A vantagem desse método é a redução de risco de exposição do receptor a agentes de infecção em razão do menor número de doadores envolvidos no processo. Alguns dos equipamentos automatizados permitem obter componentes leucorreduzidos.[13]

Os hemocomponentes lavados são elementos do sangue, do qual foram removidos o plasma e outras células sanguíneas mediante lavagens sucessivas com solução salina isotônica ou soluções de lavagens específicas. O concentrado de eritrócitos é o componente no qual frequentemente se utiliza esta tecnologia; é indicado em casos de reações transfusionais de tipo alérgico, pacientes com deficiências de imunoglobulina A e transfusões intrauterinas.[3,14]

Os hemocomponentes leucorreduzidos são produtos nos quais se removeu a maior parte dos leucócitos por técnicas como centrifugação – remoção manual, filtragem pré-armazenamento e filtragem pós-armazenamento (filtros de absorção seletiva). São utilizados em casos de prevenção da aloimunização em pacientes candidatos potenciais a transplante, na prevenção de reações febris recorrentes não hemolíticas associadas a transfusão. Alguns componentes submetidos a este processo incluem o concentrado de eritrócitos e as plaquetas.[5,11]

Hemocomponentes como o concentrado de eritrócitos e as plaquetas são submetidos a raios gama com o objetivo de eliminar a atividade mitótica dos linfócitos para evitar a enfermidade associada a transfusão em pacientes receptores de alto risco. Por isso, são utilizados em pacientes submetidos a transplante de células progenitoras hematopoiéticas, aqueles que tenham recebido transplante de células progenitoras alogênicas, transplante autólogo, em casos de transfusão intrauterina, entre outros.[15]

Sem dúvida alguma, uma complicação potencial na administração dos hemocomponentes são as reações transfusionais. O enfermeiro deve ser capaz de reconhecer e manejar as diferentes reações com a finalidade de prevenir o dano. Uma reação transfusional é uma resposta anormal de um paciente a quem se administra um hemocomponente. Considera-se imediata quando se apresenta nas primeiras 24 horas e tardia posteriormente a esse período; ambas podem ser ou não de tipo imunológico.

Essas reações incluem hemólise intravascular, hemólise extravascular, reação febril não hemolítica, urticária, reação anafiloide, anafilaxia, dano pulmonar agudo, púrpura trombocitopênica pós-tranfusional, contaminação bacteriana, sobrecarga circulatória e rejeição de enxerto. Todas com sinais e sintomas característicos que obrigam os profissionais da saúde a fazer uma avaliação continuada e dirigida antes e depois do processo de transfusão; e demandam juízo clínico e crítico para a identificação das entidades e a limitação do dano.

CUIDADOS ESPECÍFICOS NA TRANSFUSÃO DE HEMOCOMPONENTES

A obtenção do termo de consentimento livre esclarecido (TCLE) é um dever das instituições, no qual se explicou ao paciente e este entendeu e aceitou os riscos e os benefícios esperados nesse processo terapêutico.

Deve-se desenhar, difundir, aplicar e avaliar procedimentos padronizados para a administração de hemocomponentes, multidisciplinares, integrais e sobretudo aplicáveis à prática diária. Dentro desses procedimentos deverão estabelecer-se estratégias ou cláusulas de segurança no atendimento. Alguns processos propõem a adição de duas atividades, como: a dupla checagem, em que se garante a comunicação efetiva entre os profissionais a fim de assegurar que o hemocomponente corresponda ao paciente certo, com idade correta, do grupo e RH corretos, ao tipo de componente adequado e à sorologia realizada no hemocomponente, além de adicionar segurança à prática, dados os alcances do dano no caso de um erro na transfusão.

No caso de uma mudança significativa no estado clínico do paciente e de ela estar associada à transfusão de algum hemocomponente de imediato, deverá ser suspensa a terapêutica e será preciso seguir as recomendações e políticas institucionais para responder às reações transfusionais.

Os profissionais devem dispor dos meios necessários e individuais de monitoração hemodinâmica não invasiva e invasiva para avaliar a resposta do paciente à carga hídrica; dessa forma, as recomendações devem enfatizar o registro de constantes vitais e seguimento clínico antes, durante e depois do processo de transfusão.

O sangue e seus componentes podem ser administrados através de veias periféricas ou cateteres centrais. Deve-se eleger um acesso que permita manter o fluxo adequado do componente sem que haja risco de hemólise. O uso de bolsas pressóricas é controverso, pois supõe um aumento na possibilidade de hemólise. O tamanho mínimo aceito para a terapia infusional de hemocomponentes é de Jelco® n. 24 Ga.

Todos os hemocomponentes podem e devem infundir-se em equipamentos com filtros de 170 a 210 micras, com a finalidade de deter microagregados formados por glóbulos brancos, plaqueta e fibrina. Esses equipamentos podem ser utilizados para transfundir até 4 unidades de hemocomponentes, sem ultrapassar as 4 horas de uso e deve ficar claro que o tempo máximo de transfusão não superará as 4 horas.[7,11]

O anticoagulante utilizado para a conservação do sangue é o citrato fosfato dextrose ou o citrato fosfato dextrose adenosina, que permite a sobrevivência dos elementos do sangue, mas apresenta riscos, pois associa-se ao citrato com deficiências na captação de cálcio iônico, mesmo que possa originar transtornos na pressão arterial, no ritmo cardíaco e na presença de tetania por hipocalcemia. Para prevenir essas entidades, aconselha-se avaliar o cálcio sérico a cada cinco hemocomponentes transfundidos e, em caso de hipocalcemia, recomenda-se a administração de 1 ou 2 gramas de gluconato de cálcio.[3,9]

Não se deve administrar os hemocomponentes em forma concomitante com medicamentos ou outras soluções na mesma via de infusão, exceto solução salina isotônica, posto que podem existir interações com as células que conduzam a inatividade, coagulação ou lise dos hemocomponentes.

Por mais que se deva trabalhar com a premissa de não aquecer os hemocomponentes para sua transfusão, a administração massiva e rápida dos componentes nos pacientes ou nos procedimentos de exsanguineotransfusão provocará a hipotermia em alguns deles, de modo que poderão ser usados aquecedores de hemocomponentes durante sua administração; serão utilizados segundo critério responsável da transfusão e sempre será importante ter sistemas com controle de temperatura que não ultrapassem os 36°C.

Finalmente, cabe apontar que com o conhecimento do tempo de transfusão e a viabilidade do hemocomponente, após a saída da bolsa do banco de sangue, o enfermeiro deverá realizar o controle das bolsas infundidas.

CONSIDERAÇÕES FINAIS

A transfusão de hemocomponentes requer uma base cognitiva e competências que permitam otimizar o recurso, cumprindo com os padrões de qualidade e segurança.

Cuidados como a dupla checagem, a monitorização dos sinais vitais e o acompanhamento do paciente são a tríade para o cuidado efetivo e seguro na infusão de hemocomponentes.

REFERÊNCIAS BIBLIOGRÁFICAS

1. Ballester A, de la Campa J, Pérez M, Hourrutinier B. Obtención de hemocomponentes. Manual de la prácticas médicas. Hospital Ameijeiras. Disponível em: http://www.sld.cu/galerias/pdf/sitios/hematologia/componente-sangre.pdf.pdf. Acesso em: 20 abr 2016.
2. Bojar R. Mediastinal bleeding. In: Bojar R. Manual of perioperative care in adult cardiac surgery. 4.ed. Chelsea: Blackwell Publishing; 2004.
3. Colegio Oficial de Enfermeras de Barcelona. Sistema inmune y sangre. Disponível em: https://www.infermeravirtual.com/files/media/file/102/Sangre.pdf?1358605574. Acesso em: 25 abr 2016.
4. Ganong W. Líquidos corporales circulantes. In: Ganong W. Fisiología médica. 18.ed. México: Manual Moderno; 2002.
5. Gómez G, Rivera R, Zavala M. Guía simplificada para la transfusión de sangre y hemocomponentes. Rev Med IMSS 2004;42(3):247-58.
6. Gómez R, Alfonso D, Dita L, Núñez L. Guía de práctica clínica para la transfusión a pacientes en estado crítico. Medisur 2009;7(1):S 32-41.
7. Marino P. Terapéutica con hemoderivados. In: Marino P. El libro de la UCI. 2.ed. Barcelona: Masson; 2002.
8. Ministerio de Salud Pública. Guía de práctica clínica (GPC): Transfusión de sangre y sus componentes, Programa de Sangre y Dirección de Normatización. Quito, Equador, 2013. Disponível em: http://salud.gob.ec.
9. Montoya M, Ezpeleta I. Guía de transfusión de hemocomponentes en adultos. Servicio Navarro de Salud. Disponível em: www.cfnavarra.es/salud/PUBLICACIONES/Libro%20electronico%20de%20temas%20de%20Urgencia/10.Hematologicas/Terapia%20transfusional.pdf. Acesso em: 1 maio 2016.
10. Organización Mundial de la Salud. El uso clínico de la sangre. Disponível em: http://www.who.int/topics/blood_transfusion/es/. Acesso em: 30 abr 2016.
11. Organización Mundial de la Salud. Sangre y hemocomponentes. Disponível em: http://www.who.int/topics/blood_transfusion/es/. Acesso em: 2 maio de 2016.
12. Ortiz P, Mingo A, Lozano M, Vega M, Grifols J, Castrillo A et al. Guía sobre la transfusión de hemocomponentes. Med Clin (Barc) 2005;125(10):389-96.
13. Salazar M. Guías para la transfusión de sangre y sus componentes. Rev Panam Salud Publica 2003;13(2/3):183-90.
14. Secretaria de Salud. Guía para el uso clínico de la sangre. México, 2007. Disponível em: http://www.salud.gob.mx/cnts/pdfs/GuiaParaElUsoClinicoDeLaSangre.pdf.
15. Vite-Casanova MJ. El fraccionamiento de la sangre. Gac Méd Méx 2004;140(S3):S157-59.

Capítulo 41

Monitorização da oxigenação e perfusão

Fernanda Alves Ferreira Gonçalves
Gabriela Ferreira de Oliveira
Karina Suzuki
Bárbara Miquelin

INTRODUÇÃO

O transporte de oxigênio (O_2) é determinado pelo processo de ventilação, que significa a entrada de ar atmosférico (rico em O_2 a 21%) para os alvéolos e a saída de gás carbônico (CO_2) produzido pelos tecidos. Após a entrada de O_2 nos alvéolos, ocorre a difusão por gradiente de concentração ao capilar pulmonar e o O_2 liga-se à hemoglobina (Hb) de forma adequada, quando existe um fluxo sanguíneo satisfatório e as mitocôndrias finalizam o processo por meio da cadeia respiratória, propiciando energia para o organismo.[1]

Em pacientes com perfusão tecidual insatisfatória, faz-se necessária a monitorização do débito cardíaco (DC), e a reposição volêmica é considerada o primeiro passo para ressuscitação, sendo esta uma variável fundamental para a análise da oxigenação. Atualmente, existem diversos meios para determinar o DC, de forma minimamente invasiva, com o objetivo principal de otimizar a perfusão sanguínea.[2]

Neste contexto, a monitorização hemodinâmica invasiva foi introduzida na prática clínica na década de 1970, com a utilização do cateter de artéria pulmonar (CAP), o qual permite monitorizar variáveis cardíacas e respiratórias (pressão da circulação pulmonar, fluxo sanguíneo e saturação venosa mista), fornecendo também dados para calcular o desempenho cardíaco e verificar a adequação do sistema circulatório.[3,4] Apesar dos benefícios do cateter na hipertensão pulmonar e na insuficiência ventricular direita, alguns dados obtidos por meio deste artefato são imprecisos e, quando interpretados erroneamente, podem propiciar intervenções terapêuticas excessivas e desnecessárias.[5]

Podemos considerar que as variáveis mais importantes a serem mensuradas para a otimização hemodinâmica são a oferta de oxigênio (DO_2) e/ou o consumo de oxigênio (VO_2). A alteração da difusão de O_2 afeta o transporte de oxigênio global (DO_2) até a mitocôndria, prejudicando a condição clínica do indivíduo mesmo quando o DO_2 é normal.[1] Já o transporte de oxigênio global é a quantidade de O_2 circulante no leito vascular sistêmico por minuto, sendo obtido pelo resultado do conteúdo arterial de O_2 (CaO_2) multiplicado pelo DC ($DO_2 = CaO_2 \times DC$).[1]

As variáveis de oxigenação, saturação arterial de oxigênio (SaO_2), pressão de oxigênio dissolvida no plasma (PaO_2), concentração arterial de dióxido de carbono (CO_2), taxa de extração global de oxigênio (TEO_2), saturação venosa de oxigênio (SvO_2) e lactato arterial devem ser priorizadas como guia no plano terapêutico de pacientes críticos.

PRESSÃO ARTERIAL PARCIAL DE OXIGÊNIO (PaO_2)

Uma das causas de internação nas unidades de terapia intensiva (UTI) tem sido a insuficiência respiratória aguda (IRpA), presente nos casos em que o sistema respiratório não consegue responder a demanda metabólica corporal, ou seja, quando o organismo é incapaz de eliminar CO_2 e manter a oxigenação sanguínea. Existem dois tipos de IRpA, a hipoxêmica (PaO_2 <50 em ar ambiente), e/ou a hipercápnica, com $PaCO_2$ >50).[6]

Com o intuito de realizar a monitorização da oxigenação e da ventilação dos pacientes críticos, utilizam-se exames como a gasometria arterial (GSA), a oximetria de pulso, a fração inspirada de oxigênio (FiO_2) e o cálculo do índice de oxigenação (PaO_2/FiO_2) para promover tal avaliação.[7]

A GSA é a análise dos gases arteriais indicada para a identificação das alterações do equilíbrio acidobásico, da oxigenação e da ventilação pulmonar. Nesse exame, são verificados os valores de potencial de hidrogênio (pH), da pressão parcial de gás carbônico ($PaCO_2$), da pressão parcial de oxigênio (PaO_2), da base bicarbonato (HCO_3) e da saturação da oxi-hemoglobina (SaO_2).[8]

A PaO_2 é uma variável para avaliação de hipoxemia de grau leve; suas medidas são mais sensíveis do que as oferecidas pela SaO_2, além de também medir a $PaCO_2$ e o pH. Apesar de invasiva, pode ser verificada a partir de locais vascularizados, por exemplo, o lóbulo da orelha.[9] Deve-se lembrar que os níveis de oxigenação também precisam ser considerados em função da idade, de acordo com a Equação 1.[6]

Equação 1

$$PaO_2 = [96{,}2 - (0{,}4 \times \text{idade em anos})]$$

Ao realizar o exame de gasometria, é necessário verificar a fração inspirada de oxigênio (FIO_2) e a PaO_2 não deve ser analisada isoladamente, pois quando associada ao alto fluxo de oxigênio, ela é insatisfatória, devendo sua análise estar associada ao cálculo do índice de oxigenação (IO), que é a relação entre a PaO_2 e a FiO_2, de acordo com a Equação 2.[10]

Equação 2

$$(IO = PaO_2 \, / \, FiO_2)$$

O IO é um indicador de eficiência de troca gasosa e da evolução clínica do paciente, usado para avaliar o grau de lesão pulmonar.[11,12] Valores acima de 300 (em ar ambiente) constituem a normalidade; valores abaixo de 300 indicam deterioração de trocas; e valores abaixo de 200 sugerem quadro respiratório gravíssimo.[11]

Para aqueles pacientes com necessidade de oxigenoterapia, torna-se possível calcular a FiO_2 desejada por meio da Equação 3.[13] Quando o paciente está em ventilação espontânea, deve-se realizar o cálculo da FiO_2 conhecida [valor do fluxo de O_2 em litros multiplicado por 4% de concentração de O_2 (valor fixo) e somado ao ambiente (21%)].

Equação 3

$$FiO_2\text{ (desejada)} = \frac{PaO_2\text{ (desejada)} \times FiO_2\text{ (conhecida)}}{PaO_2\text{ (conhecida)}}$$

LACTATO

O lactato é um importante indicador de hipoperfusão, que é o desequilíbrio entre a oferta e o consumo de oxigênio tecidual, mostrando-se o melhor preditor prognóstico das variáveis derivadas da oxigenação tecidual.[14,15] Considerado como o produto do metabolismo anaeróbio, após a conversão de piruvato em lactato por meio da catalisação da enzima lactato desidrogenase, em altas concentrações séricas está associado a disfunções múltiplas de órgãos, fato que justifica seu uso como indicador de hipóxia tecidual.[16,17]

O lactato gerado é extraído pelo fígado e convertido em glicose, podendo também ser utilizado como fonte de energia. Sua concentração normal no sangue é menor que 2 mmol/L em repouso e de até 5 mmol/L durante a realização de exercícios físicos. O valor isolado do lactato sérico tem pouca utilidade e sua evolução ao longo do tempo tem maior utilidade clínica por hoje estar associado como um marcador da condição de hipóxia tecidual oculta.[14] Do ponto de vista fisiopatológico, o lactato pode aumentar em razão da glicólise anaeróbia, que produz normalmente 1 mmol/kg/h, especialmente nos músculos esqueléticos, intestino, cérebro e eritrócitos.[14]

Vale ressaltar a importância de saber diferenciar hiperlactatemia de acidose lática, pois estão associadas à hiperlactatemia: a hipóxia tecidual, a sepse, as infecções gerais, a infusão de adrenalina, a deficiência de tiamina, a alcalose metabólica ou respiratória, a disfunção hepática e a intoxicação por nitroprussiato de sódio. A hiperlactatemia pode também ser secundária a: disfunção mitocondrial, menor depuração do lactato, produção pulmonar e atividade da bomba de sódio-potássio ATpase.[18] Já a acidose lática é definida como a acidose metabólica cujo valor do lactato sanguíneo arterial é igual ou maior que 5 mg/dL ou 5 mmol/L, e o pH arterial menor que 7,35. Pacientes críticos podem ter lactato sérico normal até 18 mg/dL, apesar de os valores de referência para sangue arterial serem de até 10 g/dL.[16]

A hiperlactatemia, quando persistente, representa o desequilíbrio fisiológico entre o aumento da produção (aeróbia ou anaeróbia) e a liberação prejudicada do lactato. Buscar a normalização do lactato por meio de reanimação com fluidos ou inotrópicos, quando outros sinais de hipoperfusão tecidual desaparecem, expõe o paciente ao risco de ressuscitação excessiva sem qualquer benefício claro. Manter a recomendação geral para atingir uma boa circulação em pacientes com hiperlactatemia é muito simplista e não constitui prática suficientemente apoiada por estudos clínicos.[19]

Nos casos de sepse, o aumento do nível de lactato persistente está associado a mau prognóstico, sendo necessária uma investigação minuciosa para avaliar as causas prováveis da hiperlactatemia.[14, 19]

SATURAÇÃO VENOSA DE OXIGÊNIO

Para a monitorização da saturação venosa de O_2 (SvO_2), devem ser utilizados cateteres pulmonares especiais (CAP), com sistema de fibra ótica que, por meio da comunicação com um equipamento, fazem análise espectrofotométrica do sangue que passa pela circulação pulmonar. Com o uso desse cateter, é possível realizar a monitorização contínua da SvO_2 sem o inconveniente de coletar o sangue venoso misto de forma seriada. Esse sistema de monitorização contínua é acoplado a cateteres modernos de avaliação do DC contínuo.[20]

Ao pensar em parâmetros hemodinâmicos, a SvO_2 tem sido utilizada como marcador de hipoperfusão tecidual e do índice prognóstico, porém seu uso na prática clínica nos pacientes com infarto agudo do miocárdio (IAM) e pacientes em UTI geral não evidenciou benefícios.[21]

Em razão dos riscos associados com a inserção do cateter de artéria pulmonar, o aumento dos custos e as dúvidas quanto a suas vantagens, a medida da saturação venosa central ($SvcO_2$) com uso de cateter venoso central tem sido proposta como uma alternativa para se avaliar a relação global entre oferta e consumo de oxigênio.[22]

Em um estudo de 2001, Rivers et al. utilizaram a $SvcO_2$, mensurada por meio de cateter de fibra ótica locado em veia cava superior. A monitorização da $SvcO_2$ nos pacientes com sepse severa e choque séptico reduziu a mortalidade quando seus valores foram usados como estratégia para reposição volêmica precoce.[23]

A SvO_2 tem relação direta com o DC, o nível de Hb e a SaO_2 e tem relação inversa com o metabolismo.[24] O valor normal é de 75% – indicando uma extração de 25% de O_2 ofertado (faixa aceitável de 68 a 77%) – e se aproxima da pressão venosa de O_2 (PVO_2) na maioria das circunstâncias. Valores acima de 77% indicam o aumento na relação entre oferta e consumo de O_2, estando associados a cirrose, sepse, pancreatite e politraumatismo. Valores abaixo do normal estão relacionados com a anemia, hipoxemia, o aumento das demandas energéticas ou decréscimo no DC.[20]

Nos pacientes críticos, ocorrem o aumento da reserva de O_2 e a diminuição da SvO_2; em caso de queda, deve-se monitorizar todas as variáveis que afetam a DO_2 e a VO_2, o DC, a Hb, a SaO_2 e o status metabólico. Em caso de SvO_2 igual ou menor que 50%, o balanço de O_2 tecidual é comprometido, ocorrendo o aumento do metabolismo anaeróbio e a acidose lática.[24]

Um estudo realizado com pacientes sépticos demonstrou a correlação e a concordância baixa entre os dois métodos; portanto, na prática clínica, é preciso atentar-se às diferenças na análise dos parâmetros SvO_2 e $SvcO_2$. Além disso, a utilização do valor de 65% para a SvO_2 como objetivo terapêutico equivalente ao valor de 70% para a $SvcO_2$ não foi considerada adequada.[22]

OXIMETRIA DE PULSO ARTERIAL

A oximetria de pulso arterial (OPA) é um recurso de monitorização não invasiva seguro, simples, de baixo custo e de resposta em curto período de tempo, estimando se o nível de oxigênio no sangue arterial encontra-se adequado para as necessidades dos tecidos.[25] Considerada uma medida útil, está indicada para pacientes com risco de desenvolver hipoxemia, em diversos contextos – como a monitorização respiratória durante procedimentos anestésicos, em pacientes com suplementação de oxigênio, ventilação não invasiva ou suporte ventilatório, em casos de IRpA, e durante o transporte de pacientes ventilados –, possibilitando a detecção de mudanças agudas do estado clínico do paciente e ajuste do fluxo de oxigênio.[6,26]

Existem hoje diversos dispositivos que realizam a leitura, e o método pode utilizar espectrofotometria (que se difere na absorção da luz vermelha e infravermelha) e plestimografia óptica, em que o volume de sangue arterial nos tecidos e a absorção de luz por esse sangue se alteram durante a pulsação, sendo capaz de diferenciar o sangue venoso do arterial, com base na pulsabilidade, produzindo uma análise rápida da saturação periférica de oxigênio pela hemoglobina (SpO_2). A qualidade do sinal produzido na leitura depende do posicionamento e do tamanho correto do sensor, do fluxo sanguíneo adequado no local aplicado e da exposição à luz ambiente.[27]

As principais regiões do corpo indicadas para o posicionamento do dispositivo são as extremidades digitais das mãos e dos pés, o lobo da orelha, o septo ou asa do nariz, artelhos e bochecha; e nos recém-nascidos, na região palmar, no dorso da mão ou no braço, com material macio e confortável[28] (Figura 1).

O rodízio de posição é altamente recomendado e sua frequência de troca será determinada de acordo com a condição clínica do paciente. Devem ser evitadas condutas como a fixação da OPA com fita adesiva, propiciando desse modo maior utilidade e conservação do aparelho, bem como menor número de lesões nos pacientes.

As vantagens da OPA incluem facilidade de aplicação e manuseio do dispositivo, informações contínuas à beira do leito, possibilidade de reutilização e desinfecção

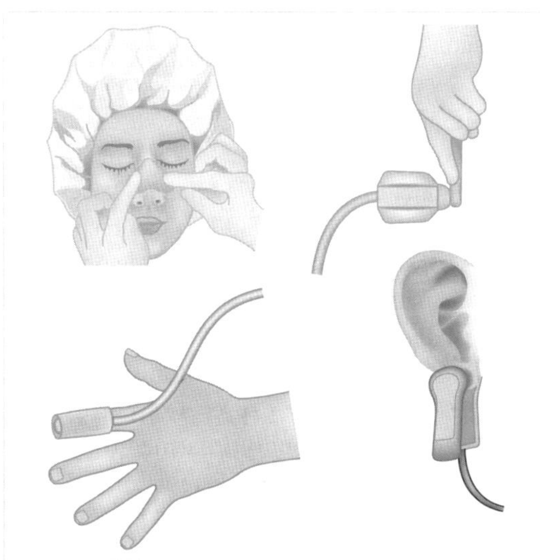

Figura 1 Exemplos de posicionamento do dispositivo usado na oximetria de pulso.

conforme protocolo das unidades.[12,21] Diante das inúmeras vantagens, a OPA ainda apresenta algumas limitações na sua utilização e variação da leitura, como a movimentação do paciente, a incapacidade de detectar hipoxemia em altos níveis de SpO_2 (>90%) e a calibração dos dispositivos, uma vez que os dados de calibração obtidos são provenientes de estudos com hemoglobina normal de adultos saudáveis a partir da correlação com amostras de sangue arterial testadas *in vitro* por um co-oxímetro, o que não permite calibrações para valores de SpO_2 <80%; falta de acurácia em situação em que a saturação de hemoglobina está abaixo de 70%; corantes intravasculares (azul de metileno, verde-indocianino, vermelho-índigo); estados de choque em que há má perfusão tecidual; desvios da curva de saturação da hemoglobina (presença da pulsação venosa nos digitais); erros de leitura devidos à elevação dos níveis séricos de lipídios e bilirrubina alterando artificialmente os níveis de COHb e MetHb séricos; hiperpigmentação da pele; esmaltes de unha; luz ambiente (fluorescentes, lâmpadas cirúrgicas, instrumentos fibroscópicos); movimentação do sensor, e sensor não compatível com o aparelho.[26,29,30]

Os sensores pediátricos, utilizados em recém-nascidos, podem ainda provocar queimaduras ou lesões de pele em razão da compressão excessiva e da sensibilidade da pele, sendo submetidos a diferentes fatores, como temperatura, fitas adesivas, substâncias químicas e outros.[31]

Existe ainda a observação quanto ao tempo médio de sinal dos dispositivos, que pode variar de 2 a 32 segundos, dependendo do fabricante, ou seja, quanto maior o tempo para enviar o sinal, menor a frequência de alarmes e consequentemente poderão ocorrer atrasos no tempo de resposta em possíveis episódios de hipóxia, por exemplo.[25]

Assim, apesar de apresentar-se como uma ótima tecnologia utilizada à beira do leito, que auxilia os profissionais em sua avaliação clínica, seu uso deve ser sempre conduzido por profissionais treinados e capacitados, associado a um raciocínio clínico prévio e observando-se as condições dos pacientes, garantindo dessa forma o melhor usufruto desta ferramenta de monitorização.

CAPNOGRAFIA E CAPNOMETRIA

Embora os termos capnografia e capnometria sejam às vezes considerados sinônimos, capnometria significa apenas a medição de CO_2 no gás respiratório (ou seja, a análise isolada), sem um registro escrito contínuo ou de forma de onda (capnografia).[32,33]

Capnografia refere-se ao método utilizado para mensurar a concentração de CO_2 (normal: 35 a 45 mmHg) nos gases respiratórios e em todas as situações de retenção de CO_2 acima de 50 mmHg, sendo indicada para monitorar indiretamente a produção, o transporte e a excreção de CO_2, além de expressar a perfusão e a ventilação alveolar durante todo o ciclo respiratório, fornecendo uma medida numérica da concentração de CO_2 no ar ao final da expiração ($PETCO_2$). Este valor representa a pressão alveolar de CO_2 ($PACO_2$); tendo em vista que a $PACO_2$ reflete a $PaCO_2$, normalmente a diferença entre a $PaCO_2$ e a $PETCO_2$ é mínima, em torno de 2 mmHg; porém esse valor pode variar de acordo com o estado clínico do paciente.[34-36]

Na década de 1990, a capnografia foi amplamente disponibilizada para pacientes criticamente enfermos e rapidamente se tornou parte da monitorização de rotina, sendo cada vez mais utilizada em pacientes sob ventilação mecânica (VM).[36]

Existem três grandes categorias de indicações para a capnografia: verificação da colocação de via aérea artificial; avaliação da circulação pulmonar e do estado respiratório; e otimização da VM.[33,36] No entanto, a capnometria contém muito mais informações do que geralmente se considera.[36]

A capnografia fornece informações importantes sobre a fisiologia cardiocirculatória (compressões torácicas durante a parada cardiorrespiratória ou responsividade de pacientes em estado de choque), sobre doenças (como a embolia pulmonar) e doenças pulmonares obstrutivas, além de otimizar a segurança de sedação no ambiente de terapia intensiva.[36]

Durante uma parada cardiorrespiratória (PCR) e reanimação cardiopulmonar (RCP), existe acúmulo de CO_2 nos pulmões. A $PETCO_2$ cai abruptamente na fibrilação ventricular e na parada cardíaca. Observa-se aumento do CO_2 expirado durante compressões torácicas vigorosas e, por outro lado, redução da $PETCO_2$ com a fadiga do reanimador. Neste cenário, a capnometria tem sido utilizada na avaliação da eficácia das manobras de reanimação após PCR e serve como um indicador prognóstico não invasivo da função cardiopulmonar.

O uso da capnografia para monitorização da RCP já havia surgido como recomendação classe I no ano de 2010, e nos dias atuais mais um item relacionado à capnografia é apontado. Em pacientes que estiverem intubados, um $ETCO_2$ que não ultrapassa 10 mmHg na capnografia, após 20 minutos de RCP, está associado a uma baixa probabilidade de ressuscitação. Sendo assim, este é um parâmetro objetivo a ser usado para determinar o fim dos esforços da RCP.[37]

A capnografia fornece dados em tempo real para ajudar no diagnóstico e no acompanhamento de pacientes sob sedação e na condição de broncoespasmo. Alterações capnográficas proporcionam informações valiosas em cetoacidose diabética, crises convulsivas, embolia pulmonar e hipertermia maligna, permitindo identificar e intervir rapidamente nas complicações.[38] Em resumo, trata-se de um método não invasivo, rápido, de baixo custo e preciso, possibilitando o registro de forma contínua, facilitando a avaliação da ventilação aplicada, reforçando a segurança e indicando o potencial de melhora no diagnóstico.[34,35,38]

MONITORIZAÇÃO DA PERFUSÃO PULMONAR À BEIRA DO LEITO DE FORMA CONTÍNUA POR TOMOGRAFIA DE IMPEDÂNCIA ELÉTRICA

A tomografia de impedância elétrica (TIE) é uma técnica não invasiva que utiliza a mensuração da passagem da corrente elétrica entre eletrodos colocados ao redor do tórax e permite identificar áreas mais ou menos resistentes à passagem dessa corrente. É utilizada para monitorização da ventilação e, mais recentemente, da perfusão pulmonar à beira do leito de forma contínua.[39,40] Utiliza-se a TIE para detecção de alterações da ventilação pulmonar – como pneumotórax, posição de tubo endotraqueal, alterações da ventilação conforme o decúbito, avaliação de recrutamento e colapso pulmonares, bem como distribuição regional da ventilação. Futuramente, esse método pode vir a ser utilizado para monitorização da perfusão pulmonar.[39,40]

OTIMIZAÇÃO DA PRÁTICA ASSISTENCIAL

Conhecer os diferentes recursos para a otimização de uma adequada monitorização da oxigenação deve ser uma busca contínua para o enfermeiro de terapia intensiva, pois quando tais estratégias encontram-se bem delimitadas, a prescrição e a realização dos cuidados tornam-se mais eficazes e eficientes, promovendo o cuidado seguro e focado nas reais necessidades do paciente.

Na terapia intensiva, a adequada monitoração mostra-se uma importante ferramenta para os cuidados de enfermagem, em que a otimização das atividades auxilia na redução de custos e está atrelada ao melhor desfecho no segmento assistencial.

REFERÊNCIAS BIBLIOGRÁFICAS

1. Nunes ALB, Machado FS. Transporte de oxigênio no paciente grave. In: Sebastião A (ed.). Monitorização hemodinâmica em UTI. São Paulo: Atheneu; 2004.
2. Marik PE. Noninvasive cardiac output monitors: a state-of the-art review. J Cardiothorac Vasc Anesth 2013;27(1).
3. Neto AC, Laselva RC, Silva E. Indicações de monitorização hemodinâmica com cateter de artéria pulmonar (CAP) e conferência de consenso sobre o CAP. In: Knobel E (ed.). Terapia intensiva hemodinâmica. São Paulo: Atheneu; 2004.
4. Chatterjee K. The Swan-Ganz Catheters: Past, present, and future a viewpoint. Circulation 2009;119.
5. Marik PE. Obituary: pulmonary artery catheter 1970 to 2013. Ann Intensive Care 2013;3(38).
6. Pádua AI, Alvares F, Martinez JAD. Insuficiência respiratória. Medicina 2003;36.
7. Guedes LPCM, Delfino FC, Faria FPd, Melo GFd, Carvalho GdA. Adequação dos parâmetros de oxigenação em idosos submetidos à ventilação mecânica. Einstein 2013;11(4).
8. Rolim LR, Mesquita ME, Frota NM, Almeida NGd, Barbosa IV, Caetano JA. Conhecimento do enfermeiro de unidade de terapia intensiva sobre gasometria arterial. Rev Enferm UFPR 2013;7(1).
9. Viegas CAA. Gasometria arterial. J Pneumol 2002;28(3).
10. Terzi RGG, Desanka D. Monitorização do intercâmbio gasoso pulmonar no paciente submetido a ventilação mecânica. In: Carvalho CRR, David, Cid Marcos Nascimento (ed.). Ventilação mecânica volume I – básico com o relatório do II consenso brasileiro de ventilação mecânica. São Paulo: Atheneu; 2000.
11. Carvalho CRRd, Toufen Junior C, Franca SA. III Consenso Brasileiro de Ventilação Mecânica. Ventilação mecânica: princípios, análise gráfica e modalidades ventilatórias. J Bras Pneumol 2007;33(2).
12. Barba CSVB, Ísola AM, Farias AMdC. Diretrizes brasileiras de VM. Versão eletrônica oficial. AMIB e SBPT. Associação de Medicina Intensiva Brasileira (AMIB) e Sociedade Brasileira de Pneumologia e Tisiologia (SBPT) 2013:1-140.
13. Jubran A, Tobin MJ. Reliability of pulse oximetry in titrating supplemental oxygen therapy in ventilator-dependent patients. Chest 1990;97.
14. Akamine N, Silva CCLO, Silva E. Interpretação dos níveis de lactato. In: Knobel E (ed.). Terapia intensiva hemodinâmica. São Paulo: Atheneu; 2004.
15. Terzi RGG. Acidose lática no paciente hemodinamicamente instável. In: Terzi RGG, Araujo S (ed.). Monitorização hemodinâmica em UTI. v. I básico. São Paulo: Atheneu; 2004.
16. Koliski A, Cat I, Giraldi DJ, Cat ML. Lactato sérico como marcador prognóstico em crianças gravemente doentes. J Pediatr 2005;81(4).
17. Bakker J, Nijsten MW, Jansen TC. Clinical use of lactate monitoring in critically ill patients. Ann Intensive Care 2013.

18. Jansen TC, Bommel Jv, Schoonderbeek FJ, Visser SJS, Klooster JMvd, Lima AP, et al. Early lactate-guided therapy in Intensive Care Unit patients. A multicenter, open-label, randomized controlled trial. Am J Resp and Crit Care Med 2010;182(6).
19. Bakker J, Backer Dd, Hernandez G. Lactate-guided resuscitation saves lives: we are not sure. Intensive Care Med 2016;42(3).
20. Fernandes Junior CJ, Nelson A, Knobel E. Monitorização hemodinâmica, transporte de oxigênio e tonometria. In: Knobel E (ed.). Condutas no paciente grave. São Paulo: Atheneu; 1998. p. 823.
21. David CM, Dias FS. Monitorização hemodinãmica -- AMIB. Rio de Janeiro: Revinter; 2004.
22. Machado FR, Carvalho RB, Freitas FGR, Sanches LC, Jackiu M, Mazza BF, et al. Saturação venosa central e mista de oxigênio no choque séptico: existe diferença clinicamente relevante? Rev Bras Ter Intens 2008;20:398-404.
23. Rivers E, Nguyen B, Havstad S, Ressler J, Muzzin A, Knoblich B, et al. Early Goal-Directed Therapy in the treatment of severe sepsis and septic shock. New England J Med 2001;345(19):1368-77.
24. Cintra EA. Monitorização hemodinâmica invasiva. In: Cintra E, Nishide V, Nunes W (ed.). Assistência de enfermagem ao paciente gravemente enfermo. São Paulo: Atheneu; 2005.
25. Moschovis PP, Hibberd PL. Pulse oximetry: an important first step in improving health outcomes, but is of little use if there is no oxygen. Arch Dis Child 2016;101(8):68.
26. Mendes TdAB, Andreoli PBdA, Cavalheiro LV, Talerman C, Laselva C. Adjustment of oxygen use by means of pulse oximetry: an important tool for patient safety. Einstein (São Paulo). 2010;8:449-55.
27. Schlesinger J. Pulse oximetry: Perception, pitch, psychoacoustics and pedagogy. Anesth Analg. 2016;122(5):1253-55.
28. Tin W, Lal M. Principles of pulse oximetry and its clinical application in neonatal medicine. Semin Fetal Neonatal Med 2015;20(3):192-7.
29. Miyake MH, Diccini S, Bettencourt ARdC. Interferência da coloração de esmaltes de unha e do tempo na oximetria de pulso em voluntários sadios. J Pneum 2003;29:386-90.
30. Kulcke A, Feiner J Fau, Menn I Fau, Holmer A, Hayoz J, Hayoz J Fau et al. The accuracy of pulse spectroscopy for detecting hypoxemia and coexisting methemoglobin or carboxyhemoglobin. Anesth Analg 2016;122(6):1856-65.
31. Ross PA, Newth Cj Fau, Khemani RG, Khemani RG. Accuracy of pulse oximetry in children. Pediatrics 2014; 0224;133(1):22-9.
32. Krauss B, Hess DR. Capnography for procedural sedation and analgesia in the emergency department. Ann Emerg Med 2007;50(2):172-81.
33. Walsh BK, Crotwell DF, Restrepo RD. Capnography/capnometry during mechanical ventilation: 2011. Respir Care 2011;56(4):503-59.
34. Gambaroto G. Fisioterapia respiratória em unidade de terapia intensiva. São Paulo: Atheneu; 2006.
35. Rowan CM, Speicher RH, Hedlund T, Ahmed SS, Swigonski NL. Implementation of continuous capnography is associated with a decreased utilization of blood gases. J Clin Med Res 2015;7(2):71-5.
36. Nassar BS, Schmidt GA. Capnography During Critical Illness. Chest 2016;149(2):576-85.
37. American Heart Association (AHA). Destaques da Atualização das Diretrizes da AHA 2015 para RCP e ACE 2015. Disponível em: https://eccguidelines.heart.org/wp-content/uploads/2015/10/2015-AHA-Guidelines-Highlights-Portuguese.pdf.
38. Manifold CA, Davids N Fau, Villers LC, Villers Lc Fau, Wampler DA, Wampler DA. Capnography for the nonintubated patient in the emergency setting. J Emerg Med 2013;45(4):626-32.
39. Costa EL, Lima RG, Amato MB. Electrical impedance tomography. Curr Opin Crit Care 2009;15(1):18-24.
40. Leonhardt S, Lachmann B. Electrical impedance tomography: the holy grail of ventilation and perfusion monitoring? Intensive Care Med 2012;38(12):1917-29.

Capítulo 42

Monitorização invasiva

Clayton Lima Melo
Lázaro França Nonato

INTRODUÇÃO

A unidade de terapia intensiva (UTI) é um local destinado ao atendimento de pacientes críticos que necessitam de assistência multidisciplinar especializada e contínua. Tal cenário concentra recursos humanos e materiais para o atendimento dos pacientes críticos, que exigem assistência permanente e ininterrupta, e a otimização de recursos tecnológicos apropriados e cruciais para a observação e monitorização contínua das condições vitais e da determinação das intervenções necessárias em situações de instabilidade do doente.[1]

Quando a condição hemodinâmica fica comprometida, há a necessidade de se obter parâmetros vitais ainda de maneira precisa e fidedigna, e tais condições ocorrem por meio de artefatos e procedimentos invasivos. Portanto, para o paciente crítico que apresenta instabilidade hemodinâmica, a monitorização invasiva é essencial e compete ao profissional enfermeiro participar na escolha do método adequado.[2,3]

MONITORAMENTO POR SISTEMA DE PRESSÃO INVASIVA

Monitorar hemodinamicamente um paciente de forma invasiva significa monitorizar a pressão intravascular por meio de cateteres e transdutores. A configuração dos transdutores pode variar de uma instituição para outra. Portanto, devem ser incluídas medidas de segurança relacionadas à utilização dos dispositivos. A Figura 1 mostra a composição de um sistema de monitorização de pressão invasiva. Vale ressaltar que a montagem deve ocorrer de maneira cuidadosa, pois todos os detalhes contribuem para a avaliação e determinação de condutas.

Para as medidas das pressões invasivas são utilizados circuitos, que, por meio do preenchimento de seus canais, transferem a pressão hidrostática do local de medição ao transdutor, codificando os sinais recebidos em ondas de leituras pressóricas. Esses

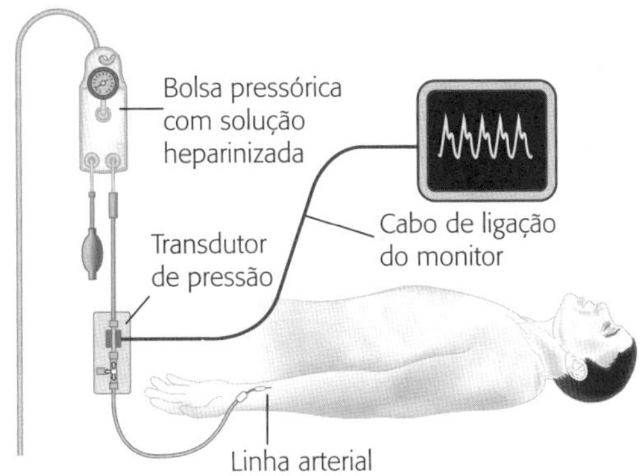

Figura 1 Componentes do sistema de monitorização invasiva.

circuitos são construídos por materiais específicos, com rigidez, calibre e comprimento adequados. A utilização de materiais inapropriados, a inclusão de outros dispositivos nos circuitos e a alteração do comprimento podem levar a distorções nos aspectos das ondas e nos valores apresentados. A montagem e a desmontagem do sistema geralmente são realizadas pelo enfermeiro, e é necessário treinamento para o manuseio, bem como a padronização efetiva no sistema de monitorização invasiva.[4]

Para a realização da monitorização invasiva são utilizados os materiais apresentados na Figura 2, que são:

- Transdutor de pressão descartável.
- Suporte e sensor de transdutor de pressão invasiva.
- Cabo de pressão reutilizável (específico para o transdutor de pressão).
- Módulo de pressão invasiva.
- Monitor fisiológico.
- Bolsa pressórica ou pressurizadora.
- Sistema completo de monitorização descartável (um para cada via a ser monitorada).
- Bolsa de soro fisiológico 0,9%.

Após a montagem, deve-se atentar para a manipulação correta, desde o preenchimento das conexões com o líquido estéril até a verificação da presença de bolhas de ar e sangue no circuito. A solução utilizada para o preenchimento do circuito dos transdutores de pressão geralmente consiste em solução salina fisiológica. A bolsa pressurizadora deve ser insuflada até atingir 300 mmHg e garantir que todo o sistema seja preenchido e mantido com a solução, ofertando a infusão contínua controlada, pois a válvula do transdutor permite uma infusão média de 3 mL/hora, com variações de 1 mL/hora que garante a manutenção do sistema. Portanto, não é necessária a utilização de solução de heparina.

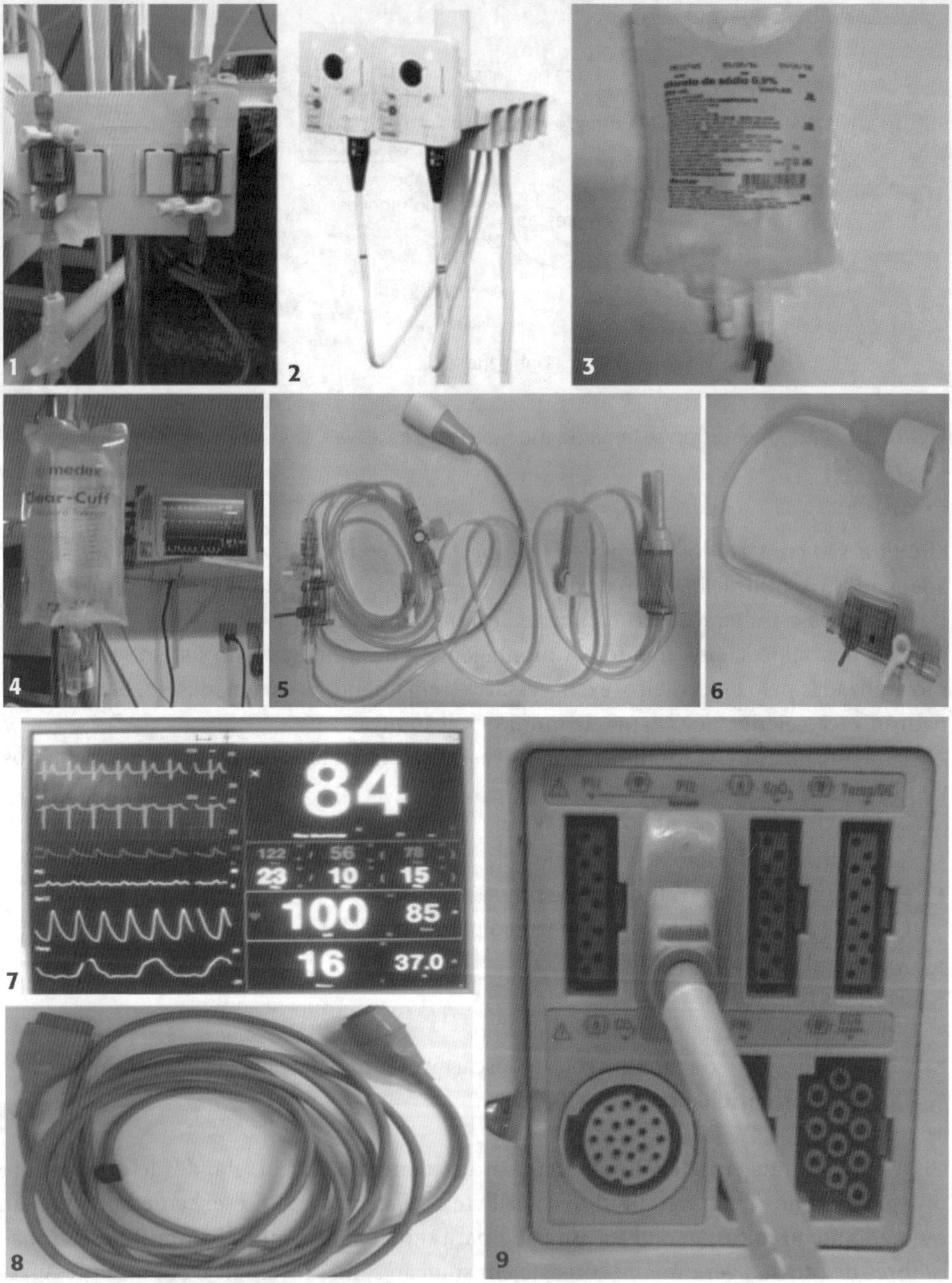

Figura 2 Materiais para monitorização de pressão invasiva: transdutor de pressão (1), cabo de pressão conectado ao sistema dome (2), solução salina 250/500 mL (3), bolsa pressórica ou pressurizadora (4), kit monitorização invasiva descartável (5), monitor (7), cabo do monitor (8), módulo de pressão invasiva (9).

A montagem do transdutor de pressão no nível do alvo da pressão a ser medida é muito importante. A colocação do transdutor em suportes apropriados e ajustados ao nível do alvo evita leituras incorretas e valores não fidedignos. Podem ser obtidos valores precisos com o paciente na posição supina e com a cabeceira da cama elevada entre 30 e 45 graus, desde que a torneira utilizada para a zeragem do sistema também seja elevada, de forma que permaneça sempre alinhada ao eixo flebostático.[5] As medidas relacionadas ao nível cardíaco podem ser padronizadas num ponto de interseção localizado no eixo flebostático, no 4º espaço intercostal na linha hemiclavicular média. As pressões fisiológicas são medidas em relação à pressão atmosférica e o transdutor deve ser zerado justamente à pressão atmosférica para eliminar a interferência dessa pressão, conforme mostra a Figura 3.

Sistema de zeragem

Após a montagem, é necessário realizar a calibração do sistema para produzir uma pressão referencial, com uma linha de base igual a zero. Essa técnica visa a garantir que não haja desnível entre as duas extremidades do circuito, entre o ponto do sistema circulatório onde se encontra o cateter (pressão arterial sistêmica, venosa central ou de artéria pulmonar) e o transdutor de pressão. As leituras de pressão podem estar incorretas caso o alinhamento do transdutor de pressão ao eixo flebostático não seja mantido. Situações como mobilizações e demais cuidados com o paciente podem alterar os valores. Isso torna extremamente necessário "zerar" o sistema sempre que manipular o paciente.

Após o teste de fluxo ou lavagem do sistema (*flush test*), conforme mostra a Figura 4, por meio da torneira de três vias (*three-way*), conectada ao transdutor, este é colocado em contato com a pressão atmosférica – *three-way* aberto para o ambiente. O transdutor deve ser fechado para o vaso, sendo o referencial zero visualizado no monitor por uma tecla própria (autozero), que deve ser pressionada até a indicação de pressão igual a zero, ajustando, assim, o referencial, como mostra a Figura 5.

Ao ser reposicionado, o *three-way* permite o fluxo entre o transdutor e o cateter intravascular. Assim, a pressão intravascular é mensurada, de modo que se recomenda que a cada intervalo de 1 ou 2 horas o sistema seja lavado com um pequeno *flush* e o referencial zero ajustado.

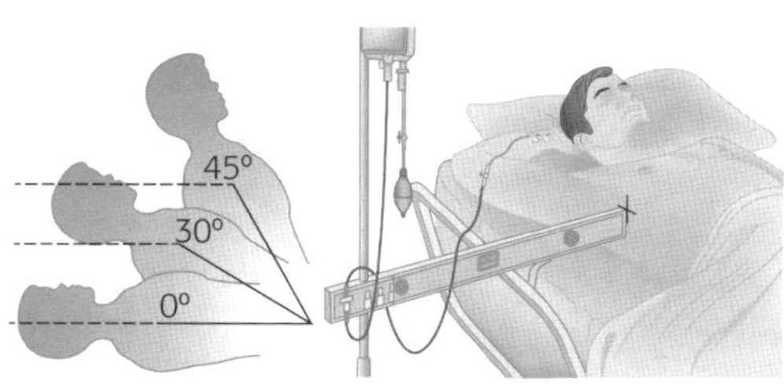

Figura 3 Determinação do eixo flebostático e ajuste da cabeceira.

Fonte: Adaptada de Edwards Lifesciences Corporation.

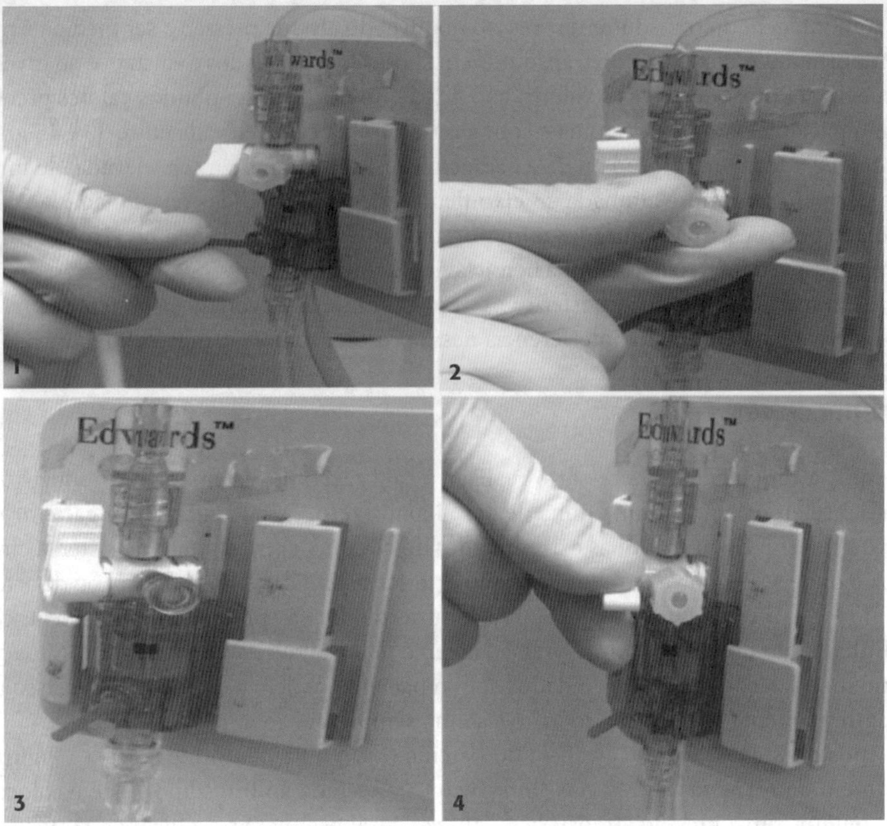

Figura 4 *Flush test* e zeragem do sistema no transdutor de pressão Edwards (1-2-3-4).

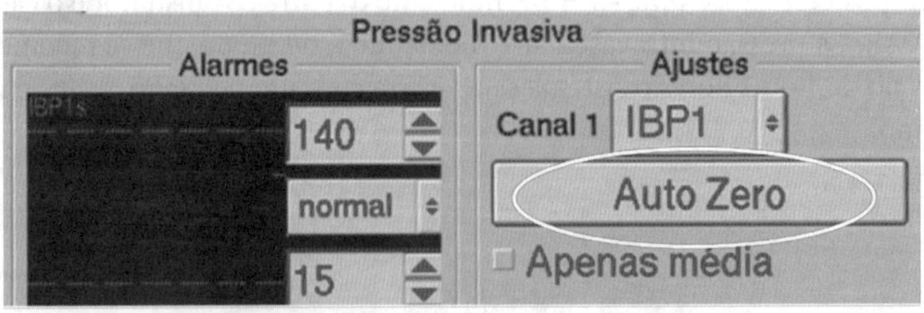

Figura 5 Zeragem no monitor do transdutor de pressão.

Curvas pressóricas

Após o *flush test* e, consequentemente, a zeragem do sistema, pode-se obter três padrões de curvas diferentes, cada qual com sua interpretação, como mostram as Figuras 6 a 10.

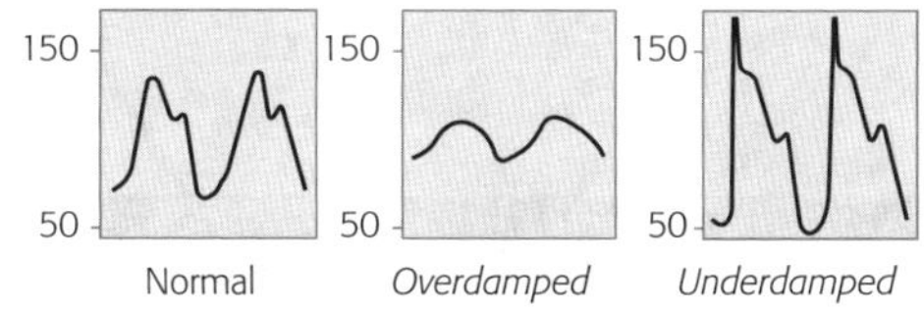

Figura 6 Curvas de pressão invasiva de aspecto normal, amortecida (*overdamped*) e subamortecida (*underdamped*).[3]

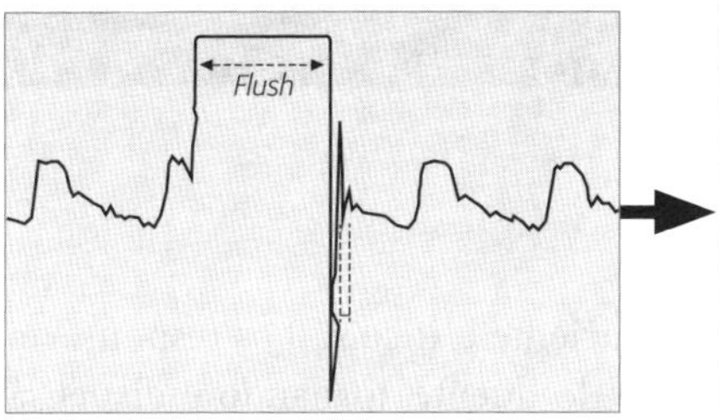

Curva normal

- Rápida ascensão de curva, atingindo um platô com o mesmo valor colocado no pressurizador.
- Interrompe-se o fluxo (*flush*).
- Rápida queda da curva, abaixo da linha de base, seguida por oscilações durante curto intervalo de tempo.
- Estabilização da linha de base e do traçado.
- 1,5 a 2 oscilações antes de retornar ao traçado; valores precisos.

Figura 7 Curva de pressão normal.[3]

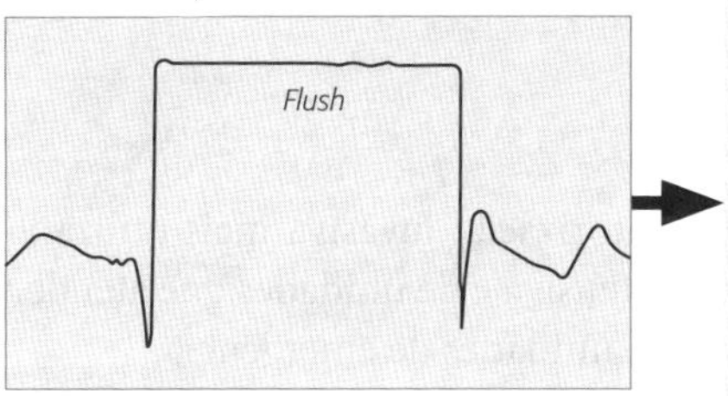

Curva amortecida (*overdamped*)

- Ascensão e queda mais lentas da curva, platô com bordos mais arredondados.
- Principais causas: emprego de soro glicosado no preenchimento do sistema, utilização de extensões inadequadas, presença de bolhas de ar no sistema, vazamentos ou falhas na calibração do monitor.
- <1,5 oscilações. Pressão sistólica subestimada. Pressão diastólica pode não ser afetada.

Figura 8 Curva amortecida.[3]

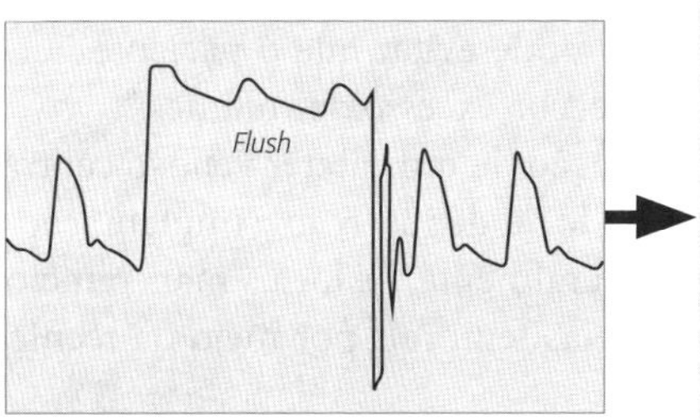

Curva subamortecida (*underdamped*)

- A ascensão e a queda são semelhantes às da curva normal, porém é interrompida a infusão (*flush*) e as oscilações obtidas se sustentam por um longo período de tempo.
- Principais causas: extensões longas, presença de objetos móveis em contato com as extensões ou com o transdutor e por calibração inadequada.
- >2 oscilações. Pressão sistólica superestimada. A pressão diastólica pode estar subestimada.

Figura 9 Curva subamortecida.[3]

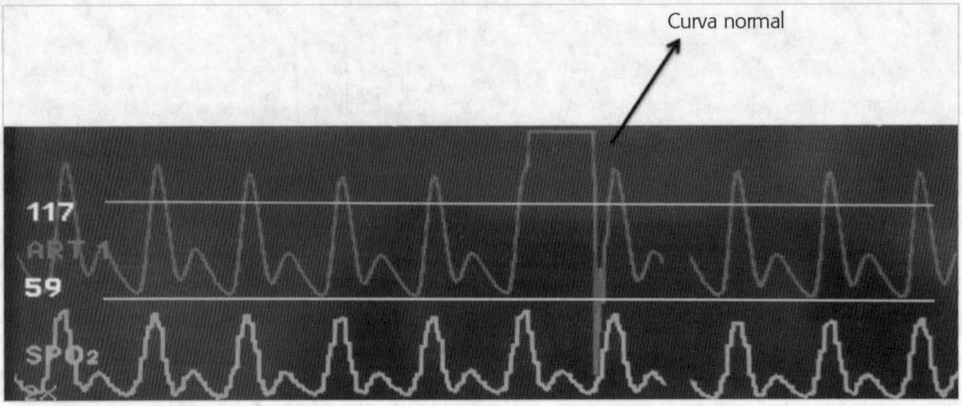

Figura 10 Curva normal após *flush test*.

Os profissionais envolvidos nos cuidados com o paciente crítico são os responsáveis por garantir a validade da informação sobre o estado do doente, tornando indispensável a realização do exame físico. Mediante a observação de parâmetros e sinais clínicos, é fundamental interpretar a morfologia das ondas no sentido de analisar e responder adequadamente aos valores. Entretanto, erros na leitura e interpretação dos valores obtidos, problemas na permeabilidade do sistema ou até mesmo falhas na calibragem podem levar à obtenção de valores não confiáveis que acarretam complicações na assistência.[6]

MONITORIZAÇÃO INVASIVA BÁSICA

A seguir, serão apresentados os recursos de monitorização invasiva mais utilizados nos dias de hoje e acessíveis ao cotidiano da terapia intensiva e de unidades que atendem pacientes em estado crítico, como centros cirúrgicos e unidades de emergência.

Pressão venosa central

A pressão venosa central (PVC) é uma medida que pode determinar as pressões cardíacas direitas (pressão de enchimento do lado direito ou a pré-carga do ventrículo direito), e é eficaz para orientar a necessidade de reposição volêmica e monitorar a evolução da instabilidade hemodinâmica do paciente. Seu uso pode evitar que o paciente fique hipovolêmico por falta de infusão de volume ou que receba excesso de volume.[7,8]

A aferição da PVC torna-se possível após a instalação de um cateter venoso central (CVC) localizado na veia cava superior. A escolha do local de inserção e implantação é feita pelo médico com assistência da enfermagem. Geralmente, os locais mais puncionados são as veias jugulares internas, subclávias e veias femorais por meio da técnica de Seldinger.[9]

O valor de referência para adultos varia entre 2 e 8 mmHg e, para crianças, de 2 a 6 mmHg. A mensuração da PVC é um parâmetro hemodinâmico que merece ser utilizado com mais cautela nos pacientes críticos e não deve ser interpretado isoladamente.[10] Estudos recentes evidenciam que a PVC tem pouco valor preditivo para a responsividade a volume em pacientes críticos e deve ser avaliada de forma conjunta a parâmetros como a frequência cardíaca, a pressão arterial, a perfusão periférica, a diurese e a saturação venosa e central de oxigênio, considerando a gravidade do paciente.[5,6,11,12]

Nos últimos anos, tem se notado maior tendência em se utilizar menos a monitorização da PVC. Isso ocorre em razão de certas evidências, como níveis de lactato sérico avaliados de forma evolutiva (*clearance* de lactato) e a variabilidade da pressão arterial diferencial, conhecida como Delta PP, fornecerem de forma fidedigna referências tão precisas quanto a PVC na orientação da reposição volêmica. A avaliação da PVC ainda pode ser substituída pela ultrassonografia da distensibilidade da veia cava e vem ganhando destaque por não ser invasiva e ser uma medida dinâmica de resposta à infusão de volume.

Contudo, a monitorização da PVC é realizada por meio de um transdutor de pressão descartável (Figura 11), com a diferença de que o extensor do transdutor é conectado ao CVC, usando a linha mais distal do cateter e o *three-way* de conexão mais próximo ao cateter, além da solução de preenchimento do sistema, que não necessita ser heparinizada.

A curva de pressão da PVC é composta por ondas que representam o ciclo mecânico cardíaco. Para a compreensão do significado fisiológico da PVC é necessário conhecer os cinco componentes dessa curva (Figura 12).

Nos cuidados ao paciente crítico, o papel da enfermagem é garantir que a monitorização seja acurada e forneça o menor risco possível para o paciente. Por ser um procedimento invasivo, sabemos que o risco de infecção é alto, principalmente quando ocorrem falhas de técnica asséptica nas manipulações durante a mensuração dos valores, a realização dos *flushes* ou ainda a administração de medicamentos na mesma linha. Por isso,

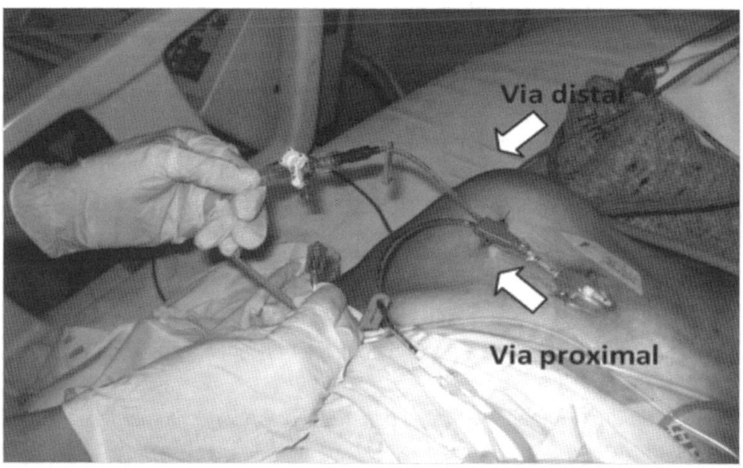

Figura 11 Conexão do circuito do dome na via distal do cateter central de dupla via posicionado em veia subclávia direita.

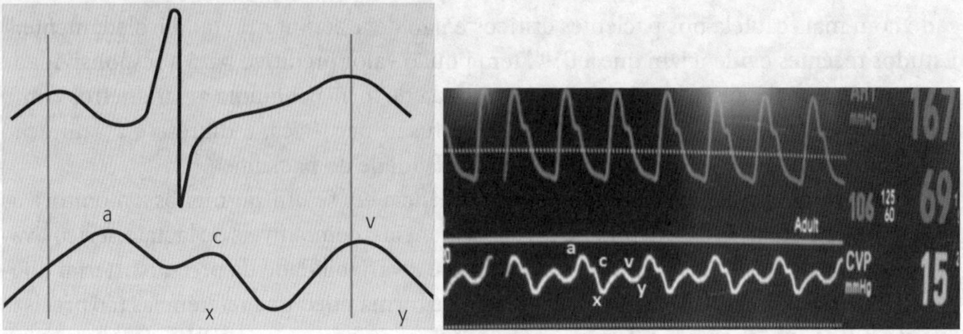

Figura 12 Curva de PVC e sua interpretação: onda "a": sístole atrial; onda "c": fechamento da valva tricúspide; onda "v": abaulamento das valvas atrioventriculares em direção ao átrio durante sístole ventricular; descendente "x": relaxamento atrial e início da sístole ventricular; descendente "y": rápido esvaziamento atrial.

o enfermeiro deve sempre manter o cateter central bem fixado e com curativo adequado. No Quadro 1 encontram-se listados alguns pontos importantes para este gerenciamento de riscos.

Pressão arterial média

A pressão arterial média (PAM) é um dos parâmetros mais importantes para a avaliação do estado hemodinâmico do paciente crítico. Já nos casos menos graves, pode ser monitorizada de forma intermitente e não invasiva. Em casos de instabilidade hemodinâmica, a monitorização contínua da pressão intra-arterial é o método mais confiável e permite uma rápida intervenção terapêutica. Além disso, a presença de um acesso arterial facilita a coleta de amostras sanguíneas para gasometria e o lactato arterial.[12] As indicações para a utilização de monitorização da PAM são:

- Hipotensão ou hipertensão grave.
- Arritmias graves.
- Grandes cirurgias.

Quadro 1 Gerenciamento de riscos para monitoração venosa central
▪ Confirmar por radiografia de tórax se a posição do cateter encontra-se próxima à entrada do átrio direito.
▪ Utilizar no cateter de duplo lúmen a via distal para monitorar a PVC, via mais calibrosa e mais próxima do átrio direito.
▪ Não infundir drogas vasopressoras na mesma via de mensuração da PVC, no sentido de prevenir a interrupção da droga no momento de efetivar a medida, pois há o risco de hipotensão e piora hemodinâmica por suspensão da droga.

- Necessidade de gasometrias frequentes.
- Controle de drogas como noradrenalina, adrenalina, epinefrina, dopamina, dobutamina, milrinona e nitroprussiato de sódio.

As artérias geralmente puncionadas para esse tipo de monitorização são a radial e a femoral. A artéria radial é o sítio mais utilizado para punção e aferição (ver Figuras 13 e 14). Por ser um procedimento importante, deve-se destacar o fato de que antes da punção a presença da circulação colateral deve ser verificada por meio do teste de Allen (Figura 15). Esse teste tem o objetivo de avaliar o suprimento sanguíneo da mão por meio de sua reperfusão, que deve ocorrer em um tempo inferior a cinco segundos. Se o fluxo sanguíneo não ocorrer ao liberar a pressão da artéria ulnar, o profissional não deverá realizar a punção na artéria radial, para evitar o risco de isquemia da mão em caso de trombose da artéria puncionada.

Os materiais necessários para a montagem da monitoração da PAM são:

- Monitor de pressão invasiva.
- *Kit* introdutor para pressão arterial (radial ou femoral).
- *Kit* de monitorização.
- Solução salina.
- Bolsa pressórica.

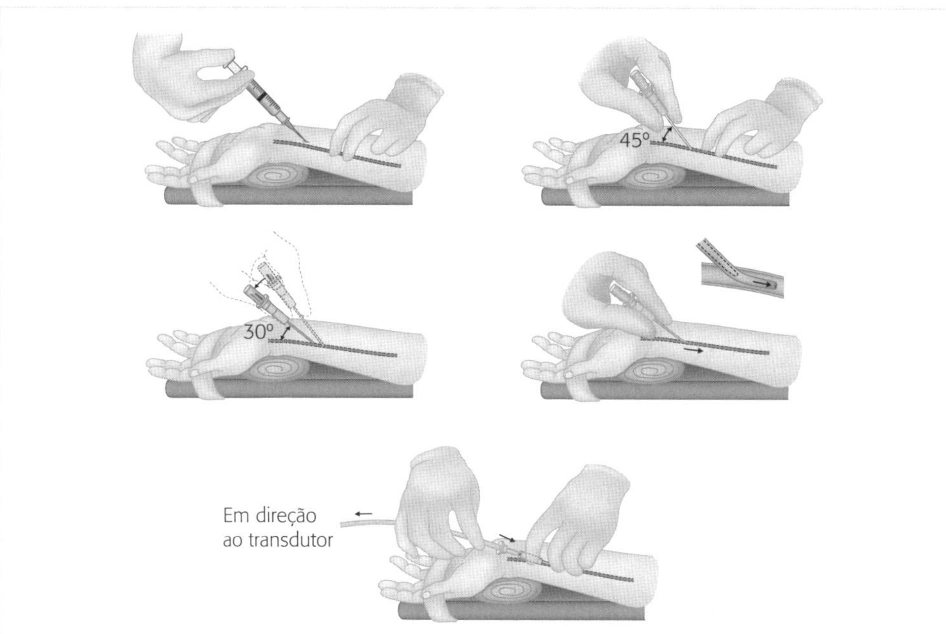

Figura 13 Punção arterial.

Fonte: Adaptada de Access Anesthesiology®, McGraw-Hill Education.

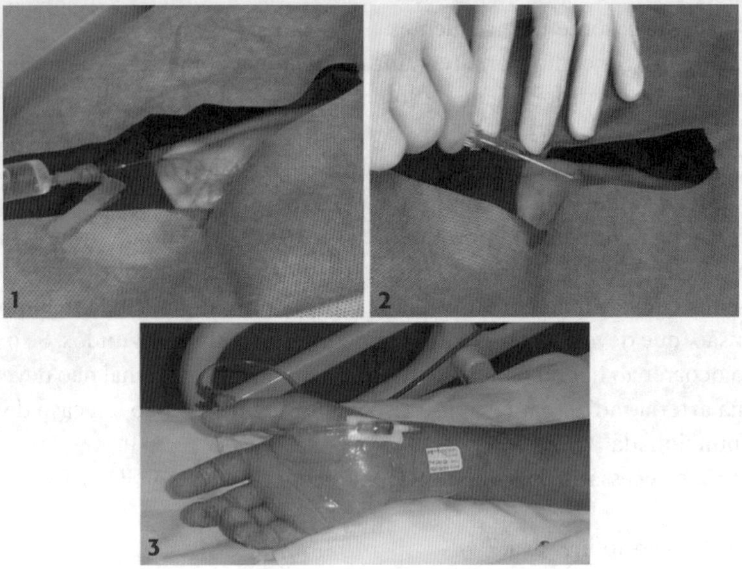

Figura 14 Aplicação de botão anestésico, punção e curativo de uma punção arterial.

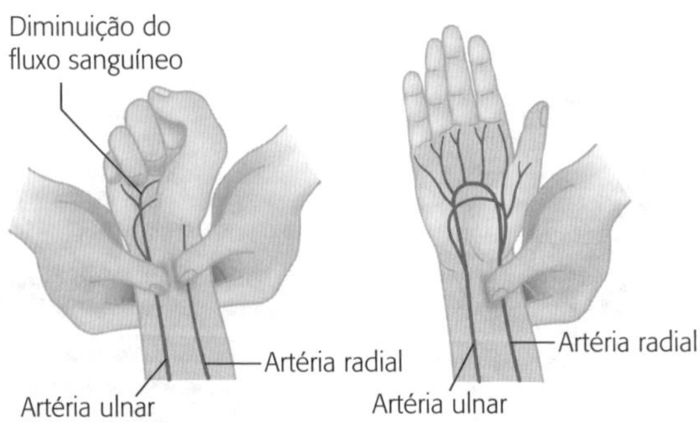

Figura 15 Teste de Allen.

Fonte: Adaptada de ATI™ Nursing Education.

- Bandeja para punção arterial.
- Campos e capote estéreis.

Os valores de normalidade da PAM em adultos equivalem a parâmetros entre 70 e 100 mmHg. Logo, o cálculo para se chegar a um valor de PAM é feito pela seguinte fórmula:

$$PAM = PAS + 2 \times PAD/3$$

Para que ocorra uma maior precisão nos dados obtidos por meio da monitorização intra-arterial, é necessário manter o nível do transdutor no ponto de referência zero, limitar o uso de torneiras, retirar todas as bolhas de ar do sistema e calibrar o transdutor para uma pressão atmosférica anterior ao seu uso. Após a punção e calibração do sistema, as curvas de pressão são visíveis ao monitor. A PAM é representada graficamente por uma curva característica com dois componentes: o anacrótico, que representa a ejeção do débito cardíaco e o pico da pressão sistólica, e o dicrótico, que representa a diástole (Figura 16).

No Quadro 2, encontram-se listadas as principais atuações do enfermeiro para a monitorização da PAM. O enfermeiro deve conhecer sua atuação para poder prevenir as principais complicações relacionadas à punção arterial, que são:

- Infecção local e sistêmica.
- Trombose e oclusão do cateter.
- Embolia gasosa.
- Pseudoaneurismas.
- Hematoma local e dor.
- Injeções acidentais de drogas.
- Fístulas arteriovenosas.
- Perda sanguínea acidental.

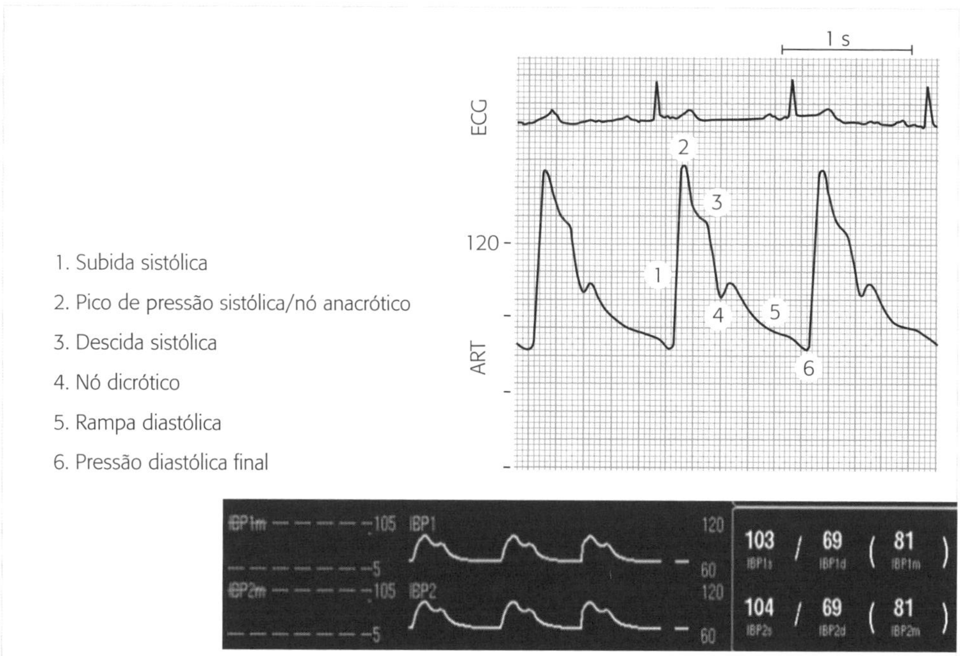

Figura 16 Tipos de curvas de pressão arterial média (PAM) e curva de PAM no monitor.

ART: arritmia; ECG: eletrocardiograma.

Fonte: Santana et al., 2013 e acervo dos autores.

Quadro 2 Cuidados de enfermagem na monitorização da pressão arterial média

- Preparar o material, tanto para o cateterismo arterial quanto para a montagem do sistema.
- Apesar de o procedimento ser tradicionalmente considerado uma rotina médica, a Resolução do Cofen n. 390/2011 define que o enfermeiro devidamente treinado e habilitado poderá realizar a punção arterial para fins de monitoração.
- Montar o transdutor e o sistema de infusão pressurizada.
- Atuar no exame físico diário para avaliação e prevenção de complicações.
- Atuar na assistência e no treinamento de todos os profissionais envolvidos no processo.
- Participar da discussão diária quanto à necessidade de manter o acesso arterial, considerando seus riscos.

Toda manipulação do sistema deve ser feita de forma asséptica (a infecção por contaminação das conexões ocorre em cerca de 12% dos acessos com mais de 48 horas) e, preferencialmente, o tempo máximo de permanência do cateter não deve ultrapassar cinco dias.[11] Deve-se minimizar a manipulação do sistema evitando o uso de seringas e *three-ways* para lavagem intermitente. É muito importante avaliar frequentemente a perfusão do membro, observando sinais de insuficiência arterial. A remoção do cateter deve ocorrer sempre que existir a presença de sinais flogísticos ou má perfusão do membro.[12]

A técnica de remoção do cateter arterial deve ser realizada primeiramente comprimindo o local da punção ao longo da artéria anterior e posterior (Figura 17). O cateter deve ser tracionado lentamente, ao mesmo tempo em que se realiza uma aspiração leve com seringa para a retirada de possíveis trombos locais. Por fim, deve-se comprimir o local da retirada por 5 minutos e observar a hemostasia, em pacientes com coagulopatias ou terapia anticoagulante. Esse tempo pode ser estendido entre 20 e 30 minutos. Após todo o procedimento, deve-se registrá-lo em prontuário.

Pressão intracraniana

O objetivo da monitorização neurológica é a prevenção ou o diagnóstico precoce dos eventos que podem desencadear lesões cerebrais secundárias ou agravar as lesões exis-

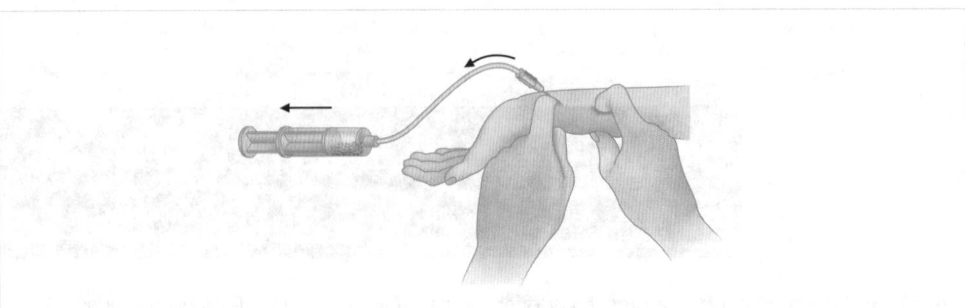

Figura 17 Compressão após retirada do cateter. Técnica de retirada de cateter arterial.

Fonte: Adaptada de Santana et al., 2013.

tentes. O paciente neurológico necessita de percepção aguda e acompanhamento vigilante por parte de todos os profissionais, principalmente da equipe de enfermagem, pois a avaliação da enfermagem quanto à condição neurológica do paciente crítico incorpora principalmente o monitoramento do nível de consciência, a reação pupilar, as funções motoras e a observação dos sinais vitais.

A pressão intracraniana (PIC) é constituída pela relação de pressão/volume entre o crânio e o conteúdo da calota craniana, e pode ser classificada em três componentes:

- Componente parenquimatoso, constituído pelas estruturas encefálicas.
- Componente liquórico, constituído pelo líquido cefalorraquidiano (LCR).
- Componente vascular, constituído pelo sangue circulante.

Em condições fisiológicas, o tecido encefálico, o liquor e o sangue representam 80, 10 e 10%, respectivamente, do conteúdo cerebral.[11]

O valor de referência para a PIC varia entre 3 e 10 mmHg para lactentes, e abaixo de 15 mmHg para as demais faixas etárias. Contudo, na prática clínica, procura-se manter os valores abaixo de 20 mmHg para a maioria dos pacientes não pediátricos. A medida real da PIC é invasiva e sua indicação depende de uma avaliação de risco/benefício para o paciente, cuja elevação acima de 20 mmHg se caracteriza por uma hipertensão intracraniana (HIC). Portanto, reconhecer precocemente e promover o tratamento inicial da HIC são cuidados essenciais.

Uma grande preocupação é a elevação da PIC e, consequentemente, a alteração do fluxo sanguíneo cerebral, que pode ser avaliado por meio da pressão de perfusão cerebral (PPC).[10] A PPC é mantida dentro de sua normalidade para proporcionar um fluxo sanguíneo constante e estável para o cérebro, dilatando ou comprimindo os vasos sanguíneos cerebrais. Assim, o cérebro deve receber uma quantidade apropriada de sangue, mesmo que a pressão sanguínea no resto do corpo oscile entre quedas na pressão e picos hipertensivos. Para obter o valor da PPC é necessário subtrair o valor da PAM pela PIC, conforme mostra a fórmula a seguir.

$$PPC = PAM - PIC$$

Atentar sempre para os seguintes valores de PPC:[8]

- Abaixo de 60 mmHg: suprimento sanguíneo inadequado para o encéfalo, que pode levar a uma hipóxia cerebral.
- PPC diminuída: hipertensão (como mecanismo compensatório), porém o sistema de autorregulação não funciona em pressões inferiores a 40 mmHg.
- PPC igual a 0: ausência de fluxo cerebral.

Nos momentos de herniações iminentes, quando já há sofrimento de tronco, o organismo pode desenvolver a tríade de Cushing, a qual é constituída por:

- Bradicardia, ou seja, diminuição da frequência cardíaca.
- Bradipneia, que são alterações respiratórias.
- Hipertensão arterial sistêmica, isto é, aumento progressivo da pressão sistólica sanguínea.

Quanto à inserção do cateter, a monitorização da PIC ocorre por meio da inserção, realizada pelo neurocirurgião, de um cateter no crânio. Esse procedimento pode ser realizado no espaço epidural, subdural, subaracnoide, intraparenquimatoso ou intraventricular, e adaptado a um transdutor de pressão, conforme mostra a Figura 18. A Figura 19 apresenta diferentes tipos de cateteres.

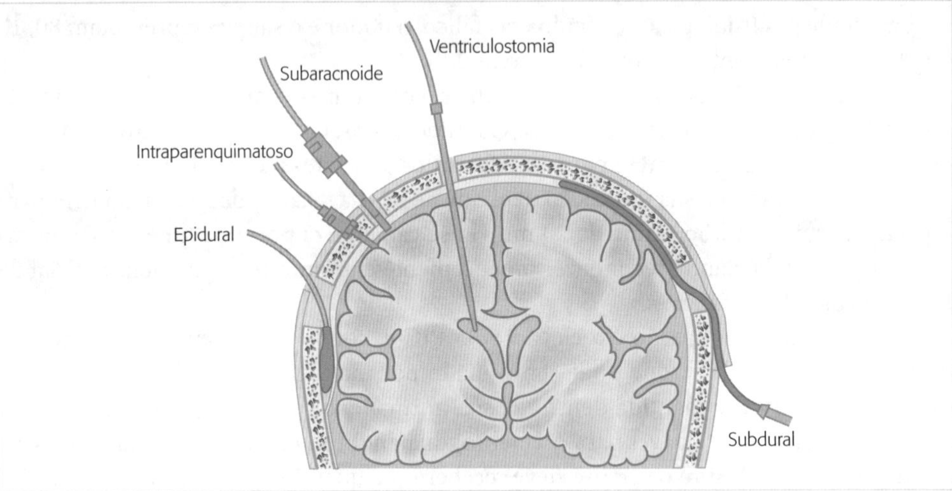

Figura 18 Inserção de cateter de pressão intracraniana (PIC).

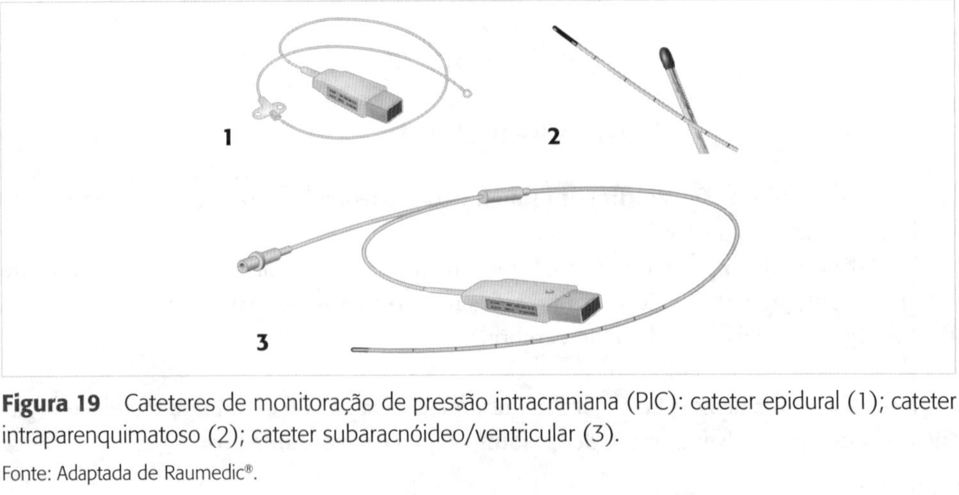

Figura 19 Cateteres de monitoração de pressão intracraniana (PIC): cateter epidural (1); cateter intraparenquimatoso (2); cateter subaracnóideo/ventricular (3).

Fonte: Adaptada de Raumedic®.

Além de outros dispositivos, com sensores e fibras óticas, o cateter intraventricular pode ser um recurso para mensurar a PIC. Ele é inserido no ventrículo lateral, utilizando-se uma broca. Em seguida é ligado ao transdutor por meio de um sistema de preenchimento com soro fisiológico. Esse sistema pode ser calibrado quando necessário e permite a drenagem de liquor de forma adequada e confiável.

Opcionalmente, pode ser acoplada a uma bolsa de derivação de liquor (derivação ventricular externa - DVE), de modo que haverá a conversão da pressão mecânica para impulsos elétricos em forma de ondas. A principal dificuldade desse sistema é alocar o cateter dentro do ventrículo de pacientes com desvio do sistema ventricular ou de ventrículos dilatados e/ou colabados.

Um cuidado muito importante na mensuração da PIC é o posicionamento do paciente no leito. O enfermeiro deve sempre verificar o correto posicionamento do transdutor de pressão, nivelado ao forame de Monroe (localizado aproximadamente na altura do forame auricular interno). Quando o paciente estiver em uso do sistema de DVE, deve-se mantê-lo com nível zero da bolsa de drenagem fixado na altura do forame de Monroe e comunicar drenagem excessiva, anotando o volume, o aspecto e a coloração do LCR a cada 2 horas. Caso o paciente se encontre em uso do sistema transdutor de pressão, é necessário realizar a medida zero do sistema, como mostram as Figuras 20 e 21.

Após calibração do sistema, aguardar o registro no monitor da curva e do valor da PIC. Nas Figuras 22 a 24, observam-se os aspectos característicos da curva de PIC, o registro na tela do cálculo automático da PPC e as alterações de curva no caso de complacência cerebral diminuída.

Se a PIC se mantiver com valores acima da normalidade e for monitorada em sistema de DVE, será necessário realizar a drenagem de forma gradativa, abrindo o *three-way* para a bolsa coletora do sistema fechando para a via do transdutor de pressão da PIC. É importante registrar o valor drenado e o aspecto do liquor, assim como acompanhar a efetividade da intervenção.

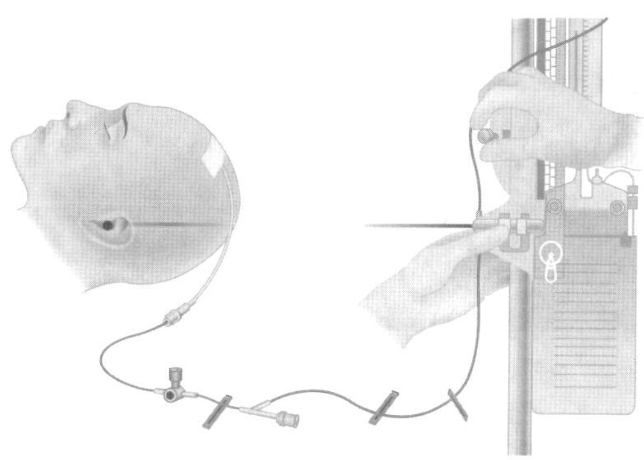

Figura 20 Alinhamento do transdutor de pressão e nível zero ao forame de Monroe.

Fonte: Adaptada de Cámara Ortopedía y Neurocirurgía (www.camaramx.com).

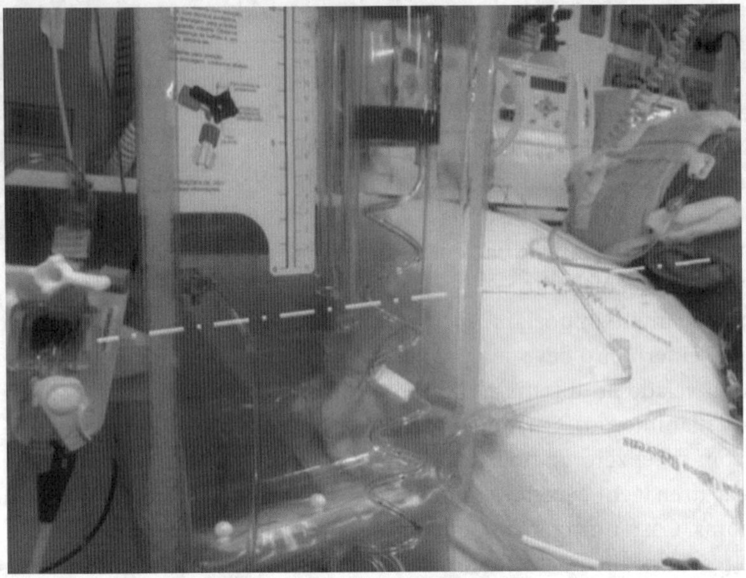

Figura 21 Nivelamento do transdutor de pressão ao forame de Monroe.

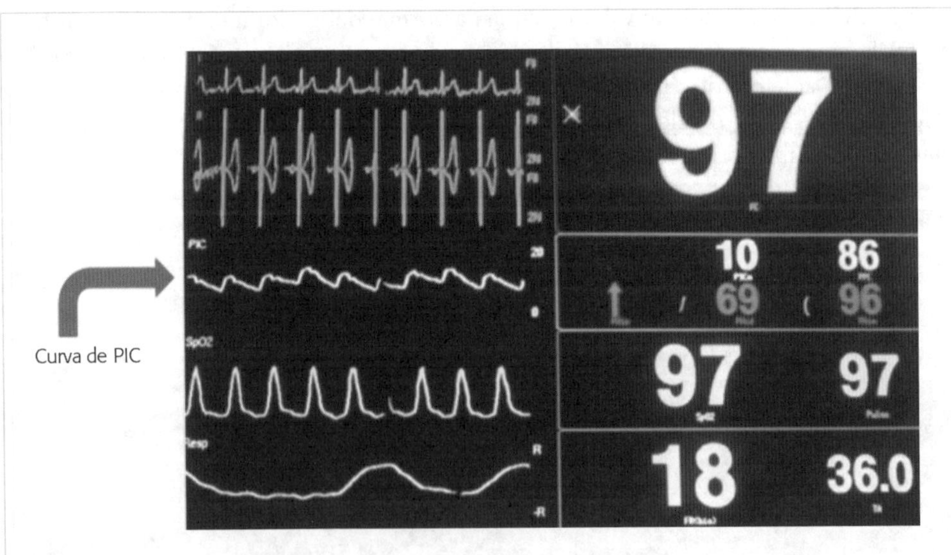

Figura 22 Curva de pressão intracraniana (PIC) no monitor e registro na tela do valor de PIC e da pressão de perfusão cerebral (PPC).

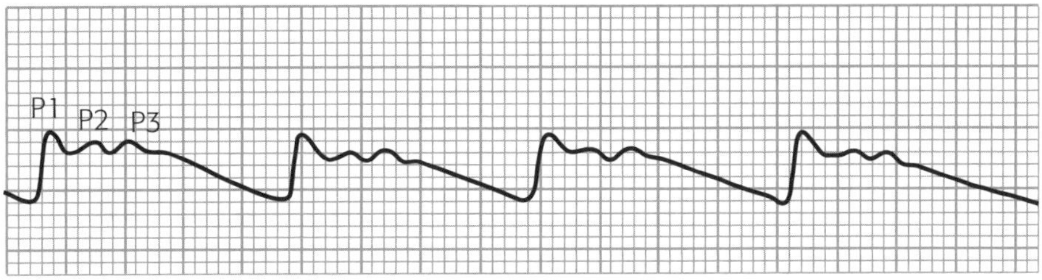

P1 – Onda de pulso: ejeção do sangue (sístole). Transmitida através do plexo corioide.

P2 – Propagação e reverberação da onda de pulso. Complacência P1>P2.

P3 – Onda dicrótica: fechamento da válvula aórtica.

Figura 23 Significado das ondas da pressão intracraniana.[10]

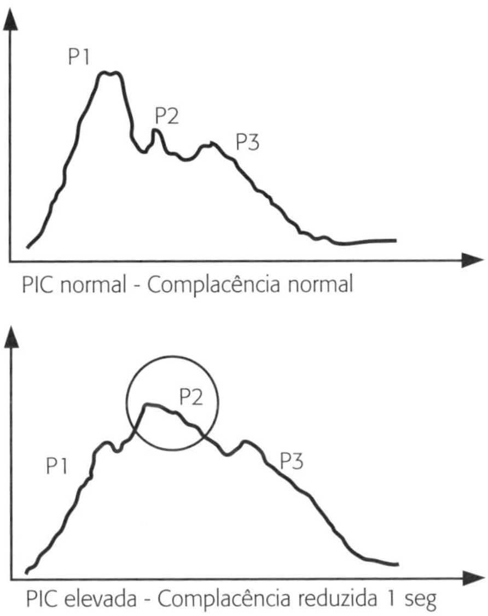

Figura 24 Curvas de pressão intracraniana e alterações de complacência.

Fonte: Interfisio (www.interfisio.com.br).

Quanto às complicações na inserção e manutenção do cateter de PIC, as principais são:[11]

- Infecção.
- Risco de hemorragia por lesão cerebral.
- Aneurisma cerebral.
- Edema cerebral.

- Convulsões.
- Hematomas.
- Aumento da produção de liquor.
- Hemorragia intracraniana.

São cuidados essenciais:

- Garantia e fidedignidade das informações de monitorização.
- Registro com calibrações periódicas.
- Checagem de todo o sistema nos diferentes turnos.
- Manutenção das conexões do sistema de monitorização e drenagem firmemente unidas.
- Realização de inspeção do sítio de inserção do cateter.
- Avaliação da presença de sinais flogísticos.
- Troca de curativos a cada 24 horas com solução antisséptica.
- Cuidados com a mobilização no leito.
- Controle de temperatura corporal.
- Monitorização hemodinâmica.

Por fim, o enfermeiro deve compreender o manuseio adequado dos dispositivos de monitorização da PIC, bem como capacitar sua equipe sobre os cuidados e intervenções recomendadas.

CONSIDERAÇÕES FINAIS

As práticas de enfermagem devem ser permeadas por uma assistência cuja acurácia e determinação das técnicas para a monitorização invasiva sejam identificadas pelo enfermeiro. Isso possibilita uma assistência segura, focada na determinação da melhor estratégia de monitorização e determinada em conjunto com a equipe interdisciplinar.

Nos dias atuais, prima-se por uma assistência segura, livre de erros, danos, imperícia e imprudência. É notório que a participação do profissional enfermeiro em todo o processo de monitorização invasiva assegura uma assistência permeada por tais condições e focada no cuidado individualizado que cada paciente merece receber.

REFERÊNCIAS BIBLIOGRÁFICAS

1. Bhatia A, Gupta AK. Neuromonitoring in the intensive care unit. I. Intracranial pressure and cerebral blood flow monitoring. Intensive Care Med 2007;33:1263-71.
2. Eskesen TG, Wetterslev M, Perner A. Systematic review including re-analyses of 1148 individual data sets of central venous pressure as a predictor of fluid responsiveness. Intensive Care Med 2016;42:324-32.
3. Hofkens PJ, Verrijcken A, Merveille K et al. Common pitfalls and tips and tricks to get the most out of your transpulmonary thermodilution device: results of a survey and state-of-the-art review. Anaesthesiol Intensive Ther 2015;47:89-116.
4. Knobel E, Assunção MSC, Fernandes HS. Monitorização hemodinâmica no paciente grave. São Paulo: Atheneu; 2013.

5. Luckianow GM, Ellis M, Governale D, Kaplan LJ. Abdominal compartment syndrome: risk factors, diagnosis, and current therapy. Crit Care Res Pract. 2012;2012:908169.
6. Oliveira, R. G. Blackbook – Enfermagem. Belo Horizonte: Blackbook; 2016.
7. Padilha KG, Vattino MFF, Silva SC, Kimura M. Enfermagem em UTI: cuidando do paciente crítico. Barueri: Manole; 2010.
8. Pereira, BMT, Fraga GP. Síndrome compartimental abdominal. Proaci 2013;9(2):57-77.
9. Santana JCB, Melo CL, Dutra BS. Monitorização invasiva e não invasiva – fundamentação para o cuidado. São Paulo: Atheneu; 2013.
10. Souza, C.S. Enfermagem em monitorização hemodinâmica. 1ed. São Paulo: Iátria; 2009.
11. Viana RAPP, Whitaker IY. Enfermagem em terapia intensiva: práticas e vivências. Porto Alegre: Artmed; 2011.

Capítulo 43

Monitorização minimamente invasiva

Késsya Dantas Diniz
Kátia Regina Barros Ribeiro
Noé Sanchez Cisnero

INTRODUÇÃO

A monitoração hemodinâmica do paciente crítico consiste na observação de variáveis diretamente relacionadas ao sistema cardiovascular, que, quando interpretadas corretamente, orientam e otimizam a conduta da equipe de saúde para uma melhor evolução clínica e uma assistência segura na unidade de terapia intensiva (UTI).[1]

Sua finalidade é promover a perfusão e a oxigenação dos tecidos, mantendo uma boa oferta de O_2 (DO_2) para a célula, evitando, assim, a disfunção e/ou morte celular. O débito cardíaco (DC), por sua vez, é o que determina a DO_2, e precisa ser adequado às necessidades de oxigênio dos tecidos e órgãos.[2,3]

O uso do cateter de artéria pulmonar é considerado padrão ouro na monitoração hemodinâmica invasiva, pois permite avaliar parâmetros (como DC, entre outros) com um refinamento incomparável aos métodos clínicos disponíveis no mercado nos dias atuais. Porém alguns estudos vêm mostrando que sua utilização não proporciona diminuição na mortalidade, além de se tratar de um procedimento extremamente invasivo e de alto custo.[4-6]

Nos últimos anos, novos métodos de monitoração hemodinâmica considerados minimamente invasivos vêm sendo introduzidos na prática e possibilitam a aferição contínua do DC, bem como fornecem outros dados que permitem avaliar o estado volêmico do paciente crítico e sua resposta à terapêutica.[7,8] Vale ressaltar que as arritmias cardíacas, o uso de balão intra-aórtico e a instabilidade hemodinâmica com mudança rápida e grave na resistência vascular periférica tornam esses métodos menos precisos.

Entre os métodos mais utilizados podemos destacar o sistema LiDCO®, o sistema PiCCO®, o sistema Vigileo/FloTrac®, o sistema NICO®, a ecocardiografia transtorácica e o doppler esofágico, a bioimpedância torácica e a biorreactância elétrica, que serão discutidos ao longo do capítulo.

Nesse contexto, torna-se imperativo que o enfermeiro, como membro da equipe de saúde, esteja capacitado para cuidar do paciente em uso de monitoração minimamente invasiva, bem como para interpretar os dados das variáveis hemodinâmicas importantes na avaliação clínica do paciente.[9] O enfermeiro necessita dominar a operacionalização dos equipamentos a fim de propiciar o melhor tratamento possível para o pleno restabelecimento da saúde do paciente crítico, sendo necessária uma equipe coesa e motivada para o atendimento de todos os requisitos. Consequentemente, as atribuições da equipe de enfermagem são variadas, sendo imprescindível o domínio do conhecimento científico e a assistência sistematizada, em que manter a vigilância contínua aos sinais e sintomas associados à doença de base, além de correlacionar esses aspectos à monitorização hemodinâmica, são fundamentais para a obtenção de dados que auxiliarão o diagnóstico rápido e a tomada de decisões terapêuticas.[9]

MÉTODOS DE MONITORAÇÃO HEMODINÂMICA MINIMAMENTE INVASIVA

A tecnologia tem ofertado uma ampla e sofisticada rede de equipamentos, ferramentas e aparatos para o auxílio à monitorização hemodinâmica no ambiente da UTI. A seguir, encontram-se descritos os principais e mais utilizados nos dias atuais.

Sistema LiDCO®

O sistema LiDCO® é um método que, por meio da força de pulso, mensura o volume sistólico e, consequentemente, o DC. Para realizar a aferição, é injetada uma solução de cloreto de lítio por meio de acesso periférico ou central, em que a velocidade da diluição é medida em um sensor conectado a um acesso arterial, puncionado preferencialmente na artéria femoral.[10]

Além do LiDCO®, há também o LiDCO Plus®, que apresenta melhor acurácia e necessita de calibração a cada 8 horas ou quando ocorrerem alterações na complacência vascular. Essa monitoração também permite mensurar a resistência vascular sistêmica, a pressão arterial média, a frequência cardíaca e o volume sistólico. Além disso, pode ser realizado o cálculo do volume sanguíneo intratorácico, dado importante ao tratamento de pacientes com síndrome de angústia respiratória aguda ou edema pulmonar cardiogênico. Na Figura 1, encontra-se a demonstração desse sistema de monitorização.

Alguns estudos apontam que o uso dessa tecnologia no perioeratório diminui complicações e o tempo de internação hospitalar. Porém, vale ressaltar que os pacientes que estão em uso de bloqueadores neuromusculares ou realizam tratamento com lítio podem apresentar interferência na monitorização por esse procedimento, além de ser contraindicado aos doentes que apresentam *shunt* intracardíaco.[11]

Quanto ao uso dessa tecnologia dura, a enfermagem é responsável pelos cuidados gerais relacionados ao preparo do material para a realização do procedimento e a manutenção do cateter. Além disso, faz-se necessário que o enfermeiro tenha conhecimento sobre as informações que são apresentadas, para que possa planejar sua assistência.

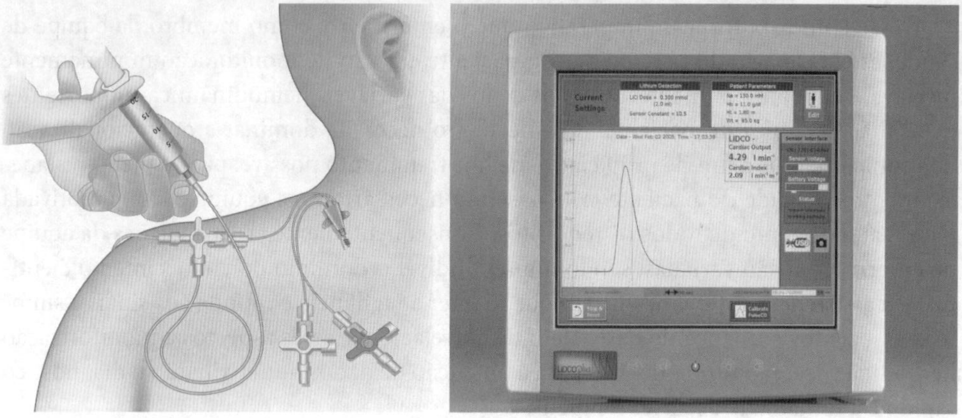

Figura 1 Sistema de monitorização minimamente invasivo LiDCO®.

Sistema PiCCO®

O sistema PiCCO® é uma forma de monitoramento que combina termodiluição transpulmonar e análise de contorno da onda de pulso. Utilizado para calcular o DC e outros parâmetros que fornecem informações sobre o estado da pré-carga, estima o volume de sangue intratorácico e oferece parâmetros que permitem a discriminação de alterações na pré-carga, na pós-carga e na contratilidade cardíaca.[11]

Na Figura 2, encontra-se a demonstração desse sistema de monitorização.

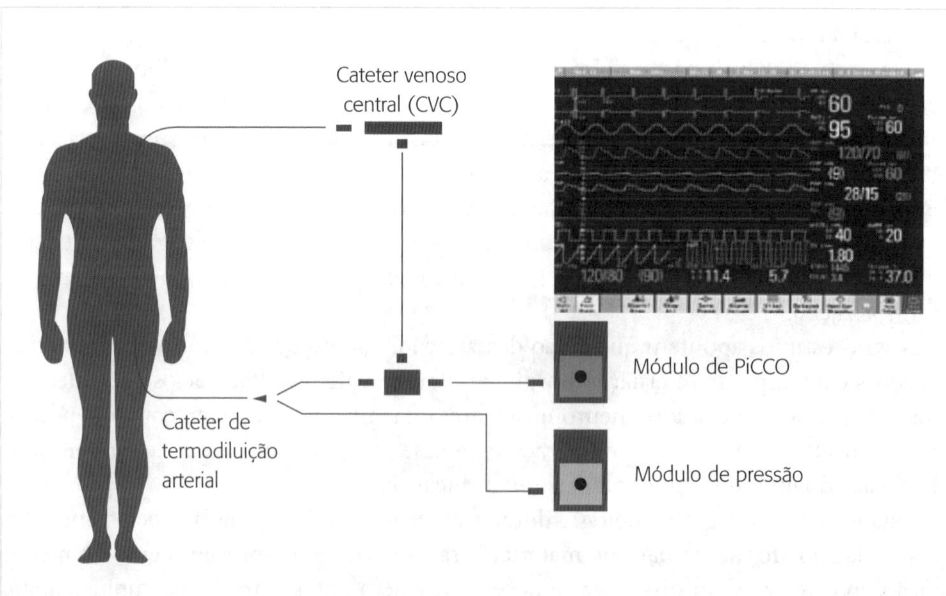

Figura 2 Sistema de monitorização minimamente invasivo PiCCO®.

Pode ser utilizado em pacientes sob estado de choque cardiogênico, séptico e hipovolêmico, assim como em vítimas de queimaduras, indivíduos com síndrome da angústia respiratória aguda e pacientes submetidos a cirurgia cardíaca, cirurgia de grande porte e cirurgia neurológica.

Esse método de determinação do DC requer o uso de um cateter venoso central convencional e de um cateter de artéria femoral, ao qual um sensor, capaz de medir a temperatura da solução injetada, é ligado externamente para a leitura e a codificação das medidas.

Para determinar o DC, deverá ser injetada solução salina isotônica *in bolus*, por meio do lúmen do cateter venoso central. Essa solução atravessa a corrente sanguínea a partir do átrio direito e atinge a ponta de termistor do cateter arterial PiCCO®, que detecta variações na temperatura e gera a curva de termodiluição, conhecida como termodiluição transpulmonar. Além da análise do contorno da curva de pressão arterial, outros parâmetros também podem ser obtidos, conforme demonstrado na Tabela 1.

A fidelidade na obtenção dos parâmetros hemodinâmicos depende da experiência e da habilidade do enfermeiro na gestão desse método, sendo necessários alguns apontamentos quando feito uso dessa tecnologia, merecendo destaque:[12]

- O acesso venoso usado pode ser realizado pela via subclávia, jugular ou femoral. Lembrando que na via femoral poderá surgir superestimação do volume diastólico final global (GEDV, na sigla em inglês).
- É preferido o lúmen distal do acesso venoso para a injeção da solução utilizada.

Tabela 1 Parâmetros obtidos com o método de determinação PiCCO® e os valores de referência

Parâmetro	Valor de referência
Pré-carga	
Índice global no final da diástole (GEDV)	680-800 mL/m²
Volume de sangue intratorácico (ITBV)	850-1.000 mL/m²
Variação do volume de ejeção (VVS)	≤10%
Variação da pressão de pulso (PPV)	≤10%
Pós-carga	
Índice de resistência vascular sistêmica (IRVS)	1.600-2.400 din.seg.m²/cm⁵
Contratilidade cardíaca	
Índice cardíaco (IC)	3-5 L/min/m²
Fração de ejeção global (GEF)	25-35%
Índice de poder cardíaco (CPI)	0,5-0,7 W/m²
Índice de função cardíaca (IFC)	4,5-6,5 L/min
Pressão ventricular aumentando o pico de velocidade (dPmx)	1.200-2.000 mmHg/seg
Água no pulmão – estado	
Índice de água pulmonar extravascular (ELWI)	3-7 mL/kg
Índice pulmonar de permeabilidade vascular (PVPI)	1-3

Fonte: Knobel, Akamine e Júnior (2016).[11]

- O cateter arterial específico para utilização dessa tecnologia precisa ter espessura, apresentações e comprimento adequados e que permitam a canulação da artéria femoral, braquial, axilar ou radial.
- A quantidade de solução salina isotônica é orientada pelo sistema PiCCO® e baseada no peso e no tamanho do paciente e, portanto, requer ajustes do monitor com dados antropométricos.
- A temperatura da solução injetada deve ser inferior a 8°C ou deve-se configurar no monitor o tipo e a temperatura da solução utilizada.
- A velocidade de injeção da solução deve ser inferior a 5 segundos. É importante que se tenha em mente que, após a injeção da solução de indicador, a curva de termodiluição será apreciada em um intervalo de aproximadamente 10 segundos.
- Recomenda-se a realização de solução indicadora de três injeções para medir ou determinar o perfil hemodinâmico; a frequência de execução dependerá da condição clínica do paciente e do escopo no planejamento e na implementação de intervenções de enfermagem.
- O plano de assistência de enfermagem na utilização desse sistema de monitoramento incluem cuidados regulares com os cateteres de acordo com as normas preconizadas pela instituição.
- Recomenda-se o uso do cateter PiCCO® por um período máximo de 10 dias.
- A interpretação de dados gerados pelo sistema de gestão PiCCO® orienta a equipe no manejo do paciente crítico quanto à administração de fluidoterapia e ao uso de inotrópicos e drogas vasoativas, além de regular a tomada de decisões para o início do suporte ventricular.

A limitação no uso do sistema de PiCCO®, como um método para a obtenção de parâmetros confiáveis, é dada quando há mudanças na resistência vascular pulmonar, geralmente obstrutivas para as lesões do pulmão e ressecção do parênquima pulmonar. Outra situação em que se precisa ter atenção corresponde aos casos de pacientes com hipotermia, pois pretende-se que a temperatura da solução do indexador seja mais baixa que a temperatura do paciente, que deve permanecer estável. Quando essa última condição não for possível, ou seja, a temperatura do sangue do paciente apresenta-se flutuante, a equipe precisa compensar essas variações, de modo que não excedam os 0,5°C/min.[12]

Os casos de problemas anatômicos cardiovasculares também configuram limitações e exigem que a equipe valide os resultados com o estado clínico do paciente. Tais anormalidades incluem regurgitação valvular cardíaca, curto-circuitos em átrios e ventrículos e aneurismas da aorta. Essas situações levam a uma subestimação dos parâmetros, podendo gerar vieses nas tomadas de decisão.

Sistema Vigileo/FloTrac®

O sistema Vigileo/FloTrac® é um método minimamente invasivo de monitoração que, por meio da análise da onda de pulso, obtida por uma linha arterial, permite a aferição de parâmetros como o DC, a resistência vascular sistêmica e a variação de volume de curso.[13]

Essa tecnologia baseia-se na premissa de que o impulso de pressão é proporcional ao volume de curso e está inversamente relacionado à complacência aórtica. Esse algoritmo avalia a pressão de pulso utilizando o desvio padrão da pressão arterial em relação ao valor da pressão arterial média, medida em mmHg, tornando-se independente dos efeitos do tônus vascular do paciente.

Para começar a monitorar, o sistema requer um transdutor FloTrac® com duas saídas, que permitem aferir continuamente a pressão arterial e o DC. Para que isso aconteça, o FloTrac® depende de uma curva de pressão arterial de alta fidelidade, sendo essencial que os profissionais de enfermagem realizem boas práticas, que incluem:

- Preencher o sistema por gravidade e pressão livre.
- Manter a bolsa pressurizadora com 300 mmHg na solução de sistema de irrigação.
- Utilizar soro fisiológico para a lavagem do sistema.
- Nivelar o transdutor no eixo flebostático.
- Realizar calibração do transdutor com a pressão atmosférica.
- Evitar a presença de bolhas de ar no sistema.
- Executar o periodicamente o teste de amortecimento ideal, com o teste de onda quadrada.
- Evitar a adição de dispositivos de três vias, pois podem alterar ou modificar a curva de pressão.

O sistema FloTrac® não requer calibração constante, porém é necessário alimentar o computador Vigileo® com os dados do paciente (idade, peso, altura e sexo). Dessa forma, o sinal é ajustado automaticamente e a determinação do DC é atualizada a cada 20 segundos.

Na Figura 3, encontramos a demonstração desse sistema de monitorização.

Outro benefício do uso do sistema FloTrac® é a obtenção da variação do parâmetro do volume sistólico, considerado um parâmetro dinâmico para avaliar mudanças rápidas

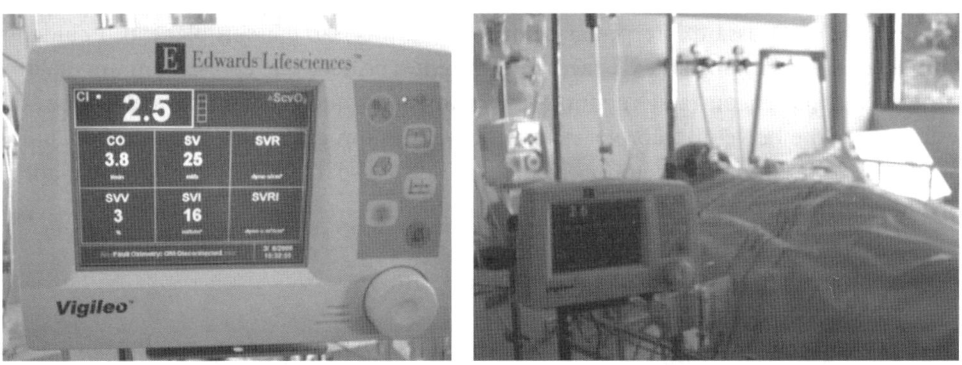

Figura 3 Sistema de monitorização minimamente invasivo Vigileo®.

na aptidão cardiovascular em curtos períodos, sendo um indicador sensível à resposta da pré-carga em pacientes com suporte ventilatório.

As limitações do uso de FloTrac® estão relacionadas às condições clínicas ou às situações que alteram o contorno da curva de pressão arterial ou a variação na pressão intratorácica, como em casos de pacientes em uso de ventilação mecânica. Além disso, a presença de arritmias e o uso de balão intra-aórtico podem modificar o contorno da curva por causa das alterações mecânicas provocadas por ambas. Nesses casos, é preciso que a equipe avalie os dados fornecidos com cautela, relacionando-os ao estado clínico do paciente.[14]

A tecnologia FloTrac® é um método fácil de usar e de interpretar, no entanto, é preciso ter cuidado e assegurar o bom funcionamento do sistema arterial de monitoração. Para isso, destaca-se a importância de normas, políticas e diretrizes que visem à segurança do paciente nas instituições, principalmente com relação à manutenção do acesso vascular de qualidade.

Sistema NICO®

O sistema NICO® é um método não invasivo e simples que utiliza a reinalação parcial de gás carbônico para medir o DC, usando a equação de Fick (ver a seguir). Quando o paciente encontra-se sob ventilação mecânica, é interposto um sistema que verifica a diferença entre o CO_2 reinalado e o CO_2 em condições normais.

$$PCBF = \frac{VCO_2}{C_vO_2 - C_aCO_2}$$

PCBF: fluxo sanguíneo pulmonar; VCO_2: eliminação de CO_2; $CvCO_2$: conteúdo venoso misto de CO_2; $CaCO_2$: conteúdo arterial de CO_2.

A depender do equipamento empregado, esse método também permite aferir a resistência de via aérea, assim como a pressão e o fluxo na via aérea, a complacência pulmonar, o espaço morto, a ventilação alveolar e a produção de CO_2. Uma de suas vantagens é que realiza medidas em curto intervalo independentemente da intervenção da equipe.

É preciso que os profissionais de enfermagem conheçam o sistema e saibam como usá-lo, para que possam interpretar os dados com precisão e assim planejar o cuidado com qualidade. É importante destacar que pacientes críticos que apresentam um quadro no qual o PCO_2 encontra-se menor que 30 mmHg ou que evoluem com alterações de espaço morto e de ventilação/perfusão podem obter um cálculo de DC não fidedigno, sendo esse, portanto, um método geralmente indicado para os pacientes que não apresentam doença pulmonar.[15]

Ecocardiografia transtorácica e doppler esofágico

A ecocardiografia transtorácica é um método não invasivo, com muitos benefícios sobre outros métodos de avaliação cardiovascular, como a segurança, o custo relativamente baixo, a ampla disponibilidade, a ausência de radiação ou uso de contraste, o mínimo desconforto ao paciente e os resultados imediatos, além de ser portátil e poder ser realizada à beira do leito de maneira rápida e direcionada.[16] Consiste em um registro ultrassônico do tamanho, da movimentação e da composição do coração e de suas estruturas adjacentes, sendo capaz de realizar uma avaliação do ponto de vista estrutural, funcional e hemodinâmico.

Entre as principais indicações para seu emprego na terapia intensiva estão a instabilidade hemodinâmica de etiologia indefinida, a avaliação de responsividade a fluidos e volemia, a avaliação de disfunção grave de ventrículo direito, a identificação de derrame pericárdico/tamponamento, a insuficiência respiratória ou hipoxemia de etiologia indefinida, a embolia pulmonar e as complicações após cirurgia cardiotorácica.[17] Essas informações podem ser determinantes em relação à estratégia terapêutica adotada, embora não se preste a avaliação contínua, e sim seriada, dos cuidados.

Nesse contexto, um recurso amplamente utilizado na investigação de enfermidades cardíacas e não cardíacas, que representa uma opção complementar ao ecocardiograma transtorácico, é a ecocardiografia bidimensional, aliada ao doppler.[18] A ecocardiografia pode avaliar a contratilidade e a pré-carga de ambos os ventrículos e estimar o DC em tempo real e, quando associada ao doppler, pode estimar o fluxo sanguíneo e a medida do DC por meio do volume sistólico (VS) de ejeção ventricular, o que a torna bastante atraente para a monitorização do paciente gravemente enfermo.[19]

É considerada um procedimento minimamente invasivo, seguro e as imagens obtidas com essa técnica são de boa definição e qualidade, o que permite avaliar de maneira detalhada as estruturas cardíacas, os apêndices atriais, as valvas e os grandes vasos utilizando-se um transdutor localizado no esôfago, acrescido de um ou mais transdutores em sua extremidade (Figura 4).

O maior problema desse tipo de monitorização reside na necessidade de frequente manipulação da sonda para obtenção do doppler, especialmente em pacientes em respiração espontânea e não sedados.[20]

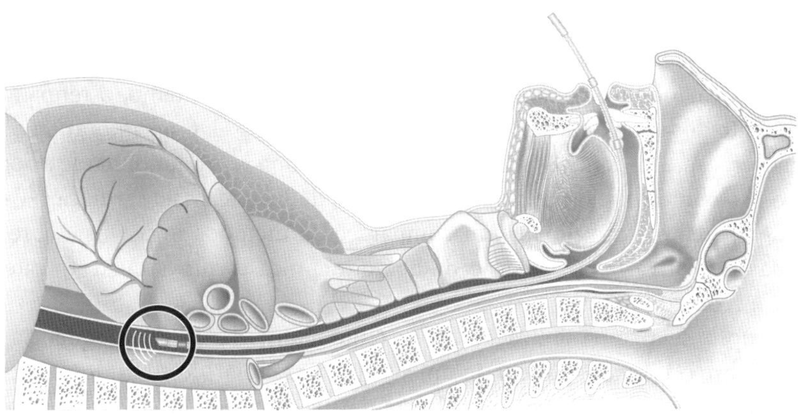

Figura 4 Representação da sonda de doppler esofágica.

As contraindicações relativas são cirurgia tardia do esôfago, sangramento digestivo alto prévio, doença da coluna cervical e sintomas de disfagia. As absolutas, por sua vez, são obstrução ou estenose crítica do esôfago, sangramento digestivo alto ativo, fístula, ulceração ou perfuração esofágica, divertículo esofágico e tumor de esôfago.[20]

Esse método é bastante seguro, porém, na maioria das vezes, utiliza sedação, para a qual um jejum de aproximadamente cinco horas é indispensável, e esse requisito pode levar a complicações. Sintomas de dispneia, tosse, odinofagia e hemoptise sugerem o diagnóstico de perfuração e devem ser rapidamente investigados. O risco de bacteremia é pequeno e não se preconiza a profilaxia antibiótica para endocardite. As arritmias são muitas vezes decorrentes do manuseio da sonda esofágica ou estão relacionadas ao efeito vagal durante o procedimento.

Complicações pulmonares como broncoespasmo, laringoespasmo e hipóxia podem estar relacionadas ao procedimento (obstrução da via respiratória alta pela base da língua ou obstrução mecânica pelo espaço ocupado pela sonda) ou causadas pelo uso de sedativo. Os sangramentos graves, também raros, apresentam um risco maior em pacientes com doença do esôfago e raríssimas mortes são descritas na literatura.

Exames realizados por operadores com experiência apoiados por uma equipe de enfermagem efetiva e uso criterioso de sedação merecem destaque e apresentam maior sucesso.

Bioimpedância torácica

A bioimpedância torácica trata-se de uma técnica que se baseia no princípio de o tórax ser um cilindro perfundido com um fluido (o sangue), com uma resistividade específica. A resistência a uma corrente elétrica de baixa amplitude e a alta frequência são inversamente proporcionais ao volume do fluido torácico, que varia a cada batimento cardíaco. Assim, a corrente elétrica percorre o trajeto que oferece menor resistência a sua passagem, este oferecido pela artéria aorta. As alterações da velocidade do fluxo e do volume de sangue na aorta promovem mudanças proporcionais na condutividade elétrica, sendo essa informação enviada e processada por um microcomputador, o que permite a aferição do DC.[22]

No passado, essa tecnologia foi questionada, o que levou alguns autores a concluir que seus resultados não eram confiáveis, caindo em desuso. No entanto, o refinamento no processamento dos sinais e novos algoritmos para calcular o DC aprimoraram o método e a última geração desses novos modelos apresentam boa reprodutibilidade e boa acurácia para o uso clínico, inclusive para o tratamento de insuficiência cardíaca.[23] Essa nova geração de aparelhos foi validada em comparação a métodos invasivos e apresenta-se como uma alternativa para avaliação da hemodinâmica cardiovascular ao cateterismo cardíaco e à ecocardiografia.

O método baseia-se na aplicação de corrente alternada de alta frequência e baixa amplitude sobre o tórax, por meio de um sistema tetrapolar de eletrodos posicionados lateralmente no pescoço e no tórax, ao longo da sua linha médio-axilar, criando-se um campo eletromagnético, como descrito na Figura 5.

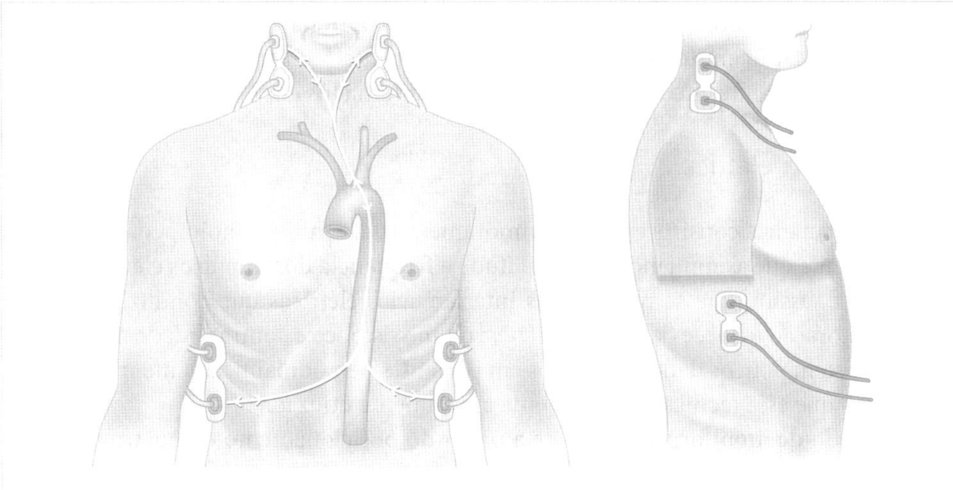

Figura 5 Colocação dos eletrodos.

Quatro dos sensores utilizados transmitem uma corrente elétrica imperceptível para o paciente, enquanto os outros quatro detectam as variações na impedância elétrica da cavidade torácica. As variações do fluxo sanguíneo na artéria aorta, com as mudanças no ciclo cardíaco, resultam em alterações na condutividade elétrica e consequentemente na cardiografia de impedância. Antes de se iniciar a captação de sinal é solicitado ao paciente que respire normalmente, permaneça tão imóvel quanto possível e evite falar ou tossir.

O teste demora cerca de dez minutos, incluindo-se a aplicação dos eletrodos, o registo da informação do paciente e a obtenção do relatório hemodinâmico completo. Do ponto de vista da segurança, a cardiografia por impedância é um método indolor e com riscos similares à realização de um eletrocardiograma de 12 derivações.

É um método bastante utilizado em ambiente ambulatorial, porém pode auxiliar no diagnóstico de insuficiência cardíaca em pacientes com dispneia, detectar precocemente o risco de uma descompensação no paciente hospitalizado com insuficiência cardíaca e auxiliar na orientação terapêutica e na titulação de drogas intravenosas.[24]

Caso a bioimpedância elétrica torácica seja corrigida em sua dificuldade em estimar DC em valores extremos e na presença de arritmias, achados muito frequentes em pacientes graves, sua utilização seria altamente recomendada, já que é um método associado a menor invasividade, maior facilidade na instalação e possivelmente menor custo.

Por outro lado, é contraindicada no aumento da atividade adrenérgica em pacientes com choque cardiogênico, infarto agudo do miocárdio, hipovolemia, insuficiência cardíaca grave, hipertensão arterial sistêmica, anasarca, insuficiência aórtica moderada ou grave, pacientes em uso de balão intra-aórtico, agitação, altura inferior a 1,20 metro ou superior a 2,30 metros, peso menor que 30 kg ou maior que 155 kg, marca-passos com sensores para ajuste de frequência cardíaca de acordo com a frequência respiratória (*minute ventilator sensors*). Também tem se mostrado um método de baixa confiabilidade na presença de bloqueio de ramo esquerdo, insuficiência aórtica e sepse.[22]

Essa técnica, embora considerada não invasiva, contínua e de relativo baixo custo, tem baixa aplicação em terapia intensiva, por sofrer interferência de inúmeras variáveis muito frequentemente encontradas em pacientes internados em UTI.

Biorreactância elétrica

A biorreactância consiste em um aprimoramento da técnica de bioimpedância torácica que permite que as mudanças de amplitude e frequência dos impulsos elétricos sejam analisadas e, assim, que se reduzam as interferências elétricas que conduzem a erros. Essa monitoração fornece dados como DC, volume sistólico e contratilidade miocárdica. Porém, existem poucos dados validados em pacientes hemodinamicamente instáveis, fazendo com que essa técnica não seja ainda amplamente utilizada.[24]

O método de monitorização ocorre a partir do posicionamento de quatro eletrodos colocados no tórax, sendo sua localização flexível em posição superior e inferior, não sendo obrigatória a simetria no posicionamento. Um eletrodo é usado para aplicar a corrente de alta frequência para o corpo e o outro como amplificador da tensão de entrada, sendo a medida final determinada pelo cálculo da média dos dois sinais.

Alguns cuidados são essenciais para a realização de um bom exame, sendo indispensáveis uma pele limpa, sem muita oleosidade, os sensores devem ser trocados a cada 48 horas e o equipamento, recalibrado a cada troca do conjunto de eletrodos.

Os dados gerados podem ser enviados em intervalos de 30 segundos a 10 minutos e a partir deles o *software* calcula o volume sistólico, a frequência cardíaca, o DC, a variação do débito sistólico (VVS), o índice cardíaco (IC), o índice de volume sistólico (IVS), o índice de oferta de oxigênio (IDO_2), a resistência vascular sistêmica (RVS), o índice de resistência vascular sistêmica (IRVS) e o conteúdo do fluxo torácico. As condições de baixo fluxo sanguíneo podem reduzir a precisão da leitura, sendo esta considerada uma das limitações da técnica.

CONSIDERAÇÕES FINAIS

A avaliação hemodinâmica sempre foi um das prioridades da terapia intensiva no cuidado ao paciente crítico. Nesse contexto, a busca por uma monitorização hemodinâmica minimamente invasiva tem como grande benefício a possibilidade de associar os parâmetros clínicos, que nem sempre expressam a realidade do quadro hemodinâmico, ao diagnóstico baseado em dados que podem ser obtidos à beira do leito e, assim, aumentar a confiança no tratamento instituído.

Essa busca incessante por um método de avaliação da hemodinâmica ideal vem proporcionando o surgimento de inúmeros métodos não invasivos. Além da confiabilidade, esses métodos devem fornecer dados de maneira contínua, capazes de sugerir alterações na terapêutica e produzir mudanças na evolução e no prognóstico do paciente crítico. Além disso, precisam ser de fácil manuseio pela equipe intensivista, e a instalação, o baixo custo e um baixo índice de complicações devem sempre ser considerados.

Os sistemas LiDCO®, PiCCO®, Vigileo/FloTrac® e NICO®, a ecocardiografia transtorácica e o doppler esofágico, além da bioimpedância torácica e da biorreactância elétrica, são métodos que representam a monitorização minimamente invasiva e tornaram-se ferramentas importantes no manejo do paciente crítico.

Essas novas técnicas, além de serem métodos menos invasivos para a obtenção da medida do DC, da pré-carga e da responsividade aos fluidos, apresentam adequada precisão e podem ser uma alternativa ao uso do cateter de artéria pulmonar.

Compete à equipe da unidade de terapia intensiva a escolha pelo melhor método e de qual paciente deve se beneficiar da monitorização minimamente invasiva, considerando-se o grau de experiência na obtenção e, principalmente, na interpretação dos dados encontrados.

Nesse contexto, vale destacar que o enfermeiro, enquanto membro da equipe de saúde, precisa conhecer e saber interpretar os dados, uma vez que participa diretamente do manejo do paciente grave e a partir das informações obtidas poderá planejar o cuidado de modo seguro e qualificado. Assim, é imprescindível uma equipe de enfermagem que faz uso de evidências clínicas e preocupa-se continuamente com seu preparo para o cuidado do paciente crítico.

REFERÊNCIAS BIBLIOGRÁFICAS

1. Alonso E, Ruiz J, E Aramendi, González-Otero D, Ruiz de Gauna S, Ayala L et al. Confiabilidade e precisão do sinal de impedância torácica para medir métricas de qualidade de ressuscitação cardiopulmonar. Ressuscitação 2015;88:28-34.
2. Brinkmann J, Jordan J, Tank J. A pilot study comparison of a new method for aortic pulse wave velocity measurements using transthoracic bioimpedance and thigh cuff oscillometry with the standard tonometric method. J Am Soc Hypertens 2015;9(4):293-8.
3. Casaroto E, Mohovic T, Pinto LM, Lara TR. Ecocardiografia à beira do leito em pacientes graves. Einstein 2015;13(4):644-6.
4. Charles CJ, Rademaker MT, Melton IC, Gutfinger D, Eigler NL, Qu F et al. Thoracic impedance measures tissue characteristics in the vicinity of the electrodes, not intervening lung water: implications for heart failure monitoring. J Clin Monit Comput 2015;29(1):65-76.
5. Coles NA, Hibberd M, Russell M, Love T, Ory D, Field TS et al. Potential impact of pulmonary artery catheter placement on short-term management decisions in the medical intensive care unit. Am Heart J 1993;126(4):815-9.
6. Connors AF Jr, McCaffree DR, Gray BA. Evaluation of right-heart catheterization in the critically ill patient without acute myocardial infarction. N Engl J Med 1983;308(5);263-7.
7. Craveiro N, Lopes BS, Ribeiro P, Castelo-Branco M. A case-control study to evaluate systemic vascular resistance in hypertensive patients with metabolic syndrome using very low current impedance cardiography. Rev Port Hipert Risc Cardiovas 2015;(46).
8. Dias FS, Rezende EAC, Mendes CL, Silva Jr JM, Sanches JL. Monitorização hemodinâmica em unidade de terapia intensiva: uma perspectiva do Brasil. Rev Bras Ter Intensiva 2014;26(4):360-6.
9. Edwards Critical Care Education. Guía rapida de cuidados cardiorespiratorios. Disponível em: http://ht.edwards.com/scin/edwards/es/sitecollectionimages/products/mininvasive/ewquickguide2edes.pdf. Acesso em: 05 abr 2016.
10. Hemodinânica à beira do leito (Serviço de Cirurgia Cardiovascular – Hospital Beneficência Portuguesa de São Paulo). Disponível em: http://geicpe.tripod.com/cirur_urct_hemodinamica.htm. Acesso em: 28 fev 2016.
11. Knobel E, Akamine N, Júnior CJF. SOCESP – Sociedade de Cardiologia do Estado de São Paulo. Disponível em: http://www.medicinaintensiva.com.br/swanganz1.htm. Acesso em: 20 fev 2016.

12. Mendes CL, Silva Jr. JM, Araújo FF, Gottardo P. Monitorização minimamente invasiva. In: Amib. Manual de Medicina Intensiva. São Paulo: Atheneu; 2014.
13. Mimoz O, Rauss A, Rekik N, Brun-Buisson C, Lemaire F, Brochard L. Pulmonary artery catheterization in critically ill patients: a prospective analysis of outcome changes associated with catheter-prompted changes in therapy. Crit Care Med 1994;22(4):573-9.
14. Ochagavia A, Baigorri F, Mesquida J, Ayuela JM, Ferrándiz A, García X et al. Hemodynamic monitoring in the critically patient. Recommendations of the Cardiological Intensive Care and CPR Working Group of the Spanish Society of Intensive Care and Coronary Units. Med Intensiva 2014;38(3):154-69.
15. Pina J. Unidade de Cuidados Intensivos. Disponível em: http://www.uninet.edu/cimc99/seminarios/pina/avances.htm. Acesso em: 20 fev 2016.
16. Porhomayon J, Zaddei G, Congello S, Nader ND. Applications of minimally invasive cardiac output monitors. IJEM 2012;5(18):1-9.
17. Pulsion medical. Train the trainer folder advanced hemodynamic monitoring. Disponível em: http://www.pulsion.com/fileadmin/pulsion_share/Education/Training/TraintheTrainer/TtT_US_MPI851405US_R00_101008_Complete.pdf. Acesso em: 3 mar 2016.
18. Recomendations of the cardiological intensive care and CPR working group of the Spanish Society of Intensive Care and Coronary Units. Med Intensiv 2014;38(3):154-69.
19. Santiago J, Monares E, Olvera C et al. Correlación entre la variabilidad de la presión de pulso y la presión de oclusión de la artéria pulmonar. Rev Asoc Mex Med Crit Ter Int 2011;25(2):5-65.
20. Silva W. Monitorização hemodinâmica no paciente critico. Revista HUPE 2013;12(3):57-65.
21. Steingrub JS, Celoria G, Vickers-Lahti M, Teres D, Bria W. Therapeutic impact of pulmonary artery catheterization in a medical/surgical ICU. Chest 1991;99(6):1451-5.
22. Tereno VB, Feliciano J, Soares R, Toste A, Ferreira F, Hamad H et al. Fluido torácico total – um possível determinante da eficácia ventilatória em doentes com insuficiência cardíaca. Rev Port Cardiol 2011;30:711-6.
23. Villacorta H, Albuquerque DC. Cardiografia por bioimpedância transtorácica: uma nova abordagem no manuseio de pacientes com insuficiência cardíaca. Rev SOCERJ – nov/dez 2006.
24. Vivas M, Saboya S, Patiño M et al. Monitorización hemodinâmica: sistema PiCCO®. Enferm Intens 2008;19(3):132-40.
25. Wheeler AP, Bernard GR, Thompson BT, Schoenfeld D, Wiedemann HP et al. Pulmonary-artery versus central venous catheter to guide treatment of acute lung injury. N Engl J Med 2006;354(21):2213-24.

BIBLIOGRAFIA

Harvey S, Harrison DA, Singer M, Ashcroft J, Jones CM, Elbourne D et al. Assessment of the clinical e ectiveness of pulmonary artery catheters in management of patients in intensive care (PAC-Man): a randomised controlled trial. Lancet 2005;366(9484):472-7.

Capítulo 44

Acessos vasculares periféricos guiados por ultrassonografia

Mariana Torre

INTRODUÇÃO

Todo paciente crítico requer um acesso venoso; provavelmente a maioria deles conta com um acesso central que, como já sabemos, não está isento de riscos. As bacteremias associadas a cateteres centrais constituem um problema que ocupa a atenção no mundo inteiro. Em quase todos os pacotes de prevenção conhecidos, inclusive por recomendação do Centro de Controle e Prevenção de Doenças dos Estados Unidos (CDC), aparece o tópico: "reavaliar diariamente a necessidade dos cateteres venosos centrais (CVC)", tendo-se observado que o uso de CVC está cada vez mais estendido, talvez de forma injustificada.[1-3] Às infecções somam-se outras implicações frequentes: tentativas frustradas, pneumotórax, perda do fio-guia etc.; portanto, o critério de escolha dos CVC deve ser cuidadoso.

Os acessos periféricos de bom calibre, em contrapartida, são aptos para praticamente todos os tipos de infusão (salvo a nutrição parenteral e algumas soluções hiperosmolares), suportam fluxo alto, praticamente não têm complicações infecciosas e sua colocação é muito mais simples. Utilizam-se referências anatômicas tradicionais e os vasos são identificados por palpação e/ou visualização. Entretanto, obter um acesso venoso periférico muitas vezes é impossível, dada a dificuldade apresentada pelo estado do paciente e suas comorbidades: obesidade, edemas, hematomas por múltiplas punções, estados de desidratação, hipotensão, presença de fístulas arteriovenosas, doenças crônicas, abuso de substâncias intravenosas, entre outras situações frequentes.[2,4,5]

As vantagens da colocação de acessos venosos periféricos por ultrassonografia (US) foram amplamente documentadas: tempos de colocação similares aos acessos tradicionais, acesso a vasos profundos de maior calibre, taxa insignificante de infecções na colocação, menor risco de flebite, exigência mínima de treinamento (com programas de carga horária de 2 horas). Keyes et al., em 1999, mostraram uma taxa de sucesso de 91% na canulação da veia basílica e braquial profunda guiada por ultrassonografia (US).[6] Em 2005, Constantino et al. demonstraram 97% de êxito quando utilizaram guia ultrassonográfico em comparação com 33% de êxito com a técnica tradicional.[4] Essas observações sugerem que a US é de grande ajuda para a colocação de vias vasculares periféricas em pacientes com acessos difíceis.[4]

REFERÊNCIAS ANATÔMICAS

O primeiro passo consiste em ter clara a anatomia; os acessos periféricos preferidos localizam-se quase sempre nos membros superiores porque estão mais acessíveis e apresentam menos complicações de caráter técnico (acessibilidade às vias, manejo, mobilidade, controle).[5]

Nos membros superiores encontram-se dois sistemas de veias: as superficiais e as profundas. As superficiais se localizam entre a fáscia superficial e o tecido celular subcutâneo, enquanto as profundas acompanham as artérias (Figura 1A). Existem, em geral, duas veias para cada artéria profunda, o que permite que o sangue se desloque pelo movimento pulsátil das artérias e da bomba muscular (Figura 1B).

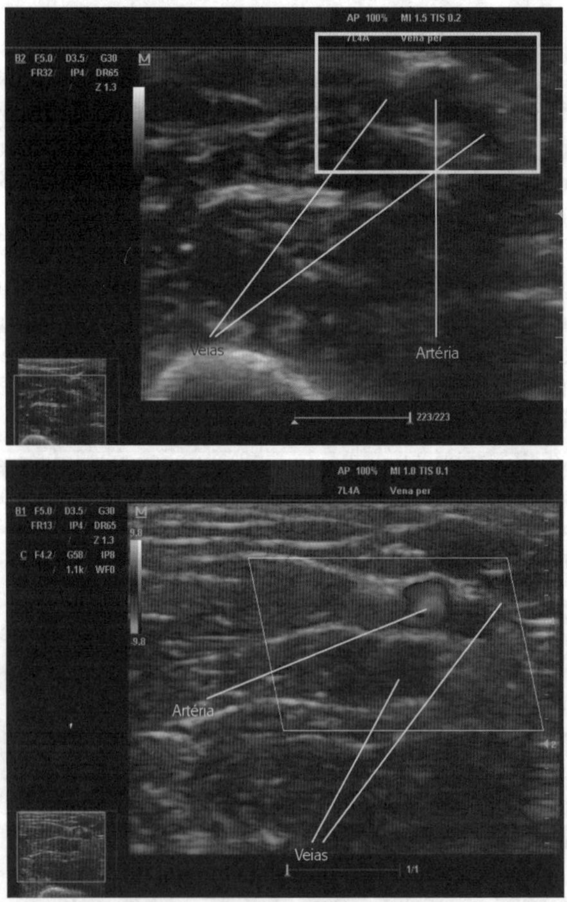

A

B

Figura 1 A: veias basílica profunda e umeral em volta da artéria umeral. B: veias basílica profunda e umeral junto à artéria umeral.

As veias superficiais se originam nos plexos venosos da mão; a veia cefálica e a veia basílica originam-se no plexo venoso dorsal da mão, e a veia mediana no arco venoso palmar. A cefálica se localiza na lateral externa no membro superior, enquanto a basílica é mais medial, até desembocar na veia axilar. A veia mediana situa-se entre as anteriores e bifurca-se nos ramos mediano cefálico e mediano basílico na altura da fossa antecubital (Figura 2). As veias digitais desembocam nas veias profundas radial e cubital, e estas continuam como veias braquiais que desembocam na veia axilar, que, por sua vez, desemboca na veia subclávia.

Com frequência, as veias braquiais localizam-se próximo à artéria braquial. Diferenciar veias de artérias por US é um padrão de prática: ao pressionar levemente o transdutor, veremos que as veias colapsam e as artérias não. Outro método de diferenciação é a utilização de Doppler colorido, que possibilita ver o fluxo pulsátil nas artérias, que não está presente nas veias. O nervo braquial também se encontra próximo, portanto, deverá ser identificado. As veias do plano médio (basílica e cefálica) são elegíveis por encontrarem-se a uma distância maior da artéria umeral, além de serem mais facilmente identificáveis, embora não sejam visíveis nem palpáveis e ainda estejam sob tecido adiposo abundante ou celular subcutâneo grosso. Por essas razões, esses vasos são a escolha para acessos vasculares periféricos, incluindo cateteres centrais de inserção periférica (CCIP).[6]

ASPECTOS TÉCNICOS

Com base em modelos preditivos de êxito, os vasos de maior calibre e com profundidade menor que 1,6 cm são os que mostram maior porcentagem de resultado satisfatório nas estatísticas. Todavia, as características do paciente não foram associadas com a predição de êxito e, por isso, recomenda-se que nos baseemos na imagem ecográfica e não no que nos pareça à simples vista.[7,8]

Panebianco et al. observaram que os vasos de maior diâmetro e de profundidade menor que 1,6 cm se relacionam com porcentagem maior de êxito (Tabela 1).[9] Isso é consistente com o fato de que os vasos mais profundos (>1,5 cm) não são alcançados pelos cateteres-

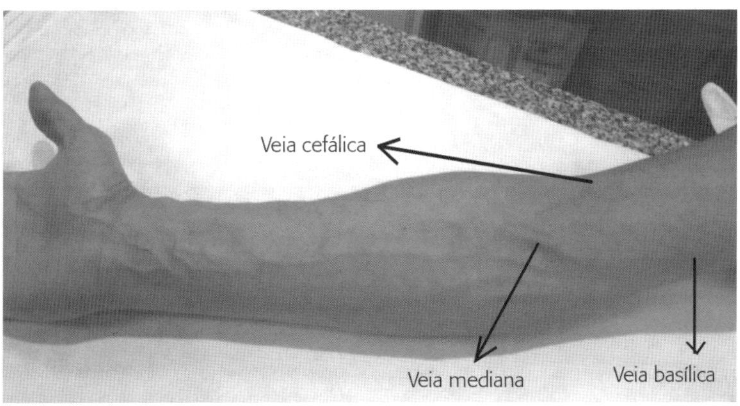

Figura 2 Anatomia venosa superficial do membro superior.

-padrão mais longos, o que responde a uma questão trigonométrica: se o vaso se encontra a 16 mm de profundidade, e acessamos a veia em um ângulo de 45°, então necessitaríamos de um cateter de, pelo menos, 23 mm de comprimento. A um ângulo de 30°, o cateter deve ter 32 mm de comprimento. Com isso, concluímos que os cateteres mais aptos para essa técnica em adultos são os 20 G (32 mm de comprimento, 1,1 mm de diâmetro e 65 mL/min de fluxo) e os 18 G (45 mm de comprimento, 1,3 mm de diâmetro e 100 mL/min de fluxo).

O paciente deve estar em decúbito dorsal, com o membro superior ligeiramente abduzido e rodado lateralmente para facilitar o acesso ao plano medial do braço. Utiliza-se um torniquete, como na técnica tradicional, e a pele deve ser desinfetada com antisséptico. Devem-se observar as precauções de biossegurança padronizadas todo o tempo.

O transdutor para essa técnica deve ser linear entre 6 e 13 MHz (Figura 3). A profundidade, a direção e o calibre das veias periféricas devem ser estabelecidos antes da canulação (Figura 4), utilizando o eixo transversal.

Antes da punção, deve-se verificar se o vaso é apto para canulação. Uma vez individualizado, deve-se observar o lúmen livre, depois ativa-se o Doppler colorido e deve-se observar o fluxo venoso (Figura 5). A seguir, comprime-se suavemente o transdutor contra a pele para verificar se se encontra uma veia e não uma artéria (quase sempre as veias se comprimem; as artérias, não). Deve-se localizar o vaso escolhido fazendo-o coincidir com a marca central do transdutor, assim se verá no centro da tela. A seguir, gira-se suavemente o transdutor 90° em sentido horário (sempre fazendo coincidir a marca de referência), para poder visualizar o eixo longitudinal; dessa maneira, é possível observar a veia em todo o seu trajeto (Figura 6). A canulação intravenosa deve ser efetuada sob o

Tabela 1 Porcentagem de êxito em cateteres implantados guiados por ecografia, de acordo com a profundidade e o diâmetro

Diâmetro (cm)	Porcentagem de êxito
≤0,3	56%
>0,3-0,4	64%
>0,4-0,5	62%
>0,5-0,6	85%
≥0,6	92%
Profundidade (cm)	
≤0,2	67%
>0,2-0,4	64%
>0,4-0,6	71%
>0,6-0,8	63%
>0,8-1,0	67%
>1,0-1,2	61%
>1,2-1,4	77%
>1,4-1,6	67%
>1,6	0%

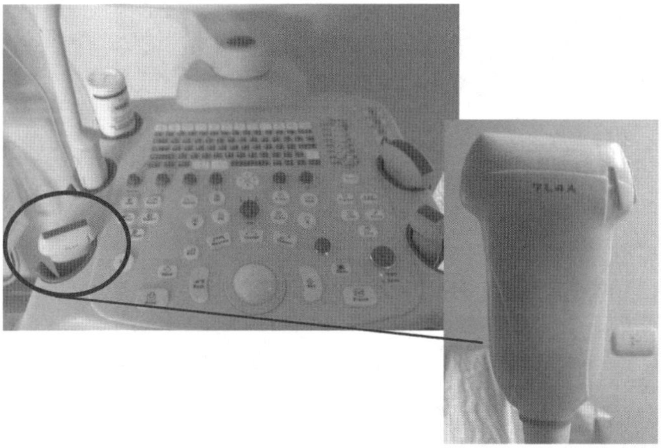

Figura 3 Transdutor linear de alta frequência, 5-13 MHz.

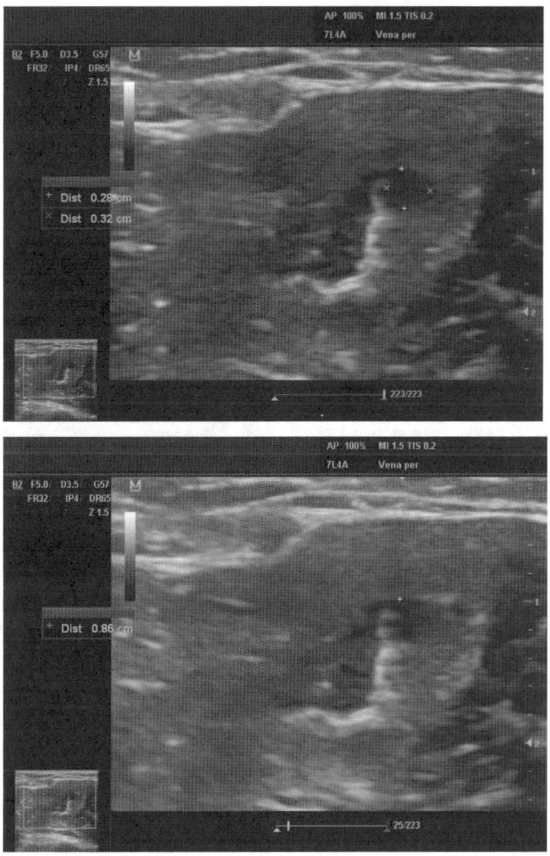

A

B

Figura 4 A: cálculo do calibre da veia cefálica no plano transverso. Observam-se as marcas (+ y x) com que o ultrassonógrafo calcula os diâmetros do lúmen. Calibres menores que 0,3 cm estão associados a menor porcentagem de êxito. B: cálculo da distância à superfície da veia cefálica no eixo transversal. Observam-se as marcas (+) com que o ultrassonógrafo calcula a distância em centímetros. Distâncias maiores que 1,6 cm da superfície estão associadas a resultados insatisfatórios.

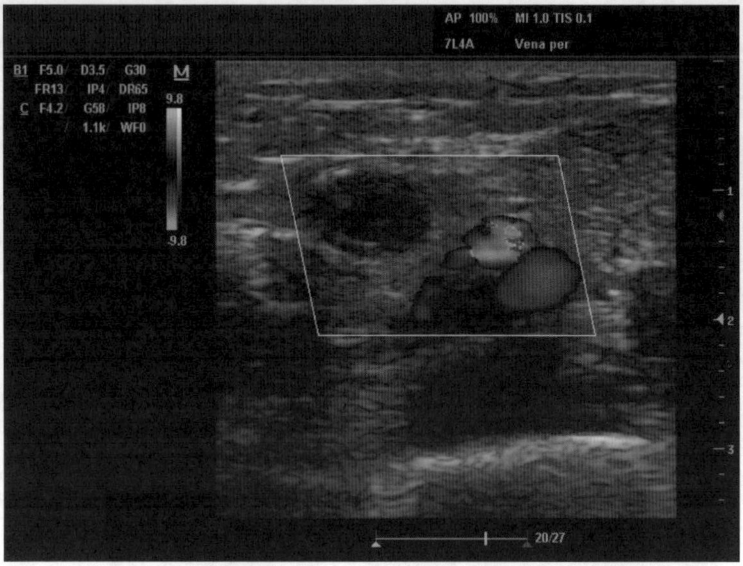

Figura 5 Doppler colorido da artéria e de veias umerais (profundas); observa-se a veia cefálica trombosada em seu interior, sem captura de Doppler colorido.

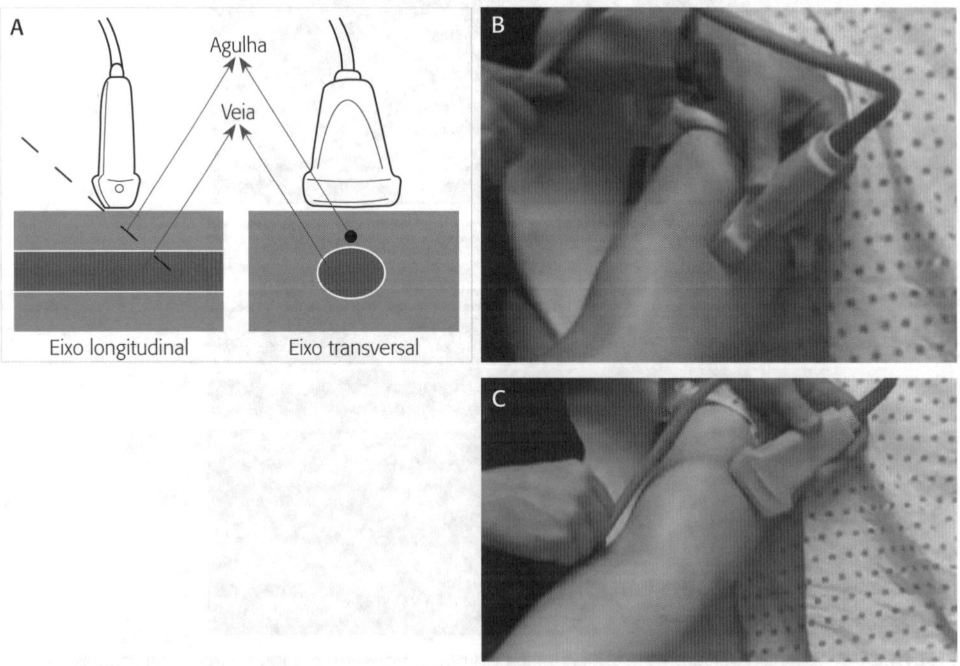

Figura 6 A: eixos longitudinal e transversal segundo a orientação do transdutor e vista esquemática de ultrassonografia. Observa-se o ângulo de entrada da agulha e a coincidência com a marca de referência do transdutor. B: orientação do transdutor para a vista do eixo longitudinal. C: orientação do transdutor para a vista do eixo transversal.

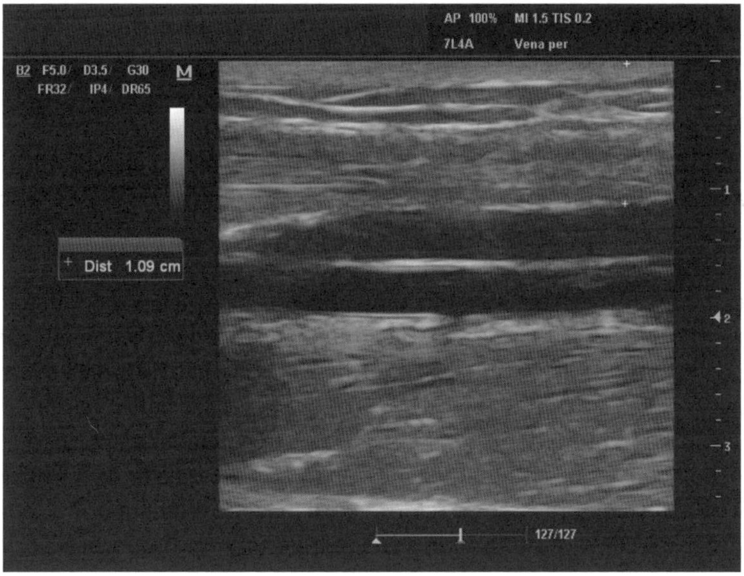

Figura 7 Vista ultrassonográfica de veia e artéria umerais no eixo longitudinal.

guia ultrassonográfico em tempo real, utilizando a aproximação longitudinal (Figura 7), para que se possa visualizar a agulha penetrando a veia. Entretanto, não existe consenso acerca da orientação da aproximação (longitudinal ou transversal), já que ambas as aproximações têm as mesmas chances de sucesso.[9,10]

Sempre antes da punção e tendo mudado a projeção do eixo, será comprovado o fluxo em Doppler colorido para verificar a posição da veia (Figura 8).

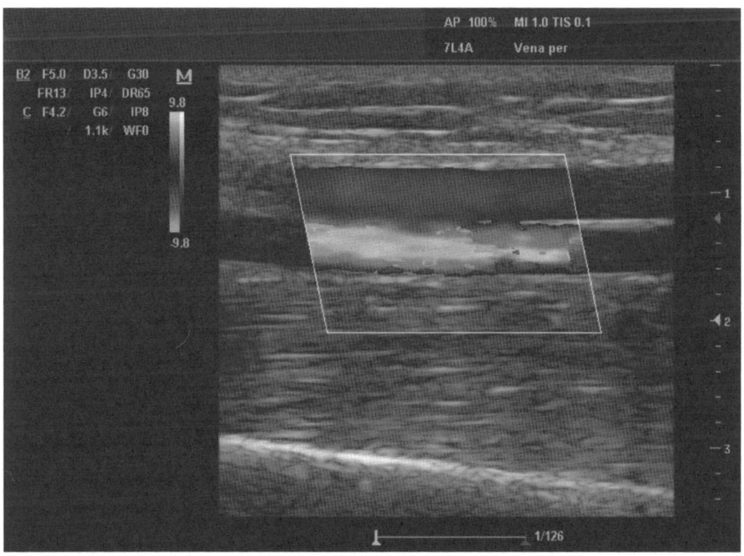

Figura 8 Vista ultrassonográfica de Doppler colorido de veia e artéria umerais no eixo longitudinal.

A agulha penetrará a pele adjacente ao transdutor, coincidentemente com a marca de referência central (centro da tela), em um ângulo de 45º (Figura 9). Pode-se observar a agulha avançar na tela. Se houver dificuldade para a observação, pode-se mover o cateter suavemente para ajudar a localizá-la na tela. Avança-se suavemente o cateter, considerando a profundidade. Logo será possível observar a ponta da agulha penetrando a parede da veia, ainda sem ter o retorno sanguíneo, o que ocorrerá poucos segundos depois (Figura 10). É aí que se detém o progresso da agulha e se avança com o cateter. No caso dos CCIP, é nesse momento que se começa a introduzir o cateter.

Às vezes, pode ser visualizada a ponta da agulha metálica penetrar na veia, sem, contudo, haver retorno. Neste caso, não se deve avançar o cateter, já que é frequente que o bisel ou a ponta da agulha se encontre no espaço endotelial do vaso e não no lúmen. Nessa situação, ao fazer uma pressão suave pode-se atravessar e ali será vista a agulha nitidamente dentro do vaso e então será obtido retorno. Deve-se ter extremo cuidado para não atravessar o vaso. Nesse momento, avançamos o cateter e o conectamos a uma linha de infusão padrão. Uma vez conectado, comprovamos o retorno posicionando a linha por baixo do nível do braço. A fixação e o curativo posteriores se realizarão conforme as normas do serviço.[11,12]

CONSIDERAÇÕES FINAIS

Os cateteres venosos inseridos por guia ultrassonográfico representam um grande desafio para os profissionais de enfermagem das unidades críticas, entretanto, acarretam numerosas vantagens para os pacientes com acessos venosos difíceis.

Os acessos venosos periféricos guiados por US requerem menor número de tentativas que as vias-padrão, não representam tempo maior para sua colocação nem maior número de complicações infecciosas, além de terem demonstrado proporcionar mais conforto para os pacientes.

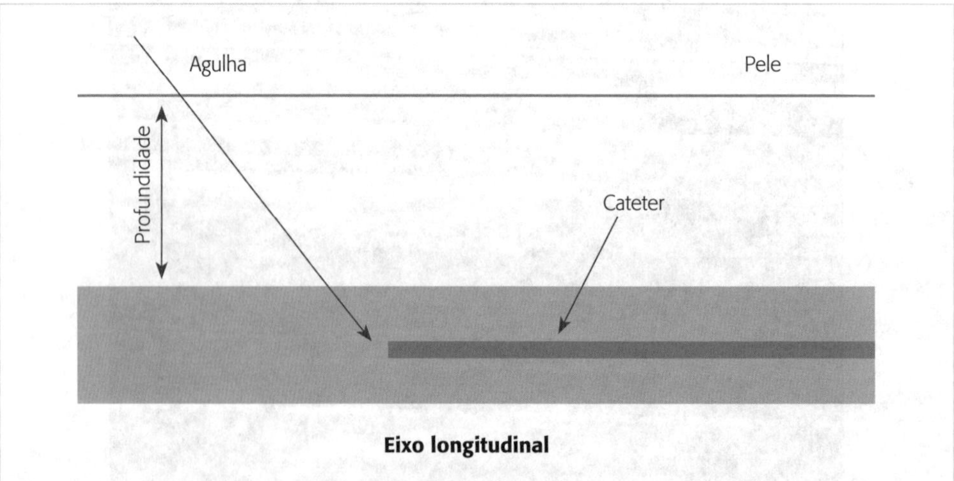

Figura 9 Vista esquemática do eixo longitudinal. Observa-se o ângulo de entrada da agulha e o sentido do avanço do cateter.

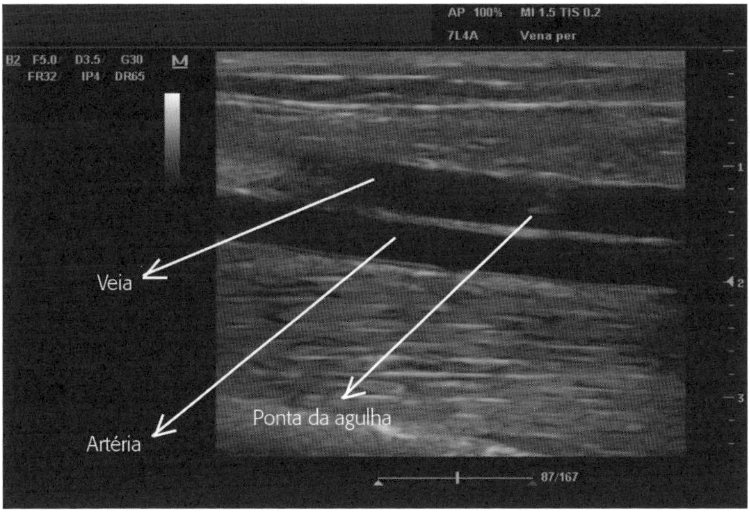

Figura 10 Plano longitudinal. Vista da ponta da agulha penetrando o lúmen venoso.

REFERÊNCIAS BIBLIOGRÁFICAS

1. Adhikari S, Blaivas M, Morrison D, Lander L. Comparison of infection rates among ultrasong-guided versus traditionally placed peripheral intravenous lines. J Ultrasound Med 2010;29:741-47.
2. Blaivas M, Brannam L, Fernandez E. Short-axis versus long-axis approaches for teaching ultrasound-guided vascular access on a new inanimate model. Acad Emerg Med 2003;10:1307-11.
3. Brannan L, Blaivas M, Lyon M, Flake M. Emergency nurses' utilization of ultrasound guidance for placement of peripheral intravenous lines in difficult-access patients. Acad Emerg Med. 2004;11:1361-3.
4. Constantino TG, Parikh AK, Satz WA, Fojtik JP. Ultrasonography-guided peripheral intravenous access versus traditional approaches in patients with difficult intravenous access. Ann Emerg Med 2005;46:456-61.
5. Heinrichs J, Fritze Z, Vendermeer B, Klassen T, Curtis S. Ultrasonographically guided peripheral intravenous cannulation of children and adults: a systematic review and meta-analysis. Ann Emerg Med 2013;61(4):444-54.e1.
6. Keyes LE, Frazee BW, Snoey ER, Simon BC, Christy D. Ultrasound guided brachial and basilica vein cannulation in emergency department patients with difficult intravenous access. Ann Emerg Med 1999;34:711-4.
7. Maecken T, Grau T. Ultrasound imaging in vascular access. Crit Care Med 2007;35(5 Suppl):S178-85.
8. Mills CN, Liebmann O, Stone MB, Frazee BW. Ultrasonographically guided insertion of a 15-cm catheter into the deep brachial or basilica vein in patients with difficult intravenous access. Ann Emerg Med 2007;50:69-72.
9. Panebianco N, Fredette J, Szyld D, Sagalyn E, Pines J, Dean A. What you see (sonographically) is what you get: vein and patient characteristics associated with successful ultrasound-guided peripheral intravenous placement in patients with difficult access. Acad Emerg Med 2009;16:1298-303.
10. Resnick JR, Cydulka RK, Donato J, Jones RA, Werner SL. Success of ultrasound-guided peripheral intravenous access with skin marking. Acad Emerg Med 2008;15:723-30.
11. Resnick J, Cydulka R, Jones R. Comparison of two transducers for ultrasound-guided vascular access in long axis. J Emerg Med 2007;33:273-6.
12. Stein J, George B, River G, Hebig A, McDermott D. Ultrasonographically guided peripheral intravenous cannulation in emergency department patients with difficult intravenous access: a randomized trial. Ann Emerg Med 2004;54:33-40.

Capítulo 45

Dispositivos invasivos

José Melquiades Ramalho Neto

INTRODUÇÃO

Ao longo dos anos, a enfermagem em terapia intensiva integrou diversos recursos e inovações tecnológicas de forma consistente, correta e segura ao sistema de cuidado, bem como alicerçou a sua prática nos conhecimentos científico, legal e ético. Nesse contexto, marcado por alto grau de incorporação tecnológica, os enfermeiros foram constantemente instigados para evoluírem suas habilidades interpessoais e intelectuais, tendo em vista que os pacientes em estado grave apresentam curso clínico altamente instável, com elevado risco de morte, e por isso demandam uma cuidadosa monitorização e controle das suas funções vitais por parte de toda a equipe multiprofissional.[1,2]

Assim, a imperiosa necessidade de planejar e implementar ações no âmbito da unidade de terapia intensiva (UTI), gradativamente, conduziu à execução de procedimentos invasivos, com destaque para o emprego de vias aéreas artificiais; o tamponamento esofagogástrico com as sondas especiais de Sengstaken-Blakemore; o uso de sondas nasogástricas, nasoentéricas e de drenagem vesical; a inserção de drenos torácicos e mediastinais; bem como a implantação e o manejo de cateteres, a exemplo do cateter venoso central de curta permanência, do cateter central de inserção periférica, do cateter intra-arterial e de artéria pulmonar, além do cateter para monitorização da pressão intracraniana.[3-5]

VIAS AÉREAS ARTIFICIAIS

Em situações clínicas que cursam com insuficiência respiratória aguda ou crônica agudizada, uma via aérea artificial (tubo endotraqueal nasal e oral, tubo de traqueostomia), com adequado suporte ventilatório invasivo, otimiza a troca gasosa à medida que se mantém a ventilação alveolar e a administração de oxigênio em pacientes que não mais conseguem respirar satisfatoriamente e de forma espontânea.[6]

A crescente necessidade de manter as vias aéreas livres e eficientes culminou com a implementação da prática médica de acesso especial ao trato respiratório, por meio de tubos endotraqueais, os quais possuem em sua extremidade proximal um conector-padrão de 15 mm, que permite o acoplamento de circuitos do ventilador mecânico (VM), sistemas fechados de aspiração, adaptadores articulados ou reanimadores manuais, estando disponíveis em vários tamanhos e comprimentos com uma linha lateral radiopaca que ajuda a determinar radiograficamente a sua posição, além de marcadores de referência em centímetros, que auxiliam na identificação do seu posicionamento.[7]

Atualmente, a maioria desses dispositivos ventilatórios conta com um balonete (*cuff*) que proporciona vedação entre o tubo e a mucosa traqueal, facilitando a ventilação com pressão positiva e prevenindo que secreções da própria via aérea, ou do trato gastrintestinal, sejam aspiradas. Todavia, para se garantir uma adequada insuflação sem hiperinsuflação, a técnica de mínimo volume oclusivo ressalta que o balonete seja insuflado continuamente até o instante em que sele as vias aéreas do paciente e evite o vazamento de ar, devendo o profissional registrar essa quantidade de ar instilado, capaz de garantir uma pressão de 18-22 mmHg ou 25-30 cmH_2O, tendo em vista que pressões de insuflação menores favorecem a ocorrência de microaspirações e subsequente pneumonia associada à ventilação mecânica.[8]

A escolha do tipo de dispositivo e da via de acesso deve levar em consideração o paciente e a condição de sua patologia clínica ou traumática, sendo a intubação orotraqueal a mais empregada nas unidades de cuidados intensivos, com tamanhos de tubo que variam de 7-9 mm de diâmetro interno nos indivíduos adultos, havendo a possibilidade de padronizar diâmetros de 7-8 mm para mulheres e 8-9 mm para homens.[9] Ademais, o sucesso do manejo das vias aéreas é influenciado pelo posicionamento ideal do paciente grave que, mesmo nas mais adversas circunstâncias do cuidado, busca fazer coincidir os três eixos cefálicos (oral, faríngeo e laríngeo); favorecer adequadas técnicas de ventilação; promover a realização da laringoscopia ótima com subsequente inserção do tubo na traqueia, passando pelas cordas vocais e estando 2-4 cm acima da carina.[10]

A ausculta de murmúrio vesicular bilateral e a ausência de sons respiratórios em epigástrio preliminarmente confirmam a colocação bem-sucedida do tubo, fixado com uma fita ou dispositivo especial de fixação que o mantenha na sua devida posição, devendo ser realizada uma radiografia do tórax para ratificar o sucesso do procedimento. Entretanto, o padrão-ouro consiste, ainda, na visualização direta da colocação do tubo pelas cordas vocais, assim como na detecção e no monitoramento inicial do dióxido de carbono por meio de dispositivos colorimétrico (mudança de cor), capnométrico (numérico em *display*) ou capnográfico (*display* numérico com registro de forma de onda).[11]

A traqueostomia caracteriza um procedimento cirúrgico convencional ou percutâneo, havendo, neste último, a necessidade de broncoscopia. Está indicada para possibilitar um acesso definitivo às vias aéreas inferiores diante de uma contraindicação absoluta à intubação traqueal; da necessidade prevista de suporte ventilatório prolongado, antecedendo o tempo habitual de 14 dias pós-intubação para sua realização; da necessidade de manuseio mais efetivo de pacientes portadores de desmame difícil da ventilação mecânica; e diante da presumida facilidade de higiene brônquica à beira do leito que, nessas condições, também favorece uma disponibilidade maior de opções de alimentação e de comunicação para os pacientes com esse tipo de prótese, quando comparados àqueles em uso de tubos endotraqueais.[12]

A remoção de secreções pulmonares diante de uma via aérea artificial implica aspiração endotraqueal periódica por meio de um método aberto ou fechado. Na aspiração aberta, o tubo endotraqueal é desconectado do ventilador mecânico ou fonte de oxigênio e uma sonda é inserida cada vez que o paciente requer a intervenção. O método fechado, por sua vez, refere-se a um cateter em um sistema fechado que permanece ligado ao circuito do ventilador, permitindo sua inserção periódica no tubo endotraqueal sem desconectar o paciente da máquina, ficando a sonda retida em um dispositivo plástico após a aspiração enquanto aguarda novo procedimento para retirada de secreção.[12]

A Tabela 1 apresenta as recomendações para o uso das técnicas aberta e fechada diante das diversas situações clínicas.

A necessidade de aspiração endotraqueal é determinada por uma variedade de sinais e sintomas clínicos, como tosse ou secreções visíveis na prótese ventilatória; diminuição dos níveis de oxigênio arterial (SaO_2) ou da saturação parcial de oxigênio (SpO_2); dificuldade respiratória do paciente ou presença de respiração ruidosa; aumento da pressão inspiratória no ventilador; e/ou presença de ruídos adventícios (roncos, estertores bolhosos) à ausculta do tórax. Ao longo do procedimento de aspiração, é oportuno monitorizar frequência e ritmo cardíacos, oximetria de pulso, frequência respiratória, pressão arterial, pressão intracraniana, além de outras respostas subjetivas do paciente, atentando-se para que o cuidado da aspiração jamais se transforme em um esquema de rotina.[13]

Outro cuidado bastante pertinente é a prevenção da extubação não planejada, compreendida como a retirada prematura do dispositivo ventilatório pela ação do paciente (autoextubação) ou, ainda, pela remoção não planejada e não intencional desse dispositivo, seja ele tubo endotraqueal ou traqueostomia, durante o curso da internação e a manipulação do paciente grave na unidade de cuidados críticos (extubação acidental). Esta,

Tabela 1 Indicações clínicas para o uso das técnicas de aspiração aberta e fechada

Método fechado	Método aberto
Frequência de aspiração a cada hora ou menos	Pacientes intubados por menos de 24 horas
Grandes quantidades de secreções	Secreções em quantidade pequena a moderada
Altos níveis de PEEP (>10 cmH_2O)	Frequência de aspiração a cada 2 horas
Alta FiO_2 (>0,80)	
Dessaturação periférica ou presença de comprometimento hemodinâmico durante a aspiração	
Infecções respiratórias transmissíveis	
Sangue nas secreções	

Fonte: Chulay e Burns (2012).[8]

por sua vez, ocorre em razão da agitação psicomotora do paciente, falta de adequada sedação, inadequada fixação do dispositivo ventilatório, *cuff* do tubo orotraqueal furado ou vazio, tração ou peso excessivo dos acessórios do ventilador mecânico, bem como em decorrência do manuseio inadequado do paciente pela equipe multiprofissional, caracterizando um evento adverso do cuidado.[14]

No tocante ao manejo das vias aéreas artificiais e à ocorrência de eventos iatrogênicos na UTI, os momentos dos cuidados de enfermagem que potencializam a supracitada extubação acidental e o risco de morte compreendem o banho no leito, a mudança de decúbito, o transporte intra ou inter-hospitalar, o preparo do paciente para procedimentos diagnósticos no leito e a troca de fixação do dispositivo ventilatório, requerendo a implementação de ações preventivas durante o manuseio do paciente grave, conforme mostra a Tabela 2.

Tabela 2 Protocolo de cuidados de enfermagem na prevenção da extubação acidental

Momento do cuidado de enfermagem	Ações preventivas da extubação acidental
Banho no leito	▪ Avaliar o estado geral do paciente antes do banho no leito. ▪ Checar nível de sedação e analgesia. ▪ Investigar nível de consciência e colaboração da pele para, quando possível, garantir um meio efetivo de comunicação. ▪ Aproximar o ventilador mecânico (VM) do leito. ▪ Checar a fixação e a estabilidade do dispositivo ventilatório. ▪ Verificar a pressão do *cuff*, mantendo-o insuflado com o volume mínimo de oclusão. ▪ Manter o tubo apoiado por um dos membros da equipe, diferente do executor da técnica do banho. ▪ Retirar o posicionador de cabeça e colocar o paciente em decúbito dorsal com a cabeça e os ombros na extremidade superior do leito. ▪ Confeccionar um funil com cobertor sob a cabeça do paciente, para quando for realizar a higiene do couro cabeludo e cabeça; elevar a cabeça para lavar e enxaguar a nuca e parte posterior; em seguida, elevar a cabeça apoiando em toalha seca após enxágue. ▪ Mobilizar o dispositivo ventilatório com cuidado para a limpeza da cavidade oral com solução de clorexidina 0,12%, e sempre auxiliado por outro colega. ▪ Soltar o circuito do VM do suporte ou manter as traqueias do respirador apoiadas, com uma margem de segurança, durante a higiene do corpo; mudar o paciente para o decúbito lateral em que se encontra o VM para higiene do dorso e glúteos; quando necessário, mudar o paciente para o outro lado a fim de completar a higiene dorsal.

(continua)

Tabela 2 Protocolo de cuidados de enfermagem na prevenção da extubação acidental *(continuação)*

Momento do cuidado de enfermagem	Ações preventivas da extubação acidental
Mudança de decúbito	▪ Investigar nível de consciência e colaboração do paciente para, quando possível, garantir um meio efetivo de comunicação. ▪ Checar a fixação e a estabilidade do dispositivo ventilatório. ▪ Aproximar o VM do leito do paciente. ▪ Soltar os circuitos do VM do suporte. ▪ Abaixar a cabeceira. ▪ Apoiar as traqueias do VM no próprio braço do colaborador. ▪ Elevar o paciente no leito e, nesse momento, manter os olhos no dispositivo ventilatório. ▪ Evitar o tracionamento do dispositivo ventilatório com os circuitos do VM durante o manuseio do paciente. ▪ Lateralizar o paciente em 30°, mantendo a cabeça apoiada no posicionador. ▪ Elevar o mais precocemente a cabeceira. ▪ Fixar os circuitos no suporte do VM com folga para que, caso ocorra deslocamento do paciente no leito, o dispositivo ventilatório não sofra tração do circuito. ▪ Atentar para que as traqueias do VM não fiquem presas às grades laterais da cama. ▪ Promover adequada contenção física, quando indicada.
Transporte do paciente	▪ Investigar nível de consciência e colaboração do paciente para, quando possível, garantir um meio efetivo de comunicação. ▪ Garantir adequada sedação e/ou analgesia pré-transporte conforme os protocolos clínicos da unidade. ▪ Realizar transferência do paciente do leito para a maca com o auxílio de pelo menos três funcionários. ▪ Fixar e pinçar o cateter vesical, além de fixar os drenos e pinçar aqueles que não apresentem fuga aérea. ▪ Reduzir ao máximo o número de bombas infusoras. ▪ Checar a fixação e posição do dispositivo ventilatório, adaptando ao leito o respirador de transporte, o reanimador de Muller ou o dispositivo bolsa-válvula juntamente com o torpedo de oxigênio. ▪ Transferir todos os sistemas de monitorização para o monitor da UTI de imediato e trocar o respirador de transporte, o reanimador de Muller ou o dispositivo bolsa-válvula pelo VM do setor, avaliando a adaptação do paciente por 5 minutos. ▪ Simular a entrada do paciente no aparelho de ressonância ou tomografia, se for realizar um exame de imagem, para se ter a ideia exata da necessidade do comprimento das traqueias do respirador dentro desses aparelhos.

(continua)

Tabela 2 Protocolo de cuidados de enfermagem na prevenção da extubação acidental *(continuação)*

Momento do cuidado de enfermagem	Ações preventivas da extubação acidental
Procedimentos no leito	▪ Checar nível de sedação e analgesia. ▪ Investigar nível de consciência e colaboração, garantindo um meio efetivo de comunicação. ▪ Checar a fixação e a estabilidade do dispositivo ventilatório. ▪ Aproximar o VM do leito do paciente. ▪ Evitar o tracionamento do dispositivo ventilatório com os circuitos do VM durante o posicionamento do paciente para exames diagnósticos, como radiografia de tórax, broncoscopia, endoscopia digestiva alta e baixa, toracocentese, toracotomia, dentre outros.
Troca de fixação	▪ Checar nível de sedação e colaboração do paciente e, quando necessário, pedir ajuda para manter o tubo estabilizado. ▪ Posicionar o paciente em decúbito dorsal elevado e avaliar a insuflação do *cuff*. ▪ Manter o guia do balonete lateralizado e visível. ▪ Retirar o dispositivo de fixação oral de tubo endotraqueal. Caso necessite do auxílio de tesoura ao se dispor de cadarço para fixação, tomar cuidado para não cortar o balonete piloto do *cuff*. ▪ Manter uma das mãos no tubo endotraqueal e esta apoiada no mento do paciente, com a finalidade de não perder o ponto de apoio durante o procedimento. ▪ Inspecionar a cavidade oral e promover adequada higiene com solução de clorexidina 0,12%, além de fazer retoque na barba, caso necessário. ▪ Limpar, secar e remover quaisquer resíduos oleosos da pele do paciente antes de aplicar um novo dispositivo de fixação oral de tubo endotraqueal. Ao refixar o tubo orotraqueal com cadarço, confeccionar uma trança para apoiá-la na metade do sulco nasolabial e, em seguida, passar as extremidades do cadarço por cima das orelhas, amarrando-as na bochecha e cortar o excedente. Já existem fixadores disponíveis no mercado, de fácil uso e manuseio. ▪ Respeitar o posicionamento centralizado do tubo orotraqueal e a sua numeração no nível da comissura labial do paciente.

Fonte: Ramalho Neto et al. (2014).[17]

SONDAS GÁSTRICAS E TRANSPILÓRICAS

Prerrogativa do cuidado de enfermagem, a sondagem gástrica consiste na inserção de uma sonda através do nariz ou da boca do paciente até o estômago, representando um método importante para o diagnóstico e o tratamento de lesões gastrintestinais e multissistêmicas.[15] Já a sondagem transpilórica caracteriza-se pela progressão da sonda até o duodeno, almejando-se que a sua ponta passe pelo piloro e progrida até a porção distal do duodeno ou, ainda, até a porção proximal do jejuno.

Essas sondas consistem em tubos de poliuretano ou silicone, de diversos calibres, comprimentos, número de lúmens e balões, devendo o enfermeiro participar ativamente na escolha do tipo ideal para o paciente de acordo, principalmente, com sua idade e indicação precisa da sondagem.[16] Usualmente, sondas menos calibrosas são indicadas unicamente para alimentação, enquanto as mais grossas podem ser empregadas para descomprimir o estômago, realizar lavagem, promover o esvaziamento gástrico de líquidos ou gases, controlar o sangramento gastrintestinal alto, monitorar o pH gástrico, como também podem ter o propósito de administrar medicamentos, alimentos e soluções.[17]

Assim, na prática assistencial, é preconizado que o enfermeiro utilize uma sonda de comprimento apropriado com o menor diâmetro possível para conforto do paciente e a redução do comprometimento do esfíncter esofágico inferior, evitando-se a ocorrência de refluxo e reduzindo, subsequentemente, os riscos de broncoaspiração e pneumonia. Vale ressaltar que sondas gástricas do tipo Levine apresentam calibres que variam de 4 a 24 Fr, enquanto sondas enterais do tipo Dobbhoff, tipicamente mais finas e mais longas, exibem um diâmetro de 8 a 14 Fr, possuem um fio-guia para facilitar a sua introdução e apresentam um conector em Y na extremidade proximal que permite a administração dos medicamentos e a irrigação sem interromper a alimentação por sonda.[16]

No tocante ao adequado suporte nutricional, é reconhecidamente benéfico o uso de sistemas de infusão fechado e acoplado a um equipo em bombas infusoras, devendo a via transpilórica ser escolhida quando houver grande risco de aspiração ou evidência de gastroparesia decorrente dos inúmeros fatores clínicos e cirúrgicos que afetam os pacientes críticos, como cirurgia abdominal, instabilidade hemodinâmica, distúrbios eletrolíticos e metabólicos, sobrecarga de volume, uso de drogas vasoativas, dentre outros. Nesse contexto, sondas nasoenterais são bastante empregadas na maioria das populações de pacientes críticos, sendo prudente a confirmação da sua correta posição por meio de radiografia de tórax e abdome antes de iniciar a alimentação, a menos que tais sondas tenham sido inseridas cirurgicamente, por endoscopia ou sob fluoroscopia.[18]

Ademais, existem sondas especiais em que um tamponamento esofagogástrico com balão é reservado ao tratamento compressivo de hemorragias graves por varizes, com destaque para a sonda de Sengstaken-Blakemore, que possui dois balões, um para o estômago e outro para o esôfago, além de um lúmen distal para a drenagem gástrica, a qual deve ser inserida pelo menos 50 cm para se garantir a intubação do estômago. O balão gástrico é, então, insuflado de forma lenta com 250 a 300 mL de ar e uma tração suave é aplicada até que esse balão gástrico se adapte firmemente contra a cárdia do estômago, sendo importante a confirmação da sua posição por radiografia.[19]

Quando o sangramento continua, o balão esofágico é insuflado até chegar a uma pressão de 25 a 39 mmHg e mantido nessa pressão por 24 a 48 horas, monitorizando-se potenciais complicações que incluem a aspiração pulmonar, ruptura de esôfago, asfixia e erosão da parede esofágica ou gástrica. A aspiração orofaríngea frequente ou o uso de uma sonda nasogástrica acima do balão esofágico costumam ser recomendados para controlar as secreções orais e nasofaríngeas, bem como para prevenir a broncoaspiração. Entretanto, a sonda de tamponamento esofagogástrico Minnesota® dispensa tais ações pelo fato de ela apresentar, além dos lúmens usuais da sonda de Sengstaken-Blakemore, uma porta de sucção logo acima do balão esofágico, que promove a aspiração das secreções que potencialmente possam se acumular nessa região.[19]

SONDAS VESICAIS DE DEMORA

O cateterismo vesical consiste na introdução de uma sonda ou cateter na bexiga através da uretra ou por via suprapúbica, sendo considerado de alívio quando se objetiva unicamente o esvaziamento vesical, com a subsequente retirada da sonda; ou cateterismo de demora quando se almeja garantir a drenagem contínua da urina durante horas ou dias.[20]

Como um procedimento que possui finalidades terapêutica e diagnóstica, as principais indicações da sondagem vesical de demora consistem no controle rigoroso do volume urinário em pacientes clinicamente instáveis; durante cirurgias com tempo superior a 3 horas ou que exijam monitorização hemodinâmica avançada; em pós-operatórios de cirurgias urológicas ou ginecológicas perineais; nos casos de obstrução urinária crônica; em pacientes com distúrbios urodinâmicos neurogênicos (bexiga neurogênica); além de situações especiais, como naqueles pacientes que necessitam de irrigação vesical ou em algum paciente que se encontre em assistência paliativa na qual o cateterismo possa proporcionar melhor conforto.

No âmbito dos cuidados de enfermagem, percebe-se a predominância do emprego da sonda de Foley na maioria dos pacientes críticos, apresentando uma via larga para drenar a urina e outra para insuflar o balão que a mantém na bexiga. No entanto, uma sonda de demora de três vias (sonda de Owen) pode ser utilizada para também favorecer a irrigação da bexiga em pacientes com risco de obstrução urinária, sobretudo em pós-operatórios, hematúria ou piúria maciças. Tais calibres variam de 6 a 24 Fr, e seus respectivos coletores estéreis de sistema fechado exibem propriedades diversas conforme o fabricante, como a presença de válvulas antirrefluxo que minimizam a infecção retrógrada.[20]

Pacientes críticos são muito vulneráveis às infecções durante sua permanência na UTI, em razão do uso de múltiplos dispositivos invasivos e frequente presença de doenças debilitantes subjacentes, podendo aumentar o tempo de internação na unidade de cuidados intensivos, os custos da hospitalização e elevar significativamente as taxas de mortalidade. As infecções do trato urinário são as mais encontradas em terapia intensiva e constituem importante fonte de patógenos multirresistentes, como *Escherichia coli, Klebsiella pneumoniae, Pseudomonas aeruginosa, Proteus* e *Candida* sp, sendo imperativo que a equipe multiprofissional avalie e discuta diariamente a necessidade de permanência de dispositivos como o cateter urinário, bem como compreenda os processos que contribuem para essas infecções e o valioso papel de cada um na prevenção desse evento adverso.[21]

DRENOS TORÁCICOS

Os drenos torácicos geralmente são usados em pacientes graves com a finalidade de drenar ar, sangue ou fluido do espaço pleural (drenos pleurais) ou do mediastino (drenos mediastinais); restaurar a pressão intrapleural negativa; reexpandir um pulmão total ou parcialmente colabado; além de impedir o refluxo do material drenado de volta ao tórax, sendo muitos deles tubos transparentes multifenestrados, com marcadores de distância e radiopacos.[20] Embora as indicações para a inserção sejam diversas, pode-se destacar a importância dessa intervenção principalmente nos casos de pneumotórax, hemotórax, hemopneumotórax, toracostomia, piotórax ou empiema, quilotórax, colotórax, hidrotórax e derrame pleural.[18]

Os locais de inserção do dreno pleural variam em função do tipo de conteúdo a ser removido, devendo ser instalado no segundo espaço intercostal, linha hemiclavicular, para drenar ar; e no quinto ou sexto espaço intercostal, linha axilar média, para a drenagem de líquido. Já os drenos mediastinais são oportunamente colocados durante a cirurgia, saindo do mediastino abaixo do apêndice xifoide.[13] Portanto, a implantação é comprovadamente indicada na presença de lesão, cirurgia ou qualquer ruptura da integridade dos pulmões e da cavidade torácica, ressaltando-se como cuidado efetivo a inserção de dreno de toracostomia (drenos rígidos tradicionais) ou pequenos cateteres inseridos percutaneamente (*pigtail*) pelo profissional médico.

Dessa maneira, esses drenos são conectados a um sistema de drenagem fechado que emprega a gravidade ou a aspiração para restaurar a pressão negativa no espaço pleural e facilitar a drenagem de fluidos, sangue ou ar, havendo a necessidade de um selo d'água para o dreno no sentido de impedir a entrada do ar externo no sistema de drenagem. A válvula de Heimlich, por sua vez, constitui uma alternativa que dispensa o selo d'água convencionalmente utilizado, e consiste em um dreno torácico de pequeno calibre ligado a uma válvula unidirecional que permite que o ar ou o conteúdo drenado seja coletado em uma bolsa, conferindo maior mobilidade ao paciente e oferecendo maior segurança.[12]

Atualmente existem sistemas modernos descartáveis em que os frascos de drenagem são substituídos por apenas um único sistema com duas ou três câmaras; no sistema de duas câmaras há uma coletora com capacidade de até 2.000 mL e uma outra de selo d'água, na qual o nível líquido de 2 cm preconizado garante o selo e constitui a pressão negativa que é exercida sobre o espaço pleural quando a água fecha o dreno torácico ao ar externo, agindo como uma válvula unidirecional e permitindo a remoção do ar, como no pneumotórax.[12] No sistema de três câmaras (Figura 1) existe a adição de uma câmara para o controle da sucção que possibilita ajustes do nível de acordo com a condição clínica do paciente.[13]

Levando-se em consideração que o cuidado de enfermagem está voltado para a manutenção da perviedade e o adequado funcionamento do sistema de drenagem, vale a pena

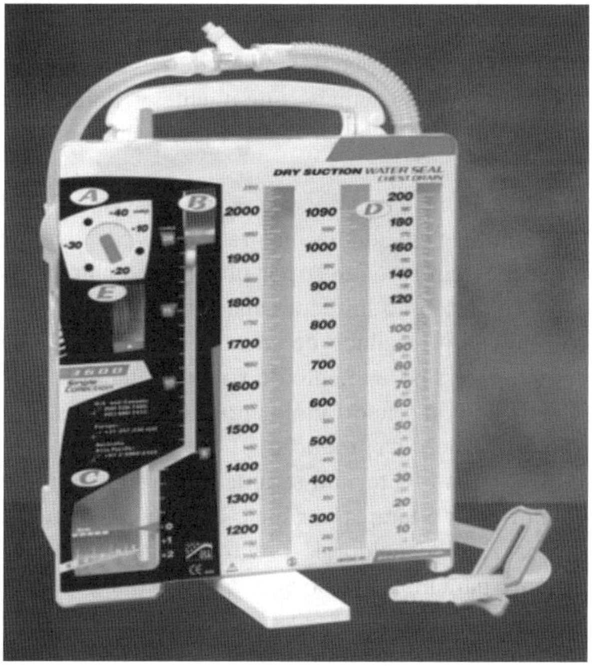

Figura 1 Sistema de drenagem descartável para drenos torácicos.

ressaltar o não clampeamento do dreno torácico, a menos que seja necessário, nos coletores de drenagem tradicional, realizar a troca do selo d'água; transferir o paciente da cama para uma maca de transporte, liberando-o prontamente e mantendo sempre o sistema de drenagem em nível inferior ao tórax do paciente; ou quando houver perda da condição hermética do sistema em casos de desconexão acidental. Além disso, também merece destaque a necessidade de prender o sistema de drenagem ao pé da cama e assegurar que o dreno não corra o risco de ser esmagado ou dobrado durante o transporte, nem tampouco sofra alguma tração que culmine na sua retirada precoce; verificar e manter a perviedade do dreno; repor água estéril nos sistemas de selo d'água até o nível do selo d'água e o nível de sucção prescrito (secundariamente à evaporação); avaliar o estado cardiorrespiratório do paciente; investigar a presença de dor, intervir quando necessário e (re)avaliar apropriadamente; avaliar o local efetivo de inserção do dreno torácico durante as trocas diárias do curativo, atentando para sinais de infecção e enfisema subcutâneo; monitorar o tipo e a quantidade do material drenado; registrar apropriadamente no prontuário o tipo de dreno torácico, o calibre e o local de inserção no paciente, bem como as características da drenagem.[13]

CATETERES DE MONITORIZAÇÃO DA PRESSÃO INTRACRANIANA

O crânio, em adultos, consiste em um compartimento fechado e não expansível com três componentes: parênquima cerebral (80%), sangue (10%) e líquido cefalorraquidiano (10%), onde a capacidade de autorregulação do cérebro fundamenta-se no princípio de

Monro-Kellie ao estabelecer que, para manter um volume intracraniano constante, um aumento em qualquer um desses três componentes deve ser acompanhado da diminuição compensatória em um ou nos demais componentes.[20] Porém, uma vez excedida a capacidade natural de compensação, existe o subsequente aumento da pressão intracraniana (PIC).

Embora essa pressão evidencie uma variação fisiológica com a idade e apresente valores normais de 0 a 15 mmHg em adultos, na prática clínica o tratamento geralmente é iniciado quando ela se mantém sustentada por pelo menos cinco minutos acima de 20 mmHg, caracterizando hipertensão intracraniana (HIC).[21] Potenciais incrementos nos valores da PIC ocorrem como resultado de edema cerebral, lesões de massa (tumores cerebrais, hematomas e abscessos), aumento do volume sanguíneo intracraniano ou aumento da quantidade de líquido cefalorraquidiano (LCR) por obstrução do fluxo, diminuição da reabsorção ou elevação da produção. [21]

Assim, a monitorização da PIC tornou-se uma importante ferramenta para detectar a HIC e prontamente orientar a terapia por meio da inserção de um cateter nos ventrículos, nos espaços subaracnoide, epidural, subdural ou no parênquima cerebral, sendo considerado padrão-ouro para mensuração dessa pressão o uso do cateter intraventricular, inserido por meio de um orifício de trépano no corno anterior do ventrículo lateral, e conectado a um sistema de drenagem de derivação ventricular externa (DVE) e a um transdutor, que deve ser alinhado ao forame de Monroe, situado a uns 2 cm do pavilhão auricular externo.[20]

As vantagens do uso de um cateter intraventricular consistem na acurada monitorização e na possibilidade de drenagen simultânea de LCR, representando uma eficaz modalidade de tratamento para a PIC aumentada. Tal drenagem é controlada pelo ajuste da altura do sistema em relação ao ventrículo cerebral, havendo uma menor drenagem de LCR quando este é elevado, aumentando-se a drenagem quando esse mesmo sistema estiver em um nível mais baixo. Entretanto, como a drenagem rápida do LCR pode resultar em colapso ventricular, é imperioso que haja um rigoroso controle do volume drenado, de acordo com uma PIC predeterminada.[20]

Os principais cuidados de enfermagem para o controle ideal da HIC consistem em avaliar, periodicamente, o estado neurológico do paciente, com destaque para nível de consciência, escala de coma, tamanho, simetria e reação das pupilas à luz, movimento dos olhos, função motora e sensitiva; além de avaliar os sinais vitais rigorosamente e comparar com resultados anteriores, para identificar tendências e demandas de cuidado; calcular e anotar a pressão de perfusão cerebral (PPC) juntamente com os sinais vitais, almejando-se valores entre 50 e 60 mmHg (PPC = PAM – PIC); elevar a cabeceira do leito em 30°, exceto quando contraindicado, decorrente de trauma raquimedular; manter a cabeça e o pescoço em posição neutra, evitando flexão, hiperextensão ou rotação; pré-oxigenar com oxigênio a 100% antes de aspirações traqueais e nasais, com duração da aspiração não maior do que 10 segundos; evitar agrupar as atividades de cuidados (aspiração, banho, mudança de decúbito); minimizar os estímulos ambientais na UTI que contribuem para a dor, o estresse ou a ansiedade; na presença de bolsa de DVE, mantê-la fixada na altura do forame de Monroe, evitar manipulação excessiva do cateter, anotar volume, aspecto e coloração do LCR a cada duas horas; prevenir tracionamento do cateter; realizar curativo diário na região pericateter, avaliando a drenagem de liquor; monitorar a função intestinal e avaliar a permeabilidade das sondas de Foley; observar o padrão das formas de onda e valores da PIC; monitorar o balanço hídrico.[20]

CATETERES DE ACESSO VENOSO CENTRAL

Os cateteres de acesso venoso central (CVC) são dispositivos intravenosos bastante utilizados em pacientes que necessitam de intervenções terapêuticas complexas, especialmente com o intuito de favorecer a instalação de um acesso na impossibilidade de punção de veia periférica; de promover a infusão de grandes volumes de fluidos, medicações quimioterápicas, drogas vesicantes e irritantes ou que apresentem incompatibilidade entre si, quando administradas concomitantemente por lúmen único; administração frequente de sangue ou hemoderivados, nutrição parenteral total; estimulação temporária transvenosa; realização de hemodiálise ou aférese; monitorização de variáveis oxi-hemodinâmicas; além de tornar possível a cateterização da artéria pulmonar. [20]

No cenário do cuidar, destacam-se os cateteres não tunelizados, de curta permanência e de inserção percutânea na veia subclávia, jugular ou femoral, os quais têm sua implantação feita em pacientes por profissional médico. Geralmente utilizados por períodos que variam entre 7 e 14 dias, os cateteres são feitos de poliuretano ou teflon, com lúmen único, duplo, triplo, quádruplo e até quíntuplo, sendo instalados sob a técnica de Seldinger, na qual logo após a punção segue-se a passagem de um fio-guia metálico de forma delicada e progressiva, sendo removida a agulha de punção e mantido esse fio-guia posicionado dentro da veia, com posterior dilatação da pele e subcutâneo para, finalmente, realizar a efetiva introdução do cateter, que previamente deve ser escolhido a partir da necessidade de monitorização e complexidade terapêutica do paciente.[19]

Todavia, vale ressaltar a responsabilidade do enfermeiro no adequado preparo do paciente, na separação do material, na monitorização precisa de parâmetros oxi-hemodinâmicos mínimos durante o procedimento (eletrocardiografia e oximetria contínuas, pressão não invasiva) e no auxílio para a inserção, garantindo que o protocolo de punção seja rigorosamente seguido para não comprometer a integridade física e a segurança do paciente.[18] Após a punção, o enfermeiro deve assumir o cuidado e realizar o primeiro curativo do acesso venoso; providenciar uma imagem radiológica do tórax antes da infusão de soluções vesicantes ou irritantes, para visualização da posição correta da ponta do cateter na junção da cava superior com o átrio direito; conduzir sua equipe na tomada de uma série de medidas e cuidados que previnam a infecção relacionada ao cateter, oclusão intralúmen ou deslocamento do cateter da íntima do vaso para o tecido subcutâneo.[20]

Cuidados primordiais também devem ser destinados para uma adequada manutenção, como avaliar diariamente o sítio de punção, investigando sinais de infecção, qualidade e integridade da sua fixação; priorizar o uso de curativo transparente que cubra a área de inserção do cateter, com aplicação prévia de clorexidina alcoólica 0,5 a 2%, e periodicidade de troca a cada 5 ou 7 dias na ausência de sangue, umidade ou sujidade; manter curativo de gaze estéril e fita em pacientes diaforéticos ou que apresentem alguma exsudação; conservar todas as conexões fechadas; trocar todos os equipos, extensões e *three-ways* a cada 96 horas ou após infusão de sangue, hemocomponentes ou soluções lipídicas, respeitando-se a rotina preconizada por cada serviço; higienizar as mãos e fazer a desinfecção dos conectores com pelo menos três movimentos rotacionais de fricção antes de conectar seringas, equipos ou tampinhas.[21]

Ainda na esfera da terapia intravenosa dos pacientes graves, o cateter central de inserção periférica (CCIP), comumente denominado de PICC (*peripherally inserted central catheter*), caracteriza-se por ser um acesso vascular de longa permanência que passou a ter notoriedade em razão do seu emprego seguro; do maior conhecimento dos enfermeiros acerca dos diversos dispositivos vasculares e da maior disponibilidade de materiais bioestáveis, biocompatíveis e de baixa trombogenicidade, representando, assim, uma alternativa intermediária entre os acessos venosos periféricos e centrais.[19,20] Esse dispositivo intravenoso central longo é inserido através de uma veia periférica e posicionado na veia cava superior ou inferior, podendo ser realizado à beira do leito por enfermeiros treinados, habilitados e capacitados. Nos pacientes adultos, os vasos de escolha compreendem aqueles localizados no braço, acima da prega do cotovelo (veias basílica, cefálica ou cubital mediana), sendo necessária a confirmação do posicionamento da ponta pelo exame de tórax.

Atualmente, os CCIP são feitos de poliuretano ou silicone, com triplo, duplo ou único lúmen e com calibres variáveis, sendo indispensável conhecer suas particularidades (vantagens e desvantagens) para garantir a eficácia e a eficiência da utilização do cateter. De forma geral, por serem mais maleáveis e apresentarem tanto um lúmen interno quanto resistência e fluxo menores, os cateteres de silicone são indicados para neonatologia e pacientes de baixa complexidade, enquanto os de poliuretano que possuem maior firmeza, resistência à pressão e capacidade de fluxos de infusão mais altos em razão do seu maior lúmen interno são mais indicados para pacientes de média e alta complexidade.

Tais cateteres buscam manter a rede venosa preservada nos pacientes graves, principalmente naqueles com doença crônica, eliminando-se a necessidade de múltiplas punções periféricas e promovendo um melhor estado de conforto e mobilidade. No sentido de potencializar esses benefícios, é importante o estabelecimento de uma rotina de cuidados como a higienização rigorosa das mãos (lavagem e/ou fricção com álcool) antes e depois da manipulação do cateter, de conexões, frascos de solução e seus respectivos equipos, além da bomba de infusão, sendo recomendado o uso de luvas de procedimento; troca de conexões, equipos, extensores, torneirinhas e outros acessórios a cada 72 ou 96 horas (conforme protocolo institucional) ou sempre que estiverem sujos, contaminados ou com algum problema que atrapalhe seu funcionamento ou segurança.

A avaliação diária do enfermeiro deve ocorrer quanto à necessidade de troca do curativo do ponto de entrada do cateter, usando-se, preferencialmente, solução de clorexidina alcoólica; medição do perímetro do membro 2 a 5 cm acima do ponto de inserção a cada 1 ou 2 dias, tendo em vista que um aumento >3 cm em adultos em relação à medida inicial indica infiltração, hematoma, trombose ou inflamação local; não mensuração da pressão arterial sobre o braço com cateter, nem tampouco garroteamento; utilização somente de seringas comuns de 10 ou 20 mL.

CONSIDERAÇÕES FINAIS

Nos dias atuais, cada vez mais o enfermeiro desenvolve suas práticas baseadas em conhecimentos, habilidades e atitudes. Ao referenciarmos os diversos e diferentes dispositivos utilizados na terapia intensiva para o cuidado ao paciente crítico, é necessário que a tríade prática, conhecimento técnico e científico seja permeada pela habilidade e por atitudes seguras dos profissionais.

A enfermagem deve conhecer e empoderar-se do cuidado seguro e baseado em evidências, no qual os saberes diferenciam o ambiente e o processo de trabalho do enfermeiro intensivista.

REFERÊNCIAS BIBLIOGRÁFICAS

1. Andrews T, Steen C. A review of oral preventative strategies to reduce ventilator-associated pneumonia. Nurs Crit Care 2013;18(3):116-22. Disponível em: http://dx.doi.org/10.1111/nicc.12002. Acesso em: 06 mar 2016.
2. Auler Júnior JOC, Wen CL, Posso IP, Vieira JE, Torres MLA, Carmona MJC et al. (ed). Manejo de vias aéreas. Barueri: Manole; 2013.
3. Baiocco GG, Silva JLB. The use of the peripherally inserted central catheter (Picc) in the hospital environment. Rev Latino-Am Enfermagem 2010;18(6):1131-7. Disponível em: http://www.scielo.br/pdf/rlae/v18n6/13.pdf. Acesso em: 08 abr 2016.
4. Baiocco GG. O cateter central de inserção periférica - CCIP na prática de enfermagem. Porto Alegre: Moriá; 2013.
5. Camargo M. Protocolo de la monitorización de la presión intracraneal y del flujo sanguíneo cerebral, Sociedad Boliviana de Neurología; 2010.
6. Castellões TMFW, Silva LD. Ações de enfermagem para a prevenção da extubação acidental. Rev Bras Enferm 2009;62(4):540-5. Disponível em: http://www.scielo.br/scielo.php?script=sci_arttext&pid=S0034-71672009000400008. Acesso em: 29 jan 2016.
7. Chopra V, Flanders SA, Saint S, Woller SC, O'Grady NP, Safdar N et al. The Michigan appropriateness guide for intravenous catheters (MAGIC): results from a multispecialty panel using the RAND/UCLA appropriateness method. Ann Intern Med 2015;163(6 Suppl):S1-39. Disponível em: http://dx.doi.org/10.7326/M15-0744. Acesso em: 03 abr 2016.
8. Chulay M, Burns SM. Fundamentos de enfermagem em cuidados críticos da AACN. 2. ed. Porto Alegre: AMGH; 2012.
9. Conselho Federal de Enfermagem. COFEN. Resolução COFEN n. 258 de 12 de julho de 2001. Inserção de cateter periférico central pelos enfermeiros. Rio de Janeiro; 2001. Disponível em: http://www.novo.portalcofen.gov.br/resoluo-cofen-2582001_4296.html. Acesso em: 06 abr 2016.
10. Knobel E. Monitorização hemodinâmica no paciente grave. São Paulo: Atheneu; 2013.
11. Martín JC. Cuidados del paciente con sonda vesical. En: Guía de actualización clínica en nefrourología. Barcelona; 2014.
12. Morton PG, Fontaine DK. Cuidados críticos de enfermagem: uma abordagem holística. Rio de Janeiro: Guanabara Koogan; 2011.
13. Nseir S, Zerimech F, Fournier C, Lubret R, Ramon P, Durocher A et al. Continuous control of tracheal cuff pressure and microaspiration of gastric contents in critically ill patients. Am J Respir Crit Care Med 2011;184(9):1041-7. Disponível em: http://dx.doi.org/10.1164/rccm.201104-0630OC. Acesso em: 24 fev 2016.
14. Nseir S, Lorente L, Ferrer M, RouzF A, Gonzalez O, Bassi GL et al. Continuous control of tracheal cuff pressure for VAP prevention: a collaborative meta-analysis of individual participant data. Ann Intensive Care 2015;5(1):1-9. Disponível em: http://dx.doi.org/10.1186/s13613-015-0087-3. Acesso em: 24 fev 2016.
15. O'Grady NP, Alexander M, Burns LA, Dellinger EP, Garland J, Heard SO et al. Summary of recommendations: guidelines for the prevention of intravascular catheter-related infections. Clin Infect Dis 2011;52(9):1087-99. Disponível em: http://dx.doi.org/10.1093/cid/cir138. Acesso em: 08 abr 2016.
16. Oliveira RG. Blackbook - Enfermagem. Belo Horizonte: Blackbook; 2016.

17. Ramalho Neto JM, Nascimento LB, Silva GNS, Menezes MS, Nóbrega MML. Accidental extubation and intensive care nursing. J Nurs UFPE 2014;8(11):3945-52. Disponível em: http://www.revista.ufpe.br/revistaenfermagem/index.php/revista/article/view/5139/pdf_6555. Acesso em: 29 jan 2016.
18. Rangel ACS, Cruz ICF. Accidental extubation prevention associated to nursing care to high complexity patients in intensive therapy unit – systematic literature review. J Specialized Nurs Care 2010;3(2). Disponível em: http://www.uff.br/jsncare/index.php/jsncare/article/view/2242/493. Acesso em: 29 jan 2016.
19. Santana JCB, Melo CL, Dutra BS. Monitorização invasiva e não invasiva – fundamentação para o cuidado. São Paulo: Atheneu; 2013.
20. Scales K. Central venous access devices Part 1: devices for acute care. Br J Nurs. 2010;19(2):88-92.
21. Viana RAPP, Rezende E, Batista MAO, Silva CM, Ribeiro Neto MC, Setoyama TA et al. Effectiveness of post-pyloric tube placement using magnetic guidance. Rev Bras Ter Intensiva 2011;23(1):49-55. Disponível em: http://www.rbti.org.br/artigo/detalhes/0103507X-23-1-9. Acesso em: 03 abr 2016.

Capítulo 46

Principais indicações para o uso de tubos, sondas, drenos e cateteres

Márcia Beatriz Peñafiel

INTRODUÇÃO

Sondas, drenos, tubos e cateteres são parte do cotidiano em cuidados intensivos. Neste capítulo, serão abordados os cuidados de enfermagem de maneira didática e com foco em evidências científicas.

DERIVAÇÃO VENTRICULAR EXTERNA (DVE)

Os cuidados de enfermagem do paciente neurocrítico, nos quais são instalados cateteres para derivação ventricular externa (DVE), envolvem competências de alta qualidade científica, técnica e humana. Tais competências são requisitos para o manejo de processos que contribuam para estabelecer diagnósticos de enfermagem e intervenções para o monitoramento de técnicas invasivas que ajudam a identificar as melhores alternativas. No entanto, segundo estudos, essas técnicas levam ao aparecimento de complicações mecânicas e infecciosas, com uma prevalência de 22%, que aumentam as taxas de morbidade, mortalidade e custos em áreas de cuidado crítico.[1,2]

A DVE integra um cateter de polietileno ou silicone radiopaco de 9 French (Fr) que tem um comprimento de 30 a 50 cm, 2 mm de lúmen interno, 3 mm de diâmetro externo e ponta romba com orifícios laterais na qual se coloca um saco coletor. Esse cateter é instalado no corno frontal do ventrículo lateral e conectado a um transdutor que emite o sinal a um monitor em que se realiza a medição contínua da pressão intracraniana (PIC). Os valores normais de PIC estão entre 10 e 15 mmHg. O cateter é um dispositivo cuja finalidade é descomprimir o cérebro quando existe aumento do líquido cefalorraquidiano (LCE). No adulto são produzidos 100 a 150 mL de LCE que são reabsorvidos continuamente em um ritmo de 0,35 mL/min (20 mL/hora).[3,4]

Indicações

O procedimento está indicado para: hemorragia intraventricular, tumores cerebrais, edema cerebral, monitorização da PIC, drenagem de LCE, tratamento de hidrocefalia, administração intratecal de fármacos (antibióticos, fibrinolíticos, meios de contraste).[3]

Procedimento

A colocação do cateter é realizada na sala de cirurgia, com anestesia local ou geral.

O pré-operatório se inicia com a preparação do campo cirúrgico: corte do cabelo no quadrante selecionado, efetuando-se raspagem cuidadosa para evitar lesionar a pele, e higienização. Realiza-se a assepsia da área cirúrgica – cabeça, pescoço e tórax – com solução de clorexidina, deixando agir por pelo menos 3 minutos, e administram-se os antibióticos prévios à cirurgia, segundo o critério médico e de acordo com as condições do paciente. Alguns serviços optam por ações pré-operatórias definidas pela comissão de infecção hospitalar.[3]

No dia da cirurgia, o paciente deve estar em jejum e repete-se a assepsia da área cirúrgica: cabeça, pescoço e tórax com solução desinfetante; segundo o protocolo, o cateter deve ser impregnado com antibióticos e é instalado pela região frontal direita, dirigindo-se à linha mediana, no plano anteroposterior em direção ao trago contralateral.[4] Introduz-se o cateter com o fio-guia metálico até obter LCE, depois retira-se o fio-guia e avança-se 1 ou 2 cm. Uma vez introduzido, é fixado à pele por meio de pontos.

No pós-operatório, o paciente é transferido para a unidade de terapia intensiva (UTI) e conecta-se o cateter ao kit de derivação ventricular externa, que consiste em uma sistema hermético e antirrefluxo. O sistema deverá ser estéril e estar desinfetado com soro fisiológico; é preciso inspecionar a tomada de ar com filtro antibacteriano e a válvula antirrefluxo.[5]

O sistema contém um saco coletor proximal graduado e conta com uma porta coletora com corta-fluxo, além de uma capacidade de 125 mL e filtros antibacterianos na entrada e na saída. Merece destaque o fato de todo o procedimento ser desenvolvido pelo profissional médico.

Cuidados de enfermagem[6]

- Aplicar os princípios de assepsia prévia à manipulação: lavagem de mãos e colocação de luvas estéreis.
- Manejar o sistema: deixar o sistema no zero, tomando como ponto de referência anatômico o trago auricular ou o canal auditivo externo que coincide com a região do forame interventricular (canal de comunicação entre os ventrículos laterais e o terceiro ventrículo).
- Manejar a derivação ventricular externa: manter o saco coletor em altura mais baixa que o lugar de inserção, considerando o nível do ponto zero do trago que regulará a saída de LCE. A pressão pode ser estimada em cmH_2O com uma régua, ou com a uti-

lização do transdutor de pressão, fechando a porta corta-fluxo para o lado do paciente e medindo a pressão para o lado da drenagem (1 mmHg = 1,36 cmH_2O).

- Manter o saco coletor sempre pendurado, observando para que não se encha até ¾ da capacidade total, para não pressionar o cateter.
- Realizar o curativo diário da pele do orifício de saída do cateter e proteger o sistema com campo estéril.
- Manter o cateter até sete dias no máximo; depois disso pode-se realizar a troca ou retirada.
- Manter os cateteres fechados; serão abertos para controlar a PIC intermitentemente.
- Examinar as características da drenagem: aspecto, cor e volume (normal 20 mL/h – se essa quantidade for excedida, informar o médico); a pressão de drenagem deve estar entre 15 e 20 mmHg.
- Realizar a medição da drenagem de acordo com os protocolos de cada instituição.
- Eliminar o material drenado do saco coletor e não deixar que se encha além de ¾ de sua capacidade total.
- Manipular a porta corta-fluxo e os circuitos o mínimo possível.
- Cuidar para que os cateteres de controle da hidrocefalia permaneçam abertos permanentemente.
- Zerar o sistema e realizar a sua regulação a cada seis horas ou quando necessário.
- Utilizar técnica estéril para o recolhimento de amostras ou administração de fármacos via intratecal.
- Restringir a coleta de amostras de LCE; coletar apenas se houver suspeita de infecção do sistema nervoso central (SNC); coletar a amostra por meio de uma das tampas de borracha do sistema intermediário, aplicando a técnica asséptica.
- Avaliar a presença de tosse, alteração de consciência, convulsões, rigidez da nuca e febre, pois são sinais de alarme infemlioso.
- Comprovar a permeabilidade do sistema.
- Observar a integridade e a esterilidade do dreno e suas conexões.
- Controlar a posição do cateter.
- Atentar-se para o fato de que, se a drenagem não fluir normalmente, não se deve aspirar nem infundir soluções pelo cateter; informar o médico e preparar o paciente para realizar uma tomografia axial computadorizada para verificar a posição do cateter. A disfunção pode ser devida à obstrução por coágulos. Há evidências de que a experiência com a infusão de fibrinolíticos através do cateter (estreptoquinase 25.000 UI em 2 mL de soro fisiológico) permeabiliza a via, devendo-se monitorar resultados de tempo de protrombina (TP) e tempo de trobomblastina parcial (TTP).[7]
- Pinçar o lúmen proximal e avaliar a sua recolocação ou retirada nos casos de ruptura do cateter.
- Manter o nível do sistema entre 30º e 35º.
- Evitar a presença de bolhas de ar no sistema de drenagem ou circuitos de monitoramento.
- Zerar ou pinçar o sistema ao realizar trocas de posição, mobilizações e mensurar a pressão arterial média.

- Fechar o sistema, avaliando sempre a hemodinâmica do paciente, em caso de transporte do paciente para outros lugares – laboratório, sala de radiologia etc.
- Caso seja indicado, a administração de medicamentos deverá ser realizada pela tampa de borracha mais próxima do cateter, após limpeza da tampa com solução desinfetante.
- Ao administrar medicamentos, diluir com 2-5 mL, eliminando previamente um volume similar de LCE, para evitar aumento da pressão intracraniana.
- Em caso de administração de antibiótico, deve-se interromper o circuito mínimo de 1 hora, para que a sua distribuição seja otimizada; deve-se realizar a avaliação neurológica (Glasgow) e mensurar a PIC. Se houver deterioração de mais de 2 pontos na Escala de Coma de Glasgow ou elevação da PIC superior a 20, o sistema será aberto novamente. Em caso de fibrinolítico, verificar se ocorreu sangramento.

Coleta de amostra através do cateter

- Efetuar a lavagem das mãos, fazer uso de máscara e luvas estéreis.
- Realizar a limpeza e desinfecção da entrada da porta corta-fluxo de três vias.
- Usar uma seringa para coletar a amostra.
- Identificar a amostra, indicando os testes solicitados.
- Encaminhar rapidamente à bacteriologia; não refrigerar a amostra para manter a viabilidade dos germes.

Contraindicações[8]

- Absolutas: tratamento anticoagulante, INR>1,4, coagulopatia, hemorragia cerebral traumática, aneurisma cerebral não tratado, malformação vascular, hipertensão arterial severa.
- Relativas: idade avançada.

Complicações[9]

As complicações que podem ocorrer são hemorragia no local de instalação, obstrução, ruptura ou desconexão, convulsões, meningite química ou asséptica resultante da irritação do sistema ventricular.

Recomendações para o manejo do cateter

Estudos randomizados desde o ano de 2002 demonstraram que a mudança rotineira do cateter não reduz o risco de infecção. Atualmente, a maioria dos autores concorda que se deve mudar o cateter somente diante de uma infecção.[5,7,8]

Para a retirada, que só deve ocorrer se o paciente estiver estabilizado, é necessário clampear o dreno e realizar tomografia computadorizada (TC) do cérebro.[5,10,11]

DRENOS TORÁCICOS

A cavidade torácica é um espaço fechado, protegido e delimitado pela caixa torácica, o esterno, os músculos intercostais e o diafragma, revestidos internamente pela pleura parietal. Nessa cavidade estão os pulmões, recobertos pela pleura visceral; entre ambas as pleuras existe um espaço virtual ocupado por uma pequena quantidade de líquido seroso de 5 a 15 mL, que atua como lubrificante e permite um ligeiro deslizamento de uma pleura sobre a outra durante a respiração.[12]

Uma respiração adequada requer a manutenção da pressão negativa no espaço pleural, já que qualquer situação que altere a pressão negativa normal dentro do espaço pleural – como o acúmulo de ar, líquido, sangue, lesão, cirurgia, iatrogenia –, interferirá na expansão pulmonar correta, impedindo a respiração ótima e colocando em risco a vida do paciente.

Quando se perde a solução de continuidade no espaço pleural, perde-se a pressão negativa necessária para a expansão pulmonar, produzindo-se, assim, um colapso do parênquima. Para recuperar a pressão negativa, é necessária a colocação de um tubo ou cateter torácico conectado a um sistema fechado de drenagem.[12]

Esse sistema consiste em um cateter estéril, flexível, de vinil, silicone ou látex, não trombogênico e fenestrado em sua extremidade distal, com linhas radiopacas para facilitar sua localização radiológica. Possui diversos tamanhos de comprimento e espessura que são utilizados de acordo com a idade do paciente e a finalidade. Em seu interior contém um trocarte metálico rígido que se utiliza como um fórceps para ser introduzido no espaço pleural através de uma incisão na pele. Os cateteres de calibres menores servem para a drenagem de ar, e os de calibres mais grossos para a drenagem de líquido, sangue ou pus.

A localização do tubo ou cateter torácico dependerá do objetivo terapêutico. Para drenar pneumotórax, sua localização será próxima do vértice pulmonar através do segundo espaço intercostal, seguindo a borda superior da costela inferior, sobre a linha média clavicular anterior; a drenagem dos derrames pleurais requer implantação baixa, geralmente através do 4º-6º espaço intercostal e da linha axilar média ou posterior, seguindo também a borda superior da costela inferior para evitar a lesão de veia, artéria ou nervo intercostal.

Em situações em que ocorrem uma combinação de derrame pleural com pneumotórax ou hemopneumotórax, pode ser necessária a colocação de dois cateteres de drenagem torácica que poderão se conectar em Y a um único sistema fechado de drenagem torácica.

Nos pós-operatórios de cirurgia torácica, os cateteres serão colocados no mediastino, dependendo das regiões (pré-cardíacas, retrocardíacas ou pulmonares) que se pretenda drenar. Nesses casos, é habitual a colocação de dois tubos de drenagem torácica.[12]

Indicações

- Evacuar o acúmulo de ar ou fluidos na cavidade torácica.
- Evitar que se acumulem fluidos depois de um procedimento cirúrgico no tórax.

Sistemas fechados de drenagem torácica[13]

Tradicionalmente eram utilizados sistemas de drenagem torácica com frascos de vidro simples, duplos ou triplos conectados a um sistema por gravidade ou aspiração para facilitar a drenagem e a restauração da pressão negativa, com múltiplas conexões, o que dificultava o manejo e aumentava o risco de infecção. Com o avanço da ciência e da tecnologia, foram construídas unidades descartáveis de drenagem torácica mais cômodas, seguras, estéreis, individuais, portáteis e que ocupam pouco espaço, com instalação de diferentes câmaras e que dispõem de válvulas de segurança para o manejo das pressões. Essas unidades permitem a quantificação e a avaliação do líquido drenado, apresentam menor risco de ruptura acidental e possibilitam a obtenção de amostras para laboratório (ver Figuras 1 e 2).

Os sistemas fechados de drenagem torácica possuem os seguintes componentes básicos:

- **Câmara coletora de água ou câmara de selo d'água.** Cria um sistema de válvula unidirecional que permite a drenagem e evita o retorno de ar exterior na cavidade torácica. Essa câmara tem um manômetro com escala numérica, com mecanismos de segurança integrados, que indicam a pressão negativa exercida.
- **Câmara de controle de aspiração**. Nas unidades convencionais será preenchida com água estéril –20 cm, sempre que se desejar adicionar uma pressão negativa mediante aspiração. As unidades modernas vêm preparadas para aplicar pressão negativa sem necessidade de água.
- **Câmara graduada para a coleta da drenagem**. Permite facilmente observar e quantificar as características do líquido drenado.
- **Tubo de látex.** Conecta-se assepticamente ao tubo torácico com a câmara coletora da unidade de drenagem, abaixo do nível do tórax.
- **Válvula de liberação de negatividade elevada**. Permite reduzir manualmente o nível da coluna de água ou diminuir a pressão negativa exercida sobre a cavidade pleural quando o sistema estiver conectado à sucção.
- **Tubo de látex**. Situa-se na parte superior da câmara de selo d'água. Deverá ser deixado aberto e submetido à pressão atmosférica, caso se deseje uma drenagem por gravidade. Se a intenção for adicionar uma pressão negativa de aspiração ao sistema, deve-se conectá-lo à fonte de sucção externa.
- **Regulador de pressão negativa.** Permite modificar a pressão negativa aplicada quando a modalidade escolhida é a drenagem sob aspiração.

Todas as unidades de drenagem dispõem de ganchos metálicos laterais que permitem a fixação da unidade à cama do paciente, o que é especialmente útil durante os transportes.

Material necessário para drenagem de tórax

- Touca e máscara facial.
- Sedação e analgesia conforme o protocolo e/ou anestésico local.
- Equipamento para curativos com campos estéreis.

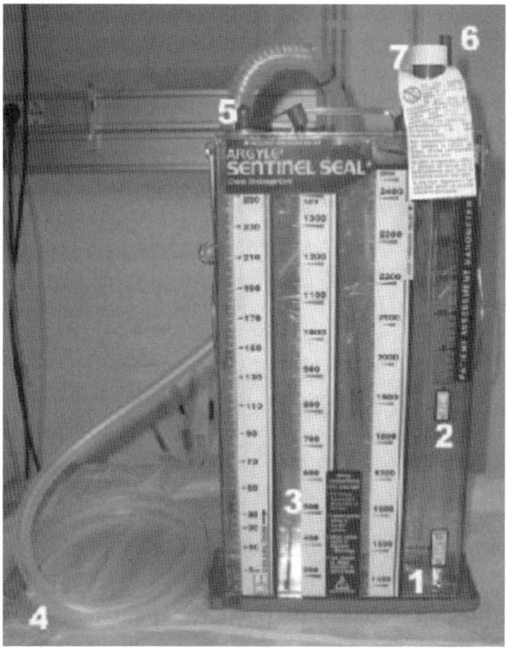

Figura 1 Sistema fechado para drenagem torácica.

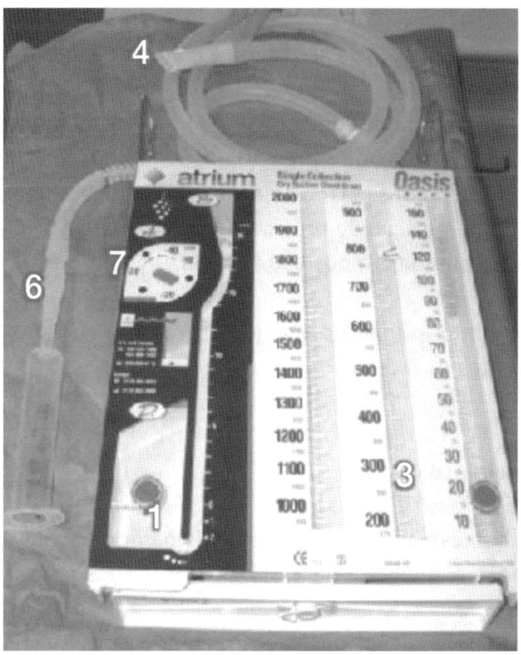

Figura 2 Sistema fechado para drenagem torácica com válvula de segurança para o manejo das pressões.

- Campo estéril fenestrado.
- Avental e luvas estéreis.
- Gazes estéreis, pinça e antisséptico.
- Cabo e lâmina de bisturi.
- Pinças hemostáticas curvadas e protegidas com borracha para pinçar o cateter.
- Tubo ou cateter torácico selecionado em função da idade e do objetivo terapêutico.
- Pinça Kocher curvada.
- Sistema fechado de drenagem torácica.
- Água bidestilada estéril e seringa de irrigação de 50 mL conforme o modelo.
- Porta-agulhas e fios para sutura.
- Micropore para proteção do curativo.
- Fita adesiva ou braçadeiras para selar as conexões.

Procedimento

- Explicar o procedimento ao paciente e aos familiares.
- Solicitar o consentimento informado assinado.
- Registrar as constantes vitais basais do paciente e avaliações do estado geral.

Preparação do sistema descartável de drenagem torácica[14]

- Lavagem das mãos.
- Abertura da unidade estéril e descartável de drenagem torácica.
- Colocação de luvas estéreis.
- Retirar a proteção da câmara de selo d'água e colocar água estéril até o nível de 2 cm (Figura 3).
- Retirar a proteção da câmara de controle de aspiração e enchê-la com água estéril com a quantidade indicada, conforme a pressão negativa desejada (Figuras 4 e 5).
- Nos modelos denominados "secos", assegurar-se de que o seletor ou controle de aspiração esteja situado na posição de pressão negativa (Figura 6).
- Deixar a unidade preparada em posição vertical abaixo do nível do tórax, pendurada na cama.
- Manter o tubo de conexão longo protegido e próximo ao tórax para que se ligue ao tubo e ao dreno torácico.

Assistência durante a inserção e instalação do dreno

- Realizar a lavagem das mãos.
- Realizar a preparação asséptica do local.
- Monitorar as constantes vitais e saturação de oxigênio.
- Administrar sedação e analgesia necessárias e prescritas para facilitar a colaboração do paciente.
- Colocar o paciente na posição ideal: semissentado com a cabeceira a 45º (*semi-fowler*) e decúbito dorsal, caso seja acessado o 2º espaço intercostal sobre a linha média clavicular para drenar ar; *semi-fowler* e ligeiramente lateralizado para acessar o 4º-6º

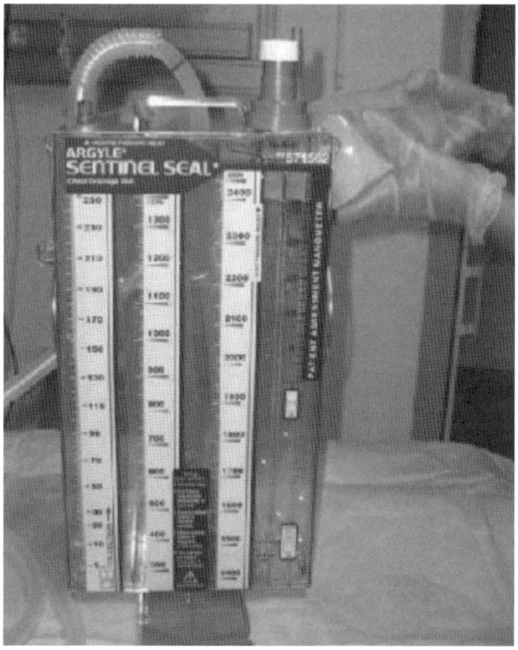

Figura 3 Carregamento da câmara de selo d'água.

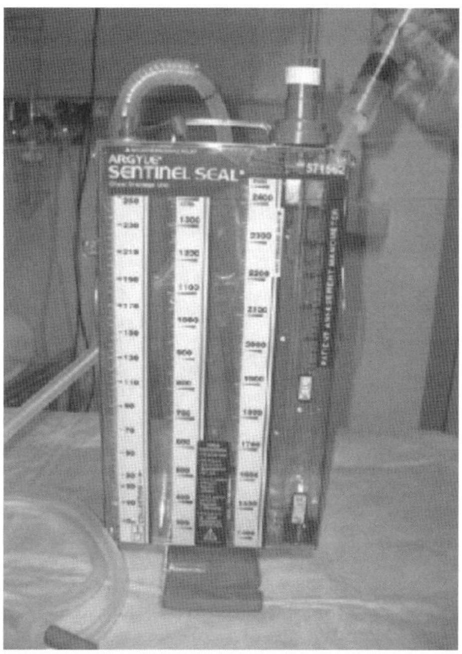

Figura 4 Carregamento da câmara de controle de aspiração.

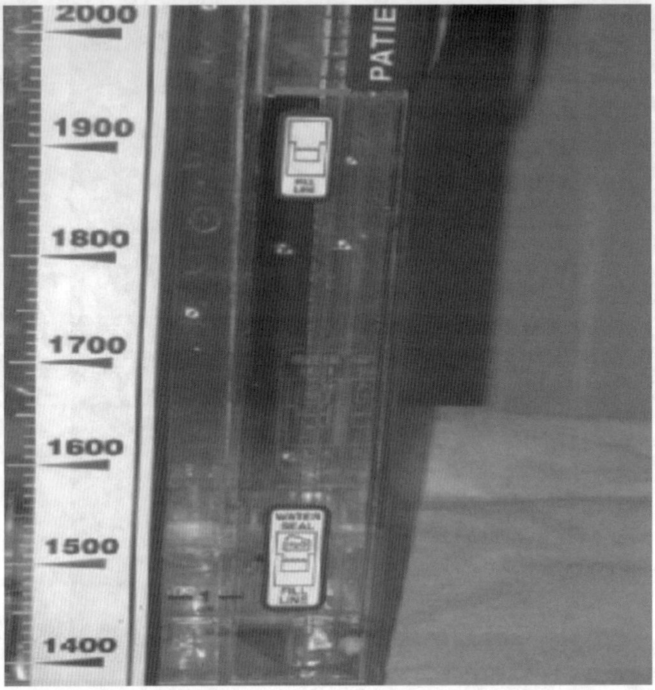

Figura 5 Câmaras carregadas no nível.

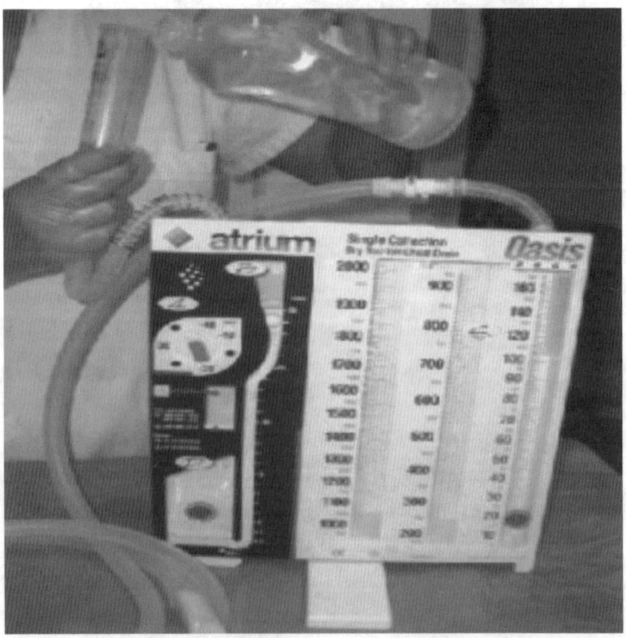

Figura 6 Carregamento de câmara de selo d'água em um sistema de drenagem torácica "seca".

espaço intercostal sobre a linha média axilar, se o que vai ser drenado são líquidos (hidrotórax, hemotórax ou empiema), já que por efeito da gravidade tenderão a se acumular na base do pulmão.

- Oferecer suporte emocional durante o procedimento.
- Auxiliar na aplicação da anestesia local.
- Após a inserção do tubo ou cateter, retirar a proteção do tubo longo de látex da câmara de coleta do sistema de drenagem e conectá-lo de forma asséptica ao do paciente.
- Deixar aberto o tubo curto ou dispositivo da câmara de selo d'água para ficar exposto à pressão atmosférica se for necessária a drenagem por gravidade.
- Avaliar o ar ou as características do líquido de saída.
- Verificar as oscilações produzidas com a respiração do paciente.
- Atentar-se para: se a drenagem for por aspiração, depois de ter feito uma primeira avaliação do vazamento de ar e oscilações, conectar o tubo curto da câmara de selo d'água à fonte de aspiração externa e abri-la pouco a pouco até observar um borbulhar suave e constante na câmara até o nível de pressão negativa que se deseja aplicar ao espaço pleural (Figuras 7 e 8).
- Fixar todas as conexões com fita adesiva colocada horizontalmente e reforçada em posição vertical, deixando uma parte visível para examinar a drenagem.
- Promover uma inspiração profunda com expiração lenta.
- Realizar assistência ao médico durante a fixação ou sutura do cateter torácico na pele.
- Realizar a desinfecção da pele circundante no ponto de inserção.
- Aplicar uma bandagem oclusiva com gazes estéreis colocadas abaixo do tubo torácico e por cima, protegendo o ponto de inserção.
- Fixar o curativo à pele.

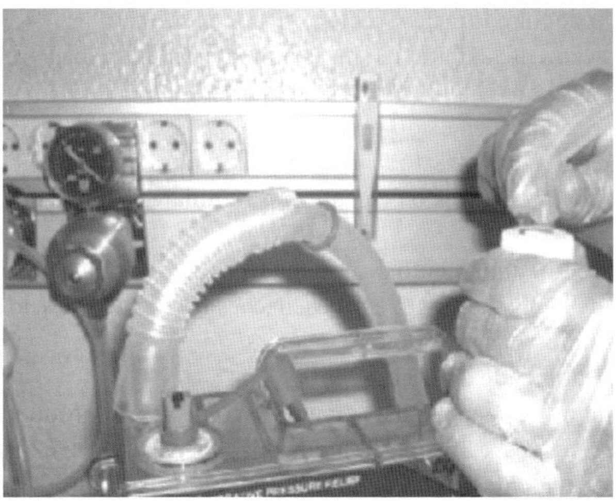

Figura 7 Conexão à fonte de aspiração.

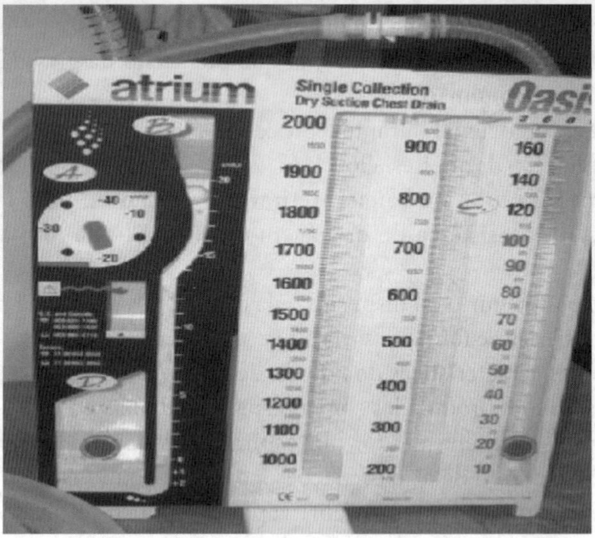

Figura 8 Comando de aspiração em um sistema de drenagem torácica "seca".

- Fixar, por segurança, o tubo do paciente ao sistema de drenagem.
- Promover a acomodação do paciente.
- Avaliar o nível de drenagem obtida.
- Realizar, caso necessário, obtenção de amostra para laboratório.
- Prover a lavagem das mãos.

Cuidados de enfermagem[13]

- Realizar a avaliação respiratória e do estado geral do paciente, auscultar a saída de ar, identificar a presença de enfisema subcutâneo no lugar de inserção ou ao redor.
- Registrar o tipo de tubo torácico, calibre, lugar de inserção.
- Avaliar periodicamente as características do material de drenagem: quantidade e velocidade do débito.
- Monitorar as constantes vitais do paciente.
- Preparar o paciente para a realização de uma radiografia portátil de tórax conforme protocolo. Informar e educar o paciente e os familiares sobre os cuidados do tubo e conexões.
- Avaliar o correto funcionamento do sistema fechado de drenagem torácica, verificando a presença de borbulhamento e/ou oscilações na câmara de selo d´água, os níveis de água das câmaras e do manômetro de pressão.
- Manter a permeabilidade do dreno.
- Observar as flutuações da água na câmara de controle são produzidas com as respirações do paciente, de 5 a 10 cm, subindo com a inspiração e baixando com a expiração, sendo mais evidentes com inspirações espontâneas profundas, expirações lentas

e ao tossir. A ausência de flutuações pode ocorrer pela reexpansão do pulmão ou pela oclusão do tubo de látex.

- Observar o borbulhamento na câmara de selo d´água é produzido no momento da conexão, no caso de pneumotórax; depois com a respiração do paciente, mais visível durante a expiração ou com a tosse. A presença de borbulhamento contínuo e intenso nessa câmara é um sinal de escape de ar no sistema como consequência de uma fístula broncopleural, sendo necessário revisar o circuito em busca de desconexão acidental total ou parcial; reajustar e verificar todas as conexões.
- Avaliar quando é preciso evacuar grande quantidade de ar e/ou líquido do espaço pleural, ou quando se deseja uma reexpansão pulmonar mais rápida, o sistema de drenagem se conecta a uma fonte de aspiração, mantendo uma pressão negativa sobre a cavidade pleural.
- Atentar-se aos pós-operatórios de cirurgia cardíaca, para permeabilizar o circuito, realizar a "ordenha" da tubulação. Existe certa controvérsia quanto a isso pelo fato de a compressão do tubo de drenagem aumentar as pressões negativas sobre a cavidade pleural, as quais podem exceder -100 cmH_2O.
- Atentar-se ao instalar um dreno torácico, se houver saída massiva de fluido acima de 500 mL por hora, esta deve ser relatada, pois pode provocar um edema pulmonar unilateral. Sugere-se pinçar periodicamente o tubo, embora não haja nenhuma evidência sobre o benefício dessa ação.
- Atentar-se à drenagem; se sofrer uma saída acidental, deve-se tampar o orifício da parede torácica com um curativo compressivo, tranquilizar o paciente, conectá-lo à oxigenoterapia com FiO_2 de 35%, solicitar uma radiografia de tórax urgente e comunicar a ocorrência ao médico.
- Ofertar em drenos com sistema de válvula de água adequada fixação, de tal maneira que evite quedas, para que os líquidos das câmaras não se misturem.
- Observar o nível do líquido no selo d´água.
- Manter na aspiração contínua uma pressão entre 10-20 cmH_2O. Não há evidência científica sobre a eficácia de uma drenagem com aspiração contínua.
- Mobilizar o paciente o mais cedo possível com o cuidado especial de não esticar os circuitos.
- Realizar o curativo do dreno diariamente e sempre que necessário.
- Observar o estado do curativo a cada turno.
- Comprovar a permeabilidade do tubo, a cada hora durante as primeiras 4 horas e depois a cada 8 horas.
- Revisar o circuito para detectar possíveis vazamentos ou acotovelamentos do sistema, por turno.
- Manter os níveis de água do dispositivo coletor por turno.
- Mudar a unidade de drenagem quando a câmara coletora estiver completamente cheia.
- Observar a integridade da pele circundante ao fazer os curativos.
- Observar o surgimento de sinais e sintomas de infecção.

MANEJO DE SONDAS GÁSTRICAS E ENTERAIS[14]

A intubação nasogástrica é um procedimento invasivo que consiste em introduzir uma sonda no paciente pelo nariz ou pela boca até o estômago. O paciente crítico geralmente precisa de sondagem gástrica como um método importante para o diagnóstico e tratamento multissistêmico e de lesões gastrintestinais, bem como para a nutrição enteral. A inserção de uma sonda nasogástrica não é um procedimento estéril, no entanto, recomenda-se aplicar a técnica asséptica para evitar infecções cruzadas.[15]

As sondas são fabricadas em látex, silicone e poliuretano, material não tóxico, flexível e radiopaco; o calibre é expresso em French (Fr), que equivale a 0,3 mm. Atualmente existem sondas de 5 a 18 Fr. As mais usadas são as de 12 e 14 Fr, que não produzem sensação de corpo estranho no trajeto orofaríngeo, não alteram a ventilação, e cuja flexibilidade minimiza a irritação gástrica e esofágica. O inconveniente é a facilidade de obstrução; os estudos dos últimos anos demonstram um aumento de 9% nos casos de obstrução.[13]

Características do material das sondas

- **Látex:** é uma borracha firme, de paredes um pouco grossas, deteriora-se com mais facilidade em contato prolongado com as secreções do trato gastrintestinal e substâncias químicas administradas.
- **Silicone:** as sondas têm paredes finas, flexíveis e não reagem tão facilmente com os fluidos corporais; rompem-se com facilidade quando líquidos com pressão são introduzidos nelas.
- **Poliuretano:** as sondas são de espessura média e de reação muito baixa a fluidos e substâncias. Algumas possuem pesos de tungstênio em sua extremidade distal.

Tipos de sondas

- Levine: é um tubo de plástico que apresenta flexibilidade; as sondas de polivinil são grossas e rígidas, sendo muito úteis para a sucção; as de silicone e as de poliuretano são mais finas e elásticas, preferíveis para sondagens de longa duração. As sondas mais utilizadas na atualidade são de duplo lúmen para dar passagem ao ar e evitar que o sistema se torne fechado ao aplicar a sucção permanente.
- Enterais: são longas, utilizadas para intubar o intestino delgado. Há dois tipos dessas sondas: de duplo lúmen, um dos quais comunica com a luz intestinal; o outro é empregado para inflar um balão que está perto da ponta e que serve para impulsionar a sonda. Também desse tipo são as sondas de alimentação enteral, que possuem um mandril para facilitar a colocação e pequenos pesos para a introdução pós-pilórica.

Indicações

- Administrar alimentos e medicamentos a pacientes que não podem deglutir.
- Proporcionar uma via para aspiração de conteúdo gástrico para prevenir a distensão gástrica, as náuseas e os vômitos.

- Obter conteúdo gástrico para análise em laboratório.
- Efetuar uma lavagem de estômago em caso de intoxicação ou envenenamento.
- Permitir a drenagem gástrica por gravidade; evacuar sangramentos do trato digestivo.

Realização do cálculo do comprimento da sonda

O método mais comum e simples é o cálculo da distância que considera três pontos anatômicos como referências. Estende-se a sonda desde o nariz (comissura labial, caso seja orogástrica) até o lóbulo da orelha e dali até o processo xifoide; deve-se assinalar na sonda essa distância, como indicativo da distância até a qual deve ser introduzida para a localização gástrica.[16]

Colocação de via orogástrica ou nasogástrica[16]

Material

- Copo com água.
- Gaze.
- Luvas não necessariamente estéreis.
- Seringa de 50 mL, ponta de cateter.
- Fixação para sonda.
- Toalha ou pano pequeno.
- Sonda de calibre indicado conforme o paciente e o objetivo.
- Fita adesiva.
- Equipamento de drenagem, se necessário.
- Estetoscópio.
- Saco para resíduos.
- Lubrificante hidrossolúvel.
- Tubo endotraqueal e pinça Magill (em pacientes inconscientes ou intubados).

Procedimento[16]

- Informar o paciente sobre o procedimento, se estiver consciente.
- Preparar o equipamento.
- Lavar as mãos e colocar as luvas e a máscara.
- Verificar o funcionamento da sonda e das mucosas nasais antes da inserção.
- Solicitar a colaboração do paciente.
- Colocar o paciente em *semi-fowler*, decúbito lateral e flexionar a cabeça.
- Retirar próteses dentárias.
- Realizar a higiene da boca e cavidades nasais.
- Medir o comprimento da sonda tomando como referência os três pontos de medida.
- Preferir a via nasal à oral, exceto em casos de obstruções.
- Lubrificar a sonda com água ou com um lubrificante hidrossolúvel. Não usar substâncias oleosas. Deve-se lubrificar a mucosa nasal selecionada e os primeiros 5 cm distais da sonda.

- Introduzir a sonda pela fossa nasal até a ponte do nariz, até alcançar a hipofaringe.
- Fazer uma pausa para permitir que o paciente respire.
- Solicitar ao paciente que realize movimentos de deglutição para facilitar a passagem da sonda e a flexão do pescoço, para que a sonda se dirija ao esôfago e não à traqueia.
- Introduzir a sonda até a marca assinalada como referência.
- Inspecionar a faringe para comprovar que a sonda está reta e não tenha se enrolado.
- Verificar a localização da sonda por meio das técnicas já mencionadas.
- Limpar e secar a pele do nariz.
- Fixar a sonda.
- Conectar a sonda ao sistema de coleta ou drenagem, caso indicado.
- Retirar o material e lavar as mãos.
- Registrar as eventualidades apresentadas.
- Deixar o paciente confortável.
- Retirar o equipamento.
- Proceder à lavagem das mãos.

Sondagem pós-pilórica

Material

- Sonda de poliuretano: o diâmetro pode variar entre 8 e 10 Fr (2,64 a 3,30 mm) e um comprimento que oscila entre 110 e 230 cm. As sondas devem ter um mandril ou fio-guia de metal. As sondas que possuem mandril flexível demais não são apropriadas para esse tipo de técnica, pois aumenta a possibilidade de que se enrosquem na boca ou no estômago, impedindo a passagem pós-pilórica. Além disso, a mínima pressão ou movimento derivado da técnica em si pode provocar seu acotovelamento, o que não só dificulta sua execução e êxito, mas também complica ou impossibilita a extração do mandril uma vez posicionada a sonda. Também devem ter um peso na extremidade distal (tungstênio), cujo calibre não deve ser demasiado superior ao da sonda para evitar a lesão das narinas. Os custos variam conforme a marca do laboratório que a fabrica, o material e o *design*.
- Seringa de 20 ou 60 mL, lidocaína gel, gazes e luvas: a seringa é utilizada para a injeção de ar.

Técnica

- Posição do paciente e manobras iniciais: paciente em decúbito dorsal com a cabeça levemente elevada (aproximadamente 30º). Introduz-se a sonda até posição gástrica e comprova-se sua localização pela ausculta da entrada de ar injetado com a seringa no estômago.
- Insuflação gástrica e avanço da sonda: nos casos em que o paciente tiver uma sonda para a drenagem gástrica colocada que não tenha sido removida, antes de iniciar a técnica será fechada para evitar o vazamento do ar introduzido pela sonda fina. Considerar que não se deve realizar uma pressão excessiva ou manobras bruscas caso o acesso enteral não avance, sobretudo em pacientes que não colaboram ou com tubo

endotraqueal; caso contrário, pode-se favorecer sua passagem inadvertidamente à via aérea, cuja complicação extrema é o pneumotórax.

- Posicionar o paciente em decúbito lateral direito a fim de obter o benefício adicional da configuração anatômica do aparelho digestivo. Uma vez que o paciente esteja nessa posição, será realizada uma manobra suave em sentido rotatório (giro completo em sentido horário) concomitantemente com uma lenta progressão de 5-10 cm de cada vez. Deve-se ter cuidado especial com pacientes neurológicos que possuam cateter de medição de pressão intracraniana (PIC) ou com desconforto respiratório grave, situação em que a rotação do decúbito é contraindicada. Nesses casos será realizada a técnica em decúbito dorsal com a cabeceira elevada a 30º.
- Confirmação e manobras: quando a sonda estiver introduzida no mínimo 90 cm e/ou se suspeite de sua passagem à posição desejada, aspirar com a seringa: se vier ar ou líquido gástrico, a sonda estará localizada no estômago. Caso a aspiração seja negativa, faça vácuo ou se obtenha bile, é provável que se encontre em posição pós-pilórica. Pode ocorrer que, em posição gástrica, não se aspire líquido e a seringa na aspiração faça vácuo. Nesses casos, a ausculta em epigástrio-hipocôndrio esquerdo pode orientar para identificar o posicionamento incorreto da sonda. Se houver plena certeza de que o acesso se encontra em posição digestiva, também pode ser útil administrar 5-10 mL de água, aspirar e observar a coloração do líquido aspirado. Se for amarelo brilhante e de característica viscosa, é provável que se encontre em posição pós-pilórica. É considerada "padrão-ouro" a realização de imagem radiológica e dupla checagem da posição da sonda pelo médico e enfermeiro.

Como reconheço a posição do acesso enteral por ausculta e outros métodos?

- A ausculta pode ser orientativa e de utilidade para confirmar o posicionamento pós-pilórico, uma vez que a entrada do ar no estômago se assemelha ao "borbulhar" da água fervendo, e a passagem do ar no intestino delgado pode ser comparada a um "apito suave", localizado no flanco direito do abdome, na altura do umbigo (lateral direita da coluna).[17]
- A medição do pH com papel indicador do líquido aspirado também não garante a confirmação do posicionamento da sonda porque alguns pacientes têm refluxo duodeno-gástrico, recebem medicamentos que alcalinizam o líquido gástrico ou inibem a secreção ácida do estômago, o que obviamente afeta o valor real da medição.

Cuidados de enfermagem

- Monitorar sinais vitais.
- Atentar-se para, durante o processo, o paciente poder apresentar sinais de dificuldade respiratória por obstrução da via aérea, devendo-se retirar a sonda imediatamente.
- Atentar-se para, caso durante a inserção do cateter seja encontrado algum obstáculo, não pressionar nem forçar a passagem da sonda; retire-a e volte a introduzi-la.

- Confirmar o posicionamento da sonda: antes de fixar a sonda, é necessário verificar se ela se encontra no lugar adequado. Para isso deve-se realizar a aspiração lenta do conteúdo gástrico; auscultar no nível do epigástrio ao mesmo tempo que se injeta ar pela sonda, para confirmar a presença da entrada de ar. Introduzir a sonda em um recipiente com água; se produzir bolhas, significa que a sonda se encontra nas vias respiratórias.[16]
- Manter a sonda fixa: a fixação da sonda deve ser feita com micropore ou fixador comercializado próprio para a questão, de tal forma que esta abarque a sonda e a asa do nariz para oferecer comodidade e facilitar a limpeza das fossas nasais sem movimentar a sonda. É necessário limpar a área com cotonetes de algodão ou gaze impregnada de álcool para retirar os excessos de gordura da região. A técnica mais utilizada é a bandagem borboleta: coloca-se a fita de cada lado do nariz; depois envolve-se a sonda com a fita.
- Limpar frequentemente a pele ao redor da sonda com soro fisiológico.
- Retirar crostas ou secreções existentes na mucosa do nariz.
- Umedecer com soro fisiológico ou lubrificante, depois retirar suavemente o adesivo do nariz.
- Avaliar os casos de vermelhidão ou irritação da mucosa nasal, pois são indicativos de mudança do lugar da sonda.
- Observar a limpeza da cavidade oral; manter uma higiene meticulosa.
- Examinar as características do líquido evacuado: cor, cheiro, volume e consistência, caso tenha sido colocado saco de drenagem.
- Manter uma alça entre a sonda e o dreno de tal maneira que não seja possível tracionar.
- Manter a permeabilidade da sonda.
- Lavar a sonda depois de utilizá-la para administrar medicação ou alimentação.
- Anotar data de instalação e avaliar diariamente sonda e local de inserção.

Complicações

Uma das principais complicações consiste na colocação da sonda nas vias respiratórias, que apresenta maior risco nos pacientes inconscientes por causa da possível ausência dos reflexos de náusea e de tosse; nesse caso deve-se retirar imediatamente a sonda e tentar novamente o procedimento.

A extração acidental da sonda costuma ser frequente nos pacientes com alteração da consciência, crianças, idosos ou em pessoas com excitação psicomotora.

Em pacientes com traumatismo cervical não se deve colocar a sonda, em princípio, porque a lesão pode aumentar com o movimento excessivo do pescoço durante a passagem da sonda.[17]

Uma complicação menos frequente é a migração da sonda no nível intracraniano em pacientes com fraturas múltiplas de crânio.

Contraindicações

- Pacientes com predisposição a lesões, como, por exemplo, varizes esofágicas.
- Pacientes com fraturas dos ossos da face.

- Pacientes com sinais de fratura da base do crânio.[18]
- Antecedentes de estenose esofágica.
- Queimaduras por produtos cáusticos ou ácidos.
- Pacientes com traumatismo cervical.
- Em pacientes com desvio do septo nasal, não se deve forçar a passagem da sonda nasogástrica.

SONDAGEM VESICAL

A bexiga é um órgão em forma de saco, composto de fibra muscular, que armazena urina. Na mulher situa-se no assoalho pélvico e no homem localiza-se sobre a próstata. Para excretar a urina, o orifício da uretra se abre, geralmente quando há 250 a 300 mL de urina, mas a bexiga pode reter até duas vezes essa quantidade.[15]

O cateterismo ou sondagem vesical é um procedimento invasivo frequentemente realizado em ambiente hospitalar e extra-hospitalar. Em razão de sua forma de aplicação, esse procedimento é considerado uma das principais causas de infecção nosocomial, que aumenta o tempo de internação entre 2 e 10 dias. Entre 30 e 45% das infecções nosocomiais têm sua origem em um foco urinário; e destas, 80% estão associadas à sondagem vesical, já que sua permanência favorece a entrada de germes no trato urinário.

As sondas vesicais são dispositivos constituídos por três partes: ponta (porção que se introduz na uretra), corpo e funil coletor (parte por onde sai a urina).

Classificação das sondas

Segundo a duração da sondagem[19]

- **Intermitente.** É utilizado um cateter semirrígido e de lúmen único. Os tipos mais frequentes são:
  - Sonda de Nelaton: tem a ponta reta. Usa-se tanto em homens como em mulheres (mais curta).
  - Sonda de Tiemann: tem a ponta acotovelada e mais fina. Usa-se em homens com uretra estreita.
- **Temporárias** e **permanentes.** São as que utilizam dispositivo flexível:
  - Sondas Foley: na zona próxima da ponta possui um balão de autorretenção que se infla a partir de uma válvula externa que se encontra perto do funil coletor. A capacidade do balão aparece impressa no funil coletor e na embalagem (5 e 15 mL). No funil coletor se conecta o sistema de drenagem ou uma tampa. São de duas vias: uma para evacuar a urina e outra para inflar o balão a partir do exterior; existem também modelos de três vias para poder introduzir ou retirar líquido da bexiga.

Segundo o calibre e o comprimento da sonda

O calibre da sonda é expresso de acordo com a escala francesa de Charrière (Ch); 1 Ch equivale a 0,33 mm. São sinônimos de Ch as unidades French (Fr) e French Gauge (FG).

O comprimento-padrão do cateter é 41 cm, e sua escolha depende do tamanho da uretra e do propósito do cateterismo. Na escolha do calibre da sonda deve-se levar em conta que a uretra do homem tem um diâmetro entre 20 e 30 Ch; e a da mulher entre 24 e 30 Ch. As mais utilizadas são: calibre de 8 Ch para as crianças, entre 14 e 18 Ch para os homens e entre 12 e 16 Ch para as mulheres.

Sistemas coletores

Sistema coletor fechado

É seguro, evita a contaminação bacteriana, contém tubo flexível de drenagem que se encontra na parte superior da bolsa e que está unido hermeticamente a ele; contém uma ou duas válvulas unidirecionais que dificultam o refluxo da urina. Contém ainda: um tubo de drenagem situado na parte inferior da bolsa; uma porta com corta-fluxo que permite o esvaziamento do saco e a possibilidade de coletar amostras; um orifício pequeno para a entrada de ar que facilita o esvaziamento do saco; filtro para bactérias; dispositivo para pendurar o saco que se encontra em sua parte superior; e escala graduada para verificar a quantidade de urina existente no saco.[20]

Sistema coletor aberto

A bolsa possui uma escala graduada e o tubo de drenagem não permite esvaziá-la quando está cheia de urina; favorece a contaminação bacteriana e não permite a coleta de amostras.

Indicações

As sondas são indicadas em casos de evacuação urinária intermitente; em geral em pacientes com bexiga neuropática e permanente, sendo mantidas por dias ou meses.

São indicações específicas:

- Esvaziar completamente a bexiga antes da instalação.
- Manter a descompressão da bexiga durante certos procedimentos cirúrgicos.
- Prevenir a distensão vesical quando o paciente não for capaz de urinar espontaneamente.
- Esvaziar o conteúdo da bexiga no período pós-operatório para aliviar a distensão vesical por retenção de urina.
- Determinar a quantidade de urina residual na bexiga depois da micção.
- Controlar a hemodinâmica do paciente em estado crítico: controle de diurese em pacientes com choque, desidratação, coma, avaliação do estado hidroeletrolítico.
- Manter a drenagem constante da urina.
- Irrigar a bexiga do paciente.
- Coletar amostras de urina estéril em alguns pacientes incontinentes.

Contraindicações[21]

- Restrições anatômicas ou traumáticas sem prévia uretrografia.
- Obtenção da mesma informação com outros métodos menos invasivos.

- Traumatismo uretral.
- Prostatite aguda.
- Traumatismo pélvico.

Material

- Touca.
- Máscara facial.
- Luvas estéreis.
- Luvas não estéreis.
- Soro fisiológico.
- Solução antisséptica conforme o protocolo de desinfecção da instituição.
- Gazes não estéreis.
- Gazes estéreis.
- Sonda Foley nº 14 ou 16.
- Bolsa coletora de urina.
- Seringa de 10 mL + agulha.
- Água bidestilada de 5 ou 10 mL.
- Gel lubrificante estéril.

Os procedimentos de cateterismo vesical devem seguir as recomendações da instituição.

Cuidados de enfermagem

- Realizar o controle estrito de ingestão e eliminação.
- Garantir uma hidratação correta, ao menos 1,5 L de líquido por dia.
- Lavar as mãos antes e depois de manipular a sonda e/ou a bolsa coletora.
- Lavar diariamente a região de inserção da sonda com água e sabão e secá-la.
- Controlar a recolocação do prepúcio.
- Realizar a limpeza asséptica do meato uretral.
- Mobilizar suavemente a sonda em sentido rotatório, a fim de evitar aderências.
- Garantir a assepsia cada vez que realizar a troca de saco ou cada vez que este seja esvaziado.
- Trocar ou esvaziar a bolsa antes de completar ⅔.
- Evitar o refluxo da urina; observar que o tubo e o saco coletor não ultrapassem o nível da bexiga.
- Pinçar o tubo de drenagem o mais próximo possível do meato uretral quando for elevar o saco de diurese.
- Evitar puxões que possam provocar traumatismos ou desconexões acidentais do sistema.
- Evitar que se formem dobras.
- Quando a sonda tocar qualquer superfície não estéril, deve-se trocá-la por uma sonda nova.

- Atentar-se para o caso de a sonda ser introduzida erroneamente na vagina; deve-se descartá-la, desinfetar de novo a região e usar uma sonda nova, repetindo o procedimento.
- Inflar o balão com água bidestilada e não soro fisiológico, pois o sódio pode provocar a ruptura.
- Inflar o balão com os mililitros de água bidestilada recomendados pelo fabricante.
- Manter a bolsa coletora sempre abaixo do nível da bexiga para evitar refluxos. Se tiver que transportar o paciente e a bolsa estiver colocada sobre a cama, deve-se pinçar o tubo.
- Observar se o sistema de sondagem permanente é um sistema fechado, por isso não deve ser desconectado, para limitar o risco de infecção. Se tiver que coletar uma amostra deve-se utilizar a região da tubulação indicada para isso.
- Realizar a higiene dos genitais e da sonda uma vez por turno, de acordo com os protocolos.
- Esvaziar a bolsa coletora toda vez que estiver cheia até ⅔ de sua capacidade e trocar a cada três dias.

Precauções

Há risco de traumatismo na mucosa da uretra, quando a introdução da sonda é realizada de forma forçada, sem lubrificação estéril adequada, ou por introduzir uma sonda de calibre maior que o requerido pelo paciente. Pode ocorrer ruptura da uretra e o estabelecimento de uma falsa via, o que provoca uretrorragia e possivelmente um abscesso periuretral.[22,23]

No caso de pacientes do sexo masculino, quando a sonda é introduzida em um ângulo incorreto ou quando o paciente apresenta estenose e a sonda é forçada, pode ocorrer traumatismo. Recomenda-se insistir na micção voluntária, utilizando todos os meios possíveis a nosso alcance para evitar o cateterismo (quando se trata de aliviar a retenção urinária).[24]

Em pacientes adultos que experimentam retenção urinária, não extrair mais de 700 a 1.000 mL, mas sim extrair 200 mL e pinçar a sonda para evitar uma descompensação. No entanto, deve-se considerar o risco de infecção pela urina retida.[23]

Observar se existe estenose uretral, investigar antecedentes venéreos, cirurgias urológicas e idade do paciente para determinar o calibre da sonda.

A permanência prolongada da sonda vesical contribui para elevar os índices de infecção do trato urinário; por isso, deve-se avaliar a retirada da sonda tão logo seja indicada. A tração acidental da sonda com balão inflado pode ocasionar uma lesão no colo cervical e acarretar lesões uretrais evidenciadas pela hemorragia.

CONSIDERAÇÕES FINAIS

Os cuidados com tubos, sondas, drenos e cateteres fazem parte da rotina de enfermagem. O enfermeiro e sua equipe devem realizar os procedimentos norteados por evidências científicas e protocolos institucionais, garantindo o cuidado seguro, livre de riscos como a infecção.

Realizar um plano de cuidados contribui para o desenvolvimento de uma assistência segura, com ações bem elaboradas e focadas nas necessidades dos pacientes.

REFERÊNCIAS BIBLIOGRÁFICAS

1. Avilés M, García M, Jiménez E. Drenaje torácico. Revista Rol Enfermería 2014;30.
2. Barrientos N. Monitoreo de presión intracraneana: indicaciones y técnica. Rev Chilena de Cirugía 2004;56(6):523-7.
3. Belzunegui T. Protocolo de drenaje torácico del Servicio de Urgencias del Hospital de Navarra. Servicio Navarro de Salud. Disponível em: http://www.cfnavarra.es/salud/PUBLICACIONES/Libro%20electronico%20de%20temas%20de%20Urgencia/2.Tecnicas%20de%20Urgencias/Drenaje%20pleural-neumotorax.pdf. Acesso em: 26 set 2016.
4. Botella M, Hernández OM, López ML, Rodríguez A. Cuidados auxiliares de enfermería. Técnicas básicas de enfermería. Aparato urinario y sus cuidados. Santa Cruz de Tenerife: Gobierno de Canarias, Consejería de Educación, Cultura y Deportes 2002; p. 207-40.
5. Camargo M. Protocolo de la monitorización de la presión intracraneal y del flujo sanguíneo cerebral, Sociedad Boliviana de Neurología (2006). Disponível em: http://www2.bago.com.bo/sbn/doc_pdf/prot_presion_intracraneana.pdf. Acesso em: 26 set 2016.
6. Castellote García MJ, Paricio Mateo T. Enfermería oncológica: sondaje vesical 2012. Boletín Oncológico. Disponível em: http://www.boloncol.com/boletin-12/enfermeria-oncologica-sondaje-vesical.html. Acesso em: 26 set 2016.
7. Clemente Báez T, Dávila Hernandez Y, Caballero Gimenez Y, Acosta Valle A, Claro García G. Protocolo de actuación de enfermería en paciente con drenaje pleural. Hospital General Camilo Cienfuegos, Cuba. Disponível em: http://www.revista-portalesmedicos.com/revista-medica/protocolo-enfermeria-drenaje-pleural/. Acesso em: 26 set 2016.
8. Esteve J, Mitjans J. Enfermería: técnicas clínicas. Técnicas específicas. Eliminación renal. Madri: McGraw-Hill Interamericana; 2012.
9. Gonce P. Manual de procedimientos de enfermería. Editorial Interamericana; 2009.
10. Grasa I. Cateterismo vesical e mantenimiento de la sonda. In: Espinás J et al. Guía de actuación en atención primaria. 2.ed. Barcelona; 2014.
11. Grille P, Costa G, Biestro A, Wajskopf S. Manejo del drenaje ventricular externo em la Unidad de Cuidados Intensivos: guía práctica. Rev Urug Med 2007;23:50-5.
12. Hernández C, Ferreras B. Protocolo del drenaje torácico, Servicio de Urgencias y Medicina Ilari, S. Técnica de colocación de sondas postpilóricas. Asociación Argentina de Nutrición Enteral y Parenteral (AANEP). Disponível em: http://www.aanep.com/docs/tecnica_colocacion_STP.pdf. Acesso em: 26 set 2016.
13. Intensiva del Hospital Donostia, Euskadi (2005). Disponível em: http://www.osakidetza.euskadi.eus/contenidos/informacion/hd_publicaciones/es_hdon/adjuntos/Protocolo24DrenajeToracicoC.pdf. Acesso em: 26 set 2016.
14. Logston R, Wooldridge M. Terapia intensiva – procedimientos de la American Association of Critical Care Nurses. 3.ed. España: Editorial Panamericana; 2012.
15. Martín JC. Cuidados del paciente con sonda vesical. In: Guía de actualización clínica en nefrourología. Barcelona; 2014.
16. Meroño Hernández JA, Segura Quiles I, Teruel Meroño A. Colocación de sonda nasogástrica: protocolo de enfermería. Disponível em: http://www.revista-portalesmedicos.com/revista-medica/colocacion-sonda-nasogastrica-protocolo-enfermeria/. Acesso em: 26 set 2016.
17. Muñoz Barría M. Prevención de infemliones por catéter de drenaje ventricular externo. Protocolo Hospital de Puerto Montt, Chile. Disponível em: http://www.neopuertomontt.com/Protocolos/ProgramaIAAS/ProgramaIAAS/PrevenciondeinfemlionesAsociadas%20a%20Drenaje%20Ventricular%20Externo.pdf. Acesso em: 26 set 2016.

18. Peinador Aguilar, R. Drenaje cerrado del tórax: cuidados de enfermería (2012). Disponível em: http://www.enfermundi.com/servlet/Satellite?pagename=ExcelenciaEnfermera/Arti. Acesso em: 26 set 2016.
19. Perry A, Potter P. Guía clínica de enfermería. Técnicas e procedimientos básicos. 7.ed. Eliminación. Sondaje vesical femenino: permanencia e intermitente. Sondaje vesical masculino: a permanencia e intermitente. Madri: Harcourt Brace; 1998.
20. Perry P. Técnicas e procedimientos em enfermería. 7.ed. Espanha: Elsevier Mosby; 2014.
21. Ramos H. Aspectos generales de la infemlión urinaria nosocomial. Revista de Posgrado de la VIª Cátedra de Medicina 2012.
22. Servicio Andaluz de Salud, UGD Medicina Interna. Procedimiento sobre cuidados de enfermería al paciente con drenaje torácico. Disponível em: http://www.juntadeandalucia.es/servicioandaluzdesalud/hinmaculada/web/servicios/mi/FICHEROS/documentos%20de%20interes/Procedmientos%20enfermeros%202014/PROC.DRENAJE%20TORACICO.pdf. Acesso em: 26 set 2016.
23. Spaho N, Camputaro L, Salazar E, Clara L, Almada G, Lizzi A et al. Guía de práctica clínica para el manejo de drenajes ventriculares externos. Rev Arg Neuroc 2006;20:143.
24. Toro C. Manual de procedimientos de cuidados de enfermería en ciclo vital II, Escuela de Enfermería, Universidad de Valdivia, Chile (2012), p.15-22. Disponível em: http://academico.upv.cl/doctos/ENFE-8035/%7BE-786FB3D-8AA6-478F-8AAE-0AB12F595D15%7D/2012/S2/MANUAL%20DE%20PROCEDIMIENTOS%20CICLO%20VITAL%20II%202012.pdf. Acesso em: 26 set 2016.
25. Urden, S. Cuidados intensivos enfermeros. 2.ed. Espanha: Editorial Harcourt; 2012.
26. Utande A, Orduna J, Barrera M et al. Manejo de los drenajes ventriculares. Protocolo Z2-329-12 del Gobierno de Aragón, Zaragoza (2012). Disponível em: http://www.ics-aragon.com/cursos/enfermo-critico/4/Drenajes.pdf. Acesso em: 05 out 2016.
27. Vega MAA, Castañeda LAC, Alonso EG, Morales JCG, Cuadrado MM, Ortiz GM. Protocolo de manejo de la hipertensión intracraneal: documento de referencia. Servicio de Salud del Principado de Asturias, España (2012). Disponível em: http://docplayer.es/14499587-Protocolo-de-manejo-de-hipertension-n-intracraneal-documento-maestro-de-referencia.html. Acesso em: 26 set 2016.

Capítulo 47

Efeitos da privação do sono na unidade de terapia intensiva

Mariana Torre

INTRODUÇÃO

A falta de sono é um problema comum nos pacientes em estado crítico. Nas unidades de terapia intensiva (UTI), o padrão de sono se caracteriza por despertares frequentes e observa-se que aproximadamente 50% do tempo líquido de sono ocorre durante as horas do dia. Em diversos estudos, os pacientes muitas vezes reportam piora na qualidade de sono na UTI em comparação com o sono em casa e a falta de sono como uma importante fonte de ansiedade e estresse relacionada à UTI.[1,2,5-7]

Ainda que se possa atribuir o sono de má qualidade a fatores variáveis como o ruído, a luz, as intervenções para o atendimento ao paciente e a alguns medicamentos, estudos em grande escala procuraram definir fatores de melhora do sono na UTI; mas se depararam com dificuldades para medir os desajustes. No entanto, o interesse por melhorar a qualidade do sono na UTI tem crescido em decorrência de sua possível associação com o *delirium* na UTI e de sequelas neuropsicológicas pós-UTI. Os esforços para fazer frente a essas sequelas atualmente incluem evitar a sedação profunda, a prevenção do *delirium*, a introdução de reabilitação física precoce e algumas intervenções no ambiente com o fim de melhorar a qualidade do sono.[3,4,8-10]

PRIVAÇÃO DO SONO E *DELIRIUM*

O *delirium* se apresenta com frequência em pacientes em estado crítico e tem sido associado a consequências deletérias tanto em curto como em longo prazo.[16]

Os esforços para diminuir a prevalência do *delirium* têm sido dirigidos para identificação e modificação dos fatores de risco. Um fator de risco potencialmente variável é a falta de sono. Sabe-se que os pacientes críticos com frequência experimentam má qualidade do sono com fragmentação e arquitetura não convencional. A falta de sono na UTI é uma das queixas mais comuns dos pacientes que sobrevivem à enfermidade crítica. A relação entre o *delirium* e a privação do sono continua sendo tema controverso. Não obstante, os estudos vêm demonstrando muitas semelhanças entre os perfis clínicos e fisiológicos de pacientes com *delirium* e privação do sono. A falta de sono pode chegar a ser um fator de risco variável para o desenvolvimento de *delirium* com implicações importantes para o prognóstico imediato e de longo prazo nos pacientes em estado crítico.[11-15]

O *delirium* é comum na UTI, sobretudo em pacientes idosos. Trata-se de uma síndrome clínica caracterizada por um início agudo de alteração flutuante de consciência, falta de atenção e disfunção cognitiva. Os pacientes podem estar agitados (*delirium* hiperativo), ou seu estado pode ser menos óbvio (*delirium* hipoativo), ou ainda podem ter características de ambos (*delirium* misto) (American Psychiatric Association, 1994). Demonstrou-se que 80% dos pacientes críticos manifestaram *delirium* durante sua internação; a condição é considerada uma falha orgânica e é um preditor independente de complicações na UTI, incluindo maior risco de morte, maior tempo de permanência na UTI e/ou no hospital e maiores custos.[13,14]

Os estudos epidemiológicos identificaram vários fatores de risco para o desenvolvimento do *delirium*. A idade avançada, a deterioração cognitiva preexistente, distúrbios eletrolíticos e muitos medicamentos que são utilizados com frequência na UTI, como os benzodiazepínicos, são os fatores de risco citados com mais frequência e os mais extensamente estudados. A privação do sono, comum em pacientes de UTI, vem sendo estudada como poderoso fator contribuinte para o desenvolvimento do *delirium*.[19-24]

Sabe-se que os pacientes hospitalizados, especialmente aqueles que estão em estado crítico, padecem de perturbações e fragmentação do sono grave. O sono típico de um paciente em estado crítico se caracteriza pelo predomínio de períodos de vigília e de sono com luz (fases I e II) e uma relativa falta de movimento rápido dos olhos (REM) e sono profundo (sono delta, anteriormente conhecido como sono NREM, estados III/IV).[17-19]

Sabe-se que a privação do sono tem várias manifestações clínicas e fisiológicas também encontradas no *delirium*; no entanto, seu papel no desenvolvimento do *delirium* na UTI ainda é controverso.[31]

SIMILARIDADES ENTRE *DELIRIUM* E PRIVAÇÃO DO SONO

Os componentes centrais do *delirium* – ou seja, falta de atenção, estado mental flutuante e a disfunção cognitiva – são também característicos dos pacientes com privação do sono.

Os estudos sobre os efeitos da privação do sono, em sua maioria, têm incluído voluntários sadios, e os estudos nos quais se aplicam modelos da perda do sono não podem ser diretamente aplicáveis ao paciente em estado crítico. É preciso levar em consideração que esses voluntários privados de sono demonstraram todas as manifestações clínicas do *delirium* hipoativo.[19-21,34]

A sonolência é a consequência do comportamento mais consistente de privação de sono, com tendência a conciliar com períodos breves de sono. Os efeitos negativos sobre o estado de ânimo, a perda do vigor, a fadiga e a deterioração cognitiva também vêm sendo observados experimentalmente depois de todas as formas de privação do sono.

Observou-se uma acentuada tendência para o comportamento psicótico com paranoia associada em alguns indivíduos privados de sono.[25] Também se observou que o comportamento psicótico aumentou durante a noite e diminuiu durante o dia, o que também é típico do *delirium* na UTI. A deterioração da atenção e da memória, dois elementos-chave no diagnóstico do *delirium*, também estão presentes depois de períodos de privação total e parcial de sono (sono fragmentado).[22-28]

No entanto, a associação da privação do sono e do *delirium* hiperativo é mais controversa. A privação do sono, como se estudou em voluntários sadios, não demonstrou conduzir a agitação aberta ou alucinações que se apresentam com esse subtipo de *delirium*.[31] Dement e Vaughan[9] estudaram os efeitos da vigília prolongada e observaram que os voluntários sadios sofriam de confusões, mau humor e sonolência; no entanto, não observaram comportamento psicótico nem *delirium* hiperativo.

Há demonstrações confiáveis de que a perda de sono, assim como o *delirium*, resulta em disfunção neurocognitiva demonstrável. A privação do sono conduz a diminuições de vigilância psicomotora, déficit de memória e alterações das respostas motoras (os indivíduos respondem quando nenhum estímulo está presente ou respondem de forma inapropriada ao serem estimulados). Os problemas com a fluidez verbal, o pensamento criativo, o planejamento não verbal e a memória de curto prazo, assim como podem ser observados no *delirium*, também podem desenvolver-se como resultado de privação do sono. Inclusive, uma noite de privação total de sono reduz o estado de alerta dos voluntários sadios e seu rendimento nas tarefas intelectuais mínimas.[21] A persistência dessas modificações adversas do desenvolvimento cognitivo no rendimento costuma ser subestimada. A alteração subjetiva do estado de ânimo e a sonolência retornam a seu nível rapidamente assim que o indivíduo dorme de maneira reparadora. Contudo, algumas tarefas de desempenho apresentam recuperação mais lenta. Voluntários saudáveis privados de sono por um máximo de 48 horas, por exemplo, têm uma anormalidade contínua na vigilância psicomotora, inclusive depois de cinco noites de sono reparador. Um atraso semelhante na recuperação se produz com o *delirium* hiperativo (Quadro 1).[29]

Estudou-se que os pacientes que sofreram de alguma forma de *delirium* durante sua internação apresentaram atraso de meses na recuperação ao nível prévio da internação, persistindo com diminuição da velocidade de elaboração do pensamento complexo.[30]

Em pacientes não internados na UTI, foram estudadas estratégias não farmacológicas que poderiam prevenir o *delirium*. Estas incluem consultas precoces com geriatra e a educação dos médicos e do pessoal de enfermagem, com especial atenção aos fatores de risco conhecidos. Nos pacientes internados em UTI, as medidas não farmacológicas quase não foram estudadas em relação ao *delirium*.[31-33,44] Ainda assim, o meio ambiente de UTI com luz contínua e ruído, pessoal em movimento constante, frequentes intervenções sobre os pacientes com interrupções dos períodos de sono e a falta de pontos de orientação supostamente desempenham um papel importante no desenvolvimento do *delirium*.[16,22,30] Um estudo por grupos realizado em 2009 por Van Rompaey et al.[48] observou que o isolamento e a ausência de luz natural diurna podem estar associados a um aumento do risco do *delirium*. Apesar disso, pode haver parcialidade nesse estudo, já que o isolamento e a alocação das camas podem ser dependentes das características da doença.

Quadro 1 Similaridades clínicas e fisiológicas encontradas no *delirium* e na privação do sono

Aspectos clínicos
Desatenção ▪ Estado mental flutuante ▪ Deterioração cognitiva, especificamente relacionada à função executiva (memória, planejamento, pensamento criativo, juízo) ▪ Atraso na recuperação
Fatores de risco ▪ Ingresso na UTI ▪ Ventilação mecânica ▪ Dor ▪ Estresse ▪ Deterioração cognitiva prévia ▪ Idade avançada ▪ Alcoolismo ▪ Sepse ▪ Depressão ▪ Traumatismo craniano
Medicamentos ▪ Sedativos, sobretudo agonistas do ácido aminobutírico, como benzodiazepínicos ▪ Anticolinérgicos ▪ Simpaticomiméticos ▪ Corticosteroides ▪ Anticonvulsivantes
Fisiopatologia ▪ Deficiência colinérgica ▪ Excesso dopaminérgico ▪ Alterações metabólicas em áreas específicas do sistema nervoso central (SNC) ▪ Córtex pré-frontal ▪ Córtex parietal posterior

O *layout* das UTI pode melhorar os resultados de saúde e conduzir à melhora do sono dos pacientes, à menor incidência de *delirium* e a uma frequência reduzida das infecções adquiridas no hospital, bem como de eventos adversos derivados da influência no ritmo circadiano, da resposta imune e do comportamento do paciente e de membros do quadro de pessoal.[35,40]

O AMBIENTE DAS TERAPIAS INTENSIVAS

O ruído

O ruído pode ser definido como qualquer som desejado ou indesejado, subjetivamente incômodo ou que perturba o rendimento e é fisiológica e/ou psicologicamente estressante. É subjetivo e influenciado por vários fatores, como a sensibilidade da pessoa, os fatores culturais e sociais, a sensação de ter o controle sobre o ruído e a percepção de que é apropriado para a situação. O ruído pode ser contínuo, flutuante ou intermitente.

É medido em decibéis (dB), uma escala logarítmica que expressa a relação da pressão do som com respeito a um nível de referência.[2,17,26]

Uma duplicação da pressão do som resulta em um aumento de 6 dB. No entanto, para o ouvido humano, um aumento de 10 dB é percebido como um som duas vezes mais forte. O ruído na escala dB(A) é uma frequência ponderada para refletir a sensibilidade relativa do ouvido humano às frequências médias e superiores e corresponde estreitamente às impressões subjetivas sobre o volume ou intensidade do ruído acústico.

A Organização Mundial da Saúde recomenda que o nível médio de ruído de fundo nos hospitais não deva superar os 30 dB(A) e que os picos durante a noite não sejam superiores a 40 dB(A). O ruído na UTI com frequência supera esses valores. Os estudos têm reportado níveis médios de ruído de 60-70 dB (A) com picos de mais de 90 dB(A). Além disso, alguns pesquisadores relataram que os níveis de pressão sonora não eram reduzidos de forma significativa durante a noite.[42,49,50]

A geração de ruído é multifatorial e em geral depende da equipe profissional e dos equipamentos eletrônicos e mecânicos. Registraram-se níveis de ruído de 92 dB(A) ao rés do chão e de 80 dB(A) com um nebulizador funcionando. O ruído mais forte registrado foi o dos alarmes e dos ventiladores mecânicos, chegando a níveis de pressão de som superiores a 100 dB(A) (Tabela 1).[52]

Como o ruído afeta os pacientes na UTI?

O ruído na UTI vem sendo considerado uma importante causa ambiental na interrupção do sono. Geralmente são requeridos níveis de ruído inferiores a 40 dB(A) para conciliar o sono, ainda que o limiar auditivo para despertar possa aumentar quando os indivíduos estão continuamente expostos a um ambiente ruidoso. No entanto, alguns estudos que pesquisaram polissonografias e medições de ruído ambiental observaram que ainda que o ruído ambiental fosse em parte responsável por alterações de sono-vigília, não era responsável pela maioria dos casos de fragmentação de sono. Apesar disso, os pacientes ainda percebem o ruído como uma causa frequente de interrupção do sono na UTI e relatam ter dificuldades para conciliar o sono em razão do ruído de fundo contínuo.[27,29]

Sugeriu-se que a interrupção do sono causada pelo ruído pode ser mais importante quando um paciente começa a se recuperar de uma doença grave.

Tabela 1 Exemplos de níveis de pressão de ruídos mais comuns

Decolagem de avião a 50 m	180 dB(A)
Limiar de dor, estrondo	120 dB(A)
Música alta em discoteca	100 dB(A)
Cortador de grama a 1 m	90 dB (A)
Aspirador a 1 m	70 dB (A)
Ruído médio em uma UTI	60-70 dB(A)
Conversa a 50 cm	55 dB(A)
Sussurro na biblioteca	40 dB(A)

Conforme comentado, as investigações têm demonstrado que há duas etapas distintas do sono: a fase de movimentos não rápidos dos olhos (NREM) e a fase de movimentos rápidos dos olhos (REM).

O sono NREM se subdivide em quatro etapas. A progressão do sono da etapa 1 à etapa 4 é acompanhada por um aumento progressivo no limiar da excitação. As etapas 3 e 4 representam um sono mais profundo, que também é conhecido como sono de ondas lentas ou delta (SWS). O sono REM é uma etapa muito ativa com um alto grau de atividades fisiológicas observáveis, como irregularidades na respiração e na frequência cardíaca. A maioria dos indivíduos normais passa entre 13-23% de seu tempo total de sono (TTS) em estado 3 ou 4 do sono e 20-25% de seu tempo total de sono (TTS) no sono REM, ainda que isso varie significativamente com a idade. Mesmo que o cérebro esteja muito ativo durante o sono REM, esta fase do sono também é considerada sono reparador com limiar de excitação variável.[17,26,43]

Os pacientes críticos não dormem bem. Em geral, os pacientes de UTI podem passar 30-40% do seu tempo de sono despertos, o sono pode ser muito fragmentado e distribuído por todo o dia e toda a noite com interrupções frequentes para atendimento, ocorrendo então uma redução dos sonos REM e de ondas lentas. Inclusive, pode haver uma ausência total de sono como sequela nos estados de sepse. A falta do sono se associa com mudanças mentais e *delirium* na UTI e pode ter um efeito prejudicial sobre a recuperação. A falta de SWS pode afetar a formação da memória e a consequente amnésia pode contribuir para o *delirium* hipoativo. Em voluntários sadios, a falta de sono se associa com uma alteração da função imunológica e o desenvolvimento de um estado catabólico.[36,37,51]

Outros efeitos do ruído

A exposição ao ruído pode ser incômoda, ocupa um lugar de destaque entre as causas de estresse na UTI e é claramente uma experiência individual, subjetiva e de resposta variável. Uma aparente falta de controle sobre o ruído, por exemplo, pode contribuir para o estresse induzido pelo ruído. A exposição ao ruído pode provocar uma resposta do sistema nervoso simpático que aumente, por exemplo, o trabalho cardíaco, e também apresentar efeitos adversos sobre as funções respiratória e muscular. O ruído excessivo pode aumentar a necessidade de sedação em pacientes criticamente doentes, além de afetar a comunicação e contribuir à perda auditiva. A perda de audição é um fator de risco adicional de desenvolvimento de *delirium*.[39,48]

Luz e temperatura

Sabe-se que o ciclo sono-vigília humano está estreitamente vinculado ao meio ambiente e, junto a influências sociais, sons e ciclos de luz/escuridão, é provavelmente o mais poderoso fator de vinculação. Os ciclos de sono-vigília podem ser prolongados se esses fatores de enlace estiverem alterados e em algumas UTI os pacientes não estão expostos como qualquer outra pessoa à luz natural. Os pacientes podem então chegar a ser incapazes de distinguir a noite do dia e isso pode contribuir para a desorientação. Ainda que a intensidade da luz na UTI em geral reflita um ritmo circadiano de 24 h, a luz brilhante do posto de enfermagem, a luz não atenuada ou luzes que são acesas durante a noite para o atendimento de urgência ou uma internação podem ser fatores de muita perturbação do sono para os pacientes.[49]

Por outro lado, a temperatura ambiente exerce uma influência importante sobre o sono. A temperatura ambiente baixa geralmente prejudica o sono, ao passo que as temperaturas mais elevadas tendem a promovê-lo. Assim como para o ruído, há marcantes diferenças individuais entre os pacientes quanto à sensibilidade à variação de temperatura e à temperatura ideal para dormir. O TTS é máximo na termoneutralidade, em que a regulação da temperatura é alcançada pelo controle da perda de calor insensível, sem mudanças regulatórias entre a produção de calor metabólico ou a perda do calor catabólico.

INTERVENÇÕES PARA A PREVENÇÃO

Como reduzir o ruído?

Grande parte do ruído gerado na UTI parece ser decorrente diretamente do comportamento da equipe de profissionais (p. ex., conversar, falar por telefone ou assistir à televisão). As vozes potentes em geral são mais fortes que os telefones ou alarmes. Para minimizar as interrupções pelo ruído, parece lógico buscar a implementação de um programa de modificação de condutas para aumentar a consciência do problema, seguido de medidas para limitar o ruído, por exemplo, das conversações no local. Não é nenhuma surpresa que as camas alocadas em frente ao posto de enfermagem estão mais expostas ao ruído. O posto de enfermagem representa um foco de atividade e é, sem dúvida, o lugar mais procurado para os profissionais se sentarem para escrever notas, discutir casos de pacientes, verificar resultados etc. No entanto, também é uma área de reuniões sociais e de conversação. Quando os pacientes estão sedados e ventilados, ou parecem estar dormindo, é muito fácil esquecer-se de que ainda podem ser capazes de escutar o que ocorre ao seu redor. Ainda que não se tenha encontrado redução significativa de níveis de ruído durante o período de descanso, atenuar as luzes e diminuir as intervenções pode ser benéfico.[38,41-43]

O ruído de alarmes e de equipamentos estão sempre presentes na UTI. A redução do volume dos alarmes, telefones e interfones pode ajudar a diminuir a contaminação acústica. Talvez alguns dos equipamentos, por exemplo, os telefones e interfones, pudessem ter um pisca-pisca ou sistema luminoso ou vibratório em lugar de um som vibrante. Os volumes de alarme poderiam ser reduzidos, particularmente à noite. Colocar óleo em portas e carrinhos pode ajudar a reduzir o ruído de modo significativo.[45-47]

O *layout* de uma UTI pode influenciar na contaminação acústica. Estratégias para redução de ruído incluem janelas de vidro duplo, pisos, paredes e tetos construídos com materiais com alta capacidade de absorção de ruído, o nivelamento das portas para redução da transmissão de ruído; e ainda envidraçar postos de enfermagem.

O ideal é dar preferência aos dormitórios individuais, já que conservam a privacidade, a dignidade e a confidencialidade. Eles ajudam a diminuir os níveis de ruído na maioria dos casos, ainda que também possam inibir a dispersão do som interno para fora. Podem, igualmente, promover o controle das infecções.[40] Existe certa preocupação com respeito a problemas relacionados com a segurança e o atendimento a pacientes em dormitórios individuais que estejam fora do alcance visual do posto de enfermagem e de áreas de comunicação. Esse obstáculo é solucionável por meio de sistemas de monitoração central e telemetria. A sensibilidade ao ruído e aos incômodos decorrentes é muito subjetiva. Alguns pacientes podem entender o ruído de fundo e as conversas como algo tranquilizador. Sugeriu-se que os dormitórios individuais podem ser úteis para os pacientes que tenham se estabilizado de sua enfermidade crítica e que estejam tentando restabelecer o ritmo circadiano normal.

Observou-se que o uso de tampões de silicone para ouvidos aumenta a latência e eleva a porcentagem de sono REM em voluntários sadios expostos ao ruído de UTI gravado. Apesar da falta de estudos sobre pacientes de UTI, isso pode ser uma opção viável. No entanto, a equipe de enfermagem deve se lembrar de tirar os tampões em pacientes sedados ou imóveis no momento adequado, ou do contrário podem piorar a desorientação e a confusão. A música tem ajudado a diminuir os incômodos por ruídos e a alteração de frequência cardíaca e de pressão arterial sistólica.[17]

ESTRATÉGIAS PARA MINIMIZAR OS EFEITOS ADVERSOS DA LUZ E DA TEMPERATURA

Parece haver poucas dúvidas de que os níveis de luz que refletem o ritmo circadiano são benéficos e que a redução da intensidade de luz à noite ajude a promover o sono. As luzes artificiais são necessárias por uma grande variedade de razões. No entanto, a iluminação fluorescente zenital diretamente sobre a cama é vista como inaceitável, já que os pacientes não podem evitar o seu brilho intenso. As luzes cálidas, reguláveis, flexíveis e multidirecionais são os dispositivos recomendados. A luz de leitura na cabeceira do paciente também é recomendável. Também é recomendado o uso máximo da luz natural, já que pode ajudar a reduzir a desorientação.[49]

Sem dúvida, as visitas podem atuar como uma distração positiva e reduzir o estresse. Deve-se recordar que os pacientes críticos em sua maioria estão nus; portanto, é razoável ajustar a temperatura para o conforto do paciente e não o da equipe profissional.

CONSIDERAÇÕES FINAIS

A privação do sono é uma importante fonte de ansiedade e estresse ao paciente crítico. Estratégias para a redução desse estado, associadas à diminuição do ruído, favorecem a condição do paciente.

REFERÊNCIAS BIBLIOGRÁFICAS

1. American Psychiatric Association. Diagnostic and statistical manual of mental disorders (DSM-IV), 4.ed. Washington, DC, 1994.
2. Berglund B, Lindvall T, Schwela DH. Guidelines for community noise. Genebra: World Health Organization; 1999.

3. Black MD, Schorr C, Levy MM. Knowledge translation and the multifaceted intervention in the intensive care unit. Crit Care Med 2012;40:1324-8.
4. Borthwick M, Bourne R, Craig M et al. Detection, prevention and treatment of delirium in critically ill patients. Intensive Care Society. 2006. Disponível em: www.ics.ac.uk.
5. Bourne RS, Mills GH. Sleep disruption in critically ill patients – pharmacological considerations. Anaesthesia 2004;59:374-84.
6. Bourne RS, Minelli C, Mills GH et al. Clinical review. Sleep measurement in critical care patients: research and clinical implications. Crit Care 2007;11:226.
7. Cooper AB, Thornley KS, Young GB et al. Sleep in critically ill patients requiring mechanical ventilation. Chest 2000;17:809-18.
8. Davidoff F, Batalden P, Stevens D et al. SQUIRE Development Group. Publication guidelines for improvement studies in health care: evolution of the SQUIRE Project. Ann Intern Med 2008;149:670-6.
9. Dement WC, Vaughan C. The promise of sleep. New York: Delacorte Press; 1999.
10. Desai SV, Law TJ, Needham DM. Long-term complications of critical care. Crit Care Med 2011;39:371-9.
11. Ely EW, Gautam S, Margolin R et al. The impact of delirium in the intensive care unit on hospital length of stay. Intensive Care Med 2001;27:1892-900.
12. Ely EW, Inouye SK, Bernard GR et al. Delirium in mechanically ventilated patients: validity and reliability of the confusion assessment method for the intensive care unit (CAM-ICU). JAMA 2001;286:2703-10.
13. Ely EW, Truman B, Shintani A et al. Monitoring sedation status overtime in ICU patients: reliability and validity of the Richmond Agitation-Sedation Scale (RASS). JAMA 2003;289:2983-91.
14. Ely WE, Shintani A, Truman B et al. Delirium as a predictor of mortality in mechanically ventilated patients in the intensive care unit. JAMA 2004;291:1753-62.
15. Figueroa-Ramos MI, Arroyo-Novoa CM, Lee KA et al. Sleep and delirium in ICU patients: a review of mechanisms and manifestations. Intensive Care Med 2009;35:781-95.
16. Francis J, Kapoor WN. Prognosis after hospital discharge of older medical patients with delirium. J Am Geriatr Soc 1992;40:601-6.
17. Freedman NS, Gazendam J, Levan L et al. Abnormal sleep/wake cycles and the effect of environmental noise on sleep disruption in the intensive care unit. Am J Respir Crit Care Med 2001;163:451-7.
18. Freedman NS, Kotzer N, Schwab RJ. Patient perception of sleep quality and etiology of sleep disruption in the intensive care unit. Am J Respir Crit Care Med 1999;159(4 Pt 1):1155-62.
19. Frisk U, Nordström G. Patients' sleep in an intensive care unit – patients' and nurses' perception. Intensive Crit Care Nurs 2003;19:342-9.
20. Gabor JY, Cooper AB, Crombach SA et al. Contribution of the intensive care unit environment to sleep disruption in mechanically ventilated patients and healthy subjects. Am J Respir Crit Care Med 2003;167:708-15.
21. Girard TD, Pandharipande PP, Carson SS et al.; MIND Trial Investigators. Feasibility, efficacy, and safety of antipsychotics for intensive care unit delirium: The MIND randomized, placebo-controlled trial. Crit Care Med 2010;38:428-37.
22. Health & Human Services Office of Human Research Protections: Quality improvement activities – frequently asked questions web site. Disponível em: http://answers.hhs.gov/ohrp/categories/1569Edition. Acesso em: 10 out 2016.
23. Hopkins RO, Weaver LK, Chan KJ et al. Quality of life, emotional, and cognitive function following acute respiratory distress syndrome. J Int Neuropsychol Soc 2004;10:1005-17.
24. Hu RF, Jiang XY, Zeng YM et al. Effects of earplugs and eye masks on nocturnal sleep, melatonin and cortisol in a simulated intensive care unit environment. Crit Care 2010;14:R66.
25. Inouye SK. The dilemma of delirium: clinical and research controversies regarding diagnosis and evaluation of delirium in hospitalized elderly medical patients. Am J Med 1994;97:278-88.
26. Kahn DM, Cook TE, Carlisle CC et al. Identification and modification of environmental noise in an ICU setting. Chest 1998;114:535-40.
27. Kahn DM, Cook TE, Carlisle CC et al. Identification and modification of environmental noise in an ICU setting. Chest 1998;114:535-40.

28. Kamdar BB, Needham DM, Collop NA. Sleep deprivation in critical illness: its role in physical and psychological recovery. J Intensive Care Med 2012;27:97-111.
29. Li SY, Wang TJ, Vivienne Wu SF et al. Efficacy of controlling night-time noise and activities to improve patients' sleep quality in a surgical intensive care unit. J Clin Nurs 2011;20:396-407.
30. Lipowski ZJ. Delirium (acute confusional states). JAMA 1987;258:1789-92.
31. Meyer TJ, Eveloff SE, Bauer MS et al. Adverse environmental conditions in the respiratory and medical ICU settings. Chest. 1994;105:1211-6.
32. Mitrushina MN, Boone KB, Razani J et al. Handbook of normative data for neuropsychological assessment, 2.ed. Nova York: Oxford University Press; 2005.
33. Nicolás A, Aizpitarte E, Iruarrizaga A et al. Perception of night-time sleep by surgical patients in an intensive care unit. Nurs Crit Care 2008;13:25-33.
34. NIH state of the science conference statement on manifestations and management of chronic insomnia in adults statement. J Clin Sleep Med 2005;1:412-21.
35. Novaes MA, Knobel E, Bork AM et al. Stressors in ICU: perception of the patient, relatives and health care team. Intensive Care Med 1999;25:1421-6.
36. Ouimet S, Kavanagh BP, Gottfried SB, Skrobik Y. Incidence, risk factors and consequences of ICU delirium. Intensive Care Med 2007;33:66-73.
37. Pandharipande P, Ely EW. Sedative and analgesic medications: risk factors for delirium and sleep disturbances in the critically ill. Crit Care Clin 2006;22:313-27.
38. Pandharipande PP, Pun BT, Herr DL et al. Effect of sedation with dexmedetomidine vs lorazepam on acute brain dysfunction in mechanically ventilated patients: the MENDS randomized controlled trial. JAMA 2007;298:2644-53.
39. Pisani MA, Araujo KL, Van Ness PH, Zhang Y, Ely EW, Inouye SK. A research algorithm to improve detection of delirium in the intensive care unit. Crit Care 2006;10:R121.
40. Pronovost P, Needham D, Berenholtz S et al. An intervention to decrease catheter-related bloodstream infections in the ICU. N Engl J Med 2006;355:2725-32.
41. Pronovost PJ, Berenholtz SM, Needham DM. Translating evidence into practice: a model for large scale knowledge translation. BMJ 2008;337:1714.
42. Pugh RJ, Griffiths R. Noise in critical care. Care Crit Ill 2007;23:105-9.
43. Pugh RJ, Jones C, Griffiths RD. The impact of noise in the intensive care unit. Yearbook of Intensive Care and Emergency Medicine. Berlim e Heidelberg: Primavera; 2007. p. 942-9.
44. Reitan RM, Wolfson D (ed.). The Halstead-Reitan neuropsychological test battery. In: Theory and clinical interpretation. Tucson: Neuropsychology Press; 1985.
45. Richards KC, O'Sullivan PS, Phillips RL. Measurement of sleep in critically ill patients. J Nurs Meas 2000;8:131-44.
46. Richards KC. Effect of a back massage and relaxation intervention on sleep in critically ill patients. Am J Crit Care 1998;7:288-99.
47. Tamburri LM, DiBrienza R, Zozula R et al. Nocturnal care interactions with patients in critical care units. Am J Crit Care 2004;13:102-12; quiz 114.
48. Van Rompaey B, Elseviers MM, Schuurmans MJ, Shortridge-Baggett LM, Truijen S, Bossaert L. Risk factors for delirium in intensive care patientes: a prospective study. Crit Care 2009;13(3):R77.
49. Walder B, Francioli D, Meyer JJ et al. Effects of guidelines implementation in a surgical intensive care unit to control nighttime light and noise levels. Crit Care Med 2000;28:2242-7.
50. Wallace CJ, Robins J, Alvord LS et al. The effect of earplugs on sleep measures during exposure to simulated intensive care unit noise. Am J Crit Care 1999;8:210-9.
51. Wechsler D (ed.) Wechsler memory scale. 3.ed. San Antonio: The Psychological Corporation; 1997.
52. Xie H, Kang J, Mills GH. Clinical review: The impact of noise on patients' sleep and the effectiveness of noise reduction strategies in intensive care units. Crit Care 2009;13:208.

SEÇÃO 5

Assistência focada no sistema respiratório e nas vias aéreas

Capítulo 48

Recomendações para o cuidado do paciente em ventilação mecânica

Ana María Bejarano

INTRODUÇÃO

Quando falamos de "instrumentar" a via aérea de nossos pacientes, devemos estar conscientes das consequências indesejadas que isso pode acarretar (infecções, ventilação mecânica prolongada, dificuldade na retirada do tubo etc.). O cuidado da via aérea instrumentada talvez seja considerado um tópico não muito relevante; conscientes disso, apresentamos uma revisão sobre o tema, enfatizando os conceitos e conteúdos nos quais há níveis de evidência e consenso focados na unidade de terapia intensiva (UTI).

CUIDADOS GERAIS DO PACIENTE COM TUBO ENDOTRAQUEAL (TET)

A intubação endotraqueal é uma técnica que consiste na passagem de um tubo flexível dotado de um manguito através da boca (intubação orotraqueal) ou nariz (intubação nasotraqueal) e laringe até chegar à traqueia, com o propósito de manter a via aérea permeável no processo de ventilação.[1]

Os cuidados do paciente com via aérea artificial incluem, entre outros:

- Higiene bucal: embora tenha sido demonstrado que o cuidado oral meticuloso diminui o risco de pneumonia associada à ventilação mecânica (PAV), a prática desse cuidado é frequentemente percebida muito mais como uma medida de conforto do que um componente essencial do controle de infecções.

A técnica de cuidados orais descrita pela Associação Americana de Enfermagem em Cuidados Críticos é a seguinte:[2,3]

1. Succione a boca para remover o excesso de secreções antes dos cuidados orais.
2. Escove os dentes do paciente por três a quatro minutos usando uma solução bucal antisséptica como clorexidina. Se não tiver clorexidina a 0,12%, é possível utilizar um

colutório ou simplesmente água. A clorexidina demonstrou diminuir a incidência de PAV em pacientes de cirurgia cardíaca. No entanto, na população geral, a evidência não é conclusiva. Vários trabalhos não encontraram diferenças em indicadores como tempo de permanência na UTI, duração da ventilação mecânica (VM) e mortalidade.

3. Com a cabeceira do leito elevada a 30º, utilize uma escova dental normal ou pediátrica (para acessar áreas de difícil acesso). Limpe o céu da boca e a língua.
4. Enxágue a boca com água esterilizada.

- Alterar a fixação e os pontos de apoio do tubo traqueal periodicamente, evitando os decúbitos. A posição ideal do tubo endotraqueal é no centro da cavidade oral porque diminui a incidência de lesões nas comissuras bucais e, além disso e não menos importante, há o efeito de alavanca gerado ao se movimentar o tubo. O deslocamento do tubo na extremidade proximal (na boca), gera a movimentação na extremidade distal (na região subglótica) no sentido contrário, com a ponta do tubo "apoiando-se" contra a parede traqueal, o que provoca ferimento na mucosa.
- Se os dispositivos de ajuste estiverem sujos ou frouxos, deve-se voltar a colocar a cinta ou verificar o tubo traqueal cada vez que for necessário.
- Identificar no tubo, com um marcador, o número que se encontra no nível da arcada dentária, pois durante os movimentos de flexoextensão da cabeça o tubo endotraqueal se desloca, podendo alojar-se no brônquio fonte direito. Isso ocorre com maior frequência em bebês, cuja traqueia tem uma extensão pequena (5 cm aos 12 meses, 7 cm aos 18 meses).
- Verificar alternadamente a pressão do balonete de oxigênio do tubo endotraqueal. O monitoramento deve assegurar que a pressão do oxigênio permaneça abaixo de 20 mmHg, permitindo uma margem de segurança abaixo da pressão de perfusão capilar traqueal (25 a 35 mmHg). Assume-se geralmente que essa faixa é o valor máximo aceito para a pressão exercida lateralmente sobre a parede traqueal pelo balão insuflado. Se o paciente apresentar sinais de má perfusão e/ou elevadas pressões na via aérea durante a ventilação mecânica, o valor da pressão que passa pelo manguito deve ser menor.
- Comprovar alternadamente a posição do tubo, observando a expansão de ambos os campos pulmonares e por meio da ausculta pulmonar. Primeiro se ausculta o epigástrio, e se ele não gorgolejar descarta-se inicialmente a localização no estômago; depois, se ausculta a região anterior esquerda e a direita. Se não se ausculta murmúrio vesicular no pulmão esquerdo, mas sim no direito, pode ter ocorrido deslocamento do tubo ao brônquio fonte direito. Nesse caso, deve-se retirar o tubo dois centímetros e fazer uma nova comprovação. Nas crianças, sempre deve-se auscultar as axilas para avaliar a entrada de ar.
- Aspirar secreções quando necessário. Determina-se a necessidade de aspiração precocemente, observando-se a curva de fluxo/tempo no painel do ventilador. Quando a curva começa a se nivelar, perdendo sua característica convexa habitual, é um indício da necessidade de aspirar as secreções. Outro parâmetro, porém mais tardio, é a elevação da pressão de pico na via aérea durante a ventilação mecânica.
- Manipular o tubo, efetuando as diversas manobras com total assepsia.
- Registrar as observações feitas no prontuário do paciente.

Verificação da posição do tubo traqueal

A intubação endotraqueal é um procedimento habitual em cuidados intensivos, no qual a inserção involuntária do tubo endotraqueal em um brônquio principal pode gerar complicações graves, como a hipoxemia causada por atelectasia no pulmão não ventilado, a hiperinsuflação e o barotrauma com desenvolvimento de pneumotórax do pulmão intubado.[4-6]

> A posição correta do tubo endotraqueal em relação à carina é muito importante.

Recomenda-se a ausculta dos cinco pontos (Figura 1), mas Brunet et al. descobriram que 60% das intubações endobronquiais entre pacientes sob cuidados intensivos ocorriam apesar de o murmúrio vesicular ser igual em ambos os hemitórax no exame físico. Portanto, é necessário fazer outros exames para verificar a correta localização do tubo endotraqueal.[7]

A radiografia do tórax não descarta a intubação esofágica, útil somente para corroborar a altura do tubo endotraqueal, sendo correta a localização da ponta (*tip*) 3 a 4 anéis acima da carina (2,5-4 cm).[8]

A profundidade média da inserção correta do tubo é de 20 cm nas mulheres e de 22 cm nos homens, mas também está difundida e mostrou-se segura a proporção 21/23 (mulheres/homens).[9-11]

Portanto, ao menos devemos realizar os seguintes exames físicos:[2]

- Auscultação bilateral do tórax.
- Observação e palpação dos movimentos torácicos simétricos.
- Utilização da escala em centímetros marcada no tubo para detectar rapidamente deslocamentos.

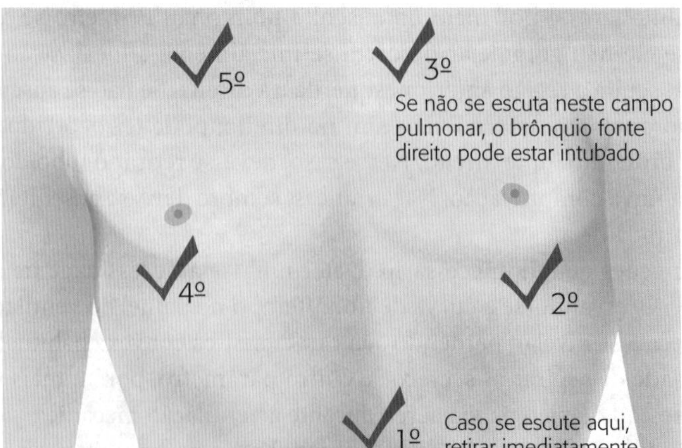

Figura 1 Os 5 pontos da auscultação.

Outros métodos para a detecção da intubação endobronquial involuntária

Para aumentar a exatidão da colocação do tubo, foram propostos diversos métodos, como a ecografia pulmonar, a reflectometria acústica e a análise computadorizada do murmúrio vesicular por meio de um estetoscópio eletrônico. Esses métodos, no entanto, não estão disponíveis em todos os lugares e exigem conhecimentos especializados.[13,14]

No contexto menos controlado da intubação em uma sala de emergência ou em uma sala de reanimação, o murmúrio vesicular assimétrico pode ser resultado da patologia de base. Diagnosticar a intubação endobronquial por auscultação ou observação da expansão torácica assimétrica, portanto, poderia ser impossível.[15]

Os autores assinalam que a regra 20/22 cm não exclui a intubação esofágica. Por isso, sempre deve-se medir o CO_2 do final da aspiração para confirmar que o tubo esteja na traqueia e recomenda-se o monitoramento do CO_2.[16,17] A Figura 2 mostra um detector de CO_2 acoplado a um reanimador manual de silicone (Ambu).

Confirmação da posição do tubo endotraqueal (auscultação dos 5 pontos)

Primeiro se ausculta o epigástrio, e se ele não gorgolejar descarta-se inicialmente a localização no estômago; depois se ausculta a região anterior esquerda e a direita. Se não se auscultar murmúrio vesicular no pulmão esquerdo, mas sim no direito, o tubo pode ter se deslocado ao brônquio fonte direito. Nesse caso, deve-se retirar o tubo dois centímetros e fazer uma nova comprovação. Ver na Figura 1 os 5 pontos da auscultação.[2,3]

Nenhum dispositivo substitui a visualização do tubo atravessando as cordas vocais (Figura 3).

> Axioma: "concentrar todos os esforços para corroborar a correta posição do TET".

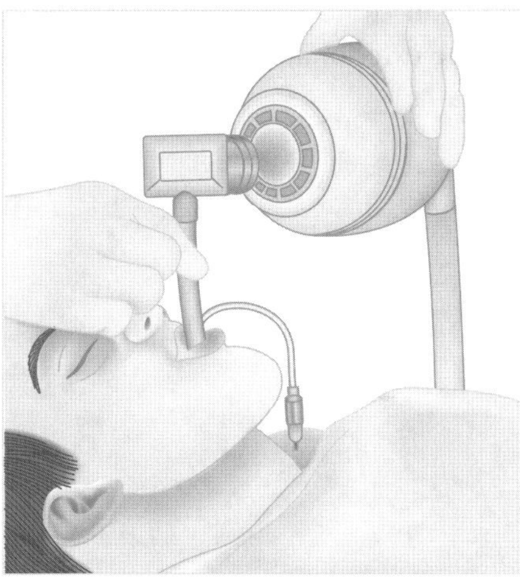

Figura 2 Detector de CO_2 no final da aspiração.

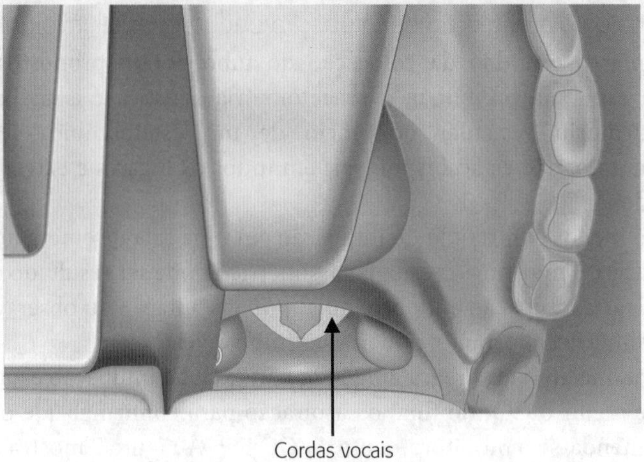

Figura 3 Visualização do tubo atravessando as cordas vocais.

Na Figura 4, observa-se um dispositivo esofágico após criar uma pressão negativa (apertando o bulbo). Se o tubo estiver posicionado corretamente, o bulbo rapidamente se reexpande após soltá-lo.

Deve ser observada a radiografia de tórax para avaliar a localização do tubo endotraqueal (TET), conforme a Figura 5.

Na Figura 6, observa-se a fixação do tubo, com a marcação correta e o cuidado para prevenir lesões.

Posicionamento e fixação do tubo endotraqueal

O tubo endotraqueal ou o tubo de traqueostomia devem ser estabilizados a todo momento para evitar o movimento e a transmissão de forças mecânicas ao paciente.

O TET deve ser considerado como um braço de alavanca mecânico na via aérea. Quando ele se move a partir do exterior até sua extremidade distal, na traqueia, se apoia sobre a mucosa e pode lesioná-la.[18]

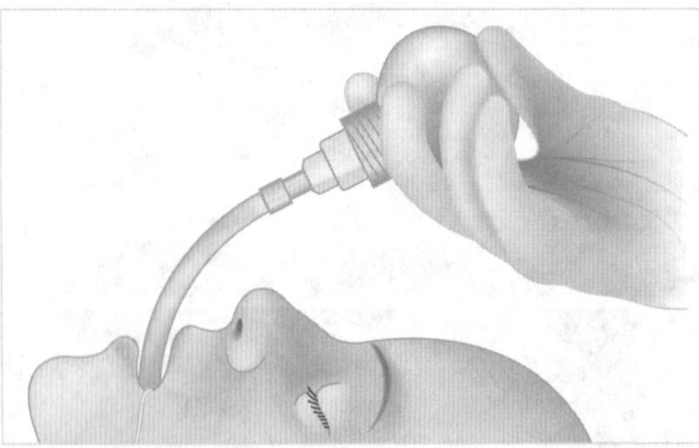

Figura 4 Dispositivos de detecção esofágicos.

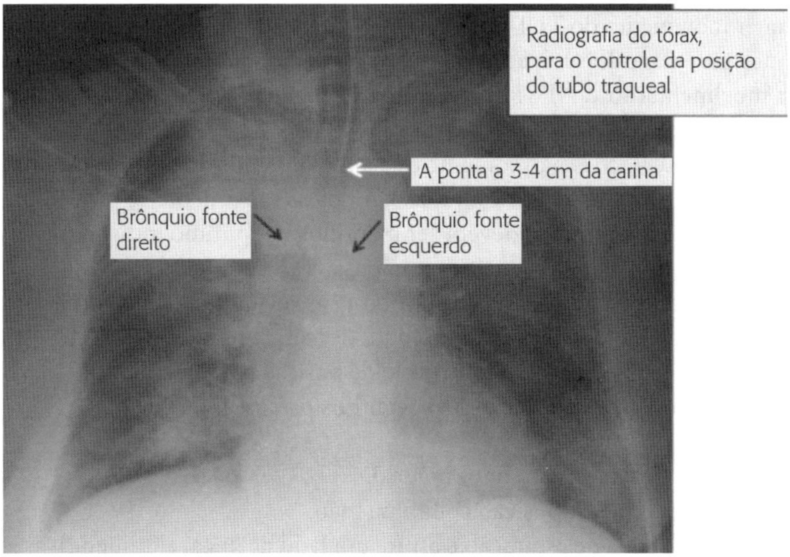

Figura 5 Raio X do tórax, observada a localização do TET, de 4 a 5 cm da carina.

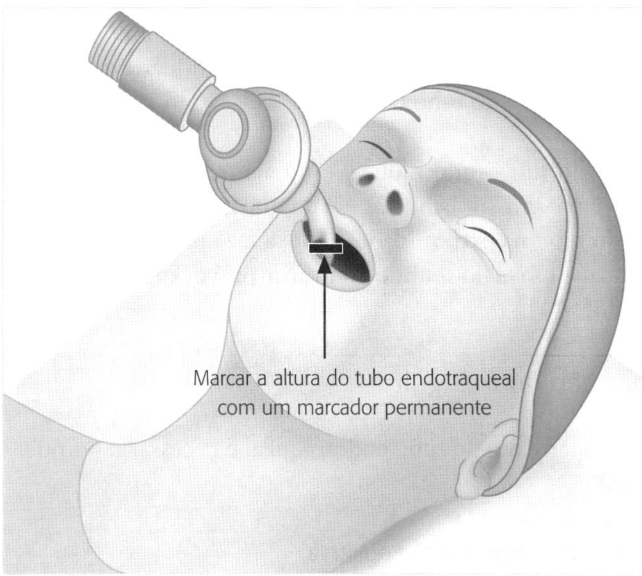

Figura 6 Marcar o tubo endotraqueal na altura dos dentes, depois de confirmar a posição correta.

Praticamente qualquer movimento do tubo traqueal ou atividade motora do paciente transmite uma força "cortante" no ponto de contato entre o tubo e o paciente. Isso pode ocorrer em muitos pontos: lábios, língua, dentes, asas do nariz, parte anterior da narina, faringe, glote, cordas vocais e parede traqueal. Em pacientes com traqueostomia, a região do estoma é particularmente vulnerável às forças externas.[19-21]

Qualquer movimento do TET pode lesionar o delicado epitélio traqueobronquial por meio de pressão, gerando uma abrasão dos tecidos circundantes. As ações que podem provocar movimentação do TET incluem tosse, deglutição, tentativas de falar, esforço respiratório e rotação da cabeça.[22]

A aspiração de secreções não somente causa movimentos do tubo, mas também "descama" a superfície do epitélio. Por essa razão, todos os movimentos e procedimentos sobre o tubo (incluída a aspiração) devem ser mantidos no mínimo indispensável, e o tubo deve ser removido do paciente o mais rápido possível.[23,24]

O tubo deve ficar colocado na metade da boca, para evitar lesões nas comissuras bucais. Caso não seja possível colocá-lo com os métodos de fixação usados, e se o tubo estiver localizado sobre a comissura, é necessário trocá-lo de posição em intervalos de 4 a 6 horas.[25,26]

A técnica de mudança de posiçãodeve seguir os passos:[27]

- Retire as cintas de fixação do tubo traqueal.
- Mantenha o tubo em sua posição com uma mão.
- Introduza uma sonda de aspiração e aspire um lado da boca, eliminando as secreções da faringe.
- Mude o tubo de posição e aspire o outro lado.
- Tome um cuidado especial para não lesionar a traqueia quando mover o tubo.
- Agrupe procedimentos: aproveite para fazer a higiene oral, juntamente com a mudança da posição do tubo, a fim de minimizar a quantidade de estímulos ao paciente.
- Volte a realizar a fixação do tubo traqueal.

A posição ideal do tubo endotraqueal é no centro da cavidade oral, para evitar as lesões por pressão em comissuras bucais e para que não se produza o efeito de alavanca. O deslocamento do tubo na extremidade da boca faz com que a extremidade localizada na região subglótica se mova no sentido contrário, provocando ferimento na mucosa. Ele não deve ser girado.[28,29]

Medição da pressão do manguito

A insuflação do manguito do tubo endotraqueal é necessária porque:

- Veda a traqueia.
- Mantém a ventilação com pressão positiva.
- Reduz a possibilidade de aspiração do conteúdo gástrico.

A pressão do manguito endotraqueal não pode ser determinada regularmente mediante a palpação com os dedos do balão piloto. O manguito atinge pressões excessivas com facilidade, sendo considerado um fator de risco para a formação de lesões celulares, alterações inflamatórias na traqueia e complicações posteriores. O contato permanente do manguito endotraqueal, com uma pressão maior que 30 cm de H_2O sobre o epitélio, altera a pressão da perfusão capilar da mucosa em 25-30 cmH_2O (18-22 mmHg), com diminuição do fluxo sanguíneo traqueal, fator principal para produção de isquemia e dano celular. As lesões laringotraqueais são frequentes após uma intubação traqueal, com apresentação de odinofagia e disfonia.[30]

A pressão do *cuff* deve ser monitorada:

- Uma vez por turno.
- Cada vez que forem feitas alterações na fixação do tubo endotraqueal.
- Antes e depois do transporte de um paciente.
- Quando houver alterações hemodinâmicas, principalmente hipotensão, em que a pressão do manguito deve ser menor que a habitual.

O monitoramento deve assegurar que a pressão do balonete permaneça abaixo de 20 mmHg, possibilitando uma margem de segurança abaixo da pressão de perfusão capilar traqueal (25 a 35 mmHg). Assume-se geralmente que 25 mmHg é o valor máximo aceito para a pressão exercida lateralmente sobre a parede traqueal pelo balão inflado.[31]

Os inconvenientes pela falta de medições são:

- Insuflação inadequada: se a pressão do manguito for inferior a 18 mmHg, risco de aspiração e saída acidental do tubo.
- Insuflação exagerada: se a pressão do manguito for superior a 30 mmHg, risco de lesões na mucosa.

Merecem destaque os pontos:[32]

- Aspirar secreções apenas quando necessário. Determina-se a necessidade de aspiração precocemente, observando-se a curva de fluxo/tempo no painel do ventilador. Quando a curva começa a se nivelar, perdendo sua característica convexa habitual, é um indício da necessidade de aspiração das secreções. Outro parâmetro, embora mais tardio, é a elevação da pressão de pico na via aérea durante a ventilação mecânica.
- Manipular o tubo, efetuando as diversas manobras, com total assepsia.
- Registrar as observações e cuidados oferecidos no prontuário médico.

Outros cuidados

Intubação difícil

A intubação difícil é definida como uma visualização inadequada da glote que implica uma intubação endotraqueal malsucedida, ou seja, a incapacidade de inserir o tubo entre as cordas vocais dentro do canal traqueal.[33]

A averiguação de uma via aérea de difícil acesso pode, na maioria dos casos, ser facilmente evidenciado por meio de uma correta e cuidadosa avaliação pré-anestésica.

O reconhecimento das dificuldades anatômicas e do tipo de lesões permite, com a devida antecedência e planejamento, tomar todos os tipos de precauções no momento de realizar o acesso à via aérea.

A maioria dos algoritmos atualmente disponíveis propõem passos e sequências em diferentes casos, nos quais pode-se ter problemas quanto ao acesso à via aérea. De modo geral, esses passos servem como guias práticos para atingir esse objetivo.

Higiene bucal

A higiene bucal com clorexidina, associada a outras estratégias de prevenção de PAV, deve estar incluída nos cuidados gerais do paciente de UTI.

A higiene bucal é uma estratégia integral do cuidado dos pacientes de UTI, e inclui o uso de escova dental para a remoção mecânica da placa bacteriana e a aplicação de antisséptico oral. A cavidade oral se comporta como um reservatório de bactérias que potencialmente podem causar PAV, o que se deve, em parte, ao fato de que nas primeiras 48 horas na UTI há uma alteração da flora habitual (mais de 300 espécies bacterianas entre aeróbios e anaeróbios) por microrganismos que tradicionalmente se associam à PAV, como *Staphylococcus aureus*, *Acinetobacter baumannii*, *Streptococcus pneumoniae*, *Haemophilus influenzae* e *Pseudomonas aeruginosa*, e, em alguns estudos, encontra-se uma similaridade genética de cerca de 90% entre os microrganismos isolados da placa dentária e da base da língua com os microrganismos causais da pneumonia. Desse modo, dentro da cavidade oral, soma-se a placa dental como um sistema complexo e dinâmico que se associa a microrganismos contidos em uma matriz extracelular, a qual, além disso, pode ser colonizada por patógenos e se relaciona com o desenvolvimento de PAV.[34] Calcula-se que 1 mL de placa dental pode conter 108 unidades formadoras de colônias e que estas começam sua construção sobre a superfície dental 72 horas após cessar um regime adequado de higiene oral, razão por que está relacionada com a permanência e a gravidade da doença.[33] Esse fato ressalta a importância da prática de uma higiene bucal apropriada no cuidado dos pacientes na UTI. O cuidado oral é uma estratégia básica que deve ser aplicada a todos os pacientes de UTI, importante para os pacientes com intubação orotraqueal (IOT) e ventilação mecânica (VM), em que vários fatores fisiológicos, patológicos, mecânicos e imunológicos convergem para que se tenha uma saúde oral precária. A isso soma-se o fato de que 78% dos pacientes ingressam na UTI com uma má saúde oral (dentes em mal estado, enfermidades na gengiva e placa dental que ocupa mais de 50% da superfície dental). Entre os antissépticos orais, a clorexidina a 0,12% é uma opção de amplo espectro que inclui atividade para o combate a bactérias Gram-negativas e Gram-positivas; tem efeito antibacteriano *in vitro* contra vários patógenos que causam PAV; diminui a colonização orofaríngea e gengival em pacientes ventilados e tem efeito contra a placa dental e contra a gengivite. Entre suas maiores vantagens está a atividade tissular por mais de 6 horas e as diversas formas de apresentação e concentração. Sua atividade *in vitro* contra bactérias multirresistentes está relacionada com a concentração utilizada, embora a concentração do produto se relacione diretamente com os efeitos adversos, como irritação local. Quando se usa a clorexidina, é preciso levar em conta que ela deve ser aplicada de maneira homogênea, sem diluir, e deixada na cavidade oral por um tempo que varia de 30 a 60 segundos antes da sucção.[32-34] O sucesso da higiene oral depende da performance da equipe de enfermagem.

CONSIDERAÇÕES FINAIS

O manejo da via aérea em ventilação mecânica depende do conhecimento e das habilidades do enfermeiro para promover um cuidado seguro.

Desenvolver ações que permitam o cuidado seguro parte do momento da intubação, da mensuração diária da pressão do *cuff*, da fixação do tubo e da contínua avaliação e observação do paciente, promovendo assim cuidado seguro e eficiente.

REFERÊNCIAS BIBLIOGRÁFICAS

1. Booker S, Murff S, Kitko L, Jablonski R. Mouth care to reduce ventilator-associated pneumonia. Am J Nurs 2013;113:24-30.
2. Shi Z, Xie H, Wang P, Zhang Q, Wu Y, Chen E et al. Oral hygiene care for critically ill patients to prevent ventilator-associated pneumonia. Cochrane Database of Systematic Reviews 2013;8.
3. Klompas M, Speck K, Howell MD, Greene LR, Berenholtz SM. Reappraisal of routine oral care with chlorhexidine gluconate for patients receiving mechanical ventilation: systematic review and meta-analysis. JAMA Intern Med 2014;174(5):751-61.
4. Tobin M. Principles and practice of intensive care monitoring. New York: McGraw-Hill; 1998. p.667-82.
5. Guyton, Douglas C et al. Influence of airway pressure on minimum occlusive endotracheal tube cuff pressure. Crit Care Med 1997;25(1):91-4.
6. Asai T, Shingu K. Time-related cuff pressures of the laryngeal tube with and without the use of nitrous oxide. Anesth Analg 2004;98(6):1803-6.
7. Christelle L et al. Cuff pressure of endotracheal tubes after changes in body position in critically ill patients treated with mechanical ventilation. Am J Crit Care 2014;(23):e1-e8.
8. Boggs RL, Wooldridge-King M. American Association of Critical Care Nurses. Procedure manual for critical care. Third Edition.
9. Dupont H et al. Reintubation after planned extubation in surgical ICU patients: a case-control study. Intensive Care Med 2001;27:1875-80.
10. Rothaar R, Epstein S. Extubation failure: magnitude of the problem, impact on outcomes, and prevention. Curr Opin Crit Care 2003;9:59-66.
11. Hubmayr R. Statement of the 4th International Consensus Conference in critical care on ICU-acquired pneumonia – Chicago, Illinois, May 2002. Intensive Care Med 2002;28:1521-36.
12. Jaber S et al. Post-extubation stridor in intensive care unit patients. Intensive Care Med 2003;29:69-74.
13. Smina M et al. Cough peak flows and extubation outcomes. Chest 2003;124(1):262-8.
14. Farhad N et al. Airway accidents in intubated intensive care unit patients: an epidemiological study. Crit Care Med 2000;28:659-64.
15. Atkins P et al. Characteristics and outcomes of patients who self-extubate from ventilatory support: a case-control study. Chest 1997;112:1317-23.
16. Wright S. Cuidado a largo plazo del paciente traqueostomizado. Clin Chest Med 2003;24:473-87.
17. Dulguerov P, Gysin C, Perneger TV, Chevrolet JC. Percutaneous or surgical tracheostomy: a meta-analysis. Crit Care Med 1999;27(8):1617-25.
18. Jordan S, Gay S, Strauss M. Emergencias en traqueostomías. Am J Nurs 2002;102(3):59-63.
19. Chadda K et al. Efectos fisiológicos de la decanulación en pacientes traqueostomizados. Int Care Med 2002;28:1761-7.
20. Mallet I, Dougherty L. The Royal Marsden NHS Trust Manual of Critical Nursing Procedures. 5.ed. Oxford: Blackwell Science; 2000.
21. Luce J et al. Intensive respiratory care. 2.ed. Philadelphia PA: WB Saunders; 1993.
22. Wood C. Endotracheal suctioning: a literature review. Intensive Crit Care Nurs 1998;14(3):124-36.
23. Day T et al. Suctioning: a review of current research recommendations. Intensive Care Nurs 2002;18(2):79-89.

24. Glass C, Grap M. Ten tips for safe suctioning. Am J Nurs 1995;5(5):51-3.
25. Parker L. Infection control 1: a practical guide to glove usage. Br J Nurs 1999;8(7):716-20.
26. American Association for Respiratory Care. AARC Clinical Practice Guidelines. Endotracheal suctioning of mechanically ventilated patients with artificial airways. Respir Care 2010;55(6):758-64.
27. Beuret P, Roux C, Constan A, Mercat A. Brochard L. Discrepancy between guidelines and practice of tracheal suctioning in mechanically ventilated patients: a french multicenter observational study. Intensive Care Med 2013;39:1335-6.
28. Van de Leur JP, Zwaveling JH, Loef BG, Van der Schans CP. Endotracheal suctioning versus minimally invasive airway suctioning in intubated patients: a prospective randomised controlled trial. Intensive Care Med 2003;29(3):426-32.
29. Rogge J et al. Effectiveness of oxygen concentration of less than 100% before and after endotracheal suction in patients with chronic obstructive pulmonary disease. Heart Lung 1989;18(1):64-7.
30. Woodrow P. Perspectives in intensive care nursing. London: Routledge; 2000.
31. Moore T. Suctioning techniques for the removal of respiratory secretions. Nurs Stand 2003;18(9):47-53.
32. Subirana M, Solá I, Garcia JM, Laffaire E, Benito S. Closed tracheal suctions systems versus open tracheal systems for mechanically ventilated adult patients (Protocol for a Cochrane Review). In: The Cochrane Library, Issue 1, 2004. Chichester, UK: John Wiley & Sons, Ltd.
33. Kollef M et al. Mechanical ventilation with or without daily changes of in-line suction catheters. Am J Respir Crit Care Med 1997;156:466-72.
34. Kollef M. Prevención de neumonía asociada a respirador. N Engl J Med 1999;340:627-34.

Capítulo 49

Assistência e cuidado na ventilação mecânica invasiva

Ariel J. Garnero
Francisco J. Clemente López

INTRODUÇÃO

A insuficiência respiratória aguda (IRA) é definida como a incapacidade do aparelho respiratório para cumprir sua função básica, que é a troca gasosa de oxigênio e dióxido de carbono entre o ar ambiente e o sangue circulante, culminando na falha do metabolismo celular do organismo. Na prática, diz-se que estamos diante de uma IRA quando um indivíduo em repouso e respirando ar ambiente possui uma pressão arterial de oxigênio (PaO_2) inferior a 60 mmHg e/ou a pressão arterial de gás carbônico ($PaCO_2$) superior a 60 mmHg. Quando a alteração da ventilação e/ou a hipoxemia comprometem a integridade da pessoa, é necessário recorrer a técnicas que auxiliem ou que inclusive substituam o aparelho respiratório, como a ventilação mecânica.

A ventilação mecânica (VM) é uma técnica de substituição temporária da função ventilatória baseada em um aparelho mecânico para o suporte artificial da ventilação e oxigenação. Sua função consiste em enviar um volume de ar (ventilar), com uma concentração determinada de oxigênio (FiO_2) por unidade de tempo (minuto). Denominaremos essa máquina ventilador, não "respirador" como é conhecida popularmente, já que a respiração, que é a troca de gases no nível alveolocapilar, é inerente ao aparelho respiratório. Esse aparelho ventila o doente, não "respira" por ele. A VM pode ser aplicada de maneira invasiva ou não invasiva. A ventilação mecânica invasiva, tema deste capítulo, é a que requer um acesso artificial à via aérea do paciente, seja mediante intubação endotraqueal ou traqueostomia.

As causas que levam um paciente a depender da VM podem ser muito variadas. Normalmente são conectados a um ventilador os pacientes que não podem manter de forma correta sua própria função ventilatória, seja por causas extra ou intrapulmonares. Esses pacientes geralmente são transferidos para unidades de terapia intensiva (UTI) e dependem da VM até que, em função de critérios gasométricos, melhora da patologia de base, nível de consciência e manutenção dos reflexos, decida-se pela sua desconexão da máquina. O Quadro 1 apresenta as principais indicações para ventilação mecânica.

Quadro 1 Indicações da ventilação mecânica
▪ Estado mental, Glasgow <8
▪ Trabalho respiratório: taquipneia >35 rpm
▪ Fadiga dos músculos inspiratórios
▪ Hipoxemia PaO_2 <60 mmHg ou StO_2 <90% com fornecimento de oxigênio
▪ Hipercapnia progressiva $PaCO_2$ >50 mmHg
▪ Acidose pH <7,25
▪ Capacidade vital baixa
▪ Parada cardiorrespiratória

Os objetivos da ventilação mecânica são definidos de acordo com a patologia, o estado e a evolução do paciente e estão listados no Quadro 2.

Do ponto de vista fisiológico, a diferença fundamental em relação à respiração espontânea é que o ventilador exerce uma pressão positiva na via aérea para entregar um volume de ar determinado durante a inspiração. Isso significa que, se a pressão intrapulmonar de maneira fisiológica for negativa, ao conectar-se a um ventilador, a pressão intratorácica se tornará positiva. Essa pressão positiva permite a ventilação ao enviar um fluxo de ar para os pulmões, mas também pode causar, juntamente com a sedação, analgesia e a intubação orotraqueal, complicações e efeitos secundários indesejáveis para o paciente.[1]

A vigilância e o monitoramento corretos que devem ser realizados nesses pacientes envolvem diretamente a enfermagem, já que podem evitar em grande medida que os efeitos secundários (Quadro 3) se tornem complicações vitais para nossos pacientes.

PARÂMETROS E MODOS VENTILATÓRIOS

Uma vez que se decida intubar um paciente, terá início a tarefa de suprir a ventilação natural por meio de uma ventilação artificial ou mecânica. Podemos pensar no ventilador como um músculo externo que substitui a função dos músculos ventilatórios, até que estes sejam capazes de retomá-la de modo eficiente. Do momento do início da ventilação mecânica até sua retirada, podemos identificar três etapas: iniciação, manutenção e liberação da ventilação mecânica.

Quadro 2 Objetivos da ventilação mecânica
▪ Reduzir o trabalho respiratório
▪ Aumentar o volume pulmonar, abrindo a via aérea e as unidades alveolares
▪ Melhorar a hipoxemia arterial
▪ Corrigir a acidose respiratória
▪ Resolver ou prevenir o aparecimento de atelectasias
▪ Permitir o descanso dos músculos respiratórios
▪ Permitir a sedação e o bloqueio neuromuscular
▪ Reduzir a pressão intracraniana (PIC)

Quadro 3 Efeitos adversos da ventilação mecânica
▪ Barotrauma
▪ Alterações hemodinâmicas e cardiológicas: hipotensão, alterações de ritmo, variação, resistências etc
▪ Aumento da pressão intra-abdominal: alterações gastrintestinais, renais, hepáticas etc.
▪ Redução dos mecanismos de higiene bronquial (tosse e cílios)
▪ Aumento do risco de infecção
▪ Efeitos neurológicos: aumento da pressão intracraniana, redução da perfusão cerebral
▪ Complicações psicológicas: estresse, insegurança, ansiedade, temor

Iniciação da ventilação mecânica

Nesse processo inicial, o trabalho para ventilar o paciente é realizado em sua totalidade pela máquina. O operador seleciona o modo a ser utilizado, programa-o e avalia a relação do sistema "ventilador-paciente", de forma a realizar ajustes que garantam uma ventilação/oxigenação adequada dentro dos critérios de proteção pulmonares.

Manutenção da ventilação mecânica

Durante essa etapa, os músculos do paciente começam a se tornar ativos e o trabalho respiratório passa a ser compartilhado em maior ou em menor grau entre o ventilador e o paciente – a isso chamamos "modo assistido-controlado". Essa etapa é crítica em relação a como se dão as interações entre um sistema de controle artificial (máquina) e um sistema de controle natural (centros respiratórios). Idealmente essa relação deveria ser otimizada, com o ventilador assistindo em tempo e em forma às necessidades do paciente. Infelizmente, muitas vezes essa relação não é a ideal, produzindo-se dissincronias que impõem uma carga extra a um sistema que deveria empregar sua energia para recuperar-se de um processo que o levou à falha respiratória/ventilatória.[2]

Liberação da ventilação mecânica

Durante esse processo, avalia-se a capacidade dos músculos do paciente de assumir o trabalho necessário para produzir a ventilação, mediante uma ajuda mínima por parte do ventilador ou diante da ausência deste (tubo em T). Se esse processo for bem-sucedido, culminará com a remoção da via aérea artificial e a recuperação da respiração natural do paciente.

Modos ventilatórios

O modo ventilatório é a maneira como o paciente será ventilado. Ele determina como será a relação ventilador/paciente dentro de uma ventilação e como esta se desenvolverá ao longo do tempo. Hoje em dia, os ventiladores oferecem uma grande quantidade de modos para o operador selecionar. Portanto, o operador deve conhecer profundamente como funcionam os diferentes modos, de forma a escolher aquele que mais se adeque às necessidades do paciente, programá-lo apropriadamente e realizar ajustes na medida em que isso seja necessário. Esses ajustes podem incluir desde os valores programados no modo até a troca do modo em si por outro mais adequado.[3]

Para entender como uma máquina interage com o paciente para realizar o trabalho necessário para ventilá-lo, utilizamos modelos da mecânica respiratória. Observamos o modelo físico mais simples desse sistema, graficamente representado por uma via aérea de condução (resistência da via aérea ou "Raw"), conectada em série com um alvéolo (uma única complacência que representa a complacência do pulmão e a caixa torácica: "Crs") (Figura 1).

O objetivo da ventilação mecânica é fornecer uma mistura de gases frescos para os alvéolos. Para que esse processo seja realizado, a mistura de gases deve passar através das vias aéreas e chegar aos alvéolos em quantidade e qualidade suficientes. Para que uma mistura de gases chegue ao pulmão, ela deve ter passado antes pelas vias aéreas (se o paciente estiver intubado, deverá passar também através da via aérea artificial, de filtros etc.). Estas opõem resistência à passagem do fluxo de ar; por isso, a mistura de gases deve ter primeiro a força necessária para vencer a resistência da via aérea (carga resistiva) e uma força extra, ainda, para expandir os pulmões (carga elástica). Essa força, em condições normais, é realizada pelos músculos respiratórios e, em um paciente ventilado, pelo ventilador.

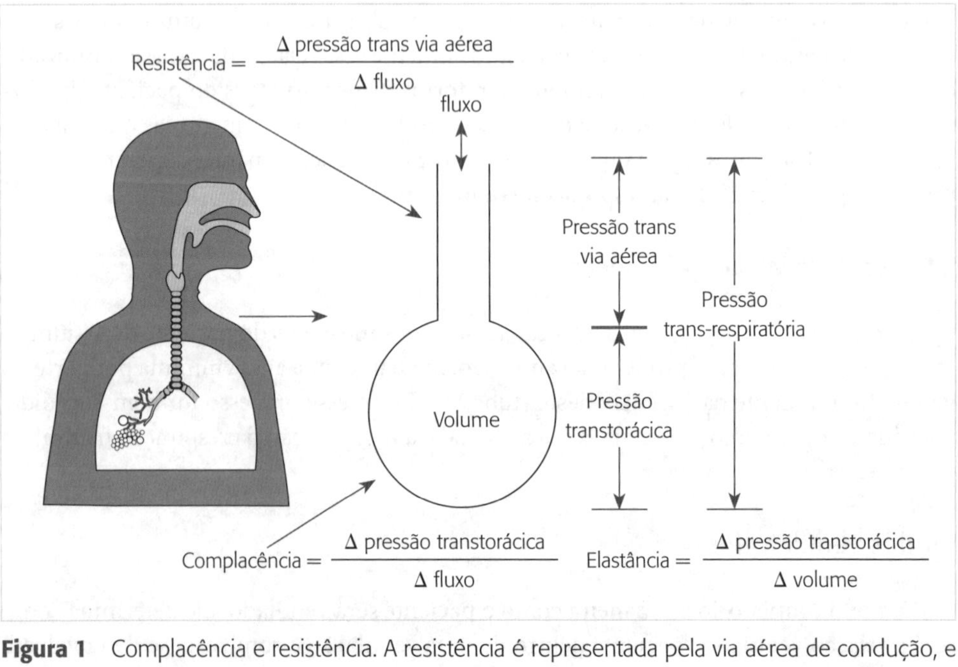

Figura 1 Complacência e resistência. A resistência é representada pela via aérea de condução, e a complacência pelo retrocesso elástico dos pulmões e da caixa torácica.

A equação a seguir, que denominamos de "equação do movimento do sistema respiratório", mostra que as pressões geradas pelo ventilador e pelo paciente para gerar um fluxo e volume inspiratórios devem ser necessárias para vencer as cargas criadas pela Raw e pela Crs (P resistiva + P elástica).

Pressão muscular + Pressão do ventilador = Carga elástica + Carga resistiva

Nota-se que:

- P muscular + P ventilador = (Raw × Fluxo) + (Vol/Crs)
- P resistiva = Vol/Crs
- P elástica = Raw × Fluxo
- P muscular + P ventilador = P resistiva + P elástica

Quando uma ventilação tem início, os valores de pressão, fluxo e volume variam e aumentam, elevando-se em relação à linha de base (PEEP); portanto, denominam-se variáveis. Os ventiladores atuais medem essas variáveis durante a inspiração e seus valores são representados graficamente nas ondas/gráficos de pressão, volume e fluxo. Se a variação de uma delas durante a inspiração precisar ser ajustada a valores predeterminados pelo operador, esta será a variável controlada pelo ventilador. O objetivo do ventilador é ajustar a ventilação recebida pelo paciente aos valores programados pelo operador, independentemente de variações na Raw e na Crs, esforço do paciente, perdas etc. Estes vão alterar os valores esperados da variável controlada e o ventilador responderá automaticamente, realizando os ajustes necessários de forma que essa diferença seja zerada. Portanto, o gráfico da variável controlada terá sempre a mesma forma e, por isso, é denominado de variável independente.[4]

O ventilador pode controlar somente uma das três variáveis – pressão, volume e fluxo – por vez. Considerando que o volume e o fluxo são funções relacionadas (o volume é a integral do fluxo e o fluxo é a derivada do volume), o controle de uma implica o controle indireto da outra. Por motivos de simplicidade, reduziremos as opções a apenas duas, ao incluir o controle do fluxo dentro do volume.

Depois de simplificar, podemos entender melhor como funcionam os ventiladores, determinando que durante o fornecimento de uma inspiração o ventilador possa controlar a pressão, ou o volume, mas não os dois ao mesmo tempo. Se controlarmos a pressão, não controlaremos o volume; e se controlarmos o volume, não controlaremos a pressão.

A forma gráfica da variável não controlada será diferente em cada ventilação, pois vai depender dos ajustes que o ventilador fizer automaticamente, diante de variações na Raw, Crs etc., de forma a manter a forma do gráfico da variável controlada. Portanto, é denominada de variável dependente.

Isso simplesmente nos diz que podemos ventilar um paciente ao introduzir um determinado volume (p. ex., através de uma seringa enorme) ou ao gerar uma pressão positiva (p. ex., encher os pneus de um veículo). A variável controlada é uma parte importante dentro de um modo, mas precisamos ter mais informação para definir, entender e aplicar um modo corretamente; isso é o que descreveremos pouco a pouco, à medida que avançarmos neste capítulo.

VENTILAÇÃO

A ventilação é a unidade funcional de um modo ventilatório. Todos os modos se compõem de uma sucessão organizada de ventilações, que podemos observar na tela do ventilador e diante do paciente. Conforme mostrado na Figura 2, podemos definir uma ventilação como a entrada de ar do ventilador para o paciente (fluxo inspiratório indicado pela linha tracejada) e a saída deste dos pulmões, através do ventilador, para o exterior (fluxo expiratório indicado pela linha contínua), tal como observamos no gráfico de fluxo/tempo.[5]

Variáveis de fase do ciclo respiratório

Para ter um conhecimento mais profundo das ventilações, devemos analisá-las em seus componentes, descrevendo os processos realizados dentro delas:

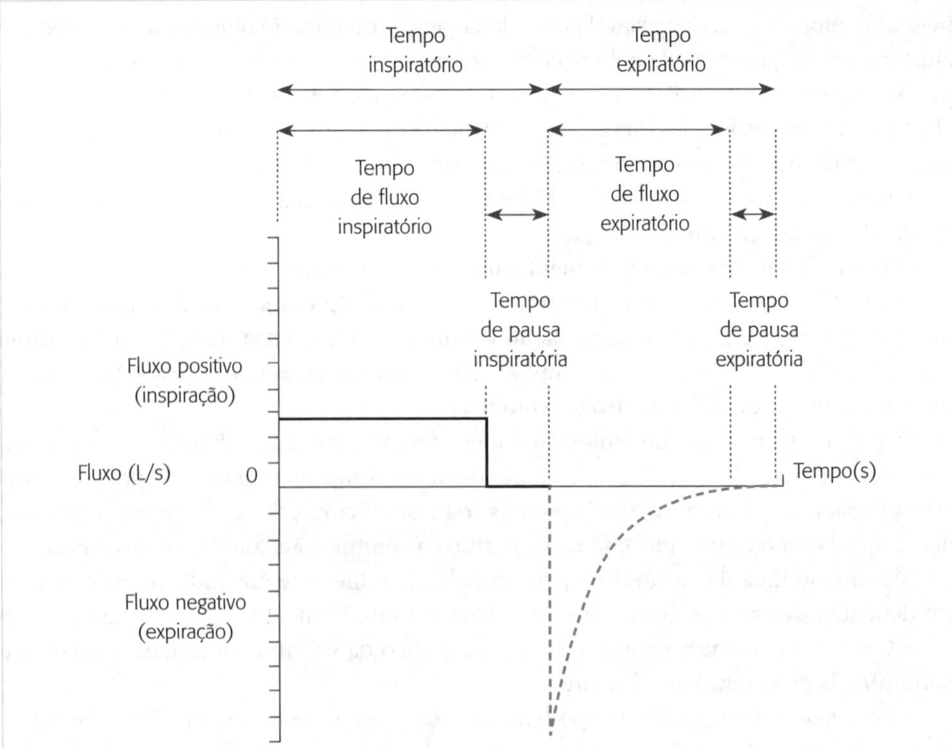

Figura 2 Gráfico fluxo/tempo de um ciclo respiratório. Linha contínua: inspiração; linha tracejada: expiração.

Podemos identificar no ciclo respiratório quatro fases:

- Início da inspiração.
- Desenvolvimento da inspiração.
- Fim da inspiração/início da expiração.
- Expiração.

Em cada fase, uma variável é medida e utilizada para iniciar, administrar ou terminar a fase.[6]

Início da inspiração

A variável de *trigger*, disparo ou gatilho é aquela medida utilizada para iniciar uma inspiração. A inspiração pode ser iniciada pela máquina ou pelo paciente.

- Quando é iniciada pela máquina: a inspiração é ativada por tempo, diante da falta de esforço do paciente para iniciá-la, e o início é determinado pela frequência respiratória (FR) programada pelo operador.
- Quando é iniciada pelo paciente: mede-se uma variável relacionada ao esforço do paciente de iniciar uma respiração, e esta é de magnitude suficiente para atingir o nível de sensibilidade programado pelo operador. Podem-se utilizar as seguintes variáveis, sendo as mais comumente utilizadas as de pressão e fluxo.
  - Pressão: o operador determina um nível de sensibilidade em relação à linha de base ou PEEP e o ventilador fornece uma inspiração ao atingir esse nível de sensibilidade.
  - Fluxo: o operador determina um nível de sensibilidade. Esse nível de sensibilidade é medido em relação a um fluxo constante circulante predeterminado cujo valor é medido na válvula expiratória. Se for medida uma diferença igual à sensibilidade, será fornecida uma inspiração.

Fornecimento de uma inspiração

Uma vez que a variável de disparo for ativada, a válvula inspiratória se abrirá, iniciando o fornecimento da inspiração. Esta pode ser controlada por volume ou por pressão, conforme a variável controlada no modo selecionado e programado pelo operador, o que explicaremos de forma mais detalhada adiante. Se durante a inspiração uma variável atingir um determinado valor e a inspiração não terminar, mas for mantida nesse nível até seu fim, será denominada variável limite.

Fim da inspiração

O fim da inspiração ocorre se atingir o valor da variável de ciclagem. Ele pode ser causado pela máquina, pelo paciente, ou por critérios de proteção do alarme. Veremos isso de forma mais detalhada quando descrevermos os tipos de ventilações existentes.

Expiração

Durante a expiração, controla-se a variável de base, e esta é a pressão ao final da expiração, a qual deve se manter constante no nível de PEEP/CPAP (pressão expiratória final positiva/ pressão positiva contínua nas vias aéreas) selecionado pelo operador. A linha do zero no gráfico de pressão corresponde à pressão atmosférica (Patm) do lugar onde estiver localizado o ventilador. Ao programar um nível de PEEP, estamos determinando que a linha de base agora é supra-atmosférica (considerar que a Patm é medida em mmHg e a PEEP em cmH_2O). Nas variáveis de disparo por pressão, medem-se a partir da linha de base (ou PEEP), por exemplo, -2 cmH_2O.

Variável controlada

Conforme especificado antes, podemos controlar somente o volume ou a pressão durante o fornecimento de uma inspiração.

Controle do volume

Não basta programar somente um volume em um modo, para dizer que esse modo controla o volume. Além de programar o volume corrente (Vc), é condição necessária programar a maneira como esse Vc será fornecido, que é dada pela seleção da onda de fluxo inspiratório e do pico de fluxo inspiratório. É necessário esclarecer isso, porque em alguns modos programa-se o Vc, mas não se programa a forma de fornecê-lo, a qual é livremente determinada pela máquina e pode variar entre ventilações. Muitos pensam erroneamente que o volume é controlado, mas como veremos mais adiante, PRVC, VC+, AutoFlow e APV são modos que não controlam o volume, mas que em todo momento controlam a pressão durante o fornecimento de uma inspiração.

Os ventiladores podem controlar o volume ao medir diretamente o deslocamento de um pistão ou fole, e também o fazem indiretamente por meio da medição do fluxo inspiratório, o qual é integrado e reportado como volume. Hoje em dia, a maioria dos ventiladores mede o fluxo inspiratório e se retroalimenta com essas medições; portanto, do ponto de vista da engenharia, são controladores do fluxo inspiratório. Somente faremos essa distinção a seguir para entender o funcionamento dos ventiladores, mas não tem relevância clínica diante do paciente ventilado.

Ao programar o Vc, a onda e o pico de fluxo inspiratório (PFI), determina-se a forma do gráfico ideal de fluxo/tempo da ventilação que o paciente receberá. O operador, ao programá-la, determina quais serão os valores de referência. O objetivo do ventilador será fornecer ao paciente uma inspiração com a mesma forma gráfica de fluxo/tempo que a de referência, independentemente de variações nas impedâncias (variável independente). Para isso, o ventilador mede o fluxo constantemente e compara seus valores com os de referência. Se apresentarem variações, o ventilador automaticamente gerará mais ou menos pressão para manter a forma dos gráficos de fluxo/tempo o mais aproximado possível dos de referência. Portanto, o gráfico de pressão/tempo terá formas que dependem dos ajustes do ventilador (variável dependente). Obviamente, ao controlar o fluxo, o volume estará indiretamente controlado, e sua representação gráfica também (gráfico de volume/tempo). Diante de um aumento nas impedâncias (aumento na Raw e diminuição na Crs), o ventilador aumentará a pressão de maneira que se atinjam os objetivos intrarrespiratórios. O limite máximo no qual a pressão pode aumentar automaticamente é determinado pelo alarme de Pmáx que, se for atingido, interromperá abruptamente a inspiração. Há diferentes ondas de fluxo inspiratório que podem ser utilizadas, como a de fluxo constante ou retangular, a de rampa descendente ou triangular com PFI inicial, a de rampa parcial ou trapezoidal, a de rampa ascendente (PFI ao final) e a sinusoidal.

Conforme o ventilador utilizado, podemos ter dois tipos diferentes de programação para controlar o volume:

- Ventiladores nos quais se programa o Vc, a onda e o PFI. Ao manter sempre o mesmo PFI, a mudança de uma onda para outra altera o tempo inspiratório (Ti). Por exemplo, no Puritan Bennett 840®, a passagem da constante para a de rampa aumenta o Ti e, portanto, altera a relação inspiração-expiração (I:E), já que o aumento do Ti determina o encurtamento do tempo expiratório (Te). A passagem da onda de rampa para a constante determina o processo inverso. O Ti resultante, quando mantemos a mesma onda de fluxo, encurta-se quando diminuímos o Vc ou aumentamos o PFI e se estende quando realizamos o processo oposto. A inspiração termina (ciclagem) uma vez que o Vc programado tiver sido fornecido. Mas, a interação do Vc, da onda e do PFI determina um Ti; portanto, é correto dizer também que a ciclagem se produz por tempo.
- Ventiladores nos quais se programa o Vc e também a onda de fluxo e o Ti. Ao passar de uma onda para outra, sempre se mantém o Ti, e a máquina determina o PFI necessário. A passagem de uma onda constante para uma de rampa determina um aumento automático do PFI e vice-versa; p. ex., no Neumovent Graphnet®. Nesses ventiladores, o PFI aumentará se diminuirmos o Ti ou se aumentarmos o Vc, e o PFI diminuirá quando realizarmos o oposto. O fim da inspiração (ciclagem) se produz quando o Ti programado for atingido.

Essas duas variações podem ser incluídas em um mesmo ventilador, sendo o operador quem determina a opção a ser utilizada ao configurar o ventilador (p. ex., Hamilton G5®). As diferentes ondas de fluxo são maneiras distintas de introduzir o mesmo Vc. Portanto, ao medir, a Pplatô será igual em todos os casos, mas não a pressão inspiratória de pico (PIP), que dependerá da onda de fluxo selecionada nas mesmas condições de impedâncias. Se houver uma leve diferença, será relativa à PMA (pressão média da via aérea) produzida ao utilizar diferentes ondas, sendo maior a PMA nas ondas de rampa. De qualquer forma, não há uma evidência clara sobre qual onda de fluxo é melhor utilizar.

O Vc é selecionado pelo operador com base na estratégia ventilatória, de acordo com a patologia do paciente. Ele varia entre 4 e 8 cc/kg IBW. Dado que o Vc determina o estiramento do pulmão, realizamos a manobra de medição da Pplatô ou *plateau*, realizada mediante uma pausa inspiratória e esta deve ser <30 cmH_2O. Se for maior, diminui-se o Vc. Dado que a Pplatô pode ser influenciada por fatores extrapulmonares (aumento da P intra-abdominal), o ideal é poder determinar quanto isso influencia na medição da Pplatô, de forma a não diminuir o Vc desnecessariamente.

No processo de fornecer o Vc da maneira programada quando a Raw se eleva ou quando a Crs diminui, a PIP gerada vai aumentar. Isso pode preocupar alguns operadores que preferirão utilizar modos que controlem a pressão. A PIP é medida no nível de

"Y" (na via aérea) e é composta da pressão necessária para vencer o componente resistivo (Raw × fluxo) e elástico (Crs × Vc). Por esse motivo, é muito importante estabelecer corretamente os alarmes de Pmáx que alertem o operador sobre a piora da mecânica pulmonar, além de medir Pplatô periodicamente.

Em cada ventilação mandatória, o mesmo Vc, onda, PFI e Ti serão fornecidos pelo ventilador, o que representa uma oferta fixa por parte do ventilador em cada inspiração. Isso pode representar conflitos diante de demandas variáveis por parte do paciente, sob a forma de assincronias por fluxo inadequado. Nesse ponto é importante o alarme de Pmin, já que ele nos alertará sobre perdas no sistema ou desconexões, além das despressurizações causadas por esforços inspiratórios excessivos do paciente que representam uma necessidade maior de fluxo.

Finalmente, devemos estabelecer que o volume pode ser somente a variável controlada nas ventilações mandatórias. O ventilador nunca poderá controlar o volume nas ventilações espontâneas (ver a seção "Ventilações espontâneas"), já que isso será determinado pelo esforço do paciente.

Controle da pressão

Quando controlarmos a pressão, o ventilador controlará a variação desta durante o fornecimento de uma inspiração.

O nível da pressão durante uma inspiração pode ser:

- Constante ao longo da inspiração:
  - O nível da pressão é determinado manualmente pelo operador (p. ex., PC-AC, PS).
  - O nível de pressão é determinado automaticamente pela máquina (p. ex., PRVC).
- Variável ao longo da inspiração:
  - O nível de pressão é determinado pela máquina, baseado em sinais provenientes do paciente (p. ex., ATC, PAV e NAVA).

Quando o nível de pressão é controlado para níveis constantes, sejam estes determinados pela máquina ou pelo operador, ela é limitada durante a inspiração a um valor predeterminado (variável limite). A máquina fornecerá inicialmente o fluxo necessário para chegar ao nível de pressão programado e depois o regulará de forma a manter o nível de pressão constante até que a variável de ciclagem seja cumprida. Portanto, o gráfico de pressão/tempo manterá sua forma plana ou limitada ao nível de pressão preestabelecido independentemente das variações de Raw, Crs ou do esforço do paciente (porque é a variável independente). O nível de pressão predeterminado será o valor de referência. O sensor mede a pressão no circuito e seus valores são reportados para o ventilador, o qual, diante de qualquer nível de pressão inferior à esperada, comanda a geração de fluxo inspiratório de forma a restabelecer o nível de pressão fornecido ao nível desejado. Portanto, as formas do gráfico de fluxo/tempo e, consequentemente, de volume/tempo dependem dos ajustes feitos pelo ventilador (variáveis dependentes). O fluxo, portanto, passa a ser a "variável manipulada" pelo ventilador durante a inspiração e não tem que se ajustar a valores predeterminados pelo operador como ocorre quando controlamos o volume. Em uma ventilação mandatória, a forma do gráfico de fluxo tem um alto fluxo inicial que depois decai exponencialmente (alguns o chamam de desacelerado). Esse alto fluxo inicial se produz porque o objetivo do ventilador é chegar rápido ao nível de pressão programado e mantê-lo constante até a inspiração terminar. O ângulo de queda depende das impedâncias do sistema, bem como do esforço do paciente. Em ventilações assistidas, em um paciente acordado e ativo, pode haver formas muito irregulares e diferentes que representam a capacidade de variar o fluxo inspiratório por parte da máquina, em seu esforço de manter o nível de pressão estável. O operador pode graduar o ângulo de elevação inicial do fluxo inspiratório somente por meio do controle da velocidade de pressurização (*rise time*), fazendo que o nível de pressão programado seja obtido de forma mais lenta ou mais rápida. Este é graduado com base na observação do gráfico de pressão/tempo e no paciente ativo ou em ventilação não invasiva, de acordo com o conforto do paciente. Em certas ocasiões, uma pressurização muito rápida pode originar um pico de pressão (*overshooting*) que provoque uma ciclagem prematura com consequente desconforto do paciente. Velocidades de pressurização muito lentas podem fazer que o nível de pressão programado seja obtido no final da inspiração ou que não seja obtido, além de não ser confortável para o paciente. Nesse sentido, a velocidade de pressurização muito lenta restringe a liberdade de variação do fluxo inspiratório, que é a característica principal do controle da pressão.

Quando a máquina determina o nível de pressão momento a momento, o gráfico de pressão já não será limitado a um valor constante dentro de uma inspiração, mas terá formas variáveis, do mesmo modo que os de fluxo e volume. Essa variabilidade é determinada pela variabilidade própria de um sinal gerado pelo paciente, o qual é medido pela máquina e amplificado para um valor determinado pelo operador (p. ex., ATC, NAVA e PAV).

Quando controlamos a pressão, temos dois critérios de ciclagem:

- Tempo: a inspiração termina ao atingir um tempo inspiratório programado pelo operador (ver ventilações mandatórias).
- Fluxo: a inspiração termina quando decai até uma porcentagem da PFI. Dado que a PFI é variável, seus valores de porcentagem de ciclagem também o serão. Em ventiladores de gerações anteriores, essa porcentagem é fixa, por exemplo, 25% PFI; e nos modernos é regulada pelo operador ou automaticamente pela máquina.

O critério de proteção de ciclagem é por tempo; em virtude de alguma perda, o fluxo não decai para os valores de ciclagem e a máquina permanece em inspiração ou por aumentos de pressão acima do alarme de Pmáx.

Quando controlamos a pressão, o ventilador limita o valor dela. O Vc gerado terá grandes variações se a Raw e a Crs variarem. Um mesmo nível de pressão gerará menores volumes se a Raw aumentar ou se a Crs diminuir. Se a Raw melhorar ou se a Crs aumentar, o Vc fornecido aumentará. Muitos operadores mudam o controle do volume para a pressão em função do temor de que as altas PIP lhes produzem, buscando segurança em pressões limitadas de modo a proteger as áreas normais do pulmão. Mas, diante de pacientes com grandes esforços respiratórios, essa suposta proteção pode ser diluída ao gerar volumes altos, produto de uma pressão de distensão maior no nível alveolar que no nível do ventilador. A pressão pleural é somada à gerada pelo ventilador, o que determina uma pressão de distensão maior (pressão transpulmonar). A grande vantagem dos modos que controlam a pressão é dada pela capacidade de o fluxo inspiratório poder variar, adaptando-se às demandas variáveis de um paciente ativo, mas vigiando sempre os volumes gerados. Por esses motivos, é preciso programar bem os alarmes de Vc baixo e alto para que notifiquem se houver alteração na mecânica pulmonar e para que se possa realizar ajustes no tempo e na forma. O máximo volume que um nível de pressão pode gerar será produzido quando as pressões na via aérea e no nível alveolar se igualarem. Isso é observado no gráfico de fluxo tempo e determina o Ti ideal para as ventilações mandatórias, de modo que o Ti programado seja igual ao Ti ideal. Quando chegamos ao Ti ideal, a Pplatô é igual ao nível de pressão programado. O Ti ideal para uma determinada Raw e Crs pode variar com a variação destas, e o Ti pode cortar o fluxo inspiratório antes de chegar a zero ou de criar uma pausa inspiratória ao ser maior que o Ti ideal. Dado que o diferencial de pressão gerado pelo fluxo inspiratório é a pressão predeterminada, ou Raw menos Palv (refletida na PEEP), se o alvéolo não se esvaziar completamente antes do início da próxima inspiração, a Palv aumentará (PEEP intrínseca ou PEEPi) e diminuirá o diferencial de pressão, diminuindo o volume gerado.

Finalmente, a pressão pode ser controlada durante as ventilações mandatórias e as espontâneas.

Tipos de ventilações[7]

Uma vez que já descrevemos os aspectos comuns a todos os tipos de ventilações e as variáveis controladas, podemos passar a descrever os tipos de ventilações que compõem os diferentes modos (Tabela 1). Há dois tipos de ventilações: espontâneas e mandatórias.

Ventilações espontâneas

São aquelas iniciadas e terminadas pelo paciente. O paciente determina quando inicia e quando termina uma inspiração segundo suas necessidades. Não há Vc, nem PFI, nem Ti predeterminados. Ao programar a ciclagem por %PFI, considera-se que são finalizadas pelo paciente, já que a queda do fluxo inspiratório até a porcentagem de ciclagem é determinada pela mecânica respiratória do paciente.

Podem ser assistidas ou não assistidas.

Tabela 1 Tipos de ventilação

	Tipo de ventilação	
	Mandatória	Espontânea
Variável controlada	Pressão	Pressão
	Volume	————

- Assistidas: durante a inspiração a pressão inspiratória (gráfico de pressão/tempo) se eleva acima da linha de base, indicando que o ventilador assiste ao paciente e gerando parte do trabalho respiratório (p. ex., pressão de suporte [PS]).
- Não assistidas: durante todo o ciclo respiratório a pressão se mantém constante em um nível determinado pelo operador. Esse nível é o de CPAP/PEEP sobre o qual o paciente respira espontaneamente. Dado que a pressão não se eleva durante a inspiração, o ventilador não assiste ao paciente em realizar parte alguma do trabalho respiratório (p. ex., CPAP).

Durante uma ventilação espontânea, pode-se controlar somente a pressão, não o volume. Dado que o volume implica o fornecimento de um volume corrente, PFI e Ti predeterminados em cada inspiração, isso vai de encontro à variabilidade que define as ventilações espontâneas. Portanto, essa combinação não é possível.

Ventilações mandatórias

São aquelas iniciadas pelo paciente ou pelo ventilador e sempre são terminadas por este (tempo). Têm um Ti fixo que é programado direta ou indiretamente pelo operador (indiretamente se explica dentro do controle do volume), esse Ti constitui o denominado Ti mecânico. Há uma FR programada que os dispara caso o paciente não tenha a capacidade de fazê-lo. Normalmente há um período breve de sincronização antes que a FR predeterminada as inicie, próximo ao final do Ti. Uma ventilação que se inicia ou termina durante esses períodos, respectivamente, apesar de ser iniciada ou terminada pelo esforço do paciente, é considerada iniciada ou terminada pela máquina; o ventilador já estabelece esse período. Essa distinção também é feita para estabelecer critérios uniformes para as definições nos tipos de ventilações e que não se prestem a ambiguidades. Durante o fornecimento dessas ventilações, o ventilador assiste ao paciente mediante o fornecimento de uma inspiração, controlada por volume ou pressão, de acordo com a escolha do operador ao selecionar o modo e programá-lo.

Sequência ventilatória[8]

Podemos encontrar as ventilações já descritas juntamente com as variáveis controladas, formando parte de diferentes modos, combinadas entre si ou sendo as únicas ao longo do tempo. Isso constitui a denominada sequência ventilatória, que descreveremos a seguir.

Modos em que todas as ventilações são mandatórias

Esse modo é conhecido popularmente como assistido/controlado. As ventilações são iniciadas pela máquina diante da incapacidade do paciente de iniciá-las, ou pelo paciente caso ele possa fazê-lo. Uma vez que o início da inspiração for determinado, a máquina fornecerá uma determinada pressão ou um determinado volume, de acordo com a variável controlada escolhida para ventilar o paciente. Em ambos os casos, as ventilações terão o mesmo Ti, seja ele programado direta ou indiretamente pelo operador. Portanto, o final da inspiração é produzido pelo ventilador ao abrir sua válvula expiratória. A FR programada pelo operador é a mínima, mas, se o paciente quiser, ele pode aumentar sua FR para obter mais ventilações mandatórias. Ao aumentar a FR, encurta-se o tempo do ciclo respiratório (1/FR) e, ao manter sempre o mesmo Ti, logicamente o Te será encurtado, o que coloca o paciente em risco de gerar aprisionamento aéreo, por não ter Te suficiente para deixar expirar todo o ar inspirado. Por outro lado, também, se o paciente realizar uma inspiração de duração além do Ti da máquina, esta responderá por meio do fornecimento de outra inspiração, o que violará as estratégias de baixo volume inspiratório ao fornecê-lo em dobro (re-respiração).

VC-AC (controle volume – assistido/controlado)

Assim devemos identificar quando no modo AC a variável controlada é o volume, assim, o distinguimos de PC-AC no qual indicamos que a variável controlada é a pressão.

Nesse modo programaremos:

- Vc.
- Forma de fornecer o Vc: onda de fluxo e PFI, ou onda de fluxo e Ti.
- FR.
- PEEP e FiO_2.

O controle do volume permite um melhor controle da ventilação alveolar ao ser o Vc estável, o que, por sua vez, permite um melhor controle da PCO_2. Por esse motivo, é o modo escolhido quando o paciente está paralisado ou profundamente sedado. Esse modo permite também o fornecimento de um Vc em um Ti fixo, o que em certas estratégias ventilatórias permite utilizar FR baixas de modo a maximizar o Te, minimizando o aprisionamento aéreo.

O mesmo Vc, onda de fluxo, PFI e, consequentemente, Ti são fornecidos em cada ventilação, o que constitui uma oferta fixa e gera conflitos ou assincronias em pacientes muito ativos, por isso, não é o modo adequado para esse tipo de paciente. Além disso, o volume pode dirigir-se primeiro a áreas de menor resistência ou de maior complacência, produzindo uma maior distensão delas.

PC-AC (controle pressão – assistido/controlado)

Nesse modo programamos:

- Nível de pressão.
- Ti.
- Velocidade de pressurização.
- FR.
- PEEP e FiO_2.

O Vc fornecido será variável e dependerá das interações do nível de pressão programado com as impedâncias, por isso não é um modo adequado quando se deseja ter um bom controle da ventilação alveolar e consequentemente da $PaCO_2$. Ao limitar a pressão, protegem-se de altas pressões as áreas de menor Raw e de maior complacência do pulmão. Mas em pacientes muito ativos esse benefício se perde em virtude da geração de altos volumes que podem causar hiperdistensão. O grande benefício desse modo deve-se à capacidade de variação do fluxo inspiratório, que se adapta aos pacientes com demandas inspiratórias variáveis. Infelizmente, o Ti é fixo.

PRVC/VC+/AutoFlow/APV

Todos esses nomes comerciais diferentes têm o mesmo princípio de funcionamento que descreveremos em breve.

Nesses modos programamos:

- Vc.
- Ti.
- FR.
- PEEP e FiO_2.

Nesse modo programamos o Vc, mas a forma de fornecê-lo é determinada pelo ventilador e pode variar entre ventilações. A variável controlada nesse modo é a pressão. A máquina automaticamente determina um nível de pressão e mede o volume exalado pelo paciente. Ela compara esse volume com o Vc programado e, desta maneira, determina o nível de pressão a ser utilizado na próxima inspiração. Se o Vc for maior, a máquina reduzirá o nível de pressão na próxima ventilação, e, se for menor, ela o aumentará. As mudanças de pressão são acréscimos ou decréscimos sucessivos de +/- 3 cmH_2O. Desse modo, o ventilador buscará o nível de pressão mínimo que possa fornecer o Vc desejado. O Vc observado é variável, e somente se observa o Vc desejado na média de várias ventilações. A pressão geralmente tem uma faixa de variação de Pmin de PEEP + 5 e de Pmáx –10 cmH_2O.

A ideia desse modo foi combinar a relativa estabilidade do Vc com o fluxo variável mais confortável para o paciente. Mas há um Ti fixo. Por outro lado, se o paciente aumentar sua demanda respiratória, o ventilador diminuirá a pressão, pensando que o paciente está melhorando, quando na verdade não é assim.

Modos em que todas as ventilações são espontâneas

Não há uma FR programada, portanto, somente se utilizam em pacientes com o centro respiratório ativo. O paciente decide sua própria FR. Por esse motivo, é importante programar a ventilação de apneias. Não há Vc, nem onda, PFI ou Ti predeterminados. Todos eles são determinados pelo paciente, por isso são mais confortáveis para um paciente ativo.

A variável controlada é sempre a pressão (não é possível controlar o volume).

Pressão de suporte (PS)

Nesse modo programamos:

- Nível de PS.
- *Rise time.*
- Ciclagem (%PFI).
- CPAP/PEEP e FiO_2.

Nesse modo não há Ti fixo, e ele pode ser graduado (%PFI) para aproximar-se o máximo possível do tempo neurológico do paciente. É a opção mais confortável para o paciente ativo depois do PC-AC. Os volumes gerados são muito variáveis e, do mesmo modo que no PC-AC, podem ser gerados altos volumes.

Compensação automática de tubo (ATC)

Nesse modo de programa:

- Tipo e tamanho de via aérea.
- Porcentagem de assistência (0-100%).
- CPAP/PEEP e FiO_2.

A ideia desse modo é compensar a resistência causada pela via aérea. Uma assistência de 100% em teoria seria o equivalente a respirar sem a via aérea. O ventilador mede o fluxo inspiratório do paciente e, com base em algoritmos e na porcentagem de assistência programada pelo operador, determina a pressão inspiratória. Esse modo pode ser utilizado como único modo ou ser ativado como opção sobre outros modos (p. ex., PS).

Modos em que as ventilações espontâneas e mandatórias são combinadas

Ventilação mandatória intermitente sincronizada (VMIS)

Nesses modos programa-se uma FR para as ventilações mandatórias, as quais constituem a FR mínima do paciente. Essas ventilações mandatórias podem ser coordenadas com o esforço do paciente, se ele o realizar próximo do início estipulado das VM pela FR programada. Se o paciente quiser aumentar a FR, ele poderá fazê-lo, mas receberá ventilações espontâneas entre as mandatórias. A variável controlada para as ventilações mandatórias podem ser a pressão ou o volume, mas para as espontâneas sempre será o volume e utiliza-se PS nelas, por isso podemos ter as seguintes combinações:

- VC-VMIS + PS:
  - Programamos:
    - Mandatórias: Vc, onda e PFI e FR.
    - Espontâneas: nível de PS, *rise time* e % PFI de ciclagem.
    - CPAP/PEEP e FiO_2.
- PC-VMIS + PS
  - Programamos:
    - Mandatórias: nível de pressão, FR, *rise time*, Ti.
    - Espontâneas: nível de PS, *rise time*, %PFI de ciclagem.
    - CPAP/PEEP e FiO_2.

Esse modo foi criado como uma forma de diminuir lentamente a FR de ventilações mandatórias, até que o paciente respire de forma espontânea somente em PS. Atualmente, está em desuso, já que retarda desnecessariamente o processo de desmame, o qual se torna mais rápido ao passar manualmente, por exemplo, de VC-AC a PS se o paciente tolerar isso. Os modos mais avançados realizam essa transição ou progressão automaticamente para ventilações espontâneas.

Há mais modos avançados que gradativamente realizam ajustes automáticos e dispensam o operador da tomada de decisões. Isso se faz para evitar demoras e para criar um critério uniforme na tomada de decisões, já que vários operadores podem ter critérios diferentes dos passos a seguir.

MONITORIZAÇÃO DO PACIENTE VENTILADO[9]

Para o controle do paciente crítico ventilado, não somente é necessário conhecer o conjunto de técnicas específicas do ambiente de UTI, a aparelhagem e o material utilizados. Também é importante o conhecimento da fisiopatologia das doenças tratadas. Dentro desses conhecimentos, incorporamos a avaliação das constantes vitais e sua interpretação. A vigilância dos pacientes críticos é uma das funções mais importantes da enfermagem, porque a prevenção, a detecção precoce de problemas e a atuação rápida condicionarão a vida do paciente em muitas situações. A vigilância clínica inclui controle e tomada das constantes vitais, controle hemodinâmico e respiratório e, finalmente, controle do grau de adaptação do paciente à VM, com vários objetivos (ver Quadro 4).

Os seguintes fatores serão analisados: frequência cardíaca, frequência respiratória, temperatura, pressão arterial, pressão venosa central, nível de consciência, monitorização da troca gasosa, parâmetros e dados do ventilador mecânico.

Frequência cardíaca

É imprescindível o controle e a avaliação da frequência cardíaca do paciente ventilado, porque podem produzir-se distúrbios de ritmo em virtude de situações de hipoxemia e acidose. Manobras agressivas, como a intubação ou a aspiração de secreções, podem alterar o ritmo cardíaco por estimulação vagal, que podem fazer necessária uma atuação urgente.

Quadro 4 Objetivos da monitorização clínica na ventilação mecânica
▪ Suprir as necessidades de segurança do paciente
▪ Prevenir ou identificar complicações precocemente
▪ Detectar alterações fisiológicas no estado ventilatório do paciente
▪ Avaliar a resposta a diversas atuações sobre o paciente e sobre o ventilador
▪ Verificar a eficácia da ventilação mecânica

Tudo isso, unido à patologia de base, faz que esse tipo de paciente deva ser submetido a uma monitorização cardíaca contínua, sempre com os alarmes conectados e cuja comprovação deverá ser realizada de forma sistemática.

Frequência respiratória

Para realizar uma boa avaliação da frequência respiratória (Fr), é necessário controlá-la continuamente, distinguindo entre as respirações espontâneas, assistidas e as controladas pelo ventilador. Nunca se dará como correta a frequência respiratória pautada no ventilador sem antes comprová-la pessoalmente. O paciente pode estar realizando alguma respiração por sua conta e, se a modalidade não for a correta, poderá entrar em assincronia com a máquina. Enquanto a Fr é controlada, podem ser observados alguns achados importantes, como o uso da musculatura acessória, retrações torácicas e movimentos assimétricos. Toda essa informação, juntamente com os valores analíticos e gasométricos, a monitorização da saturação de O_2 e as pressões parciais do CO_2 detectadas de forma incruenta mediante capnógrafo e oxímetro de pulso, fornecem dados muito valiosos da função ventilatória do paciente. Vale lembrar que não podemos falar de hiper ou hipoventilação observando a Fr, pois não são sinais clínicos, mas gasométricos.

Temperatura

O aumento da temperatura condiciona um aumento da demanda de oxigenação do paciente, o que é importante na hora de ajustar a FiO_2. Além disso, a hipertermia aumenta o CO_2 por aumento do metabolismo celular. Essa hipercapnia, derivada da febre e não do tratamento ventilatório, pode desadaptar o paciente se ele não estiver bem sedado, por estimulação dos centros respiratórios, já que é necessário um aumento da ventilação para eliminá-la. Recomenda-se seu controle horário ou no máximo a cada 2 horas.

Pressão arterial

A pressão arterial (PA) pode ser alterada por muitos fatores. O fato de conectar um paciente à VM pode causar hipotensão por causa da redução do gasto cardíaco resultante da pressão intratorácica. Portanto, qualquer complicação que implique aumentos de pressão intratorácica (pneumotórax), será traduzida em uma queda da PA. O uso de sedativos e a programação de PEEP muito elevada também levam à hipotensão. Outro fator que provoca a queda da PA relacionada com a VM é a hiperventilação inicial, especialmente em pacientes com consumo excessivo de oxigênio após o exercício (EPOC). Por outro lado, pacientes mal sedados e desadaptados podem apresentar HPA. Para um melhor controle hemodinâmico desses pacientes, recomenda-se canalizar um cateter arterial radial ou femoral, para monitorizar a PA de forma contínua.

Pressão venosa central

Deve ser controlada a cada 2 ou 4 horas para conhecer o estado hídrico do paciente, bem como seu estado hemodinâmico. Vale lembrar que a pressão venosa central (PVC) é alterada pela pressão positiva da VM e pode enganar-nos sobre o estado hemodinâmico real.

Nível de consciência

Em pacientes com sedação leve ou acordados, um sinal claro de ventilação inadequada é a modificação do nível de consciência. Embora o paciente crítico ventilado frequentemente se encontre sob os efeitos de sedativos, calmantes ou hipnóticos dificultam sua avaliação. Para facilitar essa tarefa, existem várias escalas de avaliação neurológica, como a escala de Glasgow, aplicável a todos os pacientes; e a escala de Ramsay, para pacientes sedados. Se um paciente estiver consciente, é preciso lembrar que a hipercapnia severa produz letargia e adormecimento. Por outro lado, a hipoxemia provoca intranquilidade e agitação.

Monitorização da troca gasosa

A monitorização da oxigenação e ventilação pode ser realizada de forma direta mediante a análise dos gases no sangue arterial, sempre no início da técnica e, posteriormente, sempre que for realizada uma mudança paramétrica no ventilador ou sempre que se desconfiar de uma complicação. E indiretamente, de forma não invasiva e contínua, mediante a combinação da oximetria de pulso e da medição do CO_2 expirado mediante a capnografia.

Parâmetros e dados do ventilador mecânico[10,11]

Deve realizar-se um registro minucioso e periódico dos parâmetros determinados no ventilador e da informação que nos oferece sobre a mecânica ventilatória do paciente, a fim de detectar precocemente qualquer alteração ou apenas confirmar o correto funcionamento da terapia ventilatória. Atingem-se as pressões ou os volumes determinados? O paciente realiza o número de ventilações determinadas? A pressão atingida é nociva para o paciente?

Além disso, o ventilador oferece dados da mecânica pulmonar do paciente. Esse termo engloba a avaliação da distensibilidade pulmonar e a resistência do sistema ventilador-paciente mediante a observação do volume e fluxo, permitindo acompanhar a evolução da patologia pulmonar e detectar mudanças anormais da mecânica ventilatória.

A Tabela 2 apresenta um exemplo de registro em VM.

Os alarmes do ventilador devem ser verificados e estar corretamente calibrados para que a máquina avise sobre qualquer incidente. Os alarmes contribuem para manter a segurança e monitorizar o paciente, por isso são de responsabilidade da enfermagem.

Tabela 2 Exemplo de registro em ventilação mecânica

Respirador	Modo ventilatório					
	FiO_2					
	Volume-minuto fixado real					
	Volume corrente					
	Frequência respiratória					
	Pressão controle					
	Fluxo inspiratório					
	Tempo inspiratório/pausa					
	PEEP					
	Gatilho (*trigger*)					
	Pressão de pico					
	Pressão de pausa					
	VMI (frequência)					
	VE (frequência)					
	Pressão de suporte					
	Volume corrente					

PEEP: pressão expiratória final positiva; VMI: ventilação mandatória intermitente; VE: ventilação espontânea.

Eles devem ser ajustados para um nível de sensibilidade que permita detectar facilmente o aparecimento de qualquer evento crítico no paciente, no ventilador ou no circuito ventilatório. Esses alarmes podem ser acústicos ou visuais, e a cor ou a intensidade do som serão de acordo com a importância do alarme. A American Association for Respiratory Care estabelece que os alarmes cujo ajuste é indispensável são os de pressão inspiratória máxima (ou pressão de pico segundo o fabricante do ventilador), volume inspirado (volume corrente e volume minuto), Fr e apneia:

- Pressão da via aérea: uma pressão excessiva é prejudicial, por isso é necessário detectá-la e limitá-la em alguns casos. O alarme geralmente é estabelecido em 10 cmH_2O acima da pressão de pico indicada e, ao atingir este limite, finaliza a inspiração (limita a pressão). Geralmente é ativado em caso de tosse, secreções abundantes, redução da distensibilidade pulmonar ou acotovelamento do tubo endotraqueal o do circuito ventilatório. O alarme de pressão inspiratória mínima é programado habitualmente em 5 a 10 cmH_2O abaixo da pressão de pico da via aérea, e sua ativação poderá indicar desconexão ou vazamentos no circuito ventilatório.
- Volume expirado: frequentemente há alarmes separados para valores altos e baixos do volume-minuto e do volume exalado. Os limites são estabelecidos em 10 a 15% acima e abaixo do volume prefixado.
- Frequência respiratória: dado que a taquipneia é um sinal de trabalho respiratório excessivo, deve-se ajustar um limite de frequência respiratória alta (>35 resp./min.), principalmente se for utilizada uma modalidade de respiração espontânea.

- Apneia: nas modalidades de respiração espontânea é importante dispor de um alarme de apneia, que geralmente é prefixado como o intervalo de tempo que transcorre entre dois ciclos respiratórios. Caso o paciente deixe de respirar, nesse momento, a ativação do alarme de apneia provocará a mudança para a ventilação assistido-controlada, e permanecerá nesse modo até que o alarme seja restabelecido manualmente ou até que se selecione outra forma de ventilação. Geralmente o tempo de apneia é calibrado em 20 s.

A Tabela 3 mostra uma configuração de alarmes.Vale lembrar que é o enfermeiro quem está sempre ao pé da cama do paciente, e embora o médico seja o responsável por determinar os diferentes parâmetros ventilatórios, a responsabilidade de zelar pela segurança e pelo correto funcionamento do procedimento recai em nossa profissão.

Tabela 3 Configuração dos alarmes

P máx.	Lim. sup.: 5-10 cmH_2O > Pmáx do paciente e nunca <40-45 Lim. inf.: 5-10 cmH_2O < Pmáx
Vol. expirado Vmin Vc	 Lim. sup.: 10 a 15% > Vmin ou Vc do paciente Lim. inf.: 10 a 15% < Vmin ou Vc do paciente
Fr	>30 resp./min
Apneia	20 s

CUIDADOS DE ENFERMAGEM NO PACIENTE COM VENTILAÇÃO MECÂNICA INVASIVA[12-15]

Os cuidados de enfermagem estão diretamente relacionados à evolução favorável dos pacientes ventilados. Portanto, a formação, a motivação e o envolvimento do enfermeiro, podem fazer a diferença entre a vida ou a morte desses pacientes. Os cuidados devem ser voltados a alcançar o maior conforto físico, psíquico, de forma a evitar complicações, já que estas, em sua maioria, podem ser prevenidas (Quadro 5). Podemos concluir que esses cuidados são imprescindíveis para conseguir um tratamento adequado e alcançar a recuperação da saúde com as mínimas complicações e sequelas possíveis.

Quadro 5 Objetivos dos cuidados da enfermagem

- Promover a segurança do paciente
- Favorecer seu conforto, tanto físico quanto psicológico
- Prevenir possíveis complicações e detectá-las o mais rápido possível
- Monitorizar e vigiar o paciente

Cuidados gerais

Existe uma série de cuidados gerais que sempre devem ser realizados no contexto do paciente ventilado de forma invasiva. São eles: avaliação do paciente e do ventilador mecânico, avaliação do equipamento de apoio e avaliação do estado nutricional.

Avaliação do paciente e do ventilador mecânico

O paciente submetido a ventilação mecânica deve aparentar estar confortável, sem sinais de esforço respiratório, ansiedade ou agitação. Deve respirar coordenadamente com o ventilador e mostrar expansão bilateral e simétrica de ambos os hemotórax. Isso oferece uma imagem do estado de conforto, sedação, analgesia e tolerância do paciente ao tratamento ventilatório. A avaliação da VM consiste em comprovar seu correto funcionamento, conexões, existência de vazamentos, configuração de alarmes e a confirmação de que os parâmetros programados coincidem com os desejados. Essa avaliação deve ser realizada no início da jornada de trabalho, embora seja necessário fazer um registro periódico, de modo que nunca passem despercebidas nenhuma mudança ou alteração.

Avaliação do equipamento de apoio

O equipamento auxiliar de suporte ventilatório é imprescindível ao lado de cada ventilador já que, em caso de emergências ou de falhas do equipamento, permitirá continuar a ventilação de forma manual. É preferível tê-lo e não usá-lo, a precisá-lo e não tê-lo. Por isso, é necessário verificar sua correta montagem e funcionamento ao início de cada jornada de trabalho. O Quadro 6 apresenta a relação dos materiais e equipamentos auxiliares de ventilação.

Estado nutricional

O paciente crítico se encontra em um estado hipermetabólico, por isso é necessário adaptar o fornecimento nutricional às características individuais do paciente. Uma nutrição inadequada aumenta a morbidade e mortalidade dos pacientes. Salvo contraindicação, deve iniciar-se a nutrição dentro das primeiras 24-48 horas após a intubação para impedir que se produza uma translocação bacteriana e, consequentemente, infecções. Mas a alimentação implica a possibilidade de refluxo, broncoaspiração e pneumonia. O papel da enfermagem será verificar a correta colocação da sonda nasogástrica (SNG), a tolerância à nutrição e a redução do risco de infecção.

Quadro 6 Material e equipamento auxiliar de ventilação
▪ Bolsa de ressuscitação com reservatório capaz de administrar O_2 a 100% (Ambu)
▪ Alargador para conectar a bolsa de ressuscitação à fonte de O_2
▪ Cânula de Guedel ou tubo de Mayo para garantir o acesso à via aérea
▪ Equipamento de sucção: sondas de aspiração e sistema de vácuo
▪ Luvas estéreis

Atividades

As atividades a serem realizadas estão descritas no Quadro 7.

Quadro 7 Atividades a realizar

▪ Ajustar a posição da cama em 30°, para evitar possíveis refluxo gastroesofágico e broncoaspiração
▪ Verificar diariamente a posição correta da SNG
▪ Verificar a cada 6 horas a insuflação do tubo traqueal
▪ Os contentores e os sistemas de infusão devem ser substituídos a cada 24 horas para evitar sua contaminação
▪ A manipulação do material e dos nutrientes será realizada de forma asséptica
▪ Cuidado das fossas nasais a cada 12 horas. Prevenção de lesões e úlceras pela SNG
▪ Ao administrar a tomada ou a medicação por SNG, introduzir 50 mL de H_2O após a medicação para evitar sua obstrução
▪ Se o paciente não tolerar a nutrição enteral (excesso de débito alimentício nos descansos) comentar com o médico. Existe risco de broncoaspiração

SNG: sonda nasogástrica

Cuidados específicos

Os cuidados específicos estão voltados à prevenção da pneumonia associada à VM (PAVM), à aspiração de secreções e à fixação da via aérea artificial.

A PAVM é a pneumonia nosocomial desenvolvida 48h após a intubação do paciente e que constitui um grave problema em UTI em função de sua alta morbidade e mortalidade. A estratégia para preveni-la é evitar a passagem de secreções orofaríngeas para a via aérea inferior. Existe uma série de cuidados acordados e apoiados pela evidência científica para preveni-la (Figura 3):

- Elevação da cama a 30-35º: salvo contraindicação, foi demonstrado que manter o paciente semissentado reduz as taxas de pneumonia, por prevenir o refluxo gastroesofágico e reduzir a broncoaspiração.
- Pressão do pneumotamponamento: deve ser suficientemente alta para evitar vazamentos aéreos e a progressão de secreções para a via aérea inferior sem comprometer a perfusão da traqueia. A hiperinsuflação pode provocar traqueomalácia, necrose tecidual e até mesmo perfuração traqueal. Com a ajuda de um cufômetro ou manômetro, deve manter-se a pressão do pneumotamponamento entre 20 e 30 cmH_2O e verificá-la no mínimo a cada 8 horas e sempre antes de realizar mudanças posturais, asseio do paciente, possíveis translados e a higiene oral. A Figura 4 mostra um manômetro de pneumotamponamento.
- Higiene oral: com a intenção de reduzir a carga bacteriana da cavidade oral como fonte de infecção, recomenda-se no mínimo a cada 8 horas e, após verificar a insuflação do pneumotamponamento, a meticulosa e exaustiva higiene oral do paciente com

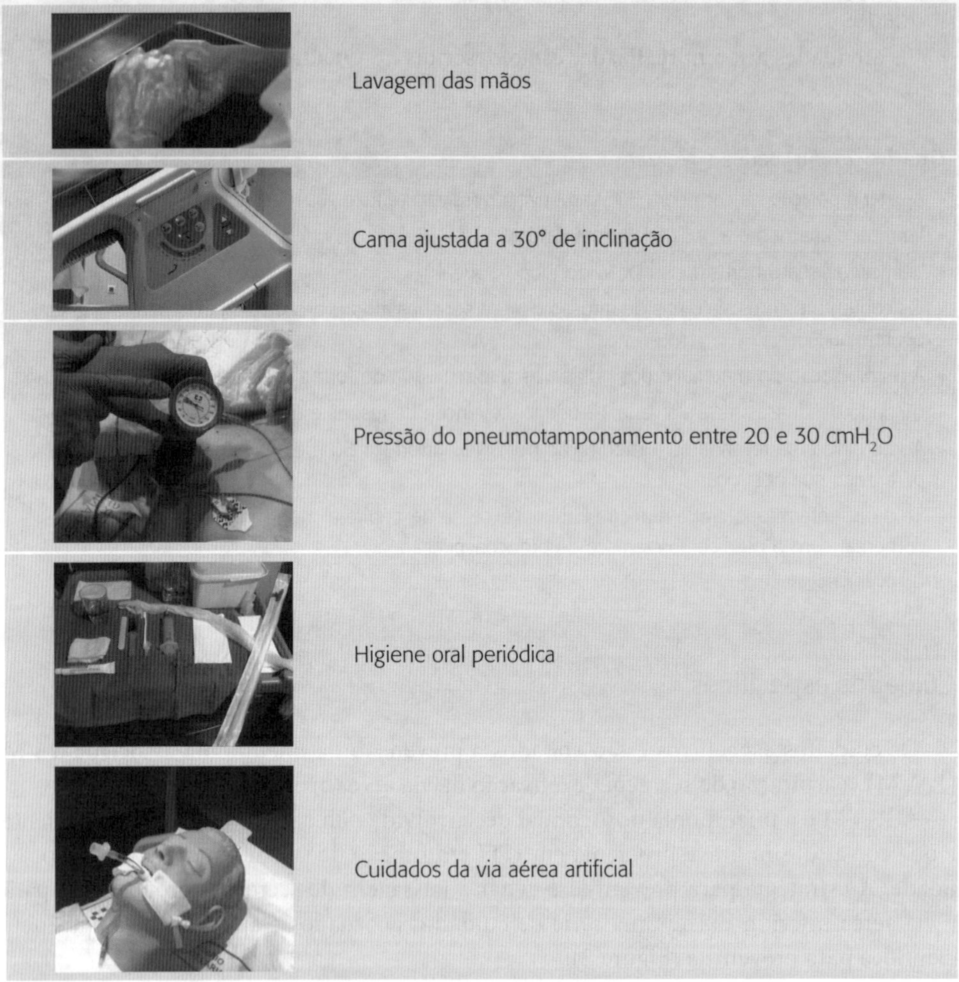

Figura 3 Cuidados para prevenção da pneumonia associada à ventilação mecânica (PAVM).

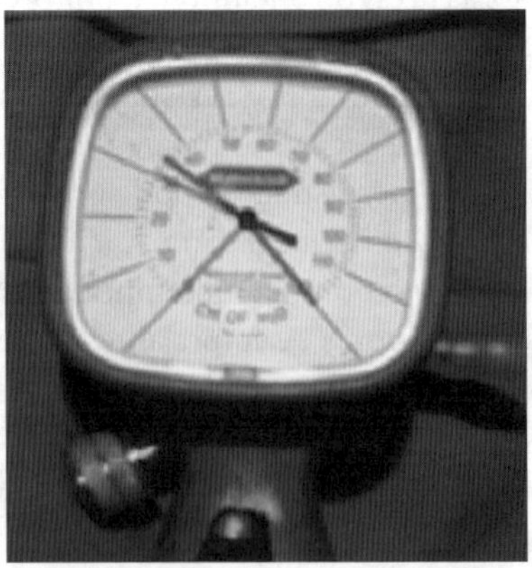

Figura 4 Manômetro de pneumotamponamento.

clorexidina na concentração de 0,12-0,2%. Recomenda-se usar escovas ou cotonetes para uma melhor higiene dental, das gengivas e da língua para posteriormente lavar com soro fisiológico abundante e eliminar os detritos por arrasto.

- Troca de circuitos: a evidência científica sustenta que não é necessária a troca rotineira dos circuitos do ventilador para prevenir a pneumonia, independentemente de usar umidificação ou não. Mas recomenda a manipulação asséptica destas e evitar que a água condensada se introduza no trato respiratório.
- Aspiração de secreções: a capacidade de tossir e eliminar secreções é alterada pela sedação e pela presença da via aérea artificial, por isso é necessária a aspiração das secreções mediante uma técnica estéril. A aspiração não está isenta de riscos (sangramentos, arritmias, traqueíte, hipoxemia etc.). Acrescentamos que a manipulação excessiva da via aérea favorece a infecção e se perdem os benefícios da pressão positiva e a oxigenação que a máquina exerce sobre o paciente. Por isso, não se deve aspirar o paciente se não for estritamente necessário. Deve-se realizar uma avaliação prévia em busca dos sinais descritos no Quadro 8.

Em pacientes com FiO_2 e PEEP elevadas, recomenda-se o uso de sistemas de aspiração fechada, que embora não tenham demonstrado reduzir a incidência de pneumonia, reduzem a hipoxemia e previnem o aparecimento de atelectasias pela aspiração ao não ter que desconectar o circuito.

O Quadro 9 apresenta o procedimento de aspiração de secreções.

Quadro 8 Sinais que indicam necessidade de aspiração
▪ Secreções visíveis no tubo orotraqueal
▪ Sons respiratórios tubulares, gorgolejantes ou ásperos
▪ Dispneia súbita
▪ Aumento das pressões e queda de volumes
▪ Dessaturação e/ou aumento do CO_2 expirado
▪ Artefatos na curva ventilatória de fluxo
▪ Diminuição da complacência e/ou aumento das resistências

Quadro 9 Procedimentos de aspiração de secreções
▪ Informar ao paciente, caso ele esteja consciente
▪ A pressão de sucção deve estar entre 80 e 120 mmHg
▪ Pré-oxigenar o paciente antes e depois da aspiração para reduzir hipoxemia
▪ Lavar as mãos e usar luvas estéreis se a aspiração for aberta
▪ Utilizar uma sonda de aspiração estéril de tamanho apropriado para o tubo em cada aspiração e não reintroduzi-la
▪ Introduzir a sonda sem aspirar até encontrar resistência

(continua)

Quadro 9 Procedimentos de aspiração de secreções *(continuação)*
▪ Aspirar ao retirar de forma intermitente. As sondas modernas possuem diversos orifícios em seu perímetro, por isso não é necessário retirar em sentido rotatório
▪ Não é indicada a instilação de soro. Favorece a pneumonia
▪ A aspiração não deve superar os 10-15 segundos para reduzir efeitos adversos da técnica. Observar o paciente durante o procedimento
▪ Se tratar-se de aspiração fechada, lavar a sonda com soro fisiológico
▪ Se a aspiração foi eficaz, os sinais que a sugeriram devem ter desaparecido. Do contrário, esperar até o paciente se recuperar e repetir o procedimento

Fixação da via aérea artificial

A fixação do tubo orotraqueal constitui uma preocupação ao enfermeiro de cuidados intensivos em razão de suas complicações relacionadas a lesões, segurança e conforto do paciente, considerados indicadores de qualidade de seus cuidados. Existem vários métodos de fixação, e deve-se optar por aquele que ofereça maior conforto e segurança para o paciente, que estabilize o tubo, permita a aspiração e higiene oral e não seja lesivo. Assim, uma vez que o paciente tenha sido intubado, e a ventilação e a posição correta do tubo tenham sido comprovadas por radiografia, a altura desse tubo será registrada à altura dos dentes ou do lábio superior no caso de pacientes edêntulos, a fim de detectar futuros deslocamentos. Em termos de orientação, o tubo costuma estar posicionado a uma distância de 20-22 cm em mulheres e 22-24 cm em homens; no entanto, a profundidade deve ser avaliada de forma individual, levando-se em consideração a estatura do paciente. Durante a fixação, deve-se evitar a compressão das veias jugulares, já que isso reduz o retorno venoso cerebral e o apoio sobre a comissura labial, o que pode produzir úlceras. Por isso, recomenda-se proteger as zonas de pressão com gazes ou utilizar fixadores comercializados especificamente para a fixação das cânulas (ver Figura 5) e administrar vaselina para

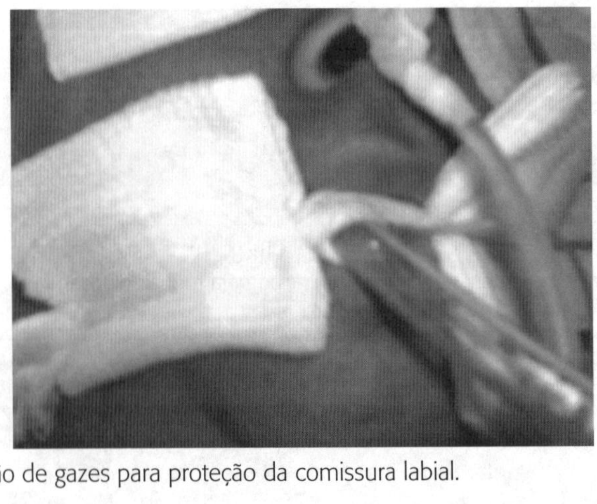

Figura 5 Colocação de gazes para proteção da comissura labial.

lubrificar e reduzir lacerações. Uma vez fixado o tubo, ele deve estar em uma posição neutra dentro da boca para reduzir lesões e úlceras.

REFERÊNCIAS BIBLIOGRÁFICAS

1. Abbona H. Clasificación, bases y principios tecnológicos de los ventiladores mecánicos modernos. Ventilación mecánica, aspectos básicos y avanzados, p.85-96.
2. Campbell RS, Davies BR. Pressure-controlled versus volume-controlled ventilation: does it matter? Respir Care 2002;47:416-26.
3. Chatburn R. Classification of ventilator modes: update and proposal for implementation. Respir Care 2007;52:301-23.
4. Chatburn RL, Branson RD. Classification of mechanical ventilators. In: MacIntyre NR, Branson RD, editors. Mechanical ventilation. 2.ed. St Louis: Saunders, 2009. p.1-48.
5. Chatburn RL, editor. Fundamentals of mechanical ventilation. 1.ed. Cleveland Heights: Mandu Press, 2003.
6. Dreyfuss D, Soler P, Basset G, Saumon G. High inflation pressure pulmonary edema. Respective effects of high airway pressure, high tidal volume, and positive end-expiratory pressure. Am Rev Respir Dis 1988;137:1159-64.
7. Esteban A, Ferguson ND, Meade MO, Frutos-Vivar F, Apezteguia C, Brochard L. Evolution of mechanical ventilation in response to clinical research. Am J Respir Crit Care Med 2008;177:170-7.
8. Gordo Vidal F, Delgado Arnaiz C, Calvo Herranz E. Mechanical ventilation induced lung injury. Med Intensiva 2007;31:18-26.
9. Hess D, MacIntyre NR, editors. Respiratory care, principles and practices. 2.ed. Burlington: Jones and Bartlett Learning, 2011.
10. Kolobow T, Morreti MP, Fumagalli R, Mascheroni D, Prato P, Chen V. Severe impairment in lung function induced by high peak airway pressure during mechanical ventilation. An experimental study. Am Rev Respir Dis 1987;135:312-5.
11. Loring SH. Mechanics of the lung and chest wall. Physiological basis of ventilatory support. New York: Marcel Dekker; 1998. p.177-205.
12. Otis AB, Wo WO, Rahn H. Mechanics of breathing in man. J Appl Physiol 1950;2:592-607.
13. Primiano Jr FP. Measurements of the respiratory system. Medical instrumentation: application and design. 3.ed. New York: John Wiley & Sons; p.372-439.
14. Slutsky A. Consensus conference on mechanical ventilation-January 28-30, 1993 at Northbrook, Illinois, USA. Part I. European Society of Intensive Care Medicine, the ACCP and the SCCM. Intensive Care Med 1994;20:64-79.
15. Tomicic V, Fuentealba A, Martínez E, Graf J, Batista Borges J. The basics on mechanical ventilation support in acute respiratory distress syndrome. Med Intensiva 2010;34:418-27.

Capítulo 50

Assistência e cuidado na ventilação mecânica não invasiva

Francisco J. Clemente López

CONCEITOS BÁSICOS

A ventilação mecânica não invasiva (VMNI) é uma técnica de suporte ventilatório que permite aumentar a ventilação alveolar acoplando um dispositivo externo, ou interface, ao paciente.[1] Essa técnica não precisa de acesso artificial à via aérea superior e, portanto, evita complicações importantes referentes à ventilação invasiva, como o risco de pneumonia associado à intubação e aquelas decorrentes de se manter o paciente sedado. Esse tipo de ventilação, se aplicado corretamente, apresenta a mesma eficácia que a técnica invasiva. Por ser mais fisiológica e confortável para o paciente, essa opção é muito utilizada hoje em dia. O Quadro 1 apresenta as vantagens da VMNI.[2]

Podemos concluir que a VMNI reduz a morbidade e a mortalidade, o tempo de internação e, portanto, os custos hospitalares e a prevalência de complicações no paciente ventilado.

Apesar de suas grandes vantagens, a VMNI não é eficaz em todas as situações ventilatórias. As evidências atualmente disponíveis propõem o uso da VMNI na doença pulmonar obstrutiva crônica (DPOC) exacerbada e no edema agudo de pulmão (EAP) cardio-

Quadro 1 Vantagens da ventilação mecânica não invasiva
▪ Evita a intubação orotraqueal em 75% dos casos
▪ Mais bem tolerada, exige menos ou nenhuma sedação
▪ O paciente usa sua própria musculatura respiratória, evitando a atrofia muscular
▪ Permite a tosse e a eliminação de secreções
▪ Facilita o desmame precoce do ventilador
▪ Menor risco de complicações
▪ Aumenta a sobrevida e a qualidade de vida

gênico. No entanto, há outras indicações em que a VMNI pode ter um papel importante, como em pacientes pós-cirúrgicos, imunodeprimidos, casos de hipoventilação após a retirada do tubo etc. Em contrapartida, há contraindicações para o seu uso. Qualquer situação que impeça o indivíduo de gerar esforço inspiratório (alteração neurológica grave, coma ou parada cardiorrespiratória), alterações hemodinâmicas agudas, sepse e aquelas em que se exige isolar a via aérea (impossibilidade de mover secreções, hemorragias digestivas altas, vômitos incontroláveis) são contraindicações para o uso da VMNI.[3]

Deve-se compreender que a VMNI não substitui a ventilação invasiva, nem é melhor que ela, porém se complementam no caso de insuficiência respiratória aguda (IRA) e de acordo com a gravidade do paciente. Em muitas ocasiões, a VMNI será suficiente para tratar a falha ventilatória e, em outras, seja pela piora do paciente, fracasso da VMNI ou simplesmente por sua contraindicação, será necessário recorrer à VM invasiva.

Além da correta seleção dos pacientes, é necessário considerar o emprego de uma interface adequada para o paciente, um monitoramento apropriado e, sobretudo, os cuidados de uma equipe multidisciplinar capacitada e treinada.[4]

A INTERFACE

No contexto da VMNI, entende-se por interface o dispositivo que conecta o ventilador com o paciente e que serve para enviar um fluxo de gás. Isso define a VMNI, permitindo aplicar pressão positiva na via aérea sem requerer um acesso artificial a ela (intubação ou traqueostomia).[5]

Existem diferentes tipos de interfaces, em diversos tamanhos e materiais – podem ser máscaras (nasais, oronasais ou faciais), olivas nasais, pipeta bucal, sistema de escafandro ou "capacete"–, que se ajustam ao paciente por meio de um sistema de fixação (ver Figura 1). A interface é essencial para o êxito da VMNI, pois dela depende o adequado controle ventilatório, o conforto e a adaptação do paciente, bem como o aparecimento

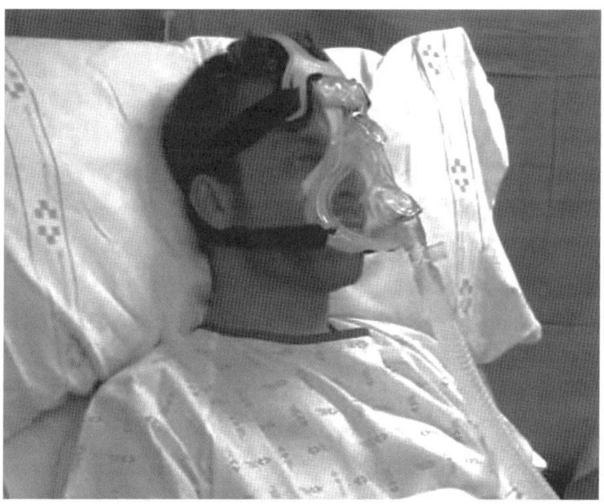

Figura 1 Paciente com máscara para ventilação mecânica não invasiva fixada na posição.

de complicações associadas. A adaptabilidade e o conforto da máscara estão associados diretamente ao tamanho e ao tipo de material com que é fabricada (ver Figura 2). O tamanho se escolhe de acordo com o rosto do paciente, buscando o menor espaço morto possível e a prevenção de fugas aéreas. Em vários estudos, a intolerância à interface tem sido descrita como uma das principais causas do insucesso da VMNI, enquanto uma boa adaptação à técnica tem sido relacionada a uma resposta favorável.[6-8]

A interface ideal é a que permite um controle ótimo da ventilação, sem causar complicações, com uma ótima selagem da via aérea e uma boa tolerância por parte do paciente. Para alcançar esses objetivos, recomenda-se, na medida do possível, que a interface possua uma série de características, tais como as relacionadas no Quadro 2.

A interface é vendida associada a um sistema de fixação, que também deve cumprir os requisitos descritos no Quadro 3.

A Tabela 1 apresenta um resumo das principais características dos diversos tipos de interfaces.

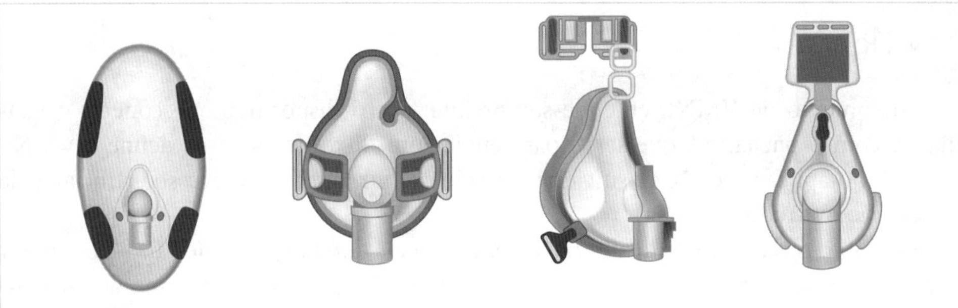

Figura 2 Modelos de interfaces.

Quadro 2 Características da interface
▪ Boa selagem e poucas fugas aéreas
▪ Estabilidade adequada
▪ Não causadora de lesões na pele
▪ Leve e transparente
▪ Pouco distensível e com estrutura não deformável
▪ Pouco espaço morto para evitar a reinalação de CO_2
▪ Pouca resistência ao fluxo de gás
▪ Hipoalergênica – sem látex
▪ Reutilizável e duradoura
▪ Fácil de limpar
▪ Diversos tamanhos para um mesmo modelo
▪ Mecanismo antiasfixia
▪ Econômica
▪ Com adaptador incorporado para sonda nasogástrica

Quadro 3 Características dos fixadores

- Transpiráveis
- Leves
- Não provocam lacerações; agradáveis ao tato
- Laváveis e reutilizáveis
- Estáveis e seguros
- Fáceis de colocar e retirar

Tabela 1 Tipos de interfaces e suas principais características

Interface	Vantagens	Desvantagens
Nasal 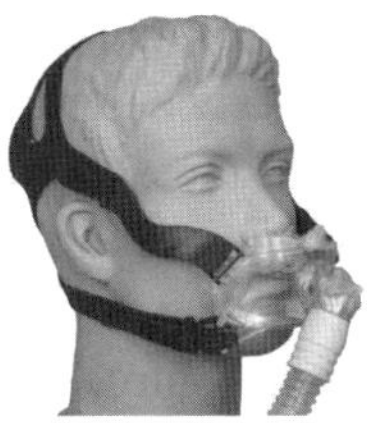	▪ Pouco espaço morto ▪ Permite a ingestão oral e a fala ▪ Permite a expectoração ▪ Menor risco de aspiração ▪ Boa selagem e ajuste	▪ Fugas orais ▪ Obstrução nasal ▪ Risco de lesões em pele
Oronasal 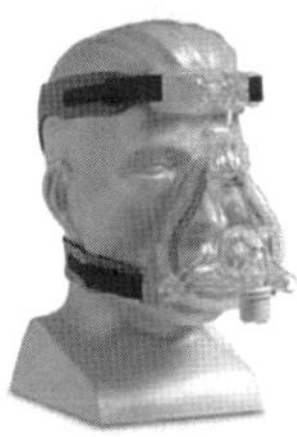	▪ Menor fuga	▪ Maior espaço morto que a nasal ▪ Risco de aspiração ▪ Risco de lesões em pele
Facial total 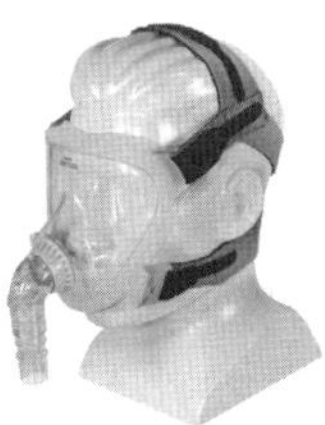	▪ Boa adaptação ▪ Menores fugas ▪ Maior conforto ▪ Menor incidência de lesões em pele	▪ Maior espaço morto ▪ Não permite o uso de aerossóis ▪ Sensação de claustrofobia ▪ Risco de aspiração
Escafandro (capacete) 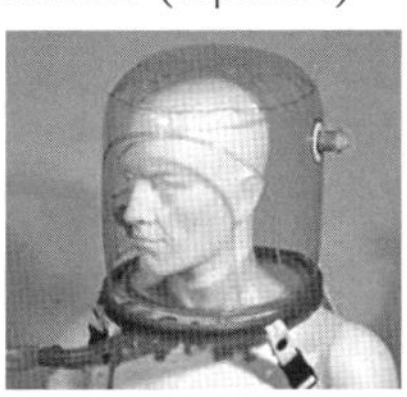	▪ Menores fugas ▪ Bom sistema de fixação ▪ Menor incidência de lesões em pele ▪ Possui adaptador para a sonda nasogástrica	▪ Espaço morto elevado ▪ Alta intensidade de ruídos ▪ Alterações na ciclagem-disparo (*trigger*) do respirador ▪ Não permite o uso de aerossóis ▪ Sensação de claustrofobia ▪ Alteração nos olhos e ouvidos ▪ Custos

A interface é conectada ao ventilador por meio de uma tubulação. Diferentemente das tubulações de circuito duplo dos ventiladores clássicos de UTI, os equipamentos específicos de VMNI têm um circuito com uma única via para inspiração. A via de expiração é substituída nesse caso por um orifício denominado porta de expiração, e que deve estar na tubulação ou na interface. O ideal é que essa saída se encontre o mais próximo possível do paciente para reduzir o risco de uma reinalação de CO_2. Há conexões expiratórias com um mecanismo antirrefluxo específico para reduzir a reinalação; elas são denominadas válvulas de expiração platô (*plateau exhalation valve*) (ver Figura 3).

O VENTILADOR

A escolha do ventilador não é tão importante como a seleção da interface mais adequada. A maioria dos ventiladores modernos pode ser ajustada para a VMNI, embora atualmente existam ventiladores específicos. Eles são geradores de fluxo contínuo, cuja principal vantagem é compensar as fugas do sistema. Nesses equipamentos, uma turbina gera o fluxo, captando o ar do ambiente para que as pressões inspiratória e expiratória variem segundo a demanda do paciente. A turbina gera um fluxo constante dentro do circuito, produzindo um valor mínimo de pressão (>4 cmH_2O), que provoca a saída do ar expirado para o exterior, impedindo com isso a reinalação de CO_2.[9]

Esses dispositivos fornecem uma ventilação por pressão e não por volume. Podem fornecer ventilação controlada na ausência de esforço do paciente, mas, de modo geral, estão preparados para prestar suporte ou assistência de pressão à ventilação espontânea do paciente.[10]

MODOS VENTILATÓRIOS

Os modos controlados ou limitados por pressão são os mais apropriados em VMNI, já que são mais confortáveis para o paciente que os modos controlados por volume. Entre

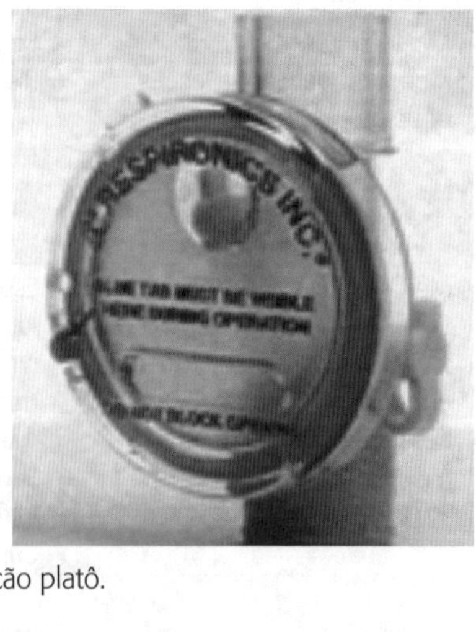

Figura 3 Válvula de expiração platô.

eles, temos o CPAP (*continuous positive airway pressure* – pressão positiva contínua na via aérea) e o BIPAP (*bilevel positive airway pressure*).

A aplicação do CPAP se baseia na redução do nível de *shunt* (desvio) intrapulmonar, sem afetar a ventilação alveolar por meio da abertura de alvéolos colapsados, com melhora da capacidade residual funcional e da distensibilidade pulmonar. Diminui o aprisionamento aéreo em pacientes com DPOC, aumentando o volume pulmonar e reduzindo as resistências da via aérea.

Em pacientes que apresentam trabalho inspiratório e baixos volumes, deve-se recorrer ao BIPAP. Nesse modo, o paciente respira espontaneamente entre dois níveis de pressão pré-selecionados: pressão inspiratória (IPAP) e pressão expiratória (EPAP). O aumento da IPAP ajuda no trabalho inspiratório, melhorando o volume corrente, enquanto a EPAP mantém aberta a via aérea superior, evitando o *rebreathing* ou reinalação de gás carbônico.[11,12]

COMPLICAÇÕES E CUIDADOS DE ENFERMAGEM

A VMNI não está isenta de efeitos secundários. O fato de não exigir acesso artificial à via aérea permite que ela seja mais fisiológica que a ventilação convencional; e os efeitos decorrentes da pressão, como as alterações hemodinâmicas ou o barotrauma, são deletérios. O risco de infecção associado à via aérea artificial também desaparece nessa técnica e sua incidência praticamente não é significativa. Embora as complicações associadas à VMNI (em geral relacionadas ao uso da interface) não apresentem gravidade significativa, o fato de não considerá-las pode levar ao fracasso da técnica e à intubação do paciente (ver Quadro 4). Diversos estudos demonstram o aparecimento de complicações, entre 35 e 40% dos pacientes com VMNI, que levam ao insucesso da técnica e à intubação em cerca de 15% dos casos.[12,13]

Para garantir o êxito da técnica, é imprescindível a presença de enfermeiros. Seus cuidados são voltados no sentido de evitar, detectar, diminuir ou resolver, na medida do possível, as complicações durante a VMNI. Devem ser profissionais treinados e, se possível, experientes, com conhecimento suficiente para executar uma boa vigilância e um ótimo controle do paciente, avaliando e informando os possíveis sinais que precedem uma complicação.[10] As diversas complicações associadas à VMNI são relacionadas no Quadro 4.

Quadro 4 Fatores que reduzem o risco de fracasso da ventilação mecânica não invasiva
▪ Aplicação antecipada do suporte ventilatório
▪ Seleção cuidadosa dos pacientes
▪ Evidências de êxito em doença pulmonar obstrutiva crônica e edema agudo de pulmão
▪ Informação adequada e estímulo ao paciente
▪ Escolha da interface adequada ao paciente selecionado
▪ Monitoramento e vigilância rigorosos
▪ Equipe de profissionais de saúde treinados e experientes

Fugas aéreas

São decorrentes de elevadas pressões no sistema ou de má seleção ou ajuste inadequado da interface. Níveis baixos de fuga podem ser compensados pelo ventilador. Contudo, se as fugas forem excessivas, a pressão diminuirá, assim como os volumes fornecidos; com a diminuição da ventilação, o esforço que o paciente deve realizar para assegurar o mesmo nível ventilatório será maior. Portanto, fugas elevadas podem desencadear hipoventilação, hipoxemia e aumento do trabalho ventilatório do paciente.[7]

O Quadro 5 apresenta cuidados e atividades relacionados às fugas aéreas.

Alteração da integridade cutânea

Manter uma pressão constante sobre os tecidos gera isquemia tissular e o aparecimento de lesão por pressão. Na VMNI essas alterações se localizam, por causa da interface, sobretudo na ponte nasal, no queixo e na fronte e estão diretamente relacionadas com a idade, a duração da técnica e o grau de pressão aplicada. O surgimento de lesões causa dor e, portanto, intolerância à técnica, podendo ocasionar o seu fracasso. A melhor atuação é a prevenção precoce (ver Quadro 6).

Quadro 5 Fugas aéreas: cuidados e atividades
▪ Selecionar interface com tamanho e material adequados às características do paciente
▪ Monitorar frequentemente o ajuste dos fixadores e da máscara, assim como uma possível deformação do material da almofada
▪ Não retirar próteses dentárias para reduzir as fugas
▪ Como regra geral, o grau de fugas não deve ultrapassar o dobro do volume por minuto gerado pelo ventilador, já que a máquina não pode compensá-las e o paciente sofreria hipoventilação. Recomenda-se revisar o manual de cada ventilador para conhecer exatamente sua capacidade de compensação de fugas
▪ Verificar periodicamente as pressões do sistema. Se a fuga for muito elevada, o ventilador não atingirá as pressões planejadas

Quadro 6 Alteração da integridade cutânea: cuidados e atividades de enfermagem
▪ Posicionar antecipadamente apoios e almofada nas zonas de pressão
▪ Ajustar a tensão dos fixadores de modo que permita a passagem de dois dedos por baixo. É preferível um nível baixo de fugas, que o ventilador consiga assumir e compensar, a um excesso de pressão que lesione a pele do paciente
▪ Escolher a interface adequada (tipo, tamanho, material etc.)
▪ Proteger os pavilhões auriculares para que não sejam lesionados por determinados tipos de fixadores
▪ Usar uma interface dinâmica, ou seja, variar os pontos de apoio pela troca de diferentes máscaras a cada 2 ou 3 horas
▪ Realizar higiene e hidratação corretas da pele periodicamente
▪ Atentar-se, no caso de surgimento de lesões por pressão, para avaliar a mudança de interface e minimizar seus efeitos

Secura das mucosas e impacto das secreções

Outra causa de fracasso da VMNI é a limpeza ineficaz das secreções (Quadro 7). Quando a via aérea superior é incapaz de umidificar adequadamente, os gases, em especial quando a inspiração é realizada pela boca e são usados fluxos inspiratórios elevados, as secreções ressecam, impactam as mucosas e desenvolvem atelectasias, que pioram a ventilação, gerando o fracasso da VMNI por um aumento do trabalho respiratório.

Distensão gástrica e risco de broncoaspiração

A aplicação de pressões superiores a 30 cmH_2O é suficiente para vencer a resistência oferecida pelo esfíncter esofágico inferior e permitir a passagem de ar para o estômago e o tubo digestivo. Esse aumento de pressão intra-abdominal pressiona o diafragma para cima, impedindo, assim, uma expansão torácica correta, o que repercute na dinâmica ventilatória. Por outro lado, a distensão gástrica facilita o refluxo gastroesofágico com o consequente risco de broncoaspiração e pneumonia e, em menor grau, de perfuração gástrica e intestinal.[3]

O Quadro 8 apresenta os cuidados e atividades relacionados à distensão gástrica.

Quadro 7 Impacto das secreções: cuidados e atividades de enfermagem
▪ Avaliar as características das secreções: quantidade, qualidade e consistência
▪ Avaliar a necessidade de acrescentar uma umidificação ativa
▪ Planejar desconexões para realizar a hidratação da pele e mucosas
▪ Aplicar hidratantes hidrossolúveis nas mucosas. Não usar vaselinas nem outras substâncias oleaginosas. Elas lubrificam, mas não hidratam
▪ Promover a mobilização de secreções e favorecer a tosse
▪ Programar sessões de fisioterapia, se necessário
▪ Manter o paciente bem hidratado
▪ Realizar radiografias de tórax de controle, caso se suspeite de atelectasia

Quadro 8 Distensão gástrica: cuidados e atividades de enfermagem
▪ Avaliar sinais de aerofagia
▪ Realizar o controle periódico do perímetro abdominal. Entende-se como a medida da circunferência abdominal, em um plano horizontal, 2 cm acima da linha umbilical
▪ Auscultar o abdome periodicamente
▪ Avaliar o posicionamento de sonda nasogástrica e/ou retal se houver sinais de aerofagia ou aumento do perímetro
▪ Manter uma posição semissentada
▪ Suspender a ingestão oral durante a fase aguda
▪ Não administrar a ventilação mecânica não invasiva em pacientes crônicos logo após as refeições
▪ Utilizar interface transparente para detectar possíveis vômitos
▪ Explicar ao paciente o mecanismo de autorretirada da máscara em caso de vômito

Irritação ocular

As fugas, por causa do nariz, incidem frequentemente sobre os olhos, ressecando as mucosas e a conjuntiva. Se não forem corrigidas, podem provocar o aparecimento de úlceras corneais e infecções conjuntivais, dor e intolerância à técnica (Quadro 9).[2]

Rebreathing ou hipercapnia por reinalação

Pelos requisitos da técnica, o volume morto do sistema aumenta por causa dos dispositivos utilizados (máscaras, tubulações etc.), chegando a valores entre 140 e 280 mL. Isso pode favorecer a reinalação do CO_2 aspirado, aumentando a pCO_2, com o resultante decréscimo do pH. É possível prevenir essa situação com a aplicação de uma pressão mínima na via aérea – EPAP ou CPAP, segundo a modalidade – de 4 a 5 cm de H_2O, originando um aumento da pressão na máscara que expulsa o CO_2 pela porta expiratória da máscara ou tubulação, mas também aumentando o risco de fugas, distensão gástrica e desconforto aos pacientes.[9]

O Quadro 10 apresenta os cuidados e as atividades relativos à reinalação.

Problemas de sincronização entre o ventilador e o paciente

A falta de sincronia (Quadro 11) entre o paciente e o ventilador se dá quando o esforço inspiratório do paciente não coincide com o da máquina, gerando uma má adaptação (taquipneia, dispneia, hiper ou hipotensão, hiperinsuflação dinâmica e auto-PEEP)[11] que provoca a fadiga dos músculos respiratórios, hipoventilação alveolar e dessaturação. Os fatores que influem nessa má adaptação dependem tanto do paciente como da máquina (do programador). De um lado, o dispositivo pode estar mal programado para as necessidades ventilatórias do paciente (disparador pouco sensível ou tempos de inspiração/expiração inadequados). Por outro lado, o paciente pode estar agitado em decorrência de sua alteração respiratória ou com deterioração do nível de consciência, situações que o

Quadro 9 Irritação ocular: cuidados e atividades de enfermagem
▪ Evitar fugas periféricas à máscara que incidam diretamente nos olhos
▪ Vigiar para que o ar expulso pela porta expiratória não seja projetado até essa região
▪ Estabelecer um protocolo para a higiene e hidratação ocular

Quadro 10 Reinalação: cuidados e atividades de enfermagem
▪ Verificar a existência de porta expiratória na interface ou tubulação
▪ Comprovar se a porta não está obstruída
▪ Verificar os parâmetros do ventilador. Orientar-se sempre com uma CPAP >4 cmH_2O
▪ Realizar o controle gasométrico do paciente

CPAP: *continuous positive airway pressure* (pressão positiva contínua na via aérea).

Quadro 11 Falta de sincronia: cuidados e atividades de enfermagem
▪ Informar sempre ao paciente quais atividades serão realizadas
▪ Reduzir ao mínimo possível o grau de ansiedade do paciente
▪ Integrar o paciente e fazê-lo participar dos cuidados que lhe são administrados
▪ Proporcionar segurança e confiança ao paciente
▪ Proporcionar formas alternativas de comunicação
▪ Proporcionar o maior conforto possível
▪ Administrar a sedação prescrita
▪ Monitorar as constantes vitais
▪ Vigiar o surgimento de sinais de falta de adaptação ou de dificuldade respiratória
▪ Controlar o estado mental do paciente

levam a não colaborar com a ventilação ou a não tolerá-la. Às vezes, pode ser necessária uma leve sedação com um bom monitoramento e vigilância para possibilitar uma ventilação mecânica sem intubação.

Dor

A dor surge em função da própria patologia de base, ou pelos efeitos da pressão, tais como cefaleias, sinusites, otites, conjuntivites, lesões de pele, distensões gástricas; e também por irritações da mucosa, como traqueítes, laringites etc.[13]

O Quadro 12 apresenta os cuidados e as atividades relacionados à dor.

Quadro 12 Dor: cuidados e atividades de enfermagem
▪ Verificar os cuidados específicos para cada alteração
▪ Administrar o analgésico prescrito
▪ Proporcionar o maior conforto possível

CONSIDERAÇÕES FINAIS

Quando a seleção dos pacientes é adequada, a VMNI constitui um mecanismo eficaz para evitar a intubação e a ventilação invasiva no caso de insuficiência respiratória aguda, sobretudo na DPOC ou no EAP. Seu êxito e a presença de complicações dependem, em grande parte, das características dos pacientes e de seu processo original, de se ter acesso ao material adequado, bem como da experiência e do treinamento dos profissionais de saúde, principalmente do enfermeiro. Praticamente todas as complicações mencionadas são previsíveis e detectáveis por meio de uma vigilância exaustiva e alguns cuidados de enfermagem adequados. Por essa razão, a enfermagem é decisiva e indispensável nos trabalhos de VMNI para a obtenção de sucesso com essa técnica.

REFERÊNCIAS BIBLIOGRÁFICAS

1. Antonelli M, Pennisi MA, Pelosi P, Gregoretti C, Squadrone V, Rocco M et al. Noninvasive positive pressure ventilation using a helmet in patients with acute exacerbation of chronic obstructive pulmonary disease: a feasibility study. Anesthesiology 2004;100:16-24.
2. Criner GJ, Travaline JM, Brennan KJ, Kreimer DT. Efficacy of a new full-face mask for noninvasive positive pressure ventilation. Chest 1994;106:1109-15.
3. Delgado M, Marcos A, Tizón A, Carrillo A, Santos A, Balerdi B et al. Impact of noninvasive ventilation failure upon patient prognosis. Subanalysis of a multicenter study. Med Intensiva (English Edition) 2012;36(9):604-10.
4. Fraticelli AT, Lellouche F, L'her E, Taillé S, Mancebo J, Brochard L. Physiological effects of different interfaces during noninvasive ventilation for acute respiratory failure. Crit Care Med 2009;37(3):939-45.
5. Holanda MA, Reis RC, Winkeler GF, Fortaleza SC, Lima JW, Pereira ED. Influence of total face, facial and nasal masks on short-term adverse effects during noninvasive ventilation. J Bras Pneumol 2009;35(2):164-73.
6. Lora Martínez JF, Minaya García JA. Grupo de trabajo de VMNI. Manual de ventilación mecánica no invasiva. Ed. Aula Médica; 2015.
7. Lorencio C, Sirvent JM. Ventilación no invasiva: ¿cuándo, cómo y dónde? Med Intensiva 2012;36(9):601-3.
8. Medina Villanueva A, Pons-Odena M. Ventilación no invasiva en pediatría. 3.ed. Ed Ergón; 2015.
9. Nava S, Navalesi P, Gregoretti C. Interfaces and humidification for noninvasive mechanical ventilation. Respir Care 2009;54(1):71-84.
10. Navalesi P, Costa R, Ceriana P, Carlucci A, Prinianakis G, Antonelli M et al. Non-invasive ventilation in chronic obstructive pulmonary disease patients: helmet versus facial mask. Intensive Care Med 2007;33(1):74-81.
11. Olivieri C, Costa R, Spinazzola G, Ferrone G, Longhini F, Cammarota G et al. Bench comparative evaluation of a new generation and standard helmet for delivering non-invasive ventilation. Intensive Care Med 2013;39(4):734-8.
12. Sferrazza-Papa GF, Di Marco F, Akoumianaki E, Brochard L. Recent advances in interfaces for non-invasive ventilation: from bench studies to practical issues. Minerva Anestesiol 2012;78(10):1146-53.
13. Ueno Y, Nakanishi N, Oto J, Imanaka H, Nishimura M. A bench study of the effects of leak on ventilator performance during noninvasive ventilation. Respir Care 2011;56(11):1758-64.

Capítulo 51

Prevenção de pneumonia associada à ventilação mecânica

Theia Castellões

A pneumonia associada à ventilação mecânica (PAVM) constitui a infecção nosocomial mais comum no ambiente de cuidados intensivos, com prevalência variável, com taxas desde 6 até 50 casos por 100 admissões na unidade de terapia intensiva (UTI).[1,2] O desenvolvimento de pneumonia nosocomial no ambiente de cuidados intensivos, especificamente da PAVM, tem significativa morbidade associada, prolongando o tempo de ventilação mecânica, bem como o tempo de permanência na UTI.[3-5] O aumento do tempo eleva os riscos associados a uma internação prolongada e todos os custos decorrentes desse processo.

De acordo com o Institute for Healthcare Improvement (IHI), a PAVM é a principal causa de morte por infecções hospitalares e acrescenta um custo estimado de 40 mil reais a uma internação hospitalar típica. No Brasil, os custos relacionados ao aumento do tempo de internação e tratamento não são definidos claramente.

Os Centros de Serviços Medicare e Medicaid (CMS) interromperam os reembolsos de oito eventos adquiridos no ambiente hospitalar associados aos cuidados, como lesões por pressão e queda do leito, e propuseram a adição de PAVM.

As UTI utilizam a mensuração da taxa de PAVM como um indicador associado à qualidade da assistência. O cálculo da taxa de pneumonia associada à ventilação mecânica é definido como o número de pneumonias associadas ao ventilador por mil dias de ventilação. Para isso, dividem-se as PAVM pelo número de dias de ventilação mecânica da unidade e multiplica-se por mil. Essa descrição é feita conforme norma estabelecida pelo Sistema Nacional de Vigilância de Infecção Nosocomial do Centers for Disease Control and Prevention (CDC). Portanto, o cálculo deve ser realizado da seguinte maneira:[6]

taxa = nº de casos de PAVM/nº de dias de VM da unidade × 1.000 dias VM

A Figura 1 mostra um exemplo da apresentação desse indicador.

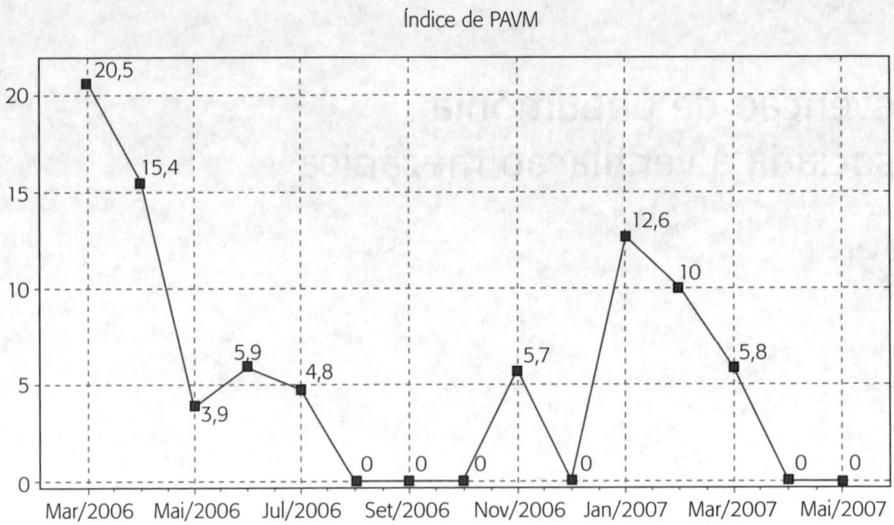

$$\text{Índice de PAVM} = \frac{\text{Número de PAVM} \times 1.000}{\text{Dias de ventilação}}$$

Figura 1 Índice de pneumonia associada à ventilação mecânica (PAVM).

Perante o quadro apresentado, o IHI propôs o *bundle* de ventilação mecânica para a redução das taxas. Os hospitais empregam uma série de intervenções que, segundo alguns estudos, diminuem o risco de PAVM.[7,8]

Os componentes do *bundle* de ventilação incluem:[9-11]

- Elevar a cabeceira da cama para valores entre 30 e 45° em todos os momentos – a menos que contraindicado.
- Praticar a redução ou suspensão diária da sedação.
- Avaliar a prontidão neurológica para o desmame do respirador.

Inúmeras pesquisas têm demonstrado que a incidência dessa infecção aumenta com a duração da ventilação mecânica e apontam taxas de aumento de aproximadamente 3% por dia durante os primeiros cinco dias de ventilação.[2,4] Esse dado reforça a necessidade de protocolos de desmame nas UTI com o objetivo de reduzir o tempo de ventilação.[12,13]

O pacote também indica a necessidade de profilaxia da úlcera péptica e profilaxia da trombose venosa profunda (TVP). O refluxo de secreção gástrica e aspiração pode levar à colonização endobrônquica e pneumonia. O IHI diz que está clara a necessidade de profilaxia da TVP para reduzir o número de casos de PAVM, mas estudos não mostram um relacionamento direto.

Caso o hospital opte por implementar o *bundle* da PAVM, torna-se interessante não só acompanhar as taxas de PAVM, mas também controlar a conformidade de adesão a cada um dos itens propostos. Como sugestão de acompanhamento pode-se utilizar o cumprimento "tudo ou nada" (quando todos os quatro elementos foram realizados) e a adesão a cada item (a conformidade média dos quatro elementos).

Na Figura 2 observa-se a adesão global ao *bundle* em cinza e a adesão a um elemento em preto. A linha pontilhada representa a taxa de PAVM.

Estudos revelam baixa adesão às práticas do *bundle* de ventilação mecânica quando estas são avaliadas de forma global. O item cuja adesão tem menor impacto é a elevação da cabeceira da cama entre 30 e 45°.[13] Os itens profilaxia de trombose venosa e profilaxia de mucosa gástrica são os de maior adesão. Vale a reflexão da prática diária da equipe multidisciplinar na busca de estratégias para adesão ao item cabeceira elevada. Essa tecnologia apresenta menor custo e é utilizada na prevenção da PAVM.

O uso de *checklist* diário com detecção da não adesão a um item e sua correção imediata revela diminuição dos erros de omissão e previne danos aos pacientes. Contribui ainda para a difusão do conhecimento e encoraja mudanças de comportamento.[14]

A qualidade do conhecimento dos profissionais é preocupante, haja vista que a etiologia da PAVM é multifatorial. Ou seja, para o controle efetivo da patologia são necessários profissionais capazes de reconhecer os fatores de risco de modo que desenvolvam e participem da prevenção de forma conjunta e simultânea. É fundamental programar campanhas e treinamentos para todos os participantes da equipe multidisciplinar, levando a motivação e o conhecimento no sentido de intensificar a adesão dos profissionais a essas práticas.[15]

A equipe de enfermagem deve discutir as melhores práticas para a prevenção da PAVM e incluir na sua prática diária a higiene oral como um fator de impacto nessa redução de taxas. A cavidade oral merece especial atenção por parte da equipe intensivista

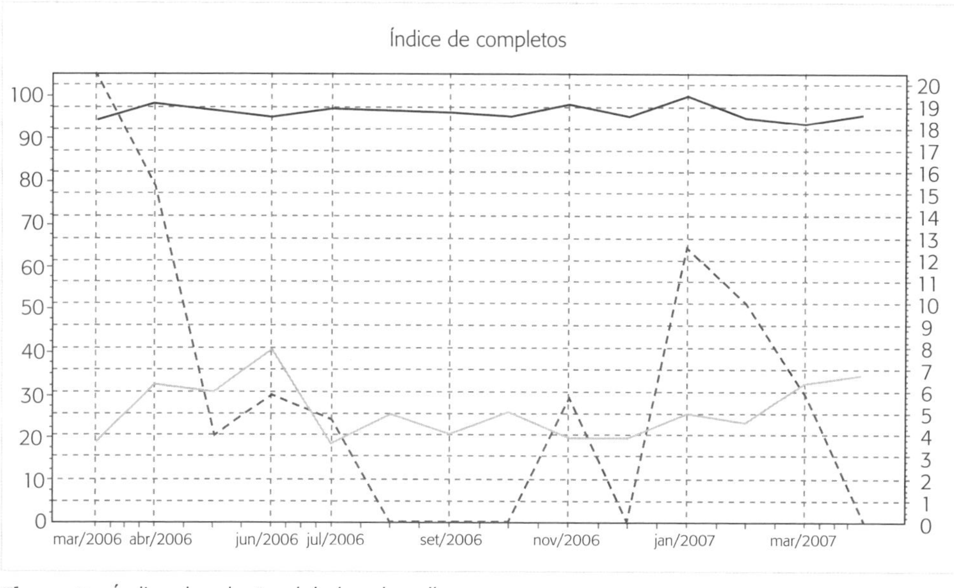

Figura 2 Índice de adesão global ao *bundle*.

– principalmente da enfermagem – em relação à sua higienização. Justifica-se essa preocupação pelo constante acúmulo de secreções na orofaringe e pelo fato de os pacientes serem incapazes de eliminá-las pela perda do reflexo de tosse e pelo sistema mucociliar encontrar-se deficiente. Dessa forma, a colonização da cavidade oral por microrganismos gram-negativos multirresistentes passa a ser uma importante via para a ocorrência de PAVM. Estudos já sinalizam que a descontaminação oral deve contemplar a escovação e o uso da clorexidina 0,12%.[7,12]

O CDC também indica que, em 76% dos casos de PAVM, as bactérias que colonizam o pulmão e a boca são os mesmos, mais comumente gram-negativas *Pseudomonas aeruginosa* e enterobactérias e gram-positiva *Staphylococcus aureus*. A higiene oral pode diminuir o número de microrganismos na boca que pode migrar para o pulmão.[16]

Os protocolos de higiene oral praticados pelas equipes multidisciplinares variam a cada quatro ou oito horas, dependendo da instituição. Vale ressaltar que a inclusão da equipe especialista de odontologia e fonoaudiologia abrilhantam o cuidado de higiene oral, com técnicas mais apuradas e avaliações mais criteriosas, o que torna relevante a inclusão desses profissionais na prática diária da UTI.

A higiene das mãos, tanto para os visitantes como para o pessoal da equipe multidisciplinar, também contribui para o sucesso do programa. Sabe-se da importância das precauções-padrão, principalmente a lavagem das mãos, que foi apresentada como uma prática pouco aderida pela equipe de enfermagem. Isso representa negativamente a assistência prestada, apesar de as legislações brasileiras reforçarem o papel da lavagem das mãos como a ação mais importante na prevenção e no controle das infecções em serviços de saúde.[14]

Há fatores de risco para o surgimento da PAVM que são inerentes à internação em UTI. Os transportes intersetoriais para exames diagnósticos e falhas em extubação aumentam a incidência de pneumonia associada à ventilação mecânica.[17]

Estudos de caso-controle e coorte apontaram forte associação do transporte do paciente em prótese ventilatória para fora da UTI e o desmame de prótese que posteriormente gerou reintubação como fatores de maior incidência para PAV.[16,18]

Assim, o tratamento intensivo *per se* mostra-se um risco. Tendo em vista essas questões, a equipe intensivista deve trabalhar com critérios descritos e reais evidências no sentido de indicar e realizar um transporte do paciente em ventilação mecânica. Perguntas como "Qual mudança de conduta será aplicada com o resultado do exame?" devem ser respondidas.

Em relação à falha de desmame, o uso de preditores para o sucesso da extubação pode diminuir esse risco. Vale lembrar que prolongar o tempo de ventilação mecânica a fim de evitar falhas de extubação se torna um risco importante, visto que estudos apontaram que a manutenção do paciente em prótese ventilatória de sete a doze dias eleva a susceptibilidade para o desenvolvimento de PAVM, principalmente naqueles que se encontram traqueostomizados.[19-21]

Além do já descrito, outras medidas de prevenção e controle de pneumonia em pacientes de alto risco devem ser implementadas pela equipe multidisciplinar. A padronização de cuidados pertinentes ao controle de infecção para vias aéreas é pertinente. Os cuidados relacionados são os seguintes:

- Técnica correta de aspiração traqueal.
- Uso de solução estéril.
- Troca de material de terapia respiratória.

Muitos enfermeiros acreditam que reduzir os casos de PAVM tem melhorado os resultados para os pacientes. Uma relação de cooperação com a equipe multidisciplinar garante sucesso na prevenção da pneumonia associada à ventilação mecânica.[22]

Como conclusão, podemos afirmar que os resultados de diversas pesquisas revelaram fragilidade no cuidado e na exposição dos pacientes a situações de risco, mesmo com a recomendação do *bundle* da PAVM ter acontecido em 2008 pela IHI.

Como pontos a serem melhorados na prática diária estão:

- Interrupção da sedação e higiene oral, pois essas intervenções apresentam índices de baixa conformidade.
- Construção e execução de protocolos multidisciplinares.[22]

A grande preocupação seria a adesão à posição da cabeceira, que não necessita de nenhum recurso especial. É preciso ter a consciência de que este cuidado reflete na redução dos casos de pneumonia associada à ventilação mecânica e na segurança do paciente, demandando ações educativas multidisciplinares e auditorias periódicas.

REFERÊNCIAS BIBLIOGRÁFICAS

1. American Thoracic Society. Infectious Diseases Society of America. Guidelines for the management of adults with hospital-acquired, ventilator-associated, and healthcare-associated pneumonia. Am J Resp Crit Care Med 2005;171(4):388-416. Comment in Am J Resp Crit Care Med 2006;173(1):131-3.
2. Rello J, Diaz E. Pneumonia in the intensive care unit. Crit Care Med 2003;31(10):2544-51.
3. Rello J, Ollendorf DA, Oster G, Vera-Llonch M, Bellm L, Redman R et al. Epidemiology and outcomes of ventilator-associated pneumonia in a large US database. Chest 2002;122(6):2115-21.
4. Heyland DK, Cook DJ, Griffith L, Keenan SP, Brun-Buisson C. The attributable morbidity and mortality of ventilator-associated pneumonia in the critically ill patient. The Canadian Critical Trials Group. Am J Resp Crit Care Med 1999;159(4 Pt 1):1249-56.
5. Bekaert M, Timsit JF, Vansteelandt S, Depuydt P, Vésin A, Garrouste-Orgeas M et al. Attributable mortality of ventilator-associated pneumonia: a reappraisal using causal analysis. Am J Resp Crit Care Med 2011;184(10):1133-9.
6. Timsit JF, Chevret S, Valcke J, Misset B, Renaud B, Goldstein FW et al. Mortality of nosocomial pneumonia in ventilated patients: influence of diagnostic tools. Am J Resp Crit Care Med 1996;154(1):116-23.
7. Michels MA, Dick NRM, Zimerman RA, Malinsky RR. Auditoria em unidade de terapia intensiva: vigilância de procedimentos invasivos. Rev Epidemiol Control Infect 2013;3(1):12-6.
8. Prade SS, Oliveira ST, Rodriguez R. Estudo brasileiro da magnitude das infecções hospitalares em hospitais terciários. Rev Cont Inf Hosp 1995;2(1):11-25.
9. Agência Nacional de Vigilância Sanitária. Trato respiratório: critérios nacionais de infecções relacionadas à saúde. Unidade de investigação e prevenção das infecções e dos eventos adversos. Gerência geral de tecnologia em serviços de saúde; 2009.
10. Bezerra EL, Lima AIF, Nóbrega ARR, Barroso DN, Donadi HA, Santos JGS et al. Prevalência de pneumonia em pacientes de uma unidade de terapia intensiva de um hospital-escola de Fortaleza – CE. Rev Bras Prom Saúde 2012;25(2):20-4.

11. Cook DJ, Walter SD, Cook RJ, Griffith LE, Guyatt GH, Leasa D et al. Incidence of and risk factors for ventilator-associated pneumonia in critically ill patients. Ann Intern Med 1998;129(6):433-40.
12. Silva LD, Nepomuceno RM, Silva EF, Motta FP, Silva JA, Ferreira VG. Higiene oral ao paciente crítico: revisão de literatura. Nursing 2012;15(170):384-8.
13. Silva LTR, Laus AM, Canini SRMS, Hayashida M. Avaliação das medidas de prevenção e controle de pneumonia associada à ventilação mecânica. Rev Latino-am Enf 2011;19(6):1329-36.
14. Santos FM, Gonçalves VMS. Lavagem das mãos no controle da infecção hospitalar: um estudo sobre a execução da técnica. Rev Enferm Integ 2009;2(1):152-63.
15. Vasconcelos APL. Educação continuada na UTI: treinamento de técnicos e auxiliares de enfermagem para a execução da sistematização da assistência de enfermagem (SAE). Aracaju: Universidade Federal de Sergipe; 2007.
16. Pombo CMN, Almeida PC, Rodrigues JLN. Conhecimento dos profissionais de saúde na unidade de terapia intensiva sobre prevenção de pneumonia associada à ventilação mecânica. Ciência Saúde Coletiva 2010;15(1):1061-72.
17. Amaral SM, Cortês AQ, Pires FR. Pneumonia nosocomial: importância do microambiente oral. J Bras Pneumol 2009;35(11):1116-24.
18. Bayona CEA, Gómez JHD, Gutiérrez CAC. Factores de riesgo para neumonia associada al ventilador em um hospital de tercer nivel de la ciudad de Medellín: estudio de casos y controles. Medicina UPB 2008;27(1):25-32.
19. Silva RM. Pneumonia associada à ventilação mecânica: fatores de risco. Rev Bras Clin Med 2011;9(1):5-10.
20. Rodrigues PMA, Neto EC, Santos LRC, Knibel MF. Pneumonia associada à ventilação mecânica: epidemiologia e impacto na evolução clínica de pacientes em uma terapia intensiva. J Bras Pneumol 2009;35(11):1084-91.
21. Rocha LA, Vilela CA, Cezário RC, Almeida AB, Gontijo Filho P. Ventilator-associated pneumonia in adult clinical surgical intensive care unit of a brazilian university hospital: incidence, risk factors, etiology, and antibiotic resistence. Braz J Infect Dis 2008;12(1):80-5.
22. Almeida KMV, Barros OMC, Santos GJCS, Valença MP, Cavalcanti ATA, Ferreira KO et al. Adesão às medidas de prevenção para pneumonia associada à ventilação mecânica. Disponível em: http://dx.doi.org/10.5902/2179769215411.

Capítulo 52

Síndrome do desconforto respiratório agudo (SDRA): estratégias e cuidados na ventilação e na realização da manobra de posição prona

Renata Andréa Pietro Pereira Viana

INTRODUÇÃO

No cotidiano da unidade de terapia intensiva (UTI), estratégias que utilizem a seleção de decúbitos como forma de tratamento e prevenção de enfermidades que acometem os pacientes são bastante conhecidas e rotineiramente utilizadas.

Em 1974, Bryan sugeriu que pacientes anestesiados e paralisados, posicionados em posição prona, poderiam exibir uma melhor expansão das regiões dorsais dos pulmões, com consequente melhora da oxigenação, sendo esta considerada a primeira apresentação a indicar que a posição prona poderia produzir efeitos benéficos.[1,2] Em 1976, um estudo retrospectivo demonstrou que a posição prona tinha aumentado a oxigenação em pacientes com a síndrome do desconforto respiratório agudo (SDRA), sem apresentar efeitos deletérios.[3] Um ano depois, outro trabalho, agora prospectivo, confirmou a melhora da pressão parcial de oxigênio no sangue arterial (PaO_2) em todos os pacientes estudados, incluindo um paciente que permaneceu em respiração espontânea, permitindo a redução da fração inspirada de oxigênio e do nível de pressão expiratória final positiva (PEEP).[4-6]

Logo, a posição prona passou a ser utilizada como uma manobra auxiliar para a melhora nas trocas gasosas, principalmente nos pacientes com o diagnóstico de SDRA, em que cerca de 70 a 80% dos pacientes apresentam melhora na oxigenação, sendo de fundamental importância a participação e atuação do enfermeiro e de sua equipe para o sucesso da manobra e dos cuidados que necessitam ser implementados.[7]

SÍNDROME DO DESCONFORTO RESPIRATÓRIO AGUDO (SDRA)

A síndrome do desconforto respiratório agudo (SDRA) caracteriza-se por uma alteração da membrana alvéolo-capilar, sendo causada por uma lesão de natureza inflamatória que determina a formação de edema rico em proteínas (edema pulmonar não hidrostático), que extravasa para o interior dos alvéolos, levando à insuficiência respiratória aguda.[8] Ao mesmo tempo, a lesão do epitélio alveolar reduz a produção de surfactante e o próprio edema contribui para a inativação de parte dessa lipoproteína, que ainda é sintetizada. A redução do surfactante favorece o colapso alveolar que, associado ao edema, determina importante prejuízo nas trocas gasosas e na mecânica pulmonar.[9]

Os critérios hoje utilizados para definição da SDRA foram propostos em 1994 na Conferência Norte-Americana e Europeia.[5,9] São propostos critérios clínicos, gasométricos e radiológicos, com o objetivo de definir a SDRA e também a lesão pulmonar aguda (LPA), conforme demonstrado na Tabela 1.

É importante ressaltar que não bastam apenas os critérios para a definição do diagnóstico, pois diversas patologias pulmonares preenchem os escores como SDRA mesmo não sendo, pois não necessariamente existem alterações anátomo-patológicas para a SDRA.[5]

A SDRA não é causada por uma única etiologia, pois representa a via final comum de resposta a um vasto grupo de agressões que acometem os pulmões. No Quadro 1 é possível identificar os fatores desencadeantes e predisponentes para o desenvolvimento da síndrome.

Identificar o paciente que pode desenvolver LPA e SDRA é fundamental para rapidamente instituir medidas que contribuam com o adequado suporte e previnam o agravamento do quadro inflamatório pulmonar. Por isso, o reconhecimento das fases evolutivas da síndrome (Tabela 2) é de extrema importância.

Tabela 1 Critérios para definição de lesão pulmonar aguda (LPA) e síndrome do desconforto respiratório agudo (SDRA)

	Instalação	Oxigenação	Raio X de tórax	Pressão de oclusão da artéria pulmonar
LPA	Aguda	$PaO_2/FiO_2 < 300$	Infiltrados bilaterais	<18 mmHg
SDRA	Aguda	$PaO_2/FiO_2 < 200$	Infiltrados bilaterais	<18 mmHg

Quadro 1 Fatores desencadeantes e predisponentes para desenvolvimento da síndrome do desconforto respiratório agudo (SDRA)

Choque: hemorrágico, séptico, cardiogênico ou anafilático
Infecções: síndrome da resposta inflamatória sistêmica, sepse, pneumonia e tuberculose
Aspiração de conteúdo gástrico
Traumatismo torácico
Queimaduras
Politransfusão
Intoxicação exógena
Embolia gordurosa, embolia amniótica
Inalação de gases tóxicos
Afogamento
Eclâmpsia
Circulação extracorpórea (CEC)
Pancreatite
Coagulação intravascular disseminada (CIVD)

Tabela 2 Fases evolutivas da síndrome do desconforto respiratório agudo (SDRA)

Fase exsudativa	Fase inicial e aguda, caracterizada pela entrada de edema rico em proteínas para os alvéolos. A persistência do edema promove a formação de membrana hialina por precipitação de edema rico em fibrina nas paredes alveolares. Associado, ocorre o infiltrado inflamatório com predomínio de neutrófilo. Fase caracterizada por hiperventilação, hipoxemia leve, hipocapnia, aumento do trabalho respiratório, aumento do gradiente alvéolo-capilar, aumento do *shunt* e diminuição da complacência pulmonar Na imagem radiológica de tórax aparecem pequenas áreas de atelectasias decorrentes da lesão do pneumócito tipo II
Fase fibroproliferativa	Determinada pela organização do processo inflamatório e formação de fibrose. O alvéolo passa a ser preenchido por tecido conjuntivo frouxo e nas paredes alveolares ocorre hiperplasia dos pneumócitos tipo II e o acúmulo de colágeno. Caracterizado por intensa dispneia, o raio X de tórax apresenta condensações pulmonares difusas e heterogenias, hipoxemia refratária a elevadas concentrações de oxigênio, *shunt* pulmonar e hipercapnia
Fase resolutiva	Decorre o controle do processo inflamatório, promoção da reabsorção do edema pelo epitélio e 5% dos casos cursam com fibrose pulmonar

A SDRA pode ocorrer em condições que atingem diretamente os pulmões, sendo denominada SDRA pulmonar, ou a partir de condições que atingem o pulmão de forma indireta, conhecida como SDRA extrapulmonar.[10]

A principal causa de SDRA indireta é a sepse de foco não pulmonar, apresentando em 40 a 47,5% dos casos chance de desenvolver LPA ou SDRA. A maioria das mortes relacionadas à SDRA está associada à sepse e à disfunção de múltiplos órgãos e sistemas e não ao comprometimento na troca gasosa e à hipoxemia que cursam com essa doença.[11,12] A variação da taxa de mortalidade descrita[13-16] está atribuída com diversas disfunções orgânicas, em que muitos pacientes morrem em decorrência da doença de base e não por causa da insuficiência respiratória aguda.[10,14,15,17]

EFEITOS FISIOLÓGICOS DA POSIÇÃO PRONA

A melhora da oxigenação durante a posição prona pode ser atribuída a vários fatores, entre eles a diminuição dos efeitos compressivos desencadeadores do colabamento alveolar e a melhora na redistribuição da ventilação e perfusão alveolar.[2,18,19] É um dado importante o fato de que a expansão alveolar depende da pressão transpulmonar e independe de o pulmão apresentar ou não lesão. Além disso, a pressão pleural é sempre maior nas regiões dependentes do pulmão, gerando uma menor expansão alveolar nessa área.

Consequentemente, a posição prona torna a distribuição da pressão transpulmonar mais homogênea em comparação com a posição supina, sendo esse resultado atribuído à menor variação da pressão transpulmonar entre as regiões dependentes e não dependentes dos pulmões.[20,21] Esse benefício ocorre pela diminuição do peso pulmonar na região dorsal, tornando a área mais expandida. Existe ainda uma pequena fração de ambos os pulmões sob o efeito do peso cardíaco e também em decorrência do peso do conteúdo abdominal, que fica repousado sobre a superfície do leito, diminuindo o desvio do diafragma. Além disso, a configuração da caixa torácica assume uma forma mais retangular, tornando menor a formação das atelectasias.[20-23]

A redução das áreas de atelectasias melhora a distribuição da ventilação, o que reduz o *shunt* pulmonar; submetido a posição prona, a perfusão permanece maior na região dorsal, não dependente dos pulmões. Além disso, a relação entre a ventilação e a perfusão torna-se mais homogênea, garantindo o sucesso na melhora da oxigenação.[24,25]

Os outros efeitos da posição prona são a prevenção da lesão pulmonar induzida pela ventilação mecânica, em virtude da limitação de abertura e colabamento cíclicos dos alvéolos, além da utilização das manobras de recrutamento associada à posição prona, já que alguns estudos mostraram a necessidade de menores níveis de PEEP para se preservar os efeitos das manobras de recrutamento durante a posição.[26-29]

É de se esperar que a resposta à posição prona seja maior na fase precoce da SDRA, por causa do edema e da atelectasia característicos desse momento. Apesar disso, existem estudos que mostram benefícios da posição, mesmo durante fase tardia e fibroproliferativa. Também existem dados que mostram a resposta dessa posição tanto para a SDRA pulmonar quanto extrapulmonar, embora haja clara tendência a uma melhor resposta na extrapulmonar.[30-32]

TEMPO DE APLICAÇÃO DA POSIÇÃO PRONA

Não há consenso em relação ao tempo apropriado que o paciente deve permanecer em posição prona. O que a maioria dos trabalhos mostra é uma nítida tendência para melhora da oxigenação durante as primeiras 2 horas do procedimento, com pequenos acréscimos nas 4 horas seguintes. Existem grupos que aplicam períodos de 4, 6 ou 12 horas, podendo também haver a aplicação contínua.

Na fase precoce da SDRA, recomenda-se manter o paciente em posição prona o maior tempo possível, até a estabilização do quadro para então retorná-lo à posição supina e avaliar se existe a necessidade de retorná-lo à prona.[9,13,19,33,34]

A posição prona está contraindicada para os pacientes que apresentem queimaduras ou ferimentos na face ou região ventral do tronco, pacientes com instabilidade da coluna vertebral, hipertensão craniana, arritmias graves e instabilidade hemodinâmica severa. A presença de cateteres e drenos torácicos não é considerada contraindicação, uma vez que a grande maioria dos pacientes críticos faz uso desses artefatos, mas é essencial que a equipe envolvida no procedimento esteja bastante atenta para prevenir a perda de acessos e de drenos.[35]

REALIZAÇÃO DO PROCEDIMENTO DE POSIÇÃO PRONA

Para a realização do procedimento de posição prona, são necessárias no mínimo quatro pessoas para posicionar o paciente. Um colaborador deve permanecer na cabeceira do leito, pois será o responsável pelo cuidado com o tubo orotraqueal, e se for preciso realizar a aspiração da cânula. O profissional necessita ser capacitado, pois é muito comum a drenagem de grande quantidade de secreção após o posicionamento. Um segundo ficará encarregado de cuidar para que os cateteres, drenos e conexões não sejam tracionados e os demais serão os responsáveis pelo posicionamento aos lados do leito e por realizar a manobra, em um primeiro momento, para o decúbito lateral, e em seguida para a posição prona.[36,37]

A cabeça do paciente deve estar voltada para um dos lados do corpo e os braços devem permanecer paralelos a ele. Os eletrodos para monitorização cardíaca devem ser fixados no dorso, não sendo necessária a suspensão abdominal para o posicionamento. Para ajudar a equipe, pode ser utilizado o aparelho Vollman® (Figuras 1 e 2), um equipamento que facilita na transferência do paciente.[37]

Critérios de falha no uso da posição prona

É importante notar que pode haver uma queda na oxigenação durante a transferência do paciente da posição supina para prona, muitas vezes percebida pela queda na oxime-

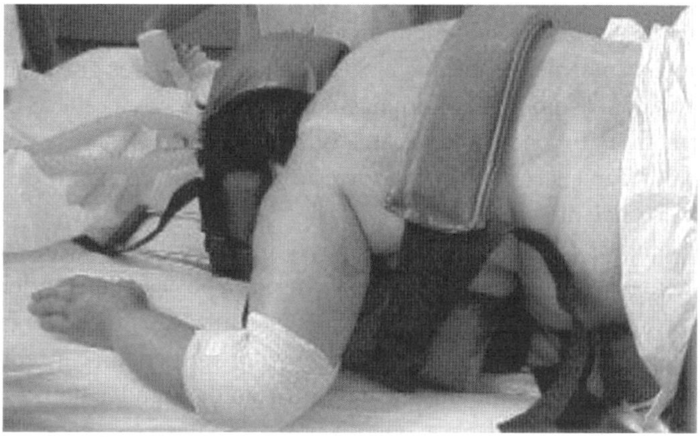

Figura 1 Paciente em posição prona utilizando aparelho Vollman®.

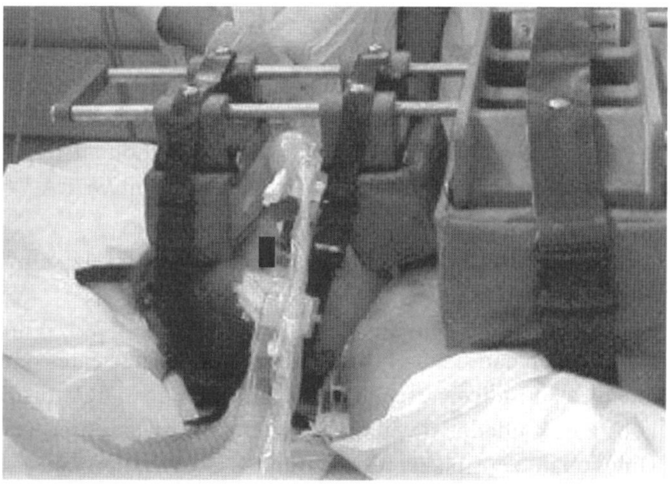

Figura 2 Paciente em posição supina utilizando o aparelho Vollman®.

tria de pulso. Entretanto, esse fato não deve ser considerado falha do procedimento e a situação deve retornar ao normal rapidamente.[36]

Após 30 minutos sem melhora na oxigenação, considera-se a falha do procedimento. Porém, merece destaque o fato de que o paciente pode permanecer pronado pelas 2 horas seguintes e enquanto isso pode-se aguardar uma resposta. O fato de o paciente ter apresentado uma falha prévia não o impede de responder em uma segunda tentativa.[30]

Prevenção de incidentes durante a realização da posição prona

Os cuidados iniciam-se antes mesmo de pronar o paciente e devem estar relacionados sobretudo aos artefatos presentes. De início, deve-se verificar se o tubo está posicionado 2 cm acima da carina (observar o raio X de tórax) e fixado de forma segura, desconectar os acessos e cateteres, parar a infusão da alimentação enteral (caso presente), sendo ainda importante constatar a presença de resíduos alimentares.[36,38]

A incidência de extubação acidental, hipotensão severa e arritmias pode ser evitada com a acurácia dos enfermeiros no manejo. Complicações menos graves, como o edema facial, as lesões cutâneas no queixo, orelhas, tórax anterior, crista ilíaca e joelhos, além da dificuldade com a alimentação enteral, a obstrução das vias aéreas por secreção e a necessidade maior de sedação, podem ocorrer e resultar no aumento de incidência de polineuropatia do paciente crítico.[33,39,40]

Importante lembrar que algumas horas após o retorno para a posição supina ocorre a regressão do edema facial, podendo também ser usada a posição de Trendelenburg reverso (10°) e compressas com gelo para prevenção e minimização do edema facial.

Quanto à dificuldade com a alimentação enteral, recomenda-se a redução do volume de dieta administrada e também o uso da posição de Trendelenburg reverso para a redução do refluxo esofágico. Já para evitar a obstrução das vias aéreas, são necessárias aspirações do tubo orotraqueal com maior frequência.

Apesar do seu benefício em melhorar a oxigenação, a eficácia da posição prona em diminuir a mortalidade ainda não foi comprovada. Alguns trabalhos, como o de Gattinoni, utilizaram um número significativo de pacientes, mas não conseguiram provar a redução da mortalidade após análise *post hoc* dos dados. Outro exemplo é o estudo de Mancebo, que necessitou ser interrompido por não conseguir demonstrar estatisticamente redução da mortalidade. Por isso, essa terapêutica ainda é um assunto polêmico que está em estudo para verificar seu real papel no tratamento dos pacientes com SDRA.[41-44]

CUIDADOS DE ENFERMAGEM AO PACIENTE EM VENTILAÇÃO MECÂNICA E POSIÇÃO PRONA

Ao considerar as dificuldades encontradas em atender os pacientes que utilizam respiradores mecânicos e ao índice crescente de diagnóstico de SDRA, propõe-se nas Tabelas 3 e 4 uma lista de cuidados de enfermagem para nortear a assistência,[45] tanto na ventilação mecânica quanto aos pacientes submetidos à posição prona.

Tabela 3 Cuidados de enfermagem e suas justificativas para os pacientes submetidos à ventilação mecânica

Cuidados de enfermagem	Justificativa
Comunicar ao paciente os procedimentos a serem realizados, bem como orientá-lo acerca do tempo e espaço, mesmo sob coma ou sedação contínua	Quando se estabelece o processo comunicativo entre equipe-paciente, proporciona-se apoio emocional e ameniza-se a ansiedade
Manter a cabeceira elevada em 30-45° se não houver contraindicação	Esse posicionamento evita a aspiração pulmonar diante do refluxo gástrico, além de melhorar a expansão torácica
Avaliar a expansão e simetria torácica e realizar ausculta pulmonar	Verificar se o paciente está ventilando bilateralmente e detectar desconforto respiratório
Monitorizar o padrão respiratório	Verificar se o paciente está ventilando bilateralmente e detectar desconforto respiratório
Monitorizar a administração de oxigênio por meio da saturação de oxigênio (SpO_2), com oximetria de pulso e avaliação dos gases sanguíneos	Permitir o controle da oxigenação e da ventilação, adequando os parâmetros do ventilador mecânico às necessidades do paciente
Monitorizar o CO_2 ao final da expiração com o capnógrafo	Permitir o controle da ventilação alveolar
Manter atenção constante para os alarmes do ventilador mecânico	Alertar para possíveis alterações e intercorrências com o paciente ou aparelho
Avaliar sinais de hipóxia: taquicardia, dispneia, confusão mental e cianose	Verificar a eficácia da oxigenoterapia
Avaliar o estado geral do paciente, por meio da monitoração dos sinais vitais	Manter a observação generalizada do paciente, com o intuito de identificar qualquer alteração hemodinâmica, arritmias cardíacas, sinais de hipóxia e outras complicações
Prever as necessidades do paciente em relação à dor e ao desconforto	Diminuir a necessidade de consumo de oxigênio e desconforto respiratório, evitando desajustes fisiológicos e comportamentais
Avaliar os sinais neurológicos: nível de consciência e de sedação utilizando a Escala de Coma de Glasgow, a escala de RASS, bem como a avaliação das pupilas e da motricidade	Identificar sinais de rebaixamento do nível de consciência em consequência de oxigenação insuficiente
Fixar adequadamente o tubo endotraqueal, ou traqueostomia, trocando a fixação 1 vez/dia ou sempre que necessário. Anotar o posicionamento da cânula traqueal em relação à arcada dentária	Prevenir extubação acidental ou deslocamento da cânula (intubação seletiva), lesão de pele e lábios, bem como lesão de traqueia, proporcionando maior conforto ao paciente
Realizar cuidados rigorosos com a higiene oral, utilizando solução antisséptica, preferencialmente à base de clorexidina 0,12% a cada 6 horas ou sempre que necessário	Manter a cavidade oral limpa, prevenindo infecções, uma vez que constitui fonte primária de contaminação dos pulmões no paciente intubado e comprometido

(continua)

Tabela 3 Cuidados de enfermagem e suas justificativas para os pacientes submetidos à ventilação mecânica (*continuação*)

Cuidados de enfermagem	Justificativa
Remover secreções da cavidade oral a cada 6 horas, em razão da incapacidade de deglutição do paciente intubado	Prevenir o desenvolvimento de infecções pulmonares resultantes de possíveis aspirações do conteúdo da via aérea superior, proporcionando higiene e conforto
Realizar limpeza da traqueostomia com soro fisiológico 0,9% 2 vezes/dia e sempre que necessário, avaliando a presença e drenagem de secreção	Manter higiene e prevenir infecções
Realizar controle hídrico rigoroso	Avaliar a diminuição do volume urinário que, agregado a outras alterações, pode sugerir baixo débito cardíaco associado à ventilação com altas pressões
Anotar os parâmetros fornecidos pelo ventilador no prontuário do paciente	Identificar e atuar diante dos problemas relacionados à sincronia paciente-ventilador, permitindo ajustes dos parâmetros
Observar atentamente os alarmes do ventilador e verificar seu bom funcionamento, ajustando parâmetros e alarmes de acordo com as necessidades de cada paciente	Prevenir barotraumas ou voluntraumas, além de garantir uma ventilação adequada
Avaliar a necessidade do uso de uma cânula oral (Guedel®) nos pacientes agitados. No entanto, não fixar junto ao tubo endotraqueal	Evitar que o paciente morda o tubo, diminuir desconforto e estabilizar a ventilação
Avaliar a necessidade de sedação ou de bloqueio neuromuscular	Reduzir o trabalho respiratório e a resistência à ventilação mecânica, diminuindo a ansiedade e o não sincronismo entre o paciente e a máquina e proporcionando maior conforto
Realizar aspiração de secreção traqueal, quando clinicamente indicada, com técnica padronizada. Preferencialmente com sistema de aspiração fechada, uma vez que esse perfil de paciente utiliza altos níveis de PEEP e FiO_2 (atentar-se para a instilação de solução salina, que é controversa, por causa das contaminações e aumento de secreções)	Manter a permeabilidade das vias aéreas. O sistema fechado possibilita que o paciente não seja desconectado do ventilador, mantendo a via aérea pressurizada constantemente e minimizando as alterações de parâmetros e a necessidade do aumento da FiO_2. Com isso, evita-se hipóxia durante o procedimento
Umidificar (100%) e aquecer de 34 a 37°C o oxigênio administrado	Prevenir o ressecamento das vias aéreas superiores e promover a liquefação das secreções nela contidas. Evitar o aparecimento de atelectasias e a obstrução da via aérea artificial, favorecendo uma respiração mais confortável

(*continua*)

Tabela 3 Cuidados de enfermagem e suas justificativas para os pacientes submetidos à ventilação mecânica (*continuação*)

Cuidados de enfermagem	Justificativa
Lembrar que filtros retentores de calor e umidade (HME) ou "nariz artificial", além de filtros trocadores de calor e umidade, podem atuar também como filtros bacteriológicos, diminuindo o índice de infecção. A umidificação aquecida, por sua vez, ainda é bastante utilizada	Diminuir o índice de pneumonias e sepse associado ao uso da ventilação mecânica. Quanto à prevenção/disseminação de infecções, o primeiro método (HME) é mais eficiente enquanto a umidificação aquecida com condensadores apresenta maiores números de culturas positivas[10]
Monitorizar a pressão do *cuff* a cada 6 horas, deixando insuflado com volume adequado de oclusão (20 mmHg-25 mmHg)	Diminuir o risco para broncoaspiração. Evitar o escape de ar, preservando o fluxo sanguíneo da mucosa traqueal e prevenindo lesões traqueais
Evitar condensação de fluidos nos circuitos de ventilação e desprezar o conteúdo dos copos de drenagem sempre que houver	Garantir uma boa monitorização dos parâmetros do ventilador, que pode ser prejudicada pelo excesso de água no circuito, prevenindo mais uma provável fonte de infecção
Avaliar junto à equipe multiprofissional as imagens radiológicas do tórax, estimulando o desmame da ventilação mecânica, conforme melhora clínica e radiológica	Verificar o posicionamento do tubo endotraqueal e identificar áreas de hipoventilação, avaliando a evolução do quadro clínico, utilizando-se como parâmetros para condutas a serem adotadas
Passar sonda nasogástrica ou nasoenteral de acordo com a finalidade e necessidade do paciente	Garantir drenagem gástrica; prevenir distensão abdominal súbita que poderá limitar a expansão torácica. Diminuir risco para broncoaspiração e, quando indicado, atuar como veículo para suporte nutricional
Efetuar a manipulação dos equipamentos da ventilação mecânica e procedimentos com os pacientes, sempre com técnica adequada, estabelecida pela Comissão de Controle de Infecção Hospitalar (CCIH) da instituição	Prevenir colonização ou infecção do paciente e/ou contaminação do ambiente

Tabela 4 Cuidados de enfermagem e suas justificativas para os pacientes submetidos à posição prona

Cuidados de enfermagem	Justificativa
Preparar todo material necessário para o posicionamento do paciente em pronação (equipamento de proteção individual – EPI, seringas, eletrodos, tampinhas, agulhas, coxins Vollman® e outros)	Ocasionar uma ação sistematizada, para que não ocorra estresse na equipe, e promover um procedimento adequado no momento de posicionar o paciente
Analisar as condições hemodinâmicas antes da virada, observando o surgimento de hipotensão e arritmias cardíacas	Realizar ajuste de drogas vasoativas quando necessário, efetuando a manobra com segurança

(continua)

Tabela 4 Cuidados de enfermagem e suas justificativas para os pacientes submetidos à posição prona (*continuação*)

Cuidados de enfermagem	Justificativa
Verificar se o tubo endotraqueal está bem posicionado e fixado de forma segura	Prevenir a seletividade do tubo endotraqueal ou extubação acidental
Reavaliar o nível de sedação, uma vez que essa posição requer maior nível de sedação	Promover maior conforto para o paciente durante o procedimento
Realizar aspirações do tubo endotraqueal antes da mobilização do paciente para a posição prona e durante sua permanência	Evitar a obstrução de vias aéreas, que pode ocorrer em razão do acúmulo de secreções
Suspender a alimentação enteral e constatar a presença de resíduos alimentares antes do posicionamento em prono. Realizar a posição de Trendelenburg reverso (10º)	Prevenir vômitos ou aumento de resíduo gástrico, reduzindo o refluxo esofágico
Assegurar-se de que todos os acessos, tubo endotraqueal e cateteres estão bem conectados durante a mudança do decúbito	Evitar complicações como deslocamento, desconexão, compressão ou acotovelamento de cateter venoso central e intubação traqueal seletiva
Avaliar a necessidade de trocar ou reforçar algum curativo	Evitar descolamento do curativo e exposição desnecessária da ferida
Disponibilizar um colaborador para permanecer na cabeceira do leito, sendo responsável pelo tubo endotraqueal e lateralização da cabeça	Prevenir extubação e promover conforto ao paciente
Disponibilizar um segundo membro da equipe, que ficará encarregado de cuidar dos cateteres, drenos e conexões para que não sejam tracionados ou desconectados	Evitar o deslocamento ou desconexão de cateter venoso central, sonda enteral e vesical. Prevenir intubação traqueal seletiva, além de não deslocar sondas, cateteres e drenos
Disponibilizar o terceiro e o quarto profissionais (dependendo do paciente, até seis colaboradores), que ficarão posicionados um de cada lado do leito, ficando responsáveis por virar o paciente	Posicionar o paciente de forma segura, primeiro para o decúbito lateral e em seguida para a posição prona, de forma coordenada e rápida
Reinstalar rapidamente a monitorização cardíaca, fixando os eletrodos na região dorsal	Prevenir e monitorizar complicações após a mudança de posição, além de permitir a monitorização cardíaca de forma correta, uma vez que as arritmias são complicações que podem ocorrer na posição prona
Monitorizar a oxigenação do paciente, por meio da oximetria de pulso e gasometria	Observar sinais de dessaturação transitória e avaliar os valores gasométricos
Manter a cabeça voltada para o lado contrário do acesso	Evitar contaminação do local do acesso com drenagem de secreção da cavidade oral

(*continua*)

Tabela 4 Cuidados de enfermagem e suas justificativas para os pacientes submetidos à posição prona (*continuação*)

Cuidados de enfermagem	Justificativa
Deixar os braços em extensão com abdução de ombro e flexão de cotovelo; um dos braços estendido com ligeira flexão para cima da cabeça com a palma da mão voltada para baixo; o outro, ao longo do corpo com a palma da mão para cima. Os membros inferiores permanecem em posição normal de extensão ou com joelhos levemente flexionados	Proporcionar conforto ao paciente
Verificar o posicionamento da sonda enteral ou gástrica e religar a dieta enteral, observando sinais de distensão abdominal	Proporcionar suporte nutricional com segurança, promovendo uma melhor recuperação, e avaliar distensão abdominal, que pode levar ao aumento da pressão intra-abdominal, comprometendo a expansão pulmonar
Verificar as conexões de sondas e drenos e prováveis acotovelamentos	Possibilitar o correto funcionamento dos dispositivos existentes
Proteger locais de apoio ou de maior pressão: queixo, orelhas, região anterior do tórax, cristas ilíacas e joelhos, utilizando suportes (coxins) para um posicionamento ideal, evitando estresses e lesões de contato em proeminências ósseas	Evitar formação de pontos de pressão excessivos e possíveis edemas e lesões cutâneas envolvendo essas áreas. A sua gravidade possui correlação direta com o tempo e a idade dos pacientes. Proporcionar conforto ao paciente
Mudar a posição da cabeça a cada 2 a 4 horas enquanto o paciente estiver pronado	Reduzir a incidência do edema facial, que é a mais comum das complicações, ocorrendo em praticamente 100% dos pacientes que permanecem poucas horas nessa posição, bem como lesão do nervo periférico e cegueira, pela excessiva pressão sobre os olhos
Avaliar a integridade da pele com frequência	Detectar possíveis danos teciduais decorrentes das fixações de cateteres, sondas e drenos, bem como relacionados à pressão pelo posicionamento
Avaliar a necessidade de manter o paciente em posição prona. O tempo de permanência nessa posição não está definido nem é consensual. Há grupos que a aplicam por 4, 6 ou até 10 horas. Recentemente tem sido empregada de 12 a 18 horas	Atingir os benefícios propostos pela conduta, bem como evitar que ocorra nova deterioração gasométrica quando o paciente é recolocado na posição supina
Retornar o paciente para a posição supina quando necessário, seguindo os mesmos cuidados aplicados para o posicionamento em pronação	Reposicionar o paciente da mesma forma segura, evitando complicações como extubação, perda de cateteres, entre outros

CONSIDERAÇÕES FINAIS

A SDRA, por se tratar de uma síndrome complexa que cursa com importante comprometimento pulmonar, produz profundas alterações nas trocas gasosas, na mecânica do sistema respiratório e na circulação pulmonar, sendo necessário, na maioria das vezes, suporte ventilatório mecânico invasivo.

A ventilação mecânica invasiva é a medida de suporte de vida essencial que deve ser mantida até a recuperação da lesão pulmonar, sendo primordiais os cuidados e a delimitação das ações de enfermagem para a evolução segura e o tratamento adequado dos pacientes, pois a estratégia ventilatória deve visar à manutenção da oxigenação adequada e à redução do trabalho respiratório, prevenindo lesões induzidas pela ventilação mecânica.

Nos últimos anos, vários estudos controlados randomizados envolvendo pacientes com SDRA confirmaram, entre outros dados, que a posição prona melhora a oxigenação, mas a segurança da postura estudada ainda não está clara e não foi possível mostrar a diminuição da mortalidade. Sendo assim, esse assunto continua em aberto e sendo debatido por grandes estudiosos da área.

REFERÊNCIAS BIBLIOGRÁFICAS

1. Bryan AC. Conference on the scientific basis of respiratory therapy. Pulmonary physiotherapy in the pediatric age group. Comments of a devil's advocate. Am Rev Respir Dis 1974;110(6 Pt 2):143-4 apud Paiva KCA, Beppu OS. Posição prona. J Bras Pneumol 2005;31(4):332-4.
2. Douglas WW, Rehder K, Beynen FM, Sessler AD, Marsh HM. Improved oxygenation in patients with acute respiratory failure: the prone position. Am Rev Respir Dis 1977;115(4):559-66 apud Paiva KCA, Beppu OS. Posição prona. J Bras Pneumol 2005;31(4):332-4.
3. Piehl MA, Brown RS. Use of extreme position changes in acute respiratory failure. Crit Care Med 1976;4(1):13-4 apud Paiva KCA, Beppu OS. Posição prona. J Bras Pneumol 2005;31(4):332-4.
4. Albert RK, Leasa D, Sanderson M, Robertson HT, Hlastala MP. The prone position improves arterial oxygenation and reduces shunt in oleic-acid-induced acute lung injury. Am Rev Respir Dis 1987;135(3):628-33 apud Paiva KCA, Beppu OS. Posição prona. J Bras Pneumol 2005;31(4):332-4.
5. Andrews P, Azoulay E, Antonelli M, Brochard L et al. Year in review in intensive care medicine, 2004. I. Respiratory failure, infection, and sepsis. Intensive Care Med 2005;31:28-40.
6. Artigas A, Bernard GR, Carlet J et al. The American-European Consensus Conference on ARDS, Part 2. Am J Respir Crit Care Med 1998;157:1332-47 apud Paiva KCA, Beppu OS. Posição prona. J Bras Pneumol 2005;31(4):332-4.
7. Ashbaugh DG, Bigelow DB, Petty TL, Levine BE. Acute respiratory distress in adults. Lancet 1967;2:319-23 apud Paiva KCA, Beppu OS. Posição prona. J Bras Pneumol 2005;31(4):332-4.
8. Bernard GR, Artigas A, Carlet J et al. The American-European Consensus Conference on ARDS – definition, mechanisms, relevant outcomes and clinical trial coordination. Am J Respir Crit Care Med 1994;149:818-24.
9. Beppu OS. The prone position improves arterial oxygenation in patients with pulmonary insufficiency submitted to mechanical ventilation. In: 5° Congress on Intensive & Critical Care Medicine, Sept 3-8. Kyoto, Japan, 1989 apud Paiva KCA, Beppu OS. Posição prona. J Bras Pneumol 2005;31(4):332-4.
10. Gattinoni L, Pelos P et al. Acute respiratory distress syndrome caused by pulmonary and extrapulmonary disease different syndromes? Am J Respir Crit Care Med 1998;158:3-11.
11. Kollef MH, Schuster DP. The acute respiratory distress syndrome. New Engl J Med 1995;332(1):27-37.
12. Ware LB, Matthay MA. The acute respiratory distress syndrome. New Engl J Med 2000;342(18):1334-49.
13. Jolliet P, Bulpa P, Chevrolet JC. Effects of the prone position on gas exchange and hemodynamics in severe acute respiratory distress syndrome. Crit Care Med 1998;26(12):1934-5.
14. Rubenfeld G. Epidemiology of acute lung injury. Crit Care Med 2003;31(Suppl.):S276 -S284.

15. Vincent JL, Sakr Y, Ranieri VM. Epidemiology and outcome of acute respiratory failure in intensive care unit patients. Crit Care Med 2003;31(Suppl.):S296-S299.
16. Piehl MA, Brown RS. Use of extreme position changes in acute respiratory failure. Crit Care Med 1976;4(1):13-4 apud Paiva KCA, Beppu OS. Posição prona. J Bras Pneumol 2005;31(4):332-4.
17. Petty PL. In the Cards was ARDS (How We Discovered the Acute Respiratory Distress Syndrome). Am J Respir Crit Care Med 2001;163:602-3.
18. Langer M, Mascheroni D, Marcolin R, Gattinoni L. The prone position in ARDS patients. A clinical study. Chest 1988;94(1):103-7.
19. Mc Auley DF, Giles S, Fichter H, Perkins GD, Gao F. What is the optimal duration of ventilation in the prone position in acute lung injury and acute respiratory distress syndrome? Intensive Care Med 2002;28(4):414-8.
20. Gattinoni L, Pelosi P, Valenza F, Mascheroni D. Patient positioning in acute respiratory failure. In: Tobin M, ed. Principles and practice of mechanical ventilation. New York: McGraw-Hill; 1994. p. 1067-76.
21. Pelosi P, Brazzi L, Gattinoni L. Prone position in acute respiratory distress syndrome. Eur Respir J 2002;20(4):1017-28.
22. Froese AB, Bryan AC. Effects of anesthesia and paralysis on diafragmatic mechanics in man. Anesthesiology 1974;41(3):242-55 apud Paiva KCA, Beppu OS. Posição prona. J Bras Pneumol 2005;31(4):332-4.
23. Gattinoni L, Pelosi P, Vitale G, Pesenti A, D'Andrea L, Mascheroni D. Body position changes redistribute lung computed-tomographic density in patients with acute respiratory failure. Anesthesiology 1991;74(1):15-23.
24. Glenny RW, Lamm WJ, Albert RK, Robertson HT. Gravity is a minor determinant of pulmonary blood flow distribution. J Appl Physiol 1991;71(2):620-9.
25. Mure M, Domino KB, Lindahl SG, Hlastla MP, Altemeier WA, Glenny RW. Regional ventilation-perfusion distribution is more uniform in the prone position. J Appl Physiol 2000;88(3):1076-83 apud Paiva KCA, Beppu OS. Posição prona. J Bras Pneumol 2005;31(4):332-4.
26. Cakar N, Der Kloot TV, Youngblood M, Adams A, Nahum A. Oxygenation response to a recruitment maneuver during supine and prone positions in an oleic acid-induced lung injury model. Am J Respir Crit Care Med 2000;161(6):1949-56.
27. Corbridge TC, Wood LD, Crawford GP, Chudoba MJ, Yanos J, Sznajder JI. Adverse effects of large tidal volume and low PEEP in canine acid aspiration. Am Rev Respir Dis 1990;142(2):311-5.
28. Lim CM, Koh Y, Chin JY, Lee JS, Lee SD, Kim WS et al. Respiratory and haemodynamic effects of the prone position at two different levels of PEEP in a canine acute lung injury model. Eur Respir J 1999;13(1):163-8.
29. Oczenski W, Hörmann C, Keller C et al. Recruitment maneuvers during prone positioning in patients with acute respiratory distress syndrome. Crit Care Med 2005;33(1):54-61; quiz 62, 2005.
30. Chatte G, Sab JM, Dubois JM, Sirodot M, Gaussorgues P, Robert D. Prone position in mechanically ventilated patients with sever acute respiratory failure. Am J Respir Crit Care Med 1997;155(2):473-8.
31. Gattinoni LP, Pelosi P, Suter PM, Pedoto A, Vercesi P, Lissoni A. Acute respiratory distress syndrome caused by pulmonary and extrapulmonary disease. Different syndromes? Am J Respir Crit Care Med 1998;158(1):3-11.
32. Lim CM, Kim EK, Lee JS, Shim TS, Lee SD, Koh Y et al. Comparison of the response to the prone position between pulmonary and extra pulmonary acute respiratory distress syndrome. Intensive Care Med 2001;27(3):477-85.
33. Blanch L, Mancebo J, Perez M, Martinez M, Mas A, Betbese AJ et al. Short-term effects of prone position in critically ill patients with acute respiratory distress syndrome. Intensive Care Med 1997;23(10):1033-9.
34. Fridrich P, Krafft P, Hochleuthener H, Mauritz W. The effects of long-term prone positioning in patients with trauma-induced acute respiratory distress syndrome. Anesth Analg 1996;83(6):1206-11 apud Paiva KCA, Beppu OS. Posição prona. J Bras Pneumol 2005;31(4):332-4.
35. Messerole E, Peine P, Wittkopp S, Marini JJ, Albert RK. The pragmatics of prone position. Am J Respir Crit Care Med 2002;165(10):1359-63.
36. Paiva KCA, Beppu OS. Posição prona. J Bras Pneumol 2005;31(4):332-4.
37. Rowe C. Development of clinical guidelines for prone positioning in critically ill adults. Nurs Crit Care 2004;9(2):50-7.
38. Paiva KCA, Beppu OS. Posição prona. J Bras Pneumol 2005;31(4):332-4.
39. Pelosi P, Tubiolo D, Mascheroni D, Vicardi P, Crotti S, Valenza F et al. Effects of prone position on respiratory mechanics and gas exchange during acute lung injury. Am J Respir Crit Care Med 1998;157(2):387-93.

40. L'Her E, Renault A, Oger E, Robaux MA, Boles JM. A prospective survey of early 12-h prone positioning effects in patients with the acute respiratory distress syndrome. Intensive Care Med 2002;28(5):570-5.
41. Gattinoni L, Pelosi P, Crotti S, Valenza F. Effects of positive end-expiratory pressure on regional distribution of tidal volume and recruitment in adult respiratory distress syndrome. Am J Respir Crit Care Med 1995;151(6):1807-14.
42. Gattinoni L, Tognoni G, Pesenti A, Taccone P, Mascheroni D, Labarta V et al. Effect of prone position on the survival of patients with acute respiratory distress syndrome. N Engl J Med 2001;345(8):568-73.
43. Girard TD, Bernard GR. Mechanical ventilation in ARDS: a state-of-the-art review. Chest 2007;131(3):921-9.
44. Mancebo J, Rialp G, Fernández R, Gordo F, Albert RK. Prone vs supine position in ARDS patients. Results of a randomized multicenter trial [abstract]. ATS 99th International Conference. Seattle; maio 16-21, 2003.
45. Viana RAPP. Enfermagem em terapia intensiva: Práticas baseadas em evidências. São Paulo/Rio de Janeiro/Belo Horizonte: Atheneu; 2012.

Capítulo 53

Sistema respiratório: distúrbios e cuidados

Rodrigo Francisco de Jesus

INTRODUÇÃO

Os cuidados aos pacientes com distúrbios pulmonares que necessitam de suporte pela equipe de enfermagem são abrangentes, e todos os profissionais de saúde envolvidos na assistência devem conhecer e estabelecer os limites de suas ações, buscando ofertar um cuidado centrado no paciente e na assistência segura.[1]

Desde a criação da unidade de terapia intensiva (UTI), sobretudo no que diz respeito aos cuidados de pacientes ventilados com aparelhos rudimentares do passado, que não dispunham nem de sistemas de monitorização adequados nem de modalidades ventilatórias, a presença da equipe de enfermagem se mostrava fundamental no estabelecimento de práticas abrangentes, que visavam à manutenção das trocas gasosas e à prevenção de complicações advindas das terapêuticas implementadas.[2-3]

Com o passar do tempo, as tecnologias foram incorporadas à prática na busca de otimização e segurança no cuidado. Com isso, a equipe de enfermagem aumentou seu arsenal de materiais para a realização de cuidados específicos. Nesse cenário, os ventiladores mecânicos se tornaram uma importante ferramenta para a extensão da vida, e a compreensão do seu funcionamento e o reconhecimento dos potenciais riscos foram fundamentais para o desenvolvimento do trabalho em equipe.

Desse modo, a equipe de enfermagem liderada pelo enfermeiro tem se adequado frente à complexa compreensão do que passou a ser fundamental para o estabelecimento da sistematização da assistência de enfermagem (SAE), o que permitiu uma adequação da associação entre a teoria e a prática por meio de um processo organizado e focado em metas para o cuidado. Consequentemente, para que haja a associação entre o cuidado e a prática clínica, é preciso que se compreendam os aspectos anatômicos e fisiológicos do trato respiratório, bem como os distúrbios que acometem o sistema respiratório.[4]

Entre os instrumentos complementares que compõem as informações necessárias e fornecem subsídios para o suporte clínico do enfermeiro, encontram-se a gasometria arterial, a radiografia de tórax, os equipamentos e os cálculos fundamentais para a realização da monitorização ventilatória.

Logo, percebe-se que os cuidados de enfermagem são abrangentes e perpassam a manutenção da integridade dos sistemas circulatório, neurológico, renal, muscular, tegumentar, endócrino e metabólico - importantes para o equilíbrio geral do organismo e para o bom funcionamento do sistema respiratório.

Dentre os cuidados fundamentais e necessários, merecem destaque o posicionamento adequado no leito, a mudança de decúbito, a administração de drogas vasoativas, sedativas, analgésicas, diuréticas e broncodilatadoras, a prevenção contra infecções, a administração de antibióticos, o controle de dietas e a realização de balanço hídrico.[2,3,5]

Além dos cuidados gerais de enfermagem expostos, existem os cuidados específicos para a promoção da assistência ventilatória, os quais requerem competências para o manuseio do aparato tecnológico e o gerenciamento de processos. Nessa condução, o enfermeiro treinado estará apto para o desenvolvimento de tarefas como:[5-7]

- Aspirar as vias áreas superiores e inferiores em sistemas abertos e fechados.
- Fixar tubos, máscaras e cânulas.
- Controlar a pressão do *cuff*.
- Trocar filtros e circuitos.
- Checar alarmes do ventilador mecânico e do monitor multiparamétrico.
- Realizar a higiene oral.
- Administrar aerossóis.
- Realizar a montagem do ventilador mecânico para o seu adequado funcionamento.[5,6,7]

No que tange aos aspectos gerenciais, o enfermeiro está envolvido com atividades de previsão e provisão dos materiais necessários para os pacientes com distúrbios ventilatórios que podem evoluir para a intubação traqueal e, posteriormente, para a ventilação mecânica. O profissional deve estar apto para o acompanhamento do desmame ventilatório dos pacientes, a determinação do melhor momento para a realização do banho no leito, o acompanhamento e a otimização da interrupção diária de sedação, a avaliação da contenção nos pacientes agitados, a mobilização precoce e a atuação na monitorização dos parâmetros.[5-7]

A realização desta complexidade de cuidados está respaldada pelo Conselho Federal de Enfermagem (Cofen), mediante a Lei n. 7.498/86, em que "compete ao enfermeiro a execução de cuidados diretos de enfermagem a pacientes graves com risco de morte, além de cuidados de enfermagem de maior complexidade técnica, que exijam conhecimentos de base científica e capacidade de tomar decisões".[3]

Essa diversidade de ações não está restrita exclusivamente às UTI, pois no sistema de saúde brasileiro são encontrados pacientes de alta complexidade, que necessitam de suporte ventilatório em ambientes como a sala de emergência, as diferentes enfermarias hospitalares, os centros cirúrgicos, e até mesmo no ambiente extra-hospitalar, em ambulâncias, *home care* e postos de saúde.

Este capítulo estabelece as correlações com os cuidados de enfermagem e aponta a ventilação mecânica na perspectiva das ações e atribuições profissionais do enfermeiro, destacando três distúrbios pulmonares:

- Pneumonia associada à ventilação mecânica (VAP ou PAV).
- Síndrome da angústia respiratória aguda (SARA).
- Doença pulmonar obstrutiva crônica (DPOC).

PNEUMONIA ASSOCIADA À VENTILAÇÃO MECÂNICA

O termo pneumonia associada à ventilação mecânica (VAP) se consagrou a partir da definição realizada em 2002 pelo Centers for Disease Control and Prevention (CDC), que a caracterizou como uma nova ou progressiva e persistente anormalidade radiográfica desenvolvida em pacientes sob ventilação mecânica (ou dentro de 48 horas de ventilação mecânica), devendo ainda apresentar um ou mais sinais sistêmicos (como febre, leucopenia ou leucocitose e alteração do estado mental em maiores de 70 anos) e critérios pulmonares selecionados (como mudanças nas secreções respiratórias, novo início de tosse, dispneia, presença de estertores ou sons respiratórios brônquicos, ou ainda piora na oxigenação).[8]

Contudo, com o passar dos anos, o CDC desenvolveu um novo termo denominado evento associado à ventilação mecânica (VAE), ou seja, trata-se de um grupo de condições que resultam em uma sustentada e significativa deterioração na oxigenação, definida como aumento superior a no mínimo 20% por dia da fração inspirada de oxigênio (FiO_2) ou aumento de pelo menos 3 cmH_2O por dia da pressão positiva no final da expiração (PEEP) para manter a oxigenação.[8]

Dentro dessa perspectiva, as condições infecciosas (traqueítes, traqueobronquites, pneumonia) e as condições não infecciosas (atelectasias, embolia ou edema pulmonar, lesão pulmonar induzida pelo ventilador) passam a preencher a definição de VAE. Esta nova definição modifica o foco das equipes de saúde em relação aos pacientes sob ventilação mecânica, ampliando a visão restrita de cuidado ao pulmão com infecção e focando em um conjunto de ações comuns frente à deterioração do estado respiratório.[8] A Tabela 1 apresenta as recomendações para prevenção da VAP e VAE em pacientes adultos.

Os cuidados citados na Tabela 1 começaram a ser efetivados no final da década de 1990, quando se iniciou nos Estados Unidos um movimento para a melhoria da qualidade e segurança do paciente e surgiu o conceito de *bundles*, que significa um pacote de medidas para a prevenção, com objetivo de escolher dentre as melhores evidências as intervenções que, executadas em conjunto, resultam em desfechos melhores do que quando realizadas individualmente.[7]

O desenvolvimento dos *bundles* para a prevenção da VAP perpassa os cuidados apresentados. Para que as medidas tenham sucesso, é fundamental o envolvimento e a capacitação da equipe, e o enfermeiro deve estar na linha de frente para a vigilância dos processos.

Tabela 1 Boas práticas para prevenir VAP ou VAE[9]

Evitar a intubação o quanto for possível	Utilizar ventilação não invasiva em pacientes com aguda hipercarbia ou insuficiência respiratória hipoxêmica secundária a DPOC ou insuficiência cardíaca congestiva
Minimizar o uso de sedativos	Fazer uso de agentes ou estratégias para o manejo da agitação em vez do uso de benzodiazepínicos. Bons exemplos são a manutenção do ambiente tranquilo, o uso de analgésicos para o manejo da dor, antipsicóticos, Propofol®, Dexmedetomidina®; bem como a interrupção de sedativos uma vez por dia em pacientes sem contraindicações e avaliação da progressão do desmame e consequente possibilidade de extubação
Manter e melhorar as condições físicas do paciente	Promover exercícios e mobilização precoce
Minimizar as secreções acima do *cuff*	Utilizar tubo de aspiração subglótica em pacientes que requerem um tempo superior a 48-72 horas de intubação traqueal
Manter a cabeceira do leito elevada	Elevar a cabeceira entre 30-45°
Manter o circuito do ventilador mecânico	Trocar o circuito do ventilador somente se houver sujidades visíveis ou no caso de circuito danificado
Realizar a higiene oral	Utilizar clorexidina a 0,12% para higienização oral de pacientes em ventilação mecânica

Síndrome da angústia respiratória aguda

Nos pacientes com síndrome da angústia respiratória aguda (SARA), um dos cuidados de enfermagem importantes é a monitorização ventilatória por meio da relação PaO_2/FiO_2, já que no próprio conceito da doença, a partir da definição de Berlim em 2012, que a estratificou em SARA leve, moderada e grave, a relação PaO_2/FiO_2 é fundamental para essa caracterização,[10] conforme demonstrado a seguir:

- SARA leve: PaO_2/FiO_2 entre 201 e 300.
- SARA moderada: PaO_2/FiO_2 entre 101 e 200.
- SARA grave: PaO_2/FiO_2 menor que 100.

A definição de Berlim também considera as seguintes características para a conceituação da SARA:

- Início dentro de no máximo uma semana do insulto agudo.
- Infiltrados bilaterais na radiografia de tórax.
- Realização de tomografia computadorizada (TC) de tórax 3 ou 4 quadrantes ou ecocardiograma para afastar a disfunção cardíaca.

Portanto, ao discutir os cuidados de enfermagem neste contexto, não se pode deixar de destacar o acompanhamento da gasometria arterial, com consequente controle da

FiO_2 no ventilador mecânico, o acompanhamento da radiografia de tórax e a monitorização dos sinais clínicos, como o controle da febre, por exemplo.

A interpretação da gasometria arterial e o entendimento das causas dos distúrbios acidobásicos e de oxigenação[4] facilitam a tomada de decisão do enfermeiro, visando à melhoria da ventilação e da oxigenação do paciente. O posicionamento adequado no leito e até mesmo a decisão sobre a posição prona, em pacientes com importante déficit de oxigenação, devem estar no foco do cuidado do enfermeiro.

Quando há indicação da posição prona, o enfermeiro deve considerar os aspectos técnicos e gerenciais para a realização ou não do procedimento, pois é fundamental ter uma equipe bem treinada e em quantidade suficiente para a realização, sobretudo a partir do que foi pontuado pelo estudo *Proning Severe ARDS patients* (Proseva), publicado em 2013. Esse estudo evidenciou que a aplicação precoce e prolongada da posição prona em pacientes com SARA grave reduziu significativamente a mortalidade nesse grupo de pacientes.[11] Desde então, tem se esperado o aumento da indicação da posição prona na UTI e o conhecimento sobre suas contraindicações absolutas e relativas – essas, por sua vez, estão assinaladas na Tabela 2.

Quando ocorre a determinação para o posicionamento prona (Figura 1), a atenção especial da equipe de enfermagem recai sobre o risco de complicações oriundas de determinadas situações, como:

- Lesões por pressão.
- Extubação acidental.
- Hipoxemia transitória em virtude da dobradura do tubo orotraqueal.
- Desconexões de linhas de infusão.
- Risco de pneumotórax.

Para a segurança e efetividade da ação, alguns cuidados devem ser tomados desde a fase inicial para o posicionamento do paciente em pronação. São eles:[12]

- Cinco profissionais devem participar do procedimento, incluindo o médico, que deve se posicionar na cabeceira e cuidar do tubo traqueal e do circuito do ventilado, e o enfermeiro, que deve liderar a equipe de enfermagem, com duas pessoas de cada lado.
- Devem ser considerados a sedação profunda e o possível bloqueio neuromuscular.

Tabela 2 Contraindicações para a posição prona[12]

Absolutas	Relativas
Queimaduras extensas	Aumento da pressão intracraniana
Feridas abertas na região ventral	Traqueostomia
Instabilidade da região torácica da coluna	Hemodiálise contínua
Fraturas na pelve	Choque com uso de drogas vasoativas contínuas
Gravidez	
Arritmias graves	

- A monitoração cardíaca deve ser realizada com os eletrodos instalados no dorso (ver Figura 1).
- A equipe de enfermagem deve escolher o lado da rotação, ter cuidado com as infusões, virar em dois momentos coordenados, atentar-se para os dispositivos invasivos e proteger as áreas de proeminência óssea (Figura 2).
- A aspiração traqueal deve ser realizada com anterior oferta de 100% de oxigênio durante pelo menos 3 minutos antes.
- O leito pode ser colocado em posição de Trendelemburg reverso para minimizar os riscos de edema facial, e a posição dos braços e da cabeça devem ser invertidas a cada 2 horas, a fim de prevenir as lesões por pressão.

Portanto, a posição prona deve ser criteriosamente indicada pela equipe multiprofissional e os fatores gerenciais e a capacitação da equipe devem ser considerados na tomada de decisão para esse procedimento que, apesar das evidências de seus bons resultados, pode se tornar iatrogênico quando tais fatores não são considerados.

DOENÇA PULMONAR OBSTRUTIVA CRÔNICA

Em 2013, o estudo Gold definiu estratégias globais para o diagnóstico, manejo e prevenção da doença pulmonar obstrutiva crônica (DPOC).[14] Entre os principais cuidados

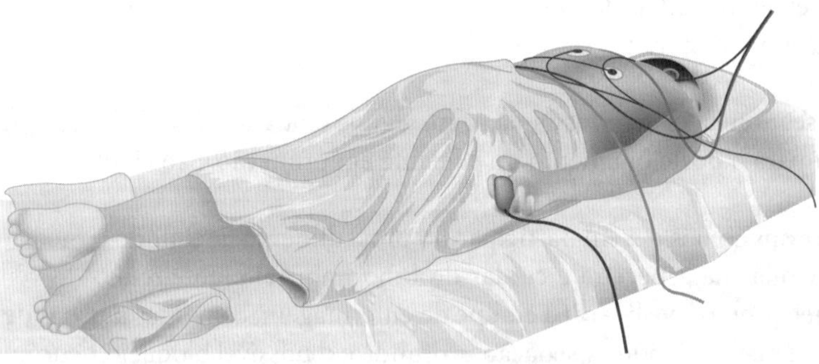

Figura 1 Paciente em posição prona.[13]

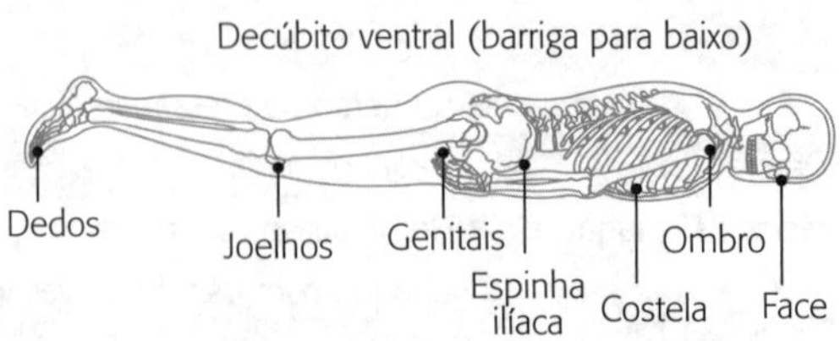

Figura 2 Áreas de proeminências ósseas expostas a pressão na posição prona.

destinados, merece destaque a oxigenoterapia, que deve ser administrada cautelosamente a partir da compreensão de que existem tecidos sensoriais especializados presentes na aorta e nas carótidas; elas ajustam a frequência e os volumes respiratórios por meio das alterações da PO_2, sobretudo no paciente com DPOC, que se adapta em não realizar esses ajustes em consequência das alterações de PCO_2 e pH, que se encontram cronicamente alteradas em decorrência da doença.[4]

No estabelecimento do cuidado aos pacientes com DPOC, o enfermeiro deve monitorar os valores da saturação de oxigênio por meio da oximetria de pulso e ter como meta valores entre 88 e 92% além do controle da hipercapnia, que deve ser realizado por meio da coleta de gasometria arterial, para a correção de possíveis distúrbios.

A vigilância dos pacientes com doença obstrutiva crônica é fundamental, bem como o monitoramento de alguns sinais e sintomas, de acordo com a Tabela 3.

Outro conhecimento importante para o enfermeiro que presta cuidados ao paciente com DPOC é a distinção entre as indicações da ventilação não invasiva (VNI) e a ventilação mecânica invasiva (VMI), destacadas na Tabela 4. Quando indicada, a expectativa é de que a VNI melhore a acidose respiratória e diminua a dispneia e frequência respiratória e, consequentemente, reduza a necessidade de intubação traqueal.

Alguns dos objetivos da ventilação mecânica em pacientes com DPOC são:

- Promoção do repouso da musculatura respiratória.
- Melhora dos distúrbios agudos da troca gasosa.
- Redução da hiperinsuflação pulmonar, otimizando a sincronia entre o paciente e o ventilador mecânico.

Tabela 3 Sinais, sintomas e cuidados de enfermagem importantes que devem ser monitorados no paciente com DPOC[14]

Sinais e sintomas	Cuidados de enfermagem
Dispneia intensa refratária à terapêutica	Monitorar a frequência respiratória e saturação de oxigênio. Registrar os dados relacionados ao padrão ventilatório do paciente
Alterações do nível de consciência	Monitorar e registrar estados de letargia, confusão mental e coma
Hipoxemia grave ou piora apesar da oxigenoterapia (PO_2 menor que 40 mmHg)	Coletar e acompanhar os resultados da gasometria arterial com foco na oxigenação (PO_2)
Acidose respiratória mantida ou piorando apesar do uso da ventilação não invasiva (VNI)	Coletar e acompanhar os resultados da gasometria arterial com foco no pH e PCO_2
Necessidade de intubação traqueal	Prover o material para intubação e avaliar a precisão de materiais para intubação difícil
Instabilidade hemodinâmica (necessidade do uso de drogas vasopressoras)	Garantir a monitorização da pressão arterial invasiva. Prover bombas de infusão e drogas para a correção da instabilidade hemodinâmica

Tabela 4 Indicações da VNI e VMI em pacientes com DPOC[14]

Indicação da VNI	Indicação da VMI
Acidose respiratória (pH <7,35 mmHg e PCO_2 >7,45 mmHg)	Falha ou intolerância a VNI
Dispneia intensa acompanhada de sinais de fadiga muscular	Parada cardiorrespiratória (PCR)
Taquipneia (FR entre 25-30 ipm)	Padrão respiratório agônico
Uso de musculatura acessória, movimento paradoxal do abdome	Diminuição do nível de consciência ou agitação intensa
	Aspiração maciça
	Incapacidade para desobstruir as vias aéreas
	Bradicardia
	Instabilidade hemodinâmica não responsiva a fluidos e drogas
	Arritmias ventriculares graves
	Hipoxemia grave refratária a VNI

Deve-se utilizar o recurso da VNI para a retirada da ventilação mecânica em pacientes com DPOC exacerbado após o período de 24 a 48 horas de repouso muscular. A equipe deve estar treinada e o enfermeiro deve acompanhar todos os processos que envolvam esse cuidado.[7]

VENTILAÇÃO MECÂNICA E CUIDADOS DE ENFERMAGEM

Embora este capítulo tenha destacado três distúrbios do sistema respiratório, é preciso considerar outras condições igualmente importantes. Os cuidados diretos relacionados à prótese ventilatória se iniciam na preparação para o uso e a montagem do aparelho, independentemente da causa que levou o paciente à insuficiência respiratória.

Os ventiladores mais modernos são equipados com dispositivos para testagem do aparelho, e rotinas devem ser criadas pela equipe para a realização dos testes que possibilitam a verificação dos sistemas internos do aparelho. Por conta do tempo que duram essas testagens, não se recomenda que sejam realizadas no momento da chegada do paciente à UTI.

A montagem do circuito, a conexão do aparelho nos sistemas de gases e a regulação inicial do ventilador em situações convencionais podem ser realizadas pelo enfermeiro, seguindo as orientações das Diretrizes Brasileiras de Ventilação Mecânica de 2013 (Tabela 5).

Com relação aos modos ventilatórios, pode-se optar por modos assisto-controlados ciclados a volume (VCV), quando se deseja manter o volume-minuto (VC × FR) mais estável. Também pode-se escolher o modo assisto-controlado limitado a pressão e ciclado a tempo (PCV) para situações de comprometimento do sistema respiratório. A pressão de suporte (PSV) pode ser considerada quando o paciente tem condições de disparar o apa-

Tabela 5 Regulagem inicial do ventilador mecânico[7]

Parâmetro	Definição	Ajuste
Fração inspirada de oxigênio (FiO_2)	Quantidade de oxigênio ofertada, varia de 21-100%	Necessário para manter a saturação arterial de O_2 (SPO_2) entre 93-97%
Volume corrente (VC)	Volume de ar mobilizado a cada incursão respiratória	6 mL/kg do peso predito inicialmente. OBS: Cálculo do peso predito: (Altura em cm – 152,4) x 0,91 Em homens: + 50 Em mulheres: + 45,5
Frequência respiratória (FR)	Quantidade de inspirações e expirações por minuto	Entre 12-20 ipm
Tempo inspiratório (TI) ou fluxo	Tempo ou velocidade de entrada do ar na fase inspiratória	Suficiente para manter a relação I:E em 1:2 a 1:3
Disparo	Início da fase inspiratória	A tempo (modo controlado) ou a pressão ou fluxo (iniciado pelo paciente)
PEEP	Pressão positiva no final da expiração	Usar entre 3-5 cm H_2O na maioria dos casos

relho e controlar as fases do ciclo respiratório, mas deve ser evitado o modo de ventilação mandatória sincronizada intermitente (SIMV).[7]

Apesar de considerar que a regulação inicial do ventilador mecânico possa ser realizada pelo enfermeiro, de acordo com as recomendações estabelecidas em diretrizes nacionais, acredita-se que a modificação de parâmetros e a indicação da terapêutica sejam exercidas pelo profissional médico, conforme pareceres emitidos pelos conselhos regionais de enfermagem brasileiros, a não ser em situações em que não ocorra a presença do profissional, ou exista uma necessidade urgente de modificação verificada pelo risco de vida do paciente, conforme o código de ética que regulamenta a enfermagem.[15]

Um dos pontos que merece destaque pelo enfermeiro é a monitorização dos dados apresentados no ventilador, já que a presença ao longo das 24 horas permite que a equipe reconheça informações relevantes da manutenção das trocas gasosas e da permeabilidade das vias aéreas. Os ventiladores atuais dispõem de curvas e valores numéricos que permitem uma diversidade de informações. O desafio que se impõe é que o enfermeiro reconheça as informações e transforme-as em ações compatíveis com os cuidados de enfermagem.

No sentido de tornar concreta tal condição, o exemplo descrito a seguir se faz pertinente: um paciente é intubado e mantido sob ventilação mecânica. Subitamente apresenta queda do volume corrente e aumento de pressão de vias aéreas em decorrência de secreção no tubo. Se existe o risco para a troca gasosa ineficaz, há a necessidade de intervenção pela equipe de enfermagem, que deve rapidamente reconhecer o problema por meio da identificação da alteração dos parâmetros, da ausculta respiratória compatível, da visualização da oximetria de pulso e, posteriormente, pela oferta de oxigênio, para proceder à aspiração das vias aéreas.

Por fim, outro ponto importante no cuidado específico diretamente ligado ao ventilador mecânico é a programação dos alarmes, em que o enfermeiro deve checar diariamente os alarmes como estratégia de segurança. Além disso, é importante que o profissional fique atento quanto aos sons e parâmetros, como os alarmes de frequência respiratória, volume corrente, volume minuto, pressão máxima e os sistemas de *backup*.

CONSIDERAÇÕES FINAIS

Este capítulo demonstrou a importância e a complexidade do cuidado de enfermagem na assistência segura aos pacientes com distúrbios pulmonares sob suporte ventilatório. Apesar de terem sido destacados três distúrbios, ressaltou-se que as situações que envolvem essa assistência são inúmeras e que são necessários cuidados e atenção por parte da equipe de enfermagem capacitada, liderada pelo enfermeiro.

Com o aumento do número de profissionais de saúde envolvidos na assistência, torna-se imprescindível que o enfermeiro reconheça o seu espaço e seus limites de atuação e que suas ações ocorram sempre embasadas em diretrizes e focadas nos aspectos éticos e legais que assegurem a sua prática.

Finalmente, evidenciou-se aqui o foco fundamental para o enfermeiro, o cuidado centrado no paciente e o desenvolvimento das boas práticas, a partir do reconhecimento de situações que podem colocar em risco a vida dos pacientes, bem como a determinação das condutas gerais e específicas que fundamentam o cuidado integral.

REFERÊNCIAS BIBLIOGRÁFICAS

1. Amaral G, Vaz R. Assistência ventilatória mecânica. São Paulo: Atheneu; 2006.
2. Barreiro Filho RD, Santiago LC, Silva RFA, Cunha KCS. O paciente submetido à ventilação mecânica e o cuidado de enfermagem que emerge da prática assistencial. In: Anais do 61° Congresso Brasileiro de Enfermagem 2009, Fortaleza. Disponível em: www.abeneventos.com.br/anais_61cben/files/01508.pdf. Acesso em: 20 ago 2010.
3. Rodrigues YCSJ et al. Ventilação mecânica: evidências para o cuidado de enfermagem. Esc Anna Nery 2012;16(4):789-95.
4. West JB. Fisiologia respiratória: princípios básicos. Porto Alegre: Artmed; 2013.
5. Viana RAP, Whitaker IY. Enfermagem em terapia intensiva: práticas e vivências. Porto Alegre: Artmed; 2011.
6. Viana RAP. Enfermagem em terapia intensiva: práticas baseadas em evidências. São Paulo: Atheneu; 2011.
7. Barbas CV, Isola AM, Farias AM. Diretrizes Brasileiras de Ventilação Mecânica. 2013. Associação de Medicina Intensiva Brasileira e Sociedade Brasileira de Pneumologia e Tisiologia; 2013. p.1-140.
8. Raoof S, Baumann MH. An official multi-society statement: ventilator-associated events – the new definition. Annals of the American Thoracic Society 2014;11(1):99-100.
9. Klompas M et al. Strategies to prevent ventilator-associated pneumonia in acute care hospitals. Infect Contr Hosp Epidemiol 2014;35(S2):S133-54.
10. Force ARDS. Definition task. Acute respiratory distress syndrome. Jama 2012;307(23):2526-33.
11. Guérin C et al. Prone positioning in severe acute respiratory distress syndrome. N Engl J Med 2013;368:2159-68.
12. Roche-Campo F, Aguirre-Bermeo H, Mancebo J. Prone postioning in acute respiratory distress syndrome (ARDS): when and how? Press Med 2011;40:e585-94.
13. Siqueira DL et al. Cuidados intensivos e influenza A (H1N1): experiência de uma unidade de terapia intensiva (UTI), em 2009, no sul do Brasil. 2012.

14. Pauwels R A et al. Global strategy for the diagnosis, management, and prevention of chronic obstructive pulmonary disease. American J Resp Crit Care Med 2001;163(5):1256-76.
15. Conselho Regional de Enfermagem de São Paulo. Coren-SP. Atribuições do enfermeiro e equipe de enfermagem na assistência ao paciente submetido à ventilação pulmonar mecânica. Parecer Coren-SP. CAT 046/2010.

SEÇÃO 6

Assistência na reanimação cardiorrespiratória

Capítulo 54

Atendimento na parada cardíaca e a reanimação cardiorrespiratória

Marcos Paulo Schlinz e Silva
Roberta Teixeira Prado

INTRODUÇÃO

Apesar de avanços nos últimos anos relacionados à prevenção e ao tratamento da parada cardiorrespiratória (PCR), muitas são as vidas perdidas anualmente no mundo e no Brasil por essa causa. Os avanços também se estendem à legislação sobre acesso público à desfibrilação e disponibilização de desfibrilador externo automático (DEA), bem como a recomendação de treinamento em ressuscitação cardiopulmonar (RCP). Estima-se que ocorram cerca de 200.000 PCR ao ano no Brasil, sendo metade dos casos em ambiente hospitalar e o restante em ambiente extra-hospitalar, porém não se tem a exata dimensão do problema pela falta de estatísticas consistentes a esse respeito.[1]

Cabe ressaltar que em 2012 a Sociedade Brasileira de Cardiologia (SBC) apresentou a I Diretriz Brasileira de RCP e Cuidados Cardiovasculares de Emergências e que em 2015 a American Heart Association (AHA) publicou as novas diretrizes para RCP e atendimento cardiovascular de emergência (ACE).[2]

A PCR é considerada a maior urgência médica. Trata-se de um colapso hemodinâmico em que o coração perde sua capacidade de promover efetivamente o débito cardíaco pela incompetência na ejeção de sangue para a pequena e a grande circulação, provocando deficiência de oxigenação tissular, fato que precisa ser revertido rapidamente, pois a morte celular e tecidual é proporcional ao tempo da parada, podendo gerar danos irreversíveis. Caso a PCR resulte em óbito dentro da primeira hora do início dos sintomas, denomina-se morte súbita.[3]

PRINCIPAIS CAUSAS DE PARADA CARDIORRESPIRATÓRIA

Em crianças, a PCR raramente é um evento primário. Geralmente, é o resultado da deterioração da função cardiovascular e/ou respiratória, daí a importância de se realizar uma monitorização constante, reconhecer e buscar restabelecer a estabilidade para evitar a deterioração que culmine em uma PCR, pois os danos neurológicos em crianças geralmente são mais graves e irreversíveis do que em adultos.[2]

Em sua maioria, adultos apresentam PCR por etiologia cardiológica, entretanto não se pode ignorar os casos provenientes de deterioração de outros sistemas, sendo identificadas quatro modalidades: a taquicardia ventricular sem pulso (TVSP), a fibrilação ventricular (FV), a assistolia e a atividade elétrica sem pulso (AESP). O diagnóstico é clínico, sendo complementado pela eletrocardiografia.[4] Estima-se que de 75 a 80% das ocorrências de morte súbita no adulto estejam relacionadas à FV, sendo imprescindível a disponibilidade de DEA e treinamentos para seu uso pelo maior número de pessoas possível, inclusive por leigos, pois essa arritmia é fatal se não for tratada nos primeiros 5 minutos após seu início na vítima em normotermia.[4]

Em situação de PCR, um acrônimo pode ser utilizado para descrever os passos simplificados do atendimento em suporte básico de vida (SBV), o "CABD primário", no qual C refere-se à circulação; A, vias áreas; B, respiração; e D, desfibrilação. O atendimento à PCR precisa ser sistematizado e envolve checar responsividade e respiração da vítima, chamar por ajuda, checar o pulso, realizar compressões torácicas (30 compressões), promover a abertura das vias aéreas e fornecer boa ventilação (duas ventilações após 30 compressões torácicas) e, por último, a desfibrilação.[3] A Tabela 1 apresenta o resumo dos componentes de uma RCP de alta qualidade para profissionais do SBV, conforme a AHA.[5]

DESFIBRILAÇÃO E CARDIOVERSÃO

A desfibrilação é indicada para o tratamento de urgência na ocorrência de FV ou TVSP. É um procedimento terapêutico que visa à extinção de arritmias por meio de uma descarga elétrica contínua e não sincronizada ao eletrocardiograma (ECG). Seu caráter é emergencial e almeja provocar uma total despolarização ou assistolia temporária.[5]

No adulto, se um desfibrilador bifásico estiver disponível, a energia do choque deve ser entre 120 e 200 Joules, conforme as orientações do fabricante. Se o socorrista desconhecer as orientações do fabricante, o choque deverá ser administrado com a energia máxima disponível no aparelho. Se um desfibrilador monofásico estiver disponível, o choque deve ser administrado com 360 Joules, assim como os choques subsequentes. Em pediatria, é importante o uso de atenuador de carga e que o tamanho das pás seja adequado à vítima, evitando-se que elas sejam sobrepostas. Na seleção de carga para desfibrilação pediátrica manual, recomenda-se 2 Joules/kg no primeiro choque e 4 Joules/kg nos subsequentes.[5]

Na vigência de taquicardia, é importante definir a causa primária, assim como avaliar a estabilidade do paciente. Se ele estiver estável, ou seja, não apresentar hipotensão arterial com sinais de choque, insuficiência cardíaca aguda, rebaixamento do nível de consciência, dor característica de isquemia miocárdica e desconforto respiratório relacionado à congestão pulmonar, opta-se por fazer um ECG de 12 derivações para que se possa determinar com exatidão a arritmia apresentada e consequentemente o tratamento, que pode ser a realização da manobra vagal, o uso de adenosina *in bolus*, da

Tabela 1 Resumo dos componentes de uma RCP de alta qualidade para profissionais do SBV

Componente	Adultos e adolescentes	Crianças (1 ano de idade à puberdade)	Bebês (menos de 1 ano de idade, excluindo recém-nascidos)
Segurança do local	Verifique se o local é seguro para os socorristas e a vítima		
Reconhecimento de PCR	▪ Verifique se a vítima responde ▪ Ausência de respiração ou apenas *gasping* (ou seja, sem respiração normal) ▪ Nenhum pulso definido sentido em 10 segundos (a verificação da respiração e do pulso pode ser feita simultaneamente, em menos de 10 segundos)		
Acionamento do serviço médico de emergência	▪ Se estiver sozinho, sem acesso a um telefone, deixe a vítima, acione o serviço médico de emergência e obtenha um DEA antes de iniciar a RCP ▪ Do contrário, peça que alguém acione o serviço e inicie a RCP imediatamente; use o DEA assim que ele estiver disponível	**Colapso presenciado** ▪ Siga as etapas utilizadas em adultos e adolescentes, mostradas à esquerda **Colapso não presenciado** ▪ Execute 2 minutos de RCP ▪ Deixe a vítima para acionar o serviço médico de emergência e buscar o DEA ▪ Retorne à criança ou ao bebê e reinicie a RCP; use o DEA assim que ele estiver disponível	
Relação compressão-ventilação sem via aérea avançada	**1 ou 2 socorristas** 30:2	**1 socorrista** 30:2 **2 ou mais socorristas** 15:2	
Relação compressão-ventilação com via aérea avançada	▪ Compressões contínuas a uma frequência de 100 a 120/min ▪ Administre 1 ventilação a cada 6 segundos (10 respirações/min)		
Frequência de compressão	100 a 120/min		
Profundidade da compressão	No mínimo, 2 polegadas (5 cm)*	▪ Pelo menos $^1/_3$ do diâmetro AP do tórax ▪ Cerca de 2 polegadas (5 cm)	▪ Pelo menos $^1/_3$ do diâmetro AP do tórax ▪ Cerca de 1½ polegada (4 cm)
Posicionamento das mãos	2 mãos sobre a metade inferior do esterno	2 mãos ou 1 mão (opcional para crianças muito pequenas) sobre a metade inferior do esterno	**1 socorrista** 2 dedos no centro do tórax, logo abaixo da linha mamilar **2 ou mais socorristas** Técnica dos dois polegares no centro do tórax, logo abaixo da linha mamilar
Retorno do tórax	Espere o retorno total do tórax após cada compressão; não se apoie sobre o tórax após cada compressão		
Minimizar interrupções	Limite as interrupções nas compressões torácicas a menos de 10 segundos		

*A profundidade da compressão não deve exceder 2,4 polegadas (6 cm). AP: anteroposterior; DEA: desfibrilador automático externo; RCP: ressuscitação cardiopulmonar; SBV: suporte básico de vida.

Fonte: American Heart Association (2015).

amiodarona, de bloqueadores de canais de cálcio e, ainda, de betabloqueadores.[6] Caso o paciente encontre-se instável, a cardioversão elétrica sincronizada (SYNC) deverá ocorrer o mais precocemente possível, lembrando-se que uma sedoanalgesia prévia deve ser realizada.[4-7]

RECOMENDAÇÕES ABSOLUTAS DA AHA PARA UMA REANIMAÇÃO EFETIVA E EFICIENTE

A AHA elaborou, em 2015, recomendações absolutas para uma reanimação cardiopulmonar efetiva e eficiente. São as seguintes:

- Minimizar as pausas entre as compressões e, caso seja necessário, parar para checar o pulso ou o ritmo cardíaco (a interrupção deverá ser de no máximo 10 segundos).
- Permitir o retorno total do tórax entre as compressões; não se deve se apoiar sobre o tórax entre as compressões.
- Atentar-se para o fato de que, na última revisão da AHA, em 2015, a frequência das compressões foi modificada para o intervalo de 100 a 120/min.
- Avaliar a profundidade das compressões em adultos, que foi modificada para pelo menos 5 cm, mas não deve ser superior a 6 cm.
- Abolir a ventilação excessiva.
- Prestar cuidados para a via aérea avançada com uma ventilação a cada 6 segundos, com compressões contínuas.
- Atentar-se para o fato de que a vasopressina foi removida do algoritmo de RCP em adultos.
- Utilizar nalaxona por via intramuscular (IM) ou inalatória (IN) em pacientes com dependência de opioides conhecida ou suspeita que não sejam responsivos, com respiração anormal mas com presença de pulso.

Outras recomendações da AHA

Além das recomendações abordadas anteriormente, a AHA faz as seguintes:

- Atentar-se para a incapacidade de se obter um $ETCO_2$ >10 mmHg por capnografia com forma de onda após 20 minutos de RCP, que foi associada a pouquíssima chance de retorno à circulação espontânea (RCE) e sobrevivência, motivo pelo qual esse fato pode ser utilizado em conjunto com outros fatores para se decidir quando cessar os esforços de ressuscitação.
- Considerar o uso de primeira escolha para os dispositivos supraglóticos como forma de instalação de via aérea avançada quando indicado para a minimização de interrupções da RCP (Figuras 1 e 2).
- Criar times de resposta rápida, que são eficazes na redução da incidência de parada cardiorrespiratória intra-hospitalar (PCRIH), principalmente nos setores de cuidados gerais.

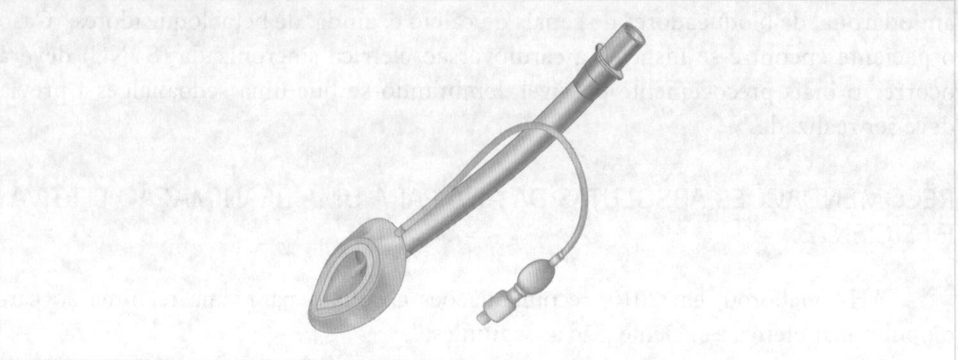

Figura 1 Dispositivo supraglótico – máscara laríngea.

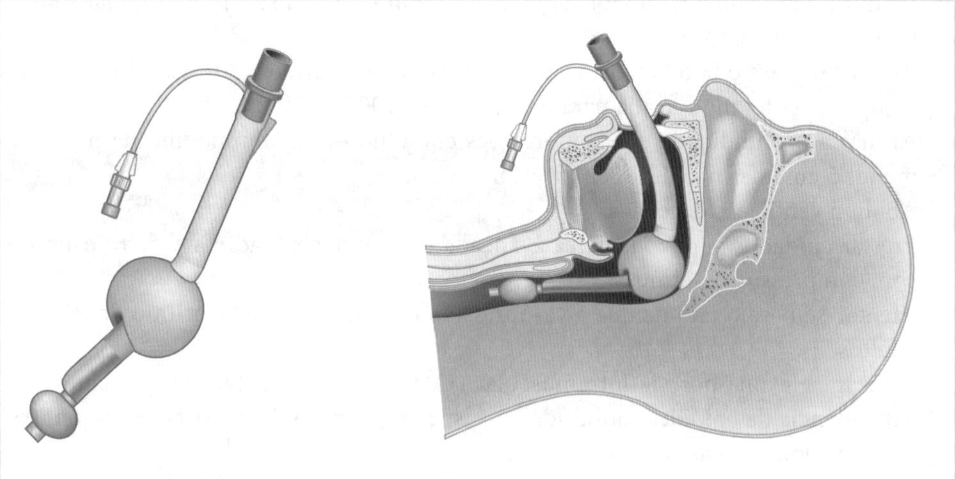

Figura 2 Dispositivo supraglótico – tubo laríngeo.
Fonte: Adaptada de Gonzalez et al. (2013).

- Considerar que a realização da RCP extracorpórea poderá ocorrer quando o paciente apresentar uma probabilidade razoável de benefícios com essa estratégia.
- Administrar betabloqueadores imediatamente após a hospitalização causada por uma PCR decorrente de FV/TV pode ser uma alternativa para a prescrição médica na alta hospitalar.
- Utilizar comunicadores instantâneos nas comunidades como ferramenta de acionamento rápido de socorristas pode ser uma alternativa para o rápido atendimento de qualidade em RCP.
- Realizar a angiografia coronariana de emergência; trata-se de uma recomendação para os pacientes com suspeita de lesão cardiovascular, seja pacientes com supradesnivelamento do segmento ST ou pacientes sem essa alteração, mas que estejam hemodinâmica ou eletricamente instáveis.

- Após o RCE, manter os pacientes comatosos por pelo menos 24 horas em controle direcionado de temperatura, com temperatura-alvo entre 32 e 36ºC.
- Atentar-se e evitar após 24 horas o estado febril do paciente.
- Evitar hipotensão pós-PCR, mantendo-se a pressão arterial sistólica (PAS) >90 mmHg e a pressão arterial média (PAM) >65 mmHg.
- Realizar a monitorização da resposta das vítimas de PCR que sobreviveram, avaliando a resposta psicológica e a qualidade de vida desses indivíduos na comunidade.
- Não se recomenda uso rotineiro de dispositivos mecânicos para compressões torácicas, mas essa tecnologia pode ser útil em ambientes específicos.
- Atentar-se para o correto posicionamento no atendimento: uma dica é alinhar seu coração ao coração da vítima de PCR, como mostra a Figura 3.

Merece destaque o fato de que a qualidade máxima na RCP deve ser a premissa de todo socorrista. Por melhor que seja a compressão cardíaca, ela corresponde a apenas 30% do trabalho de um coração sadio.[7]

MATERIAIS E MEDICAMENTOS UTILIZADOS NO ATENDIMENTO À PCR

A manutenção de materiais e equipamentos necessários para o atendimento de qualquer situação de emergência, especialmente da PCR, é um fator que permitirá a atuação rápida e eficaz da equipe interdisciplinar que realiza o atendimento.

Esses itens devem estar organizados em carrinhos de emergência e maletas/bolsas para transporte. Cabe ressaltar que seu controle sistemático é de extrema importância para garantir o perfeito atendimento, recomendando-se que sejam revisados pelo en-

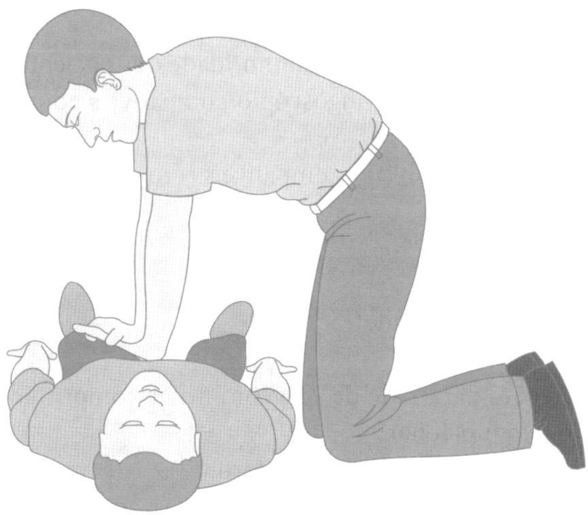

Figura 3 Posicionamento para o atendimento da PCR.

Fonte: Adaptada de http://vaninaytusalud.com.ar/2016/03/rcp-como-hacer-reanimacion-cardiopulmonar/. Acessado em: 11 out 2016.

fermeiro no início de cada plantão, conferidos e repostos imediatamente após o uso. Os conferentes devem dar atenção à quantidade de material, validade, integridade das embalagens e rótulos, bem como à checagem sistemática/teste do desfibrilador e dos laringoscópios, além de fazer o registro dessas conferências.[8]

É essencial que esses materiais e medicamentos estejam organizados, identificados e de fácil e rápido acesso aos profissionais que prestam o atendimento, e que toda a equipe receba treinamento sobre as diretrizes de atendimento e organização do serviço. O conteúdo do carro de emergência deve estar padronizado em toda a instituição, facilitando o manuseio pelos diferentes profissionais de saúde.[8]

O carrinho de emergência deve ser equipado com monitor cardíaco, com oximetria de pulso, desfibrilador (recomendável que possua funções de DEA com opção para desfibrilação manual), gel para desfibrilação, tábua rígida para realização das compressões torácicas, medicamentos de emergência, materiais para via aérea, assistência ventilatória e acesso venoso, além de recipiente rígido para descarte de materiais perfurocortantes. Para facilitar a montagem do carrinho de emergência, segue a lista de materiais necessários:

- Extensões de látex (uma para conexão à fonte de oxigênio e uma ou duas para o sistema de aspiração, a depender do tipo de sistema utilizado).
- Máscara com válvula unidirecional e entrada para oxigênio e cateteres nasais compatíveis com o tamanho/idade dos pacientes.
- Jogo de cânulas de Guedel.
- Ressuscitador manual (Ambu) completo, compatível com o tamanho/idade dos pacientes.
- Sondas de aspiração compatíveis com o tamanho/idade dos pacientes.
- Laringoscópio com jogo de lâminas curvas e retas, compatíveis com o tamanho/idade dos pacientes.
- Máscara laríngea compatível com o tamanho/idade dos pacientes.
- Pilhas novas de reserva para o laringoscópio compatíveis com o tamanho do laringoscópio.
- Tubos endotraqueais com e sem *cuff*, compatíveis com o tamanho/idade dos pacientes.
- Pinça Magil.
- Fio-guia.
- Luvas estéreis e não estéreis.
- Fixadores próprios de cânula endotraqueal.
- Estetoscópio.
- Aspirador de secreções para rede de oxigênio ou ar comprimido, na hipótese de o aspirador a vácuo não funcionar.
- Tábua auxiliar para compressão torácica externa.
- Desfibrilador com pás externas, cabo para monitorização cardíaca e oximetria com módulo para registro eletrocardiográfico.
- Eletrodos descartáveis.
- Pasta eletrolítica/gel condutor.

- Garrote.
- Solução antisséptica (tópica).
- Gazes esterilizadas.
- Cateter intravenoso compatível com o tamanho/idade dos pacientes.
- Equipos para infusão: macrogotas, microgotas, para bomba infusora, fotossensível e bureta.
- Rolo de esparadrapo.
- Agulhas descartáveis 40 × 12.
- Agulhas descartáveis 25 × 7 ou 25 × 8.
- Extensores (prolongadores).
- *Three-way* ("torneirinha").
- Extensão elétrica.
- Equipamento de proteção individual (EPI).
- Materiais para registros referentes às medicações utilizadas durante o atendimento.

No Quadro 1 estão listados os fármacos necessários no carrinho de emergência.

Quadro 1 Fármacos necessários no carrinho de emergência
Ácido acetilsalicílico comprimido
Adrenalina
Água destilada
Atropina
Amiodarona
Bicarbonato de sódio (8,4%)
Cálcio a 10% (gluconato)
Dobutamina
Dopamina
Fentanil
Furosemida
Flumazenil
Glicose a 50%
Isordil comprimido
Lidocaína a 1%
Sulfato de magnésio 10%
Midazolam
Morfina
Naloxona
Nitroglicerina
Nitroprussiato
Norepinefrina

(continua)

Quadro 1 Fármacos necessários no carrinho de emergência (*continuação*)
Pancurônio
Procainamida
Quetamina
SF 0,9% 500 mL
SF 0,9% 10 mL
SG 5 e 10%
Succinilcolina
Vasopressina
Xilocaína gel e *spray*

SF: solução fisiológica; SG: solução de glicose.

A Tabela 2 apresenta uma sugestão de lista de materiais/equipamentos que precisam ser armazenados em bolsa de transporte utilizada pela equipe de atendimento pré-hospitalar.

Tabela 2 Materiais/equipamentos armazenados em bolsa de transporte utilizada pela equipe de atendimento pré-hospitalar

	Materiais/equipamentos	Quantidade
Bolso dianteiro	Esparadrapo	1 rolo
	Lanterna pupilar + pilhas	1
	Lanterna de mão recarregável	1
	Manta aluminizada	2
	Fita microporosa (tamanho médio)	1
	Saco preto	3
	Termômetro digital	1
	Tesoura	1
	Cateter nasogástrico n. 6, 10, 14, 16,18, 22	1
	Cateter uretral n. 6, 8, 10, 12, 16, 18	1
	Lidocaína gel 2%	2
Bolso traseiro	Luvas de procedimento nos tamanhos P, M e G	10 pares de cada
	Aparelho de tricotomia descartável	2
Bolso lateral	Compressa estéril – pacote com 5 unidades	2 pacotes
	Gaze	5 pacotes
Bolso central	Esfigmomanômetro adulto, infantil e neonatal	1 de cada
	Estetoscópio adulto e infantil	1 de cada
	Atadura de crepom nos tamanhos 10, 15 e 20 cm	5 de cada
	Kit para glicemia capilar: glicosímetro, 10 fitas, gaze e 5 lancetas com dispositivo de segurança	1
	Pote plástico para descarte de materiais perfurocortantes	1

Na Tabela 3 descrevemos de maneira resumida o fármaco, as indicações e os cuidados de enfermagem na PCR ou após o retorno da circulação espontânea, conforme indicação clínica.

QUESTÕES ÉTICAS E LEGAIS

As questões éticas que envolvem o atendimento à PCR são complexas e variam em seus contextos de atendimento (intra ou extra-hospitalar) diante das tecnologias disponíveis, da qualificação dos profissionais, bem como da população variada entre neonatal, pediátrica e adultos. Uma das decisões difíceis que envolve o atendimento ao paciente em PCR diz respeito a quando encerrar ou não as manobras de RCP.

Com a evolução da prática da ressuscitação, é preciso também reavaliar e discutir as considerações éticas a respeito do atendimento, ponderações complexas que devem levar em conta os diferentes contextos, o cenário dos profissionais (suporte básico ou avançado) e a população de pacientes atendida.

As recomendações da AHA, publicadas em 2015, destacam que embora os princípios éticos não tenham mudado desde a publicação das diretrizes de 2010, alguns dados que alicerçam muitas discussões éticas foram atualizados com a publicação mais recente, na qual o guia de recomendações (*guidelines)* traz como destaque questões que podem nortear as decisões éticas, entre elas:

- Uso de RCP extracorpórea (ECPR) para PCR.
- Fatores prognósticos durante a PCR.
- Revisão de evidências sobre os escores do prognóstico para bebês prematuros.
- Prognóstico para crianças e adultos pós-PCR, com destaque para a previsão de desfechos neurológicos em pacientes comatosos após a PCR.
- Função de órgãos transplantados recuperados após a PCR.

As novas recomendações enfatizam que é preciso compartilhar as informações com as crianças e adolescentes, na medida do possível, apesar de não poderem tomar decisões legalmente válidas.

Além disso, apontam que a expressão "limitação dos cuidados" foi alterada para "limitação de intervenções". A AHA aconselha a adoção, pelos hospitais, de planos de ação e diretrizes para ordens de não ressuscitar (ONR), podendo existir como uma forma de fazer valer uma manifestação antecipada da vontade do paciente, permitindo o exercício de sua autonomia naquelas situações em que esta não poderia ser diretamente expressa. Ressaltam ainda a necessidade de que essas ordens sejam escritas no prontuário do paciente e acompanhadas por explicações quanto às razões da decisão e pela identificação dos participantes no processo de tomada de decisão.

As ONR são usuais no ambiente hospitalar norte-americano e têm se tornado cada vez mais comum no Brasil. É importante ressaltar que as ONR não implicam abandono aos cuidados básicos necessários aos pacientes, mas evitam o tratamento fútil e desnecessário quando o paciente tem uma patologia incurável.

Tabela 3 Fármacos, indicações e os cuidados de enfermagem na PCR ou após o retorno da circulação espontânea, conforme indicação clínica

Fármaco	Ação ou indicação	Cuidados de enfermagem
Adrenalina/epinefrina	▪ Fármaco com atividade adrenérgica; antiasmática, vasoconstritor e estimulante cardíaco, utilizado para o aumento da PA e da FC ▪ Indicado em todos tipos de PCR e utilizado como terceira opção na bradicardia sintomática, nos casos de anafilaxia e reações alérgicas graves	▪ Observar sinais de agitação, nervosismo, tendência suicida, alucinações e anginas ▪ Monitorar PA e FC, pois poderá ocorrer isquemia miocárdica, angina e o aumento do consumo de oxigênio pelo miocárdio ▪ Verificar permeabilidade do acesso venoso pois o extravasamento poderá levar à necrose tecidual
Adenosina	Nucleosídeo endógeno que diminui condução do nó AV	▪ Administrar a droga em *bolus*, realizando um *flush* de SF 0,9% logo após infusão, pois produz ação farmacológica de curta duração ▪ Observar PA e FC, pois poderá provocar bradicardia e assistolia ▪ Administrar somente na presença do médico e de material para o atendimento de uma emergência ▪ Observar presença de ondas de calor, dor ou desconforto torácico, que podem ser sinais de efeitos colaterais
Amiodarona	▪ Antiarrítmico utilizado em arritmias supraventriculares e ventriculares e para controle de frequência em arritmias atriais em pacientes com comprometimento da função do VE quando a digoxina for ineficaz ▪ Primeira opção na TVSP e na FV ▪ Age na excitabilidade e na condutividade do estímulo elétrico	▪ Monitorar PA e FC em razão da ocorrência de vasodilatação e hipotensão ▪ Verificar permeabilidade do acesso venoso, pois o extravasamento poderá provocar flebite
Atropina (sulfato de)	▪ Atua no sistema parassimpático, sendo indicada para bradicardia (primeira opção) e BAV a nível nodal ▪ Age aumentando a condução do estímulo elétrico e, consequentemente, a frequência cardíaca	▪ Monitorar FC, utilizando o medicamento com cautela nos casos de isquemia miocárdica e hipóxia decorrentes do aumento do consumo de oxigênio pelo miocárdio ▪ Poderá provocar bradicardia paradoxal em pacientes com BAV infranodal e de III grau com QRS alargado de início recente

(continua)

Tabela 3 Fármacos, indicações e os cuidados de enfermagem na PCR ou após o retorno da circulação espontânea, conforme indicação clínica (*continuação*)

Fármaco	Ação ou indicação	Cuidados de enfermagem
Bicarbonato de sódio	Solução alcalina indicada para a correção da acidose metabólica; intoxicação por antidepressivos tricíclicos, cocaína ou difenidramina e em casos de hiperpotassemia	▪ Administrar a droga rapidamente e controlar PA e FC, pois a administração resulta na rápida formação de CO_2 (inotrópico negativo) ▪ Verificar a permeabilidade do acesso venoso, pois o extravasamento poderá levar à necrose tecidual ▪ Não misturar com cálcio (no mesmo recipiente ou na linha de infusão) ▪ Em excesso, poderá causar alcalose metabólica
Cálcio (gluconato de)	Empregado apenas quando ocorre hipocalcemia, hipercalemia conhecida ou suspeita, hipermagnesemia ou na intoxicação por bloqueadores dos canais de cálcio ou por betabloqueadores	▪ Administrar lentamente a solução diluída ▪ Verificar permeabilidade do acesso venoso, pois o extravasamento poderá levar a necrose tecidual ▪ Monitorar ritmo e FC, pois poderá provocar bradicardia ▪ Não misturar com bicarbonato de sódio (no mesmo recipiente ou na linha de infusão)
Desacetilanatosídeo	Cardiotônico que aumenta a contratilidade cardíaca. Utilizado na insuficiência cardíaca, diminui a FC e alivia a sintomatologia; também indicado nos casos de ICC aguda e crônica	▪ Monitorar PA, ritmo e FC por provocar hipotensão arterial, arritmia e bradicardia
Dobutamina	Cardiotônico não digitálico para a correção do desequilíbrio hemodinâmico. Sua ação estimula os receptores beta-adrenérgico do músculo cardíaco, aumentando a força de contração	▪ Monitorar a PA, ECG, fluxo urinário, débito cardíaco, PVC, pressão sanguínea pulmonar e pressão dos capilares pulmonares ▪ Observar o aumento da FC
Dopamina	▪ Amina simpaticomimética, precursora da norepinefrina que estimula os receptores dopaminérgicos, alfa e beta--adrenérgicos dose-dependentes ▪ Segunda opção na bradicardia sintomática	▪ Monitorar o estado hídrico e as reações neurológicas ▪ Monitorar PA e FC, pois poderá provocar hipertensão arterial e taquicardia ▪ Administrar em bomba infusora ▪ Verificar permeabilidade do acesso venoso, pois o extravasamento poderá ocasionar necrose tecidual ▪ Não administrar com soluções alcalinas, pois a droga é inativada

(continua)

Tabela 3 Fármacos, indicações e os cuidados de enfermagem na PCR ou após o retorno da circulação espontânea, conforme indicação clínica (*continuação*)

Fármaco	Ação ou indicação	Cuidados de enfermagem
Lidocaína	▪ Anestésico local, antiarrítmico indicado para os casos de arritmias cardíacas ▪ Age no sistema de condução elétrica do coração, sendo a segunda opção para TVSP e FV refratárias	▪ Observar as reações de hipersensibilidade ▪ Avaliar alterações neurológicas, pois doses excessivas podem produzir sonolência, confusão mental, parestesia e contração muscular
Magnésio (sulfato de)	▪ Recomendado em PCR somente se houver a LQTS, também conhecida como torsades de pointes ou suspeita de hipomagnesemia ▪ FV refratária após uso de lidocaína ou nos casos de pré--eclâmpsia	▪ Infundir lentamente, pois ocasionalmente poderá provocar hipotensão arterial quando infundido rapidamente ▪ Utilizar com cautela em pacientes com insuficiência renal ▪ Observar sinais vitais, pois os efeitos colaterais são a redução da FC, da frequência respiratória e hipotonia
Nitroglicerina	▪ Vasodilatador que relaxa a musculatura lisa vascular, indicado para os casos de angina, infarto agudo do miocárdio e congestão pulmonar secundária à disfunção ventricular esquerda	▪ Monitorar FC e PA, pois provoca hipotensão arterial ▪ Avaliar presença de cefaleia, náuseas e vertigens ▪ Administrar em bomba infusora ▪ Utilizar medicamento diluído em SF 0,9% e frasco de vidro
Nitroprussiato de sódio	▪ Potente vasodilatador periférico com ação na musculatura lisa arterial e venosa. ▪ Indicado nos casos de emergências hipertensivas	▪ Monitorar PA, pois a hipotensão arterial é o efeito adverso mais comum ▪ Administrar em bomba infusora. ▪ Utilizar equipo e extensor fotossensível ▪ Diluir em SG 5%
Noradrenalina	▪ Droga vasopressora indicada no choque séptico e em situações de baixa resistência periférica ▪ Age melhorando a resistência vascular periférica, podendo diminuir o débito cardíaco	▪ Observar as condições clínicas do paciente diante de efeitos colaterais como cianose de extremidades, hipoperfusão renal, mesentérica e hepática ▪ Diluir em SG 5%
Vasopressina	▪ Hormônio antidiurético com efeito vasoconstritor periférico potente ▪ Oferece suporte hemodinâmico em pacientes com vasodilatação associada à noradrenalina quando esta é administrada em altas doses, como no choque séptico	▪ Controlar FC e atentar-se para a angina

AV: atrioventricular; BAV: bloqueio atrioventricular; ECG: eletrocardiograma; FC: frequência cardíaca; FV: fibrilação ventricular; ICC: insuficiência cardíaca congestiva; LQTS: síndrome do QT longo; PA: pressão arterial; PCR: parada cardiorrespiratória; PVC: pressão venosa central; SF: solução fisiológica; SG: solução de glicose; TVSP: taquicardia ventricular sem pulso; VE: ventrículo esquerdo.

Outro aspecto destacado na publicação das recomendações de 2015 diz respeito à doação de órgãos após a ressuscitação, que permanece controversa, apesar dos novos dados indicarem que o sucesso dos transplantes renais e hepáticos obtidos de doadores adultos não está relacionado ao fato de o doador receber manobra de RCP.

CUIDADOS COM PACIENTES PÓS-PCR

Os pacientes que obtêm o retorno da circulação espontânea após as manobras de ressuscitação necessitam de cuidados intensivos, com transferência para uma unidade de terapia intensiva (UTI) caso não estejam nela.[9] A monitorização dos parâmetros vitais dos pacientes se faz necessária de forma intensa, além de outros esforços para manter uma adequada perfusão e oxigenação dos tecidos, com foco na integridade neurológica, cardiovascular, pulmonar e renal.

Entre os cuidados que esses pacientes devem receber na UTI, destacam-se a avaliação clínica, laboratorial e radiológica e as monitorizações dos sinais vitais, eletrocardiográficos, hemodinâmicos, do débito urinário e a implementação de cuidados sistematizados.[10]

A AHA traz recomendações importantes para o manejo do paciente com RCE após a PCR, com destaque para:

- A angiografia coronariana em caráter de emergência é recomendada para todos os pacientes que apresentem supradesnivelamento do segmento ST e para pacientes hemodinâmica ou eletricamente instáveis sem supradesnivelamento do segmento ST, para os quais haja suspeita de lesão cardiovascular.
- Todos os pacientes comatosos com RCE após a PCR devem ser submetidos ao controle direcionado de temperatura (CDT), tendo como aceitável uma faixa de temperatura que deve ser atingida no período pós-PCR entre 32 e 36ºC, mantida continuamente por no mínimo 24 horas. Além disso, aconselha-se prevenir ativamente a febre em pacientes comatosos após o CDT e não se recomenda o resfriamento pré-hospitalar rotineiro de pacientes com infusão endovenosa rápida de fluidos frios após o RCE.
- A identificação e a correção da hipotensão são recomendadas no período imediatamente após a PCR, considerando-se que a PAS <90 mmHg ou a PAM <65 mmHg estão associadas ao aumento da mortalidade dos pacientes e à diminuição da recuperação funcional.
- Recomenda-se a avaliação do prognóstico do paciente em um prazo superior a 72 horas por meio de exame clínico em pacientes não tratados com CDT, podendo ser um período ainda maior caso haja suspeita de efeito residual de sedação ou paralisia que possam confundir o exame clínico. Já em pacientes tratados com CDT, aconselha-se avaliar o prognóstico até 72 horas após o retorno à normotermia.
- Todos os pacientes que evoluírem para morte encefálica ou circulatória após a PCR inicial devem ser considerados possíveis doadores de órgãos, e pacientes em que não se obtém o RCE e que de alguma forma teriam a RCP interrompida podem ser considerados possíveis doadores de rim ou fígado, caso a captação desses órgãos consiga ser realizada rapidamente.

CONSIDERAÇÕES FINAIS

Na equipe interdisciplinar, o enfermeiro exerce um importante papel para o atendimento da PCR; por isso, conhecer as diretrizes e otimizar as estratégias de trabalho são fatores que auxiliam na garantia do sucesso e na agilidade do atendimento.

É fundamental a criação de times estruturados para garantir a eficiência das ações, em que a padronização das ações, por meio dos conhecimentos, aliados a habilidade e atitude, poderá ser transmitida por meio de educação permanente para todos os membros da UTI.

REFERÊNCIAS BIBLIOGRÁFICAS

1. Barreto M et al. Rotinas em terapia intensiva. 3.ed. Porto Alegre: Artmed; 2002.
2. Berg RA, Hemphill R, Abella BS, Aufderheide TP, Cave DM, Hazinski MF et al. Part 5: Adult Basic Life Support: 2010 American Heart Association guidelines for cardiopulmonary resuscitation and emergency cardiovascular care. Circulation 2010;17;122(18 Suppl 3):685-705.
3. Cintra EA, Nishide VM, Nunes WA. Assistência de enfermagem ao paciente gravemente enfermo. 2.ed. São Paulo: Atheneu; 2003.
4. De Souza SFM, da Silva GNS. Parada cardiorrespiratória cerebral: assistência de enfermagem após a reanimação. Rev Ciênc Saúde 2013;11(2):143-57.
5. Gubolino LA et al. Diretrizes da Sociedade Brasileira de Cardiologia sobre qualidade profissional e institucional. Centro de treinamento e certificação profissional em hemodinâmica e cardiologia intervencionista. Arq Bras Cardiol 2013;101(6 Supl 4):1-58.
6. Knobel E. Enfermagem em terapia intensiva. 3.ed. São Paulo: Atheneu; 2006.
7. Meaney PA, Bobrow BJ, Mancini ME, Christenson J, de Caen AR, Bhanji F et al. CPR quality: improving cardiac resuscitation outcomes both inside and outside the hospital: a consensus statement from the American Heart Association. Circulation 2013;25.
8. Oliveira RG. Enfermagem. Belo Horizonte: Blackbook; 2016.
9. Pereira JCRG. Abordagem do paciente reanimado, pós-parada cardiorrespiratória. Rev Bras Ter Intens 2010;20(2):190-6.
10. Sociedade Brasileira de Cardiologia (SBC). Diretriz de assistência. Arq Bras Cardiol 2016;107(2 Supl 2):1-33.

BIBLIOGRAFIA

American Heart Association (AHA). Destaques da American Heart Association 2015. Atualização das diretrizes de RCP e ACE. Disponível em: https://eccguidelines.heart.org/wp-content/uploads/2015/10/2015-AHA-Guidelines-Highlights-Portuguese.pdf. Acesso em: 29 set 2016.

Gonzalez MM, Timerman S, Gianotto-Oliveira R, Polastri TF, Canesin MF, Schimidt A et al. I Diretriz de Ressuscitação Cardiopulmonar e Cuidados Cardiovasculares de Emergência da Sociedade Brasileira de Cardiologia. Arq Bras Cardiol 2013;101(2 Supl.3). Disponível em: http://www.scielo.br/scielo.php?script=sci_arttext&pid=S-0066-782X2013003600001#fig30. Acesso em: 24 set 2016.

Capítulo 55

Cuidados pós-reanimação

José Alberto Lozano

INTRODUÇÃO

O suporte vital avançado (SVA) propõe um tratamento definitivo da parada cardiorrespiratória, cujo objetivo fundamental reside em restabelecer a circulação e a respiração espontâneas. No ano de 2010, o European Resuscitation Council (ERC) determinou a importância e estabeleceu que uma parte fundamental do SVA são os cuidados pós-reanimação, incluindo a reperfusão do músculo cardíaco, o controle ventilatório, o apoio à circulação, o controle da glicemia e a hipotermia terapêutica. No ano de 2015, determinou-se que todos os pacientes comatosos (Glasgow menor ou igual a 8/15) com recuperação de circulação espontânea (RCE) depois da parada cardíaca (PC) deveriam ser submetidos ao método de esfriamento terapêutico (MET), com uma temperatura estabelecida entre 32 e 36°C selecionada, alcançada e mantida de forma constante durante pelo menos 24 horas. Não se recomenda o esfriamento pré-hospitalar rotineiro de pacientes com infusão rápida de líquidos frios em via intravenosa depois da RCE.[1]

Os cuidados pós-reanimação começam a partir do primeiro momento em que o paciente recupera o ritmo cardíaco. A primeira estrutura a ser protegida é a via aérea, isolando-a, além de assegurar a estabilidade hemodinâmica. A segunda fase contempla a transferência para a unidade de terapia intensiva (UTI) de maneira eficiente, e a terceira e última é orientada com vistas a minimizar, no que for possível, as sequelas decorrentes da parada cardíaca.[2]

A assistência inicial é importantíssima; quando há uma atuação imediata, aumenta-se muito as chances de sobrevivência. A taxa de sobrevivência com reanimação imediata chega, inclusive, a ser o dobro em comparação com a reanimação tardia. A sobrevivência não supõe somente continuar com vida após uma parada, mas também diz respeito à qualidade de vida que o paciente poderá ter após o episódio.[3]

As sequelas deverão ser tratadas por meio de um sistema multidisciplinar, protocolar, no qual os profissionais devem ser instruídos e treinados para minimizar essas lesões, cada um a partir do seu campo de atuação.

As funções hemodinâmica, metabólica e neurológica deverão ser otimizadas.

Calcula-se que somente 1,4% dos pacientes que sobrevivem a uma parada cardiorrespiratória (PCR) permanecem livres de alterações neurológicas, e até mais de 60% podem apresentar sequelas graves ou muito graves.[4]

Estima-se que 85% dos pacientes que são reanimados com sucesso falecem nas horas seguintes.[4]

FISIOPATOLOGIA

A mortalidade é secundária a diversos eventos que surgem antes (traumatismo, distúrbio metabólico etc.), durante e após o evento da PCR, que às vezes acomete mais de um órgão; portanto, é importante lembrar que os pacientes se encontram em isquemia extrema e que, uma vez resolvida, apresenta-se a lesão por reperfusão. Além de se levar em consideração as comorbidades presentes, distinguem-se quatro componentes da síndrome pós-parada cardíaca, que são:[4]

- Dano cerebral pós-reanimação.
- Disfunção miocárdica pós-reanimação.
- Resposta sistêmica à isquemia.
- Reperfusão e patologia preexistente que predispuseram à parada cardíaca.

A gravidade da manifestação da síndrome não é uniforme e varia em cada paciente, que deve ser avaliado de maneira única, focando em suas necessidades. Nos tópicos a seguir, serão discutidos alguns dos componentes da síndrome pós-parada cardíaca.

Dano cerebral pós-reanimação

É a causa mais comum de morbidade e mortalidade, apresentando-se em torno de 68% dos pacientes, por dano cerebral diante da isquemia e reperfusão; há citotoxicidade, alterações da homeostasia do cálcio, formação de radicais livres de oxigênio, peroxidação de lipídios, apoptose e morte neuronal, microtrombose, diminuição da pressão de perfusão cerebral, hiperemia pós-reanimação, crises convulsivas, hiperglicemia, febre superior a 38°C.[5]

Disfunção miocárdica pós-reanimação ou dano miocárdico pós-parada cardíaca

A pressão arterial é extremamente variável. Taquicardia ou arritmias com frequência respondem ao excesso de catecolaminas circulantes, o que diminui a fração de ejeção do ventrículo esquerdo de 20 a 55%. O gasto cardíaco diminui e se normaliza dentro de 72 horas. No entanto, a duração da diminuição da fração de ejeção do ventrículo esquerdo pode durar de dias até meses, com resposta variável à infusão de dobutamina, o que pode criar predisposição à morte súbita (síndrome do miocárdio atordoado).[6]

Resposta sistêmica à isquemia

A parada cardíaca representa a forma mais grave do estado de choque. Há suspensão abrupta do fornecimento de nutrientes e da retirada dos metabólitos dos tecidos; a distribuição de oxigênio diminui e o seu consumo aumenta, criando uma dependência patológica desse elemento; há aumento na produção de óxido nítrico, disfunção endotelial e falência múltipla de órgãos. Isso ocorre por ativação do estado de hipercoagulabilidade e por aumento da concentração sérica de várias citosinas e endotoxinas, produzindo inflamação e ativação leucocitária. Há também a formação de leucócitos que determinam certa tolerância à sepse, o que se denomina tolerância à endotoxina.[5]

Também há ativação da cascata de coagulação sem ativação adequada da fibrinólise, fator predisponente da coagulação intravascular disseminada (CID), além da ativação acelerada da proteína C seguida de uma rápida disfunção endotelial.[4]

O paciente que se recupera de uma parada cardíaca tem risco de voltar a sofrer outra parada nas horas seguintes. Esse paciente deve ser cuidado em uma unidade monitorada.

As condições do paciente que se recupera de uma parada cardíaca são variáveis, desde aquele que recupera a consciência, o padrão respiratório e apresenta condição hemodinâmica estável até aquele que continua comatoso, não respira e mantém uma hemodinâmica instável.

FASES DA SÍNDROME PÓS-PARADA CARDÍACA

São consideradas cinco fases:

- Fase imediata: os primeiros 20 minutos após a reanimação cardiopulmonar e cerebral.
- Fase precoce: a partir de 20 minutos até 6 a 12 horas, quando as intervenções precoces podem ter maior efetividade.
- Fase intermediária: a partir das 6-12 horas até 72 horas, quando os mecanismos de lesão ainda permanecem ativos e deve-se manter um tratamento intensivo.
- Fase de recuperação: a partir das 72 horas, quando o prognóstico é mais confiável e os resultados finais são previsíveis.
- Fase de reabilitação: a partir da alta hospitalar até atingir a função máxima. Para transferir o paciente recuperado de uma parada cardíaca para uma unidade monitorizada é necessário atingir a estabilidade hemodinâmica.

MANEJO DA SÍNDROME PÓS-PARADA CARDÍACA

Se o paciente recobra a circulação, mas continua comatoso e/ou não recupera a ventilação espontânea efetiva, deve-se proceder à proteção da via aérea, intubando a traqueia ou, se não for possível, mantendo o suporte ventilatório até que se possa intubar a traqueia. Sempre que disponível, deve-se fornecer oxigênio em fluxo alto.

Recuperada a circulação (detectada clinicamente pela presença de pulso), deve-se obter um registro eletrocardiográfico (ECG) completo e de pressão arterial. Se houver hipotensão, a manutenção da circulação estará ameaçada.[5,6]

Caso não tenha sido feito previamente à recuperação da circulação, será conectado um monitor ECG e instalada uma via venosa a fim de se obter uma amostra de sangue para exames laboratoriais (exames de coagulação, hematócrito, plaquetas, função renal, eletrólitos plasmáticos, marcadores de lesão miocárdica), um ECG de 12 derivações e uma radiografia de tórax. Recomenda-se evitar a coleta de gases arteriais porque o mais provável é que no período imediato eles estejam alterados, o que provocaria confusão em sua interpretação. Além disso, uma punção arterial traumática poderia contraindicar a administração de trombolíticos no caso de infarto agudo do miocárdio (IAM) com supradesnivelamento do segmento ST, quando ele é a causa da parada cardíaca e está dentro da margem de tempo indicada. A radiografia de tórax pode determinar a possível causa da parada cardíaca (pneumotórax, tamponamento cardíaco).[3]

O monitor cardíaco pode detectar ritmos anormais. As arritmias supraventriculares são frequentes após parada cardíaca e estão relacionados com problemas da oxigenação. Antes de administrar antiarrítmicos, assegure-se de que a oxigenação esteja adequada. No caso de taquicardia ventricular sem pulso/fibrilação ventricular (TVSP/FV) recuperadas, deve-se administrar um antiarrítmico em infusão contínua por 24 horas para diminuir o risco de reprodução da arritmia. O antiarrítmico mais usado é a amiodarona, mas também é possível usar a lidocaína.[4] Se durante a reanimação cardíaca avançada foi administrada uma dose de algum desses dois antiarrítmicos, deve-se administrar uma infusão contínua da mesma droga nas 24 horas seguintes. Se não foi utilizado um antiarrítmico durante a reanimação, deve-se utilizar uma dose seguida de infusão contínua de um dos dois antiarrítmicos. No caso do uso de amiodarona, a perfusão é de 1 mg/minuto durante 6 horas e, posteriormente, 0,5 mg/minuto até uma dose máxima diária de 2 gramas. Entre os efeitos adversos da amiodarona, os mais importantes são a hipotensão e a bradicardia, os quais podem ser prevenidos ao reduzir a velocidade de perfusão. Também é importante estar atento ao aparecimento de flebite química no acesso vascular, já que a amiodarona é muito irritante.

Se não foi determinada a causa da parada, é importante priorizar essa etapa.

Também serão instaladas uma sonda nasogástrica e uma sonda vesical para o estreito controle da diurese.

Na unidade de terapia intensiva, pode-se incluir a administração de trombolíticos (nos casos de IAM ou embolia pulmonar), a instalação de cateteres venosos centrais, a ventilação mecânica, o uso de drogas vasoativas ou inotrópicas etc.

DOENÇA PREDISPONENTE

A síndrome pós-parada cardíaca se complica pela existência de doenças como isquemia coronariana, diabetes melito, hipertensão arterial, câncer, desnutrição, insuficiência renal crônica, obesidade, doenças imunológicas, sepse, falência múltipla de órgãos, as quais determinam a sobrevivência ou a morte dos pacientes, apesar de uma técnica adequada de reanimação.[5,6]

PREVENÇÃO E MANEJO DE COMPLICAÇÕES

O surgimento de complicações dependerá do controle multiorgânico; de acordo com a prontidão e a duração das manobras de reanimação, algumas não podem ser previsíveis até que haja estabilização do paciente. Deve-se iniciar a reabilitação precoce, em função do aumento do risco de desenvolver um estado de coma persistente por encefalopatia anóxico-isquêmica, falência múltipla de órgãos, lesões por pressão, pneumonia hipostática e morte.

AVALIAÇÃO DO PROGNÓSTICO

Ainda que seja controverso o momento ideal de realizar uma avaliação prognóstica, recomenda-se fazê-lo até 72 horas após a RCE ou depois de reverter a hipotermia. Os fatores pré-PC (idade, comorbidade), os fatores intra-PC (intervalo colapso-RCP, intervalo RCP-RCE, qualidade de RCP) não são confiáveis como preditivos do futuro estado funcional neurológico.

São preditivos de mau prognóstico em ausência de hipotermia, sedação, relaxantes musculares, hipotensão ou hipoxemia:[3]

- Ausência de reflexo pupilar à luz e reflexo corneal 72 horas após a PCR.
- Presença de estado mioclônico (diferente de contrações mioclônicas isoladas) durante as primeiras 72-120 horas após PCR.
- Ausência de onda cortical N20 em potenciais evocados somatossensoriais de 24-72 horas depois da PCR ou do reaquecimento.
- Acentuada redução de relação substância cinzenta/substância branca na TC cerebral nas 2 horas após a PCR.
- Ampla restrição de difusão na RM cerebral entre 2 e 6 dias após a PCR.
- Ausência persistente de reatividade de EEG a estímulos externos nas 72 horas após a PCR.
- Surto-supressão persistente ou estado epiléptico resistente ao tratamento no EEG em 72 horas.

HIPOTERMIA TERAPÊUTICA

Dados indicam que a hipotermia é neuroprotetora e melhora o prognóstico após um período de hipóxia-isquemia cerebral global. O esfriamento suprime muitas das vias que conduzem à morte celular retardada, incluindo a apoptose. Ele reduz a taxa metabólica cerebral de oxigênio em torno de 6% a cada 1°C de diminuição na temperatura, e isso pode diminuir a liberação de aminoácidos excitatórios e radicais livres; além disso, bloqueia as consequências em nível intracelular da exposição a excitotoxinas e reduz a resposta inflamatória associada à síndrome pós-PCR.[4]

Estudos demonstraram uma melhora no prognóstico neurológico na alta hospitalar ou aos 6 meses. O esfriamento foi iniciado em minutos ou horas após a RCE e se manteve uma faixa de temperatura de 32-34°C durante 12-24 horas.

A aplicação prática da hipotermia terapêutica se divide em três fases: *indução, manutenção* e *reaquecimento.*

Indução

Para iniciar o esfriamento, pode-se utilizar uma infusão de 30 mL/kg de solução salina normal a 4°C, o que diminui a temperatura central aproximadamente em 1,5°C.

Manutenção

A fase de manutenção ocorre com a aplicação de bolsas de gelo e/ou toalhas úmidas, mantas ou almofadas de esfriamento, mantas de ar ou água circulante, almofadas recobertas de gel com água circulante, permutadores de calor intravascular, entre outros.[3]

A hipotermia altera a progressão do dano neurológico, modifica a evolução da recuperação, mascara a exploração neurológica e modifica o metabolismo dos fármacos.

Reaquecimento

Deve ser realizado de maneira lenta e progressiva, de modo que aumente a temperatura em 0,5-1°C a cada hora.

Aconselha-se fazê-lo com mantas de ar quente, se o esfriamento foi realizado com métodos externos, ou mediante os mesmos métodos endovasculares utilizados no esfriamento se, ao contrário, foram utilizados métodos internos. Deve-se dar atenção especial às reações vasovagais potenciais pela vasodilatação que o aquecimento produz.[4]

Por tudo isso, ainda não se sabe qual é o momento ideal para se fazer uma avaliação com fins prognósticos no paciente que recebeu hipotermia, razão pela qual ela deve ser retardada para que não sejam tomadas decisões equivocadas.

Efeitos terapêuticos da hipotermia terapêutica de 32°C a 34°C mantida constante por 24 horas

Efeitos metabólicos

Diminuição do metabolismo tecidual por retardamento das reações das enzimas dependentes da temperatura. O consumo de oxigênio diminui 8% a cada grau de temperatura. Portanto, durante a hipotermia, a necessidade de oxigênio diminui, sendo necessário um gasto cardíaco menor para satisfazer as necessidades teciduais e do próprio miocárdio.[6]

Efeitos hemodinâmicos

A hipotermia induzida produz diminuição da frequência cardíaca por esfriamento direto do nó sinoatrial, e isso melhora a perfusão coronariana, que é produzida principalmente durante a diástole. Também produz vasoconstrição reflexa que aumenta a pressão arterial e a pressão arterial média (PAM); no entanto, esse aumento da pós-carga pode não ser favorável, já que tem a possibilidade de aumentar o consumo miocárdico de oxigênio.[3]

Efeitos no tecido encefálico

A hipotermia terapêutica diminui a hipertensão intercraniana e o edema cerebral nas lesões cerebrais traumáticas e/ou isquêmicas (ao estabilizar a membrana celular), produzindo também um efeito anticonvulsivo.[3]

Efeitos anti-inflamatórios

A hipotermia induzida reduz a resposta inflamatória produzida, por exemplo, depois da ocorrência da circulação extracorpórea.

Complicações que podem surgir durante a hipotermia terapêutica

As complicações que podem ocorrer durante a indução são:[2]

- Hipovolemia por poliúria: reposição de volume.
- Hipopotassemia: ocorre em função do dano dos tecidos por parada cardíaca e ao aplicar a hipotermia (reposição eletrolítica).
- Tremores e vasoconstrição produzidos ao aplicar protocolo de hipotermia terapêutica: relaxantes musculares.
- Mioclonias: terapia anticonvulsiva.
- Taquicardia: avaliar repercussão hemodinâmica.
- Hipertensão arterial: vasoconstrição periférica pelo frio. Hipotensores.
- Hiperglicemia: alterações do pâncreas e no fígado. Controle dos níveis de glicemia abaixo de 180 mg/dL.
- Poliúria por supressão ADH: supressão de volume.

Cuidados da enfermagem durante a hipotermia terapêutica

- Manter o paciente sedado e relaxado, conforme prescrição médica; é necessária a vigilância de movimentos espontâneos, mioclonias ou tremores que indicariam relaxamento e/ou sedação insuficiente.
- Estar atento, sobretudo, ao aparecimento de lesões por pressão (LP), já que o risco aumenta pelo relaxamento muscular e pela má perfusão capilar produzida pela hipotermia.
- Vigiar as zonas potenciais de sangramento, seja no tubo endotraqueal, feridas cirúrgicas etc. Sua ocorrência significa que o paciente pode necessitar de transfusão de plasma e/ou plaquetas.
- Realizar o controle do tempo de coagulação ativado (TCA) geralmente a cada 12-24 horas.
- Atentar-se para o fato de que o paciente com hipotermia é especialmente suscetível às infecções, e que por isso são necessárias medidas de assepsia estrita. Para evitar a pneumonia, recomenda-se deixar a cabeceira da cama elevada a 30º.

- Controlar a temperatura constantemente, sendo responsável pela manutenção dos níveis térmicos.
- Realizar cuidado com os olhos e usar agente umidificante, mantendo as pálpebras ocluídas.

A Figura 1 apresenta um algoritmo de tratamento da síndrome pós-parada cardiorrespiratória.

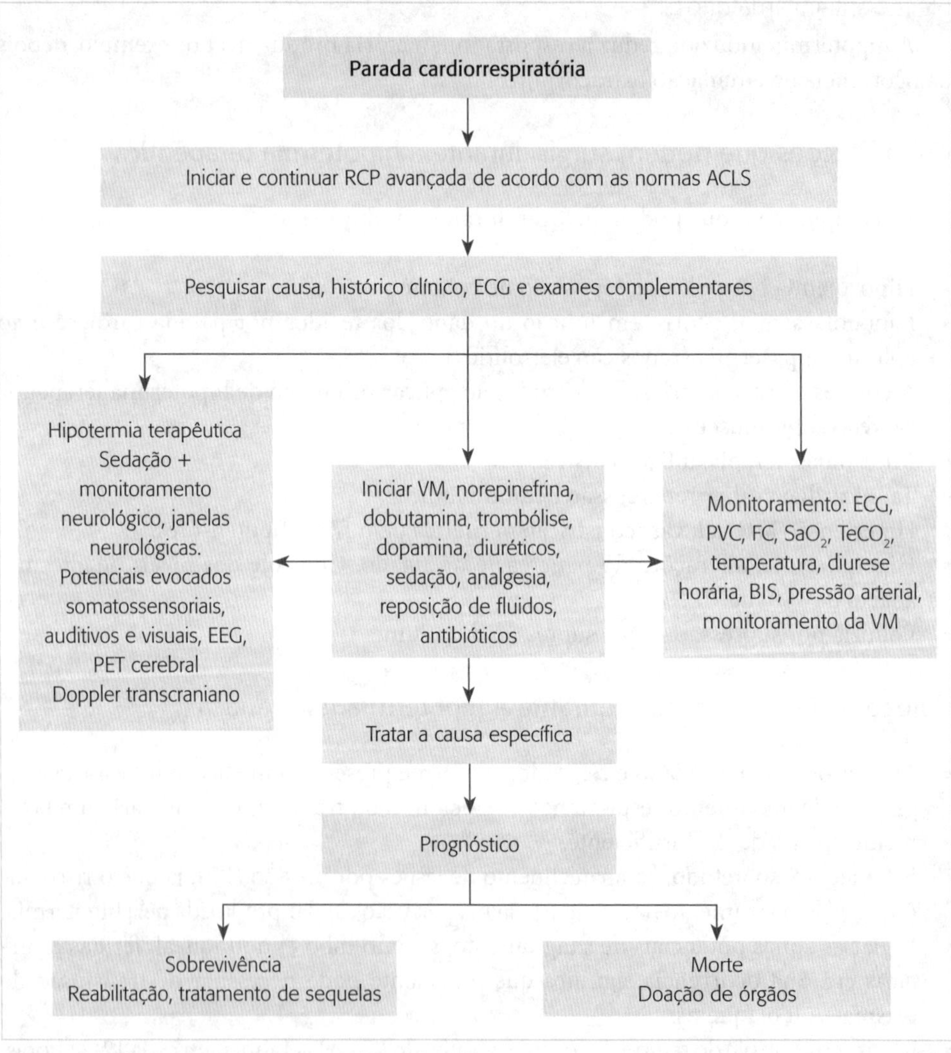

Figura 1 Algoritmo de tratamento da síndrome pós-parada cardiorrespiratória.

ACLS: Suporte avançado de vida (do inglês *Advanced Cardiac Life Support*); BIS: Índice bi-espectral; ECG: eletrocardiograma; EEG: eletroencefalograma; FC: frequência cardíaca; PET: tomografia por emissão de pósitrons; PVC: pressão venosa central; RCP: reanimação cardiopulmonar; SaO_2: saturação de oxigênio; VM: ventilação mecânica.

CONSIDERAÇÕES FINAIS

A equipe da enfermagem está sempre na linha de frente da atuação, desde o momento em que se iniciam as manobras de reanimação até quando o paciente se recupera por completo da parada cardiorrespiratória. As ações que realiza são muito diversificadas e estão altamente relacionadas com as do restante da equipe de saúde. São de responsabilidade do enfermeiro o bom funcionamento de todos os dispositivos e o controle do paciente, atendendo-o sempre de maneira integral e favorecendo uma recuperação rápida e eficaz, de modo a poder salvar mais vidas e melhorar a qualidade de muitas outras.

REFERÊNCIAS BIBLIOGRÁFICAS

1. American Heart Association (AHA). Guidelines CPR ECC 2015.
2. Escobar J. Fisiopatología del paro cardiorrespiratorio. Fisiología de la reanimación cardiopulmonar. Rev Chil Anest 2012;41.
3. European Resuscitation Council (ERC). Guías para la resucitación 2010. Disponível em: http://www.cercp.org/guias-y-documentos/guias/115-guias-erc-2010/file. Acesso em: 19 set 2016.
4. Martín-Hernández H, López Messa JB, Pérez-Vela JL et.al. Manejo del síndrome posparada cardiaca. Med Intensiva 2010.
5. Martín-Hernández H, López-Messa JB, Pérez-Vela JL, Molina-Latorre R, Cárdenas-Cruz A, Lesmes-Serrano A et al. Managing the post-cardiac arrest syndrome. Directing Committee of the National Cardiopulmonary Resuscitation Plan (PNRCP) of the Spanish Society for Intensive Medicine, Critical Care and Coronary Units (SEMICYUC). Med Intensiva 2010.
6. Sociedad Española de Medicina Intensiva, Crítica y Unidades Coronarias. Plan Nacional de RCP. La cadena de supervivencia. Janeiro de 2011.

Capítulo 56

Hipotermia terapêutica

Andrezza Serpa Franco
Karla Biancha Silva de Andrade
Vanessa Galdino de Paula

INTRODUÇÃO

A hipotermia terapêutica (HT) consiste na redução controlada da temperatura corpórea do paciente, tendo um alvo predefinido de temperatura, sendo considerada leve se temperatura estiver entre 32 a 34ºC, moderada entre 28 a 32ºC e profunda ao apresentar-se menor que 28ºC.[1]

O uso da HT possui evidências de antigas civilizações (egípcia, grega e romana), e Hipócrates foi o precursor na utilização da hipotermia induzida ao utilizar a neve para controlar a hemorragia. No ano de 1814, Baron Dominique-Jean Larrey, considerado o primeiro cirurgião, ao tratar vítimas de campo de batalha observou que o reaquecimento rápido de soldados feridos resultava em sua morte e, para evitá-la, desenvolveu uma estratégia de reaquecimento gradual na tentativa de modificar esse desfecho.[2] Precursores da hipotermia induzida e do reaquecimento gradual, Hipócrates e Larrey contribuíram significativamente para a utilização da HT.

Entre os anos de 1930 a 1940, os estudos realizados por Temple Fay, Claude Beck e Charles Bailey, em pacientes de cirurgia cardíaca e neurológica (traumas), demonstraram que a HT era neuroprotetora, porém até a década de 1980 foi considerada um tratamento de exceção, com muita especificidade, recebendo destaque apenas no atendimento à vítima pós-parada cardiorrespiratória, com possível redução de morbidade dos sobreviventes. Já na década de 1990, novas descobertas contribuíram para o tratamento de outras enfermidades por meio da HT.

Em adultos, existem evidências de que a HT quando utilizada de 2 a 24 horas, principalmente em pacientes com lesão encefálica traumática, acidente vascular cerebral (AVC) e parada cardiorrespiratória (PCR), ocasionou uma melhora significativa na recuperação neurológica desses pacientes.[13]

Em 2010, a American Heart Association (AHA) recomendou em suas diretrizes que a HT fosse oferecida para todos os pacientes adultos comatosos, sem resposta sensata aos comandos verbais, com retorno da circulação espontânea (RCE) após PCR por fibrilação ventricular (FV) extra-hospitalar que deveriam ser resfriados até 32 a 34°C, durante 12 a

24 horas, podendo se considerar também a hipotermia induzida em pacientes adultos comatosos com RCE após PCR intra-hospitalar (PCRIH) em qualquer ritmo inicial ou após uma PCR extra-hospitalar (PCREH) com ritmo inicial de uma atividade elétrica sem pulso ou assístole. Estudos preliminares sobre o controle direcionado da temperatura examinaram o resfriamento de 32 a 34°C em comparação com um controle direcionado da temperatura (CDT) bem definido e concluíram um melhor desfecho neurológico em pacientes em que a hipotermia foi induzida.[5,8]

Recentemente, um estudo comparou um CDT com alvo de 36°C e outro com alvo de 33°C e obtiveram desfechos semelhantes em ambos, com maior destaque ao controle do que ao alvo. Como os resultados não apontaram melhora da mortalidade e melhor desfecho neurológico após 6 meses, a AHA traz em suas diretrizes atuais a importância de se realizar o controle direcionado da temperatura como uma recomendação.[4] Esses achados fundamentam que, ao realizar o protocolo de hipotermia nas unidades de cuidado, deve ser estabelecida uma faixa para que o controle seja eficaz, em vez de um único alvo de temperatura.

Consequentemente, as diretrizes da AHA 2015 para ressuscitação cardiopulmonar (RCP) e atendimento cardiovascular de emergência (ACE) colocam uma "nova roupagem" na questão da hipotermia. O CDT recebe destaque frente aos pacientes adultos comatosos, sem resposta sensata aos comandos verbais, com RCE após PCR, que devem ser submetidos ao CDT, tendo como temperatura alvo a manutenção entre 32 e 36°C.[3]

Neste cenário, o objetivo final da hipotermia em pacientes pós-PCR parece estar relacionado à promoção da ressuscitação global, garantindo a sobrevida e oferta de qualidade ao paciente, pois o princípio de resfriamento de sobreviventes de uma PCR é simples, mas a implementação é o grande desafio para a equipe frente ao fato de haver redução da demanda cerebral de oxigênio e consequente proteção contra isquemia.[6] Estima-se que para cada 1°C de queda na temperatura corpórea, ocorra redução na taxa do metabolismo cerebral de 6 a 7%, além de supressão da ação de radicais livres, proteção da fluidez das membranas lipoproteicas, redução da acidose intracelular, atraso na ação de enzimas destrutivas e redução da pressão intracraniana, fatores que devem ser considerados.[7]

PREVENINDO AS ALTERAÇÕES FISIOLÓGICAS CAUSADAS PELA HIPOTERMIA

Após o exposto, merecem destaque as ações do enfermeiro, que deverá estar sempre atento às alterações fisiológicas decorrentes da HT, a fim de instituir um plano de cuidados com foco na identificação precoce das reações indesejáveis e intervenções imediatas para uma assistência de qualidade e segura.

Na fase inicial da HT, verifica-se uma resposta catecolaminérgica, com aumento da frequência cardíaca (FC), do débito cardíaco (DC) e da pressão arterial (PA), a qual é posteriormente suplantada pelos efeitos inotrópicos e cronotrópicos negativos da hipotermia, determinando redução do débito e da perfusão tissular. Neste sentido, vale ressaltar que essas alterações fisiológicas causam danos ao indivíduo e, por isso, a prevenção de complicações torna-se mandatória. Na Tabela 1 estão descritos os principais diagnósticos de enfermagem, as intervenções e as justificativas fundamentais para que o processo de enfermagem ocorra de maneira segura e precisa.

Tabela 1 Principais diagnósticos de enfermagem: intervenções e justificativas

Diagnóstico de enfermagem	Intervenções de enfermagem	Justificativa
Risco de perfusão tissular cardíaca diminuída	▪ Monitorizar sinais vitais, atentando especialmente para oscilações da PA e da temperatura ▪ Acompanhar exames diagnósticos, como eletrocardiograma (alterações do segmento ST), ecocardiograma (mensuração do DC)	À medida que a temperatura central se aproxima de 32 a 33°C, existe uma elevação aguda do segmento ST, denominada onda de Osborn ou onda J. A PA começa a declinar a partir de uma queda de 40% da temperatura inicial. A uma temperatura de 32°C, o DC apresenta-se 75% do normal; quando a 28°C, 55% do normal; e a 18°C, 20% do normal
Risco de perfusão gastrointestinal periférica ineficaz	▪ Realizar o exame físico abdominal: auscultar o abdome para avaliar a atividade peristáltica, palpar para detecção de distensão abdominal, percutir para detectar timpanismo (presença de ar) ou macicez em regiões que normalmente contêm ar (sugestivo de sangue ou outros fluidos) ▪ Medir e monitorizar a circunferência abdominal ▪ Notificar a presença de vômitos e constipação	Com a queda da temperatura, ocorre o aumento da viscosidade do sangue por causa da aglutinação das hemácias, sobretudo quando a temperatura se encontra <20°C. Com o aumento da viscosidade, há elevação da resistência vascular periférica, com sequestro de vasos constritores na circulação visceral e intra-abdominal
Risco de perfusão renal ineficaz	▪ Monitorar a ingesta hídrica e o débito urinário por meio do balanço hídrico ▪ Acompanhar resultados de exames laboratoriais para avaliar a função renal ▪ Realizar com cautela a administração de agentes nefrotóxicos, a fim de reduzir os riscos de lesão renal	Com a diminuição da temperatura, o fluxo sanguíneo renal e a taxa de filtração glomerular diminuem, ocorrendo oligúria e natriurese induzida pelo frio
Troca de gases prejudicada caracterizada por pH anormal	▪ Realizar a coleta de gasometria arterial seriada ▪ Atentar-se aos dados (idade, leito, nome e FiO_2) ao programar a máquina de gasometria e registrar a temperatura do paciente	Durante a hipotermia, a afinidade da hemoglobina pelo oxigênio aumenta, mas como os tecidos necessitam de uma quantidade menor de oxigênio, ocorre uma redução no consumo de O_2, com consequente diminuição do dióxido de carbono e redução na PCO_2, elevando o pH sanguíneo à medida que a temperatura diminui. Tal condição deriva da proporção aproximada de 0,0147 para cada grau centígrado de redução da temperatura. Dessa forma, pode ser considerado adequado o pH de 7,58 em temperatura de 28°C. Boa parte das máquinas modernas de gasometria pode corrigir esses resultados, basta que a informação da temperatura seja registrada adequadamente no aparelho

(continua)

Tabela 1 Principais diagnósticos de enfermagem: intervenções e justificativas (*continuação*)

Diagnóstico de enfermagem	Intervenções de enfermagem	Justificativa
Riscos de infecção	▪ Avaliar e registrar sinais de infecção nos locais de inserção dos cateteres invasivos, incisões cirúrgicas e característica da secreção na aspiração traqueal ▪ Realizar higiene oral diária ▪ Acompanhar exames laboratoriais e marcadores infecciosos ▪ Implementar medidas de controle de infecção, principalmente as técnicas apropriadas de higienização das mãos	A produção de anticorpos especificamente mediada pelas células T é prejudicada, de modo que o paciente apresenta-se mais vulnerável a quadros infecciosos, especialmente os pulmonares, quando em ventilação mecânica
Risco de lesão térmica	▪ Supervisionar o uso dos sistemas de resfriamento e reaquecimento, como bolsas de gelo e cobertores de resfriamento ▪ Examinar rotineiramente a superfície da pele, iniciando medidas de prevenção caso seja necessário	Caso os sistemas de escolha para resfriamento do paciente incluam pás adesivas e bolsas de gelo, é mandatória a inspeção por riscos de lesão da pele em razão da exposição a temperaturas extremas
Risco de desequilíbrio na temperatura corporal	▪ Realizar o acompanhamento de horário da temperatura durante as fases do protocolo (se possível em impresso específico) ▪ Atentar-se para a faixa de controle direcionada da temperatura estabelecida em conjunto com a equipe multidisciplinar ▪ Obedecer aos critérios de indução e reaquecimento do protocolo instituído ▪ Orientar e supervisionar a equipe de enfermagem no estabelecimento da faixa de CDT	Em razão da exposição a temperaturas extremas

PROTOCOLO DE HIPOTERMIA TERAPÊUTICA

O estabelecimento de um protocolo sistematiza e organiza as ações da equipe multiprofissional, e reúne de forma sumarizada as etapas do cuidado que precisam ser seguidas. Uma equipe de enfermagem treinada é de suma importância para que a operacionalização do protocolo ocorra, pois agiliza as condutas diagnósticas e terapêuticas.[7]

O paciente elegível para a instalação da HT encontra-se gravemente enfermo e, considerando a Lei n. 7498/86, que rege o exercício do profissional de enfermagem, em seu art. 11, cabe privativamente ao enfermeiro os cuidados diretos, pois são pacientes graves e com risco de morte. Destacamos o profissional enfermeiro, pois ele também poderá gerenciar a temperatura-alvo e desenvolver uma assistência sistematizada, fundamentada em princípios técnicos-científicos, com foco na prevenção e intervenção dos eventos adversos ou complicações advindas da terapêutica.[12]

Com o objetivo de facilitar o entendimento do capítulo, decidimos dividir didaticamente as fases da hipotermia; lembrando que devemos sempre iniciar o protocolo na divisão de fases da hipotermia e do reaquecimento, são elas as fases da identificação (critérios de inclusão e exclusão), da indução, da manutenção e do reaquecimento, descritos a seguir.

Fase da identificação

O recurso da HT deverá ser aplicado em uma população restrita, no qual os custos social, humano e econômico dos pacientes que apresentam eventos fatais não sejam desconsiderados. É importante que se identifique a elegibilidade para ao tratamento. O International Liaison Committee on Resuscitation (ILCOR) recomenda o CDT a todos os pacientes adultos comatosos, ou seja, sem resposta sensata aos comandos verbais, com RCE após uma PCR, tendo como temperatura-alvo algo entre 32 e 36°C o mais precocemente possível.

Nesta fase da elegibilidade, é importante descrever que os pacientes excluídos da terapêutica serão os reanimados por mais de 60 minutos, aqueles com RCE há mais de 6 horas, os doentes com estado de coma prévio a PCR, as gestantes, os que apresentem sangramento ativo ou coagulopatia, os pacientes em pós-operatório de cirurgias de grande porte por mais de 14 dias, os pacientes com choque cardiogênico ou choque séptico e os pacientes terminais.

De acordo com Timmerman et al.,[7] o método ideal de resfriamento é aquele que atinge de modo mais rápido a temperatura-alvo, sem provocar lesões, além de permitir a manutenção da temperatura-alvo de forma sustentada pelo período desejado.

Fase da indução à hipotermia

O alvo da temperatura a ser atingida nesta fase é de 32 a 34°C, e o resfriamento deve ser iniciado prontamente, preferencialmente no local do evento ou em até 6 horas após o RCE. O enfermeiro deve atentar-se ao alvo, que pode ser uma das recomendações mais importantes, uma vez que temperaturas abaixo de 31°C sugerem arritmias fatais.[9]

A temperatura central deve ser monitorizada continuamente por meio de termômetro esofágico, cateter vesical ou cateter de artéria pulmonar, sendo de extrema importância que durante a indução e manutenção da hipotermia o paciente seja monitorizado por eletrocardiograma contínuo, balanço hídrico e idealmente se tenha a medida da pressão arterial invasiva, uma vez que sob hipotermia o indivíduo apresenta queda considerável da pressão arterial e necessidade de infusão de drogas vasoativas. Para exames laboratoriais, como hemograma, plaquetas, coagulograma, eletrólitos e gasometria arterial, são recomendados até 12 horas de hipotermia induzida, uma vez que alteração na cascata de coagulação poderá contribuir para formação de trombos.[9]

A gasometria arterial auxiliará na monitorização da oxigenação do sangue e nos ajustes ventilatórios necessários, visto que a oximetria de pulso não seria a monitorização de oxigenação mais confiável na HT. Essas justificativas se fundamentam no fato de o resfriamento causar influxo intracelular de potássio, magnésio, cálcio e fósforo, resultando em níveis séricos baixos, podendo causar arritmias graves e a necessidade da reposição desses eletrólitos.[9] Sedação e analgesia devem ser consideradas, pois na tentativa de manter a temperatura corporal podem ocorrer tremores e o retardo do processo de resfriamento.

A base do cuidado do enfermeiro na HT precisa englobar a monitorização e a vigilância do paciente, na tentativa de minimizar eventos adversos e garantir qualidade e segurança na assistência prestada. Para tal, o uso das tecnologias leves, como a ficha de admissão e controle da hipotermia, além da disponibilidade de coleta e resultados rápidos de exames laboratoriais e a análise do balanço hídrico, são fundamentais. Quanto às tecnologias duras, merece destaque o uso do monitor multiparâmetro, os sistemas de resfriamento, cateteres, medicamentos, em que a associação da tecnologia leve, leve-dura e dura necessitam do conhecimento científico do enfermeiro e da especialização de sua equipe para o cuidado do paciente gravemente enfermo.

Embora tenhamos detalhado o que deve ser monitorizado e monitorado na Figura 1, exemplificaremos os principais itens para que o enfermeiro promova e garanta o gerenciamento do protocolo da HT.

Quanto aos métodos de resfriamento, esses podem ser classificados em invasivos e não invasivos, ambos com vantagens e desvantagens, sendo que o resfriamento ideal deve ser o que atinja de modo mais rápido e prático a temperatura-alvo. Alguns métodos não possuem eficácia cientificamente comprovada e, desta forma, optamos em descrever os que já passaram por ensaios clínicos, conforme destacado na Tabela 2.

As temperaturas que demonstram resultados mais benéficos estão compreendidas no intervalo de 32 a 34°C (hipotermia leve), mantidas por 24 horas por meio de resfriamento externo, sendo possível o resfriamento do paciente por meio da lavagem peritoneal e pleural, embora esta não seja amplamente utilizada.[15]

O método mais eficaz de produzir hipotermia nos dias atuais se dá por meio de cateteres endovasculares, que proporcionam o controle da temperatura tanto na indução quanto na manutenção e no reaquecimento do paciente. É considerado um método rápido de indução por diminuir a temperatura em uma velocidade de 2 a 2,5°C a cada hora. Esse é um sistema que utiliza um cateter venoso central especial, de metal recoberto, por onde circula água, conectado a um equipamento externo que a refrigera. O cateter pode ser in-

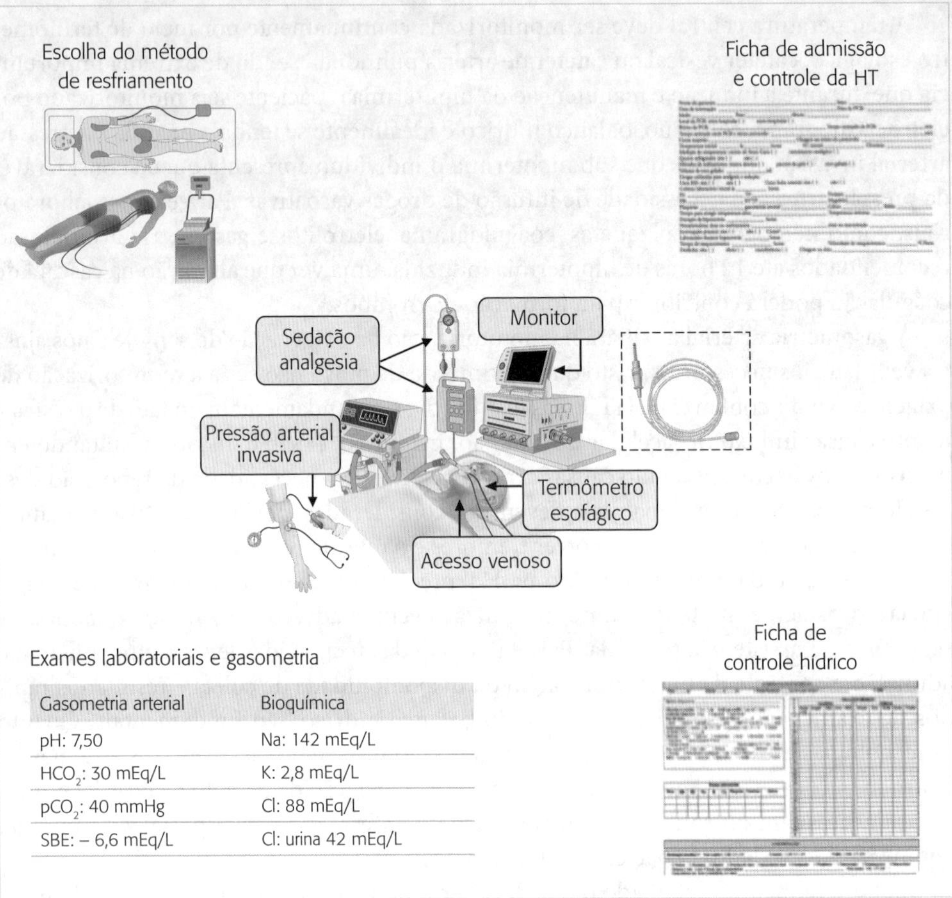

Gasometria arterial	Bioquímica
pH: 7,50	Na: 142 mEq/L
HCO_2: 30 mEq/L	K: 2,8 mEq/L
pCO_2: 40 mmHg	Cl: 88 mEq/L
SBE: – 6,6 mEq/L	Cl: urina 42 mEq/L

Figura 1 Diferentes tipos de tecnologias (leve, leve-dura, dura) no gerenciamento do protocolo de HT.

troduzido via femoral, subclávia ou jugular e tem riscos de complicações mecânicas, infecção e trombose venosa. Com frequência de uso ainda limitada e custo elevado, quando utilizado se mostra menos trabalhoso para a equipe do que os métodos convencionais.

Fase da manutenção da hipotermia

Esta fase se inicia ao se atingir temperatura de 34°C e estende-se por 24 horas. Nesta etapa, os cuidados são direcionados para o controle rigoroso de glicemia, em razão de a hipotermia causar resistência insulínica, e para evitar o hiper-resfriamento (temperatura <32°C).

Atenção especial deve ser dada para a monitorização hemodinâmica, pois as variações na pressão arterial normalmente ocorrem durante a indução e manutenção da refrigeração, sendo necessário o uso de vasopressores e/ou inrotrópicos para manter o DC adequado.

Tabela 2 Métodos de resfriamento corporal com vantagens e desvantagens associadas

Método de resfriamento	Vantagens	Desvantagens
Bolsas de gelo	Técnica de ótima utilização para manter a hipotermia, fácil aplicabilidade e baixo custo	Pouco efetiva para infusão com risco de queimadura na pele e indução lenta da hipotermia
Pás de gel adesivas – Artic Sun®, pás adesivas cobertas de hidrogel, que se adere à pele e é resfriado por um dispositivo externo 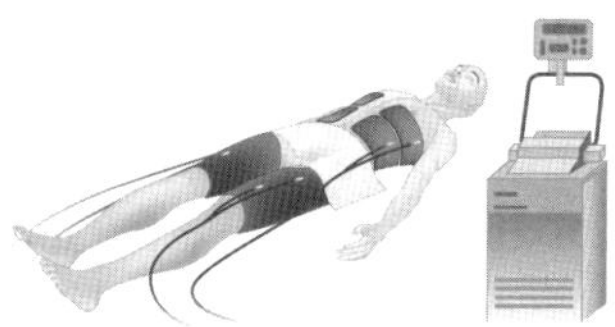	Reduz a temperatura em média 1,5°C/h	Alto custo e risco de provocar queimaduras e lesões de pele
Cobertores de resfriamento	Baixo custo e fácil disponibilidade do produto no mercado	Redução lenta da temperatura central, requer medidas adicionais
Infusão de líquidos gelados a 4°C por via venosa: 30 a 40 mL/kg via periférica ou central	Prático, de baixo custo, sendo os mais utilizados: Ringer lactato e soro fisiológico 0,9%	Necessita de métodos adicionais, uma vez que o reaquecimento ocorre em 85% dos pacientes.[14] Pacientes com edema pulmonar, insuficiência renal crônica e insuficiência cardíaca possuem contraindicações a grandes volumes, mas pequenos volumes podem ser estudados e viabilizados pela equipe
Circuitos extracorpóreos	Um dos métodos mais rápidos e seguros de redução acelerada da temperatura	Procedimento invasivo, alto custo e necessita de profissional qualificado para canulação extracorpórea

Vale também ressaltar que a coleta do sangue para avaliação da glicemia deverá ser realizada por meio de sangue venoso, uma vez que a vasoconstricção cutânea poderá alterar os resultados. Pelos mesmos motivos, ao gerenciar a ventilação mecânica, recomenda-se a gasometria arterial ao oxímetro de pulso e caso a unidade disponibilize oxímetros com detectores implantados na região frontal do crânio, esses demonstraram ser mais eficazes para o controle dos pacientes em HT.[9]

Não está indicada a alimentação aos pacientes em tratamento em razão da hipomotilidade gástrica, além do risco aumentado de pneumonia associada à ventilação mecânica (PAV). Assim, entende-se que devemos ser rigorosos nas ações e no uso dos protocolos de prevenção da PAV.

Devem ser levadas em consideração nesta fase a analgesia e a sedação. Para um melhor controle da sedação recomenda-se o uso da escala de sedação, bem como o uso do BIS (*bispectral index*). O BIS é um parâmetro multifatorial derivado do eletroencefalograma (EEG) de avaliação da função cerebral, que serve para evitar sobredoses de sedativos e anestésicos. Convulsões podem ser mascaradas pelo uso de bloqueadores e sedativos. Convulsões e tremores leves (faciais), moderados (de extremidade) e graves (no corpo todo) aumentam a demanda metabólica e devem ser tratados como emergência nos pacientes em tratamento da HT.[9] Já a presença de arritmias e o despertar são sinais de suspensão do tratamento.

Requer atenção da enfermagem a prevenção de lesões de pele, pois esta exerce um papel fundamental na termorregulação corporal, variando o fluxo sanguíneo e a temperatura para ajudar a preservar a temperatura central do organismo, pois a perda de calor em um determinado local congela os tecidos e resulta em bolhas e necrose. Podem ocorrer também eritema pérnio, urticária ao frio e paniculite do frio, porém estão mais presentes em exposição ao frio ambiental e poucas são as publicações a respeito de lesões de pele específicas com o uso da HT.

Fase do reaquecimento

O início da fase do reaquecimento não implica descontinuidade imediata dos dispositivos de resfriamento, já que o ganho de temperatura deverá ser gradativo.[10] Essa fase costuma iniciar-se 24 horas após o início da indução ao resfriamento e deve ser lenta, em torno de 0,2 a 0,4°C a cada hora, durante 12 horas até que atinja de 32 a 35°C.

O reaquecimento pode ser descrito como ativo e passivo (Figura 2), merecendo destaque o ativo externo, que ocorre por meio de manta térmica, com a elevação da temperatura em 1°C por hora, enquanto que o passivo ocorre com aumento gradativo de 0,5°C. O reaquecimento interno pode ocorrer através do uso de fluidos intravenosos aquecidos a 40°C, oxigênio aquecido e umidificado, lavagem de cavidade corporal e também por meio do aquecimento sanguíneo extracorpóreo.

Nesta fase, a instabilidade hemodinâmica não é rara, uma vez que, em razão da vasodilatação periférica, a hipotensão pode ocorrer e estes sinais fazem parte da síndrome após reperfusão, algo comum à medida que a temperatura se eleva.

O enfermeiro deve atentar-se para a hipercalemia, pois o potássio que migrou para dentro da célula durante a hipotermia pode migrar para o meio extracelular, com risco potencial de arritmias. Estudos recentes apontam que o reaquecimento deve ser realizado lentamente, com a finalidade de reduzir o risco de efeito rebote da hipotermia, além de agravamento da lesão cerebral, hipoglicemia e/ou desequilíbrio eletrolítico.[2]

Merece destaque o fato de que em todas as fases o enfermeiro deverá evitar grandes variações de temperatura, verificar os sinais vitais de horário, atentar-se para os sinais de infecção e sangramento, lesões de pele, controle da glicemia, e lembrar-se de checar e de tratar alterações decorrentes de exames laboratoriais, como o sódio, potássio, cálcio, magnésio e da gasometria arterial, além de prevenir e tratar tremores, controlar a diurese e, finalmente, monitorizar a temperatura e o traçado do ECG durante as 24 horas.

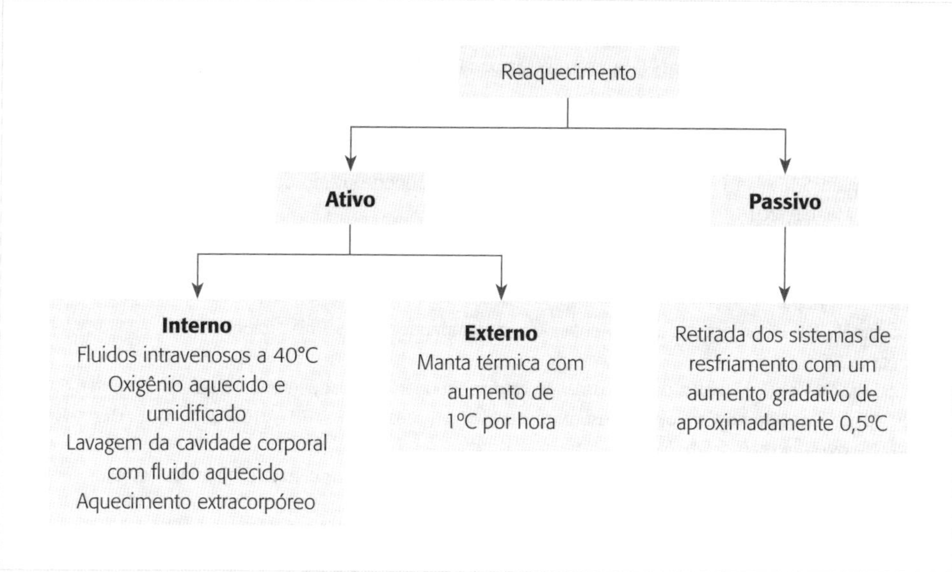

Figura 2 Diferentes fases do reaquecimento.

CONSIDERAÇÕES FINAIS

A implementação de um protocolo depende de práticas integradas e da multidisciplinaridade, baseada em diretrizes e evidências científicas adequadas para a realidade e a logística local, estabelecendo um fluxograma que determine as funções de cada profissional.

Como a condução da HT exige não apenas uma categoria de profissional, e sim equipe multidisciplinar, é de extrema importância uma comunicação clara e registrada, com reconhecimento e conhecimento do processo por cada membro, para a definição de objetivos da terapia, planejamento do reaquecimento e controle direcionado da temperatura.

Portanto, é imprescindível que o enfermeiro seja considerado um importante elo na corrente em busca da qualidade da assistência prestada ao paciente em HT, tanto na operacionalização do gerenciamento do protocolo quanto na identificação de diagnósticos de enfermagem, auxiliando o plano de cuidados com intervenções que de fato necessitam ser instituídas.

REFERÊNCIAS BIBLIOGRÁFICAS

1. Sesseler DI. Mild perioperative hypothermia. N Engl J Med 1997;336(24):1730-7.
2. Alshimemeri A. Therapeutic hypothermia after cardiac arrest. Annals of Cardiac Anaesthesia 2014;17:4.
3. American Heart Association (AHA). Atualização das diretrizes de RCP e ACE. Destaques da AHA 2015. Disponível em: https://eccguidelines.heart.org/wp-content/uploads/2015/10/2015-AHA-Guidelines-Highlights-Portuguese.pdf.

4. Nielsen N, Wetterslev J, Cronberg T, Erlinge D, Gasche Y, Hassager C et al. Targeted temperature management at 33°C versus 36°C after cardiac arrest. N Engl J Med 2013;369(23):2197-206.
5. Leão R, Ávila P, Cavaco R, Bent N. Hipotermia terapêutica pós-parada cardíaca: preditores de prognóstico. Rev Bras Terap Intens 2015;27(4):322-32.
6. Arrich J. European resuscitation council hypothermia after cardiac arrest registry study group. Clinical application of mild therapeutic hypothermia after cardiac arrest. Crit Care Med 2007;35(4):1041-7.
7. Timmerman S, Dallan LAP, Gonzalez MMC, Bernoche C. Suporte avançado de vida em hipotermia-SAVEH. Barueri: Manole; 2014.
8. American Heart Association. Destaque das diretrizes da America Heart Association 2010 para RCP e ACE. Disponível em: https://www.heart.org/idc/groups/heart-public/@wcm/@ecc/documents/downloadable/ucm_317343.pdf
9. Kupchik NL. Development and implementation of a therapeutic hypothermia protocol. Crit Care Med 2009;37(7 Suppl):S279-84.
10. Gonzalez MM et al. I Diretriz de ressuscitação cardiopulmonar e cuidados cardiovasculares de emergência da Sociedade Brasileira de Cardiologia: resumo executivo. Arq Bras Cardiol. 2013;100(2):105-13. Disponível em: http://www.scielo.br/pdf/abc/v100n2/v100n2a01.pdf.
11. Rech TH, Vieira SRR. Hipotermia terapêutica em pacientes pós-parada cardiorrespiratória. Rev Bras Ter Intens 2010;22(2):196-205.
12. Código de ética dos profissionais de enfermagem. Resolução n. 311, de 12 de maio de 2007.
13. Moore EM, Nichol AD, Bernard SA, Bellomo R. Therapeutic hypothermia: benefits, mechanisms and potential clinical applications in neurological, cardiac and kidney injury. Injury 2011;42(9):843-54.
14. Holzer M, Kliegel A, Losert H, Sterz F, Kliegel M, Uray T et al. Cold simple intravenous infusions preceding special endovascular cooling for faster induction of mild hypothermia after cardiac arrest – a feasibility study. Resuscitation 2005;64(3):347-51.
15. Souza JE. Hipotermia terapêutica pós-reanimação cardiorrespiratória: uma revisão bibliográfica. São Paulo. Rev Cient Enferm 2013;3(8):25-35.

Capítulo 57

Síndrome coronariana aguda

Lilian Behring

A avaliação do paciente com síndrome coronariana aguda (SCA) deve ser extremamente criteriosa e detalhada, pois caso ocorram falhas nesse processo a resposta poderá promover o agravamento do estado geral do paciente e até mesmo a morte.[1] Para que essas ações ocorram de maneira segura, adequada e focada nos cuidados individualizados, o desenvolvimento da sistematização da assistência de enfermagem (SAE) é de primordial importância e relevância.

Composta por itens que estruturam o processo de enfermagem (PE), a SAE na primeira fase promoverá a investigação por meio da anamnese e do exame físico, seguidos pelo desenvolvimento do diagnóstico de enfermagem, sendo finalizada com o planejamento dos resultados e a implementação da assistência de enfermagem, norteada agora pela prescrição de enfermagem e pela avaliação da assistência prestada ao paciente crítico.[2]

No atendimento da SCA, merece destaque o histórico de enfermagem, fase da investigação que configura o direcionamento para que a assistência seja livre de negligências, imprudências e imperícias.[2] O documento deve conter dados da história prévia, doenças cardiovasculares e comorbidades, a fim de minimizar possíveis agravos relacionados ao quadro e fornecer esclarecimentos sobre a real situação existente.[3] Consequentemente, o primeiro passo é a identificação do indivíduo com o preenchimento dos fatores de risco, podendo esta coleta ser dividida e realizada conforme os tópicos apresentados a seguir.

Os seguintes dados não modificáveis devem ser registrados:

- Sexo.
- Raça.
- Idade.

Também devem ser investigados os fatores associados à SCA. Quanto às doenças prévias[2] ou fatores modificáveis:[3]

- Doenças crônicas e degenerativas, como hipertensão, diabetes melito e dislipidemia.
- Doenças relacionadas à dependência química: tabagismo, etilismo e uso de drogas lícitas (ansiolíticos) e ilícitas (cocaína, crack, ecstasy).
- Doenças cardiovasculares: doença coronariana prévia, doença estrutural cardiovascular – como insuficiências valvares, insuficiência cardíaca congestiva (ICC) – e arritmias, como fibrilação atrial (FA).
- Doenças de ordem neurológica: acidente vascular cerebral (AVC).
- Doenças endócrinas: disfunção da tireoide (tireotoxicose).
- Doenças gástricas: doenças pépticas, úlceras duodenais, varizes esofagianas.
- Doenças hematológicas: transtornos de coagulação, estruturais (anemia falciforme), oncológicas (tumores).
- Doenças reumatoides: lúpus eritematoso sistêmico, periarterite nodosa, granulomatose de Wegener, doença de Burger, doença de Takayasu, artrite reumatoide, espondilite anquilosante.
- Doenças renais: lesão renal aguda ou crônica.
- Doenças vasculares: vasculopatia periférica, aneurisma, pseudoaneurisma e dissecção de aorta ou coronária.

Quanto às possibilidades traumáticas:[2]

- Traumas torácicos que levam ao comprometimento estrutural pericárdico ou esternal por ordem oclusiva ou constritiva.

Quanto à realização de procedimentos cirúrgicos ou intervenções:[2]

- Os procedimentos e as intervenções cardiovasculares são os mais relevantes nesse caso, podendo estar associados a mixomas, endocardites bacterianas e embolias por próteses valvares.
- Outros procedimentos cursam com probabilidade de tromboembolismo, caso existam comorbidades associadas e alterações laboratoriais.

Após a anamnese, a fase de busca ativa seguirá por meio do exame físico, no qual o enfermeiro necessitará de um vasto conhecimento de fisiologia e anatomia, com foco na área cardiovascular e atentando-se para possíveis respostas oxi-hemodinâmicas evidenciadas pelos sinais e sintomas.[4] O exame físico deve ser realizado de maneira cefalocaudal, priorizando as alterações evidenciadas na anamnese e seguindo pela inspeção, ausculta, percussão e palpação, que permitem a investigação de sinais e sintomas.[4]

A realização do exame físico, por estruturas corpóreas divididas didaticamente, facilita a identificação de possíveis complicações relacionadas aos sinais e sintomas, evidenciando, por exemplo, condições como a hipóxia ou a hipoperfusão, que podem ocorrer de maneira periférica ou central, estando essas condições relacionadas com as síndromes coronarianas e agravando o estado do paciente.

Consequentemente, em um exame físico dividido de maneira didática, o enfermeiro deverá contemplar na investigação neurológica a Escala de Coma de Glasgow, que oferece de maneira rápida e clara um diagnóstico prévio da situação neurológica, composta pela avaliação ocular, motora e verbal (ver Tabela 1).[4]

Nessa escala, que pode ter como menor índice 3 pontos e maior índice 15 pontos na ausência de alterações, um escore menor que 8 pontos poderá sugerir lesão de córtex com consequente depressão ventilatória. Portanto, o enfermeiro que estiver prestando assistência a um paciente com escores menores que 8 deve atentar para a necessidade do uso de materiais de suporte ventilatório invasivo e não invasivo, além da monitoração oxidinâmica.[4]

Vale ressaltar que a dor é um sinal que precisa ser avaliado e classificado de acordo com sua intensidade, início, tempo de duração e término.

Na avaliação de pele e mucosas, o enfermeiro necessita verificar o estado da pele e o grau de hidratação, bem como a coloração das mucosas e se estão alteradas na presença de baixa perfusão.[4] Deve-se observar possíveis focos de sinais flogísticos ou infecciosos, avaliando os olhos, ouvidos, cavidade oral e dentes.[5] As síndromes infecciosas podem levar a alterações cardíacas, como as endocardites bacterianas, taquicardias e descompensação hemodinâmica.

Na estrutura cervical, devem ser observadas a turgência jugular, a palpitação da tireoide e a presença de sopros carotídeos.

No tórax, devem ser investigados sopros cardíacos, presença de terceira bulha, ritmo em galope, marcas cicatricionais de intervenções cirúrgicas prévias, broncoespasmo e possíveis infecções.

Ao examinar o abdome, é importante a avaliação de hepato e esplenomegalias, algias abdominais e a investigação de distúrbios aneurismáticos.

Tabela 1 Escala de Coma de Glasgow

Abertura ocular	Espontânea	4
	Ao comando verbal	3
	À dor	2
	Ausente	1
Resposta motora	Obedece comandos	6
	Localização à dor	5
	Flexão inespecífica (retirada)	4
	Flexão hipertônica	3
	Extensão hipertônica	2
	Sem resposta	1
Resposta verbal	Orientado e conversando	5
	Desorientado e conversando	4
	Palavras inapropriadas	3
	Sons incompreensíveis	2
	Sem resposta	1

Em relação aos membros superiores e inferiores, é importante a verificação do pulso, da intensidade e da presença de hematomas e varizes, fatores que podem interferir na condição hemodinâmica do paciente crítico.

Portanto, o enfermeiro intensivista deverá ter como meta a realização de um primoroso exame físico, de forma que os cuidados proporcionados pela equipe sejam efetivos e seguros. Como forma de nortear a assistência, na Tabela 2 estão elencados possíveis diagnósticos, metas e intervenções para a equipe de enfermagem diante da SCA.

CONSIDERAÇÕES FINAIS

Desenvolver cuidados ao paciente com SCA requer que o enfermeiro realize ações pautadas na resolução e na identificação de problemas de maneira precisa, pois o fator de risco mais evidente para o desencadeamento da SCA é a hipertensão, seguida de ingesta alcoólica.

Tabela 2 Diagnósticos, metas e intervenções para a equipe de enfermagem na SCA

NANDA (diagnóstico)	NOC (meta)	NIC (intervenções)
Risco de infecção relacionado a procedimentos invasivos e aumento de exposição ambiental a patógenos	O paciente deverá descrever fatores de risco associados à infecção e medidas de precaução necessárias	▪ Medidas de higiene das mãos, uso de EPI ▪ Isolamento com biombos, se necessário ▪ Evitar trânsito de pessoas de forma asséptica
Disposição para melhora do autocuidado relacionada a relato de desejo de aumentar a independência na manutenção da saúde	O paciente deverá realizar práticas que ajudem em seu autocuidado	▪ Estimular/incentivar o pacienta a realizar sozinho ou com auxílio as práticas que ajudam em seu autocuidado ▪ Ensinar ao paciente a promoção do autocuidado
Falta de adesão ao tratamento não medicamentoso relacionada a comportamentos não saudáveis	O paciente deverá desenvolver uma rotina diária de atividades	▪ Intervir no estilo de vida do paciente conscientizando-o sobre o uso de álcool e cigarro ▪ Propor uma rotina de atividades físicas diárias que correspondam à tolerância do paciente e incentivá-lo a praticar os exercícios
Integridade da pele prejudicada relacionada à invasão de estruturas do corpo, evidenciada por punção para acesso venoso	O indivíduo deverá demonstrar cicatrização progressiva do tecido	▪ Manuseio da região com técnica asséptica para prevenção da infecção ▪ Lavar a área com soro fisiológico ▪ Se necessário, realizar cobertura com curativo adequado ▪ Controle hídrico
Risco de perfusão renal ineficaz relacionado ao abuso de álcool e ao tabagismo	O paciente controlará o débito urinário, a ingesta de álcool e o uso de cigarro	▪ Realizar monitorização de débito urinário conforme prescrição médica e comunicar após 24 h

Ao realizar a construção de diagnósticos pautados no autocuidado, o enfermeiro promove intervenções eficazes sobre os fatores de riscos, promovendo uma atuação adequada, de modo sistematizado, com o desenvolvimento de um processo focado na qualidade e na continuidade das ações.

REFERÊNCIAS BIBLIOGRÁFICAS

1. Tannure MC, Pinheiro AM. SAE – sistematização da assistência de enfermagem: guia prático. 2.ed. Rio de Janeiro: Guanabara Koogan; 2010.
2. Pires MTB, Starling SV. Erazo – Manual de urgências em pronto-socorro. 10.ed. Rio de Janeiro: Guanabara Koogan; 2014.
3. Rose E, Roseane F, Bertolossi C, Tadeu M, Enokibara M. Manual do exame físico para enfermeiro. Rio de Janeiro: Águia Dourada; 2015.
4. Silva RCL, Santoro D, Molinaro LC, Behring LPB, Monteiro MLG, Silva CL. Cuidados de enfermagem em terapia intensiva. Rio de Janeiro: Águia Dourada; 2010.
5. Machado WCA, Figueiredo NMA. Tratado de cuidados de enfermagem médico-cirúrgico. 2.v. São Paulo: Roca; 2012.

SEÇÃO 7

Assistência e abordagens específicas

Capítulo 58

Prevenção e controle de infecções

Elena Andión

INTRODUÇÃO

Nas diferentes culturas, a medicina foi considerada uma faculdade daqueles que oficiavam os cultos religiosos que, em sua maioria, consideravam que a ocorrência de doenças, incluindo as infecciosas, era um castigo divino. As primeiras menções de doenças, tratamentos curativos, aplicação de princípios de assepsia e desenvolvimento de técnicas cirúrgicas aparecem em papiros egípcios que datam do ano de 1700 a.C. Os egípcios foram os primeiros a defender a importância da higiene corporal e do cuidado da pele.

Atualmente, o banho diário de pacientes internados é recomendado em todas as publicações científicas, sendo considerado um requisito indispensável para prevenir, evitar ou minimizar a colonização por microrganismos de transmissão intra-hospitalar, geralmente resistentes aos antibióticos de uso frequente. Como antisséptico para realizar o banho diário dos pacientes, recomenda-se o uso de soluções degermantes de clorexidina a 4%. Outra alternativa é o uso compressas de gaze embebidas em clorexidina a 2%, umedecidos e que não requerem enxágue posterior.

Os primeiros escritos relacionados à medicina mencionam práticas curativas baseadas em experiências pessoais, frequentemente estabelecidas pelo método de tentativa e erro. O primeiro médico que estudou e tentou estabelecer a verdade científica de muitos dos conhecimentos empíricos destinados a prevenir as infecções foi Hipócrates (Grécia, 460-377 a.C.). Ele estabeleceu a cura de feridas mediante a irrigação com água pura ou fervida. Essa prática caiu em desuso com o advento dos primeiros antissépticos, até voltar a ser recomendada atualmente como uma "boa prática" para feridas que se encontram primariamente fechadas. Também se devem a Hipócrates as recomendações iniciais para aqueles que participavam do processo de cura dos enfermos, de manterem sempre as mãos e as unhas "muito bem higienizadas".

Na epidemia de peste que assolou Marselha em 1656, recomendou-se pela primeira vez o uso de uma vestimenta especial para aqueles que exerciam a "arte de curar". O dr.

Charles Delorme, médico da corte do rei Luís XIII, concebeu, para esse fim, uma túnica longa que era obrigatória para que os profissionais de saúde circulassem pela via pública. Essa túnica era usada junto a um bastão branco e uma máscara em forma de bico. No interior da máscara, depositava-se ervas aromáticas para evitar que os profissionais de saúde fossem afetados pelos odores fétidos que se desprendiam das feridas conhecidas como bubões. Com a epidemia de lepra na Idade Média, o "isolamento" surge como uma prática na saúde, e os pacientes afetados passam a ser encaminhados a lazaretos (leprosários) ou alojados fora das cidades e são obrigados a usar uma vestimenta específica de cor cinza.

No entanto, a maioria das epidemias, entre as quais pode-se destacar a cólera, teve sua origem na ausência de água potável e de um sistema de esgoto.

Na medicina, a prevenção de infecções aparece como o resultado de achados casuais, observação clínica da evolução dos pacientes e invenções que permitiram descobrir tanto os agentes causadores das doenças infecciosas (p. ex., o microscópio de Antonio Van Leeuwenhoek – 1632-1723) como diferentes métodos para sua destruição (p. ex., ebulição e esterilização).

As primeiras citações bibliográficas de infecções hospitalares (IH) remontam ao Hôtel-Dieu de Paris, construído às margens do rio Sena (primeira construção no século VII, reconstruído no século XVIII). A instituição tinha capacidade para mil camas, mas sempre abrigava entre 2 mil e 3 mil pacientes, o que indica a presença de 2 a 3 pacientes alojados em uma mesma cama. Descreveu-se a ocorrência de mais de 7 mil epidemias. A taxa de mortalidade seguida de amputação era de 60%. Em 1746, na sala da maternidade, que inundava todas as vezes em que o Sena enchia, morreram 19 das 20 pacientes internadas.

No século XIX, a obra do médico obstetra de origem húngara Ignaz Philipp Semmelweis (1818-1865), em relação à importância da lavagem das mãos, marca o antes e o depois na história do controle das IH. Semmelweis detectou em 1846, na Primeira Clínica da Universidade de Viena, que a mortalidade por febre puerperal chegava a 11,5% das pacientes hospitalizadas, ao passo que na Segunda Clínica essa porcentagem era de 2,7%. Também eram mais baixos os índices de mortalidade para as mulheres que tinham seu parto no lar. Semmelweis colocou em prática, sem sucesso, diferentes medidas empíricas com o objetivo de controlar esse problema. Seu amigo, o patologista forense Jacob Kolletscha, acidenta-se na sala de necropsia com um bisturi com o qual havia realizado a autópsia de uma paciente que havia morrido de febre puerperal e, poucos dias depois, falece com a mesma sintomatologia. Associando os dois fatos, Semmelweis observou que tanto médicos quanto estudantes de medicina iniciavam suas tarefas na sala de necropsia e, em seguida, compareciam para atender as pacientes hospitalizadas. Com base nisso, defendeu que a febre puerperal era transmitida pelas "partículas cadavéricas" transportadas pelas mãos de médicos e estudantes que as introduziam nas pacientes que atendiam. Por outro lado, na Segunda Clínica, a atenção estava nas mãos de parteiras que não tinham outra tarefa e que não frequentavam a sala de necropsia. Assim, Semmelweis impôs que médicos e estudantes deveriam lavar as mãos com água, sabonete e uma solução de cloreto de sódio após deixarem a sala de necropsia. Sem essa lavagem de mãos seguida à risca, não lhes permitia que examinassem as pacientes. O número de mortes por febre puerperal após a introdução da lavagem das mãos diminuiu, em julho daquele mesmo ano, para 1,2%. Semmelweis não só estava à frente no controle das IH, mas também foi o primeiro a utilizar a epidemiologia descritiva e analítica. Pôde descrever um surto de IH, estudá-lo, formular uma hipótese, comprová-la, conceber medidas de controle (lavagem das mãos), colocá-las em prática e avaliar sua eficiência.

A doutrina de Semmelweis antecipou-se duas décadas à sua época, já que mais tarde Louis Pasteur (1822-1895) demonstraria que a infecção era disseminada por microrganismos que se multiplicavam e que eram transmitidos de uma pessoa a outra. Pasteur apontou o *Streptococcus pyogenes* como o agente causal da sepse puerperal. Durante a guerra da Crimeia (1845), a enfermeira inglesa Florence Nightingale (1820-1910) organizou um serviço de desinfecção (exigia que as bandagens fossem fervidas entre os usos), instalou lavanderias, melhorou a alimentação dos pacientes, separou em diferentes barracas aqueles que padeciam de doenças infecciosas, incluindo as feridas de guerra infectadas, e estabeleceu a prática da lavagem de mãos. Essas medidas reduziram a mortalidade de 42% para 20% e fizeram diminuir as infecções digestivas, respiratórias e de feridas. O cirurgião Joseph Lister, inspirado nos trabalhos de Pasteur sobre "putrefação" e "tumefação" de feridas, utilizou em 1865, pela primeira vez, o ácido fênico ou ácido carbólico para tratar as feridas de pacientes com fraturas expostas. Também o utilizou na desinfecção do ambiente e do instrumental cirúrgico.

Em 1928, Alexander Fleming, com a descoberta casual da penicilina, marca o início da Era Antibiótica. O uso da penicilina, no entanto, foi aceito somente 11 anos depois, quando foi empregado com sucesso na Segunda Guerra Mundial.

Em 1950, em hospitais da Europa e dos Estados Unidos, foram relatadas, em pacientes pediátricos e em feridas cirúrgicas, as primeiras epidemias intra-hospitalares por estafilococos. O sucesso inicial dos primeiros antibióticos parecia ter reduzido a IH a um problema do passado, mas os mecanismos de resistência gerados por diversos microrganismos, e o uso muitas vezes inadequado dos antibióticos, geraram uma pressão seletiva sobre estes. Atualmente, o fenômeno da resistência bacteriana constitui um dos problemas mais importantes para o controle das IH e promove atividades cujo objetivo é estabelecer o uso racional de antibióticos.

Em 1968, o Centro de Controle e Prevenção de Doenças dos Estados Unidos (Centers for Disease Control and Prevention – CDC), ciente do crescente problema que as IH representavam, indica que os hospitais devem contar com programas de controle das IH como requisito indispensável para lhes conceder credenciamento para funcionar. A era científico-tecnológica atual, embora permita realizar práticas cada vez mais complexas (como cirurgias e transplante de órgãos), requer que os pacientes sejam internados em unidades de terapia intensiva (UTI). O paciente é então exposto aos microrganismos ali presentes, que chegam até ele por meio das mãos dos profissionais de saúde, pelas superfícies do meio ambiente contaminadas e em razão da ausência de "boas práticas de atendimento" ou de falhas na implementação dessas práticas, especialmente em procedimentos invasivos. Concomitantemente, a era da medicina baseada em evidências torna necessária a constante análise do custo-benefício de cada uma das medidas de prevenção e controle de infecções que se decida implementar.

As IH são infecções que se manifestam durante a hospitalização e que não estavam presentes ou em incubação no momento da internação do paciente. A maioria das infecções se manifesta durante o tempo de permanência do paciente no hospital, mas às vezes, no caso de doenças com longo tempo de incubação ou com período de latência prolongado, podem aparecer depois da alta (p. ex., infecções de sítio cirúrgico), assim como as que ocorrem em pacientes com tempos curtos de internação, como em casos de partos e de recém-nascidos normais. Por extensão, também se incluem na definição de IH aquelas que ocorrem no consultório externo ou nos serviços de diagnóstico e tratamento e aquelas adquiridas pelos profissionais de saúde durante o atendimento dos pacientes. Considerando esses conceitos, no ano de 2004 o CDC propõe trocar o termo "infecções hospitalares" (IH) por "infecções associadas ao cuidado de saúde" (IACS). Essa mudança na terminologia foi formulada para abranger todas as infecções que afetem os pacientes e que tenham sua origem em práticas relacionadas com o cuidado de saúde, independentemente do lugar onde ocorram (hospitais, lares, áreas de atendimento ambulatorial — consultórios externos —, internação para pacientes crônicos etc.). As IACS também podem afetar os profissionais que atendem os pacientes. No entanto, para se referir às infecções que têm lugar no hospital, clínica ou instituição onde o paciente permanece internado por mais de 24 horas, continua sendo utilizado o termo "infecções hospitalares ou nosocomiais".

São consideradas infecções hospitalares tanto as exógenas (cuja fonte de microrganismos é a flora hospitalar) como as endógenas (cuja fonte é a flora do próprio paciente). As IH podem ser: esporádicas (não têm um padrão definido, podendo ser tanto exógenas como endógenas); epidêmicas (aparecem como surtos, são geralmente exógenas e sua origem pode ser uma fonte comum ou podem ser transmitidas de uma pessoa para outra); endêmicas (quando há um número mais ou menos constante de IH atribuíveis a um mesmo microrganismo e em um mesmo local do hospital) ou hiperendêmicas (surto epidêmico cujo número de casos supera o nível endêmico habitual).

De acordo com o tipo de hospital e com o nível de controle das IH, os hospitais apresentarão variações na porcentagem de infecções endógenas e exógenas e, portanto, nas distribuições das IH esporádicas, endêmicas e epidêmicas.

Mais de 30% das IH se produzem nos pacientes críticos, internados em UTI. Aos riscos associados à doença de base e a sua gravidade, somam-se os riscos do tratamento, que exige o uso de procedimentos invasivos e, muitas vezes, de períodos de internação prolongados. A internação prolongada, por sua vez, expõe os pacientes ao risco de adquirir novas IH.

Por esse motivo, os programas de prevenção e controle de IH devem focar seus esforços nas UTI, realizando vigilância epidemiológica contínua e oferecendo taxas de IH para cada mil pacientes por dia e taxas associadas a procedimentos invasivos expressas para cada mil dias de uso de cada um deles.

Zimlichman et al. realizaram uma revisão de 26 estudos, publicada em setembro de 2013, na qual analisaram o impacto financeiro de infecções no sistema de saúde norte-americano.[1] Na Tabela 1, podem-se observar os custos relacionados ao tratamento dos pacientes afetados por um tipo determinado de IH, em dólares, conforme o levantamento feito pelos autores.

Tabela 1 Custos relacionados ao tratamento de infecções hospitalares (IH), por paciente

IH	Custos (US$)
Bacteremia associada a cateter venoso central	45.814
Pneumonia associada à ventilação mecânica	40.144
Infecção de sítio cirúrgico	20.785
Infecções por *Clostridium difficile*	11.285
Infecções urinárias associadas a cateter urinário	896

Fonte: Zimlichman et al. (2013).[1]

Nas UTI, os profissionais lidam com situações de alto risco; por isso, a possibilidade de cometer um erro se encontra sempre presente, o que obriga a extremar precauções e a aplicar sempre as melhores práticas de atendimento disponíveis.

Matías Milberg afirma que "infelizmente as IH são fatos compartilhados e aceitos pelos pacientes e não são percebidas como um erro ou evento adverso que poderia ter sido evitado".[2] Em 1999, o relatório "*To err is human*" ("Errar é humano"), do Instituto de Medicina dos Estados Unidos (IOM), informou que "entre 44 mil e 98 mil pessoas morrem a cada ano como resultado de erros médicos e que o número de mortes de pacientes internados causadas por erros no atendimento assemelha-se à queda de um avião Jumbo por semana".[3] O Estudio Nacional sobre los Efectos Adversos ligados a la Hospitalización (ENEAS 2005), realizado na Europa, indicou que as IH ocuparam 25,3% do total de mortes e que 42% delas poderiam ter sido evitadas. Um estudo semelhante foi realizado em hospitais da América Latina (Estudio Iberoamericano de Efectos Adversos – IBEAS 2009), com o apoio da OMS (Organização Mundial da Saúde) e da OPS (Organização Pan-americana da Saúde) e dos Ministérios de Saúde e Políticas Sociais da Espanha, do México, do Peru, da Argentina, da Costa Rica e da Colômbia. Dos erros de atendimento detectados, 37% corresponderam às IH, e 60% deles poderiam ter sido evitados.

Benedetta Allegranzi afirmou em fevereiro de 2013 que "na nova cultura da Segurança do Paciente, o primeiro passo é reconhecer a possibilidade de errar por parte do Sistema de Saúde, e o segundo é criar ferramentas e estratégias de defesa para esse efeito adverso particular que é a IH. Para tanto, é necessário melhorar a comunicação, protocolar processos de atendimento, formação contínua dos profissionais de saúde, trabalho em equipe, respeito aos papéis e à interdisciplina".[4]

Em um estudo sobre infecções sanguíneas relacionadas ao uso de cateteres, Pronovost et al. (2006) afirmam que as IH são "muito comuns, frequentemente letais e muito dispendiosas".[5] Podem ser prevenidas até 70% das IH associadas ao uso de procedimentos invasivos se os profissionais de saúde utilizarem uma lista de verificação com as melhores práticas clínicas, chamadas *bundles*, ou pacotes de medidas de controle.

HIGIENIZAÇÃO DAS MÃOS

Esta prática atualmente é considerada a principal medida para reduzir a morbidade e mortalidade por infecções associadas ao cuidado de saúde.

A OMS menciona, em suas recomendações publicadas no ano de 2009,[6-8] que a melhor alternativa, a mais eficiente, segura e com capacidade para conseguir maior adesão dos profissionais na prática da higienização das mãos, é a fricção com soluções de base alcoólica.

Uma solução de base alcoólica é um preparado realizado com 60, 70 ou 95% de etanol, isopropanol ou ambos, elaborada com o objetivo de reduzir o número de microrganismos viáveis nas mãos. Pode ou não contar com a adição de algum outro antisséptico, como clorexidina ou iodopovidona. A forma de apresentação varia de uma solução aquosa a gel ou espuma.

Nas recomendações da OMS também são oferecidas estratégias multimodais para aumentar a adesão dos profissionais de saúde à higienização das mãos, definindo-se cinco momentos específicos e obrigatórios para sua prática. A OMS afirma também que a higienização mais importante das mãos no controle das IH é aquela realizada no local de atendimento do paciente, isto é, dentro do ambiente ou da unidade do paciente (Figura 1).

A transmissão de patógenos associados ao cuidado de saúde a partir de um paciente requer a seguinte sequência de eventos:

1. Os microrganismos presentes na pele do paciente penetram em um objeto inanimado que faz parte da unidade do paciente. As mãos dos profissionais de saúde que entram em contato com esse objeto inanimado adquirem os microrganismos presentes na pele do paciente.
2. Os microrganismos devem ser capazes de sobreviver, no mínimo, durante vários minutos nas mãos do profissional.
3. A higienização das mãos comum ou antisséptica pode ter sido omitida ou os agentes usados para a higienização das mãos não foram os apropriados.
4. Finalmente, as mãos contaminadas do profissional entram em contato com um novo paciente ou com objetos inanimados que fazem parte da unidade ou do ambiente desse novo paciente.

As mãos dos profissionais de saúde podem estar colonizadas de forma persistente com flora patógena, como *Staphylococcus aureus* resistentes à meticilina, bacilos Gram-negativos ou leveduras. Os microrganismos podem ser coletados de drenagens, feridas infectadas e áreas colonizadas da pele intacta dos pacientes. Além das áreas perineais ou inguinais, a axila, o tronco e os membros superiores (incluindo as mãos) também se encontram fortemente colonizados. O número de microrganismos (p. ex., *Staphylococcus aureus* (SA), *Proteus mirabilis*, *Klebsiella* spp e *Acinetobacter* spp) presentes em áreas intactas da pele de certos pacientes pode variar entre 100 e 10^6 UFC/cm^2. Aproximadamente 10^6 escamas de pele contendo microrganismos viáveis se dispersam diariamente a partir da pele normal, da vestimenta de pacientes, da roupa de cama, do mobiliário que circunda a cama e de outros objetos que fazem parte do ambiente imediato do paciente, os quais são facilmente contaminados por sua flora. Essa contaminação muitas vezes é causada por estafilococos ou enterococos resistentes à dessecação.

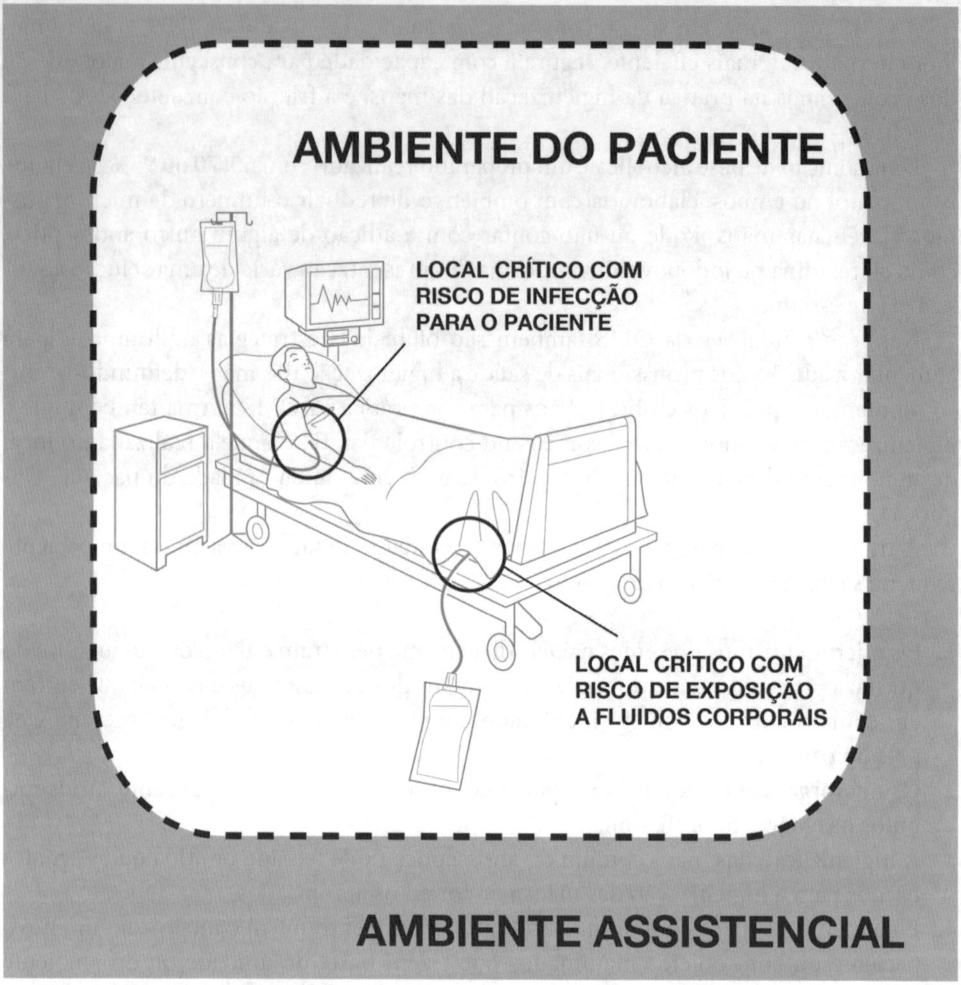

Figura 1 Ambiente do paciente.

Fonte: OMS (2009).[62]

Estudos demostraram que os enfermeiros podiam contaminar suas mãos com 100-1.000 UFC de *Klebsiella* spp durante atividades consideradas "limpas" (p. ex., mobilizar um paciente na cama, verificar pulso, mensurar pressão sanguínea ou temperatura ou ainda tocar-lhe a mão, as costas ou a virilha). Em um estudo, foram pesquisadas as mãos de enfermeiros que tocaram a virilha de pacientes colonizados com *Proteus mirabilis.* Foram recolhidos 10-600 UFC/mL desses microrganismos em amostras das luvas utilizadas no procedimento (o interior das luvas usadas é inoculado com solução fisiológica que posteriormente é cultivada).

Recentemente, outros investigadores estudaram a contaminação das mãos dos profissionais de saúde durante atividades que envolveram contatos diretos com os pacientes: cuidado de feridas, de cateteres intravasculares, do trato respiratório e controle de secreções do paciente. Em uma placa de ágar, realizou-se a impressão da ponta dos dedos. A média de bactérias encontradas localizou-se entre 0 e 300 UFC. Outros dados do mesmo estudo revelaram que as atividades relacionadas ao cuidado do trato respiratório do paciente eram as que causavam maior contaminação nas pontas dos dedos dos profissionais. Dos microrganismos achados, 15% foram bacilos Gram-negativos, enquanto 11% foram *Staphylococcus aureus*. A duração das atividades relacionadas com o cuidado do paciente pôde se associar à intensidade da contaminação bacteriana das mãos.

Profissionais dedicados ao cuidado de crianças com infecções por vírus sincicial respiratório (VSR) também adquiriram infecções por esse microrganismo após realizarem certas atividades, como alimentá-las, trocar suas fraldas, ou, ainda, brincar com elas. Os profissionais que só tiveram contato com superfícies contaminadas com as secreções dessas crianças também adquiriram VSR pela contaminação de suas mãos ao tocá-las e depois inoculavam o VSR em sua mucosa oral ou em sua conjuntiva. Os microrganismos também podem ser transferidos para vários tipos de superfícies e em grandes quantidades (mais de 10^4) a partir de mãos úmidas, muito mais facilmente que a partir das mãos que foram completamente secas.

O CDC cita outros estudos realizados que permitiram demonstrar a habilidade de certos microrganismos em sobreviver nas mãos dos profissionais de saúde. Musa et al.[9] demonstraram, em um estudo de laboratório, que as cepas de *Acinetobacter calcoaceticus* sobreviviam melhor que as cepas de *Acinetobacter lwoffii*. Os microrganismos sobreviveram mais de 60 minutos após terem sido inoculados à razão de 10^4 UFC.

Um estudo similar foi realizado por Fryklund et al.[10] usando cepas epidêmicas e não epidêmicas de *Escherichia coli* e *Klebsiella* spp. Desses microrganismos, 50% morriam após 6 e 2 minutos, respectivamente. Noskin et al.[11] estudaram a sobrevida de enterococos resistentes à vancomicina (ERV) nas mãos dos profissionais e no meio ambiente. Tanto *Enterococcus faecalis* quanto *Enterococcus faecium* sobreviveram no mínimo 60 minutos, em pontas de dedos tanto enluvados quanto não enluvados. Outro estudo realizado por Islam e Lindberg,[12] com *Shigella dysenteriae*, demonstrou que estes microrganismos podem sobreviver pelo menos 1 hora sobre as mãos.

Ansari et al.[13] realizaram dois estudos com rotavírus, vírus parainfluenza 3 e rinovírus 14. As porcentagens de sobrevida foram de 16,1% para rotavírus aos 20 minutos e de 1,8% aos 60 minutos. Mediu-se a viabilidade de parainfluenza 3 e rinovírus 14 após 1 hora. A sobrevida foi de 1 e 37,8%, respectivamente. Esses estudos demonstram claramente que as mãos podem agir como veículos de transmissão desses vírus.

Embora os álcoois sejam antissépticos seguros e sempre estejam disponíveis, podem causar secura e irritação da pele. O etanol é menos irritante que o isopropanol. A dermatite de contato irritativa é mais comumente relatada com o uso de iodóforos que com álcoois. Entre outros agentes antissépticos que podem causar dermatite de contato irritativa (em ordem de frequência decrescente), incluem-se: clorexidina, paracloroxilenol, triclosan e produtos de base alcoólica.

Outros fatores que podem contribuir para produzir dermatite associada à higienização das mãos são o uso de água quente, a baixa umidade relativa (mais comum nos meses de inverno), falhas no uso complementar de loções para mãos ou cremes umectantes e nutritivos e a qualidade das toalhas de papel empregadas na secagem das mãos. De qualquer forma, deve-se sempre esclarecer possíveis associações da dermatite com o uso e a remoção de luvas e com alergia às proteínas do látex. No ano de 2001, a Food and Drug Administration (FDA, ou Agência Reguladora de Medicamentos e Alimentos dos Estados Unidos) realizou uma pesquisa para determinar os fatores adversos relacionados com o uso de produtos de base alcoólica. Foi relatado um único caso de *rash* eritematoso, conforme citado por Boyce e Pittet em 2002.[14]

A fricção das mãos com soluções de base alcoólica é considerada uma higienização antisséptica. É realizada com soluções de base alcoólica mediante fricção vigorosa das mãos, incluindo dobras interdigitais, e até que o produto aplicado seque sobre a pele (aproximadamente 20 segundos). Essa prática não será eficaz se as mãos se encontrarem visivelmente sujas, por isso se recomenda que os profissionais de saúde realizem uma lavagem de mãos com água e sabonete antes do início de sua jornada de trabalho e ao finalizá-la. Deve-se considerar também que, após várias fricções com soluções de base alcoólica, principalmente se estas forem formuladas como um gel, os profissionais de saúde podem sentir em suas mãos um acúmulo dos emolientes presentes na solução. Por esse motivo, recomenda-se realizar uma lavagem de mãos com água e sabonete comum a cada 5 a 10 fricções com soluções de base alcoólica, especialmente se estas se apresentam em forma de gel.

Um enfermeiro em uma UTI lava as mãos 7 vezes por hora, demorando 60 segundos em cada lavagem com água e soluções detergentes. Ele emprega nessa tarefa quase 1 hora de trabalho (56 minutos). Esse tempo pode ser reduzido se ele friccionar as mãos com uma solução de base alcoólica, à razão de 7 fricções por hora, de 20 segundos cada uma. O uso dessa solução resolve os três problemas mais comuns nas instituições de saúde: escasso número de pias, perda de tempo dos profissionais e lesões na pele das mãos. Além disso, produz uma economia substancial nos gastos relacionados com antissépticos (mais caros que as soluções de base alcoólica), toalhas de papel e loções ou cremes protetores.

O álcool tem uma excelente atividade antimicrobiana, mais rápida que outros antissépticos, com amplo espectro para bactérias e fungos (não contra esporos bacterianos), micobactérias e vírus com envelope proteico (a atividade é menor contra vírus sem envelope). Possui muito pouca interferência por parte de substâncias provenientes do meio ambiente ricas em metais, proteínas, sangue e detergentes.

Atualmente, a fricção das mãos com soluções de base alcoólica é considerada a melhor alternativa para aumentar a adesão à higienização das mãos, principalmente em situações de alta demanda, como é o caso das UTI.

É recomendável o uso de unhas curtas, já que foi detectado que o maior crescimento bacteriano ocorre ao longo do primeiro milímetro localizado entre a unha e a pele subungueal. As áreas subungueais dos dedos das mãos podem abrigar altas concentrações de bactérias. Foram encontrados com maior frequência *Staphylococcus* coagulase-negativa, bacilos Gram-negativos, *Corynebacterium* e leveduras. O esmalte de unhas de aplicação recente não aumenta o número de bactérias e não há estudos que possam relacionar o uso de esmalte com a ocorrência de IH. Os profissionais de saúde que usam unhas artificiais podem sustentar mais facilmente o crescimento de germes Gram-negativos na ponta de seus dedos, em comparação com aqueles que têm unhas naturais (tanto antes quanto depois de terem lavado suas mãos).

Além disso, a pele que fica abaixo dos anéis é colonizada mais facilmente que as mesmas áreas dos dedos que não possuem anéis. Um estudo mostrou que 40% das doenças tinham bacilos Gram-negativos (p. ex., *Klebsiella* spp, *Enterobacter cloacae* e *Acinetobacter*) na pele abaixo dos anéis e que alguns enfermeiros podiam portar esses microrganismos durante vários meses. No entanto, é necessária a realização de um maior número de estudos para estabelecer de forma irrefutável o papel dos anéis na transmissão de patógenos aos pacientes. Enquanto isso, parece prudente evitar o uso de anéis nos dedos da mão e usar unhas curtas, naturais e sem esmalte ao se oferecer cuidados a pacientes, especialmente aos considerados de alto risco.

Os cinco momentos para a higienização das mãos

Em 5 de maio de 2009, a OMS convidou todos os hospitais e centros de saúde do mundo a se registrar como interessados em promover a melhora da higienização das mãos, considerando-a um elemento central da segurança do paciente para reduzir as IACS e proteger os pacientes de danos desnecessários. Uma vez registrados, os hospitais são convidados pela OMS a colocar em funcionamento iniciativas próprias que promovam a higienização das mãos.[6-8] Essa iniciativa constitui o primeiro desafio mundial para a segurança do paciente: "Cuidado limpo é cuidado seguro"; fomenta a presença de soluções de base alcoólica no local de atendimento dos pacientes e a aplicação dos "cinco momentos para a higienização das mãos" (Figura 2).

Na área de atendimento do paciente concorrem três elementos: paciente, profissionais de saúde e a prestação do atendimento ou tratamento que implique contato com o paciente. Esse conceito faz referência a um produto para a higienização das mãos ao qual se possa ter fácil acesso por estar localizado o mais próximo possível do local de atendimento, isto é, ao alcance das mãos dos profissionais ou do local onde será prestado o tratamento ao paciente (fixado à cabeceira da cama, no criado-mudo, na parede adjacente, na bandeja com os elementos para prestar o cuidado, em frascos pequenos nos bolsos). Os produtos utilizados no local de atendimento devem ser acessíveis sem que haja necessidade de deixar a área onde o atendimento é prestado ou onde se realiza o tratamento do paciente (seu ambiente).

No prefácio às diretrizes da OMS sobre higiene das mãos em serviços de saúde, o professor Didier Pittet, chefe da Iniciativa Mundial para a Segurança do Paciente, afirmou que a "A higienização das mãos é a medida primária para reduzir infecções. Uma ação simples, mas cuja falta de adesão entre os profissionais de saúde é um problema de ordem mundial. [...] 'Cuidado limpo é cuidado seguro' não é uma questão de escolha, mas um direito básico. Mãos limpas previnem o sofrimento dos pacientes e salva vidas".[6]

A OMS considera que a higienização das mãos é uma questão de atitude e de hábito que deve ser praticada frequentemente. Trata-se de um elemento preciso do processo de qualidade. Quando não é realizada nos cinco momentos definidos com qualidade padrão, representa um erro médico. A ação da higienização das mãos implica o reconhecimento dos momentos, por parte dos profissionais de saúde, durante suas atividades.

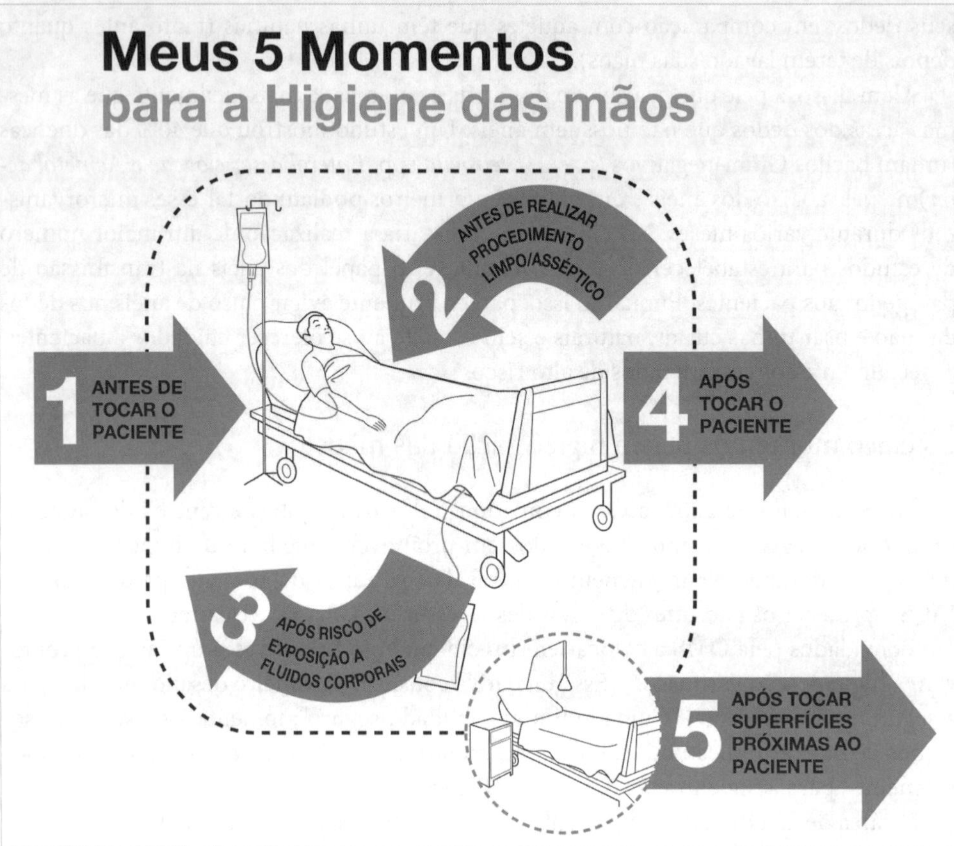

Figura 2 Os cinco momentos para a higienização das mãos.
Fonte: OMS (2009).[62]

- **Momento 1: antes do contato com o paciente.** A higienização das mãos deve ser realizada antes de tocar o paciente. Exemplos: gestos de cortesia e de consolo (dar a mão, acariciar o braço), contato direto (ajudar o paciente a mover-se, a lavar-se, aplicar-lhe uma massagem) e exame clínico (aferir o pulso e a pressão arterial, realizar ausculta torácica e palpação abdominal).
- **Momento 2: antes da realização de procedimento asséptico.** A higienização das mãos deve ser realizada imediatamente antes da tarefa asséptica. Denomina-se tarefa asséptica a tarefa realizada por um profissional de saúde na qual se tocam (diretamente com as mãos ou indiretamente por meio de algum dispositivo, como seringas) mucosas, pele lesionada, dispositivos médicos invasivos (cateteres, sondas etc.) ou equipamentos empregados no atendimento do paciente (assistência respiratória mecânica). Exemplos: contato com mucosas (atendimento bucal ou dentário, administração de colírio, aspiração de secreções), contato com pele não íntegra (atendimento de lesões cutâneas, curativo de feridas, aplicação de injeções subcutâneas), contato com um dispositivo biomédico invasivo (inserção de cateteres, abertura de um siste-

ma de acesso vascular ou de um sistema de drenagem) e contato indireto (preparo de alimentos, medicação, material para curativos).

- **Momento 3: após o risco de exposição a fluidos corporais.** A higienização das mãos deve ser realizada imediatamente após qualquer tarefa que implique contato com fluidos provenientes do procedimento asséptico. Quando o profissional de saúde precisa sair do ambiente do paciente para retirar e processar o equipamento ou elementos usados em áreas apropriadas para esse fim, pode ser que a ação da higienização de mãos seja adiada até ele finalizar essas tarefas (ação adiada). Exemplos: contato com mucosas (atendimento bucal ou dentário, administração de colírio, aspiração de secreções), contato com pele não íntegra (atendimento de lesões cutâneas, curativo de feridas, aplicação de injeções subcutâneas), contato com um dispositivo biomédico invasivo ou amostras clínicas (extração e manipulação de qualquer amostra líquida, abertura de um sistema de drenagem, inserção e extração de uma sonda endotraqueal) e tarefas de eliminação e limpeza (eliminação de urina, fezes, vômitos, resíduos como bandagens, fraldas, absorventes, material de curativos, limpeza de material ou áreas, banheiros, instrumentos médicos que estejam contaminados e visivelmente sujos).
- **Momento 4: após o contato com o paciente.** A higienização das mãos deve ser realizada após tocar no paciente e em seu ambiente. Os exemplos são semelhantes aos citados no Momento 1.
- **Momento 5: após o contato com as superfícies próximas ao paciente.** A higienização das mãos deve ser realizada após o contato com o ambiente do paciente. Esta indicação se aplica quando o profissional sai do ambiente após tocar em equipamentos, aparelhos, móveis, dispositivos médicos, pertences pessoais do paciente, superfícies inanimadas, sem ter entrado em contato com o paciente. Exemplos: trocar a roupa de cama, ajustar a velocidade da bomba de infusão, controlar alarmes, segurar nas grades da cama, arrumar o criado-mudo etc.

A OMS estabeleceu técnicas (Figuras 3 e 4) para a higienização de mãos de modo a garantir que tanto as soluções de base alcoólica como as soluções detergentes empregadas cubram a totalidade das mãos (dedos, espaços interdigitais, partes superior e interna das mãos etc.).

A OMS renova a cada ano os cartazes e a propaganda de Os Cinco Momentos e os disponibiliza aos usuários em seu site – www.who.int (ver exemplos nas Figuras 5 a 8).

Resumo

- A higienização das mãos é regida por cinco momentos.
- O conhecimento, a compreensão e o reconhecimento desses momentos são os pilares nos quais se baseia uma higienização eficaz das mãos.
- Se os profissionais de saúde reconhecerem esses momentos e responderem a eles com ações de higienização das mãos, será possível prevenir as IACS decorrentes da transmissão cruzada pelas mãos.
- A ação correta no momento correto é garantia de uma assistência limpa e segura ao paciente.

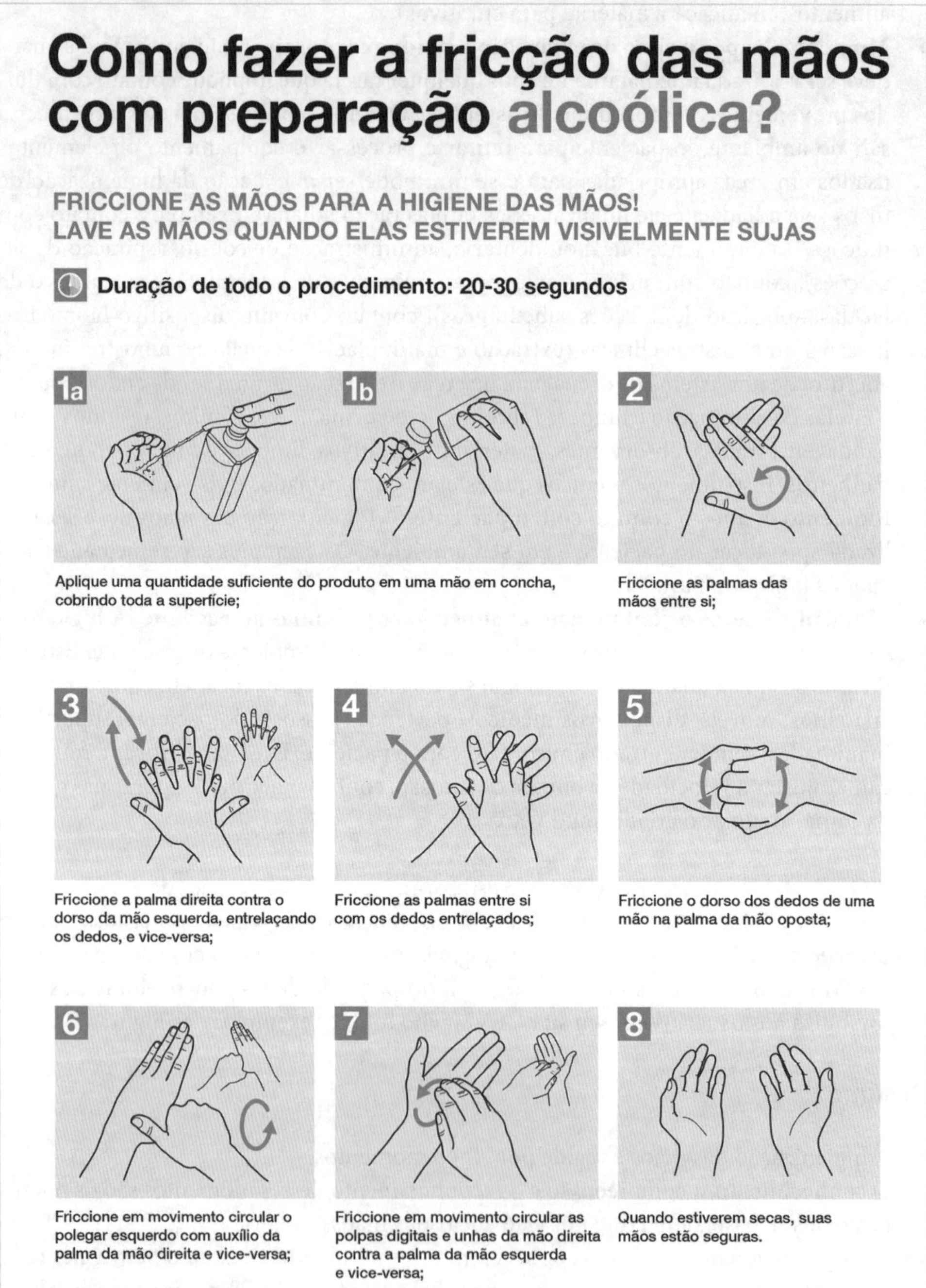

Figura 3 Técnica de higienização das mãos com preparação alcoólica.

Fonte: OMS (2009).[62]

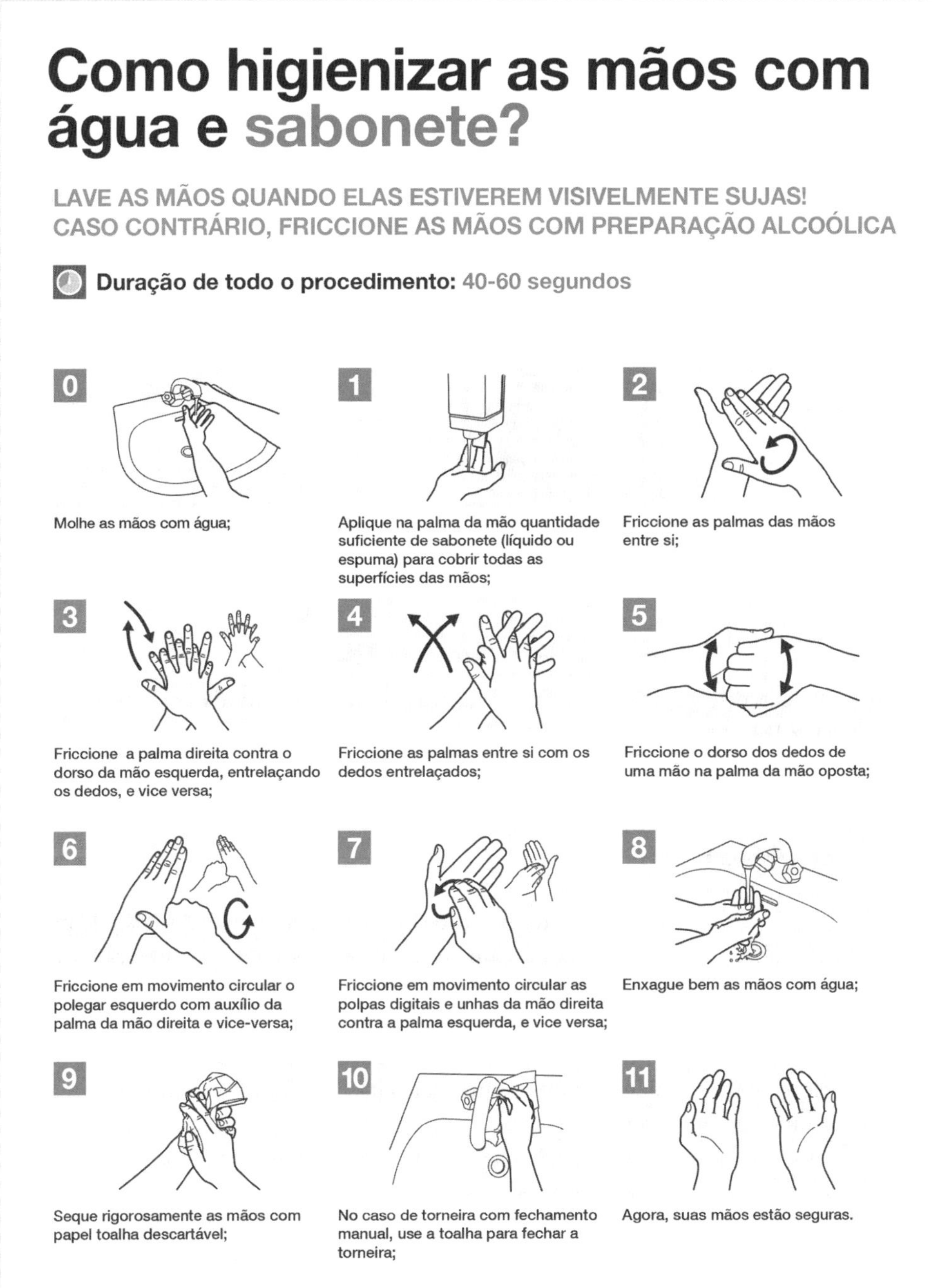

Figura 4 Técnica de higienização das mãos com água e sabonete.

Fonte: OMS (2009).[62]

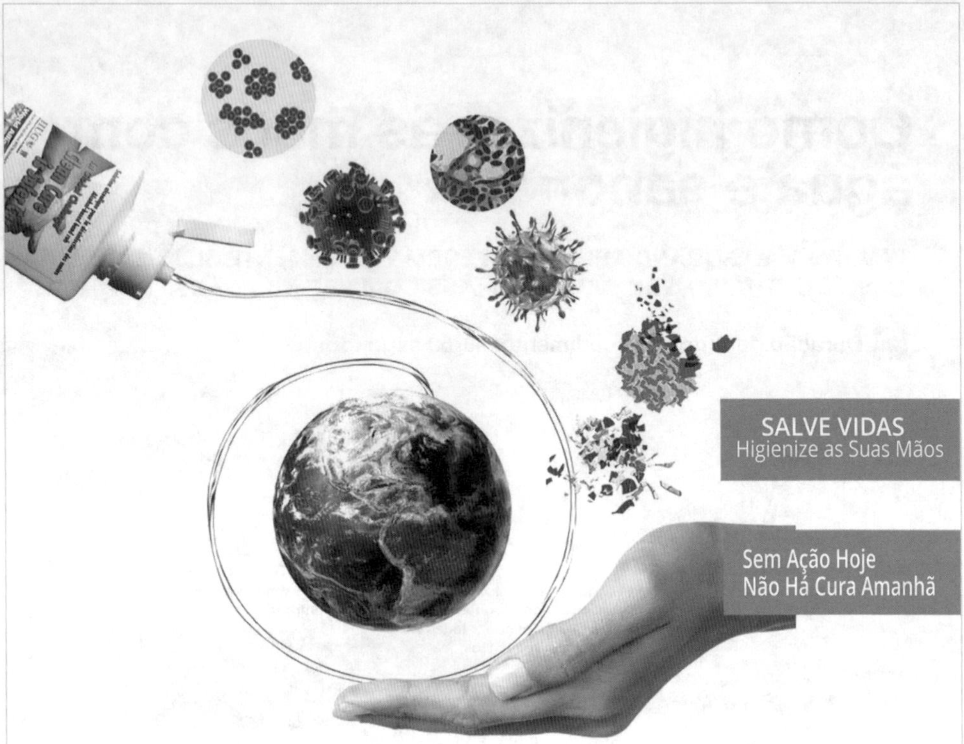

Figura 5 Material de divulgação da campanha de higienização das mãos da Organização Mundial da Saúde em 2014.

PREVENÇÃO DE INFECÇÕES DO TRATO URINÁRIO ASSOCIADAS A CATETER VESICAL (ITU-CV)

Mais de 90% das infecções do trato urinário (ITU) estão associadas ao uso de um cateter vesical (CV). A simples presença de um CV implica o risco de uma infecção urinária associada. Os riscos dependem do método e da duração da cateterização, da qualidade dos cuidados e da suscetibilidade do hospedeiro.

Uma vez que se coloca um CV, o trato urinário é colonizado aproximadamente nos 10 dias posteriores. Muitos pacientes internados permanecem com CV durante meses, e já no primeiro mês desenvolverão bacteriúria. Em muitos casos, os CV são colocados sob indicações inadequadas, e os profissionais de saúde não sabem que seus pacientes têm CV colocados, o que leva a seu uso prolongado e desnecessário.

Entre 17 e 69% das ITU-CV podem ser prevenidas mediante a aplicação de medidas de controle. As porcentagens relatadas de infecção urinária após uma única cateterização são muito baixas, sugerindo que, em pessoas saudáveis, os microrganismos são eliminados por mecanismos antibacterianos próprios da mucosa da bexiga.

A ITU-CV está diretamente relacionada ao tempo de permanência. Embora a concentração microbiana inicial possa ser considerada de baixa magnitude, em mais de

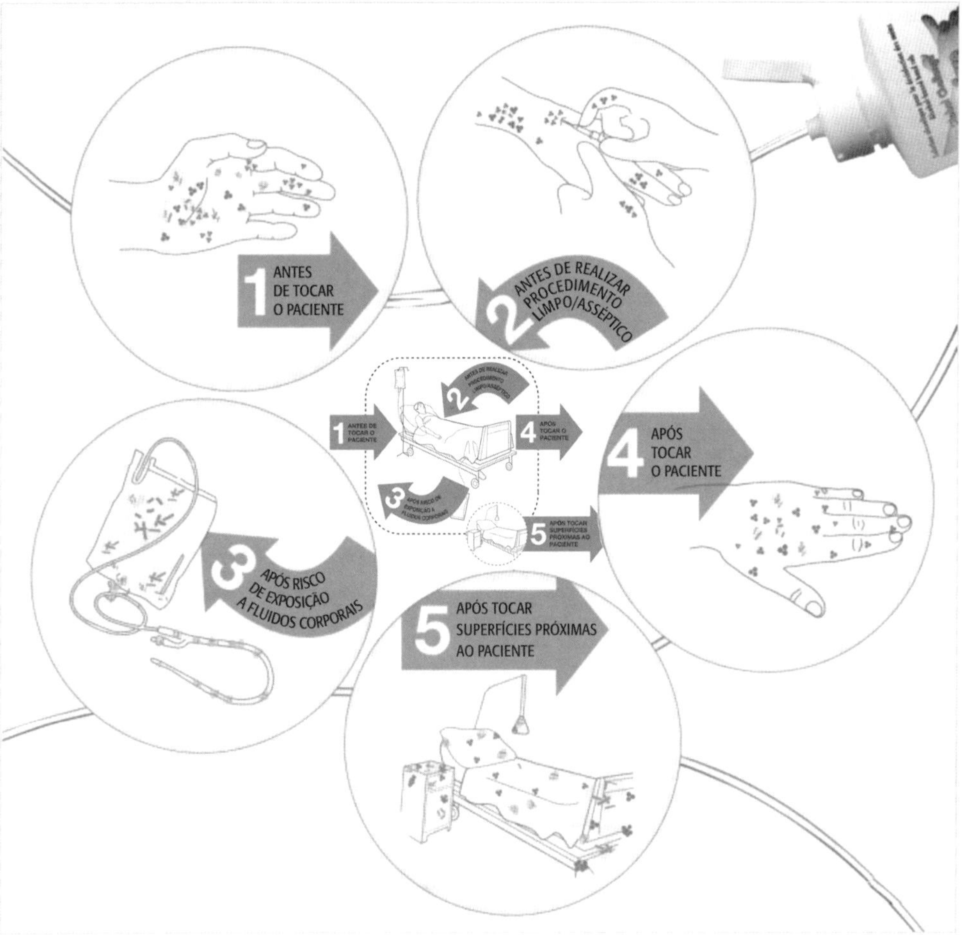

Figura 6 Material de divulgação da campanha de higienização das mãos da Organização Mundial da Saúde em 2014.

90% dos casos, se o CV permanecer, poderá progredir até atingir concentrações de alta magnitude.

As alterações anatômicas e fisiológicas produzidas pelo CV persistem após a retirada, e o risco de infecção se mantém por um período determinado (7 dias).

A fonte de microrganismos que causam ITU-CV pode ser endógena – tipicamente por meio do meato uretral, retal ou por colonização vaginal – ou exógena – por contaminação das mãos dos profissionais de saúde ou do equipamento utilizado. Os microrganismos patógenos podem entrar no trato urinário pela rota extraluminal, em decorrência da migração de microrganismos da mucosa da uretra periférica à bexiga, ascendendo pela parte externa do CV. Outra forma de acessar o trato urinário é através da rota intraluminal, por meio de movimentos ascendentes ao longo do lúmen do CV e a partir da bolsa coletora ou de locais de união com o tubo de drenagem que foi contaminado (Figura 9).

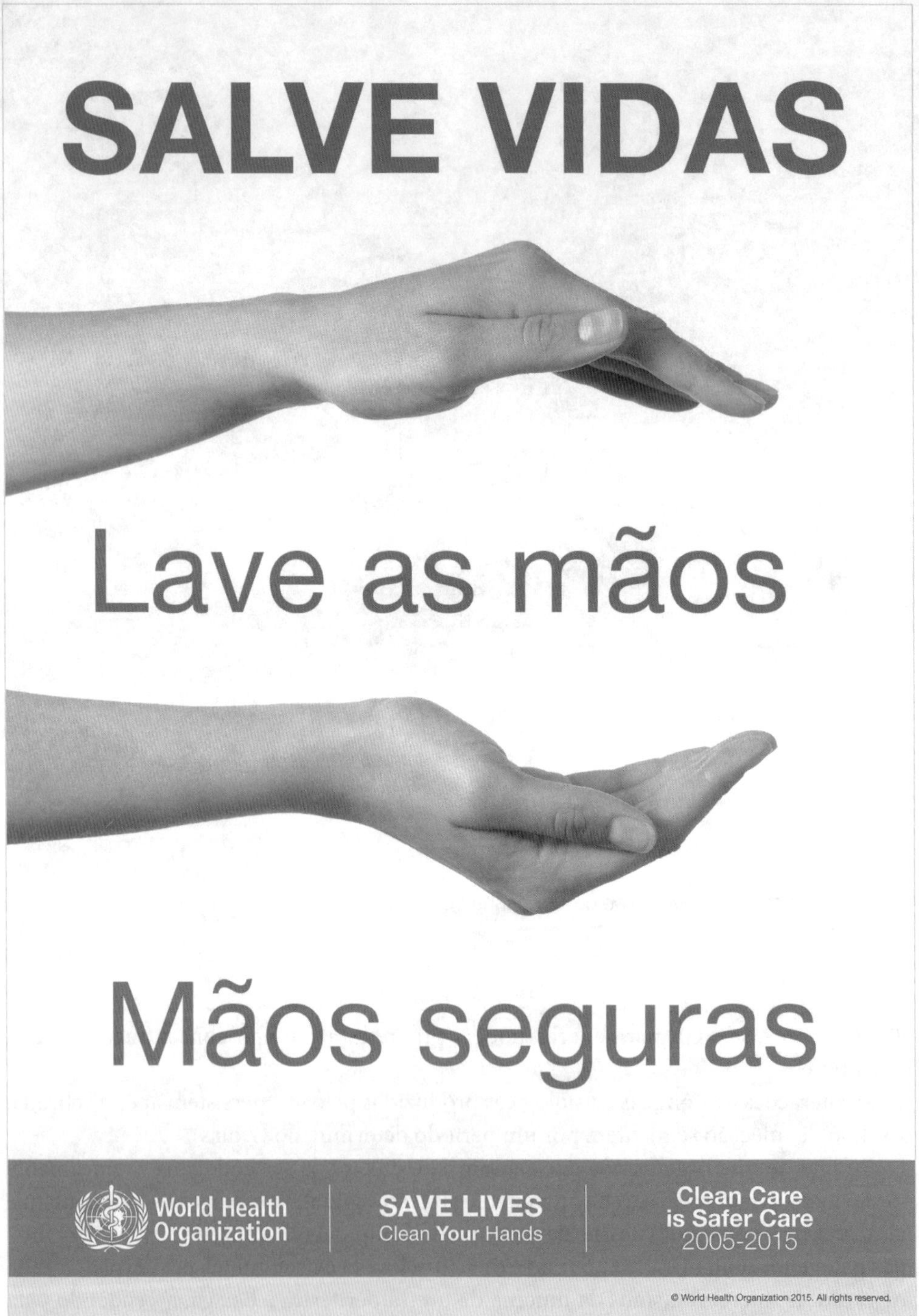
SALVE VIDAS
Lave as mãos
Mãos seguras
World Health Organization
SAVE LIVES
Clean Your Hands
Clean Care is Safer Care
2005-2015
© World Health Organization 2015. All rights reserved.

Figura 7 Material de divulgação da campanha de higienização das mãos da Organização Mundial da Saúde em 2015.

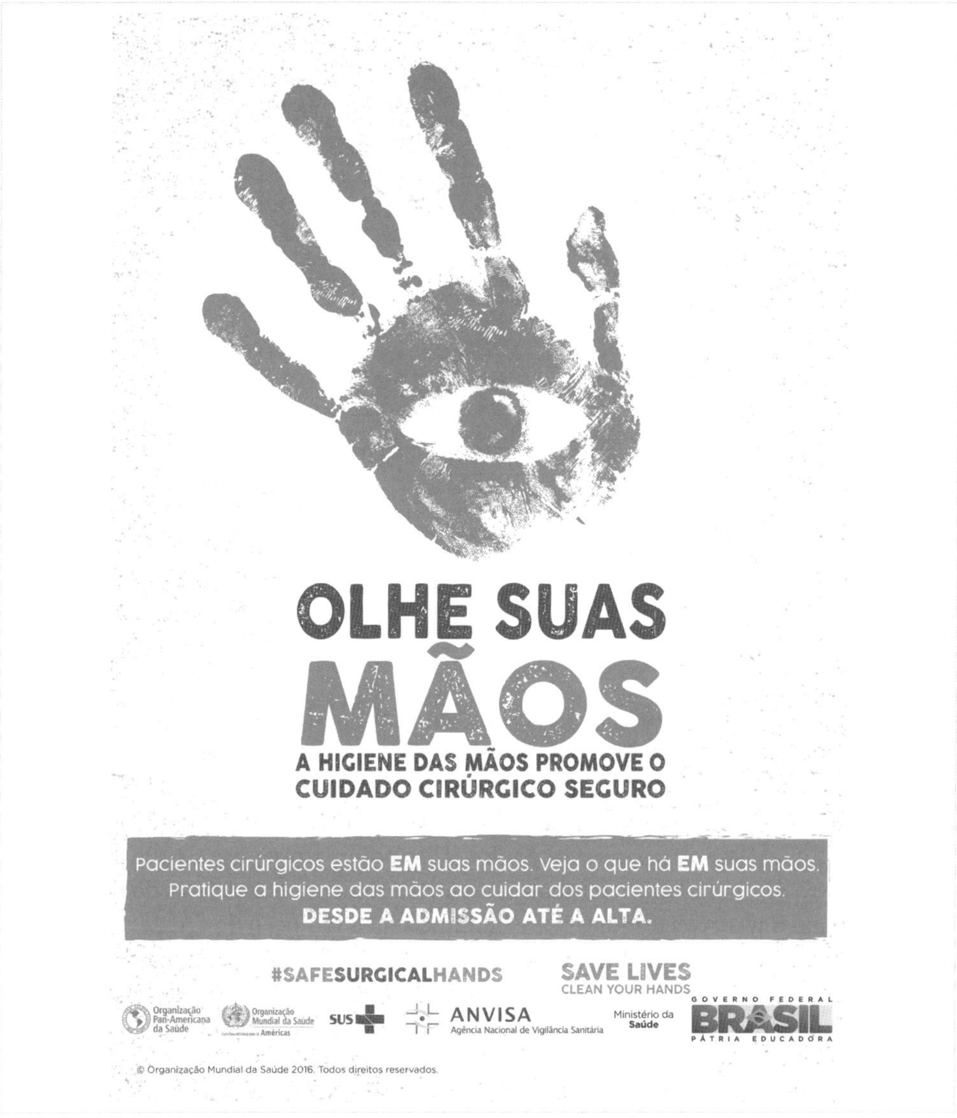
OLHE SUAS
MÃOS
A HIGIENE DAS MÃOS PROMOVE O
CUIDADO CIRÚRGICO SEGURO
Pacientes cirúrgicos estão EM suas mãos. Veja o que há EM suas mãos.
Pratique a higiene das mãos ao cuidar dos pacientes cirúrgicos.
DESDE A ADMISSÃO ATÉ A ALTA.
#SAFESURGICALHANDS
SAVE LIVES
CLEAN YOUR HANDS
Organização Pan-Americana da Saúde
Organização Mundial da Saúde
Américas
SUS
ANVISA
Agência Nacional de Vigilância Sanitária
Ministério da Saúde
GOVERNO FEDERAL
BRASIL
PÁTRIA EDUCADORA
© Organização Mundial da Saúde 2016. Todos direitos reservados.

Figura 8 Material de divulgação da campanha de higienização das mãos da Organização Mundial da Saúde em 2016.

A relativa contribuição de cada rota na patogênese da ITU-CV ainda não é bem conhecida. Observou-se uma importante redução nos riscos de bacteriúria após a introdução, na década de 1960, dos sistemas de drenagem de urina estéreis e fechados, o que sugere a importância da rota intraluminal. No entanto, ainda com o uso de sistemas de drenagem fechados, a bacteriúria inevitavelmente ocorre com o passar do tempo, tanto por alteração do sistema estéril quanto através da rota extraluminal. O risco de bacteriúria por dia de cateterização é de 3 a 10% e sobe para 100% após os 30 dias. Até os 30 dias

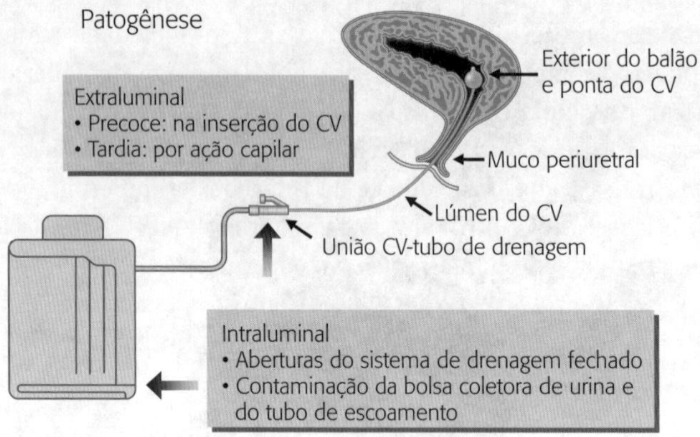

Figura 9 Infecções do trato urinário associadas a cateter vesical (ITU-CV). Portas de entrada de uropatógenos no trato urinário cateterizado.

Fonte: Adaptada de Maki e Tambyah (2001).[63]

de cateterização, considera-se que o paciente tem um CV de curta permanência e, após esse período, considera-se que o CV é de longa permanência.

A formação de biofilme por patógenos urinários sobre a superfície do CV e do sistema de drenagem ocorre universalmente com a duração prolongada da cateterização.

À medida que o tempo passa, o CV é colonizado por microrganismos que vivem organizados dentro de um biofilme resistente aos antimicrobianos e às defesas do hospedeiro. É praticamente impossível erradicar esse biofilme sem a remoção do CV.

Os patógenos mais frequentemente relacionados à ITU-CV (combinando tanto as bacteriúrias assintomáticas quanto as sintomáticas), de acordo com relatórios do NHSN dos Estados Unidos, são *Escherichia coli* (21,4%), *Enterococcus* spp (14,9%) e *Candida* spp (14,5%), seguidos de *Pseudomonas aeruginosa* (10,0%), *Klebsiella pneumoniae* (7,7%) e *Enterobacter* spp (4,1%).[15] Uma pequena proporção de ITU foi causada por *Staphylococcus* spp e outras bactérias Gram-negativas. Microrganismos como *Serratia marcescens* e *Burkholderia cepacia* têm um significado epidemiológico especial. Estes microrganismos não residem no trato gastrintestinal, por isso não fazem parte da flora endógena, sugerindo, portanto, uma transmissão a partir de fonte exógena. A maioria das ITU por germes Gram-positivos, exceto enterococos, são de menor duração que as causadas por Gram-negativos. As bacteriúrias por *Proteus mirabilis* são associadas à obstrução do CV.

O material do CV também influencia a ocorrência de ITU-CV. Quando o CV de silicone começou a ser utilizado, observou-se que, em comparação com os de látex, produzia uma menor resposta inflamatória da uretra e menor crescimento de biofilmes bacterianos em seu interior. As sondas de silicone são as que permitem menor aderência dos microrganismos. Por sua vez, as sondas de látex facilitam muito mais a aderência de microrganismos que as de PVC. Cateteres urinários de materiais biocompatíveis, como Teflon® e hidrogel, são escolhas adequadas para evitar a irritação da bexiga.

No ano de 2014, em um esforço colaborativo entre a Sociedade Americana de Epidemiologia Hospitalar (Society for Healthcare Epidemiology of America - SHEA), a Sociedade Americana de Doenças Infecciosas (Infectious Diseases Society of America - IDSA), a Associação Americana de Hospitais (American Hospital Association - AHA) e a Associação de Profissionais em Controle de Infecções e Epidemiologia (Association for Professionals in Infection Control and Epidemiology - APIC), foi redigido um novo compêndio de recomendações para a prevenção e o controle de IACS com o objetivo de atualizar aquele realizado no ano de 2008.[16,17] O propósito desse compêndio atualizado é ajudar os profissionais de saúde na prevenção das IACS, compreendendo sua epidemiologia e identificação para poder implementar intervenções efetivas quanto à sua prevenção e seu controle. Outro objetivo do compêndio foi ajudar a identificar algumas "lacunas" no conhecimento científico, em relação às quais é necessário realizar mais investigações que possam levar os profissionais de saúde à aplicação de práticas seguras.

O compêndio de 2014 apresenta as seguintes estratégias para prevenir ITU-CV:

1. Oferecer e aplicar recomendações escritas para o uso do cateter vesical (CV), tanto para a inserção como para sua manutenção, que contemplem:
   A. Inserir o CV somente quando for necessário para o cuidado do paciente e mantê-lo colocado somente o tempo indicado.
   B. Considerar outros métodos para o controle da bexiga, como o cateterismo intermitente.
   C. Sempre lembrar que se deve praticar a higienização das mãos, de acordo com as diretrizes do CDC ou da OMS, imediatamente antes de inserir o CV e sempre antes de qualquer manipulação do local de inserção do CV ou sistema de drenagem de urina.
   D. Inserir o CV seguindo técnica asséptica e utilizando equipamento estéril e luvas estéreis.
   E. Utilizar uma solução estéril ou antisséptico para limpar o meato uretral.
   F. Para a inserção do CV, utilizar lubrificantes de uso único e estéreis (de preferência embalados individualmente).
   G. Utilizar o menor CV possível, com drenagem adequada (para minimizar o trauma uretral).
   H. Implementar um programa para identificar e eliminar CV que já não sejam necessários.
   I. Desenvolver um protocolo de tratamento da retenção urinária pós-operatória, incluindo o uso de ultrassonografia (US) para a bexiga e cateterização intermitente realizada por profissionais de enfermagem.
2. Garantir que o CV seja inserido apenas por profissionais capacitados. Proporcionar educação aos profissionais e trabalhar em sua formação continuada.

A. Educar os profissionais de saúde responsáveis pela inserção do CV e pelo cuidado do sistema de drenagem quanto à técnica adequada de inserção, seu cuidado diário e a manutenção do sistema de drenagem de urina.
B. Avaliar a competência profissional dos profissionais de saúde que inserem o CV e que estão designados para o cuidado e a manutenção do sistema de drenagem.

3. Garantir que todos os elementos necessários para a inserção do CV com técnica asséptica se encontrem disponíveis e estejam bem localizados.
4. Implementar um sistema para documentar no histórico clínico do paciente:
   A. Prescrição médica para a colocação do CV.
   B. Data e hora da inserção.
   C. Nome da pessoa que inseriu o CV.
   D. Definição diária sobre a necessidade de manter o CV (justificativa para que o paciente continue usando o cateter).
   E. Tarefas de cuidado e de manutenção realizadas.
   F. Data e hora da extração do CV e critérios utilizados para descontinuar seu uso.
5. Manter adequadamente posicionados o CV e o sistema de drenagem da urina:
   A. Os CV permanentes devem estar adequadamente fixados após sua inserção, com o objetivo de prevenir movimento e tração uretral.
   B. Manter, de maneira contínua, um sistema de drenagem estéril e fechado.
   C. Se, por algum motivo, a técnica asséptica for alterada, houver desconexão ou evidência de vazamento de urina, deve-se colocar novamente um CV e sistema coletor, utilizando técnica asséptica.
   D. Para o exame de urina a fresco, recolhe-se uma pequena amostra por aspiração da urina a partir da amostragem sem agulha, com um adaptador de seringa/cânula estéril. Previamente deve-se limpar a entrada com uma solução desinfetante.
   E. Pode-se obter grandes volumes de urina para análises especiais de maneira asséptica e da bolsa de drenagem.
   F. Manter o fluxo da urina sem obstáculos. Evitar dobras.
   G. Empregar a higienização de rotina. A limpeza da área do meato com soluções antissépticas é desnecessária.
6. Garantir que haja profissionais suficientes, capacitados e com os recursos tecnológicos para realizar vigilância epidemiológica para obter taxas de ITU-CV e observar o uso do cateter.

Para identificar pacientes com ITU-CV (dados do numerador das taxas de ITU-CV), é preciso usar critérios de inclusão padronizados (definições NHSN do sistema de vigilância dos Estados Unidos ou definições padronizadas pelos programas nacionais de controle de infecções de cada país); e coletar diariamente informação relativa ao número de dias de uso de CV e pacientes/dia da UTI (dados do denominador das taxas de ITU-CV). Calcular as taxas de ITU-CV e aplicar a razão padronizada de infecção (SIR, do inglês *standardized infection ratio*), de acordo com taxas históricas definidas como referência para detectar presença de melhora ou piora nas taxas de ITU-CV.

PREVENÇÃO DE BACTEREMIAS ASSOCIADAS A CATETER VENOSO CENTRAL

A maioria dos cateteres endovasculares é usada em pacientes críticos ou internados em unidades de terapia intensiva. Em um estudo prospectivo realizado nos Estados Unidos por Maki et al. em 2006, atribuiu-se às bacteremias associadas a cateter venoso central (CVC) uma mortalidade entre 12 e 25%.[18]

O uso extensivo de CVC no cuidado de pacientes críticos demanda esforços de controle de infecções cada vez maiores, e faz-se necessária a implementação de estratégias específicas que tendam a reduzir sua incidência e os custos associados a sua ocorrência.

Nas diretrizes do CDC para a prevenção de infecções relacionadas a cateteres intravasculares, de 2011,[19] são discutidas estratégias baseadas, em sua maioria, em recomendações com evidências científicas. Tais estratégias enfatizam:

1. Educação e treinamento dos profissionais de saúde que inserem e cuidam dos cateteres.
2. Uso de máximas barreiras de precaução durante a inserção de CVC, tanto para os profissionais quanto para o próprio paciente.
3. Preparação antisséptica da pele, utilizando clorexidina, em quantidade superior a 0,5% em base alcoólica (70 a 90%).
4. Evitar a substituição dos CVC de forma rotineira (p. ex., a cada 7 dias) como estratégia para prevenir as infecções relacionadas.
5. Somente recorrer ao uso de CVC de curta permanência, impregnados em antibióticos/antissépticos e com a cobertura do local da inserção do cateter com géis ou esponjas embebidas em solução de clorexidina a 2% (a qual é liberada lentamente), quando a taxa de infecção se mantém elevada mesmo após a adesão às estratégias citadas anteriormente.
6. Aplicar *bundles* ou pacotes de medidas de controle. Os *bundles* contêm um conjunto de medidas específicas que são todas necessárias e suficientes; por isso, devem ser aplicadas todas juntas, ou o impacto desejado não poderá ser alcançado. Os componentes (medidas específicas) do *bundle* se estabeleceram como as melhores práticas e se baseiam em estudos científicos controlados (nível I de evidência). As medidas que integram cada *bundle* são claras e diretas, implicam tudo ou nada na hora de medir seu cumprimento. Uma única prática não realizada equivale a um *bundle* não completo e, portanto, invalida a adesão a ele.

Até pouco tempo atrás, os microrganismos mais frequentemente referidos como agentes causadores de bacteremia relacionada a CVC eram *Staphylococcus* coagulase-negativa (SCN), *Staphylococcus aureus* (SA), enterococos e *Candida* spp. Atualmente, bacilos Gram-negativos foram referidos com frequência maior, sendo a maioria deles resistente aos antibióticos de uso frequente e, por isso, são considerados patógenos de importância epidemiológica – *Acinetobacter* spp, *Klebsiella pneumoniae* resistente aos carbapenêmicos (KPC) e outras enterobactérias com igual padrão de resistência antibiótica.

Quando se detectam surtos de bacteremia relacionada a CVC e os microrganismos envolvidos são *Enterobacter* sp, *Acinetobacter* sp, *Serratia marcescens* e *Pseudomonas* não aeruginosa, pode-se suspeitar da existência de uma fonte comum (p. ex., contaminação do fluido do sistema de monitoramento de pressão).

Assim como nos adultos, a maioria das bacteremias em crianças está associada ao uso de um cateter intravascular. As porcentagens de uso de CVC em UTI, entre pacientes adultos e pediátricos, são comparáveis. Do mesmo modo, a distribuição dos diferentes microrganismos como agentes causadores de bacteremia relacionada a CVC é similar e a maioria é causada por *Staphylococcus* coagulase-negativa.

A candidemia geralmente envolve a flora endógena do paciente, mas estudos recentes de biologia molecular indicaram como responsáveis fontes exógenas, como a administração de fluidos contaminados e mãos colonizadas dos profissionais. A *Candida* spp mostrou uma resistência crescente ao fluconazol.

A patogênese das infecções relacionadas a cateteres centrais obedece a múltiplas variáveis, mas foram reconhecidas quatro rotas principais (ver Figura 10):

- Migração de microrganismos da pele do local de inserção, que posteriormente se disseminam ao longo da superfície do cateter e o colonizam (especialmente na ponta do CVC). Esta é a rota mais comum de infecção em CVC de curta permanência.
- Contaminação direta do cateter ou das conexões (p. ex., cone final do cateter pelo contato com mãos, soluções ou dispositivos contaminados).
- Solução contaminada tanto intrinsecamente como extrinsecamente (ao prepará-la) ou que tenha sido infundida.
- Contaminação do cateter por via hematogênica a partir de um foco de infecção distante (localizado em outras partes do corpo). Esta é a rota menos frequente.

Outros determinantes patogênicos importantes relacionados com a bacteremia associada a CVC são o material com o qual se fabricou o CVC, fatores do hospedeiro que permitem a aderência de certos microrganismos a proteínas como fibronectina e fibrina, que circundam o local de inserção do cateter, e fatores de virulência intrínsecos do microrganismo, incluindo a produção de polímeros extracelulares com a qual aderem ao CVC.

Os cateteres de silicone e elastômeros são mais propensos a serem colonizados que os cateteres de poliuretano. As irregularidades presentes na superfície de alguns materiais aumentam a possibilidade de aderência de certas espécies (SCN, *Acinetobacter calcoaceticus baumanii complex*, *Pseudomonas aeruginosa* e *Candida albicans*). Por outro lado, alguns cateteres são mais trombogênicos que outros, o que aumenta a possibilidade de serem colonizados. O principal mecanismo de aderência do *Staphylococcus aureus* aos CVC é a aderência às proteínas do hospedeiro (p. ex., fibronectina, fibrinogênio) que se formam no local de inserção. Por outro lado, os SCN aderem aos polímeros de superfície do cateter graças à produção de um polissacarídeo extracelular que forma uma película ou biofilme.

Além dos SCN, também fabricam exopolissacarídeos com os quais aderem à superfície do CVC e depois formam um biofilme: *Pseudomonas aeruginosa*, *Staphylococcus*

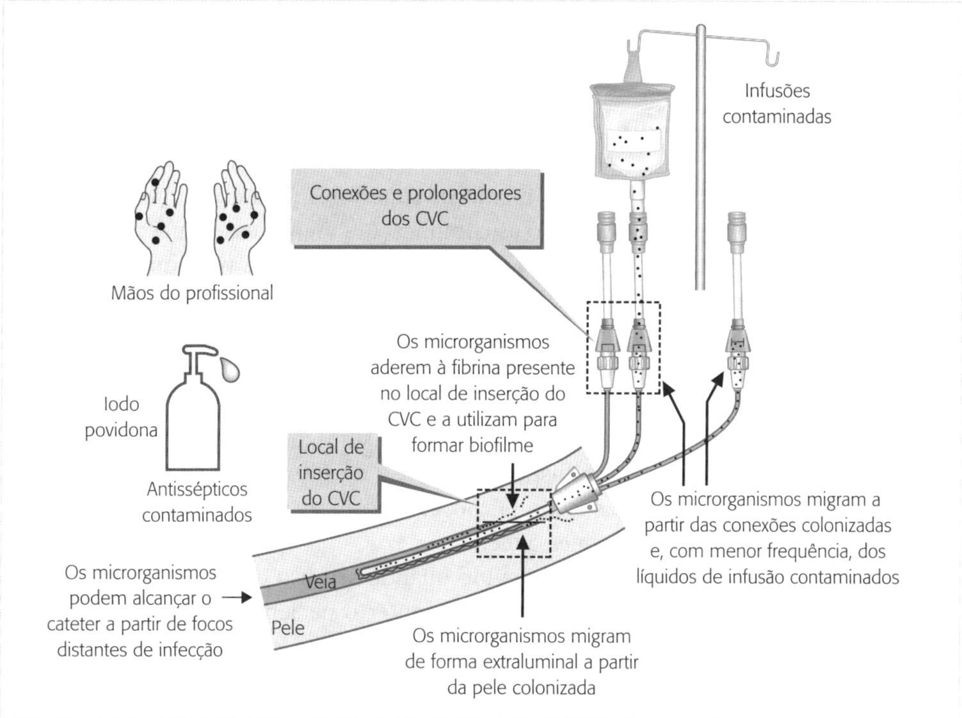

Figura 10 Patogênese das bacteremias associadas a catater venoso central (CVC).
Fonte: Adaptada de Straumanis (2008).[64]

aureus e *Candida* spp. A matriz do biofilme é enriquecida a seguir com a presença de cátions metálicos bivalentes, como ferro, cálcio e magnésio. Esse biofilme não pode ser destruído pelos mecanismos de defesa do hospedeiro, como fagocitose e morte, produzidas normalmente pelos polimorfonucleares, e é pouco suscetível à ação de antibióticos.

A *Candida albicans* tem a capacidade de formar biofilme a partir de modificações nos biomateriais que compõem a superfície dos CVC e na presença de fluidos que contêm glicose. Isso poderia explicar o aumento na proporção de bacteremias causadas por patógenos fúngicos em pacientes que recebem nutrição parenteral.

Educação, formação continuada e avaliação permanente dos profissionais que lidam com CVC

Estudos indicam que o número de infecções diminui quando são aplicadas técnicas de inserção e manutenção padronizadas que enfatizam a assepsia dos cuidados. Os riscos de colonização e infecção aumentam quando a inserção e a manutenção são realizadas por profissionais inexperientes, já que, quando estão sob a responsabilidade de equipes de trabalho especializadas, observa-se uma redução na incidência de infecções, complicações associadas e custos relacionados. Nas UTI, por outro lado, deve-se garantir a relação enfermeiro-paciente. Nas diretrizes de 2011 do CDC, sugere-se uma relação 2:1 para situações em que os enfermeiros devem atender pacientes que possuam CVC.[19]

Local de inserção do cateter

Em adultos, recomenda-se usar os membros superiores para a inserção dos cateteres, evitando a veia femoral e reduzindo as complicações mecânicas e infecciosas (p. ex., pneumotórax, punção da artéria subclávia, laceração e estenose da veia subclávia, hemotórax, trombose, perda do cateter etc.). Não se deve usar a veia subclávia em pacientes hemodialisados ou com doença renal avançada. Em pacientes pediátricos, pode-se usar tanto os membros superiores como os inferiores, além do couro cabeludo (em neonatos ou bebês muito pequenos).

Pode-se também usar um equipamento de ultrassom como guia para a colocação de CVC, se essa tecnologia estiver disponível. O uso do ultrassom reduz o número de tentativas de inserção fracassadas e complicações mecânicas e só deve ser utilizado por profissionais totalmente treinados nessa técnica.

O CVC deve ser imediatamente removido quando seu uso deixar de ser necessário. Deve-se avaliar diariamente a necessidade de manter o paciente com um CVC e uma linha de infusão. Além disso, o local de inserção do cateter deve ser avaliado diariamente a fim de detectar dor e/ou sensibilidade.

Máximas barreiras de proteção ou precaução

Os operadores (aqueles que manipulam o CVC) devem realizar a higienização das mãos de acordo com a técnica, com soluções detergentes antissépticas e/ou soluções de base alcoólica, antes e depois de palpar o local de inserção do cateter, inserir, substituir ou colocar uma cobertura em um cateter intravascular. A palpação do local de inserção não deve ser realizada após a aplicação de antissépticos, a menos que se mantenha uma técnica asséptica.

Para a colocação de cateteres centrais arteriais ou venosos e de cateteres de linha média ou médios, deve-se utilizar luvas estéreis e, para a colocação de cateteres venosos periféricos, usar luvas limpas. Para trocas de CVC por meio de um fio-guia, embora seu uso não constitua uma prática recomendada, é necessário remover as luvas estéreis usadas para a extração do CVC e utilizar um novo par de luvas para colocar o novo CVC.

As máximas barreiras de proteção ou precaução indicadas para os operadores incluem o uso de gorro, máscara, avental e luvas estéreis. Para os pacientes, incluem o uso de uma compressa estéril grande para se cobrir durante todo o procedimento (apenas a cabeça fica descoberta).

Preparação da pele do paciente

Para os cateteres periféricos, a antissepsia da pele pode ser realizada com álcool 70%, um iodóforo ou gluconato de clorexidina solução tópica a 2%. Para os CVC ou para cateteres arteriais periféricos, na medida do possível, escolher soluções de clorexidina (concentração superior a 0,5%) em uma base alcoólica (70 a 90%). Se não for possível ou se existirem contraindicações, pode-se usar apenas álcool 70%, gluconato de clorexidina em solução tópica a 2%, ou algum iodóforo, como a iodopovidona (deixar sobre a pele aproximadamente 2 minutos antes de fazer a incisão, a fim de garantir o tempo de contato necessário para que aja como antisséptico). As propriedades antibacterianas da clorexidina agem por contato, e a inserção pode ser realizada assim que a clorexidina tiver secado sobre a pele. Uma metanálise que abrangeu 4.143 cateteres sugeriu que a preparação da pele com clorexidina reduzia os riscos de infecção relacionada 49% mais que a iodopovidona (IC 95% 0,28-0,88). A clorexidina é atualmente reconhecida como o antisséptico padrão preferencial para a preparação da pele antes da inserção tanto de CVC quanto de cateteres periféricos.[20]

Cobertura do local de inserção do cateter

Para este propósito, pode-se utilizar-se uma gaze estéril e fita adesiva ou ainda um curativo transparente semipermeável estéril. A cobertura do local de inserção do cateter deve fixá-lo e mantê-lo estabilizado.

A estabilização do cateter foi reconhecida como uma intervenção importante para diminuir o risco de flebite, perda e deslocamento do cateter e prevenir a ocorrência de bacteremia relacionada ao CVC. Se o paciente for diaforético ou se o local de inserção apresentar sangramento ou exsudação, pode ser preferível o uso de uma gaze estéril sobre o local de inserção em vez de um curativo estéril transparente semipermeável, pelo menos até que o problema se resolva. As coberturas deverão ser trocadas ao se observar umidade, quando a cobertura estiver molhada, desgrudada ou afrouxada, ou, ainda, quando estiver visivelmente suja. Fora essa eventualidade e em CVC, quando a cobertura é de gaze e fita adesiva, troca-se a cada dois dias, e pelo menos a cada 7 dias caso tenha sido utilizado um curativo transparente semipermeável. A exceção é constituída pelos pacientes pediátricos, nos quais a cobertura pode permanecer por mais tempo (quando o risco de deslocamento e perda do cateter tem mais peso que o benefício obtido ao realizar a troca da cobertura).

Banho do paciente

O uso de clorexidina detergente empregada no banho diário reduz as bacteremias relacionadas ao CVC (na forma tradicional com clorexidina detergente a 4% ou empregando compressas embebidas em clorexidina detergente a 2%, usadas sem ou com muito pouca água). O banho diário dos pacientes em UTI com compressas impregnadas de clorexidina detergente a 2% pode ser uma estratégia simples e efetiva para diminuir as taxas de bacteremia primária. Realizou-se um estudo a respeito, em um único centro de saúde, que abrangeu 836 pacientes. Aqueles que receberam os banhos com clorexidina apresentaram menores taxas de bacteremia primária em comparação com aqueles que receberam banhos com água e sabonete comum – 4,1 contra 10,4 infecções a cada 1.000 pacientes por dia; diferença de incidência, 6,3 (IC 95%: 1,2-11,0).[21]

Substituição dos cateteres intravasculares

Não se recomenda a substituição dos CVC, nem em crianças nem em pacientes adultos, de forma rotineira (p. ex., a cada 7 dias), com o propósito de reduzir as infecções relacionadas ao cateter.

Embora o risco de desenvolver bacteremia relacionada ao CVC aumente com a duração da cateterização, a rotina de troca do cateter não resulta em diminuição das taxas de infecção relacionadas.

Os cateteres arteriais só são substituídos quando clinicamente indicado e assim que deixam de ser necessários. É recomendável, na medida do possível, usar transdutores e conectores descartáveis, e que estes sejam substituídos a cada 96 horas.

Em crianças, as dificuldades para obter acessos venosos são superiores às dos adultos; por isso, deve-se analisar-se adequadamente a necessidade de substituição dos cateteres centrais. Em estudo realizado em uma UTI pediátrica, analisou-se a duração do CVC e as complicações associadas. Todos os pacientes estudados (n = 397) permaneceram sem infecção durante uma média de 23,7 dias. Não se encontrou relação entre a duração da cateterização e a probabilidade diária de infecção ($r = 0,21$; $p > 0,1$).[22] Esse estudo sugeriu que a rotina de substituição dos CVC não reduz a incidência de infecções relacionadas ao cateter.

Os locais de acesso vascular geralmente são ainda mais limitados em neonatos. Os cateteres umbilicais devem ser removidos, e não substituídos, se houver sinais de bacteremia associada ao cateter, insuficiência vascular nos membros inferiores ou presença de trombose. Idealmente, os cateteres umbilicais arteriais não deveriam permanecer no paciente por mais de 5 dias. Os cateteres umbilicais venosos devem ser removidos assim que possível, caso não sejam necessários, mas podem permanecer em uso por até 14 dias desde que sejam manuseados de forma asséptica.

SUBSTITUIÇÃO DO *KIT* DE ADMINISTRAÇÃO

Em pacientes que não recebem sangue, hemoderivados ou emulsões lipídicas, os equipos, incluindo sistemas adicionais, devem ser substituídos com uma frequência não inferior a 96 horas, mas não superior a 7 dias.

Os equipos utilizados para a administração de sangue, hemoderivados ou emulsões lipídicas (combinadas com aminoácidos e glicose em misturas 3 em 1 ou infusões separadas) devem ser substituídos nas 24 horas seguintes após o início da infusão. Deve-se substituir os equipos usados para administrar propofol a cada 6 a 12 horas, ao trocar o frasco.

Ao usar tampas conectoras que não exijam o uso de agulhas, a frequência de troca é igual à indicada para os equipos de administração de fluidos parenterais (escolher tampas conectoras que possuam membrana interna com uma válvula que impeça a saída de fluidos através do conector [*split septum*], evitando o uso com válvulas mecânicas, já que estas podem aumentar os riscos de infecção).

Para prevenir a transmissão de microrganismos através das tampas conectoras, deve-se realizar uma desinfecção apropriada. A clorexidina alcoólica para a desinfecção desses dispositivos parece ser mais efetiva para reduzir a colonização, mas também pode-se usar álcool 70%. A Joint Commission[23] (comissão para o credenciamento de hospitais) indica que a desinfecção das tampas conectoras deve ser realizada sempre imediatamente antes de acessar o sistema de infusão, com gazes ou algodão embebidos em álcool 70% ou em soluções de clorexidina alcoólica, no mínimo durante 15 segundos, já que, com tempos menores, existe o risco de que permaneçam bactérias em sua superfície.

As torneiras de três vias usadas para a injeção de medicamentos, administração de infusões intravenosas ou coleta de amostras de sangue representam uma importante porta de entrada de microrganismos dentro do sistema intravenoso e acessos vasculares. A contaminação das torneiras de três vias é frequente e ocorreu em 45 a 50% na maioria das séries estudadas. Essas torneiras devem ser mantidas sempre fechadas quando não estiverem em uso.

Sempre que possível, utilizar frascos do tipo dose única para as medicações adicionais incorporadas aos fluidos intravenosos. Se for preciso usar frascos multidose, uma vez abertos, estes devem ser mantidos refrigerados. Os diafragmas de acesso devem ser desinfetados antes de inserir o dispositivo estéril requerido (agulha, equipo de administração).

Não se deve utilizar uma mesma seringa e agulha para acessar medicamentos ou soluções que sejam usados em mais de um paciente. Também não se deve utilizar frascos ou soluções fisiológicas ou glicosadas como uma fonte comum ou suplemento para extrair porções e usar em vários pacientes. Isto é, não podem ser utilizados para o preparo de medicamentos de administração intravenosa frascos de soluções abertas (embora tenham sido conectados com um equipo e uma torneira de três vias), ampolas ou soluções fisiológicas ou glicosadas que tenham permanecido abertas (embora tenham sido transitoriamente cobertas com gazes, fitas adesivas, agulhas, seringas etc.), e não se deve unir sobras de ampolas ou soluções e guardá-las para uso posterior.

As medidas de prevenção nesse sentido são claras: usar uma seringa e uma agulha para acessar frascos multidose e fazê-lo uma única vez, descartando-as em seguida. Deve-se utilizar uma nova seringa e uma nova agulha para cada novo acesso ao frasco multidose. Os riscos de contaminação dos frascos multidose aumentam de acordo com o número de vezes que tenham sido furados. Isto é particularmente verdadeiro e arriscado com o propofol, uma droga que realmente pode suportar o crescimento de bactérias que tenham sido introduzidas pela contaminação do frasco. Em resumo, o risco de contaminação extrínseca dos frascos multidose é baixo, mas, quando ocorre, pode ter sérias consequências.

A infusão das soluções lipídicas deve ser completada nas 24 horas subsequentes a seu início. Caso se trate unicamente de emulsões lipídicas sem outras adições, completar a infusão nas 12 horas subsequentes. Se, por questões de volume, forem necessários tempos maiores, a infusão deverá ser completada em 24 horas. A infusão de sangue ou hemoderivados necessita ser efetuada nas 4 horas seguintes a seu início. Não foram realizadas recomendações em relação ao tempo de infusão de outros fluidos parenterais.

Cateteres impregnados com antibióticos e/ou antissépticos

Seu uso é indicado quando já se tenham aplicado todas as estratégias para reduzir as bacteremias relacionadas ao CVC (*bundles* ou pacotes de medidas de controle, com alto nível de evidência científica) e a taxa permanecer acima dos objetivos institucionais ou mais elevada que a indicada pelos padrões nacionais e internacionais disponíveis para sua comparação.

O compêndio de 2014 da SHEA, IDSA e APIC[16] apresenta as estratégias para prevenir e monitorar bacteremias relacionadas ao CVC, as quais são recomendadas para todos os hospitais que ofereçam cuidados a pacientes agudos.

Antes da inserção do CVC

1. Facilitar o acesso e aplicar um *bundle* ou pacote de medidas de controle que incluam medidas baseadas em evidência científica, tanto para a colocação do CVC quanto para a manutenção do sistema intravenoso e a preparação de infusões de administração parenteral, incluindo medicamento intravenoso.
2. Educação dos profissionais de saúde envolvidos na inserção, no cuidado e na manutenção dos CVC sobre a prevenção de bacteremias associadas a CVC.
3. Dar banho diário nos pacientes de UTI com mais de 2 meses de idade com uma solução de clorexidina detergente a 4% ou, ainda, aplicando compressas de gaze embebidas em clorexidina a 2%, usadas sem água (quando já umedecidas) ou com mínima quantidade de água.

Durante a inserção do CVC

1. Garantir que se cumpram de forma adequada todos os passos descritos para a colocação de um CVC utilizando uma lista de verificação para um *bundle* ou pacote de medidas de controle.
2. Realizar higienização das mãos antes de inserir ou manipular qualquer parte do CVC ou do sistema intravenoso.
3. Evitar usar a veia femoral em pacientes adultos obesos quando a colocação do CVC possa ser realizada em condições controladas e planejadas.
4. Usar um kit com os materiais necessários para colocar o CVC ou reunir todos os elementos necessários em uma bandeja.
5. Usar ultrassom para inserir cateteres na veia jugular interna (caso disponível).
6. Usar barreiras máximas de precaução ou proteção durante a colocação do CVC.
7. Usar clorexidina alcoólica como antisséptico para a preparação prévia da pele (caso disponível).

Após a inserção do CVC

1. Garantir a proporção adequada de enfermeiros e pacientes nas UTI.
2. Desinfetar os conectores sem agulha e as portas de injeção antes de acessar o CVC. Utilizar álcool 70% e uma gaze ou algodão. Esfregar, no mínimo, durante 15 segundos.
3. Remover ou retirar os CVC que não sejam necessários.
4. Para os CVC não tunelizados em pacientes adultos e, em crianças, trocar a cobertura transparente e realizar antissepsia do local da inserção com clorexidina em base alcoólica (ou, na falta desta, clorexidina a 2%), a cada 5 a 7 dias ou de forma imediata caso se observe que a cobertura está suja, solta ou danificada.

5. Substituir os kits de administração que não tenham sido usados para a passagem de sangue, hemoderivados ou lipídios em intervalos não inferiores a 96 horas.
6. Usar unguentos ou pomadas antimicrobianas no local de inserção dos cateteres centrais usados para hemodiálise.
7. Realizar vigilância epidemiológica de bacteremias associadas a CVC.

Medidas especiais

- Usar CVC impregnados em antissépticos e/ou antimicrobianos em pacientes adultos.
- Usar coberturas no local de inserção, transparentes e com géis com clorexidina no local de inserção de CVC utilizados em pacientes com mais de 2 meses de idade.
- Utilizar cateteres umbilicais impregnados em prata zeólita em recém-nascidos prematuros.
- Utilizar barreiras antimicrobianas para CVC.
- Em pacientes submetidos a hemodiálise através de um CVC, utilizar plasminogênio tecidual recombinante do fator ativador, uma vez por semana e após a hemodiálise.

PREVENÇÃO DE PNEUMONIAS ASSOCIADAS À VENTILAÇÃO MECÂNICA

Entre as pneumonias nosocomiais, 24% ocorrem em pacientes internados em UTI coronarianas e 27% em UTI gerais. Entre as pneumonias intra-hospitalares, 50% aparecem em pacientes submetidos a intervenções cirúrgicas e 50% após intubação e uso de ventilação mecânica (VM). Embora atualmente existam novos métodos de diagnóstico e antimicrobianos mais potentes, a mortalidade associada à pneumonia intra-hospitalar permanece elevada (aproximadamente 60%).

Uma pneumonia intra-hospitalar pode prolongar a permanência do paciente na UTI em 4,3 a 6,1 dias, e a permanência geral no hospital em 4 a 9 dias.

Patogênese

As bactérias podem invadir o trato respiratório inferior em decorrência da microaspiração de microrganismos da orofaringe, inalação de aerossóis que contenham bactérias ou, com menor frequência, por disseminação hematogênica a partir de locais corporais distantes (Figuras 11 e 12).

A microaspiração foi apontada como outra das rotas possíveis em pneumonias adquiridas na comunidade. Estudos realizados com radioisótopos revelaram que 45% dos adultos saudáveis aspiram enquanto dormem. As pessoas que apresentam maior propensão a aspirar são aquelas com transtornos de deglutição, como pacientes com sensório deprimido, com intubação do trato respiratório ou em VM, com instrumentação ou doenças que afetam a via gastrintestinal ou pacientes submetidos a cirurgia recente, especialmente cirurgia torácica ou abdominal.

A alta incidência de pneumonia por bacilos Gram-negativos em pacientes hospitalizados parece ser o resultado de fatores que promovem a colonização da faringe por tais

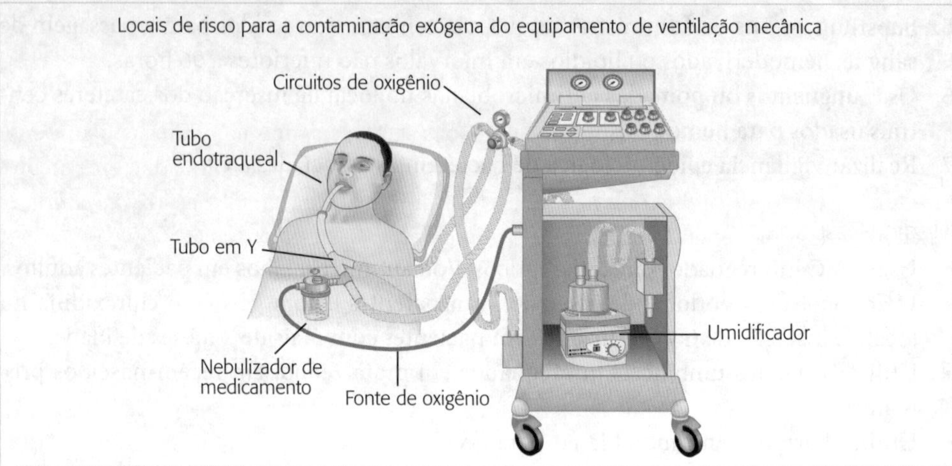

Figura 11 Locais de risco para a contaminação exógena do equipamento de ventilação mecânica. A pneumonia aguda se desenvolve quando os microrganismos patógenos e particularmente virulentos chegam ao pulmão distal, multiplicam-se e produzem doença invasiva ou por inoculação acidental sobreposta, superando as defesas naturais do hospedeiro.

Fonte: Adaptada de CDC (1997).[65]

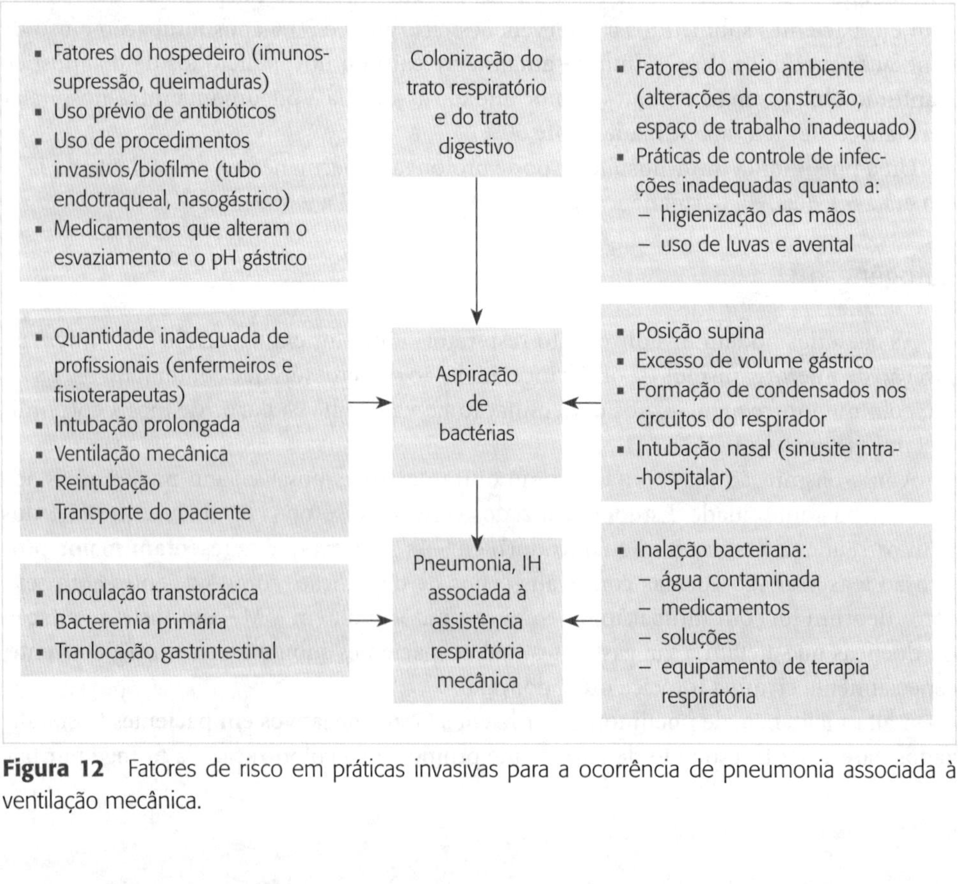

Figura 12 Fatores de risco em práticas invasivas para a ocorrência de pneumonia associada à ventilação mecânica.

bacilos e a posterior e subsequente entrada desses microrganismos no trato respiratório inferior.

Os bacilos Gram-negativos aeróbicos são pouco frequentes ou se encontram em pequeno número nas culturas faríngeas de pessoas saudáveis, mas a colonização aumenta dramaticamente em pacientes com acidose, alcoolismo, azotemia, coma, diabetes melito, hipotensão, leucocitose, leucopenia, doença pulmonar, intubação nasogástrica e endotraqueal e pacientes recebendo tratamento antibiótico.

A colonização orofaríngea e traqueobrônquica por bacilos Gram-negativos inicia-se a partir da aderência dos microrganismos às células epiteliais do hospedeiro. A aderência pode ser afetada por vários fatores, alguns relacionados às bactérias (p. ex., presença de fímbrias, cílios ou cápsula, ou produção de elastase ou mucinase), outros às células do hospedeiro (p. ex., proteínas de superfície e polissacarídeos) e ao meio ambiente (p. ex., pH e presença de mucinas nas secreções respiratórias).

Estudos realizados indicaram que certas substâncias, como a fibronectina, podem inibir a aderência de bacilos Gram-negativos às células do hospedeiro. Contrariamente a isso, certas condições (p. ex., má nutrição, gravidade da doença de base ou estado pós-operatório) podem aumentar a aderência de bactérias Gram-negativas.

Além da colonização relacionada à orofaringe, o estômago também foi sugerido como um reservatório importante de microrganismos que causam pneumonia, especialmente em associação com VM. O papel do estômago pode variar dependendo da gravidade da doença de base do paciente e das intervenções terapêuticas ou profiláticas que ele receba.

Em pessoas saudáveis, são muito poucas as bactérias que podem sobreviver ao ácido clorídrico em um pH <2. Quando os níveis de pH gástrico aumentam de níveis normais para níveis superiores ou iguais a 4, os microrganismos podem se multiplicar e atingir altas concentrações no estômago. Esse fenômeno pode ocorrer em pacientes com idade avançada, acloridria, íleo adinâmico, doenças do trato gastrintestinal superior e em pacientes que recebem alimentação enteral, antiácidos ou bloqueadores H2. Também foram sugeridos outros fatores contribuintes à colonização gastrintestinal em pacientes com dificuldade de motilidade intestinal, como refluxo gastroduodenal e presença de bile.

No desenvolvimento de pneumonia associada à VM, a colonização orofaríngea demonstrou ter influência superior à colonização gástrica. A importância da aspiração de bactérias presentes na placa dentária como causa de pneumonia foi considerada em estudos nos quais as culturas da placa dentária mostraram os mesmos microrganismos patógenos encontrados como agentes causadores da pneumonia.

Embora a maioria das pneumonias hospitalares se produza em decorrência da aspiração de bactérias presentes na orofaringe, as bactérias também podem entrar no trato respiratório inferior do paciente em consequência da inalação de aerossóis gerados por equipamentos ou elementos de nebulização contaminados. A inalação de aerossóis contaminados é particularmente perigosa para os pacientes intubados porque o tubo endotraqueal (TET) provê um acesso direto ao trato respiratório inferior. Raramente a pneumonia bacteriana é o resultado da disseminação hematogênica de infecções provenientes de outros locais corporais (p. ex., flebite purulenta, endocardite etc.).

Microbiologia

A distribuição dos agentes etiológicos que causam pneumonia intra-hospitalar difere entre hospitais, uma vez que as populações de pacientes e os métodos de estudo empregados variam. São frequentemente polimicrobianos, com predomínio de bacilos Gram-negativos (*Pseudomonas aeruginosa, Serratia marcescens, Klebsiella pneumoniae, Acinetobacter* spp e *Proteus* spp). No entanto, o *Staphylococcus aureus* meticilino-resistente (SAMR) e outros cocos Gram-positivos, como o *Streptococcus pneumoniae*, aumentaram sua frequência de surgimento como agentes patógenos causadores de pneumonia intra-hospitalar.

As pneumonias causadas por *Aspergillus* spp e vírus influenza muitas vezes produzem aerossóis microbianos. A infecção por vírus sincicial respiratório pode ocorrer após a inoculação oral em conjuntivas ou em mucosa nasal através das mãos contaminadas dos profissionais de saúde.

As pneumonias associadas a VM foram classificadas como pneumonias precoces quando se desenvolveram dentro das 96 horas da admissão do paciente na UTI ou da intubação endotraqueal, e como pneumonias tardias quando ocorreram após 96 horas. As pneumonias precoces foram associadas a germes sensíveis aos antimicrobianos: *Escherichia coli, Klebsiella* spp, *Proteus* spp, *Streptococcus pneumoniae, Haemophylus infuenzae* e *Staphylococcus aureus* sensível a meticilina). As pneumonias tardias foram associadas a *Pseudomonas aeruginosa*, SAMR e cepas de *Acinetobacter* spp, que geralmente são resistentes aos antimicrobianos.

Diagnóstico

As pneumonias intra-hospitalares bacterianas são muito difíceis de diagnosticar. Em publicação intitulada "Pneumonia intra-hospitalar: Guia clínico aplicável à América Latina", preparada em conjunto por diferentes especialistas, afirma-se que o diagnóstico clínico de pneumonias associadas a VM tem de 30 a 35% de falsos negativos e de 20 a 25% de falsos positivos.[24] O diagnóstico radiológico pode elevar a certeza do diagnóstico. Deve-se realizar uma radiografia do tórax sempre que houver suspeita de pneumonia. O diagnóstico etiológico é comprobatório e ajuda a definir o tratamento antibiótico. Os métodos para obter o material do trato respiratório inferior para culturas quantitativas podem ser invasivos ou não invasivos. Entre os métodos não invasivos, o mais usado é a aspiração traqueal. Sua sensibilidade média é de 81% e sua especificidade é de 65%. O ponto de corte recomendado para considerar a cultura positiva é igual ou maior que 10^5 a 10^6 UFC/mL para cada microrganismo microbiologicamente significativo. O mini-LBA (lavado broncoalveolar) consiste na introdução às cegas de um cateter e, quando se encontra localizado em um brônquio distal, instilam-se 20 mL de solução fisiológica estéril e obtém-se 10% de volume de retorno. Processa-se do mesmo modo que o LBA. Considera-se positivo uma cultura com uma quantidade igual ou maior que 103 a 104 UFC/mL. A sensibilidade e a especificidade desses procedimentos são muito semelhantes às das técnicas broncoscópicas. Os procedimentos broncoscópicos são menos invasivos, menos dispendiosos e podem ser realizados com TET de pequeno diâmetro. Os procedimentos invasivos permitem obter secreções diretas da via respiratória inferior afetada; com isso, minimiza-se a contaminação com microrganismos provenientes da via respiratória superior. A sensibilidade de EP (escova protegida) varia de 33 a 100%, e sua especificidade de 60 a 100%. O ponto de corte para considerar uma cultura positiva é maior ou igual a 10^3 UFC/mL. Não é útil para recuperar bactérias anaeróbicas. O LBA é realizado instilando 100-150 mL de solução fisiológica, em alíquotas de 20 mL. O ponto de corte é maior ou igual a 10^4 UFC/mL. O LBA com menos de 50% de neutrófilos tem um valor preditivo negativo para pneumonia de 100%. Quando, no teste direto de LBA, não forem detectadas bactérias, seu valor preditivo negativo para ausência de infecção é de 91%. Em diversos estudos, a sensibilidade atingiu 100% e a especificidade se localizou entre 88 e 100%. A presença de 5% de leucócitos com bactérias intracelulares é uma forte indicação de pneumonia (sensibilidade de 91% e especificidade de 89%). O volume mínimo de amostra requerido para o estudo microbiológico completo de um LBA obtido por fibrobroncoscopia é de 10 mL. O diagnóstico de pneumonia associada à VM é multifatorial. O aspirado traqueal quantitativo é igualmente sensível, mas menos específico que os métodos broncoscópicos, embora ambos contribuam para distinguir entre colonização e infecção. As aspirações traqueais qualitativas não são recomendadas como técnica sistemática, e seu emprego somente estaria justificado quando for impossível utilizar outras técnicas diagnósticas. As culturas de sangue ou líquido pleural são de baixa sensibilidade para detectar pneumonia.

Fatores de risco

Os fatores de risco potenciais para o desenvolvimento de pneumonias foram examinados em extensos e variados estudos realizados. Embora os fatores de risco possam diferir entre as diferentes populações estudadas, podem ser agrupados em quatro categorias:

1. Os fatores que aumentam a colonização da orofaringe ou do estômago (p. ex., administração de agentes antimicrobianos, admissão em uma unidade de terapia intensiva ou presença de uma doença pulmonar crônica).
2. Condições que favorecem aspiração de secreções respiratórias e/ou refluxo do trato gastrintestinal (intubação endotraqueal, colocação de sonda nasogástrica, posição supina, coma, procedimentos cirúrgicos que abrangem cabeça, pescoço, tórax ou parte superior do abdome e imobilização por trauma ou doença).
3. Condições que requerem o uso prolongado de VM com risco potencial de exposição a equipamentos e elementos contaminados de terapia respiratória e/ou contato com mãos contaminadas ou colonizadas dos profissionais de saúde.
4. Fatores do hospedeiro, como idade avançada, má nutrição e gravidade da doença de base, incluindo imunossupressão.

Medidas de controle

Descontaminação seletiva do trato digestivo (DSTD)

Alguns estudos realizados evidenciam diminuição na incidência de pneumonia associada à VM com o uso de antibióticos e antifúngicos tópicos na boca. No entanto, alguns autores se opõem a essa prática em razão do risco potencial de induzir resistência bacteriana. Por outro lado, não foi demonstrado que o uso de DSTD diminua a duração da VM ou o tempo de permanência do paciente na UTI.[25,26]

Sucralfato, bloqueadores H2 e profilaxia para evitar úlcera e sangramento por estresse

A administração de antiácidos e/ou bloqueadores H2 para prevenir úlcera e sangramento por estresse em pacientes críticos, em estágio pós-operatório ou submetidos a VM foi associada ao crescimento bacteriano gástrico e, portanto, ao aumento do risco de pneumonia.

Acidificação da alimentação enteral

A alimentação enteral pode aumentar o pH gástrico e facilitar a colonização gástrica. Por esse motivo, sugeriu-se que a acidificação das soluções enterais poderia prevenir a colonização gástrica e traqueal. Embora tenha sido possível demonstrar a ausência de bactérias patógenas provenientes do estômago em pacientes que recebiam alimentação enteral acidificada, os efeitos na incidência de pneumonia ainda não foram avaliados.

Alimentação enteral contínua em comparação com a intermitente

A alimentação enteral contínua em pacientes ventilados é uma prática comum na UTI e foi associada ao aumento do pH gástrico, à subsequente colonização gástrica com bacilos Gram-negativos e à alta incidência de pneumonia.

Realizaram-se estudos para comparar a alimentação enteral contínua com a intermitente. Não foi possível observar diminuição do pH gástrico ou da colonização microbiana com o uso de alimentação enteral intermitente. Demonstrou-se, entre outros achados, que as porcentagens de colonização da traqueia e da orofaringe eram similares tanto nos pacientes que recebiam alimentação enteral contínua como naqueles que a recebiam de forma intermitente.

Higienização da orofaringe e descontaminação com agentes antissépticos

Sugeriu-se a importância de realizar, como método para prevenir o surgimento de pneumonia intra-hospitalar, um programa de higiene oral (enxágues bucais, incluindo higiene dentária) com agentes antissépticos e frequentes aspirações das secreções orofaríngeas em pacientes internados em UTI. Recentemente, o gluconato de clorexidina a 0,12% foi utilizado para realizar o enxágue perioperatório oral a fim de diminuir a incidência de infecções intra-hospitalares do trato respiratório em pacientes que seriam submetidos a cirurgia cardíaca. Essa prática não foi avaliada em outros grupos de pacientes (p. ex., imunossuprimidos). No entanto, parece ser uma medida de alto impacto quando faz parte de um *bundle* ou pacote de medidas de controle para a prevenção de pneumonia associada à VM.

Aspiração de secreções provenientes da orofaringe, flora gástrica ou sinusal

A aspiração de secreções que resulta clinicamente importante ocorre em pacientes que apresentam nível de consciência reduzido e disfagia decorrente de distúrbios esofágicos ou neurológicos, colocação de tubo endotraqueal (TET) (nasal ou orotraqueal), sonda naso ou orogástrica, traqueostomia e em receptores de alimentação enteral.

A colocação de uma sonda enteral pode aumentar a colonização nasofaríngea, provocar refluxo do conteúdo gástrico ou permitir a migração das bactérias do estômago, através da sonda para as vias aéreas superiores. A prevenção da pneumonia nesse tipo de paciente pode ser dificultosa. Os riscos de aspiração poderiam ser prevenidos elevando-se a cabeceira da cama do paciente em um ângulo de 30 a 45°. Em dois estudos de pacientes que tinham VM, porcentagens significativamente altas de pneumonia (23 e 36%) ocorreram naqueles colocados em posição supina, em comparação com os pacientes cujas cabeceiras estavam elevadas em um ângulo de 30 a 45°. Estes últimos apresentaram porcentagens menores (5 e 11%) durante as primeiras 24 horas de uso de VM ou durante o uso de VM e alimentação enteral de forma simultânea.[25,26]

Correlações diretas foram observadas entre a intubação nasotraqueal (mais que a orotraqueal) na ocorrência de sinusite maxilar intra-hospitalar e alta incidência de pneumonia.

Papel da ventilação mecânica e do tubo endotraqueal

O aumento no risco de pneumonia em pacientes intubados e com VM deve-se, em parte, à introdução de microrganismos da orofaringe através da passagem do TET dentro da traqueia durante a intubação. O TET não é substituído rotineiramente e muitas vezes contém grande quantidade de bactérias. Por outro lado, em pacientes com doenças de base graves, produz-se uma depressão nas defesas secundárias do hospedeiro. A esses dois aspectos acrescenta-se o fato de que, sobre a superfície do tubo endotraqueal, forma-se um glicocálix (biofilme bacteriano) que protege as bactérias da ação dos antibióticos e das defesas naturais do hospedeiro. Estudos com microscopia eletrônica demonstraram que 96% dos TET estudados possuíam colonização bacteriana parcial, e 84% estavam totalmente cobertos de bactérias. Esses aglomerados de bactérias, desgrudados durante as manobras de aspiração traqueal, podem ser aspirados através do tubo endotraqueal. Alguns investigadores afirmaram que as bactérias poderiam se deslocar através do fluxo de oxigênio, durante a manipulação do tubo endotraqueal ou, ainda, ao se realizar aspiração de secreções, e impactar no trato respiratório inferior, causando pneumonia focal.

Um paciente em VM tem entre 6 e 21 vezes mais risco de contrair pneumonia associada à VM intra-hospitalar, se comparado com aqueles que não estão em uso de VM.

Drenagem de secreções subglóticas

Nos pacientes intubados, as perdas ao redor do balonete (*cuff*) do tubo endotraqueal permitem que as secreções acumuladas (localizadas abaixo da glote e acima do balonete do tubo endotraqueal) possam ter acesso direto ao trato respiratório inferior. O uso de tubos endotraqueais que possuem um lúmen dorsal separado que permite a drenagem (p. ex., remoção mediante aspiração) das secreções subglóticas foi comparado com o uso de tubos endotraqueais convencionais. Em um primeiro estudo realizado em pacientes de UTI, a drenagem das secreções subglóticas intermitentes uma vez por hora foi associada com baixa incidência (13 contra 29%) e também a uma demora no surgimento de pneumonia associada à VM (16,2 +/- 11 dias contra 8,3 +/- 5 dias).[27] Estudos realizados posteriormente corroboraram esses achados.[28,29]

Ventilação mecânica não invasiva mediante pressão positiva (VMNI)

A VMNI em pacientes com falha respiratória aguda decorrente de diferentes causas mostrou ser o método mais vantajoso de administrar ventilação com pressão positiva em pacientes com um tubo endotraqueal colocado. Essa modalidade de ventilação reduz a necessidade e a duração da intubação endotraqueal, oferecendo melhor sobrevida, particularmente em pacientes com falha respiratória aguda hipercápnica devida à exacerbação de doença pulmonar obstrutiva crônica (DPOC). Em vários estudos,[30-35] o uso de VMNI diminuiu os riscos de desenvolvimento de pneumonia. Em um desses estudos,[33] a incidência de pneumonia foi três vezes mais baixa (4 de 50: 18%) nos pacientes que receberam VMNI em comparação com aqueles que receberam o tratamento convencional de intubação endotraqueal e ventilação assistida (11 de 50: 60%).

A repetida inserção do tubo endotraqueal imediatamente após este ser removido de pacientes que estavam sendo ventilados mostrou ser um fator de risco para o desenvolvimento de pneumonia. O uso de VMNI pode ajudar a reduzir esse risco.

Contaminação e colonização cruzada através das mãos dos profissionais de saúde

Procedimentos como a aspiração de secreções ou a manipulação dos circuitos do respirador ou do tubo endotraqueal aumentam as oportunidades de contaminação cruzada. Esse risco pode ser reduzido com o uso sistemático de técnicas assépticas e elementos esterilizados ou submetidos à desinfecção de alto nível, praticando-se a higienização das mãos antes de qualquer contato com o circuito ventilatório, usando-se luvas e removendo-as assim que se conclui o procedimento, repetindo em seguida a prática da higienização das mãos.

A higienização das mãos é a forma mais efetiva de remover as bactérias transitórias das mãos. Considerando que a adesão dos profissionais a essa prática é baixa, é importante promover o uso de gel alcoólico ou de outras soluções de base alcoólica, especialmente em UTI.

Contaminação de elementos utilizados para prestar terapia respiratória

Os elementos utilizados para prestar terapia respiratória (p. ex., nebulizadores, tubo endotraqueal), para realizar diagnósticos (p. ex., broncoscópios, espirômetros) ou para a administração de anestesia são potenciais reservatórios ou veículos de microrganismos infecciosos. As rotas de transmissão de microrganismos podem ocorrer a partir de um elemento utilizado em um paciente, de um paciente para outro ou no mesmo paciente, de um local do corpo distante do trato respiratório, através das mãos dos profissionais de saúde, ou por meio de elementos usados em terapia respiratória.

Os elementos que produzem aerossóis tornam-se reservatórios de microrganismos. São exemplos os nebulizadores, nos quais podem crescer bactérias hidrofílicas que são aerolisadas quando estes são usados. Do mesmo modo, bacilos Gram-negativos (p. ex., *Pseudomonas* spp ou *Flavobacterium* spp) e microbactérias não tuberculosas podem se multiplicar em altas concentrações nos fluidos do nebulizador, aumentando o risco de desenvolvimento de pneumonia nos usuários.

A adequada limpeza e esterilização ou desinfecção de alto nível dos elementos de terapia respiratória reutilizáveis devem fazer parte de um programa para reduzir as infecções associadas tanto à terapia respiratória quanto aos testes diagnósticos da função pulmonar, circuitos de anestesia etc. A maioria dos elementos ou equipamentos para administração de terapia respiratória foi classificada por Spaulding como semicríticos e, portanto, esses equipamentos devem ser limpos e esterilizados ou submetidos a uma desinfecção de alto nível. Não se pode esterilizar ou submeter a essa desinfecção nenhum elemento que não possa ser previamente desmontado, lavado, seco e acondicionado. Para o enxágue dos elementos de terapia respiratória submetidos à desinfecção de alto nível, é preferível usar água estéril. Deve evitar-se o uso de água corrente ou água destilada não estéril, já que podem sustentar o crescimento de microrganismos. Caso água estéril não esteja disponível, após enxaguar com água corrente ou com água filtrada (que passe através de filtros de 0,2 mícron), deve-se realizar um segundo enxágue com álcool 70% e depois secar com ar forçado.[34,35]

Equipamentos de ventilação mecânica, circuitos, umidificadores, equipamentos de troca calor-umidade e nebulizadores de medicamentos

Os mecanismos internos dos ventiladores mecânicos não são uma fonte importante de contaminação bacteriana dos gases inalados. A esterilização ou a desinfecção de alto nível de rotina dos mecanismos internos do equipamento de VM é considerada desnecessária, mas não a desinfecção diária das superfícies externas, incluindo os botões.

A maioria dos respiradores fornece umidificação dos gases inalados, com umidificadores de bolha ou de pavio. Os primeiros produzem quantidades insignificantes de aerossóis e os segundos não produzem nenhum tipo de aerossol. Por este motivo, seu uso não representa um risco importante para o desenvolvimento de pneumonias. Outra vantagem dos umidificadores de bolha é que trabalham em temperaturas capazes de reduzir ou eliminar as bactérias patógenas. Apesar disso, recomenda-se que seu abastecimento seja feito com água estéril, já que na água corrente pode haver bactérias que sejam resistentes às temperaturas de operação dos umidificadores.

O risco potencial de pneumonia em pacientes conectados a respiradores, os quais utilizam umidificadores de bolha, resulta da formação de condensados decorrente da diferença de temperatura nos circuitos da fase inspiratória e no ar do ambiente exterior. Tanto o condensado quanto os circuitos podem se contaminar rapidamente, em geral com bactérias provenientes da orofaringe do paciente. Em um estudo realizado por Craven et al.[36] 33% dos circuitos de inspiração foram colonizados com bactérias provenientes da orofaringe dos pacientes nas duas horas subsequentes à colocação, e 80% nas 24 horas subsequentes.

A introdução de condensados contaminados na árvore traqueobrônquica dos pacientes pode ocorrer durante procedimentos nos quais se mobilize o tubo endotraqueal (aspiração de secreções, ajuste dos parâmetros do respirador, alimentação ou ao prestar cuidados de higiene oral). Isso pode aumentar os riscos do paciente para o desenvolvimento de pneumonias. Por isso, os profissionais que cuidam dos pacientes submetidos a VM devem prevenir esse problema, drenando e descartando de forma periódica os fluidos condensados nos circuitos do respirador.

Durante muitos anos, investigou-se qual era o papel da substituição rotineira dos circuitos dos respiradores que usam umidificadores de bolha na prevenção de pneumonia associada à VM. Craven et al.[36] demostraram que não aumentavam nem a porcentagem de contaminação bacteriana dos gases da fase inspiratória nem a incidência de pneumonia se os circuitos do respirador fossem trocados a cada 48 horas, em vez de a cada 24 horas. Um estudo realizado em pacientes de UTI que recebiam VM demonstrou que a substituição dos circuitos do respirador a cada 24 horas era um fator de risco para o desenvolvimento de pneumonia. Hess[37] mostrou que não aumentava a incidência dessa doença e que se economizavam mais de U$S 100 mil por ano em materiais e salários dos profissionais quando os circuitos do respirador eram substituídos a cada 7 dias, em vez de a cada 48 horas. Dreyfuss et al.[38] informaram que, quando os circuitos do respirador nunca eram trocados enquanto estavam sendo usados por um mesmo paciente, o risco de pneumonia (8 de 28: 29%) não era mais alto do que quando os circuitos eram substituídos a cada 48 horas (11 de 35: 31%). Recentemente, Kollef et al.[39] mostraram que o risco de pneumonia em pacientes conectados a respiradores cujos circuitos não são substituídos a menos que apresentem uma grande contaminação não foi mais alto do que o risco presente quando os circuitos são substituídos rotineiramente, a cada 7 dias. Fink et al.[40] revelaram que pacientes cujos respiradores tinham os circuitos substituídos a cada 2 dias apresentavam três vezes mais risco de desenvolver pneumonia em comparação com aqueles cujos circuitos eram substituídos a cada 7 ou 30 dias. Esses achados indicaram que as recomendações realizadas inicialmente pelo CDC para as substituições rotineiras dos circuitos do respirador, baseadas no tempo de permanência, deviam ser modificadas tendo em vista a detecção visual da contaminação grosseira desses circuitos.

O acúmulo de condensados pode ser eliminado mediante o uso de equipamentos de transferência de calor e umidade (ETCU), que reciclam o calor e a umidade exalados pelo paciente e eliminam a necessidade de umidificação. Na ausência de um umidificador, não se formam condensados nos circuitos do respirador correspondentes à fase inspiratória. A colonização bacteriana dos circuitos do respirador pode ser prevenida, e isso torna desnecessárias suas substituições periódicas e rotineiras. Em um ETCU, no entanto, aumentam o espaço morto e a resistência aos circuitos, podendo haver perdas ao redor do tubo endotraqueal, secura nas secreções e bloqueio da árvore traqueobrônquica. Esse efeito na operação dos circuitos do respirador e o controle da ventilação podem causar aumento na atividade neuromuscular inspiratória dos pacientes; se isso se mantiver durante uma falha respiratória aguda, pode levar à fadiga dos músculos inspiratórios. Antes de decidir sobre o uso de ETCU, deve-se analisar as vantagens econômicas associadas aos possíveis efeitos respiratórios negativos produzidos por esse tipo de equipamento.

Em 1998, Cook et al.[41] revisaram cinco estudos controlados e randomizados nos quais se comparavam os ETCU com os umidificadores-aquecedores. A variável principal foi a pneumonia. Todos os estudos mostraram uma incidência relativamente baixa de pneumonia no grupo de pacientes que utilizava ETCU. Em apenas um dos estudos se utilizou escova protegida para a coleta de amostras bacteriológicas para diagnóstico de pneumonia. Em outro estudo, Kollef et al.[42] não encontraram diferenças no risco de pneumonia associada à VM entre um grupo de pacientes que usou ETCU comparado com o grupo que usou umidificadores-aquecedores.

Tanto os nebulizadores de medicamentos de pequeno volume inseridos nos circuitos inspiratórios do respirador quanto os de controle manual e independente podem produzir aerossóis bacterianos. Os primeiros podem ser contaminados pelos condensados presentes nos circuitos do respirador, que posteriormente são aerolisados para o interior do tubo endotraqueal; e os segundos, por soluções extraídas de frascos multidose ou por germes presentes na água corrente utilizada para seu enxágue e/ou abastecimento dos reservatórios. Por esses motivos, e na medida do possível, recomenda-se utilizar frascos do tipo dose única e usar água estéril para enxágue e abastecimento dos reservatórios dos nebulizadores.

As sondas usadas para a aspiração de secreções através do tubo endotraqueal podem introduzir microrganismos dentro do trato respiratório inferior. São utilizados dois tipos de sistemas para aspiração de secreções: um sistema aberto, no qual a sonda de aspiração é utilizada uma única vez e a seguir é descartada; e um sistema fechado, no qual a sonda de aspiração pode ser utilizada mais de uma vez. O sistema fechado tem como possíveis vantagens o fato de diminuir a contaminação do meio ambiente, permitir a execução da técnica sem desconectar o paciente do respirador, ter um custo menor e poder permanecer sem ser substituído por um período indefinido sem aumentar os riscos de pneumonia associada à VM.

Para a aspiração de secreções da via aérea, deve-se usar luvas limpas. Não foram feitas recomendações em relação à sua substituição por luvas estéreis. Nos sistemas de aspiração abertos, deve-se usar um cateter estéril descartável para cada procedimento de aspiração de secreções e descartá-lo após o fim do procedimento. O enxágue do cateter de aspiração é realizado com soluções estéreis que são descartadas finalizado o procedimento. Se for utilizado um sistema de aspiração aberto, sempre se deve utilizar uma sonda de aspiração estéril de uso único. Não foram feitas recomendações em relação à frequência de substituição das sondas de aspiração utilizadas em um sistema fechado quando usadas em um mesmo paciente.

As bolsas de reanimação reutilizáveis são difíceis de limpar e secar entre os usos. Os microrganismos presentes nas secreções ou fluidos que ficam nas bolsas de ressuscitação que não foram submetidas à desinfecção de alto nível ou esterilizadas podem ser aerolisados no trato respiratório inferior do paciente. Por outro lado, os microrganismos contaminantes podem ser transmitidos de um paciente para outro por meio das mãos dos profissionais. Os espirômetros do respirador e as sondas de medição de temperatura foram envolvidos em surtos por bacilos Gram-negativos, seja como colonizadores do trato respiratório, seja como agentes causadores de pneumonia. Os bacilos Gram-negativos foram transmitidos de paciente para paciente mediante a utilização desses dispositivos. O uso desse tipo de dispositivos entre pacientes deve estar mediado por processos de desinfecção de alto nível ou esterilização. Os esforços educativos sobre o cuidado apropriado e a manipulação desses dispositivos devem se voltar para os profissionais médicos, os fisioterapeutas (especialmente os que se dedicam à terapia respiratória) e a equipe de enfermagem.

Uso de terapia rotacional

A terapia rotacional é usada para prevenir as complicações pulmonares e outras derivadas da imobilização prolongada ou da permanência em leito em pacientes com paralisia aguda, em estado crítico, com lesões na cabeça ou tração, traumatismo torácico e/ou VM.

No entanto, não foram feitas recomendações em relação ao uso de camas especiais para terapia rotacional ou de rotação lateral contínua (que gira sobre seu eixo longitudinal) para prevenir pneumonia associada à VM em pacientes críticos ou imobilizados.

Vigilância epidemiológica

Deve-se realizar vigilância epidemiológica das pneumonias associadas à VM nos pacientes internados em UTI, expressando a taxa de pneumonias por cada mil dias de uso de VM. Não se recomenda realizar culturas de rotina em pacientes, equipamentos ou aparelhos utilizados para terapia respiratória, exceto na presença de um surto epidêmico.

Para prevenir pneumonias associadas à VM, o Compêndio 2014 da SHEA, IDSA e APIC[16] apresenta as estratégias detalhadas no tópico a seguir.

Práticas básicas para prevenir pneumonia e outros eventos associados à ventilação mecânica em pacientes adultos

- Evitar a intubação, se possível.
  - Usar VMNI, sempre que possível.
  - Reduzir a sedação.
  - Tratar os pacientes com ventilação e sem sedativos sempre que possível. Interromper a sedação uma vez por dia nos pacientes que não tenham contraindicações a essa medida.
  - Avaliar diariamente a possibilidade de retirar a intubação (testar respiração espontânea) em pacientes que não tenham contraindicações a essa medida.
- Manter e melhorar o condicionamento físico.
  - Promover o exercício precoce e a mobilização.
  - Utilizar tubos endotraqueais com drenagem subglótica de secreções em pacientes de alto risco. Proporcionar tubos endotraqueais com orifícios de drenagem de se-

creção subglótica para os pacientes que provavelmente precisem de intubação de 48 ou 72 horas.

- Elevar a cabeceira da cama.
  - Elevar a cabeceira da cama de 30 a 45°.
- Circuitos do ventilador mecânico.
  - Substituir os circuitos do ventilador mecânico somente se estiverem visivelmente sujos ou apresentarem mau funcionamento. Seguir as recomendações do CDC para a desinfecção e a esterilização de equipamentos para o cuidado respiratório.

Medidas especiais

São intervenções que podem reduzir as taxas de pneumonias associadas à VM. Existem dados suficientes para determinar seu impacto na duração da VM, no tempo de permanência na UTI e na mortalidade.

- Realizar cuidado oral com clorexidina.
- Administrar probióticos profiláticos.
- Utilizar balões de tubos endotraqueais de poliuretano ultrafinos.
- Proporcionar um controle automatizado da pressão do balonete do tubo endotraqueal.
- Infundir solução salina antes da aspiração traqueal.
- Proporcionar escovação dentária mecânica.

HIGIENE E DESINFECÇÃO DE UNIDADES DE TERAPIA INTENSIVA

Nos últimos anos, foram apresentadas evidências científicas que permitiram apontar o ambiente assistencial hospitalar como causa direta de infecção dos pacientes (p. ex., camas, pias e bancadas de procedimentos contaminadas).

Dois estudos demonstraram que mais da metade das superfícies dos quartos do hospital é inadequadamente higienizada após a alta dos pacientes.[43,44] A Associação de Profissionais em Controle de Infecções dos Estados Unidos (Association for Professionals in Infection Control and Epidemiology – APIC)[45,46] afirma que as instituições de saúde devem contar com protocolos escritos para limpeza e desinfecção do ambiente do paciente (especialmente das superfícies "altamente tocadas") e para o monitoramento de sua prática.

Quando se fala de limpeza como sinônimo de higiene, faz-se referência a um processo que remove a matéria orgânica e inorgânica das superfícies. Por outro lado, a desinfecção é definida como um processo que elimina microrganismos das superfícies por meio de agentes químicos, com exceção dos esporos bacterianos.

As superfícies do ambiente assistencial se dividem em dois tipos: superfícies de contato mínimo com as mãos ou superfícies pouco tocadas (p. ex., pisos, paredes, tetos, janelas) e superfícies de alto contato com as mãos ou superfícies altamente tocadas (p. ex., travas, cabeceira e peseira da cama, grades e/ou paredes laterais à cama do paciente, áreas de iluminação da cama, suporte de soro, cortinas usadas como separadores e para dar privacidade aos pacientes – especialmente as bordas da área usada para deslizá-las –, biombos, criado-mudo, mesa para refeições, superfícies externas de bombas de infusão e de equipamentos de ventilação mecânica etc.).

Para as superfícies "pouco tocadas", é suficiente um simples processo de limpeza com soluções detergentes, já que não requerem desinfecção. Os pisos voltam a ser contaminados rapidamente, com terra proveniente dos calçados das pessoas que circulam por eles, com os microrganismos presentes no ar que se depositam sobre os pisos, com a sujeira transportada pelas rodas dos equipamentos biomédicos e que circula pelos pisos e com os derramamentos de substâncias corporais.

Para as superfícies "altamente tocadas", é necessário realizar um processo de limpeza e desinfecção. As superfícies do ambiente do paciente (também chamado de unidade do paciente) são superfícies "altamente tocadas". O ambiente do paciente é composto pela cama, criado-mudo, suporte de soro, paredes laterais, mesas adicionais, mesas para refeições, aparelhos, equipamentos, monitores etc. Sua higiene e desinfecção diária são imprescindíveis para limitar a disseminação dos microrganismos que, a partir do paciente, se instalam nessas superfícies.

As soluções limpadoras e/ou desinfetantes podem ficar altamente contaminadas quando os panos de trama aberta ou panos de limpeza, esfregões, panos de microfibra ou panos de chão, são introduzidos repetidamente nessas soluções. Nessas circunstâncias, tornam-se fômites capazes de transferir um número cada vez mais alto de microrganismos para as sucessivas superfícies sobre as quais são aplicadas.

Alguns estudos realizados recentemente revelaram que, em mais de uma oportunidade, os panos utilizados para limpeza e/ou desinfecção de superfícies do ambiente do paciente contêm cargas bacterianas superiores às da superfície a ser tratada. Um estudo realizado por Boyce em mesas hospitalares para refeições demonstrou que, após sua limpeza, estas apresentavam maior quantidade de microrganismos do que antes da limpeza. Boyce concluiu, em seu estudo, que os panos empregados para a limpeza dessas mesas estavam mais contaminados que as próprias mesas a serem limpas. Carling et al.[47] e Eckstein et al.[48] demostraram que, na alta do paciente, somente se limpavam e se desinfetavam 47% das superfícies de seu ambiente.

Outros estudos posteriores[49,50] demonstraram a contaminação por enterococos resistentes à vancomicina, *Staphylococcus aureus* resistente à meticilina (SAMR) e Gram-negativos multirresistentes a partir de superfícies do ambiente do paciente tratadas de forma inadequada. Por outro lado, um número importante de estudos[51-55] demonstrou que, quando a limpeza e a desinfeção das superfícies do ambiente do paciente eram melhoradas, reduzia-se a transmissão de microrganismos como *C. difficile*, ERV, SAMR e *Acinetobacter* sp.

Em estudo realizado por Wendt et al.,[56] demonstrou-se a sobrevivência de cepas de *Acinetobacter baumanii* nas superfícies do ambiente do paciente, especialmente nas grades das camas. Esse microrganismo é capaz de sobreviver tanto em superfícies secas quanto em superfícies úmidas. Sua sobrevida em objetos do ambiente assistencial foi de cinco meses (respiradores, equipamentos de aspiração de secreções, colchões, almofadas e equipamentos portáteis de radiologia). Outro estudo, realizado por Muñoz-Price e Weinstein,[57] relatou que a frequência de contaminação do meio ambiente era mais alta em quartos onde estavam internados pacientes colonizados ou infectados com *Acinetobacter baumanii* (39 contra 10% em quartos onde não havia pacientes nessa condição). Em outro estudo, realizado por Manchanda et al.,[58] afirma-se que, durante os surtos, produz-se uma grande contaminação de superfícies e objetos do ambiente dos pacientes afetados por *Acinetobacter baumanii* (colonizados e infectados). Essa bactéria pôde ser isolada em roupas de cama, colchões, almofadas, cortinas laterais das camas e cobertores. Posteriormente também foi encontrada em equipamentos de ventilação mecânica, equipamentos para a aspiração de secreções, bombas de infusão, carrinhos de aço inoxidável, água corrente, umidificadores, dispensadores de sabonete líquido e outras fontes, como travas, telefones celulares e *tablets*.

As diretrizes para a prevenção e controle de enterobactérias resistentes aos carbapenens publicadas pelo CDC no ano de 2012 e atualizadas em 2015[59] destacam a importância de realizar higienização e desinfecção do ambiente do paciente duas vezes por dia, especialmente para o controle de surtos por *Klebsiella pneumoniae* produtora de carbapenemase (KPC).

Outro estudo realizado por Hayden et al.[60] demonstrou que a melhora na limpeza e na desinfecção de uma unidade de terapia intensiva traduz-se em uma diminuição da colonização e infecção por enterococos resistentes à vancomicina em pacientes internados.

O vírus influenza permanece viável entre 8 e 12 horas em superfícies porosas (lenços de papel, roupa, papéis em geral) e entre 24 e 48 horas em superfícies não porosas (metais e plásticos). O vírus sincicial respiratório foi coletado viável de superfícies porosas e superfícies não porosas após 30 minutos, 1 hora e 7 horas, respectivamente. O adenovírus pode sobreviver em superfícies não porosas do meio ambiente por até 49 dias. O vírus parainfluenza persiste por mais de 4 horas em superfícies porosas e mais de 10 horas em superfícies não porosas. Os rinovírus podem persistir sobre superfícies porosas e não porosas por períodos de 1 e 3 horas, respectivamente. Em um estudo epidemiológico de infecções entéricas em crianças atendidas em um hospital-dia, detectou-se contaminação por rotavírus em 19% dos objetos inanimados presentes. A persistência dos microrganismos nas superfícies do ambiente assistencial hospitalar foi documentada em um estudo realizado no ano de 2006 por Kramer et al.[61] (Tabela 2).

Com base no que foi dito, os panos de trama aberta, ou panos que são introduzidos no balde com a solução de limpeza e desinfecção previamente preparada e que sejam usados sobre superfícies do ambiente do paciente e outras que devam ser tratadas, não poderão voltar a ser introduzidos no balde com a solução de limpeza e desinfecção. Para cada unidade de paciente, será utilizado um pano de trama aberta ou um pano de limpeza seco, limpo e desinfetado.

Assim, se evitará a contaminação das soluções de limpeza e desinfecção com a sujeira proveniente dos panos de trama aberta ou de panos recentemente utilizados. Uma vez usados, os panos de trama aberta ou os panos de limpeza sujos serão colocados em uma sacola plástica ou em um recipiente anexo ao carrinho de limpeza. Ao finalizar as tarefas de higiene da unidade de internação, os panos de trama aberta ou panos de limpeza serão lavados, desinfetados e secos de modo que fiquem seguros para serem usados no ambiente de um novo paciente.

Tabela 2 Persistência dos microrganismos em superfícies do meio ambiente

Microrganismo	Persistência nas superfícies
Acinetobacter spp	3 dias-6 meses
Clostridium difficile	5 meses
Escherichia coli	1h30min-16 meses
Pseudomonas aeruginosa	6h-16 meses
Serratia marcescens	3 dias-2 meses
Staphyloccus aureus	7 dias-7 meses
Enterococcus spp	5 dias-4 meses
Klebsiella spp	2h-30 meses ou mais
Mycobacterium tuberculosis	1 dia-4 meses
Streptococcus pneumoniae	1 dia-20 dias
Streptococcus pyogenes	3 dias-6 meses
Vibrio cholerae	1-7 dias
Candida albicans	1-120 dias
Candida parapsilosis	14 dias
Torulopsis glabrata	102-150 dias

Fonte: Kramer et al. (2006)

As superfícies que integram a unidade do paciente devem ser as primeiras a ser tratadas (limpeza e desinfecção). Os esforços de limpeza e desinfecção devem estar especialmente voltados para os elementos que compõem o ambiente do paciente. Recomenda-se o uso de produtos que limpem e desinfetem de forma simultânea.

Após a higienização e a desinfecção de superfícies do ambiente do paciente, procede-se à limpeza dos pisos. Não é necessário desinfetar os pisos, já que as soluções desinfetantes têm ação residual escassa ou nula e se contaminam rapidamente com a poeira contida normalmente nos calçados dos profissionais de saúde, pacientes, visitantes e equipamentos que são deslocados frequentemente pelas unidades de internação. Os pisos podem ser limpos apenas com soluções detergentes.

CONSIDERAÇÕES FINAIS

Entre as estratégias para o controle das IACS, destacam-se como medidas gerais e merecem um tratamento particular para aumentar a adesão a boas práticas: higienização das mãos, precauções-padrão e sistemas de isolamento. Toda instituição que oferece cuidados para a saúde deve contar com um programa de vigilância epidemiológica das IH e com um programa ou subprograma para controlar o uso adequado dos antibióticos.

Nas UTI, além de se concentrar na higienização das mãos e na política de isolamento, deve-se levar em consideração o impacto dos procedimentos invasivos na ocorrência de IH, os custos e o tempo adicionais em razão da internação prolongada dos pacientes. A prevenção de bacteremias associadas a cateteres intravenosos, de infecções do trato urinário associadas a cateter urinário ou a sonda vesical e de pneumonias associadas à ventilação mecânica exige a aplicação das melhores práticas de atendimento disponíveis, endossadas por evidência científica de qualidade.

REFERÊNCIAS BIBLIOGRÁFICAS

1. Zimlichman E, Henderson D, Tamir O, Franz C, Song P, Yamin CK et al. Health care-associated infections: a meta--analysis of costs and financial impact on the US health care system. JAMA Intern Med 2013;173(22):2039-46.
2. Milberg M. Seguridad del paciente. Revista ECI 2009;1(1)40-3.
3. Institute of Medicine (US) Committee on Quality of Health Care in America; Kohn LT, Corrigan JM, Donaldson MS (editors). To err is human: building a safer health system. Washington: National Academies Press (US); 2000.
4. Allegranzi B. Improving the patient safety culture as a successful component of infection control strategies. Genebra: WHO; 2013. Disponível em: http://www.webbertraining.com.
5. Pronovost P, Needham D, Berenholtz S, Sinopoli D, Chu H, Cosgrove S et al. An intervention to decrease catheter-related bloodstream infections in the ICU. N Engl J Med 2006;355:2725-32.
6. World Health Organization (WHO). Patient safety. WHO guidelines on hand hygiene in health care: a summary. Genebra: WHO; 2009. Disponível em: http://apps.who.int/iris/bitstream/10665/44102/1/9789241597906_eng.pdf. Acesso em: 06 set 2016.
7. World Health Organization (WHO). Patient safety. A guide to the implementation of the WHO multimodal hand hygiene improvement strategy. Genebra: WHO; 2009. Disponível em: http://www.who.int/gpsc/5may/Guide_to_Implementation.pdf. Acesso em: 06 set 2016.
8. World Health Organization (WHO). Patient safety. Education session for trainers, observers and health care workers. Genebra: WHO; 2009. Disponível em: https://www.ntuh.gov.tw/ifc/hhc/HandHygiene/Education%20Sessions%20for%20Trainers%20and%20Observers%20and%20Health-care%20Workers.pdf. Acesso em: 06 set 2016.
9. Musa EK, Desai N, Casewell MW. The survival of Acinetobacter calcoaceticus inoculated on fingertips and on formica. J Hosp Infect 1990;15(3):219-27.
10. Fryklund B, Tullus K, Burman LG. Survival on skin and surfaces of epidemic and non-epidemic strains of enterobacteria from neonatal special care units. J Hosp Infect 1995;29(3):201-8.
11. Noskin GA, Peterson LR, Warren JR. Enterococcus faecium and Enterococcus faecalis bacteremia: acquisition and outcome. Clin Infect Dis 1995;20(2):296-301.
12. Islam D, Lindberg AA. Detection of Shigella dysenteriae type 1 and Shigella flexneri in feces by immunomagnetic isolation and polymerase chain reaction. J Clin Microbiol 1992;30(11):2801-6.
13. Ansari SA, Springthorpe VS, Sattar SA, Rivard S, Rahman M. Potential role of hands in the spread of respiratory viral infections: studies with human parainfluenza virus 3 and rhinovirus 14. J Clin Microbiol 1991;29(10): 2115–9.
14. Boyce JM, Pittet D; Healthcare Infection Control Practices Advisory Committee; HICPAC/SHEA/APIC/IDSA Hand hygiene task force. Guideline for hand hygiene in healthcare settings. Recommendations of the Healthcare Infection Control Practices Advisory Committee and the HICPAC/SHEA/APIC/IDSA Hand Hygiene Task Force. MMWR 2002;51(RR-16):1-45. Disponível em: https://www.cdc.gov/mmwr/preview/mmwrhtml/rr5116a1.htm. Acesso em: 14 set 2016.
15. Hidron AI, Edwards JR, Patel J, Horan TC, Sievert DM, Pollock DA et al.; National Healthcare Safety Network Team and Participating National Healthcare Safety Network Facilities. Antimicrobial-resistant pathogens associated with healthcare-associated infections: Annual Summary of Data Reported to the National Healthcare Safety Network at the Centers for Disease Control and Prevention, 2006-2007. Infect Control Hosp Epidemiol 2008;29:996-1011. Disponível em: http://www.cdc.gov/nhsn/pdfs/datastat/ar_report2008.pdf. Acesso em: 14 set 2016.
16. Yokoe DS, Anderson DJ, Berenholtz SM, Calfee DP, Dubberke ER, Ellingson KD et al. A compendium of strategies to prevent healthcare-associated infections in acute care hospitals: 2014 updates. Infect Control Hosp Epidemiol 2014;35(8):967-77.

17. Yokoe DS, Mermel LA, Anderson DJ, Arias KM, Burstin H, Calfee DP et al. A compendium of strategies to prevent healthcare-associated infections in acute care hospitals. Infect Control Hosp Epidemiol 2008;29(Suppl 1):S12-21.
18. Maki DG, Kluger DM, Crnich CJ. The risk of bloodstream infection in adults with different intravascular devices: a systematic review of 200 published prospective studies. Mayo Clin Proc 2006;81:1159-71.
19. O'Grady N, Alexander M, Burns L, Dellinger EP, Garland J, Heard SO et al. Healthcare Infection Control Practices Advisory Committee (HICPAC). Guidelines for the prevention of intravascular catheter-related infections. Atlanta: CDC; 2011. Disponível em: https://www.cdc.gov/hicpac/pdf/guidelines/bsi-guidelines-2011.pdf. Acesso em: 09 set 2016.
20. Chaiyakunapruk N, Veenstra DL, Lipsky BA, Saint S. Chlorhexidine compared with povidone-iodine solution for vascular catheter-site care: a meta-analysis. Ann Intern Med 2002;136(11):792-801.
21. Bleasdale SC, Trick WE, Gonzalez IM, Lyles RD, Hayden MK, Weinstein RA. Effectiveness of chlorhexidine bathing to reduce catheter-associated bloodstream infections in medical intensive care unit patients. Arch Intern Med 2007;22;167(19):2073-9.
22. Stenzel JP, Green TP, Fuhrman BP, Carlson PE, Marchessault RP. Percutaneous central venous catheterization in a pediatric intensive care unit: a survival analysis of complications. Crit Care Med 1989;17:984-8.
23. The Joint Commission. National patient safety goals. Disponível em: http://www.jointcommission.org/PatientSafety/NationalPatientSafetyGoals/09_npsgs.htm. Acesso em: 05 set 2016.
24. Luna CM, Monteverde A, Rodríguez A, Apezteguia C, Zabert G, Ilutovich S et al. Grupo Argentino-Latino-Americano de Estudio de Neumonía Nosocomial (GALANN). Neumonía intrahospitalaria: guía clínica aplicable a Latinoamérica preparada en común por diferentes especialistas. Arch Bronconeumol 2005;41(8):439-56.
25. Drakulovic MB, Torres A, Bauer TT, Nicolas JM, Nogue S, Ferrer M. Supine body position as a risk factor for nosocomial pneumonia in mechanically ventilated patients: a randomised trial. Lancet 1999;354:1851-8.
26. Kollef MH. Ventilator-associated pneumonia. A multivariate analysis. JAMA 1993;270(16):1965-70.
27. Mahul P, Auboyer C, Jospe R et al. Prevention of nosocomial pneumonia in intubated patients: respective role of mechanical subglottic drainage and stress ulcer prophylaxis. Intensive Care Med 1992;18(1):20-5.
28. Smulders K, van der Hoeven H, Weers-Pothoff I, Vanderbroucke-Grauls C. A randomized clinical trial of intermittent subglottic secretion drainage in patients receiving mechnical ventilation. Chest 2002;121:858-62.
29. Valles J, Artigas A, Rello J et al. Continuous aspiration of subglottic secretions in preventing ventilator-associated pneumonia. Ann Intern Med 1995;122(3):179-86.
30. Carlucci A, Richard JC, Wysocki M, Lepage E, Brochard L. Noninvasive versus conventional mechanical ventilation: an epidemiologic survey. Am J Respir Crit Care Med 2001;163(4):874-80.
31. Brochard L, Mancebo J, Wysocki M et al. Noninvasive ventilation for acute exacerbations of chronic obstructive pulmonary disease. N Engl J Med 1995;333(13):817-22.
32. Nava S, Ambrosino N, Clini E et al. Noninvasive mechanical ventilation in the weaning of patients with respiratory failure due to chronic obstructive pulmonary disease: a randomized, controlled trial. Ann Intern Med 1998;128(9):721-8.
33. Girou E, Schortgen F, Delcaux C, et al. Association of noninvasive ventilation with nosocomial infections and survival in critically ill patients. JAMA 2000;284(18):2361-7.
34. Keenan SP, Gregor J, Sibbald WJ, Cook D, Gafni A. Noninvasive positive pressure ventilation in the setting of severe acute exacerbations of chronic obstructive pulmonary disease: more effective and less expensive. Crit Care Med 2000;28(6):2094-102.
35. Nourdine K, Combes P, Carton MJ, Beuret P, Cannamela A, Ducreux JC. Does noninvasive ventilation reduce the ICU nosocomial infection risk? A prospective clinical survey. Intensive Care Med 1999;25(6):567-73.
36. Craven DE, Hudcova J, Lei Y. Diagnosis of ventilator-associated respiratory infections (VARI): microbiologic clues for tracheobronchitis (VAT) and pneumonia (VAP). Clin Chest Med 2011;32(3):547-57.
37. Hess D. Care of the ventilator circuit and its relation to ventilator-associated pneumonia. Respir Care 2003;48:9.
38. Dreyfuss D, Djedaini K, Weber P, Brun P, Lanore JJ, Rahmani J et al. Prospective study of nosocomial pneumonia and of patient and circuit colonization during mechanical ventilation with circuit changes every 48 hours versus no change. Am Rev Respir Dis 1991;143(4 Pt 1):738-43.
39. Kollef MH, Shapiro SD, Fraser VJ, Silver P, Murphy DM, Trovillion E et al. Mechanical ventilation with or without 7-day circuit changes: a randomized, controlled trial. Ann Intern Med 1995;123(3):168-74.

40. Fink JB, Krause SA, Barrett L, Schaaff D, Alex CG. Extending ventilator circuit change interval beyond 2 days reduces the likelihood of ventilator-associated pneumonia. Chest 1998;113(2):405-11.
41. Cook DJ, Walter SD, Cook RJ, Griffith LE, Guyatt GH, Leasa D et al. Incidence of and risk factors for ventilator-associated pneumonia in critically ill patients. Ann Intern Med 1998;129:433-40.
42. Kollef MH, Shapiro SD, Fraser VJ, Silver P, Murphy DM, Trovillion E et al. Mechanical ventilation with or without 7-day circuit changes: a randomized, controlled trial. Ann Intern Med 1995;123(3):168-74.
43. Carling PC, Parry MF, Von Beheren SM; Healthcare Environmental Hygiene Study Group. Identifying opportunities to enhance environmental cleaning in 23 acute care hospitals. Infect Control Hosp Epidemiol 2008;29(1):1-7.
44. Goodman E, Platt R, Bass R, Onderdonk A, Yokoe D, Huang S. Impact of an environmental cleaning intervention on the presence of methicillin-resistant Staphylococcus aureus and Vancomycin-resistant Enterococci on surfaces in intensive care unit rooms. Infect Control Hosp Epidemiol 2008 Jul; 29(7): 593–599.
45. APIC. Implementation guides. Kresti F, Bellush M, Bor B et al. Guide for preventing catheter- associated urinary tract infection. APIC. Greene L. (Ed.); Washington, DC: APIC; 2014. Disponível em: http://apic.org/Resource_/EliminationGuideForm/0ff6ae59-0a3a-4640-97b5-eee38b8bed5b/File/CAUTI_06.pdf. Acesso em: 14 set 2016.
46. APIC. An APIC guide 2008. Guide to the elimination of catheter associated urinary tract infections (CAUTIs);2008. Washington: APIC; 2008. Disponível em: https://www.apic.org/Resource_/EliminationGuideForm/c0790db8-2aca-4179-a7ae-676c27592de2/File/APIC-CAUTI-Guide.pdf. Acesso em: 14 set 2016.
47. Carling PC, Briggs JL, Perkins J, Highlander D. Improved cleaning of patient rooms using a new targeting method. Clin Infect Dis 2006;42(3):385-8.
48. Eckstein BC, Adams DA, Eckstein EC, Rao A, Sethi AK, Yadavalli GK et al. Reduction of Clostridium difficile and vancomycin-resistant Enterococcus contamination of environmental surfaces after an intervention to improve cleaning methods. BMC Infect Dis 2007(21)7:61.
49. Boyce JM, Havill NL, Otter JA, McDonald LC, Adams NMT, Cooper T et al. Impact of hydrogen peroxide vapor room decontamination on Clostridium difficile environmental contamination and transmission in a healthcare setting. Infect Control Hosp Epidemiol 2008;29:723.
50. Dancer SJ, White LF, Lamb J, Girvan EK, Robertson C. Measuring the effect of enhanced cleaning in a UK hospital: a prospective cross-over study. BMC Med 2009;7:28.
51. Bhalla A, Pultz NJ, Gries DM, Ray AJ, Eckstein EC, Aron DC et al. Acquisition of nosocomial pathogens on hands after contact with environmental surfaces near hospitalized patients. Infect Control Hosp Epidemiol 2004;25(2):164-7.
52. Duckro AN, Blom DW, Lyle EA, Weinstein RA, Hayden MK. Transfer of vancomycin-resistant Enterococci via health care worker hands. Arch Intern Med 2005;165(3):302-7.
53. Martínez JA, Ruthazer R, Hansjosten K, Barefoot L, Snydman DR. Role of environmental contamination as a risk factor for acquisition of vancomycin-resistant Enterococci in patients treated in a medical intensive care unit. Arch Intern Med 2003;163:1905-12.
54. Huang SS, Datta R, Platt R. Risk of acquiring antibiotic-resistant bacteria from prior room occupants. Arch Intern Med 2006;166(18):1945-51.
55. Drees M, Snydman DR, Schmid CH, Barefoot L, Hansjosten K, Vue PM et al. Prior environmental contamination increases the risk of acquisition of vancomycin-resistant Enterococci. Clin Infect Dis 2008;46(5):678-85.
56. Wendt C, Dietze B, Dietz E, Rüden H. Survival of Acinetobacter baumannii on dry surfaces. J Clin Microbiol 1997;35(6):1394-7.
57. Muñoz-Price S, Weinstein R. Acinetobacter infection. N Engl J Med 2008;358:1271-81.
58. Manchanda V, Sanchaita S, Singh NP. Multidrug resistant Acinetobacter. J Global Infect Dis 2010;2:291-304.
59. Centers for Disease Control and Prevention. Facility guidance for control of carbapenem-resistant Enterobacteriaceae (CRE): November 2015 update – CRE Toolkit. Disponível em: http://www.cdc.gov/hai/pdfs/cre/CRE-guidance-508.pdf. Acesso em: 14 set 2016.
60. Hayden MK, Bonten MJ, Blom DW, Lyle EA, van de Vijver DA, Weinstein RA. Reduction in acquisition of vancomycin-resistant Enterococcus after enforcement of routine environmental cleaning measures. Clin Infect Dis 2006;42(11):1552-60.
61. Kramer A, Schwebke I, Kampf G. How long do nosocomial pathogens persist on inanimate surfaces? A systematic review. BMC Infect Dis 2006;6:130.

62. Organização Mundial da Saúde (OMS). Manual de referência técnica para a higiene das mãos: para ser utilizado por profissionais de saúde, formadores e observadores de práticas de higiene das mãos. 2009. Disponível em: http://www20.anvisa.gov.br/segurancadopaciente/index.php/publicacoes/item/manual-de-referencia-tecnica-para-a-higiene-das-maos. Acesso em: 15 set 2016.
63. Maki DG, Tambyah PA. Engineering out the risk of infection with urinary catheters. Emerg Infect Dis 2001;7(2).
64. Straumanis JP. Nosocomial infections in pediatric intensive care unit. In: Nichols DG (editor). Roger's textbook of pediatric intensive care. 4.ed. Philadelphia: Lippincott Williams and Wilkins; 2008. p.1401-19.
65. Centers for Disease Control and Prevention (CDC). Guidelines for prevention of nosocomial pneumonia. MMWR 1997;46(RR-1). Disponível em: https://www.cdc.gov/mmwr/preview/mmwrhtml/00045365.htm. Acesso em: 15 set 2016.

Capítulo 59

Sepse: conceitos e cuidados

Antônio Almeida
Renata Andréa Pietro Pereira Viana

INTRODUÇÃO

A sepse é considerada uma das doenças mais desafiadoras da medicina, tendo sido despendidos esforços consideráveis para um melhor entendimento da inflamação sistêmica que a caracteriza. Apesar da sua importância, o seu reconhecimento, muitas vezes, ainda não ocorre em tempo hábil, deixando margem para a ocorrência de disfunção de múltiplos órgãos e sistemas. Na última década, o entendimento a respeito da sepse sofreu profundas mudanças, havendo hoje orientações com base em evidência científica para auxiliar em sua identificação precoce.[1]

A problemática da sepse é um motivo de grande preocupação mundial, pois continua sendo uma das principais causas de morbilidade e mortalidade. Atualmente, os casos de sepse grave e de choque séptico representam cerca de 10 a 15% das admissões em unidades de terapia intensiva (UTI).[1,2]

O desenvolvimento da campanha mundial *Surviving Sepsis Campaign* (SSC) (Campanha de Sobrevivência à Sepse) foi um fator que contribuiu para a melhoria do atendimento dos pacientes que desenvolvem a síndrome.[3] Por meio de um protocolo baseado nas melhores evidências científicas, que são continuamente revisadas, conseguiu-se reduzir a mortalidade por sepse em 25% em 5 anos. Neste cenário, o enfermeiro tem um papel crucial na otimização do tratamento do paciente por meio da identificação e atuação precoce. Para tanto, é essencial a compreensão da fisiopatologia da doença e a antecipação dos efeitos de cada intervenção, bem como um conhecimento sólido de todo o processo de atuação.

Este capítulo tem o objetivo de analisar a abordagem do paciente com sepse e conhecer as intervenções que podem ser realizadas pelo profissional de enfermagem na prestação de cuidados.

EVOLUÇÃO HISTÓRICA

A sepse é considerada uma das doenças mais antigas e mais invasivas da medicina.[1] No passado, quando os cuidados higiênicos na medicina não eram conhecidos, as feridas infectadas eram uma complicação comum e constituíam um problema temido nos procedimentos cirúrgicos; a putrefação das feridas (sepse) era acusada de ser a causa.[4,5]

Embora o termo sepse esteja estreitamente ligado aos cuidados intensivos atuais, o conceito médico é antigo, pois a palavra sepse foi introduzida pela primeira vez por Hipócrates (460-370 a.C.), derivada da palavra grega *sepsin*, que significa "fazer apodrecer" ou "entrar em putrefação". Originada do grego, sepse significa "decomposição da matéria orgânica animal ou vegetal".[6]

Ibn Sina (979-1037 d.C.) observou a coincidência que havia entre o sangue em putrefação (septicemia) com a febre, sendo este conceito introduzido na antiguidade clássica e utilizado até o século XIX sem grandes alterações, mantendo-se até os dias de hoje, persistindo por mais de 2.500 anos com um significado praticamente inalterado.[7]

Até o início do século XIX e sem o conhecimento da existência de microrganismos infecciosos, os médicos consideravam que o contato entre as feridas e o ar (oxigênio) era o fator responsável pelo desenvolvimento de sepse. Semmelweis (1818-1865) foi o primeiro a desenvolver uma visão moderna e preventiva ao preconizar medidas de higiene, como a lavagem das mãos e a utilização de luvas cirúrgicas, que não eram até então práticas habituais, e conseguir reduzir a taxa de mortalidade e de febre puerperal. No entanto, apesar do sucesso clínico de sua iniciativa, as medidas de higiene não foram aceitas e seus colegas o forçaram a deixar a cidade.[7]

Posteriormente, o químico francês Louis Pasteur (1822-1895) descobriu que organismos unicelulares minúsculos, que ele chamou de bactérias ou micróbios, provocavam putrefação e corretamente deduziu que estes microrganismos poderiam causar doença. Finalmente, a infecção foi descoberta como causa subjacente da sepse, uma conclusão que surgiu a partir do trabalho de Pasteur e do cirurgião e cientista médico britânico Sir Joseph Lister (1827-1912). Ao se tornar presidente do departamento de cirurgia de um hospital de Glasgow, Lister se deparou com o fato de que 50% dos pacientes com amputações morriam de septicemia. Lister fez então uma correlação entre as observações de Semmelweis, as descobertas de Pasteur e as mortes ocorridas em seu hospital. Por meio de estudos – primeiro com animais, em seguida com seres humanos, examinou os efeitos da desinfecção da pele e dos instrumentos com ácido carbólico (a chamada técnica antisséptica) –, foi capaz de reduzir drasticamente a mortalidade pós-amputação. Ao contrário de Semmelweis, Lister conseguiu convencer os seus colegas da razoabilidade de seu método antisséptico, quando em 1887, Robert Koch (1843-1910) introduziu a esterilização a vapor e as técnicas refinadas de Lister.[8]

Embora os procedimentos antissépticos significassem um grande avanço na medicina, logo se tornou evidente que um número considerável de pacientes continuava a desenvolver septicemia. Na época pré-antibiótica, a taxa de mortalidade era elevada, e somente com a introdução dos antibióticos após a Segunda Guerra Mundial, com a descoberta da penicilina por Fleming, em 1928, a taxa de mortalidade da sepse foi reduzida.

Com o progresso tecnológico, os cuidados médicos intensivos começaram a se desenvolver e os pacientes com sepse se tornaram a principal fração de doentes internados nas unidades mundiais de terapia intensiva.

Com a confirmação da teoria dos germes por Semmelweis, Pasteur e outros, iniciou-se a mudança no entendimento da sepse, do antigo conceito de putrefação para a visão moderna de uma doença bacteriana. O conceito de sepse foi reformulado como uma infecção sistêmica, muitas vezes descrita como o "envenenamento do sangue" ocorrido pela invasão do hospedeiro por organismos patogênicos que se espalham pela corrente sanguínea. No entanto, com o desenvolvimento dos antibióticos modernos, a teoria dos germes não explica totalmente a patogênese da sepse. Muitos pacientes com sepse morreram apesar do sucesso da erradicação do agente patogênico, e os pesquisadores sugeriram que era o hospedeiro (e não o germe) que levava à patogênese da sepse.[9,10]

EVOLUÇÃO DO CONCEITO DE SEPSE

O conceito de sepse é ainda hoje impreciso, e as definições atuais são fruto de consensos estabelecidos por especialistas. Durante muito tempo, diferentes autores utilizaram termos como sepse, septicemia e bacteriemia de forma indistinta; outros designaram entidades clínicas idênticas, porém com nomes diferentes.[1,11]

Cientes dessa imprecisão de definições e de conceitos, o American College of Chest Physicians (ACCP) e a Society of Critical Care Medicine (SCCM) organizaram, em 1991, uma conferência de consenso com o objetivo de criar uma estrutura conceitual, com aplicação prática, que permitisse definir a resposta inflamatória à infecção, estabelecendo-a como um contínuo de manifestações clínicas que permitem identificar os pacientes com sepse e incluir disfunções de órgãos associadas.[4,5,12]

Roger Bone foi o aglutinador dessa iniciativa e a ele se deve a redação do consenso, publicado em 1992 e que estabelece novas definições usadas internacionalmente desde então:

- SIRS (*systemic inflammatory response syndrome*): síndrome da resposta inflamatória sistêmica, ou seja, o conjunto de manifestações que traduzem a resposta do organismo à inflamação.
- Sepse: que é a SIRS provocada por infecção.
- Sepse grave: termo que se aplica à sepse que provoca disfunção de órgãos.
- Choque séptico: sepse grave, que cursa com hipotensão e que persiste mesmo depois da adequada reposição de volume vascular.

A importância dessa classificação advém de duas razões fundamentais. A primeira é a constatação de que a mortalidade de cada uma dessas entidades é muito diferente: a sepse apresenta mortalidade de cerca de 20%; a sepse grave, de 40%; e o choque séptico, de 60%. E a segunda razão é o fato de o tratamento precoce e correto ser determinante no prognóstico, pois apesar de ser baseado em pontos comuns, é distinto conforme o grau de gravidade da sepse. Essas definições derivam da teoria interpretativa desenvolvida por Bone e outros autores.[4,5]

Os estudos observacionais de Balk, Wesley & Goyette, em 2004, sustentam as propostas e se relacionam às definições de 1992, permitindo maior homogeneidade nos estudos e nas conclusões. Além disso, esses conceitos são de fácil compreensão, são sensíveis (é fácil encontrar pacientes que preencham os critérios e, por isso, é fácil identificar os pacientes com risco para o desenvolvimento da sepse), mas são pouco específicos (há muitos pacientes com essas manifestações sem que de fato tenham sepse), e por isso há autores que expressam sua insatisfação pela baixa especificidade dos conceitos e definições de 1991.[3]

Uma das conclusões mais marcantes da conferência de consenso de 1991 foi a noção de que a informação disponível para compreender e interpretar corretamente a entidade clínica que designamos por sepse é insuficiente. Aceitou-se, contudo, que os dados conhecidos eram suficientes para assumir que o organismo está preparado para reagir a qualquer agressão, mas a forma como o faz é individual (varia de pessoa para pessoa, sem relação obrigatória com o agente causal). A resposta à agressão se faz por intermédio de mediadores liberados pelo organismo em resposta à agressão. A intensidade e a qualidade desses mediadores, que constituem a resposta do organismo, dependem do fator iniciador da reação e das características do organismo.[13]

Em 2003, um segundo painel de consenso aprovou a maioria desses conceitos, com a ressalva de que os sinais de uma resposta inflamatória sistêmica, como taquicardia ou a contagem elevada de glóbulos brancos, ocorrem em muitas condições infecciosas e não infecciosas, não sendo considerados muito úteis na distinção entre a sepse e outras doenças. Assim, sepse grave e sepse são termos às vezes usados para descrever a síndrome de infecção complicada por disfunção orgânica aguda.[2,14,15]

A *Surviving Sepsis Campaign* foi criada em 2002 para reduzir a mortalidade global por sepse grave, tendo então sido publicadas diretrizes baseadas em evidência para o tratamento dos pacientes com sepse e choque séptico. Essas linhas de orientação constituíram 17 recomendações, sendo as três mais utilizadas a coleta de hemoculturas, a administração precoce de antibióticos de largo espectro e a profilaxia de trombose venosa profunda.[14,16,17]

Uma nova revisão de conceitos foi publicada em fevereiro de 2016. Nela, encontra-se uma mudança conceitual, na qual pacientes com ou sem resposta inflamatória serão considerados portadores de infecção, com as denominações específicas para cada foco infeccioso. Nesse documento, o uso da palavra sepse é restrito aos pacientes que apresentam disfunção orgânica. Com tais mudanças, pretende-se que a definição de disfunção orgânica seja baseada na presença de pontuação das variáveis do escore *Sequential Organ Failure Assessment* (SOFA). Além disso, os níveis de lactato elevados passam a ser considerados marcadores apenas para o diagnóstico de choque séptico. Nesse sentido, a preocupação é com o risco de desvalorização dos critérios de SIRS como parte da estratégia de triagem para a identificação precoce da presença de infecção.[18]

A SEPSE COMO UM *CONTINUUM*

A sepse é uma síndrome clínica aguda que ocorre em nível sistêmico, desencadeada pela presença de vírus, bactérias ou fungos no sistema circulatório e é caracterizada por um *continuum,* na medida em que pode iniciar por meio de uma infecção (fenômeno gerado pela resposta inflamatória à presença de microrganismos que venceram as barreiras anatômicas do hospedeiro), seguida por uma bacteremia (presença de bactérias viáveis no sangue, que culmina em um choque séptico).[12,16,17]

Quando um microrganismo patogênico invade o hospedeiro, surge uma série de reações em cadeia que geram alterações na perfusão dos tecidos e nos órgãos e que pode evoluir, quando não se intervém, para hipotensão severa e consequente morte.

A sepse pode ser causada por uma ampla variedade de microrganismos, os Gram-positivos, Gram-negativos (p. ex., *Escherichia coli, Klebsiella* spp., *Enterobacter* spp., *Pseudomonas aeruginosa*), aeróbios, anaeróbios, fungos e vírus. Além das bactérias Gram-positivas, o *Staphylococcus aureus* resistente à meticilina, o *Enterococcus* e a *Candida* spp. são causa frequente de infecção nos pacientes em estado crítico.[16]

Fisiopatologia da sepse

A síndrome que vai da sepse severa ao choque séptico engloba uma multiplicidade de respostas sistêmicas que são desencadeadas assim que um microrganismo ultrapassa as barreiras de defesa do organismo e estimula a atividade do sistema imunológico. Ao invadir o corpo, ocorre uma interação hospedeiro-agente patogênico que leva à liberação de proteínas intracelulares, as quais irão ativar várias células do sistema imunológico, como neutrófilos, monócitos, linfócitos, macrófagos, mastócitos, plaquetas e enzimas plasmáticas, ocorrendo assim uma resposta inflamatória.[17]

O objetivo dessa resposta inflamatória é proteger o organismo, levando à liberação de proteínas que ativam as várias células do sistema imunitário, que por sua vez liberam histamina, prostaglandinas e outros mediadores químicos, provocando vasodilatação e aumento da permeabilidade dos capilares sanguíneos com ativação e adesão dos neutrófilos e de fatores de coagulação. As células do sistema imunológico, cujo aporte ao local da infecção é estimulado, dão início a processos de fagocitose na tentativa de combater os agentes patogênicos.

Quando a reação é localizada, o sistema imunológico consegue intervir, conter e erradicar a infecção do organismo, porém quando a infecção adquire proporções maiores ou quando o hospedeiro não tem uma capacidade de resposta imunológica capaz de deter os agentes patogênicos, a infecção não é debelada e os patógenos continuam a se multiplicar, o que resulta em maior liberação sistêmica de agentes e mediadores inflamatórios, como citocinas, que dão início a uma cadeia de reações complexas cujo resultado final é uma resposta inflamatória generalizada ou síndrome da resposta inflamatória sistêmica (SIRS), ou seja, surge vasodilatação sistêmica com alteração da distribuição do fluxo sanguíneo para os tecidos e órgãos, aumento da permeabilidade vascular com perda de fluidos do espaço intravascular para o espaço extravascular, hipotensão, aumento da agregação celular com consequente obstrução microvascular, ativação da cascata de coagulação e consequente alteração do estado metabólico do organismo com desequilíbrio no fornecimento de oxigênio às células.[17]

A SIRS consiste em um conjunto de sinais e sintomas que traduz a reação do organismo à presença da infecção e se caracteriza pela presença de dois ou mais critérios, conforme apontado no Quadro 1.

Considera-se que estão em estado séptico aqueles pacientes que apresentam pelo menos dois dos sinais e sintomas descritos no Quadro 1, secundários a um processo infeccioso. Existem outras situações – como o trauma, a pancreatite e as grandes queimaduras – que podem desencadear SIRS. No entanto, a sepse só é diagnosticada quando a SIRS for secundária à infecção.[17]

Desse modo, as alterações fisiológicas causadas pela resposta do organismo aos agentes patogênicos invasores foram definidas como critérios de diagnóstico para a sepse (ver Quadro 2).[8]

À medida que alterações significativas na dinâmica cardiovascular vão acontecendo, em razão da ativação das citocinas e da lesão endotelial, a vasodilatação periférica leva ao desenvolvimento de um estado de hipovolemia, que aumenta progressivamente com a elevação da permeabilidade capilar, havendo perda de fluidos para o espaço intersticial, o que acentua a redução da pré-carga e do débito cardíaco. Essas alterações, associadas à trombose microvascular, originam uma má distribuição da perfusão do volume de sangue, diminuindo a perfusão dos tecidos e promovendo a distribuição inadequada de oxigênio nas células. Desse modo, o choque distributivo ocorre pela perda de volume sanguíneo para o espaço intersticial e as alterações no nível da contratilidade ventricular surgem em decorrência da liberação de citocinas.[2,6]

A resposta do sistema imunológico aos agentes patogênicos invasores leva também à ativação dos sistemas nervoso central e endócrino, o que estimula a produção do hormônio adrenocorticotrofina (ACTH), desencadeando a liberação de adrenalina e noradrenalina, glicocorticoides, aldosterona, glucagon, renina e hormônio do crescimento (hormônios catabólicos) que, por sua vez, geram um estado hipermetabólico e contribuem para a vasoconstrição dos sistemas renal, pulmonar e esplênico. A vasoconstrição seletiva do sistema esplênico pode contribuir para a hipoperfusão da mucosa gastrointestinal, área particularmente vulnerável aos efeitos das citocinas inflamatórias e que contribuirá ainda mais para a propagação da resposta inflamatória. Esse estado hipermetabólico aumenta o consumo de energia e a demanda de oxigênio, agravando ainda mais a hipóxia tecidual. O ácido láctico é produzido como resultado do aumento da produção de lactato

Quadro 1 Parâmetros clínicos que caracterizam a SIRS

Sinais e sintomas da SIRS
Temperatura >38ºC ou <36ºC
Frequência cardíaca >90 bpm
Frequência respiratória >20 respirações/minuto (alternativamente $PaCO_2$ <32 mmHg ou paciente sob ventilação mecânica)
Número de leucócitos no sangue periférico >12.000/mm³ ou <4.000/mm³ ou, ainda, presença de mais de 10% de formas jovens (bastões)

Fonte: Swearingen e Keen (2011).[16]

Quadro 2 Alterações fisiológicas causadas pela resposta do organismo aos agentes patogênicos invasores

Infecção documentada ou suspeita e algumas das variáveis a seguir
Variáveis gerais ▪ Febre (>38,3°C) ▪ Hipotermia (temperatura central <36°C) ▪ Frequência cardíaca >90/min^{-1} ou mais do que dois SD acima do valor normal para a idade ▪ Taquipneia ▪ Quadro mental alterado ▪ Edema significativo ou balanço de fluidos positivo (>20 mL/kg em 24 h) ▪ Hiperglicemia (glicose plasmática >140 mg/dL ou 7,7 mmol/L) na ausência de diabetes
Variáveis inflamatórias ▪ Leucocitose (contagem de leucócitos >12.000 µL^{-1}) ▪ Leucopenia (contagem de leucócitos <4.000 µL^{-1}) ▪ Contagem normal de leucócitos com mais de 10% de formas imaturas ▪ Proteína C-reativa plasmática mais que dois SD acima do valor normal ▪ Pró-calcitonina plasmática mais que dois SD acima do valor normal
Variáveis hemodinâmicas ▪ Hipotensão arterial (PAS <90 mm Hg, PAM <70 mm Hg ou uma redução de SBP >40 mm Hg em adultos ou menos do que dois SD abaixo do normal para a idade)
Variáveis de disfunção de órgãos ▪ Hipoxemia arterial (PaO_2/FIO_2 <300) ▪ Oligúria aguda (produção de urina <0,5 mL/kg/h pelo menos nas duas últimas horas apesar de ressuscitação adequada por fluido) ▪ Aumento da creatinina >0,5 mg/dL ou 44,2 µmol/L ▪ Anomalias de coagulação (INR >1,5 ou TTPA> 60 s) ▪ Obstrução do intestino (ruídos intestinais ausentes) ▪ Trombocitopenia (contagem de plaquetas <100.000 µL^{-1}) ▪ Hiperbilirrubinemia (bilirrubina total plasmática >4 mg/dL ou 70 µmol/L)
Variáveis de perfusão de tecidos ▪ Hiperlactatemia (>1 mmol/L) ▪ Enchimento capilar reduzido

PAS: pressão arterial sistólica; PAM: pressão arterial média; INR: índice internacional normalizado; TTPA: tempo de tromboplastina parcialmente ativada.

Os critérios de diagnóstico para sepse na população pediátrica são sinais e sintomas de inflamação mais infecção com hiper ou hipotermia (temperatura retal >38,5°C ou <35°C), taquicardia (pode estar ausente em pacientes hipotérmicos) e pelo menos uma das indicações a seguir de função orgânica alterada: quadro mental alterado, hipoxemia, nível aumentado do lactato sérico ou pulsos céleres.

Adaptado de Dellinger et al., 2012.[9]

metabólico e do metabolismo anaeróbio. Por outro lado, os hormônios catabólicos liberados pelos sistemas nervoso central e endócrino estimulam o catabolismo das proteínas nos órgãos internos e no sistema musculoesquelético para alimentar a produção de glicose no fígado, levando à hiperglicemia e ao aumento da resistência à insulina.[16,17]

Nessa fase, podemos dizer que o paciente está em sepse grave ou severa, pois já desenvolveu alguma disfunção orgânica, isto é, a sepse grave surge quando a sepse está associada a disfunção orgânica, hipoperfusão ou hipotensão, com a hipoperfusão podendo incluir acidose láctica, oligúria ou alteração aguda do estado mental.[17]

O Quadro 3 apresenta os critérios para o diagnóstico de sepse grave.

À medida que esses mecanismos vão evoluindo, o paciente entra em choque séptico. No choque séptico, as manifestações clínicas ocorrem em duas fases: hiperdinâmica e hipodinâmica. Na fase hiperdinâmica, o paciente apresenta-se febril, taquicárdico, taquipneico, com débito cardíaco aumentado, resistência vascular periférica diminuída, pele ruborizada e quente, podendo observar-se petéquias. Na fase hipodinâmica, há uma diminuição do débito cardíaco e vasoconstrição profunda, podendo observar-se no paciente pele fria, pálida e úmida, hipotermia e respirações rápidas e superficiais.[6]

Consequentemente, o choque séptico se caracteriza por uma situação em que o paciente com quadro de sepse grave desenvolve hipotensão arterial refratária à reposição de fluidos adequada, necessitando de drogas vasopressoras e inotrópicas para estabilizar a pressão arterial e melhorar a contratilidade cardíaca.[6,17]

Quando não se intervém adequadamente na presença de sepse grave ou choque séptico, o paciente evolui para um quadro clínico de síndrome de disfunção múltipla de órgãos (SDMO), isto é, uma grande alteração na função orgânica em que a homeostasia do organismo não consegue manter-se sem que ocorra intervenção e que, por fim, leva à morte[16,17].

Portanto, o reconhecimento precoce da sepse pode ajudar a garantir um início rápido do tratamento, na tentativa de melhorar os resultados.[12] A Figura 1 demonstra a progressão da SIRS para o choque séptico.

DIRETRIZES DA *SURVIVING SEPSIS CAMPAIGN* PARA O ATENDIMENTO AO PACIENTE COM SEPSE

Em 2004, foi criado um comitê de consenso, quando 68 especialistas mundiais, representando 30 organizações internacionais, tinham como objetivo criar e implementar

Quadro 3 Critérios de diagnóstico para a sepse grave

Definição de sepse grave: hipoperfusão de tecido induzida por sepse ou disfunção de órgão (qualquer uma das variáveis possivelmente causadas pela infecção)

- Hipotensão induzida pela sepse
- Lactato acima dos limites superiores normais de laboratório
- Produção de urina $<0,5$ mL/kg/h por mais de 2 h apesar da ressuscitação adequada por fluido
- Lesão aguda do pulmão com $PaO_2/FIO_2 < 250$ na ausência de pneumonia como fonte de infecção
- Lesão aguda do pulmão com $PaO_2/FIO_2 < 20$ na presença de pneumonia como fonte de infecção
- Creatinina $>2,0$ mg/dL (176,8 μmol/L)
- Bilirrubina >2 mg/dL (34,2 μmol/L)
- Contagem de plaquetas <100.000 μL
- Coagulopatia (INR $>1,5$)

INR: Índice Internacional Normalizado.
Adaptado de Dellinger et al. (2012).[9]

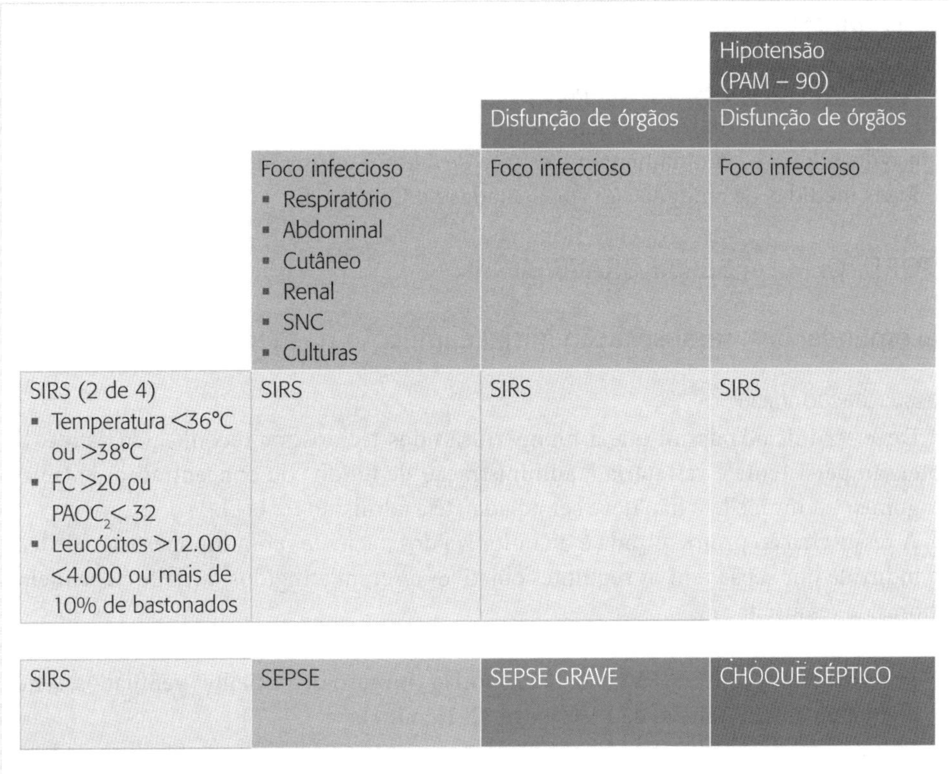

Figura 1 Definições de SIRS, sepse, sepse grave e choque séptico.
Adaptada de Henkin et al. (2009).[11]

diretrizes (guias de condutas) baseadas na melhor evidência científica para a abordagem ao paciente em sepse. Esse trabalho originou o *Surviving Sepsis Campaign* (SSC), que procurou não apenas representar a terapia-padrão, mas estabelecer metas de tratamento para uma melhor prática clínica.

De acordo com Silva e Salluh, desde o início, a SSC foi recebida com grande entusiasmo pela comunidade médica pelo fato de ter como objetivo principal a redução da mortalidade de pacientes com sepse grave.[15]

As diretrizes foram revistas em 2008 e 2012, sofrendo algumas alterações, como a ênfase na necessidade de um contato precoce com a família e no máximo até 72 horas após a internação do paciente. Outra alteração foi na redução dos *timings* de coleta de hemoculturas e de administração de antibióticos, prescritos imediatamente e administrados em até 1 hora após a prescrição.[9]

São descritas a seguir algumas das principais recomendações da SSC para a abordagem do paciente com sepse, que devem ser observadas pela enfermagem; elas foram retiradas do documento *Surviving Sepsis Campaign: International guidelines for management of severe sepsis and septic shock*.[9]

Care bundles ou pacote de cuidados

A SSC começa por estabelecer *bundles* (pacotes de medidas) cujo objetivo é orientar e sistematizar as prioridades no tratamento da sepse, alertando para o que se deve obter no espaço de 3 horas e seguidamente no espaço de 6 horas após a identificação do paciente. Essas medidas de cuidado são apresentadas no Quadro 4.

ABORDAGEM DA SEPSE GRAVE

Recomendações: ressuscitação inicial e infecção dos tecidos

Ressuscitação inicial

Deve ser iniciada assim que a hipoperfusão dos tecidos for reconhecida, isto é, hipotensão persistente e refratária à administração de fluidos ou concentração de lactato sanguíneo ≥4 mmol/L, e não deve ser adiada até a admissão na UTI.

A ressuscitação protocolizada e quantitativa dos pacientes com hipoperfusão de tecido induzida por sepse tem os seguintes objetivos a serem atingidos durante as primeiras 6 horas de ressuscitação:

A. Pressão venosa central (PVC) de 8-12 mmHg (no caso de pacientes ventilados, sendo o objetivo a manutenção da PVC entre 12-15 mmHg).
B. Pressão arterial média (PAM) ≥65 mmHg que caso se consiga manter durante a ressuscitação constitui um bom indicador de bons resultados clínicos para o paciente.
C. Diurese ≥0,5 mL/kg/h.

Quadro 4 Estabelecimento de metas para a abordagem do paciente com sepse grave
Pacote de 3 h
Coleta de lactato sérico para avaliação do estado perfusional
Coleta de hemocultura antes do início da antibioticoterapia
Início de antibióticos de largo espectro, por via endovenosa, nas primeiras horas do tratamento
Reposição volêmica agressiva precoce em pacientes com hipotensão ou lactato acima de duas vezes o valor de referência
Pacote de 6 h (para pacientes com hiperlactatemia ou hipotensão persistente)
Uso de vasopressores para manter a pressão arterial média acima de 65 mmHg
Reavaliação do status volêmico e perfusional por meio de: ▪ mensuração da pressão venosa central (PVC) ▪ avaliação de responsividade a volume (desafio volêmico, delta de pressão de pulso, elevação de membros inferiores ou compressibilidade de veia cava inferior ▪ mensuração de saturação venosa central de oxigênio ($SvcO_2$), avaliação do tempo de enchimento capilar, nível de consciência, diurese
Reavaliação dos níveis de lactato em pacientes com hiperlactatemia inicial

Adaptado de Dellinger et al. (2012).[9]

D. Saturação de O_2 da veia cava superior ($ScvO_2$) ou saturação de O_2 venoso misto de 70 ou 65%, respectivamente; durante as primeiras 6 horas de ressuscitação, se a $ScvO_2$ for menor que 70% ou a SvO_2 equivalente a menos de 65% persistir após uma reposição de volume intravascular adequada na presença de hipoperfusão persistente de tecido, as opções são iniciar infusão de dobutamina (até um máximo de 20 μg/kg/min) ou a transfusão de concentrado de hemácias para atingir um hematócrito maior ou igual a 30% como tentativa de atingir a meta de $ScvO_2$ ou SvO_2.

Recomenda-se que a ressuscitação tenha como objetivo normalizar os níveis de lactato em pacientes com níveis de lactato elevado. A implementação desse protocolo no período inicial de 6 horas reduziu a taxa de mortalidade, em 28 dias, para 15,9%.

O Quadro 5 apresenta as principais recomendações da *Surviving Sepsis Campaign* (SSC) no tocante à reposição volêmica.

TRIAGEM DA SEPSE E MELHORIA DE DESEMPENHO

Recomenda-se a triagem de rotina de pacientes com doença grave potencialmente infectados com risco de sepse grave. Essa triagem permite a implementação da terapia precoce, o que é benéfico, pois a redução do tempo de diagnóstico da sepse grave é considerada um componente fundamental na redução da mortalidade decorrente da disfunção multiorgânica associada à sepse. A falta de reconhecimento precoce de um paciente com sepse é o maior obstáculo para iniciar os pacotes de cuidados.

Recomenda-se também uma procura constante pela melhoria de desempenho hospitalar na presença de pacientes em sepse grave, sobretudo em relação aos resultados para o paciente. O tratamento da sepse exige uma intervenção multidisciplinar para o desenvolvimento e a implementação de protocolos que melhoram as chances de sucesso no tratamento da sepse.

DIAGNÓSTICO

Recomenda-se obter culturas clinicamente apropriadas antes de iniciar o tratamento com antimicrobianos, desde que a obtenção dessas culturas não atrase mais do que 45

Quadro 5 Principais recomendações da *Surviving Sepsis Campaign* (SSC) para a reposição volêmica
Recomenda-se que a ressuscitação inicial seja feita com cristaloides – recomendação forte
Recomenda-se evitar a utilização de amidos para a reposição volêmica em pacientes com sepse grave ou choque – recomendação forte
Sugere-se o uso de albumina como parte da ressuscitação volêmica em pacientes que necessitem de expansão com grande quantidade de cristaloides – recomendação fraca
Recomenda-se que o desafio hídrico inicial em pacientes com hipoperfusão seja feito com pelo menos 30 mL/kg de cristaloides (ou albumina). Pode ser necessária infusão rápida ou maior quantidade de volume em casos selecionados – recomendação forte
Recomenda-se que a administração de fluidos seja mantida desde que haja melhora hemodinâmica, avaliada tanto por parâmetros estáticos como dinâmicos – recomendação não graduada

minutos o início da administração do antibiótico. Para otimizar a identificação dos microrganismos, a SSC recomenda pelo menos dois conjuntos de hemoculturas (em frascos aeróbios e anaeróbios) antes do início do antibiótico, com pelo menos uma coleta feita por veia periférica e uma por cada dispositivo de acesso vascular – efetuadas simultaneamente, a menos que o dispositivo tenha sido inserido recentemente, isto é, em tempo menor que 48 horas. Além das hemoculturas, a SSC recomenda que culturas de outros locais - de preferência quantitativas, sempre que apropriado –, como urina, líquido cefalorraquidiano, ferimentos, secreções respiratórias ou outros fluidos corporais que possam ser a fonte da infecção, sejam obtidas antes do tratamento com antimicrobianos. O volume de sangue a ser colocado no tubo deve ser superior a 10 mL e os frascos encaminhados ao laboratório devidamente identificados.

TRATAMENTO COM ANTIMICROBIANOS

A administração de antimicrobianos endovenosos eficazes dentro da primeira hora de reconhecimento deve ser a meta do tratamento. Na presença de choque séptico, cada hora de atraso na administração de antibióticos eficazes está associada a um aumento mensurável da mortalidade. A administração de um antibiótico de largo espectro irá atuar sobre o microrganismo responsável pela infecção durante a primeira hora do diagnóstico.

Recomenda-se também iniciar tratamento empírico em que a dose inicial inclua um ou mais antibióticos de largo espectro e que penetrem em concentrações adequadas. Os profissionais de saúde devem estar cientes de que alguns antimicrobianos têm a vantagem da administração em *bolus*, enquanto outros exigem uma infusão prolongada. Portanto, se for necessário administrar vários antibióticos e o acesso vascular for limitado, os medicamentos *in bolus* podem ser uma vantagem. Por outro lado, convém ainda notar que a escolha do tratamento com antibióticos depende de questões complexas relativas ao histórico do paciente, incluindo intolerância a medicamentos, prescrições recentes de antibióticos (nos 3 meses anteriores), doenças preexistentes, a síndrome clínica e padrões de suscetibilidade de patogênicos na comunidade e no hospital e que tenham comprovação prévia de colonização ou infecção. É importante, além disso, ter conhecimento sobre as resistências dos microrganismos a determinados antibióticos.

O regime antimicrobiano deve ser reavaliado diariamente em relação à sua eficácia, de forma a prevenir o desenvolvimento de resistências e reduzir a toxicidade e os custos. Assim, quando descoberto o agente causal da sepse, o agente antimicrobiano apropriado deve ser instituído. Optar por um antibiótico específico (espectro estreito) e reduzir a duração do tratamento permite reduzir a probabilidade de o paciente desenvolver superinfeções com outros agentes patogênicos ou organismos multirresistentes, como *Candida species*, *Clostridium difficile* ou *Enterococcus faecium*, que são resistentes à vancomicina.

O tratamento empírico deve tentar proporcionar uma atividade antimicrobiana contra os agentes patogênicos mais prováveis com base na apresentação da doença e padrões locais de infecção de cada paciente. Sugere-se que o tratamento de combinação empírica não deve ser administrado por mais de 3 a 5 dias. A adequação do antimicrobiano mais adequado para o agente patogênico deve ser realizada assim que o perfil de suscetibilidade for conhecido.

Sugere-se que o tratamento tenha duração de 7 a 10 dias. Uma maior duração de tratamento poderá ser adequada para pacientes com uma resposta clínica lenta, focos não drenáveis de infecção, bacteriemia com *S. aureus*, algumas infecções fúngicas e virais ou deficiências imunológicas, incluindo neutropenia.

CONTROLE DO FOCO INFECCIOSO

Deve-se avaliar o mais rápido possível a presença de infecção ou excluir diagnóstico de infecção em um local anatômico que implique abordagem de emergência, como infecção necrosante do tecido, peritonite, colangite, isquemia intestinal; caso seja necessária uma intervenção, ela deve ser efetuada, se possível, nas primeiras 12 horas após o diagnóstico, principalmente para os casos em que seja necessário drenar abscessos, desbridamento cirúrgico de tecidos ou remoção de dispositivos potencialmente infectados.

Quando for necessário o controle do foco de infecção em um paciente em sepse grave, a intervenção deve ser a menos agressiva possível em termos fisiológicos; por exemplo, no caso de ser necessária a drenagem de um abscesso, deve optar-se pela drenagem por via percutânea em vez da intervenção cirúrgica.

Em caso de suspeita de que os acessos vasculares são a possível fonte de sepse grave ou choque séptico, estes devem ser removidos imediatamente antes do estabelecimento de outro acesso vascular.

PREVENÇÃO DE INFECÇÕES

A descontaminação oral e digestiva seletiva deve ser introduzida e investigada como métodos para reduzir a incidência de pneumonia associada à ventilação mecânica (PAV). Assim, o gluconato de clorexidina oral deve ser utilizado como forma de descontaminação orofaríngea para reduzir o risco de pneumonia associada à ventilação mecânica em pacientes de UTI com sepse grave. Devem ser ainda adotadas práticas de controle de infecção, como uma boa higiene das mãos e a utilização de barreiras de proteção universais.

SUPORTE HEMODINÂMICO E TERAPÊUTICA ADJUVANTE

Fluidoterapia na sepse grave

Nesse contexto, recomendam-se:

1. O uso de soluções cristaloides como o fluido de escolha inicial na ressuscitação de pacientes com sepse grave e choque séptico.
2. A não utilização de hidroxietilamido como fluido para ressuscitação de sepse grave e choque séptico.
3. A administração de albumina na ressuscitação de pacientes com sepse grave e choque séptico quando os pacientes exigirem quantidades substanciais de cristaloides para o preenchimento do volume vascular.

4. O fluido inicial nos pacientes com hipoperfusão dos tecidos induzida por sepse com suspeita de hipovolemia deve atingir um mínimo de 30 mL/kg de cristaloides. Uma administração mais rápida e maiores quantidades de fluido podem ser necessárias em alguns pacientes.
5. A aplicação da técnica "desafio de fluido", na qual a administração de fluidos é mantida enquanto houver melhoria hemodinâmica, com base em variáveis dinâmicas (p. ex., alteração da pressão de pulso, variação do volume sistólico) ou estáticas (pressão arterial, frequência cardíaca).

Vasopressores

O tratamento com vasopressores tem como meta inicial garantir uma pressão arterial média (PAM) de 65 mmHg. A titulação de perfusões de vasopressor para manter a PAM em 65 mmHg tem mostrado a evidência de preservar a perfusão dos tecidos em níveis adequados, especialmente na presença de hipotensão, mesmo que a hipovolemia não tenha ainda sido totalmente revertida. A PAM deve ainda ser adequada à situação de base do paciente. Por outro lado, não se pode esquecer que a PAM ideal deve ser individualizada, pois pode ser mais alta em pessoas com antecedentes de hipertensão arterial do que em jovens saudáveis. Também devem ser considerados o nível de consciência, a concentração de lactato, a perfusão da pele e o débito urinário do paciente.A norepinefrina (NE), recomendada como primeira opção de vasopressor por ser mais potente do que a dopamina, eleva a PAM (por causa de seus efeitos vasoconstritores), com pouco efeito no nível do ritmo cardíaco e no volume diastólico.

Definição das metas de terapia

Recomenda-se que as metas de terapia e prognóstico sejam discutidas entre a equipe interdisciplinar, pacientes e familiares. É importante abordar as metas de terapia o mais cedo possível, no mais tardar em 72 horas após a admissão na UTI. Abordar a família, para identificar diretrizes avançadas e os objetivos do tratamento dentro de 72 horas após a internação na UTI promove a comunicação e o entendimento entre a família e a equipe de saúde, melhora a satisfação dos familiares, diminui o estresse e a ansiedade e facilita a tomada de decisões.

CONSIDERAÇÕES FINAIS

Apesar dos avanços, a sepse continua sendo a principal causa de morte por infecção; milhões de pessoas morrem de sepse em todo o mundo.

O enfermeiro assume um papel preponderante na identificação precoce dos sinais e sintomas sugestivos da sepse, pontos-chave para a redução da mortalidade.[18,19] A cada hora de atraso na administração de antibioticoterapia, a taxa de mortalidade aumenta 7,6%; e na presença de um paciente com sepse, o enfermeiro, mediante a prescrição médica, é o responsável direto pela coleta de hemoculturas, devendo zelar para evitar que esse procedimento não seja motivo de atraso na administração de antibioticoterapia.

Conhecer as diretrizes permite aos profissionais de enfermagem basear sua prática com foco na melhor e mais atual evidência científica, promovendo a excelência do cuidado e ajudando a salvar vidas, porque na sepse tempo é vida.

REFERÊNCIAS BIBLIOGRÁFICAS

1. Angus DC, Linde-Zwirble WT, Lidicker J, Clermont G, Carcillo J, Pinsky MR. Epidemiology of severe sepsis in the United States: analysis of incidence, outcome, and associated costs of care. Crit Care Med 2001;29(7):1303-10.
2. Angus DC, van der Poll T. Severe sepsis and septic shock. N Engl J Med 2013;369(9):840-51.
3. Balk RA, Wesley EE, Goyette RE. Sepsis handbook – National initiative in sepsis education. 2.ed. Chicago: Society of Critical Care Medicine; 2004.
4. Bone RC, Balk RA, Cerra FB et al. Definitions for sepsis and organ failure and guidelines for the use of innovative therapies in sepsis. American College of Chest Physicians/Society of Critical Care Medicine Consensus Conference. Chest J 1992;101:44-1655.
5. Bone RC, Grodzin CJ, Balk RA. Sepsis: a new hypothesis for pathogenesis of the disease process. Chest J 1997;112:35-243.
6. Chapman CA. Choque. In: Emergency Nurses Association (ed.). Enfermagem de urgência: da teoria à prática. 4.ed. Loures: Lusociência; 2001. p. 551-60.
7. Daniels R. Surviving the first hours in sepsis: getting the basics right (an intensivist's perspective). J Antimicrob Chemo 2011;66:ii11-ii23.
8. Dellinger RP, Levy MM, Carlet JM, Bion J, Parker MM, Jaeschke R. Surviving Sepsis Campaign: International guidelines for management of severe sepsis and septic shock. Crit Care Med 2008;(36):296-327.
9. Dellinger RP, Levy MM, Rhodes A, Bs M B, Annane D, Gerlach H et al. Surviving Sepsis Campaign: International guidelines for management of severe sepsis and septic shock. Crit Care Med 2012;41(2).
10. Geroulanos S, Douka ET. Historical perspective of the word "sepsis". Intensive Care Med 2006;32(12):2077.
11. Henkin CS, Paganella MC, Siqueira RM De, Dias FS. Sepsis: current aspects. Sci Med 2009;19(3):135-45.
12. Kleinpell R, Aitken L, Schorr CA. Implications of New International Sepsis Guidelines for Nursing Care. Am J Crit Care 2013;22(3):212-22.
13. Kumar A. An alternate pathophysiologic paradigm of sepsis and septic shock: implications for optimizing antimicrobial therapy. Virulence 2014;5(1):80-97.
14. Lopez-Bushnell K, Demaray WS, Jaco C Reducing sepsis mortality. Medsurg Nurs 2014;23(1):9-14. Disponível em: http://www.ncbi.nlm.nih.gov/pubmed/24707663.
15. Silva E, Salluh JIF. (2007). Surviving Sepsis Campaign: reflexões e revisões. Rev Bras Ter Intens 2007;19(3):281-3.
16. Swearingen PL, Keen JH. Factores de stress multissistémicos. In: Manual de enfermagem de cuidados intensivos. 4.ed. Loures: Lusociência; 2011. p. 709-822.
17. Urden LD, Stacy KM, Lough ME. Shock, sepsis and multiple organ dysfunction syndrome. In: Critical care nursing, diagnosis and management: critical care nursing. 7.ed. Philadelphia: Elsevier; 2014. p.902-22.
18. Viana RAPP, Machado FR, Souza J. Sepse: um problema de saúde pública. Atuação e colaboração da enfermagem na rápida identificação e tratamento da doença. São Paulo: Coren; 2016.
19. Viana RAPP. Sepse para enfemeiros: as horas de ouro. Identificando e cuidando do paciente séptico. São Paulo: Atheneu; 2013.

Capítulo 60

Paciente neurológico: conceito e cuidados

Solange Diccini
Sibila Lilian Osis

INTRODUÇÃO

Entre as alterações neurológicas mais comuns em UTI está a alteração do nível de consciência, que pode abranger desde a sonolência ao coma (Tabela 1). A consciência é a capacidade de reconhecimento do próprio indivíduo e do ambiente que o cerca, sendo dependente da integridade da ativação e do conteúdo da própria consciência.

A Escala de Coma de Glasgow (ECG) é uma maneira simples e efetiva de avaliação do nível de consciência, que auxilia na avaliação seriada de forma organizada, e não em avaliações subjetivas e individuais. São analisados três itens, e cada item recebe uma pontuação (Tabela 2). A soma final dos itens pode pontuar de 3 a 15 pontos.[1]

Alguns detalhes na aplicação da ECG devem ser observados. Ao ser aplicada a escala, o paciente precisa estar hemodinamicamente estável e com parâmetros respiratórios regulares, pois hipotensão e hipóxia podem alterar a pontuação. Uma queda de dois pontos na escala deve ser investigada e sempre associada a outros itens, como reação das pupilas e sinais vitais.

A ECG somente deve ser aplicada em pacientes sem sedação; nos pacientes sedados, deve ser utilizada uma escala específica (Escala de Ramsay, Escala RASS, Escala SAS).

Caso o paciente não responda a estímulo verbal forte e tátil, deve-se utilizar o estímulo doloroso, que deve ser progressivo e iniciado com o pinçamento do leito ungueal. Caso não responda, pode-se utilizar o estímulo supraorbital (contraindicado em vítimas com trauma de face) ou o pinçamento do trapézio. A compressão esternal e o pinçamento dos mamilos constituem um método inadequado que pode causar lesão corporal (hematoma) e desconforto prolongado.

Se o paciente apresenta impossibilidade de abertura ocular por edema palpebral ou trauma, deve ser registrado como "N/A" (não avaliável). Com relação à resposta verbal, caso não haja possibilidade de avaliar em razão da presença de tubo traqueal, deve ser registrada com a letra T e, em pacientes disfásicos, a letra D.

Tabela 1 Níveis de consciência

Nível de consciência	Características
Consciente	▪ Indivíduo ativo ▪ Responde aos mínimos estímulos, e na ausência destes está desperto ▪ Perceptível ao meio
Letargia ou sonolência	▪ Lento ou hesitante ao falar ▪ Responde apropriadamente ao estímulo tátil e verbal. ▪ Pode apresentar confusão diante de problemas complexos
Estado confusional agudo ou delirium	▪ Sintomas de início agudo, de caráter flutuante com intervalos de lucidez ▪ Pode apresentar: inatenção aos estímulos, diminuição da concentração, pensamento desorganizado e incoerente, desorientação de lugar e tempo, distúrbios de memória, sonolência, alterações da percepção, distúrbios do ciclo sono-vigília, aumento ou diminuição da atividade psicomotora ▪ Durante a noite, pode apresentar agitação psicomotora
Obnubilação	▪ Sonolento, necessita ser estimulado com estímulo auditivo mais intenso e estímulo tátil (toque) ▪ Responde com uma ou duas palavras ▪ Pode responder a comandos simples
Estupor ou torpor	▪ Sonolento, não responsivo ao estímulo verbal e ao toque, necessita de estimulação dolorosa ▪ Apresenta resposta com sons incompreensíveis e/ou abertura ocular ▪ Pode apresentar movimentos inespecíficos à estimulação dolorosa (decorticação ou descerebração) ▪ Pode apresentar respostas específicas, inespecíficas ou arreflexia
Coma	▪ Não interage com o meio e aos estímulos externos ▪ Permanece com os olhos fechados ▪ Apresenta apenas respostas de reatividade

Tabela 2 Escala de Coma de Glasgow

Abertura ocular	Pontos
Espontânea	4
Estímulo verbal	3
Estímulo doloroso	2
Ausente	1
Melhor resposta verbal	**Pontos**
Orientado	5
Confuso	4
Palavras inapropriadas	3
Sons ininteligíveis	2
Ausente	1

(continua)

Tabela 2 Escala de Coma de Glasgow (*continuação*)

Melhor resposta motora	Pontos
Obedece a comandos verbais	6
Localiza estímulos	5
Retirada inespecífica	4
Padrão flexor (decorticação)	3
Padrão extensor (descerebração)	2
Ausente	1

O exame da pupila reflete a estabilidade dos conteúdos intracranianos e deve constar na anamnese realizada pelo enfermeiro na admissão do paciente, a fim de identificar disfunções presentes no sistema nervoso, detectar situações de risco de morte e avaliar o efeito dessa disfunção na vida diária do paciente. No exame da pupila, devem ser observados o diâmetro, formato, simetria e o reflexo fotomotor direto e consensual. Na presença de reflexo fotomotor, registra-se que são fotorreagentes assinalando o sinal de positivo (+), e na ausência da fotorreação o sinal de negativo (-) ou lentificado (+↓). No caso de impossibilidade de avaliação decorrente de trauma, edema, hematoma ou equimose, deve ser registrado "N/A" (não avaliável). O aumento de 1 mm no diâmetro de uma ou ambas as pupilas pode indicar disfunção neurológica e deve ser prontamente investigado. Para realizar a medida do diâmetro da pupila, pode-se utilizar uma escala linear milimetrada, a medida por comparação por meio de uma escala impressa com uma sequência de círculos com tamanhos de 1 a 9 mm (Figura 1) ou um pupilômetro digital.[2]

As alterações pupilares podem ocorrer em razão de lesão hemisférica; quando dilatadas (5 a 6 mm), sem reflexo fotomotor, com alterações de seu diâmetro e apresentando dilatação a estímulo doloroso podem sugerir lesão do mesencéfalo, sendo denominada pupila tectal. Nas lesões da ponte, apresentam-se em geral puntiformes. A pupila fixa e dilatada somente em um lado pode sugerir lesão no terceiro nervo, que pode ser causada por compressão uncal, podendo indicar emergência, pois sugere herniação transtentorial. Pupilas dilatadas bilateralmente podem indicar herniação bilateral ou encefalopatia anóxica.

Na avaliação do padrão respiratório, deve-se observar a frequência, a amplitude e o ritmo. Em algumas alterações neurológicas, as disfunções respiratórias podem indicar a estrutura que está sendo afetada. Porém, deve-se observar que os pacientes em coma frequentemente apresentam distúrbios pulmonares ou alterações do equilíbrio hidroeletrolítico e acidobásico, que podem afetar o padrão respiratório. Na UTI, o uso de sedação e ventiladores mecânicos acaba interferindo nessa avaliação.

O enfermeiro pode avaliar a força motora ao exercer resistência sobre vários grupos musculares utilizando sua própria força ou a ação da gravidade. Uma rápida avaliação para detectar fraqueza dos membros superiores consiste em solicitar ao paciente que mantenha os braços estendidos para a frente, retos, com as palmas das mãos viradas para cima e os olhos fechados. Observa-se então qualquer deslocamento dos braços para bai-

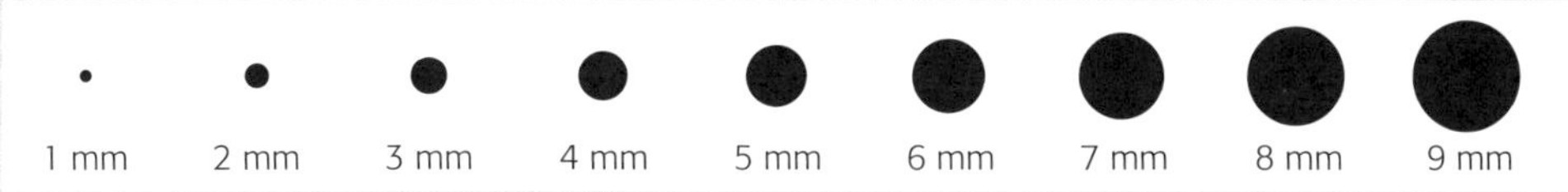

Figura 1 Escala para avaliação de tamanho da pupila.

xo ou pronação dos antebraços. Para graduar a força, pode ser utilizada a Escala de Força Muscular do Medical Research Council, na qual qualquer pontuação inferior a 5 indica fraqueza considerável (Tabela 3).

No paciente em coma, é importante que o enfermeiro avalie as respostas motoras inapropriadas, as repostas em decorticação, descerebração ou ausência de resposta motora ao estímulo doloroso. Na postura de decorticação, o paciente apresenta os membros superiores aduzidos, os cotovelos, punhos e dedos flexionados e os pé em flexão plantar. Os membros inferiores permanecem em rotação interna. Os pacientes com postura de decorticação apresentam lesões funcionais dos hemisférios cerebrais ou do tálamo. Na postura de descerebração, os membros superiores estão em adução, mas com extensão dos cotovelos e pronação dos antebraços. Os punhos e os dedos ficam flexionados e os pés em flexão plantar. Os pacientes com postura de descerebração apresentam lesões na altura da ponte ou diencéfalo.[3]

HIPERTENSÃO INTRACRANIANA

A pressão intracraniana (PIC) é determinada pelo equilíbrio entre os três componentes do volume intracraniano: líquor (LCR), sangue e parênquima cerebral. A hipertensão intracraniana (HIC) ocorre quando há aumento de um ou mais volumes dos componentes intracranianos, sendo considerado valor alterado quando a PIC é maior que 15 mmHg, devendo ser tratada quando sustentada por mais de 5 minutos acima de 20 mmHg. Com a HIC, ocorre diminuição da pressão de perfusão cerebral (PPC) e do fluxo sanguíneo cerebral (FSC), causando hipóxia tecidual, aumento do PCO_2 e diminuição do pH, vasodilatação e edema cerebral. Esse ciclo leva a aumentos adicionais da PIC, resultando em isquemia, herniações cerebrais e morte encefálica. A PPC normal deve ser

Tabela 3 Escala de Força Muscular do Medical Research Council

Característica	Valor
Ausência de contração	0
Tremor ou esboço de contração muscular	1
Movimento ativo com eliminação da gravidade	2
Movimento ativo contra a gravidade	3
Movimento ativo contra a gravidade e resistência leve	4-
Movimento ativo contra a gravidade e resistência moderada	4
Movimento ativo contra a gravidade e resistência forte	4+
Força normal	5

mantida entre 60 e 70 mmHg. A PPC pode ser calculada com a seguinte fórmula: PAM - PIC, sendo PAM a pressão arterial média.[4]

As causas mais comuns de HIC podem ser intracranianas – como os traumatismos cranioencefálicos, acidentes vasculares cerebrais, hidrocefalia, tumores cerebrais, cirurgias intracranianas, trombose venosa cerebral e infecções – ou sistêmicas, como a encefalopatia hepática, síndromes associadas a diálise, cetoacidose diabética e hipóxia.

O quadro clínico depende da causa e da velocidade de instalação da HIC e inclui cefaleia, náuseas e/ou vômitos em jato, papiledema, alterações da força motora (paresia, plegia), alterações mentais (déficit de memória, de orientação, apatia, depressão, alterações de personalidade), alterações de nervos cranianos e crises convulsivas. Na HIC aguda, ocorrem alterações do nível de consciência, tríade de Cushing e alterações no padrão respiratório, como a respiração do tipo Cheyne-Stokes. Alterações pupilares do tipo anisocoria, com diminuição ou ausência de fotorreação, podem ser observadas.[5]

Os exames que podem auxiliar na detecção de HIC são a tomografia computadorizada (TC) e a ressonância magnética (RM) de crânio, que proporcionam informações detalhadas sobre as causas (tumor, hidrocefalia, hematomas, edema etc.) que estão desencadeando o aumento da PIC. O doppler transcraniano pode ser realizado à beira do leito e fornece informações sobre a velocidade do fluxo sanguíneo cerebral nas principais artérias encefálicas.

A monitorização da PIC é o método mais indicado para acompanhamento da medida e da avaliação do traçado da PIC, de suas alterações e da mensuração dos efeitos da terapêutica implantada na HIC. Pode ser realizada a partir de um cateter que pode ser colocado nos ventrículos, espaço subdural, espaço epidural ou intraparenquimatoso. Monitoriza de forma contínua os valores e as ondas da PIC, e é importante que sejam registrados. O formato normal da onda apresenta três picos, sendo P1>P2>P3 (Figura 2), que representam a dinâmica da PIC. Seu formato pode mudar, como na alteração da complacência cerebral, quando P2>P1 e P3.

O tratamento da HIC está centralizado na eliminação da causa primária do aumento da PIC e na redução do volume intracraniano. A maior parte do tratamento da HIC é clínico, porém, em alguns casos, pode ser associado ao tratamento cirúrgico. O objetivo principal é manter uma PIC <20 mmHg e uma PPC entre 60 e 70 mmHg. As medidas gerais e as justificativas no tratamento da HIC são:[6]

- Elevação da cabeceira do leito em 30º: facilita o retorno venoso, reduzindo o volume de sangue venoso encefálico.
- Manter o paciente com a cabeça em posição neutra, com alinhamento mento-esternal: facilita a drenagem do sangue venoso pelas veias jugulares, com diminuição da PIC.
- Evitar cadarços apertados de fixação do tubo endotraqueal: a compressão sobre as veias jugulares causa diminuição do retorno venoso e aumento da PIC.
- Evitar hipóxia (PaO_2 <60 mmHg), manter vias aéreas prévias e oxigenação adequada ($SatO_2$ >96 mmHg): a hipóxia pode aumentar ainda mais a lesão cerebral isquêmica e a PIC.

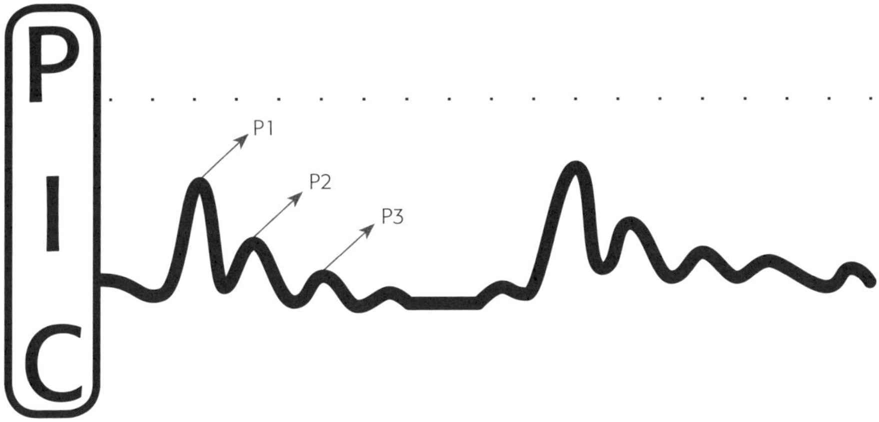

P1 – Onda de percussão: representa o pulso arterial sistólico
P2 – Onda de maré (*tidal wave*): representa complacência cerebral
P3 – Onda dicrótica: causada pelo fechamento da válvula aórtica

Figura 2 Traçado da onda da monitorização da PIC.

- Intubação traqueal e ventilação mecânica estão indicadas quando a Escala de Coma de Glasgow for ≤8 ou na presença de alterações no padrão respiratório e hipóxia.
- Evitar hipotensão arterial (PAM <90 mmHg), manter PAM de 90 a 110 mmHg: a hipotensão arterial leva a queda da PPC, isquemia cerebral e aumento da PIC.
- Evitar hipertermia (T >37,5 °C): aumenta o metabolismo cerebral e a PIC.
- Remoção de líquor pela derivação ventricular externa (DVE): com a finalidade de diminuir o volume do líquido cefalorraquidiano e a PIC. Na DVE, pode estar associada à monitorização da PIC.
- Hiperventilação induzida ($PaCO_2$ de 25 a 30 mmHg): o CO_2 é um potente vasodilatador cerebral. A hiperventilação pode ser utilizada em situação de herniação cerebral, com a finalidade de vasoconstrição, redução do volume de sangue intracraniano e diminuição da PIC. Porém, pode causar diminuição acentuada do FSC, piora da isquemia cerebral, edema e aumento da PIC. O paciente deve ser monitorizado com $ETCO_2$.
- Sedação com fentanil, propofol ou midazolam, associada ou não a relaxante muscular, com a finalidade de prevenir tosse durante aspiração traqueal, dor ou manobras que aumentam a PIC. Pode causar hipotensão arterial, com queda da PPC e aumento da PIC.
- Redução do edema encefálico por meio de soluções hipertônicas ou manitol. O manitol geralmente é utilizado quando se deseja reduzir rapidamente a PIC. Seu efeito ocorre de 1 a 5 minutos após a sua administração, com pico de 20 a 60 minutos. Por ser uma solução hipertônica, aumenta a pressão osmótica intravascular, retirando água do parênquima cerebral para o espaço intravascular. Em situações em que a

barreira hematoencefálica está comprometida, o agente da solução hipertônica tende a penetrar no parênquima cerebral, invertendo o gradiente osmótico, retirando água da corrente sanguínea para o encéfalo, com consequente elevação da PIC. Esse fenômeno é conhecido como rebote e muitas vezes limita o seu uso na prática.

- O coma barbitúrico pode ser induzido com tiopental, com a finalidade de redução do metabolismo cerebral e consequente diminuição do FSC. Efeitos colaterais, como hipotensão arterial e depressão do miocárdio, podem limitar o seu uso, sendo necessária a utilização concomitante de drogas vasoativas.
- A hipotermia leve (temperatura de 32 a 35°C) pode ser indicada com a finalidade de diminuir a velocidade metabólica cerebral de consumo de oxigênio e com consequente redução do FSC e da HIC.
- Cirurgias descompressivas são indicadas na HIC grave, em consequência do aumento difuso do encéfalo. A craniectomia descompressiva é a retirada ampla da calota craniana, com extensa duroplastia, com diminuição da PIC e aumento da PPC.

Entre os diagnósticos de enfermagem relacionados a HIC,[1] destacam-se a capacidade adaptativa intracraniana diminuída, o risco de perfusão tissular cerebral ineficaz, o risco de aspiração e o risco de padrão respiratório ineficaz. As principais intervenções de enfermagem estão no Quadro 1.

Quadro 1 Principais intervenções de enfermagem na HIC
▪ Utilizar um sistema de avaliação neurológica, como a Escala de Coma de Glasgow e o exame neurológico; avaliar a presença ou ausência de reflexos pupilares; avaliar movimentos involuntários, como convulsões, espasmos ou resposta inapropriada da função motora
▪ Aplicar escala de avaliação padronizada pela instituição (Escala SAS, Escala de Ramsay, Escala RASS), nos casos de sedação
▪ Avaliar pressão arterial, frequência e ritmos cardíacos, frequência e ritmos respiratórios, temperatura, parâmetros hemodinâmicos, balanço hídrico, pressão venosa central (PVC) e diurese (atentar para diabetes insípido)
▪ Checar o sistema de monitorização da PIC, garantindo a precisão da leitura da curva e medida da PIC
▪ Avaliar sinais e sintomas de meningite e evitar tração ou compressão do sistema de drenagem; na presença de derivação ventricular externa: anotar aspecto e volume do LCR; checar a permeabilidade do cateter inserido no ventrículo, observando o gotejamento do LCR na câmara de gotejamento do sistema de drenagem; checar o zero do sistema de drenagem; checar na prescrição médica a altura da câmara de gotejamento em relação ao meato auditivo externo (geralmente de 10 a 15 cm), não elevar ou abaixar a cabeceira do leito sem fechar o sistema de drenagem e sem reposicionar a câmara de gotejamento;
▪ Documentar a medida da PIC e PPC de 1/1 hora até estabilização, de 2/2 horas, se PIC estável
▪ Manter a cabeceira do leito em 30°. Na presença de hipotensão arterial, pode ocorrer diminuição da PPC, vasodilatação e aumento da PIC, caso a cabeceira do leito seja mantida em 30°. Discutir com o médico o posicionamento da cabeceira do leito
▪ Manter alinhamento mento-esternal, evitando flexão do pescoço e rotação da cabeça

(continua)

Quadro 1 Principais intervenções de enfermagem na HIC (*continuação*)

▪ Evitar manobras que aumentam a pressão intratorácica, levando a redução do retorno venoso pelas veias jugulares e aumento da PIC, tais como: flexão do quadril, reflexo da tosse, reflexo do vômito ou manobras de Valsalva (principalmente durante evacuação)
▪ Avaliar parâmetros do ventilador, ausculta pulmonar, posicionamento da cânula traqueal e raio X de tórax. Nos casos de uso de pressão positiva no final da expiração (PEEP), avaliar repercussões sobre PIC, pressão arterial, PVC e débito urinário, se ventilação mecânica
▪ Avaliar gasometria arterial, principalmente pH, PaO_2 e $PaCO_2$ ou monitorar a oxigenação com oximetria de pulso
▪ Manter via aérea permeável; aspiração traqueal deve ser realizada de 10 a 15 segundos, com prévia hiperventilação e aumento da FiO_2
▪ Avaliar exames laboratoriais, principalmente Na+ sérico e urinário e osmolalidade; acompanhar diariamente os resultados dos laudos dos exames de imagem
▪ Trocar diariamente os curativos de inserção do cateter de monitorização da PIC e/ou drenagem ventricular externa ou drenagem lombar externa, conforme rotina da unidade; observar sinais de infecção e extravasamento de líquor peri-cateter
▪ Avaliar sinais e sintomas de infecção do sistema nervoso central, como: hipertermia, cefaleia, rigidez de nuca, fotofobia, alteração de humor, elevação dos leucócitos e sinal de Kerning e Brudzinski positivo
▪ Instituir medidas de prevenção para lesão por pressão, se não houver contraindicação por aumento da PIC
▪ Utilizar métodos de prevenção da trombose venosa profunda, movimentação ativa ou passiva, ou botas de compressão pneumática intermitente
▪ Realizar propedêutica abdominal, avaliar o posicionamento da sonda enteral e a aceitação da dieta administrada de forma contínua ou intermitente; avaliação de eliminação intestinal
▪ Avaliar a capacidade de o paciente mastigar e deglutir, com dieta pastosa. Na presença de disfagia, discutir avaliação do fonoaudiólogo e nutricionista para dieta por via oral ou enteral. Na presença de disfagia, há um risco maior para pneumonia aspirativa

TRAUMATISMO CRANIOENCEFÁLICO

O traumatismo cranioencefálico (TCE) é uma lesão ocasionada por impacto direto ou indireto da cabeça, com comprometimento anatômico ou funcional do couro cabeludo, crânio, ossos da face, meninges e/ou encéfalo. Entre as causas mais frequentes, estão os acidentes com veículo automotor, quedas, esportes, armas brancas e de fogo e agressões físicas.[7] As lesões primárias no TCE são aquelas que surgem imediatamente com o trauma: feridas do couro cabeludo, fraturas, concussão cerebral, lesão axonal difusa (LAD), contusão cerebral e laceração cerebral. As lesões secundárias no TCE são aquelas posteriores a lesões do impacto inicial ou que surgem em outros locais do encéfalo: hematomas (extradural ou epidural, subdural ou intracerebral), edema e inchaço cerebral, hipertensão intracraniana, hérnias cerebrais, convulsões etc. Nos casos de fratura dos ossos da base do crânio, o paciente pode apresentar sinal de Battle (equimoses pós-auriculares) e olhos de guaxinim (equimoses periorbitárias), podendo ocorrer fístula liquórica, com perda de LCR pelo nariz (rinoliquorreia) ou pelo ouvido (otorreia).

A gravidade do TCE pode ser classificada de acordo com a Escala de Coma de Glasgow em TCE leve (13 a 15 pontos), TCE moderado (9 a 12 pontos) e TCE grave (3 a 8 pontos). A principal complicação do TCE é a hipertensão intracraniana.[8]

A TC de crânio é o exame que rapidamente proporciona informações detalhadas sobre as consequências do TCE (fraturas da calota craniana e dos ossos da base do crânio, hematomas, HIC etc). O raio X de crânio tem utilização limitada, porém, é possível visualizar diferentes tipos de fraturas, afundamentos e disjunções de suturas (calota craniana).

O tratamento do TCE pode ser cirúrgico e/ou clínico. O tratamento clínico do TCE está centralizado principalmente na HIC e na prevenção de lesão cerebral secundária. O tratamento cirúrgico envolve a correção de fraturas cominutivas da calota intracraniana e drenagem de hematomas expansivos com aumento da PIC.

Entre os diagnósticos de enfermagem relacionados ao TCE destacam-se a capacidade adaptativa intracraniana diminuída, risco de perfusão tissular ineficaz cerebral, risco de padrão respiratório ineficaz, risco de aspiração e dor aguda. Os cuidados de enfermagem no paciente com TCE são determinados pelo grau de comprometimento do nível de consciência (do consciente ao coma), do aumento da PIC e cuidados no pós-operatório de craniotomia (Quadro 2).

TRAUMATISMO RAQUIMEDULAR

O traumatismo raquimedular (TRM) pode ser decorrente de qualquer agressão que acarrete lesão anatômica ou comprometimento funcional da coluna vertebral e/ou medula espinal. As principais causas de TRM são acidentes automobilísticos, acidentes de mergulho, quedas, lesões desportivas e ferimentos por arma de fogo. Os mecanismos da lesão raquimedular são: hiperextensão, hiperflexão, compressão, rotação, torção lateral e tração.[9]

As lesões raquimedulares primárias ocorrem como resultado do trauma inicial, em razão da energia cinética inicial, por mecanismos de contusão, compressão, estiramento e laceração, que causam lesão neuronal e vascular imediata. As lesões secundárias são decorrentes da cascata fisiológica após a lesão primária, que desencadeia edema das fibras

Quadro 2 Principais intervenções de enfermagem no traumatismo cranioencefálico
▪ Utilizar um sistema de avaliação neurológica, como a Escala de Coma de Glasgow e o exame neurológico, mantendo uniformidade nos dados de avaliação entre os enfermeiros
▪ Avaliar perda de líquor pelas narinas (rinoliquorreia) ou pelo ouvido externo (otorreia)
▪ Implementar as intervenções de enfermagem junto ao paciente portador de HIC
▪ Realizar o primeiro curativo da incisão cirúrgica da craniotomia após as primeiras 24 horas da cirurgia, com soro fisiológico a 0,9% e manter oclusão até 48 horas ou até a retirada dos pontos. Lavar os cabelos após 48 horas da cirurgia. Observar sinais de sangramento, líquor e secreção purulenta pela incisão cirúrgica; retirar os pontos entre o sétimo e o décimo dia de pós-operatório (PO)
▪ Iniciar nutrição enteral o mais rápido possível. Pesar o paciente pelo menos uma vez por semana

nervosas, isquemia, hipóxia e lesões hemorrágicas. As lesões medulares são classificadas como completas (perda de qualquer função motora e/ou sensitiva mais de três segmentos abaixo do nível da lesão) ou incompletas (qualquer função residual motora ou sensitiva mais de três segmentos abaixo do nível da lesão).

O quadro clínico no TRM depende do tipo e do nível da lesão neurológica (Tabela 4).

Na lesão medular aguda, 50% dos pacientes podem evoluir para choque medular, caracterizado por paralisia flácida abaixo do nível da lesão medular, perda da sensibilidade, perda dos reflexos medulares e hipotonia muscular. Essa síndrome neurológica pode estar resolvida na maioria dos pacientes após 24 horas do trauma.

Na lesão medular acima de T6, ocorre o choque neurogênico, com lesão do sistema autônomo simpático, perda do controle vasomotor arterial e do antagonismo simpático ao sistema parassimpático, causando vasodilatação, hipotensão arterial, bradicardia, hipotermia, além de paralisia flácida, anestesia, priapismo, perda dos reflexos de micção e de evacuação. Essas alterações são intensas nos primeiros 4 dias do TRM, podendo durar de 3 a 6 semanas.[10]

A TC proporciona informações detalhadas sobre as consequências do TRM e o raio X da coluna vertebral permite visualizar os diferentes tipos de fraturas e deslocamento de corpo vertebral. A RM da coluna vertebral avalia o estado dos discos intervertebrais, da medula espinal e dos nervos, além de revelar o comprometimento do canal medular pelo disco intervertebral e o edema agudo da medula espinal.

O tratamento do TRM pode ser cirúrgico e/ou clínico. Os objetivos do tratamento visam amenizar e evitar a lesão secundária, estabilizar e manter o alinhamento da co-

Tabela 4 Principais efeitos da lesão na medula espinal por segmento

Região da lesão	Efeito
C1 a C5	Paralisia dos músculos utilizados na respiração e de todos os músculos dos membros superiores e inferiores
C5 a C6	Paralisia das pernas, discreta capacidade de flexão dos membros superiores
C6 a C7	Paralisia dos membros inferiores e parte dos punhos e das mãos. Movimentos dos ombros e a flexão do cotovelo estão relativamente preservados
C8 a T1	Paralisia dos membros inferiores e do tronco, ptose palpebral, ausência de sudorese na fronte (síndrome de Horner), braços relativamente normais, mãos paralisadas
T2 a T4	Paralisia dos membros inferiores e do tronco, perda da sensibilidade abaixo dos mamilos
T5 a T8	Paralisia dos membros inferiores e da parte inferior do tronco, perda da sensibilidade abaixo da caixa torácica
T9 a T11	Pernas paralisadas, perda da sensibilidade abaixo da cicatriz umbilical
T12 a L1	Paralisia e perda da sensibilidade abaixo da virilha
L2 a L5	Diferentes padrões de fraqueza e entorpecimento dos membros inferiores
S1 a S2	Diferentes padrões de fraqueza e entorpecimento dos membros inferiores
S3 a S5	Perda do controle da bexiga e dos intestinos, entorpecimento no períneo

luna vertebral e iniciar a reabilitação precoce. Efeitos benéficos, motores e sensitivos, são observados quando a metilprednisolona é administrada nas primeiras 8 horas após a lesão. A colocação de colar (Philadelphia ou Miami-J) imobiliza o pescoço, impedindo a flexão ou extensão cervical, que podem ocasionar maior lesão medular. Na compressão da medula por luxação vertebral, são indicados a tração esquelética ou o posicionamento da coluna, com a finalidade de descompressão. A tração pode ser feita com aplicação de pinos ou anel em halo. Este pode ser usado para tração cervical inicial e depois convertido em halo colete. A cirurgia (artrodese) é indicada quando a redução por tração ou o posicionamento da coluna é ineficaz, ou nos casos de hérnia de disco (laminectomia), com compressão da medula e deterioração progressiva do quadro neurológico.[11]

Os diagnósticos de enfermagem relacionados ao paciente com TRM podem diferenciar pela altura e tempo da lesão, sendo dependentes do raciocínio clínico do enfermeiro e da anamnese. Alguns que podem ser destacados são o risco de aspiração, risco de padrão respiratório ineficaz, ventilação espontânea prejudicada, risco de disreflexia autonômica e risco de síndrome do desuso. Como os diagnósticos de enfermagem, os cuidados de enfermagem no paciente com TRM são determinados pelo nível de lesão na medula espinal (Quadro 3).

Quadro 3 Principais intervenções de enfermagem no traumatismo raquimedular
▪ Realizar avaliação neurológica, com ênfase na avaliação motora, sensitiva e esfíncteres vesical e intestinal
▪ Monitorar os sinais vitais, observando sinais de choque espinhal e disreflexia autonômica; atentar para frequência respiratória e saturação de O_2, pois o paciente tem risco de insuficiência respiratória na fase aguda da lesão medular; monitorar a dor
▪ Manter decúbito zero e alinhamento da coluna vertebral. O decúbito pode ser alterado conforme a estabilidade da coluna vertebral e a orientação médica
▪ Prestar cuidados de enfermagem ao paciente com intubação orotraqueal e em ventilação mecânica ou com traqueostomia
▪ Estimular a tosse e a respiração profunda, prevenindo atelectasia e pneumonia
▪ Manter sonda vesical de demora, para diminuir a distensão da bexiga. Logo que possível, substituir a sonda vesical de demora pelo cateterismo vesical intermitente a cada 4 ou 6 horas, dependendo do volume urinário. Este nunca deve ser superior a 500 mL; adequar horário do cateterismo para um volume urinário de 400 mL
▪ Manter sonda nasogástrica aberta durante o período de íleo paralítico, evitando a distensão abdominal e a aspiração. Após o retorno dos ruídos hidroaéreos, o paciente deve se alimentar inicialmente com dieta líquida até a dieta geral. Atentar para uma dieta rica em fibras e ingesta hídrica de 2.000 a 2.500 mL
▪ Iniciar medidas de prevenção para lesão por pressão conforme rotina da unidade, caso não haja mais instabilidade da coluna vertebral e com prescrição médica. Atentar para a mudança de decúbito em bloco, mantendo o alinhamento da coluna vertebral, evitando flexão e torção da coluna

(continua)

Quadro 3 Principais intervenções de enfermagem no traumatismo raquimedular (*continuação*)

- Fazer curativo ao redor dos pinos do halo com solução fisiológica a 0,9% e antisséptico diariamente, e observar a presença de sinais e sintomas de infecção; verificar sinais de pressão na parte posterior da cabeça, massagear periodicamente com o cuidado de não mover o pescoço
- Prevenir constipação intestinal: estabelecer um horário para evacuação, de preferência de 15 a 20 minutos após a refeição; no caso de constipação, utilizar supositório ou enema; na presença de fezes endurecidas, é necessário que haja a sua remoção manual por toque retal, seguido ou não de enema
- Atentar para o risco de hipotensão ortostática, principalmente em lesões acima de T7, caso seja liberada a mobilização fora do leito. Utilizar meias elásticas antes de mobilizar o paciente. Mudar lentamente, das posições inclinada para a sentada e ereta

ACIDENTE VASCULAR ENCEFÁLICO ISQUÊMICO (AVEI)

A doença cerebrovascular isquêmica é definida como a perda súbita da função encefálica em decorrência da interrupção ou diminuição do fluxo sanguíneo para uma região do cérebro. O fluxo sanguíneo cerebral (FSC) no adulto é de 54 mL/100 g/minuto. A queda do FSC de 30 a 40 mL/100 g/minuto acarreta a diminuição da utilização de oxigênio (O_2) pela célula e a queda da produção de energia pela oxidação da glicose, sendo reversível com a melhora do FSC. Níveis entre 10 e 14 mL/100 g/minuto conduzem a um estado irreversível de morte celular (infarto). Na região que sofreu processo isquêmico, há várias células com diferentes graus de disfunção celular. Essas células estão localizadas em uma região denominada zona de penumbra, a qual, dependendo do tratamento, possui um grande potencial de recuperação. As causas de AVEI estão relacionadas a arteriosclerose, embolia de causa cardiogênica ou gordurosa, vasculopatia e parada cardiorrespiratória.

Os sinais e sintomas dependem da localização do vaso afetado e da extensão do processo isquêmico. A circulação carotídea é responsável pela circulação anterior (artérias oftálmica, cerebral anterior e cerebral média). Os principais sinais de AVEI incluem perda de força, dificuldade de fala e alteração na face. O paciente pode apresentar quadro de HIC após o AVEI.[12]

A TC é importante no diagnóstico diferencial imediato entre acidente vascular isquêmico ou hemorrágico, pois as áreas hipodensas sugerem infarto cerebral. A RM oferece discriminação de áreas de isquemia e infarto e a angiografia cerebral define precisamente a porcentagem de obstrução do vaso. O doppler transcraniano pode ser útil para detectar estenose dos vasos das artérias carótidas e vertebrobasilar, com alteração da velocidade do fluxo sanguíneo cerebral.

O tratamento do AVEI pode ser clínico ou cirúrgico. O objetivo do tratamento clínico é evitar um novo acidente vascular ou um infarto cerebral maciço. O tratamento é baseado na terapia trombolítica (ativador recombinante do plasminogênio tecidual – rtPA), terapia antiplaquetária e anticoagulante. No tratamento cirúrgico, podem ser realizadas a endarterectomia carotídea e as técnicas endovasculares (angioplastia com colocação de *stent*). Em infartos do hemisfério cerebral direito ou esquerdo, o paciente evolui com intenso edema cerebral pós-isquêmico e HIC, com indicação de craniectomia descompressiva.

Os diagnósticos de enfermagem em destaque relacionados ao AVEI são a capacidade adaptativa intracraniana diminuída, risco de perfusão tissular cerebral ineficaz, risco de aspiração e risco de padrão respiratório ineficaz. Os cuidados de enfermagem no paciente com AVEI são determinados pela intensidade do processo isquêmico, tempo da injúria, região afetada e terapêutica instituída (Quadro 4).

ACIDENTE VASCULAR ENCEFÁLICO HEMORRÁGICO (AVEH)

No acidente vascular encefálico hemorrágico (AVEH), pode haver presença de sangue no interior do parênquima cerebral (hemorragia intracerebral) ou no espaço subaracnóideo (hemorragia subaracnóidea – HSA). A ruptura de pequenas artérias perfurantes resulta na hemorragia intracerebral e, consequentemente, na formação de um hematoma intraparenquimatoso (HIP) e no aumento da PIC. O HIP pode causar tanto lesões cerebrais focais, com destruição de tecido cerebral ou isquemia, como lesões cerebrais globais, ocasionadas pela HIC.[13]

Quadro 4 Principais intervenções de enfermagem no acidente vascular encefálico isquêmico (AVEI)
▪ Realizar avaliação neurológica utilizando escala específica (escala NIHSS), comparando com os dados da admissão hospitalar
▪ Realizar as intervenções de enfermagem na evolução do paciente com HIC
▪ Realizar avaliação neurológica rigorosa, escala NIHSS e controlar sinais vitais a cada hora nas primeiras 12 horas e a cada 2 horas nas próximas 12 horas; manter repouso absoluto no leito, monitorar sangramento (extracraniano e intracraniano), evitar constipação intestinal, fazer controle de diurese e monitorar exames laboratoriais de coagulação; após a terapia trombolítica
▪ Realizar avaliação neurológica (risco para AVEI), controlar sinais vitais (risco para hipotensão: isquemia cerebral; e risco de hipertensão arterial: hemorragia intracerebral); anotar débito e aspecto do dreno de penrose (risco de sangramento); avaliar hematoma no local da cirurgia (notar qualquer desvio traqueal ou disfagia); após a endarterectomia carotídea
▪ Realizar avaliação neurológica (risco de hematoma intracerebral e lesão de reperfusão com HIC), controlar sinais vitais, monitorar sangramento em membro inferior após a retirada do introdutor, monitorar exames laboratoriais de coagulação; após a angioplastia
▪ Avaliar a capacidade do paciente para mastigar e deglutir, com dieta pastosa. Na presença de disfagia, discutir avaliação do fonoaudiólogo e nutricionista para dieta por via oral ou enteral. Na presença de disfagia, há um risco maior para pneumonia aspirativa
▪ Instituir medidas de prevenção para lesão por pressão, se não houver contraindicação por aumento da PIC
▪ Utilizar métodos de prevenção da trombose venosa profunda, como deambulação, movimentação ativa ou passiva, meia de compressão gradual ou botas de compressão pneumática intermitente
▪ Providenciar estimulação apropriada nas áreas com alteração de sensibilidade
▪ Nos casos de negligência unilateral, estimular o paciente a tocar o seu hemicorpo esquerdo e ensiná-lo a reconhecer o campo esquecido (p. ex., colocar o prato de comida fora do seu campo visual); sempre falar com o paciente posicionando-se no centro ou pela linha média

Os aneurismas cerebrais e as malformações arteriovenosas (MAV) são os principais responsáveis pela HSA. A MAV é definida como um enovelado congênito de artérias e veias de diferentes tamanhos, com diversos *shunts* arteriovenosos diretos e que pode apresentar microaneurismas. Na HSA, os sinais e sintomas mais frequentes são produzidos quando o aneurisma rompe, e são: cefaleia do tipo intensa, súbita, persistente, holocraniana, com perda ou não da consciência, náuseas e/ou vômitos, distúrbios visuais, déficits motores, rigidez de nuca, sinal de Kernig e Brudzinski positivo e crises convulsivas. As principais complicações da HSA por aneurisma cerebral são: HIP, ressangramento, vasoespasmo cerebral e hidrocefalia.

As causas do HIP estão principalmente relacionadas a hipertensão arterial, uso de anticoagulantes e trombolíticos, entre outras. Os sinais e sintomas do HIP dependem da localização e do volume do hematoma, bem como daqueles causados pela HIC (cefaleia de instalação súbita, déficits neurológicos, náuseas e vômitos, crises convulsivas e alterações do nível de consciência).

A TC de crânio é o exame de escolha para o diagnóstico de hemorragia intracerebral. O hematoma na fase aguda aparece como uma lesão hiperdensa bem definida, que pode estar rodeada por uma área hipodensa, representando edema ou isquemia. Na HSA, a TC vai mostrar a presença de sangue nas cisternas da base, cisternas silvianas, nos sulcos corticais, sangue intraventricular, intraparenquimatoso e dilatação ventricular. O uso de contraste na TC é útil na visualização de um aneurisma gigante ou de uma MAV. A RM não é indicada na fase aguda da hemorragia intracerebral, pois não evidencia a presença de sangue. A angiografia digital cerebral é o exame de escolha para a visualização do aneurisma cerebral, da MAV e na presença da isquemia cerebral tardia (ICT). O doppler transcraniano é útil no diagnóstico da ICT, no pré e pós-operatório da clipagem do aneurisma.[12]

O tratamento do AVEH pode ser clínico ou cirúrgico. O tratamento clínico deve ser direcionado para as causas da hemorragia intracerebral, principalmente com controle da hipertensão arterial. No tratamento cirúrgico, é considerado o esvaziamento do hematoma por craniotomia ou trepanação. A drenagem ventricular externa pode ser indicada quando o hematoma causa obstrução da circulação liquórica e hidrocefalia ou quando há grande quantidade de sangue nos ventrículos. Na presença de aneurisma cerebral, o tratamento pode ser cirúrgico ou neuroendovascular. No tratamento cirúrgico, é realizada a clipagem do aneurisma; e no tratamento neuroendovascular, é realizada a embolização do aneurisma, pela colocação de micromolas (*coils*) no saco aneurismático.

Nos pacientes com HSA e com risco de ICT, podem ser prescritos bloqueadores de canais de cálcio (nimodipina) e manutenção da euvolemia para prevenção. O volume circulante normal tem se mostrado eficaz na prevenção de ICT, sendo indicados o controle de balanço hídrico, avaliação dos níveis séricos de sódio e potássio, controle rigoroso da PA (risco de ressangramento caso não tenha sido feita clipagem ou embolização) e mensuração da PVC. Nos pacientes com HSA e hidrocefalia, o paciente é encaminhado ao centro cirúrgico e submetido a uma derivação ventricular externa (DVE).

Os principais diagnósticos de enfermagem relacionados ao AVEH são a capacidade adaptativa intracraniana diminuída, risco de perfusão tissular cerebral ineficaz, risco de padrão respiratório ineficaz e risco de aspiração. Os cuidados de enfermagem no paciente com AVEH são determinados pelo tipo de lesão, região afetada e terapêutica instituída (Quadro 5).

EPILEPSIA

A epilepsia (EP) é um estado de hiperatividade dos neurônios e circuitos cerebrais que gera descargas elétricas paroxísticas e anormais, as quais resultam em alterações da sensibilidade, função motora, comportamento ou consciência. As crises convulsivas podem ser parciais ou generalizadas. Na crise parcial, há o envolvimento de uma parte de um hemisfério cerebral no início da crise (cerca de 57% das convulsões). Na crise generalizada, há o envolvimento simétrico e sincrônico de ambos os hemisférios cerebrais no início da crise, com perda da consciência desde o início (cerca de 40% das convulsões).

As causas da EP podem ser idiopáticas – como os distúrbios de desenvolvimento e epilepsias idiopáticas na infância – ou adquiridas, como na insuficiência vascular, febre, TCE, hipertensão arterial, infecções no sistema nervoso central, distúrbios metabólicos, tumor cerebral, abstinência de drogas, alergia e AVE.[13]

Quadro 5 Principais intervenções de enfermagem no acidente vascular encefálico hemorrágico (AVEH)
▪ Realizar o exame neurológico, comparando com os dados de entrada ou os dados do pré-operatório e do pós-operatório; monitorar deterioração neurológica devida a ressangramento ou vasoespasmo
▪ Avaliar queixas de dor (cefaleia) e rigidez de nuca (irritação meníngea), sinal de Kerning e Brudzinski
▪ Controlar sinais vitais e estar atento a alterações causadas pela HIC
▪ Manter repouso absoluto no pré-operatório de clipagem de aneurisma, em pacientes com HSA e com cefaleia. Discutir com o médico responsável o repouso relativo, nos pacientes sem HSA e sem cefaleia
▪ Orientar o paciente, no pré-operatório de clipagem de aneurisma, quanto ao fato de que qualquer esforço físico ou estresse emocional podem aumentar a pressão arterial, constituindo risco de ressangramento do aneurisma cerebral ▪ Prevenir qualquer atividade que diminua o retorno venoso pelas veias jugulares, aumentando a PIC, tais como manobra de Valsalva, espirro forçado, tosse e rotação aguda da cabeça e pescoço
▪ Monitorar eliminação intestinal e diminuir a intensidade da manobra de Valsalva, com as seguintes medidas: ofertar dieta rica em fibras, aumentar a ingesta hídrica e administrar emolientes fecais ou laxantes brandos. Evitar a administração de enemas, pois estes aumentam a manobra de Valsalva
▪ Monitorar complicações da HSA e aneurisma cerebral: ressangramento, ICT e hidrocefalia
▪ Administrar ansiolíticos conforme nível de ansiedade e níveis da pressão arterial, monitorar nível de consciência
▪ Monitorar sinais vitais, mantendo a pressão arterial sistólica menor que 160 mmHg na HSA e menor que 140 mmHg na HIP
▪ Prevenir complicações sistêmicas: trombose venosa profunda, pneumonia e lesões por pressão

As alterações motoras são frequentemente observadas durantes as crises epilépticas e caracterizam-se pelo aumento ou pela diminuição da contração muscular. A contração muscular do tipo tônica significa contração muscular mantida com duração de poucos segundos a alguns minutos. A contração muscular do tipo clônica significa que cada contração muscular é seguida de relaxamento, originando abalos musculares sucessivos. Contração muscular do tipo mioclônica se apresenta como contrações musculares breves, semelhantes a choques. Nas crises atônicas, ocorre perda ou diminuição abrupta do tono muscular por 2 ou mais segundos. Nas crises generalizadas podem ocorrer: perda da consciência, apneia, liberação esfincteriana, sialorreia e mordedura da língua. Nas crises parciais ou focais, pode haver perda ou não da consciência. Uma crise focal pode evoluir para crise generalizada. Há sintomas subjetivos que antecedem a perda da consciência e que o paciente pode descrever, como denominada aura. Podem ser relatados como parestesias, dor, sensações viscerais, visuais, auditivas, olfatórias e gustativas.

O eletroencefalograma (EEG) registra a atividade elétrica anormal no cérebro em vigília, em sonolência e sono, sendo útil no diagnóstico e no estabelecimento do tipo de síndrome epiléptica. A tomografia computadorizada permite visualizar lesões cerebrais (MAV, AVE, tumores etc.) que estão associadas à epilepsia, e a ressonância magnética permite visualizar com mais detalhes lesões estruturais envolvidas na geração das crises epilépticas.

O tratamento da EP pode ser clínico ou cirúrgico. No tratamento clínico, são incluídas drogas antiepilépticas como fenobarbital, carbamazepina, valproato de sódio e fenitoína. Os benzodiazepínicos (diazepam, clonazepam, nitrazepan e clobazam) são drogas utilizadas no tratamento agudo da crise. O tratamento cirúrgico é indicado quando a epilepsia é refratária ao tratamento clínico. Dependendo do tipo de crise, podem ser realizadas a lobectomia temporal, a amidalo-hipocampectomia, a calosotomia e a hemisferectomia.[13]

Entre os diagnósticos de enfermagem relacionados à EP, destacam-se o risco de capacidade adaptativa intracraniana diminuída, risco de padrão respiratório ineficaz, risco de troca gasosa prejudicada e risco de lesão. Os objetivos das intervenções de enfermagem durante a crise convulsiva são: proteger o paciente de lesões, documentar de forma descritiva o tipo de convulsão e prevenir complicações (Quadro 6).

Quadro 6 Principais intervenções de enfermagem na crise epiléptica
▪ Avaliar nível de consciência, atividade motora e liberação de esfíncteres durante a crise convulsiva
▪ Acolchoar as grades de proteção da cama do paciente
▪ Manter a cama em posição baixa
▪ Manter via aérea pérvia com cânula de Guedel, introduzir antes que a mandíbula esteja fechada
▪ Administrar O_2 por cateter durante e após convulsão
▪ Puncionar ou manter acesso venoso para administração de drogas anticonvulsivantes
▪ Prevenir aspiração pulmonar, posicionando o paciente de lado
▪ Administrar drogas anticonvulsivantes lentamente e monitorar complicações (rebaixamento de nível de consciência, alterações hemodinâmicas e respiratórias)

CONSIDERAÇÕES FINAIS

A avaliação neurológica em unidade de terapia intensiva (UTI) engloba o estado de consciência, avaliação de pupilas, movimentos oculares, padrão respiratório e sistema motor. A obtenção da história pregressa e as condições neurológicas preexistentes formam uma base que, junto ao exame neurológico na primeira avaliação, serve como fonte para posteriores análises e comparações.

REFERÊNCIAS BIBLIOGRÁFICAS

1. AANN (American Association of Neuroscience Nurses). Clinical Practice Guideline Series, Editor: Patricia Blissitt. Care of the patient undergoing intracranial pressure monitoring/external ventricular drainage or lumbar drainage; 2014.
2. AANN (American Association of Neuroscience Nurses). Clinical Practice Guideline Series, Editor: Hilaire J. Thompson. Nursing management of adults with severe traumatic brain injury; 2012.
3. AANN (American Association of Neuroscience Nurses). Clinical Practice Guideline Series, Editor: Hilaire J. Thompson. Care of the patient with aneurysmal subarachnoid hemorrhage; 2012.
4. ACCCN (Australian College of Critical Care Nurses). Editors; Doug Elliott, Leanne Aitken, Wendy Chaboyer. ACCCN's Critical Care Nursing. 2. ed; 2012.
5. Bowles E. Cerebral aneurysm and aneurysmal subarachnoid haemorrhage. Nurs Stand 2014; 28(34):52-9.
6. Campbell WW. O exame neurológico. 7.ed. São Paulo: Guanabara Koogan; 2014.
7. Connolly ES Jr, Rabinstein AA, Carhuapoma JR, Derdeyn CP, Dion J, Higashida R T et al. Guidelines for the management of aneurysmal subarachnoid hemorrhage: a guideline for healthcare professionals from the American Heart Association/American Stroke Association. Stroke 2012;43(6):1711-37.
8. Hemphill JC, Greenberg SM, Anderson CS, Becker K, Bendok BR, Cushman M et al. Guidelines for the management of spontaneous intracerebral hemorrhage: A guideline for healthcare professionals from the American Heart Association/American Stroke Association. Stroke 2015;46(7):2032-60.
9. Herdman H, Kamitsuru S. [tradução: Garcez RM]. Diagnósticos de enfermagem da NANDA: Definições e classificação 2015-2017. Porto Alegre: Artmed; 2015.
10. Morton PG, Fontaine DK. Cuidados críticos de enfermagem–uma abordagem holística. 9.ed. Rio de Janeiro: Guanabara Koogan; 2012.
11. Nitrini R, Bacheschi, LA. A neurologia que todo médico deve saber. 3.ed. São Paulo: Atheneu; 2015.
12. Stávale M. Bases da terapia intensiva neurológica: fisiopatologia e princípios terapêuticos. 2.ed. São Paulo: Santos; 2011.
13. Waterhouse C. The Glasgow Coma Scale and other neurological observations. Nurs Stand 2005;19(33):56-64.

Capítulo 61

Pós-operatório de cirurgia neurológica

Raphael Costa Marinho
Renato Douglas e Silva Souza
Douglas dos Santos Lima

INTRODUÇÃO

Os pacientes que se submetem a tratamentos cirúrgicos por causa de lesões – traumas cranioencefálicos (TCE), traumas raquimedulares (TRM) – e/ou doenças do sistema nervoso central (SNC) e periférico podem vir a apresentar sequelas, tanto físicas quanto psíquicas, e assim contar com alterações profundas em sua vida social.[1] Dessa forma, sabe-se que o pós-operatório é um momento crítico para qualquer paciente neurocirúrgico, que precisa, na quase totalidade dos casos, de monitoração em unidade de terapia intensiva (UTI) para que tenha uma melhor recuperação, sendo esta sob a atenção intermitente de uma equipe multiprofissional (médicos, enfermeiros, fisioterapeutas, nutricionistas e psicólogos).[1,2]

A enfermagem tem um papel fundamental, pois dela exige-se uma percepção aguda e acompanhamento vigilante do paciente neurológico, bem como o preparo dos materiais utilizados na assistência de enfermagem e até a manutenção correta das monitorizações invasivas. O enfermeiro intensivista deve estar ciente de que o objetivo da monitorização neurológica é a prevenção ou o diagnóstico precoce dos eventos que podem desencadear lesões cerebrais secundárias ou agravar as lesões existentes.[3] Além disso, deve estar alerta para as alterações hemodinâmicas que podem vir a ser relacionadas com as alterações neurológicas. Para isso, deve fazer a monitorização não invasiva do nível de consciência, da reação pupilar e das funções motoras, bem como realizar a observação dos sinais vitais do paciente.[4]

O enfermeiro com bom conhecimento desses tipos de monitoramento saberá implementar as medidas preventivas que objetivam o controle do edema cerebral e da hipertensão intracraniana, bem como utilizar medidas que reduzam o risco e a ocorrência de sequelas comumente observadas nesses pacientes.

A CHEGADA DO PACIENTE NA UTI

O período pós-operatório imediato é um momento crítico para o paciente, sendo importante uma observação cuidadosa para que suas funções fisiológicas vitais sejam mantidas dentro dos parâmetros da normalidade até que os efeitos da anestesia desapareçam. Considerando-se que a recuperação desse paciente não se dará na sala de recuperação anestésica (SRPA), e sim na UTI, o enfermeiro deverá estar atento para a permeabilidade das vias aéreas, devendo instalar o oxímetro de pulso para a verificação da saturação de oxigênio e pulso periférico, além de realizar a monitorização cardíaca para observar a frequência e o ritmo cardíaco do paciente.[5]

Na admissão do paciente na UTI também é importante que o enfermeiro esteja atento à persistência de hipotermia, pois durante o procedimento cirúrgico há inibição direta da termorregulação pelos anestésicos, diminuição do metabolismo, exposição do paciente ao ambiente frio da sala cirúrgica, além da infusão de líquidos frios. A hipotermia pode ser classificada em leve (34 a 36°C); moderada (30 a 34°C); grave (menos de 30°C).[6]

Para avaliação e evolução dos pacientes no período pós-anestésico é importante que se faça a análise da atividade muscular, da respiração, da circulação, da consciência e da saturação de oxigênio. E, para tanto, se usa o índice de Aldrete e Kroulik, mais comum nas SRPA. Sua pontuação varia de 0 a 2 para cada parâmetro, na qual o 0 indica condições de maior gravidade, a pontuação 1 corresponde a um nível intermediário e a 2 representa as funções restabelecidas (Tabela 1). A pontuação máxima atingida pelo paciente será contabilizada após duas horas.[7]

Algumas informações serão importantes para a assistência de enfermagem, outras são o motivo e a finalidade da cirurgia: as informações do transoperatório e os antecedentes pessoais. Para obtê-las, o enfermeiro poderá checar o prontuário do paciente e não se deve esquecer que a monitorização invasiva e a não invasiva do paciente admitido são feitas concomitantemente à colocação do paciente no leito da UTI.

Tabela 1 Índice de Aldrete e Kroulik[8]

Item	Especificação	Nota
Atividade	Move 4 membros	2
	Move 2 membros	1
	Move 0 membro	0
Respiração	Profunda, tosse	2
	Limitada, dispneia	1
	Apneia	0
Consciência	Completamente acordado	2
	Desperta ao ser chamado	1
	Não responde ao ser chamado	0
Circulação (PA)	20% do nível pré-anestésico	2
	21 a 49% do nível pré-anestésico	1
	50% do nível pré-anestésico	0
SpO_2	Mantém SpO_2 >92% em ar ambiente	2
	Mantém SpO_2 >90% com O_2	1
	Mantém SpO_2 <90% com O_2	0

PA: pressão arterial; SpO_2: saturação parcial de oxigênio.

MONITORIZAÇÃO GERAL DO PACIENTE NEUROCRÍTICO

A monitorização do paciente neurocrítico na UTI consiste em identificar, por meio do exame físico e dos equipamentos invasivos ou não, sinais que possam indicar alterações na pressão intracraniana, bem como na perfusão cerebral, que, se não forem revertidas, levam à morte cerebral. Essa monitorização inclui: avaliação neurológica; avaliação da temperatura central; monitoração cardíaca contínua e eletrocardiografia (ECG); hemodinâmica - pressão arterial média (PAM), pressão venosa central (PVC) e pressão capilar pulmonar (PCP) (Swan-Ganz); oximetria, capnometria e gasometrias seriadas; pressão intracraniana (PIC) e pressão de perfusão cerebral (PPC); doppler transcraniano para monitorar o fluxo sanguíneo cerebral (FSC).[9]

Avaliação neurológica

Avaliação do nível de consciência

A avaliação do nível de consciência é de fundamental importância para a avaliação neurológica, da qual também faz parte a avaliação dos movimentos, dos sinais pupilares e oculares, dos padrões respiratórios e dos sinais vitais.[10]

Na tentativa de padronizar a avaliação do nível de consciência de pacientes graves, vários instrumentos foram desenvolvidos em forma de escala. Apesar de serem bastante práticos, a ponto de preverem a mortalidade, não substituem um exame clínico e neurológico detalhado. A escala é um instrumento importante para avaliação do nível de consciência, porém não deve ser considerada uma avaliação neurológica completa.[11]

A Escala de Coma de Glasgow define o nível de consciência mediante a observação do comportamento, baseando-se em um valor numérico que está associado à melhor resposta ocular, verbal e motora (Tabela 2). Após a aplicação da escala, pacientes que

Tabela 2 Escala de Coma de Glasgow[11]

	Avaliação	Pontuação
Abertura ocular	Espontânea	4
	Por estímulo verbal	3
	Por estímulo a dor	2
	Sem resposta	1
Resposta verbal	Orientado	5
	Confuso (mas ainda responde)	4
	Resposta inapropriada	3
	Sons incompreensíveis	2
	Sem resposta	1
Resposta motora	Obedece a ordens	6
	Localiza dor	5
	Reage a dor, mas não localiza	4
	Flexão anormal – decorticação	3
	Extensão anormal – descerebração	2
	Sem resposta	1

apresentam escore 15 têm nível de consciência normal. Pacientes com escores menores que 8 são considerados em coma, representando estado de extrema urgência.[11]

A Escala de Coma de Glasgow encontra limitações para seu uso em paciente sob efeito de sedativos, uma vez que os efeitos podem interferir na pontuação obtida e na avalição global do nível de consciência.[12,13]

Quando se considera a avaliação do nível de sedação, a escala mais utilizada atualmente foi proposta por Ramsay et al.,[14] em 1974, e se baseia em critérios puramente clínicos para classificar o nível de sedação, seguindo a numeração de 1 a 6 para graduar a ansiedade, a agitação ou ambas, até o coma irresponsivo.[10] Por suas características, o escore de Ramsay aproxima-se do ideal esperado para uma escala de sedação: as definições são simples e intuitivas, o que garante um fácil aprendizado, que pode ser aplicado à beira do leito de forma simples e rápida, e tem sensibilidade e especificidade suficientes para ser considerado padrão de referência entre os escores de sedação existentes (Tabela 3).[15]

A escala de Richmond, também usada para avaliação do nível de sedação, apresenta como vantagem sobre a escala de Ramsay: a graduação do nível de agitação e ansiedade. Quanto mais agitado o paciente estiver, maior é o escore de avaliação (Tabela 4).[15]

Tabela 3 Escala de Ramsay

1	Paciente ansioso, agitado e/ou impaciente
2	Paciente cooperativo, orientado e tranquilo
3	Paciente que responde somente ao comando verbal
4	Paciente que demonstra resposta ativa a um toque leve na glabela ou a um estímulo sonoro auditivo
5	Paciente que demonstra resposta débil a um toque leve na glabela ou a um estímulo sonoro auditivo
6	Paciente que não responde aos mesmos estímulos dos itens 4 ou 5

Tabela 4 Escala de Richmond (modificada)[16]

Agitação	
Combativo, ansioso, violento	+4
Muito agitado, tenta tirar o tubo endotraqueal, cateteres, sondas etc.	+3
Agitado, faz movimentos frequentes, luta contra o ventilador	+2
Ansioso, inquieto, porém sem conduta violenta nos movimentos excessivos	+1
Alerta e tranquilo	0
Sedação	
Adormecido, desperta quando chamado, mantém os olhos abertos por mais de 10 segundos	-1
Em sedação ligeira, desperta quando chamado, não mantém os olhos abertos por mais de 10 segundos	-2
Em sedação moderada, faz movimentos e abre os olhos quando chamado, não dirige o olhar	-3
Em sedação profunda, não responde quando chamado, abre os olhos para a estimulação profunda	-4
Em sedação muito profunda, não há resposta à estimulação física	-5

Outra escala que atualmente está sendo difundida no meio intensivista é a escala de FOUR, que foi desenvolvida em 2005 por Wijdicks et al. Esta parece ser uma substituição para todos os pacientes com níveis flutuantes e, em contraste com a Escala de Coma de Glasgow, todos os componentes da FOUR podem ser classificados mesmo em pacientes intubados, sedados ou em *delirium*, uma vez que não depende de uma resposta verbal, bem como não há a necessidade de atribuir uma pontuação substituta (Tabela 5).[11]

Ressalta-se que há várias outras escalas usadas com a finalidade de avaliar o nível de consciência do paciente crítico ou não e que, além delas, também se deve contemplar a avaliação das funções pupilar, motora, sensitiva, cerebelar e dos nervos cranianos, constituindo, assim, uma avaliação completa da função neurológica.[17]

Avaliação da temperatura central

A temperatura corporal pode sofrer modificações em razão da alteração provocada no centro de regulação da temperatura no SNC. A temperatura central abaixo de 35°C é definida como hipotermia e protege o SNC; a temperatura central acima de 37,5°C é definida como hipertermia e é extremamente prejudicial ao SNC, levando a grave lesão neuronal secundária, uma vez que a temperatura alta potencializa a lesão cerebral isquêmica por aumento do consumo de O_2 e contribui para a elevação da PIC, do FSC e do volume sanguíneo cerebral (VSC).[18]

Tabela 5 Escala de FOUR

	Avaliação	Pontuação
Resposta ocular	Pálpebras abertas, rastreia um objeto ou pisca ao comando	4
	Pálpebras abertas, mas os olhos não acompanham	3
	Pálpebras fechadas que não abrem ao chamado	2
	Pálpebras fechadas que abrem quando há estímulo doloroso	1
	Pálpebras permanecem fechadas com estímulos dolorosos	0
Resposta motora	Faz sinais [levanta o polegar e flexiona os quatro dedos (sinal de "joia")]	4
	Localiza a dor	3
	Flexão em resposta a dor	2
	Extensão em resposta a dor	1
	Não responde a dor ou apresenta mioclonia generalizada	0
Reflexo do tronco cerebral	Reflexo pupilar e corneal presentes	4
	Uma pupila dilatada e fixa	3
	Reflexo pupilar ou corneal ausente	2
	Reflexos pupilares e corneais ausentes	1
	Reflexos pupilares e corneais e tosse ausentes	0
Respiração	Não intubado, padrão de respiração regular	4
	Não intubado, padrão de respiração de Cheyne-Stokes	3
	Não intubado, padrão de respiração irregular	2
	Respiração sob ventilação mecânica acima do ventilador	1
	Respiração ao ritmo do ventilador ou apresentando apneia	0

Os locais mais utilizados para monitorização da temperatura corporal são: nasofaringe, membrana timpânica, reto e esôfago. Outros locais também são utilizados, como bexiga, axila e artéria pulmonar, esta última quando o paciente apresenta monitorização hemodinâmica por meio de cateter de Swan-Ganz colocado na artéria pulmonar. Desses locais, os preferenciais para as medições da temperatura central dentro da UTI são a membrana timpânica e a nasofaringe.[19]

Oximetria de pulso

A oximetria de pulso, por conta de seus dados derivados (saturação de oxigênio e curva pletismográfica), tornou-se um método de monitorização clínica consagrado, sendo indiscutível sua utilidade prática em ambientes de cuidados intensivos, salas de emergência e cirúrgico-anestésicas.[20]

Por conseguinte, era de se esperar o uso desse parâmetro para uma avaliação contínua do paciente no período pré, trans e pós-operatório de neurocirurgia, principalmente sendo o tecido cerebral um ávido consumidor de oxigênio e pelo fato de, na privação de oxigênio, as células do sistema nervoso central sofrerem danos em menos de três minutos e as do cérebro em menos de cinco minutos, resultando em hipóxia cerebral. Essa hipóxia pode ocasionar rapidamente danos cerebrais graves, chegando ao óbito do indivíduo, caso não haja uma reversão na situação.[21,22]

Logo, a recomendação com relação à saturação do paciente deve ser mantida acima de 92%.[23,24]

Capnografia

A capnografia é a aferição do gradiente de gás carbônico exalado a cada expiração. Para isso geralmente utiliza-se um sensor entre o tubo orotraqueal e o circuito do ventilador, no caso dos pacientes intubados e em ventilação mecânica. Ressalta-se que o fluxo sanguíneo cerebral é altamente dependente da pressão parcial de gás carbônico ($PaCO_2$). A hiperventilação causa redução da $PaCO_2$ e, subsequentemente, vasoconstrição arterial. O resultado final consiste na redução do FSC e do VSC, culminando com a diminuição da PIC.[25]

As recomendações sobre a troca gasosa, no que diz respeito ao gás carbônico, são não utilizar hiperventilação profilática ou prolongada, e manter a $PaCO_2$ entre 35 e 40 mmHg na fase aguda da lesão, indicar hiperventilação aguda em casos de herniação cerebral como tratamento de resgate e monitorização de CO_2 por capnografia. Na ausência desta, checar $PaCO_2$ em gasometria com maior frequência na fase aguda.[23]

Hemodinâmica e fluxo sanguíneo cerebral

Para uma correta assistência de enfermagem e adequada monitorização do paciente em pós-operatório de neurocirurgia, é preciso que o enfermeiro tenha conhecimento sobre os sinais que indiquem a diminuição do FSC e saber associar os parâmetros da PAM e da PIC com complicações decorrentes da alteração da PPC.[26]

A PIC é dada pela soma dos três principais componentes cerebrais: 80% de tecido neural, 10% de líquido cefalorraquidiano e 10% de sangue; e por causa da elastância e da complacência, o cérebro se adapta temporariamente às elevações dessa variável, como demonstra a doutrina de Monro-Kellie (Figura 1).[26]

Nessa perspectiva, o valor normal de PIC em adultos é de cerca de 15 mmHg. A PIC interfere com o FSC por ser um determinante da pressão de perfusão cerebral (PPC = PAM-PIC), sendo os valores normais acima de 70 mmHg.[26-28]

A hemodinâmica do paciente, ou seja, o componente da circulação sanguínea e suas principais variantes, também pode repercutir sobre a vitalidade cerebral, sobretudo no paciente advindo de uma neurocirurgia. Logo, o componente cardiopulmonar também deverá ser avaliado constantemente e se necessário sofrerá intervenções para preservar o fluxo sanguíneo cerebral, uma vez que entre as principais causas responsáveis pela alteração da PIC, levando-se em consideração as causas extracranianas, estão as obstruções de vias aéreas, hipóxia ou hipercarbia, hipertensão ou hipotensão e postura.[29] Para avaliação do quadro hemodinâmico do paciente temos duas principais variáveis que precisam ser citadas: a PAM e a PVC. A medida da PVC é relativamente simples, porém requer a presença de um CVC na junção da veia cava superior com o átrio direito, geralmente inserida por meio de punção de veia jugular ou subclávia. A PVC é seguramente a medida mais amplamente utilizada para avaliação de volemia.[30] Contudo, esse marcador está em desuso, uma vez que nos estudos disponíveis na literatura que envolvem um grupo heterogêneo de pacientes internados em UTI, a PVC não foi capaz de determinar a volemia nem de prever resposta à expansão volêmica.[31]

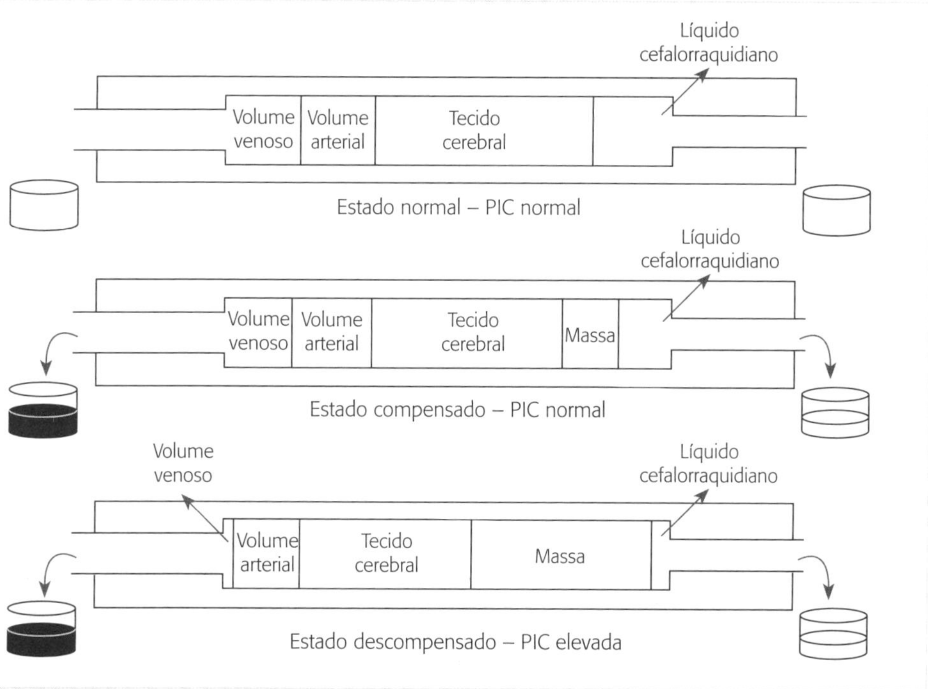

Figura 1 Doutrina de Monro-Kellie.

A PAM equivale à média exata das pressões sistólica (PAS) e diastólica (PAD), por ser invasiva e constantemente mutável. A fórmula utilizada para se obter a PAM é: PAS + 2 × PAD / 3. Logo, o controle da PAM levará ao controle da hipotensão, que deve ser evitada a todo custo, pois pode ocorrer redução do FSC, que abaixo do valor aceitável pode causar isquemia cerebral. A hipertensão também apresenta efeitos lesivos no paciente traumatizado, podendo aumentar o edema vasogênico, causando efeito prejudicial na PIC.[32]

Cada vez mais, a abordagem do paciente neurocrítico tem como principal objetivo manter ou atingir a homeostasia cerebral, conceito lato e ainda em construção, mas com metas de PIC <20 mmHg e PPC entre 50-70 mmHg.[33]

A equipe de enfermagem é responsável pela constante avaliação dos parâmetros citados, os quais são essenciais para a prevenção ou a correção da hipertensão intracraniana (HIC), fenômeno no qual a lesão cerebral secundária é uma consequência da resposta bioquímica e celular à agressão inicial. Ocorre uma cascata de eventos no cérebro, contribuindo para o surgimento de edema cerebral difuso com lesão e perda celular. Esse dano pode incluir a perda da autorregulação do fluxo sanguíneo cerebral, a quebra da barreira hematoencefálica, o edema intracelular (citotóxico) e extracelular (vasogênico) e a lesão cerebral isquêmica.[24]

ASSISTÊNCIA DE ENFERMAGEM

O enfermeiro encontra no cuidado com o paciente neurocrítico diversas nuances a serem observadas, sendo indispensável a prestação de assistência de enfermagem especializada, com planejamento e organização dos cuidados ao paciente crítico, associando seus conhecimentos técnico-científicos a patologia, necessidades de dispositivos e equipamentos e necessidades humanas básicas voltadas ao paciente e a seus familiares.[34]

Cuidados com o alinhamento corporal

O alinhamento corporal inicia-se com a posição da cabeça, que deve ser mantida em posição neutra e elevada a 30°, para otimizar o retorno venoso. Quando houver necessidade de mobilização do paciente, a cabeça deve ser mantida em alinhamento com a coluna. A posição prona deve ser evitada, por aumentar as pressões intra-abdominal e intratorácica, com consequente aumento da PIC.[24]

Cuidado com a ferida operatória

Uma das infecções predominantes no ambiente hospitalar é a infecção do sítio cirúrgico ou ferida operatória (FO). Esse tipo de infecção apresenta morbidade significativa, que prolonga o tempo de internação, aumenta o risco de readmissão hospitalar, admissão em UTI e óbito.[35] Ressalta-se que o paciente advindo de uma neurocirurgia, no caso de infecções que ocorrem no pós-operatório, apresenta taxas de morbidade elevadas, e a maioria daqueles com infecção apresenta risco de morte.[36]

Nos cuidados pós-operatórios, recomenda-se usar técnica estéril a cada troca de curativos, lavar as mãos antes e após contato com a ferida cirúrgica e proteger a incisão após 24-48 horas com curativo estéril em cirurgias com cicatrização por primeira intenção.[37]

Prevenção de lesão por pressão

O enfermeiro intensivista tem ainda como desafio a prevenção da lesão por pressão (LP), definida como uma lesão localizada na pele e/ou no tecido ou estrutura subjacente, geralmente sobre uma proeminência óssea, resultante de pressão isolada ou de pressão combinada com fricção e/ou cisalhamento.[38]

Diversas alterações próprias do paciente em pós-operatório de neurocirurgia interagem para um maior risco de desenvolvimento de LP, como sequelas motoras como paresia ou plegia em um membro ou hemicorpo, que prejudicam a mobilidade, causando muitas vezes a restrição do paciente no leito. Alterações de sensibilidade dolorosa e tátil podem prejudicar a avaliação pelo paciente, de regiões que estão sob pressão. A LP em pacientes neurológicos pode se dever a fatores de risco como imobilidade, incontinência urinária e fecal, alteração do nível de consciência, fraturas e alteração sensitiva e cognitiva.[39,40]

A equipe de enfermagem pode adotar meios simples e eficientes, capazes de prevenir grande parcela desse agravo, como a mudança de decúbito, hidratação da pele com creme hidratante e o colchão piramidal, os quais são medidas preventivas para LP de fácil operacionalização.[39]

Demais cuidados

As mais variadas situações podem surgir durante o cuidado da equipe de enfermagem para com o paciente em recuperação de procedimento neurocirúrgico. Alguns outros cuidados perpassam pela problemática da bexiga neurogênica, que é uma denominação que se dá à disfunção vesical secundária a um comprometimento do sistema nervoso. Sua complicação mais comum é a infecção urinária e a mais grave é a deterioração renal. A intervenção de enfermagem pode ser a sondagem vesical, cuidados na incontinência urinária e na retenção urinária.[40]

O controle da dor se faz igualmente prioritário, pois esta pode levar a alterações na hemodinâmica e a uma agitação psicomotora do paciente. No que se refere à presença de dor aguda relacionada a procedimentos invasivos, um estudo anterior levantou as intervenções de enfermagem possíveis de serem utilizadas, entre elas: realização de um levantamento abrangente da dor (local, características, frequência, intensidade), cuidados precisos de analgesia, controle dos fatores que precipitem ou aumentem a dor, entre outras.[40]

Complicações em pacientes neurocirúrgicos

O paciente em pós-operatório de neurocirurgia está sujeito a complicações que podem ser tanto locais quanto sistêmicas. As locais são a hemorragia, a infecção e a hidrocefalia, enquanto as sistêmicas são hiperglicemia, trombose venosa profunda e septicemia.

O paciente com hemorragia cerebral no pós-operatório pode apresentar-se sonolento, com déficit neurológico focal ou convulsão. Ela pode ser diagnosticada por uma tomografia craniana de urgência e, caso confirmada, é necessário o retorno imediato do paciente à sala de cirurgia.[41]

O diagnóstico precoce dessas complicações é essencial para assim reduzir a taxa de morbidade e mortalidade desses pacientes. Dessa forma, faz-se necessário que o enfermeiro intensivista tenha domínio de avaliação neurológica, para que dessa forma venha intervir em tempo hábil para que assim o paciente tenha maior chance de sobrevivência.[17,41]

CONSIDERAÇÕES FINAIS

O enfermeiro tem uma missão marcante na constante avaliação do paciente, principalmente quanto maior a gravidade do seu estado de saúde. Logo, proteger pacientes críticos de um dano com base no monitoramento constante e na intervenção imediata é uma responsabilidade primária dos enfermeiros, principalmente da UTI. Essa afirmação remonta a preceitos de Florence Nightingale, creditada como a primeira a utilizar a UTI para colocar os pacientes mais próximos do posto de enfermagem para que tivessem um melhor acompanhamento.

Os vários parâmetros utilizados na terapia intensiva dão uma visão multimodal e integrativa do paciente no período pós-operatório de neurocirurgia, e o enfermeiro deve se atentar para aqueles que interferem diretamente no prognóstico do cliente neurocrítico.

REFERÊNCIAS BIBLIOGRÁFICAS

1. Freitas MRS. Monitorização em paciente neurológico. Disponível em: http://www.portaleducacao.com.br/enfermagem/artigos/56518/monitorizacaoempacienteneurologico. Acesso em: 08 out 2016.
2. Douglas M, Rowed S. The implementation of a postoperative care process on a neurosurgical unit. J Neurosci Nurs 2005;37(6):329-33.
3. Alcântara TFDL, Marques IR. Avanços na monitorização neurológica em ambientes intensivos: implicações para a assistência de enfermagem. Rev Bras Enferm Brasília 2009;62(6):894-900.
4. Mooney GP, Comerford DM. Neurological observations. Nurs Times 2003;99(17):24-5.
5. Unifesp. Admissão e alta da SRPA. Disponível em: http://www2.unifesp.br/denf/NIEn/enfermagemposanestesica/admissao_alta.html. Acesso em: 01 out 2016.
6. De Martino MMF, Simões ALB. A comparative study of tympanic and oral temperatures in healthy adults. Rev Cienc Med 2003;12(2):115-21.
7. De Castro FSF, Peniche ACG, Mendoza IYQ, Couto AT. Temperatura corporal, Índice Aldrete e Kroulik e alta do paciente da unidade de recuperação pós-anestésica. Disponível em: http://www.scielo.br/pdf/reeusp/v46n4/13.pdf. Acesso em: 01 out 2016.
8. Amaral JLG, Falcão LFR. Recuperação pós-anestésica. Guia de Anestesiologia e Medicina Intensiva. Disponível em: http://davidferez.cetanestesiologia.net/web/alunos/curso-elearning-de-anestesi/recuperacao-pos-anestesica.pdf. Acesso em: 01 out 2016.
9. Liontakis IM. À beira do leito. Emergência e Medicina Intensiva: no que consiste a monitorização neurológica à beira do leito? Rev Assoc Med Bras 2005;51(5).
10. Leão HM, Almeida MA, Medes DMD, Fróes AFA, Guimarães MLF. Avaliação do nível de consciência do paciente grave. Revista Digital. Buenos Aires 2014;18(188).
11. Oliveira DMP, Pereira CU, Freitas ZMP. Escalas para avaliação do nível de consciência em trauma cranioencefálico e sua relevância para a prática de enfermagem em neurocirurgia. Arq Bras Neurocir 2014;33(1):22-32.

12. Koizumi MS. Avaliação neurológica utilizando a escala de coma de Glasgow. Origem e abrangência. Acta Paul Enf 2000;13:90-4.
13. Lima APRSX, Korkes F, Freitas M. Comentando citações clássicas. Einstein: Educ Contin Saúde 2011;9:64-70.
14. Rhoney DH, Murry KR. National survey of the use of sedating drugs, neuromuscular blocking agents, and reversal agents in the intensive care unit. J Intens Care Med 2003;18(3):139-45.
15. Mendes CL, Vasconcelos LCS, Tavares JS, Fontan SB, Ferreira, DC, Diniz LAC et al. Escalas de Ramsay e Richmond são equivalentes para a avaliação do nível de sedação em pacientes gravemente enfermos. Rev Bras Ter Intens 2008;20(4):344-8.
16. Pessoa RF, Nácul FE. Delirium em pacientes críticos. Rev Bras Ter Intens 2006;18(2).
17. Amorim CF, Júnior JEM, Alves TEA, Araújo DP, Gúzen FP, Cavalcanti JRLP. Avaliação neurológica realizada por enfermeiros em vítimas de traumatismo cranioencefálico. Rev Neurocienc 2013;21(4):520-4.
18. Lausberg G, Kirchhoff D. Alterações da regulação central da temperatura nos traumatismos cranianos graves: seu significado quanto ao prognóstico e terapêutica. Disponível em: http://www.scielo.br/pdf/anp/v31n3/04.pdf. Acesso em: 02 out 2016.
19. Braz JRC. Fisiologia da termorregulação normal. Rev Neuroci 2005;13(supl 3).
20. Menezes IAC, Santos MRV, Cunha CLP. O índice de perfusão da oximetria de pulso na avaliação da função endotelial na aterosclerose. Hospital de Clínicas – Universidade Federal do Paraná, Curitiba, PR; Departamento de Fisiologia – Universidade Federal de Sergipe, São Cristóvão, SE. Disponível em: http://www.scielo.br/scielo.php?script=sci_arttext&pid=S0066-782X201400030000. Acesso em: 02 out 2016.
21. Harding R. Pressure changes and hypoxia in aviation. In: Pandolf KB, Burr R (eds.). Medical aspects of harsh environments. Falls Church, VA: Office of the Surgeon General; 2002. p.995-1023.
22. Ernsting J, Gradwell DP. Ernstings aviation medicine. 4.ed. Boca Raton: CRC Press; 2006.
23. Barbas CS, Ísola AM, Farias AM, Cavalcanti AB, Gama AM, Duarte AC et al. Recomendações brasileiras de ventilação mecânica 2013. Parte I. Rev Bras Ter Intens 2014;26(2):89-121.
24. Giugno TRM, Kunrath CL, Bizzi JJ. Tratamento da hipertensão intracraniana. J Ped 2003;79(4).
25. Silva CHR, Pereira SM, Brochado VM. Ventilação mecânica em neurocirurgia. Rev Med 2014;24(Supl 8):S33-S42.
26. Rosa NM, Lima JF, Inoue KC. Conhecimento da equipe de enfermagem sobre neurointensivismo e a influência da educação contínua. Cienc Cuid Saúde 2013;12(1):112-20.
27. Laselva CR, Barretto AJ, D'Arco C. Cuidados de enfermagem na monitorização do paciente grave. In: Knobel E. Condutas no paciente grave. 2.ed. São Paulo: Atheneu; 1998. p. 1513-23.
28. Rios M, Alves OL. Monitorização da circulação no doente com traumatismo crânio encefálico. Disponível em: http://www.uninet.edu/cimc2000/temas/abstracts.html. Acesso em: 02 out 2016.
29. Kochi AT, Manetti HM, Freitas JF, Kristochick JCG, Beleze RJ, Maeda AK et al. Complicações da monitorização da pressão intracraniana intraparenquimatosa: revisão de literatura. Rev Med Res 2011;3(1). Disponível em: http://www.crmpr.org.br/publicacoes/cientificas/index.php/revista-do-medico-residente/article/view/32. Acesso em: 04 out 2016.
30. Rocha PN, Menezes JAV, Suassuna JHR. Avaliação hemodinâmica em paciente criticamente enfermo. J Bras Nefrol 2010;32(2):201-12.
31. Marik PE, Baram M, Vahid B. Does central venous pressure predict fluid responsiveness? A systematic review of the literature and the tale of seven mares. Chest 2008;134(1):172-8.
32. Gentile JKA, Himuro HS, Rojas SSO, Veiga VC, Amaya LEC, Carvalho JC. Condutas no paciente com trauma cranioencefálico. Rev Bras Clin Med 2011;9(1):74-82.
33. Oliveira E, Lavrador JP, Santos MM, Antunes JL, Traumatismo cranioencefálico: abordagem integrada: serviço de neurocirurgia. Acta Med Port 2012;25(3):179-92.
34. Santos JS, Lima ML, Melo IA. Sistematização da Assistência de Enfermagem na unidade de terapia intensiva: revisão bibliográfica. Cien Biol Saúde 2014;2(2):59-68.
35. Mafra ACB, Cruz ICF. Infecção do sítio cirúrgico: revisão sistematizada da literatura para um protocolo clínico. J Special Nurs Care 2016;8(1).
36. National Pressure Ulcer Advisory Panel. Updated pressure ulcer staging 2007. Disponível em: http://www.npuap.org/resources.htm. Acesso em: 02 out 2016.

37. Diccini S, Camaduro C, Iida LIS. Incidência de úlcera por pressão em pacientes neurocirúrgicos de hospital universitário. Acta Paul Enferm 2009;22(2):205-9.
38. Fife C, Otto G, Capsuto EG, Brandt K, Lyssy K, Murphy K et al. Incidence of pressure ulcers in a neurologic intensive care unit. Crit Care Med 2001;29(2):283-90.
39. Cestari VRF, Carvalho ZMF, Barbosa IV et al. Assistência de enfermagem à criança com hidrocefalia: revisão integrativa da literatura. Rev Enferm UFPE 2013;5(esp):4112-8.
40. Medani K, Huang APH, Black PM. Common complications in neurosurgery. Disponível em: http://accessmedicine.mhmedical.com/content.aspx?bookid=496&sectionid=41304032. Acesso em: 02 out 2016.
41. Grenvik A, Pinsky MR. Evolution of the intensive care unit as a clinical center and critical care medicine as a discipline. Crit Care Clin 2009;25:239-50.

Capítulo 62

Pós-operatório de cirurgia cardíaca

Vinicius Batista Santos
Ana Raquel Viegas de Assis
Rita Simone Lopes Moreira
Nina Karasawa

PÓS-OPERATÓRIO DE CIRURGIA CARDÍACA

Nos últimos anos, as doenças cardiovasculares têm se apresentado entre as causas de maior morbidade e mortalidade em todo o mundo. Os tratamentos para essas doenças são permeados por intervenções cirúrgicas e até mesmo pelo uso da terapia com balão intra-aórtico, condicionados como tratamento definitivo com o intuito de reduzir a mortalidade, controlar os sintomas e melhorar a qualidade de vida dos doentes. Porém, para que se obtenham resultados bem-sucedidos, faz-se necessária a aplicação de intervenções de enfermagem baseadas em evidências.[1,2]

Neste cenário, a cirurgia cardíaca (CC) é realizada na probabilidade de ampliação da vida com o tratamento cirúrgico, e existem três tipos de procedimento: as cirurgias corretoras, como o fechamento de canal arterial e correção do defeito de septo atrial e ventricular; as reconstrutoras, como a revascularização do miocárdio, plastia de valva aórtica, mitral ou tricúspide; e as substitutivas, como as trocas valvares e o transplante cardíaco.[2,3]

O tipo mais comum de cirurgia cardíaca realizada é a revascularização do miocárdio, que consiste na anastomose de uma artéria coronariana com obstrução grave (lesões ateroscleróticas acima de 70%), utilizando enxertos venosos ou arteriais com o objetivo de restabelecer a perfusão miocárdica, preservar a função ventricular, reduzir a mortalidade e prolongar a vida.[4] Nesse tipo de cirurgia, um vaso sanguíneo (geralmente, a veia safena e/ou a artéria mamária interna) é anastomosado com a artéria coronária, distal ao ponto ocluído, e a aorta ascendente, de forma a isolar o local do vaso obstruído e restabelecer a perfusão da artéria coronária. Também merecem destaque as cirurgias de correções de distúrbios valvares, que incluem a plastia valvar ou a substituição desta, podendo ser realizada por meio de próteses valvares biológicas e/ou metálicas.

As cirurgias de aorta são realizadas principalmente em casos de aneurismas de aorta e dissecção de aorta, sendo utilizados enxertos do tipo dácron ou PTFE, disponíveis em vários diâmetros e comprimentos, com bifurcações e ramificações diversas.[3,4] Já o transplante cardíaco está indicado principalmente para portadores de insuficiência cardíaca com refratariedade ao tratamento clínico.

A mortalidade esperada no pós-operatório (PO) de um procedimento cirúrgico cardíaco varia conforme o tipo, a presença de comorbidades, a necessidade de urgência e dos procedimentos combinados, podendo variar em menos de 3% para a revascularização do miocárdio. Em pacientes sem grandes comorbidades, poderá alcançar 10% ou mais nos casos de maior complexidade.[4]

Para a realização da cirurgia cardíaca, poderá ser utilizada a circulação extracorpórea (CEC), processo de canulação das veias cavas com o intuito de desviar o sangue venoso para uma máquina que, ao oxigená-lo, promoverá o retorno para a aorta.[2] Nesse processo, existem diversas complicações que podem estar associadas ao uso da CEC; uma delas é a ativação da resposta inflamatória sistêmica, ocasionando a síndrome vasoplégica, sangramentos e até depressão miocárdica.[3] A cardioplegia é também outro procedimento realizado durante a CC e consiste na administração (no óstio do seio coronariano) de uma solução que contém concentrações hiperpotássicas que ocasionam a parada nas atividades eletromecânicas sem causar gasto energético pelo miocárdio.[1,3]

Apesar de avanços como a modernização das membranas e bombas da CEC, o advento do *cellsaver,* a administração racional dos hemoderivados, as intervenções consideradas como minitoracotomias e as cirurgias sem CEC, os pacientes submetidos à CC ainda apresentam complicações, entre elas o infarto agudo do miocárdio (IAM), arritmias cardíacas, hemorragias, complicações respiratórias, infecções, alterações cerebrovasculares, alterações digestivas, entre outras, que aumentam o tempo de internação e, consequentemente, a morbidade e a mortalidade.[1,4,5]

Entre as principais complicações que podem ocorrer no PO de CC, é importante ressaltar:[4-6]

- **Insuficiência coronariana aguda:** o IAM após a cirurgia de revascularização não é uma condição comum (3 a 5%), e seu diagnóstico clínico não é facilmente realizado, sendo consenso para o diagnóstico no PO o aumento de pelo menos cinco vezes os valores basais da CK-MB nas primeiras 72 horas.
- **Tamponamento cardíaco:** a coleção de sangue no saco pericárdico no PO não é infrequente e a suspeita clínica torna-se difícil, pois raramente são encontrados sinais clínicos clássicos do TC (tríade de Beck). Uma dica para a suspeita do TC é a redução súbita de drenagem hemática em drenos mediastinais com a presença de instabilidade hemodinâmica.
- **Fibrilação atrial:** ocorre em torno de 25 a 30% dos casos. Cirurgias valvares, idade avançada, disfunção cardíaca prévia e tempo prolongado de CEC são os fatores que aumentam a chance do desenvolvimento dessa arritmia.
- **Hemorragias/sangramentos:** complicação frequente e considerada um problema grave, com altas taxas de morbidade e mortalidade. O risco é aumentado com o uso de CEC, em razão das alterações de hemostasia provocadas pela passagem do sangue por superfície não epitelizada e pelo uso de heparina, que promove hemodiluição. Merece atenção por ser indicativo de reabordagem cirúrgica o sangramento acima de

3 mL/kg/h, drenagem maior que 500 mL na primeira hora ou maior que 400 mL/h nas 2 horas iniciais.

- **Dor:** presente com frequência, seja pelo procedimento em si, pelo uso de dispositivos ou por complicações como o IAM. É importante atentar à presença de dor, utilizando escalas para avaliação e analgesia.
- **Infecção:** uma das principais causas de infecção de sítio cirúrgico é a mediastinite, que ocorre principalmente em cirurgias de revascularização do miocárdio, a qual envolve a utilização de enxertos de artéria mamária. Os fatores de risco mais comuns são: idade avançada, obesidade, diabetes, tempo de perfusão prolongado e, nas mulheres, o tamanho das mamas, que pode dificultar a higienização e a cicatrização. A retirada precoce de dispositivos como cateteres centrais, introdutores, acessos venosos ou arteriais periféricos, cateteres vesicais e fio de marca-passo epicárdico, assim como a realização de profilaxia com antibióticos, podem também reduzir as chances de infecções.
- **Lesão renal aguda:** ocorre em cerca de 15% dos pacientes submetidos a CC. É considerada um dos fatores de risco mais importantes na determinação de uma má evolução da instabilidade hemodinâmica. Seu desenvolvimento está associado a sangramento no PO, insuficiência respiratória com hipoxemia, desenvolvimento de sepse, uso prolongado da CEC e de medicações nefrotóxicas.
- **Complicações neurológicas:** o acidente vascular cerebral (AVC) é a incidência mais temida das complicações neurológicas, e sua frequência é menor que 2%, sendo o *delirium* a complicação mais comum. A CEC é um dos grandes agravantes para complicações neurológicas e, juntamente com fatores como hipotermia, hipoperfusão cerebral, hipóxia, presença de paradas cardíacas e distúrbios metabólicos, pode agravar o quadro.
- **Alterações do metabolismo da glicose:** podem ocorrer alterações hipoglicêmicas ou hiperglicêmicas em razão do estresse cirúrgico e anestésico, provocado por uma resposta catabólica e pelo aumento significativo da liberação de hormônios contrarreguladores de glicose. A elevação das catecolaminas em sinergia com a hipotermia suprime a secreção de insulina e reduz o aproveitamento de glicose no organismo, o que pode agravar a condição do paciente.

Transferência do paciente do centro cirúrgico para a unidade de terapia intensiva

A transferência do paciente do centro cirúrgico para a unidade de terapia intensiva (UTI) é um momento em que podem ocorrer intercorrências, devendo ser realizada com muita cautela e por uma equipe interdisciplinar treinada. A admissão na UTI requer cuidados específicos, sendo importante o preparo prévio da unidade e do leito, para uma assistência de qualidade. A transferência começa com a passagem de plantão e o relato de todo o procedimento, perdas sanguíneas, infusão de volume, presença e locais de drenos e sondas, acesso venoso e incisões cirúrgicas.[7,8]

Para assegurar a segurança do paciente e a obtenção de resultados positivos em relação aos cuidados de enfermagem, é fundamental a avaliação clínica do enfermeiro, para a identificação dos possíveis diagnósticos de enfermagem de acordo com o quadro clínico e o momento do PO, de modo a se fazer um planejamento adequado dos cuidados de enfermagem conforme o período de PO.[8-12] Nesse sentido, a Tabela 1 descreve os principais diagnósticos de enfermagem da North American Nursing Diagnosis Association (NANDA) com as respectivas ações baseadas nas intervenções de enfermagem propostas pela classificação das intervenções de enfermagem (NIC), salientando que a frequência dos cuidados descritos deve estar baseada nas necessidades individuais de cada paciente e no momento do PO.

Tabela 1 Principais diagnósticos e ações de enfermagem no pós-operatório

Diagnósticos de enfermagem da NANDA I	Ações de enfermagem baseadas nas intervenções de enfermagem da NIC
Risco para infecção: realização de procedimentos invasivos, por exemplo, intubação orotraqueal (IOT), cateter venoso central, drenos mediastinais ou pleurais, fio de marca-passo epicárdico, acesso venoso ou arterial, sonda vesical de demora (SVD)	▪ Proceder à lavagem de mãos ▪ Realizar curativos em acessos venosos e arteriais com técnica asséptica ▪ Realizar curativos em feridas operatórias com técnica asséptica ▪ Avaliar inserções de drenos e cateteres ▪ Monitorizar sinais e sintomas de infecção (edema, hiperemia, calor, rubor, hipertermia) ▪ Realizar desinfecção com álcool 70% nos dispositivos endovenosos
Integridade da pele prejudicada: relacionada aos procedimentos e às incisões cirúrgicas e da ferida de punção	▪ Avaliar condições da incisão cirúrgica ▪ Avaliar condições do curativo quanto à presença de sangramentos e saturação do material de oclusão ▪ Avaliar presença de sinais flogísticos (dor, calor, rubor, edema) em incisões cirúrgicas e em locais de inserção de sondas, drenos e cateteres ▪ Monitorizar a temperatura do paciente ▪ Monitorizar sinais e sintomas de infecção (edema, hiperemia, calor, rubor, hipertermia) ▪ Realizar curativos em inserções de drenos e cateteres com técnica asséptica ▪ Realizar mudança de decúbito de 2 h em 2 h
Dor aguda: relacionada a agentes lesivos	▪ Avaliar características, intensidade e local da dor ▪ Aplicar escala numérica de dor ou outra escala pertinente ▪ Considerar escore de dor relatado pelo paciente ▪ Avaliar alterações de sinais vitais (pressão arterial, temperatura, frequência cardíaca e respiratória) ▪ Administrar analgésicos conforme prescrição médica ▪ Reavaliar dor após administração medicamentosa ▪ Realizar mudança de decúbito

(continua)

Tabela 1 Principais diagnósticos e ações de enfermagem no pós-operatório *(continuação)*

Diagnósticos de enfermagem da NANDA I	Ações de enfermagem baseadas nas intervenções de enfermagem da NIC
Risco de queda: suscetibilidade aumentada para quedas que podem causar dano físico, podendo estar relacionadas ao uso de sedação, perda de força muscular e alterações no nível de consciência	▪ Orientar paciente sobre o risco de queda ▪ Colocar pulseira de identificação de risco de queda no paciente ▪ Manter grades da maca/cama elevadas
Risco de sangramento: risco de redução no volume de sangue capaz de comprometer a saúde. Relacionado a cirurgia, medicamentos e administração de hemoderivados	▪ Realizar controle de coagulograma ▪ Realizar controle de sinais vitais ▪ Realizar controle de débito e aspecto de drenos ▪ Avaliar condições do curativo quanto a presença de sangramentos e saturação do material de oclusão
Padrão respiratório ineficaz: inspiração e/ou expiração que não proporciona ventilação adequada. Relacionado a dor, ansiedade, fadiga da musculatura respiratória	▪ Supervisionar aporte de oxigenoterapia ▪ Avaliar padrão respiratório (frequência e amplitude) ▪ Avaliar a necessidade de aspiração da via aérea ▪ Realizar controle da dor (se presente) ▪ Avaliar sinais de insuficiência respiratória (respiração artificial, ruídos, estertores, batimento de asa de nariz)
Mobilidade física prejudicada: relacionada a restrições de movimento, desconforto e dor	▪ Realizar mudança de decúbito ▪ Sentar em poltrona (se a condição clínica permitir) ▪ Realizar deambulação precoce (se a condição clínica permitir)
Risco de aspiração com fator de risco para presença de cânula orotraqueal e sedação	▪ Monitorizar nível de consciência, reflexo de tosse, náusea e capacidade de deglutição ▪ Posicionar o paciente em decúbito de 45° ▪ Manter a cabeça do paciente lateralizada, quando recomendado ▪ Manter aspirador disponível
Risco de desequilíbrio do volume de líquidos: relacionado ao excesso de líquidos infundidos no intraoperatório ou à perda excessiva de líquidos por vias anormais	▪ Administrar hemoderivados, se necessário e conforme prescrição médica ▪ Verificar condições de hidratação do paciente (mucosas, edema, pulso, frequência cardíaca) ▪ Monitorizar níveis de eletrólitos séricos ▪ Verificar presença de sangramentos ▪ Realizar balanço hídrico ▪ Avaliar débito urinário ▪ Monitorizar sinais vitais, observando as alterações na pressão arterial, a frequência e o ritmo cardíaco
Risco de glicemia instável: relacionado ao estresse cirúrgico	▪ Verificar glicemia capilar ▪ Avaliar sinais de hiperglicemia ou hipoglicemia ▪ Realizar todos os registros pertinentes no prontuário do paciente

(continua)

Tabela 1 Principais diagnósticos e ações de enfermagem no pós-operatório *(continuação)*

Diagnósticos de enfermagem da NANDA I	Ações de enfermagem baseadas nas intervenções de enfermagem da NIC
Débito cardíaco diminuído: relacionado com fatores mecânicos (pré e pós-carga, contratilidade, frequência cardíaca alterada)	▪ Checar perfis de coagulação e eletrolíticos ▪ Monitorizar pressão arterial, pressão venosa central (PVC), pressão de capilar pulmonar (PCP), eletrocardiograma (ECG) ▪ Manter suprimento adequado de hemoderivados ▪ Medir e registrar perda sanguínea ▪ Monitorar e registrar débito urinário ▪ Controlar infusão de drogas vasoativas (DVA) e soroterapia ▪ Realizar medidas de débito cardíaco, índice cardíaco e volume sistólico (quando necessário) ▪ Realizar cuidados com balão intra-aórtico (quando necessário)
Déficit no autocuidado para banho/higiene: relacionado a movimentação diminuída, algia e barreiras ambientais	▪ Realizar banho no leito até momento indicado ▪ Estimular banho de aspersão ▪ Estimular o autocuidado, como vestir-se e arrumar-se ▪ Estimular o cuidado de familiares (quando possível)
Risco de desequilíbrio da temperatura corporal: relacionado à circulação extracorpórea ou hipotermia	▪ Monitorizar temperatura, padrão respiratório, pressão arterial e pulso ▪ Avaliar cor, temperatura e umidade da pele ▪ Monitorizar sinais e sintomas de hipotermia (queda de temperatura, tremor, piloereção) e de hipertermia (aumento de temperatura, rubor facial, sudorese) ▪ Utilizar manta térmica quando disponível e indicada ▪ Manter o ar-condicionado desligado

CONTRAPULSAÇÃO POR BOMBA DE BALÃO INTRA-AÓRTICO

O balão intra-aórtico (BIA) é composto por um cateter-balão que pode ser inserido pela artéria femoral de forma percutânea à beira do leito, na sala de hemodinâmica sob fluoroscopia ou durante a cirurgia cardíaca. Sua ponta é localizada na aorta descendente abaixo da saída da artéria subclávia esquerda, sendo sua posição confirmada por meio de raio X de tórax, em que a ponta do cateter, por ser radiopaca, deverá estar posicionada na altura entre o segundo e o terceiro espaço intercostal esquerdo.[3]

No aparelho, deverá ser conectado o console do balão intra-aórtico, composto pela central de monitorização dos parâmetros hemodinâmicos que vai monitorizar pressão arterial sistólica, pressão arterial diastólica, pressão arterial média, aumento diastólico e frequência cardíaca. A central eletrônica de ajustes de configurações dispõe de alarmes, frequência de disparo e definição do modo de deflagração de ciclagem do balão de contrapulsação, central pneumática e torpedo de gás e bateria.[8,9] Os modos de ciclagem são ajustados pelo console, e deve-se selecionar qual será a referência para insuflar e desinsuflar o balão, destacando-se o eletrocardiograma, a curva de pressão arterial e a espícula do marca-passo.[1,3,13]

O BIA atua no mecanismo de contrapulsação, ou seja, quando o coração está em sístole, o balão está desinsuflado e quando o coração se encontra em diástole, o balão está insuflado, ocupando até 60% da luz da aorta e proporcionando a melhora da perfusão tecidual sistêmica e coronariana, o aumento do débito cardíaco, a redução na pré-carga e pós-carga do ventrículo esquerdo (VE), diminuição da congestão cardiopulmonar, aumento do débito urinário e melhora na perfusão periférica.[3,13]

Na Tabela 2 estão descritos os sinais de disparo para insuflação e desinsuflação em cada forma de ciclagem do BIA.[13]

As principais indicações para uso do BIA como suporte circulatório são as condições clínicas relacionadas à instabilidade hemodinâmica, como:[1,3,13-16]

- Choque cardiogênico.
- Complicações pós-IAM (insuficiência cardíaca aguda e/ou complicações mecânicas).
- Cirurgia de revascularização miocárdica em pacientes com fração de ejeção do ventrículo esquerdo <30%; angina refratária; lesão de tronco de coronária esquerda; síndrome do baixo débito pós-operatório.
- Piora hemodinâmica e refratária à terapêutica clínica otimizada, de pacientes com insuficiência cardíaca que aguardam transplante cardíaco.[11,12]

Quanto às contraindicações ao uso, incluem as disfunções aórticas (insuficiência grave de valva aórtica e aneurisma de aorta abdominal) e a doença vascular periférica severa.[3,13]

As principais complicações decorrentes do uso do BIA estão, na maioria dos casos, relacionadas ao tempo de uso. Entre elas, podemos citar:[3,13]

- Perfuração da membrana do balão, evidenciada por presença de sangue no cateter externo de insuflação pneumática, podendo ou não estar associada à embolia gasosa.
- Isquemia ou má perfusão do membro ipsilateral à inserção do cateter-balão, relacionada à diminuição do fluxo sanguíneo em razão da dimensão do introdutor do cateter *versus* a dimensão da artéria do paciente, à presença de trombos ou à síndrome compartimental.
- Hemorragia no local de inserção, relacionada ao uso de anticoagulantes; à trombocitopenia decorrente de danos mecânicos à integridade plaquetária; ou ao trauma

Tabela 2 Modos de ciclagem do balão intra-aórtico (BIA)

Modo de ciclagem	Sinal de disparo para insuflação	Sinal de disparo para desinsuflação
Eletrocardiograma	Final da repolarização ventricular (término da onda T)	Início da despolarização ventricular (pico da onda R)
Pressão arterial	Nó dicrótico	Término da onda descendente de pressão
Marca-passo	Final da repolarização ventricular (término da onda T)	Início da despolarização ventricular (espícula ventricular)

vascular, durante a inserção do cateter e/ou decorrente de repouso inadequado do membro.
- Infecção decorrente de falha na prática de técnica asséptica durante a inserção, manipulação ou troca de curativo do cateter.
- Dissecção aórtica durante a inserção do cateter, evidenciada por episódio de dor, principalmente, na região abdominal; queda dos valores de hematócrito e piora das condições hemodinâmicas.

Durante a terapia do BIA, diversas modalidades de desmame poderão ser utilizadas, porém a forma mais comum é a mudança na frequência de ciclagem, na qual o ajuste dependerá das condições hemodinâmicas do paciente. As frequências de ciclagem do BIA estão relacionadas na Tabela 3.[3,13]

A seguir, estão listados os principais diagnósticos de enfermagem segundo NANDA I e os respectivos cuidados baseados na classificação da NIC específicos para o uso do cateter de BIA (Tabela 4).[11-12] Merece destaque a necessidade de avaliação individualizada de cada paciente para a prestação dos demais cuidados de enfermagem.

Tabela 3 Frequência de ciclagem do balão intra-aórtico (BIA) e relação com ciclo cardíaco

Frequência de ciclagem do BIA	Relação com ciclo cardíaco
1:1	O balão insuflará a cada ciclo cardíaco
1:2	O balão insuflará uma vez a cada dois ciclos cardíacos
1:3	O balão insuflará uma vez a cada três ciclos cardíacos

Tabela 4 Principais ações e diagnósticos de enfermagem segundo NANDA I e NIC

Diagnósticos de enfermagem da NANDA I	Ações de enfermagem baseadas nas intervenções de enfermagem da NIC
Mobilidade física prejudicada: caracterizada por amplitude limitada de movimento e relacionada a restrições prescritas de movimento do membro cateterizado	▪ Realizar mudança de decúbito, sem fletir o membro cateterizado, mantendo a integridade do introdutor arterial e do cateter-balão ▪ Manter decúbito <45° ▪ Restringir o membro cateterizado ▪ Auxiliar o paciente em sua alimentação, higiene íntima e banho
Risco de perfusão tissular periférica ineficaz: com procedimento endovascular considerado fator de risco	▪ Avaliar os pulsos periféricos (poplíteo, tibial posterior e pedioso) por meio de palpação e ausculta com Doppler, perfusão e tempo de enchimento capilar, coloração e temperatura do membro cateterizado, comparando-os com o membro contralateral, em intervalos de tempo estabelecidos conforme protocolos institucionais ▪ Realizar aquecimento de extremidades com algodão ortopédico e atadura de crepe ▪ Checar o posicionamento do BIA, diariamente ou conforme protocolo institucional, por meio de radiografia torácica

(continua)

Tabela 4 Principais ações e diagnósticos de enfermagem segundo NANDA I e NIC *(continuação)*

Diagnósticos de enfermagem da NANDA I	Ações de enfermagem baseadas nas intervenções de enfermagem da NIC
Risco de infecção: com fator de risco para defesas primárias inadequadas (pele rompida) em razão do procedimento invasivo	▪ Realizar a passagem do BIA, a troca de soluções, extensões e curativos com técnica asséptica, em frequência estipulada pela instituição ▪ Avaliar diariamente o local de inserção em busca de sinais flogísticos ▪ Avaliar diariamente o hemograma em busca de alterações do leucograma ▪ Intervenções: avaliar presença de hipotermia (temperatura axilar <35°C) ou febre (temperatura axilar >37,8°C)
Risco de sangramento com fator de risco para efeitos secundários relacionados ao tratamento (uso de anticoagulantes)	▪ Avaliar diariamente o resultado dos exames laboratoriais de coagulograma e hemograma ▪ Avaliar diariamente o sítio de punção em busca de presença de hematomas, abaulamentos e/ou equimoses ▪ Avaliar suspensão de anticoagulantes antes da retirada do BIA

Além dos cuidados de enfermagem relacionados, merece destaque a necessidade de:

- Manter permeabilização contínua do sistema de monitorização de pressão arterial invasiva com solução fisiológica e bolsa pressórica sob pressão de 300 mmHg. O uso da heparina não se faz necessário, dependendo do protocolo institucional.
- Prevenir obstruções, não realizando a coleta de exames laboratoriais pela via de monitorização de pressão arterial invasiva, mantendo a qualidade dos sinais. Se esta for preenchida por sangue, proceder com irrigação contínua por 15 segundos, por meio da válvula do sistema de enxaguamento sob pressão.
- Promover melhor qualidade dos sinais de pressão arterial, não utilizando extensor maior que 2,5 m entre a extremidade do cateter e o transdutor de pressão.
- Manter os cabos do monitor do console conectados ao tórax do paciente e avaliar a necessidade de tricotomia e troca dos eletrodos, para melhor qualidade dos sinais eletrocardiográficos.

CONSIDERAÇÕES FINAIS

O cuidado de enfermagem ao paciente em uso de BIA envolve um corpo de conhecimentos que vai desde o cuidado com os equipamentos à determinação da assistência desenvolvida no decorrer da internação na terapia intensiva.

A assistência de enfermagem deve ser ofertada com embasamento técnico e científico, permitindo o desenvolvimento de práticas com qualidade na assistência e garantindo um cuidado individualizado, qualificado e seguro.

REFERÊNCIAS BIBLIOGRÁFICAS

1. Azevedo LCP, Taniguchi LU, Ladeira JP. Medicina intensiva: abordagem prática. 2.ed. São Paulo: Manole; 2015.
2. Bacal F, Souza-Neto JD, Fiorelli AI, Mejia J, Marcondes-Braga FG, Mangini S et al. II Diretriz Brasileira de Transplante Cardíaco. Arq Bras Cardiol 2009;94(1 supl.1):e16-e73.
3. Quilici AP, Bento AM, Ferreira FG, Cardoso LF, Bagnatori RS, Moreira RSL, Silva SC. Enfermagem em cardiologia. 2.ed. São Paulo: Atheneu; 2014.
4. Oliveira JMA, Silva AMF, Cardoso SB, Lima FF, Zierer MS, Carvalho ML. Complicações no pós-operatório de cirurgia cardiovascular com circulação extracorpórea. R Interd. 2015;8(1):9-15.
5. Silva QCCG et al. Fatores de risco para mediastinite após revascularização do miocárdio: revisão integrativa. Reme. Rev Min Enferm. Belo Horizonte. 2015;19(4). Disponível em <http://www.revenf.bvs.br/scielo.php?script=sci_arttext&pid=S1415-.
6. Silveira CR, Santos MBK, Moraes MAP, Souza EM. Desfechos clínicos de pacientes submetidos à cirurgia cardíaca em um hospital do noroeste do Rio Grande do Sul. Ver Enferm UFSM 2016;6(1):102-111.
7. Duarte SCM, Stipp MAC, Mesquita MGR, Silva MM. O cuidado de enfermagem no pós-operatório de cirurgia cardíaca: um estudo de caso. Esc Anna Nery 2012;16(4):657-65.
8. Santos APA, Laus AM, Camelo SHH. O trabalho da enfermagem no pós-operatório de cirurgia cardíaca: uma revisão integrativa. ABCS Health Sci 2015;40(1):45-52.
9. Lira ALBC, Araujo WM, Souza NTC, Frazão CMFQ, Medeiros ABA. Mapeamento dos cuidados de enfermagem para pacientes em pós-operatório de cirurgia cardíaca. Ver Rene 2012;13(5):1171-81.
10. Ribeiro CP, Silveira CO, Benetti ERR, Gomes JS, Stumm AMF. Diagnósticos de enfermagem em pacientes no pós-operatório de cirurgia cardíaca. Rev Rene 2015;16(2):159-67.
11. NANDA Internacional. Diagnósticos de enfermagem da NANDA: definições e classificação. 2015-2017. Porto Alegre: Artmed; 2015.
12. Bulechek GM, Butcher HK, Dochterman JC, Wagner CM. Classificação das intervenções da enfermagem (NIC). 6.ed. Rio de Janeiro: Elsevier; 2016.
13. Knobel E. Condutas no paciente grave. São Paulo: Atheneu, 2006.
14. Santos ES, Trindade PHDM, Moreira HG Tratado Dante Pazzanese de emergências cardiovasculares. São Paulo: Atheneu; 2016.
15. Piegas LS, Timerman A, Feitosa GS, Nicolau JC, Mattos LAP, Andrade MD et al. V Diretriz da Sociedade Brasileira de Cardiologia sobre tratamento do infarto agudo do miocárdio com supradesnível do segmento ST. Arq Bras Cardiol 2015;105(2):1-105.
16. Montera MW, Almeida RA, Tinoco EM, Rocha RM, Moura LZ, Réa-Neto A et al.; Sociedade Brasileira de Cardiologia. II Diretriz Brasileira de Insuficiência Cardíaca Aguda. Arq Bras Cardiol 2009;93(3):1-65.

Capítulo 63

Pós-operatório de cirurgia de grande porte

Júlio César Acarine Mouro
Camilo Reuber de Sousa Soares

INTRODUÇÃO

A história da unidade de terapia intensiva (UTI) permeia-se por resultados obtidos com a construção da sistematização do cuidado prestado aos pacientes criticamente enfermos. Florence Nigthingale, a partir de 1854, trouxe-nos o conceito de UTI ao alcançar importante redução das taxas de mortalidade entre os soldados feridos de guerra ao sistematizar a assistência, separando os pacientes mais críticos dos demais e estabelecendo gráficos que demonstraram a importância da gestão de um trabalho com o uso de indicadores. Peter Safar, a partir de 1950, sistematizou o ABC primário e criou a técnica de ventilação artificial boca a boca e a compressão torácica externa, contribuindo também para a redução das taxas de mortalidade.

Desse modo, podemos entender a importância de estabelecermos protocolos assistenciais, procedimentos operacionais padrão (POP), normas, rotinas e educação permanente para que se cumpra uma assistência de qualidade e livre de riscos para os pacientes graves, como aqueles em pós-operatório imediato (POI) de cirurgias de grande porte. É necessário ressaltar a importância do cumprimento rigoroso das Resoluções de Diretoria Colegiada (RDC), especialmente RDC-7 e RDC-50, que tratam dos aspectos de infraestrututa, recursos humanos, materiais e indicadores mínimos para funcionamento da terapia intensiva, estabelecidas pela Agência Nacional de Vigilância Sanitária (Anvisa).

DEFINIÇÕES PARA A SISTEMATIZAÇÃO DA ASSISTÊNCIA ADEQUADA

A sistematização da assistência de enfermagem para o cuidado no pós-operatório de cirurgia de grande porte é fundamental ao paciente desde sua admissão. Nesse cenário, para a construção das práticas adequadas, faz-se importante a descrição de pontos importantes, conforme descreveremos a seguir.

- Pós-operatório imediato: definido como a classificação que compreende as 24 horas seguintes ao término da cirurgia.[1]

- Cirurgias de grande porte: de maneira simplificada, as cirurgias podem ser graduadas da seguinte forma: de acordo com o estresse fisiológico que promovem, de acordo com o risco cardiológico (risco de perda de fluidos e sangue) e o tempo de duração. Portanto, as cirurgias de grande porte são consideradas aquelas que promovem maior perda de fluidos e sangue e/ou tempo de duração superior a 4 horas, tais como as cirurgias cardiovasculares (especialmente as que envolvem abordagens arteriais), neurocirurgias (especialmente as que envolvem craniotomias), transplantes, cirurgias oncológicas do aparelho digestório, próteses articulares totais, cirurgias do pulmão etc.[2]
- Pré-admissão: para a continuidade do cuidado na UTI, é importante garantir uma comunicação efetiva entre o enfermeiro responsável pela assistência do paciente no centro cirúrgico (CC) e o enfermeiro que assumirá a assistência na UTI. Nesse cenário, informar os procedimento cirúrgicos realizados, o tipo de anestesia, as possíveis intercorrências, a realização de hemotransfusões, o valor do balanço hídrico e as condições de chegada do paciente quanto ao uso de dispositivos invasivos, as drogas, entre outros; permitem uma rigorosa avaliação das condições do paciente pelo enfermeiro da UTI, adequando suas necessidades. No entanto, a estrutura mínima de um leito de UTI deve ser composta tal como mostra a Figura 1.

  Outros procedimentos que favorecem uma assistência rápida e segura em situações de intercorrências são: carro de emergência conferido e lacrado, desfibrilador testado, bandeja de intubação conferida e bandeja de cirurgia de acordo com o perfil dos pacientes admitidos na UTI (laparotomia, toracotomia etc.), escala de cirurgiões de plantão ou de referência para estabelecer contato em situações críticas e que porventura seja necessário.[2,3]

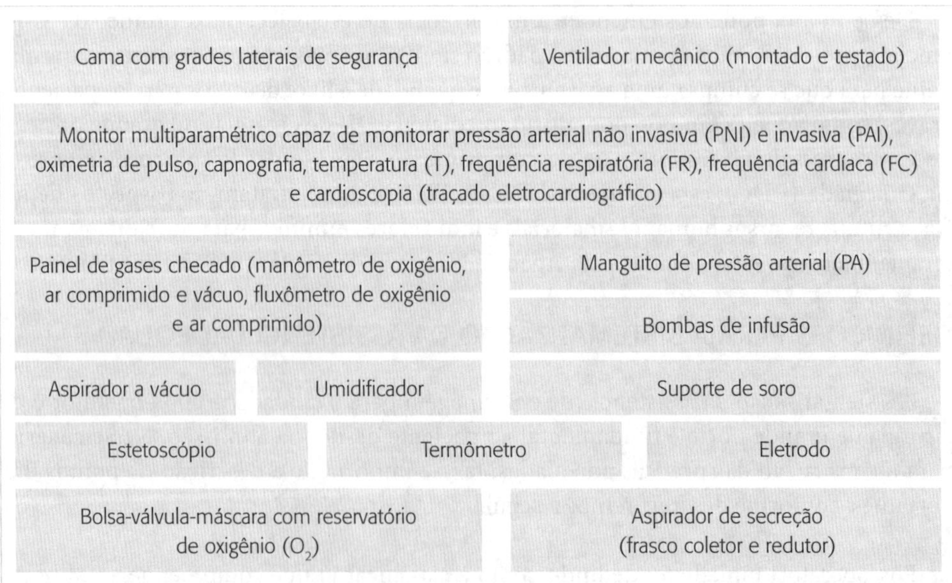

Figura 1 Estrutura mínima de um leito de UTI.

- Transferência do paciente crítico: antes do início do transporte do paciente, deve-se avaliar suas condições clínicas, a fim de se obter estabilidade e realizá-lo de forma segura. Deve-se ressaltar que caso o paciente apresente alguma instabilidade durante o trajeto, este deve ser assistido da mesma forma como seria no setor de origem, e os serviços de saúde devem estabelecer protocolos assistenciais que definam equipamentos e os profissionais envolvidos nessa ação, de forma a seguir as recomendações conforme as evidências, como ilustrado na Figura 2.

  É importante, dentro desse processo, além do conhecimento do quadro clínico do paciente, que o prontuário e os resultados de exames acompanhem esse fluxo, como forma de garantir uma assistência compatível com as suas necessidades clínicas. A presença de maleta de medicamentos conferidos e preferencialmente lacrada, juntamente com material de intubação, pode aumentar a segurança do paciente nesse transporte.[4]
- Admissão: na chegada à UTI é importante a presença do profissional cirurgião para o detalhamento do procedimento realizado e os cuidados específicos a serem adotados, de acordo com o tipo de cirurgia realizada. Uma vez admitido, o enfermeiro deve organizar todo o processo de admissão do paciente, aumentando potencialmente a segurança, de forma que as etapas (por prioridade) ocorram idealmente conforme a Figura 3.

  É importante destacar que no processo de admissão, muitas ações consideradas prioritárias acabam acontecendo concomitantemente a outras, uma vez que a equipe está envolvida em todo o processo e com divisões de tarefas.[2,5] Na SAE, vale ressaltar que

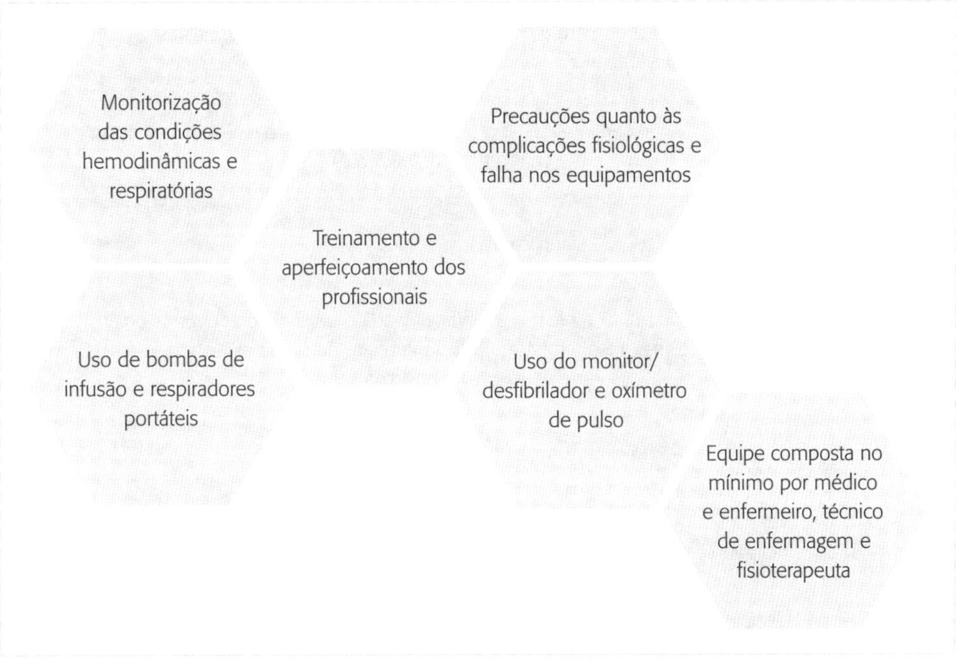

Figura 2 Fatores a serem considerados na transferência do paciente crítico.

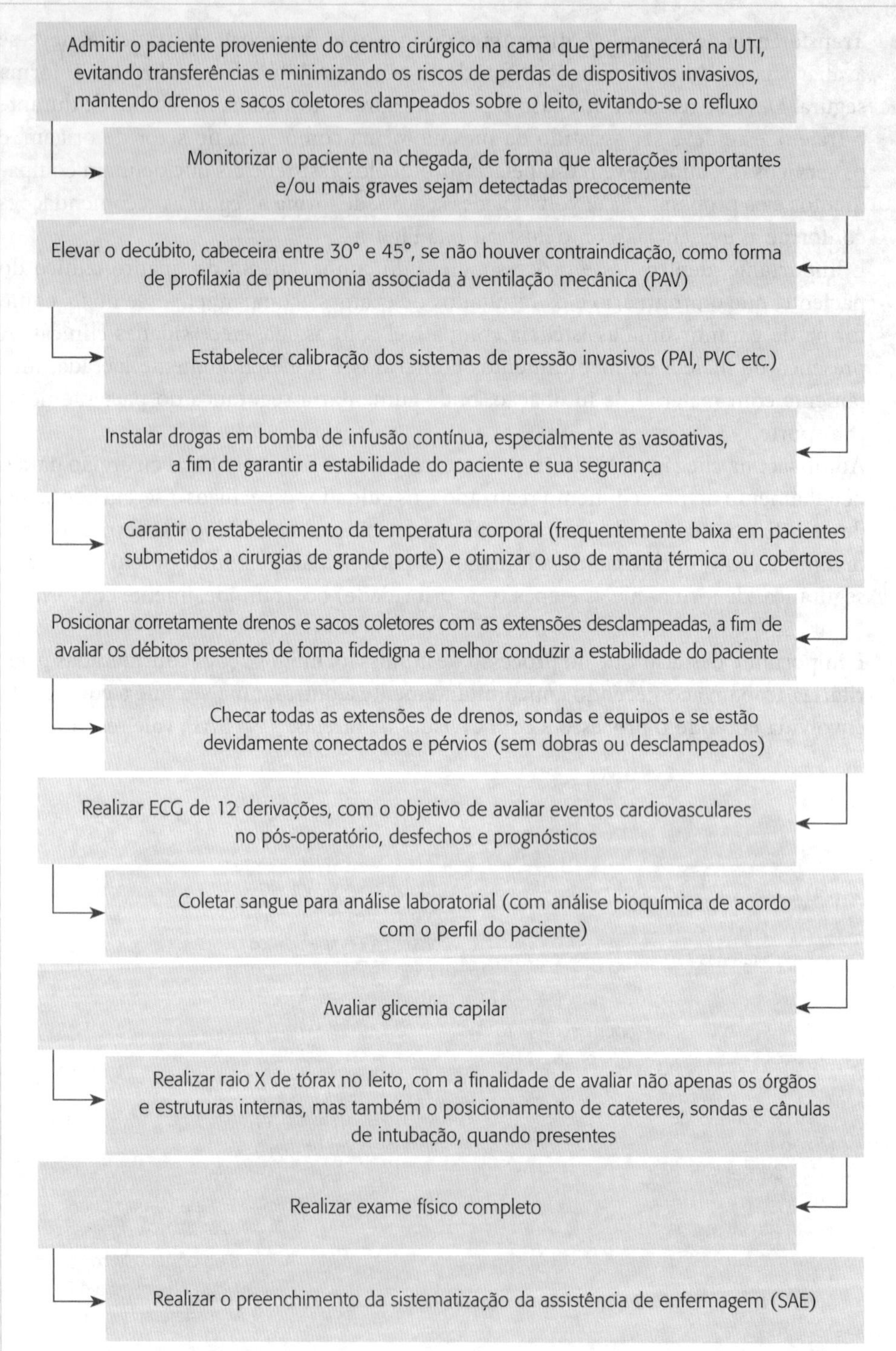

Figura 3 Etapas do processo de admissão do paciente em UTI por ordem de prioridade.

ECG: eletrocardiograma; PAI: pressão arterial invasiva; PVC: pressão venosa central.

idealmente o paciente quando adentra a instituição deve ter o seu histórico de enfermagem preenchido por completo, pois as informações sobre uso de medicamentos prévios, alergias, comorbidades, peso, altura, religião e barreiras de comunicação (idioma, deficiência auditiva e visual) são fundamentais para uma assistência adequada e condizente com os preceitos éticos. Destacar essas informações como mínimas a serem preenchidas por toda a equipe assistencial assegura ao paciente que esses dados estejam disponíveis para o uso na UTI.[3] Na ausência das demais informações, o enfermeiro intensivista deve responsabilizar-se pelo preenchimento completo do histórico, ainda que com o apoio de um familiar ou responsável pelo paciente. Protocolos operacionais padrão e rotinas estabelecidos institucionalmente favorecem a execução com excelência de cada etapa e estabelecem uma linguagem uniforme entre os profissionais envolvidos[6-8].

PRÁTICA BASEADA EM EVIDÊNCIA

O pós-operatório imediato de cirurgias de grande porte consiste num período crítico e de muita instabilidade hemodinâmica em razão da desorganização estrutural e funcional causada pelo procedimento cirúrgico que leva ao desequilíbrio da homeostase. Sendo assim, é fundamental que dentro dos sinais obtidos por meio de uma rigorosa propedêutica, o enfermeiro estabeleça cuidados e intervenções com base nas melhores evidências.[9-11] Graças ao avanço tecnológico, podemos contar com equipamentos que auxiliarão na monitorização e detecção das alterações ou intercorrências/eventos agudos que acometerem o paciente. Consequentemente, a fim de garantir uma assistência segura e com qualidade, devemos alcançar o equilíbrio de cada sistema acometido, acompanhados por vigilância contínua, sinais monitorados e resultados de exames laboratoriais e de imagem.[12] Dessa forma, o enfermeiro deve avaliar de forma criteriosa o tipo de cirurgia, sistematizar a assistência e acompanhar o paciente de maneira individualizada. Nesse cenário, destacaremos os principais pontos que devem ser considerados para a elaboração de uma assistência segura diante dos diferentes tipos de procedimentos, divididos a seguir por órgãos e sistemas para facilitar a sistematização.

Sistema neurológico

Consciência é o estado no qual o indivíduo está cônscio de si mesmo e do ambiente; é conhecedor das circunstâncias que lhe dizem respeito e daquelas com que se relacionam (tempo, espaço, pessoa física e fatos). O nível de consciência apresenta dois componentes: perceptividade e reatividade. A primeira refere-se ao estado de vigília. A percepção reflete o conteúdo e a qualidade das interações com o ambiente. A perceptividade reflete a função do sistema ativador reticular e do tronco encefálico, enquanto a reatividade indica o funcionamento do córtex cerebral.[13]

Em cirurgias de grande porte, por conta do uso de anestésicos, são esperadas alterações do nível de consciência até a metabolização e eliminação de todo o medicamento anestésico do organismo. Não existe tempo determinado para a excreção; isso obviamente depende de fatores intrínsecos e extrínsecos relacionados à idade, às funções orgânicas, ao sexo, ao peso e às características metabólicas individuais, além daqueles relacionados aos fármacos que foram utilizados, à dose administrada, à via e ao período de administração.

Consequentemente, a avaliação do nível de consciência pelo enfermeiro é essencial para o direcionamento dos cuidados de enfermagem, sobretudo nas situações em que houver rebaixamento do nível de consciência, agitação ou desorientação. Vale lembrar que a alteração no nível de consciência é o indicador mais importante de declínio neurológico.[13,14]

A avaliação neurológica merece destaque no pós-operatório – sobretudo no ambiente de terapia intensiva, onde as rotinas e os protocolos que direcionem otimizem e agilizem a assistência – pois têm papel de inibir condutas ou procedimentos equivocados, garantindo assim uma assistência segura ao longo de toda a internação na UTI.

Quanto aos fármacos, merecem destaque os opioides, frequentemente utilizados para alívio da dor por serem de ação curta, o que requer do enfermeiro o acompanhamento da clínica do paciente e uma criteriosa avaliação neurológica e cardiorrespiratória. No pós-operatório de cirurgia de grande porte, muitos fatores influenciam a experiência da dor, como o grau, a intensidade e até mesmo a tolerância que dependem do sítio de incisão, da natureza do procedimento cirúrgico, da extensão do trauma cirúrgico, do tipo de agente anestésico e da via de administração. Os motivos para controlar a dor são imperativos e existe uma correlação entre a frequência das complicações e sua intensidade, destacando que a ausência completa de dor na área da incisão cirúrgica pode demorar algumas semanas, todavia a intensidade pode diminuir de maneira gradual até cessar nos dias subsequentes.[14,15]

Para uma avaliação segura, o enfermeiro deve utilizar a escala numérica verbal associada ao questionário de dor de McGill, que avalia a intensidade da dor com pontuação de 0 a 10 – onde 0 significa ausência de dor; 1-4 dor leve; 5-7 dor moderada; e 8-10 dor intensa.[15] Subjetivamente, pode ser avaliada em conjunto, a face com aspecto de dor no adulto como comprobatório do relato verbal.[1]

São essenciais a criação e a implementação de formulários e impressos específicos que contenham informações acerca do procedimento realizado e a presença de dispositivos, como drenos ventriculares externos (DVE) e cateteres de pressão intracraniana (PIC), bem como a descrição e precisão de seus posicionamentos, o tempo de permanência, o aspecto e volume do conteúdo drenado, além das características do local de inserção, bem como a calibração e a manutenção dos aparelhos, a verificação da permeabilidade, o posicionamento correto, ajuste do nível zero junto ao paciente e a garantia do sistema permanentemente fechado, pontos cruciais para que sejam apresentados valores reais e fidedignos de monitoração, que servirão de base para o planejamento assistencial dos pacientes.[7,16,17]

Na Tabela 1 serão apresentadas as principais intervenções de enfermagem e suas justificativas para a assistência ao paciente em pós-operatório de cirurgia de grande porte focada na avaliação neurológica.

Tabela 1 Principais intervenções de enfermagem e suas justificativas no pós-operatório de cirurgia de grande porte com foco na avaliação neurológica

Intervenção	Justificativa
▪ Avaliar nível de consciência (capacidade de despertar ou da vigília) com escala implementada nos protocolos e rotinas institucionais, como escala de coma de Glasgow, amplamente utilizada e sensível às maiores mudanças, FOUR (escala de coma *Full Outline of UnResponsiveness*)[13] e escala de coma de Jouvet, indicada em pacientes com menores mudanças, portanto, mais próximos da normalidade	▪ Avaliar os efeitos dos agentes anestésicos sobre o sistema nervoso central, que poderão ocorrer em razão das alterações na percepção sensorial e alterações como apatia, letargia, sonolência ou agitação ▪ Nos pacientes em uso de sedação contínua, devem ser utilizadas escalas específicas, como a escala de sedação e agitação (SAS) e de Richmond (RASS), que avaliam o grau de sedação, na tentativa do ajuste da dose, evitando sedação excessiva ou insuficiente
▪ Aplicar escala de dor, tendo em vista a existência da relação entre a dor e a agitação como consequência	▪ Prevenir respostas de estresse causadas pela dor, como a taquicardia e a hipertensão arterial (hemodinâmicas), taquipneia (respiratória), agitação psicomotora (neurológica), redução da resposta imunológica e outras condições que possam estar sendo desencadeadas pela dor ▪ Evitar oferta excessiva ou insuficiente de sedativos. Todavia, não há padrão de dose para estes medicamentos e a dose administrada será ajustada conforme as características do paciente, doença de base e procedimento cirúrgico realizado, bem como deverá ser avaliada diariamente e ajustada conforme a necessidade[12]
▪ Realizar avaliação da pupila quanto ao tamanho (médio de 3,5 mm), ao formato (normalmente arredondada), à simetria (mesmo diâmetro – isocóricas) e à fotorreação (normalmente fotorreagentes – constrição rápida)	▪ Prevenir anisocoria ou ausência de fotorreação, condições que podem indicar ou causar lesão estrutural ou expansão intracraniana, efeito de drogas, hipotensão arterial ou hipóxia, bem como direcionar para toda a equipe sinais de anormalidade, para que condutas adequadas possam ser tomadas precocemente[8-11] ▪ A pupila tem sua contração determinada pelo sistema nervoso simpático (miose) e dilatação pelo parassimpático (midríase), e o reflexo fotomotor depende dos nervos cranianos óptico e oculomotor[15-17]

Sistema cardiocirculatório

O sistema cardiocirculatório é responsável pela entrega de nutrientes e oxigênio para manutenção da vida e produção de energia nas células, bem como pelo carreamento de excretas metabólicas e gás carbônico, onde as cirurgias de grande porte por si só acarretam em perda de grande quantidade de sangue, podendo comprometer a homeostase, volemia e consequentemente o débito cardíaco do paciente.[18-20] Além do mais, as cirurgias de grande porte estão entre as causas de maior desequilíbrio entre oferta e consumo no organismo e podem promover o desencadeamento da síndrome da resposta inflamatória sistêmica (SIRS), comprometendo gradativamente os sistemas, sendo importante a acurácia e o olhar do enfermeiro na terapia intensiva para a identificação precoce.[5,9,21-23]

A fim de prevenir as complicações decorrentes da intervenção cirúrgica, monitorar o paciente por meio de artefatos como: pressão arterial invasiva (PAI); monitorização hemodinâmica invasiva ou minimamente invasiva; pressão intra-abdominal (PIA), pressão intracraniana (PIC), exames de ultrassom e raio X beira-leito, possibilitam detectar e interpretar alterações, além de permitir correções e uma assistência adequada às necessidades do paciente.[24] A Tabela 2 apresenta as principais intervenções de enfermagem e suas justificativas para a assistência ao paciente em pós-operatório de cirurgia de grande porte focada na avaliação cardiocirculatória.

Tabela 2 Principais intervenções de enfermagem e suas justificativas no pós-operatório de cirurgia de grande porte com foco na avaliação cardiocirculatória

Intervenção	Justificativa
▪ Monitorar de modo contínuo a cardioscopia: frequência cardíaca (FC) e pressão arterial (PA), sendo a pressão arterial invasiva (PAI) o modo mais efetivo e fidedigno	▪ Avaliar a resposta hemodinâmica e a metabólica decorrente de instabilidade devida ao procedimento cirúrgico e anestésico
▪ Monitorar PA em conjunto com nível de consciência, FC, frequência respiratória (FR), saturação de oxigênio, débito urinário e perfusão tecidual e registrar os sinais vitais a cada 1 hora	▪ Avaliar presença de hipotensão associada às alterações do estado mental, alterações da frequência cardíaca (arritmias), alterações do padrão respiratório e dessaturação, presença de oligúria e alterações cutâneas em extremidades como indicativos de baixo débito e choque
▪ Avaliar exames laboratoriais: hemograma completo, sódio, potássio, cálcio, magnésio, ureia, creatinina, glicemia, tempo de protrombina (TAP), índice internacional normalizado (INR), lactato arterial	▪ Observar mudanças ou alterações bioquímicas que corroborem com a clínica do paciente, evidenciando disfunções orgânicas que possam estar relacionadas às condições de choque ▪ Identificar perdas de eletrólitos relacionadas ao aumento de débito urinário (poliúria) e perdas sanguíneas, responsáveis pelos distúrbios eletrolíticos que podem desencadear arritmias cardíacas, bem como distúrbios de coagulação que justifiquem sangramentos ou riscos para esses eventos ▪ Apontar alterações glicêmicas relacionadas ao aumento de riscos de complicações

(continua)

Tabela 2 Principais intervenções de enfermagem e suas justificativas no pós-operatório de cirurgia de grande porte com foco na avaliação cardiocirculatória (*continuação*)

Intervenção	Justificativa
▪ Realizar medidas da pressão venosa central (PVC) a cada 2 horas *A PVC, apesar de ainda amplamente utilizada, percebe-se, lentamente, que vem sendo substituída por outros métodos menos invasivos (como análise de curva de pulso e marcadores dinâmicos, como o Delta PP)	▪ Avaliar e controlar o estado do volume sanguíneo intravascular *É importante que o sistema esteja zerado (calibrado) com a pressão hidrostática na angulação do decúbito em que o paciente se encontra
▪ Atentar-se para as arritmias e os sinais de hipotensão	▪ Observar as alterações evidentes e suas possíveis causas, como o uso de agentes anestésicos, distúrbios hidroeletrolíticos, perda sanguínea não detectada ao exame físico, diurese excessiva, reposição volêmica inadequada, fuga de volume para o terceiro espaço, depressão miocárdica, sepse, eventos tromboembólicos, reação transfusional e dor
▪ Aplicar dispositivos de aquecimento, como mantas térmicas ▪ *As evidências apontam o uso de manta térmica como um método rápido e seguro para promover o aquecimento do paciente[6]	▪ Prevenir a hipotermia causada pelo metabolismo basal reduzido, a perda de líquidos e fluidos corporais, a vasodilatação e a perda física de calor decorrente do uso de campos cirúrgicos úmidos, as exposições cavitárias, o uso da circulação extracorpórea (CEC) e de soluções intravenosas frias, entre outros procedimentos que promovam perda de temperatura corporal ▪ A hipotermia prolonga o efeito de bloqueadores musculares ▪ Deve-se evitar a exposição de áreas da pele descobertas e consequente perda de calor no pós-operatório imediato, quando o paciente apresenta-se hipotérmico
▪ Aquecer o paciente de 1 a 2°C por hora, se não houver contraindicação, como nos casos de pacientes neurocríticos e pós-parada cardiorrespiratória	▪ Prevenir o aquecimento rápido, que pode causar vasodilatação e consequente hipotensão
▪ Avaliar a permeabilidade e tipos de acessos venosos disponíveis	▪ Garantir infusão de medicamentos e outras terapêuticas indicadas ao paciente (reposição volêmica, hemotransfusões etc.) na vazão necessária ▪ Infusões, como drogas vasoativas e a transfusão de hemocomponentes, requerem via de acesso exclusiva ▪ Infusão de drogas vasoativas devem ser realizadas em cateter venoso central (CVC)

(continua)

Tabela 2 Principais intervenções de enfermagem e suas justificativas no pós-operatório de cirurgia de grande porte com foco na avaliação cardiocirculatória (*continuação*)

Intervenção	Justificativa
▪ Realizar balanço hídrico rigoroso	▪ Controlar os ganhos e as perdas para avaliar possíveis excessos ou perdas de volemia, que interfiram na estabilidade hemodinâmica
▪ Atentar-se para o débito urinário <0,5 mL/kg/h	▪ Identificar e corrigir causas da oligúria, como baixa volemia ou até mesmo o surgimento da injúria renal aguda (IRA), em decorrência de disfunção renal
▪ Calcular a dose das drogas vasoativas e realizar a dupla checagem na instalação	▪ Manter o controle da dose e vazão das medicações dentro da recomendação terapêutica ▪ Prevenir eventos adversos
▪ Realizar medidas de monitorização hemodinâmica	▪ Identificar e avaliar as possíveis complicações do estado hemodinâmico e intervir em tempo hábil com a terapia adequada
▪ Atentar-se para débito dos drenos com controle a cada 1 hora	▪ Identificar sangue coletado pelo dreno: >100 mL/h (cirurgias torácicas) pode justificar um sangramento ativo que necessite de reabordagem cirúrgica para revisão de hemostasia ▪ A evolução esperada é de um débito de aspecto sanguinolento apenas nas primeiras horas e que posteriormente apresenta-se com aspecto seroso
▪ Realizar eletrocardiograma (ECG) de 12 derivações	▪ Identificar arritmias ou eventos coronarianos
▪ Avaliar imagem radiológica (raio X) de tórax realizada na admissão da terapia intensiva	▪ Identificar posicionamento do CVC, área cardíaca, drenos torácicos ou mediastinais (quando presentes) e complicações como pneumotórax ou hemotórax ▪ Eventualmente, o CVC localiza-se em posição cefálica em vez de seguir o trajeto venoso até o átrio direito, inviabilizando medidas da PVC
▪ Ajustar parâmetros do monitor multiparamétrico e ativar alarmes	▪ Identificar eventos relacionados ao ritmo como bradi ou taquiarritmias e aqueles relacionados à pressão, como hiper ou hipotensão severa ▪ Identificar ritmos de parada cardiorrespiratória (PCR)

Sistema respiratório

O sistema respiratório e o sistema cardiocirculatório, são os responsáveis pela manutenção do metabolismo das células por meio do fornecimento do oxigênio e da eliminação dos gases residuais. Pacientes em POI de cirurgias de grande porte, admitidos na UTI, são incialmente assistidos por ventilação mecânica, que, por sua vez, ocorre não pela falência ou disfunção do sistema respiratório, mas como forma de proteção da via aérea em decorrência do rebaixamento sensório (diminuição do escore da escala de Glasgow), acarretado pelo uso de agentes anestésicos.

Estudos apontam que a extubação precoce (nas primeiras horas de admissão), quando bem indicada, contribuem para diminuição do tempo de internação em UTI.[24] Para tanto, é importante uma propedêutica adequada, levando em consideração os achados nas imagens de raio X, as comorbidades (especialmente as respiratórias), a avaliação do nível de consciência e os valores gasométricos, além da avaliação dos parâmetros ventilatórios em uso e o adequado desmame da ventilação artificial. Na tentativa de otimizar os cuidados e a avaliação respiratória para os pacientes em POI de cirurgia de grande porte, a Tabela 3 apresenta as principais intervenções e suas justificativas para a prestação dos cuidados de enfermagem.

Tabela 3 Principais intervenções de enfermagem e suas justificativas no pós-operatório de cirurgia de grande porte com foco na avaliação respiratória

Intervenção	Justificativa
▪ Conectar o paciente ao aparelho de ventilação mecânica, previamente testado	▪ Manter adequada oferta de oxigênio e oferecer a remoção de gás carbônico até o restabelecimento da ventilação espontânea
▪ Fixar tubo traqueal, marcar e registrar seu posicionamento	▪ Reduzir extubação acidental e os riscos decorrentes desse evento ▪ Manter controle do posicionamento da cânula, evitando exteriorização ou intubação seletiva acidental durante as manipulações
▪ Avaliar expansibilidade do tórax e realizar ausculta pulmonar	▪ Garantir adequada ventilação bilateralmente, por meio do correto posicionamento do tubo traqueal, identificando movimentação do tórax de maneira uniforme e a presença de murmúrios vesiculares ▪ Identificar eventuais alterações de ruídos pulmonares que possam representar problemas que mereçam intervenção, de acordo com o som identificado na ausculta (ruídos adventícios)
▪ Manter pressão do *cuff* entre 20 e 25 mmHg	▪ Prevenir que pressões elevadas causem lesão na traqueia, bem como pressões baixas que podem favorecer o escape de ar e a entrada de saliva e secreções, acarretando pneumonia associada à ventilação mecânica (PAV)
▪ Avaliar parâmetros do aparelho de ventilação mecânica e proceder a ajustes necessários	▪ Proporcionar suporte ventilatório adequado, de acordo com as demandas do paciente, levando em consideração a propedêutica pulmonar, suas comorbidades pulmonares prévias, o exame de raio X do tórax, a saturação de oxigênio e os valores gasométricos
▪ Manter cabeceira elevada entre 30° e 45°, caso não haja contraindicação	▪ Diminuir o risco de broncoaspiração e consequente PAV

(continua)

Tabela 3 Principais intervenções de enfermagem e suas justificativas no pós-operatório de cirurgia de grande porte com foco na avaliação respiratória (*continuação*)

Intervenção	Justificativa
▪ Realizar a monitorização contínua da oximetria, frequência respiratória e capnografia e registrá-las a cada 1 hora	▪ Identificar alterações ou complicações como o funcionamento inadequado da musculatura respiratória, broncoespasmo e obstrução das vias aéreas
▪ Avaliar resultados de valores da gasometria arterial	▪ Identificar distúrbios de equilíbrio acidobásico decorrentes da descompensação respiratória ou metabólica ▪ Proceder a ajustes dos parâmetros da ventilação mecânica para distúrbios decorrentes da descompensação respiratória
▪ Avaliar imagem radiológica de tórax realizada na admissão da terapia intensiva	▪ Identificar o posicionamento do tubo traqueal (próximo à carina) sem que caracterize uma intubação seletiva ▪ Se identificada uma intubação seletiva, o tubo deverá ser tracionado pelo médico e reposicionado, e uma nova imagem e anotação da fixação do tubo deverão ocorrer
▪ Ajustar parâmetros do monitor multiparamétrico e ativar alarmes	▪ Identificar eventos como queda de saturação, apneia ou aumento da frequência respiratória (FR)
▪ Manter sempre material para intubação orotraqueal testado e preparado, para situações de intercorrência	▪ Evitar ausência de material ou falhas de equipamentos, como o laringoscópio, em situações que requerem intervenções imediatas ▪ Eventualmente, em um paciente que apresente via aérea difícil, é importante a utilização de dispositivos para intubação às cegas, como máscara laríngea ou tubo esofagotraqueal
▪ Proceder à abordagem humanizada ao paciente	▪ Tranquilizar o paciente por meio de orientações ao despertar da sedação ou da anestesia, com o intuito de evitar agitação
▪ Realizar contenção mecânica (se necessário) ▪ *Considerar protocolos institucionais e aspectos éticos que normatizam o exercício da enfermagem	▪ Evitar extubação acidental e danos ao paciente
▪ Realizar propedêutica pulmonar para desmame ventilatório e extubação	▪ Após o despertar, mediante ausculta pulmonar com ausência de ruídos adventícios, valores gasométricos adequados e estabilidade hemodinâmica, deve-se submeter o paciente ao teste de respiração espontânea (TRE) que, se tolerado, o médico procederá à extubação

(*continua*)

Tabela 3 Principais intervenções de enfermagem e suas justificativas no pós-operatório de cirurgia de grande porte com foco na avaliação respiratória (*continuação*)

Intervenção	Justificativa
▪ Instalar oxigenoterapia estabelecida em prescrição médica	▪ Permitir oferta de oxigênio de acordo com a demanda do paciente e adequada saturação
▪ Avaliar a frequência respiratória e o padrão respiratório a cada 15 minutos nas primeiras 2 horas	▪ Identificar alterações que possam indicar efeito residual da anestesia ou complicações fisiológicas, como o funcionamento inadequado da musculatura respiratória, laringoespasmo, broncoespasmo e obstrução das vias aéreas
▪ Estimular o paciente consciente a respirar profundamente, a tossir comprimindo a incisão cirúrgica e realizar a mobilização precoce do leito, assim que possível	▪ Auxiliar na manutenção da via aérea pérvia, evitar atelectasias e auxiliar no deslocamento de secreções traqueobrônquicas
▪ Avaliar o funcionamento dos drenos mediastinal e pleural (oscilação e presença de borbulhas), as características e o volume do débito, registrando em balanço hídrico a cada 1 hora	▪ Acompanhar a eficácia da drenagem e detectar as alterações precocemente, acompanhando o volume de drenagem para detectar sinais de hemorragia
▪ Atentar-se para saturação dos frascos de drenos mediastinal e pleural, realizando troca do selo d'água de forma estéril e demarcando o ponto zero para quantificar o débito	▪ Evitar transbordar o dreno e a consequente perda do volume drenado, levando em consideração os riscos de infecção e a importância de quantificar apenas o débito presente além do volume do selo d'água inserido no frasco *Adotar demais cuidados com os drenos: pinçar a extensão durante a troca, não elevar o dreno acima da altura do tórax do paciente e o tubo de drenagem deve estar mergulhado no selo d'água em 2 cm, além de observar o aspecto do volume drenado
▪ Manter o dreno em aspiração contínua, se indicado	▪ Auxiliar na drenagem das secreções, mantendo a permeabilidade do sistema, para prevenir as complicações ventilatórias e/ou do sítio cirúrgico

Sistema digestivo

A função geral do sistema digestivo é absorver nutrientes e água para a circulação e eliminar produtos residuais ingeridos em nossa alimentação.[16] Em resposta ao trauma cirúrgico, há um momento caracterizado pela liberação de mediadores inflamatórios e hormônios que geram um hipercatabolismo, processo no qual há consumo de reservas proteicas, déficit de resposta imunológica e retardo na cicatrização.[19]

Em todo procedimento cirúrgico deve ser dada a importância ao estado nutricional do paciente, sendo de extrema importância a oferta de aporte calórico necessário o mais precocemente possível, logo que estabelecida a condição hemodinâmica e do trato gastrointestinal. A forma mais adequada de amenizar o consumo das reservas energéticas é fornecer nutrientes que sejam utilizados como substratos energéticos e que promovam energia suficiente para a demanda metabólica.[18]

A desnutrição é predisponente para o aumento da morbidade e mortalidade, bem como para o aumento no tempo de internação, o comprometimento do resultado cirúrgico, o desmame mais lento do ventilador e, ainda, o aumento de complicações clínicas e cirúrgicas.[18]

Para a prevenção de condições que demandem o comprometimento orgânico, a nutrição enteral é sempre a primeira escolha, estando associada a: número menor de complicações infecciosas; menor custo; proteção intestinal em termos imunológicos contra a atrofia (preservação da mucosa); e atenuação da resposta sistêmica. Caso a condição neurossensorial (sedação, rebaixamento, sonolência ou letargia), cardíaca/hemodinâmica (instabilidade), respiratória (ventilação mecânica) ou gastrointestinal (obstrução, diarreia grave, íleo adinâmico, fístulas enterocutâneas, enterocolite necrotizante, peritonite e hemorragia digestiva) não permitam a dieta oral com aporte calórico adequado, uma sonda enteral deverá ser posicionada para a administração da dieta.[17,19] Caso haja comprometimento do trato gastrointestinal, que impossibilite a administração da dieta por esta via, deve ser avaliada a necessidade e a possibilidade da nutrição parenteral.

A utilização de drenos laminares, tubulares e de Kehr® deve ser criteriosamente avaliada, bem como deve haver um direcionamento da assistência de enfermagem, elaborado pelo enfermeiro para o cuidado ao paciente que utilize tais dispositivos.

A Tabela 4 apresenta as intervenções e suas justificativas para o cuidado de enfermagem com foco no sistema digestivo.

Tabela 4 Principais intervenções de enfermagem e suas justificativas no pós-operatório de cirurgia de grande porte com foco na avaliação do sistema digestivo

Intervenção	Justificativa
▪ Iniciar dieta o mais precocemente possível	▪ Atuar como coadjuvante no tratamento de pacientes submetidos a cirurgias de grande porte e fornecer substrato energético suficiente para a situação de alto catabolismo em decorrência do trauma cirúrgico
▪ Avaliar, juntamente com o médico, a necessidade de medicamentos antieméticos, bem como administrá-los quando prescritos ▪ Atentar para queixas e sinais de náuseas ou vômitos ▪ Realizar propedêutica abdominal	▪ Náuseas e vômitos podem estar relacionados ao uso de anestésicos no transoperatório; ao aumento na produção de secreções gástricas pelas células parietais (HCl), células principais (pepsinogênio), células enterocromafins (histamina), células D (somatostatina) e

(continua)

Tabela 4 Principais intervenções de enfermagem e suas justificativas no pós-operatório de cirurgia de grande porte com foco na avaliação do sistema digestivo (*continuação*)

Intervenção	Justificativa
	células produtoras de muco; e ao tipo de procedimento cirúrgico realizado, bem como potencializados por um equivocado posicionamento no leito (manter a cabeceira sempre acima de 30º).[13] Por vezes, medicações que evitem a ocorrência de náuseas e vômitos são necessárias, prevenindo a gastroparesia com consequente distensão abdominal, déficit de digestão, hipoglicemia, dor, taquicardia, taquipneia, vômitos e consequente broncoaspiração
▪ Avaliar, juntamente com o médico, a necessidade da passagem de sonda enteral e, ao realizar o procedimento, registrar no prontuário e confirmar por imagem radiológica seu posicionamento ▪ Realizar troca da sonda, caso o tipo ou o calibre não sejam adequados, assim como registrar em prontuário ▪ Checar posicionamento da sonda conforme rotina da unidade/protocolo institucional de segurança do paciente (prevenção de pneumonia associada à ventilação) ▪ Observar e registrar o volume e as características do conteúdo gástrico drenado ▪ Comunicar toda a equipe assistencial quando o conteúdo drenado estiver em grande quantidade ou apresentar aspecto hemático (sangue vivo ou escuro tipo borra de café) ou, ainda, aspecto e odor de fezes (fecaloide)	▪ Considerar que a sonda entérica está indicada para promover a nutrição, enquanto a sonda gástrica, principalmente a calibrosa, está indicada para a realização de drenagem de conteúdo gástrico, especialmente aqueles de aspecto mais espesso ▪ Certificar-se do correto posicionamento da sonda, evitando eventos adversos e iatrogenias ▪ Detectar precocemente alterações no conteúdo drenado, a fim de que sejam tomadas as condutas necessárias rapidamente
▪ Instalar dispositivo para a mensuração de pressão intra-abdominal (PIA), quando indicado	▪ Detectar precocemente a síndrome compartimental intra-abdominal por meio da avaliação clínica associada aos valores encontrados para a PIA
▪ Observar se os drenos estão pérvios, bem como o aspecto e volume do conteúdo drenado, comunicando a equipe assistencial caso haja alteração	▪ Observar possíveis obstruções que impeçam a drenagem, bem como estar atento às alterações de volume e aspecto que possam sinalizar complicações
▪ Posicionar bolsa sintética em ileostomia ou colostomia, avaliando aspecto e volume do efluente, assim como o aspecto da estomia e a pele periestoma	▪ Proteger a pele periestoma de dermatites, além de facilitar o descarte do efluente, evitando possíveis contaminações e consequentemente reduzindo risco de infecções em outros sítios

(continua)

Tabela 4 Principais intervenções de enfermagem e suas justificativas no pós-operatório de cirurgia de grande porte com foco na avaliação do sistema digestivo (*continuação*)

Intervenção	Justificativa
▪ Instalar, quando prescrita, nutrição parenteral em via exclusiva de acesso venoso central e bomba de infusão contínua, registrar data e horário da instalação, bem como checar na prescrição médica	▪ Garantir a oferta necessária de nutrientes para uma boa resposta metabólica ao quadro, caso haja impossibilidade da administração da dieta por via oral ou enteral
▪ Renovar curativo, caso haja moderada ou grande quantidade de secreção ou após a realização do banho no leito, e avaliar aspectos da ferida cirúrgica e dos óstios de inserção dos drenos	▪ Prevenir infecção, promover conforto, evitar macerações peri-ferida, avaliar o aspecto da ferida operatória por meio de inspeção e indicar o curativo adequado de acordo com a necessidade

Sistema urinário

O sistema urinário deve ser avaliado com o intuito de detectar alterações precoces, seja da função renal ou distúrbios hidroeletrolíticos. O trauma cirúrgico e a anestesia podem estimular secreções ou reabsorções eletrolíticas ou hormonais; portanto, sódio, cloro, potássio, cálcio, bicarbonato, hidrogênio e magnésio podem ter seus balanços alterados. Aldosterona, em nível de túbulo contorcido distal, e hormônio antidiurético (ADH), principalmente em nível de tubo coletor, também podem ter seus balanços alterados, interferindo, respectivamente, no equilíbrio eletrolítico de sódio e potássio e no balanço hídrico.

A detecção precoce de alterações, associada a intervenções imediatas, é crucial na minimização dos problemas e também para o tratamento da recuperação da função renal. Consequentemente, o enfermeiro intensivista necessita estar capacitado tanto para a detecção como para uma resposta rápida, impedindo que uma eventual disfunção inicial evolua e culmine com o desenvolvimento de uma injúria renal aguda (IRA), que pode ser classificada em pré-renal, renal e pós-renal. Caso ocorra, faz-se necessário o tratamento com terapia de substituição renal, sendo as principais situações que levam a essa necessidade as condições de hipercalemia (>6,5 mEq/L ou com alteração de traçado eletrocardiográfico), hiperuremia (principalmente com encefalopatia), hipercreatinemia, edema pulmonar por hipervolemia e acidoses grave (pH <7,0). Nessa situação, o enfermeiro precisa otimizar a logística para a punção de cateter (Shilley®) e a realização de hemodiálise à beira do leito, bem como estar atento para observar e assistir o paciente predisposto a intercorrências antes ou durante a diálise, devendo atentar-se aos cuidados até que seja estabelecido o equilíbrio acidobásico e hidroeletrolítico.[21]

A IRA pode ser prevenida pelas monitorizações da volemia e do débito cardíaco, associadas à não utilização de drogas nefrotóxicas. Na Tabela 5 são apresentados os cuidados para o adequado estabelecimento do sistema urinário.

Tabela 5 Principais intervenções de enfermagem e suas justificativas no pós-operatório de cirurgia de grande porte com foco na avaliação do sistema urinário

Intervenção	Justificativa
▪ Observar volume e aspecto do débito urinário, atento à necessidade de intervenção quando o débito for menor que 0,5 mL/kg/h	▪ Débitos urinários reduzidos, presença de grumos, hematúria (sangue na urina), piúria (pus na urina) e colúria (urina excessivamente concentrada, chegando a ficar escurecida) sugerem trauma, dano (glomerular ou tubular) ou disfunção renal
▪ Realizar balanço hídrico rigoroso; averiguar o volume infundido no transoperatório, incluindo cristaloides e coloides, hemocomponentes e hemoderivados, bem como medicamentos (volume e horário)	▪ Acompanhar o equilíbrio entre o que foi infundido (ganho) e o que foi eliminado (perda), evitando precocemente complicações como desidratação severa, hemoconcentração, hipotensão e choque ou hiperidratação com hipervolemia, hemodiluição e edema sistêmico e pulmonar; é agravado na presença de insuficiência cardíaca congestiva (ICC)
▪ Checar permeabilidade da sonda vesical de demora e fixá-la corretamente	▪ Garantir que o sistema fechado composto pela sonda vesical de demora e o coletor estejam em pleno funcionamento, não permitindo retenções urinárias por dobras ou obstruções e realizando a troca do sistema quando indicado e prescrito
▪ Avaliar resultados de exames laboratoriais pré-operatórios que retratem a função renal: ureia, creatinina, sódio, potássio, cálcio e sumário de urina, além de solicitar nova coleta de exames com o máximo de brevidade no pós-operatório	▪ Permitir avaliação laboratorial da função renal, sugerindo a necessidade e direcionando as intervenções e os cuidados de enfermagem
▪ Instalar o sistema de verificação e realizar medições de pressão venosa central (PVC) conforme rotina e a condição hemodinâmica do paciente	▪ Avaliar a volemia e a pressão na veia cava, impedindo hipovolemias que sugiram diminuição do retorno venoso com consequente redução de pré-carga/débito cardíaco e hipervolemias que predisponham ao desenvolvimento de complicações como o edema pulmonar por sobrecarga hídrica[8,10,20-23]
▪ Manter níveis pressóricos adequados, não permitindo pressão arterial média (PAM) <80 mmHg, e evitar o uso de drogas nefrotóxicas, bem como corrigir as doses conforme a função renal. Nos pacientes que fazem uso de drogas vasoativas, avaliar volemia, estabilidade clínica e hemodinâmica com outras variáveis: PVC e prova de volume, saturação de oxigênio (arterial e venosa central), pressão arterial invasiva e dosagem de lactato sérico	▪ Garantir adequado débito cardíaco, evitando hipoperfusão renal e elevação do lactato (o que causaria acidose), uma das principais causas de injúria renal aguda. Evitar disfunção, lesão ou insuficiência renal causada por drogas nefrotóxicas[24]

Sistemas hematológico e tegumentar

O sistema hematológico também tem papel fundamental, não somente na defesa do organismo contra infecções (leucócitos) e hemostasia (plaquetas), como no transporte de oxigênio (hemácias) e nutrientes essenciais às células. [9,22]

Em cirurgias de grande porte, além das complicações que podem levar ao choque, existe o risco de maior perda de volemia sanguínea, fator que contribui para o agravamento da má perfusão e oxigenação das células e tecidos em decorrência da diminuição da hemoglobina, responsável pelo transporte da molécula de oxigênio (O_2).

Por meio de exames laboratoriais, poderemos confirmar e mensurar perdas, além disso, não somente a perda de células sanguíneas poderá comprometer a homeostasia do paciente, mas também a perda de volume em si, o que pode levar o indivíduo a um quadro de choque hipovolêmico. Entretanto, o sistema tegumentar tem grande importância na propedêutica aplicada ao paciente para nos auxiliar na identificação dessa perda, por meio de sinais clínicos facilmente identificados, como a palidez cutaneomucosa, a pele fria/úmida e os sinais de má perfusão.[23-25]

Já o sistema tegumentar apresenta sua importância não somente na propedêutica descrita, como também no controle da temperatura corporal e na formação de barreira contra infecções, cabendo a nós avaliarmos curativos, aspectos e sinais de sangramentos ativos que necessitem de intervenções, como as descritas na Tabela 6.[9,10,20,26]

Tabela 6 Principais intervenções de enfermagem e suas justificativas no pós-operatório de cirurgia de grande porte com foco na avaliação dos sistemas hematológico e tegumentar

Intervenção	Justificativa
▪ Realizar propedêutica do sistema tegumentar	▪ Identificar sinais como palidez cutaneomucosa (decorrente da queda de hemoglobina); pele fria, úmida e pegajosa; sinais de má perfusão (tempo de reenchimento capilar (TRC) >2 s) em decorrência da vasoconstrição periférica, que podem ser sinais de anemia e/ou choque causados pela perda sanguínea
▪ Avaliar sinais de choque por meio de outros sistemas corporais	▪ Identificar a repercussão do choque hipovolêmico em outros sistemas contribuirá para o diagnóstico precoce e intervenção: alteração de nível de consciência (se ausência de sedoanalgesia ou efeito residual anestésico), hipotensão, taquicardia, pulso filiforme, alteração do padrão respiratório e oligúria
▪ Observar aspectos dos curativos de ferida operatória e dispositivos invasivos	▪ Identificar persistência de curativos saturados por presença de sangue, bem como volume drenado e aspecto da drenagem (sangue vivo) em drenos, o que pode justificar a presença não apenas de um sangue coletado, comum no pós-operatório imediato, mas também de sangramento ativo

(continua)

Tabela 6 Principais intervenções de enfermagem e suas justificativas no pós-operatório de cirurgia de grande porte com foco na avaliação dos sistemas hematológico e tegumentar *(continuação)*

Intervenção	Justificativa
▪ Avaliar resultados de exames laboratoriais	▪ Avaliar resultados laboratoriais, especialmente hemograma e coagulograma, pode favorecer e identificar sangramentos ativos e ocultos (persistência de queda de hemoglobina), bem como distúrbios de coagulação que contribuem para o sangramento
▪ Instalar e monitorar transfusão de hemocomponentes	▪ A instalação de hemocomponentes, quando prescrita, deve ser realizada pelo enfermeiro, respeitando a legislação vigente do Conselho Federal de Enfermagem (Cofen), devendo ainda o paciente ser monitorado de acordo com a regulamentação da Agência Nacional de Vigilância Sanitária (Anvisa), que exige padrões de assistência e minimamente o registro de sinais vitais antes do início e após o término da infusão, bem como uma vigilância rigorosa durante todo o período de transfusão e o acompanhamento à beira do leito nos primeiros 10 minutos do início de cada bolsa de hemocomponente
▪ Atentar-se para a temperatura corporal	▪ O uso de coberturas promove o isolamento térmico corporal, que por si poderá ser suficiente para a manutenção da temperatura corporal. No entanto, em situações de hipotermia pode ser necessário o aquecimento corporal com manta térmica (ver Tabela 2) e, em casos de hipertermia, necessário permitir maior perda de calor com a retirada do cobertor e uso de antitérmicos, indicado em prescrição médica

SISTEMATIZAÇÃO DO CUIDADO

Uma maneira de otimizar o trabalho em equipe e tornar o cuidado mais confiável e seguro, aprimorando a qualidade da assistência de enfermagem ao paciente, especialmente no pós-operatório de uma cirurgia de grande porte, é utilizar a prática atrelada aos protocolos ou *bundles* (pacotes de condutas corretas) com evidências de impacto de melhoria.[27,28] A determinação de rotinas institucionais como base para as práticas assistenciais e a introdução de *bundles* a essas práticas reduzem a probabilidade de erros, favorecem a unificação dos cuidados, diminuem custos, tempo de internamento e, principalmente, as taxas de mortalidade.

O intensivista belga Jean Louis Vincent propõe também a utilização de uma ferramenta para aprimorar o cuidado ofertado ao paciente crítico, que também pode ser aplicada ao paciente em pós-operatório de cirurgias de grande porte: o acrônimo em inglês FAST HUG, que significa "abraço rápido". Esse instrumento possibilita uma integração multidisciplinar da equipe, além de avaliar os principais aspectos do cuidado, no qual cada uma de suas letras representam um aspecto:

- **(F)** *Feeding* (nutrição): a realização da alimentação enteral o mais precocemente possível após a estabilização hemodinâmica leva a uma melhora do fluxo sanguíneo mesentérico, prevenindo a translocação de bactérias, promovendo o peristaltismo/motilidade, melhorando a resposta imunológica, mantendo a integridade da mucosa intestinal e disponibilizando substrato energético para o metabolismo.[29]
  A via principal de escolha deve ser a enteral, haja vista que a parenteral apresenta maior risco de infecções e requer cuidados especiais. Geralmente, o aumento progressivo da alimentação requer 2 a 3 dias para o alcance das metas calóricas; todavia, caso haja intolerância da alimentação gástrica nas primeiras 24 horas, deve-se tentar a alimentação pós-pilórica, abaixo do ligamento de Treitz.
- **(A)** Analgesia: a dor impacta negativamente na recuperação fisiológica e psicológica, levando a uma série de alterações neurológicas, hemodinâmicas, hormonais, cardiorrespiratórias e acidobásicas. Portanto, seu controle deve ser tratado com grande importância, pois o paciente sentirá dor não somente pelo procedimento a que foi submetido, mas também pela movimentação nas mudanças de decúbito, presença do tubo orotraqueal, aspirações de secreções, punções venosas e arteriais para coleta de exames, entre outros.[1,24]
  Caso o paciente esteja consciente, o enfermeiro deve utilizar escalas gráficas para avaliar a intensidade da dor. Além disto, deve-se também avaliar os equivalentes somáticos e fisiológicos, como expressões faciais, movimentos e postura do paciente. Caso esteja sedado, é importante avaliar os sinais fisiológicos, como taquicardia, taquipneia, hipertensão arterial e assincronismo com o ventilador mecânico. Quando identificada a dor, considerar a implementação ou o ajuste da dose da terapia analgésica.
- **(S)** Sedação: a utilização em excesso ou de forma insuficiente, pode gerar prejuízos para a evolução do paciente no pós-operatório de cirurgias de grande porte. Quando em excesso, poderá ocasionar diminuição da motilidade intestinal, hipotensão, redução da capacidade tecidual de extração de oxigênio, bem como predispor o desenvolvimento de PAV. Quando insuficiente, poderá acarretar eventos adversos pela agitação, como a extubação acidental.[24]
  Por conseguinte, estratégias para o manejo da sedação são essenciais para a excelência na assistência de enfermagem. Protocolos de interrupção diária e controle da analgesia individualizados e conduzidos pelo enfermeiro são essenciais. Dessa forma, a equipe interdisciplinar promove conforto e evita sedação ou analgesia inadequada, que poderia causar complicações graves, levando ao prolongamento da ventilação mecânica e do tempo de internação.
  Caso o paciente não esteja adaptado ao ventilador mecânico e faça uso de doses máximas de sedação e analgesia, poderá ser prescrito, pelo médico, o uso de bloqueadores neuromusculares, porém, esse bloqueio deverá ser utilizado pelo menor tempo possível. Escalas de sedação e agitação são amplamente utilizadas e importantes na avaliação do paciente.
- **(T)** Profilaxia de tromboembolismo: a prevenção de tromboembolismos é essencial para a garantia de uma assistência de qualidade e pautada na segurança. As formas de prevenção podem ser mecânicas e farmacológicas.

As mecânicas acarretam menor risco, pois são utilizados dispositivos de compressão sequencial e estão indicadas na impossibilidade da utilização de terapia farmacológica como coadjuvante. Devem ser mantidas com compressão graduada ou intermitente até que o paciente possa deambular, todavia, estão contraindicadas caso o paciente apresente injúria, trauma ou lesão nas extremidades inferiores que impossibilitem sua utilização.[24]

- **(H)** *Head* (cabeça) – cabeceira elevada: estudos têm demonstrado que a manutenção da cabeceira entre 30 e 45° pode reduzir a incidência de refluxo gastroesofágico nos pacientes em ventilação mecânica, ao passo que também reduz a pressão exercida sobre a região sacral, diminuindo o risco do desenvolvimento de uma lesão por pressão (LPP).[25,26]

  Embora existam recomendações e evidências científicas fortes sobre sua adoção, esse cuidado não encontra muitas vezes a adesão esperada por parte da equipe, mesmo sendo de baixo custo e fácil execução; evidenciando a necessidade de estratégias serem implementadas a fim de garantir esse cuidado por toda a equipe assistencial. Nesse sentido, quando tratamos da posição semissentada, é importante assegurar não apenas a elevação da cabeceira, pois na tentativa de reduzir o refluxo gastroesofágico, o enfermeiro deve assegurar também que todo o tronco (tórax) do paciente se encontre corretamente elevado, exceto para aqueles pacientes que apresentem contraindicações.
- **(U)** Úlcera por estresse: a prevenção de úlcera por estresse é demasiadamente importante, principalmente naqueles pacientes com distúrbios de coagulação, história pregressa de úlcera gastroduodenal e risco de hemorragia gastrointestinal. Em razão do estresse cirúrgico, com hiperprodução do suco gástrico, associada à ausência de alimento, faz-se necessária a prescrição de protetor gástrico que previna o seu desenvolvimento.
- **(G)** Glicemia: níveis elevados de glicemia estão associados à piora do prognóstico, em que estudos reportam diminuição da morbidade e da mortalidade em pacientes cirúrgicos normoglicêmicos. No entanto, em pacientes com persistência de valores >180 mg/dL, recomenda-se a insulinoterapia, com preferência por manutenção da faixa glicêmica entre 144-180 mg/dL durante o uso da insulina; diante disso, protocolos para controle glicêmico têm sido amplamente utilizados.[28]

  O enfermeiro deve estar atento aos sinais de hiper ou hipoglicemia nos pacientes submetidos a cirurgias, sobretudo aquelas de grande porte e com jejum prolongado. Na presença de valores glicêmicos inferiores a 70 mg/dL, recomenda-se o uso de glicose endovenosa.[27]

CONSIDERAÇÕES FINAIS

Com o crescente e contínuo avanço tecnológico incorporado ao cuidado, principalmente nas cirurgias de grande porte e no ambiente de terapia intensiva, torna-se essencial que o enfermeiro esteja atualizado e atento, seguro e apropriado do conhecimento científico, para que possa utilizar a favor do paciente, por meio de uma assistência de excelência, moderna e segura, reafirmando a importância de uma educação permanente.

O sucesso do pós-operatório de cirurgias de grande porte exige uma assistência prestada por equipe adequadamente dimensionada, capacitada, experiente, com conhecimento técnico-científico apropriado e da dedicação dispensada, haja vista a frequente instabilidade desses pacientes. Tais fatos justificam uma especial atenção às alterações, bem como no modo de preveni-las e intervir de imediato ao menor sinal apresentado. No entanto, as intervenções de enfermagem devem ser focadas na prevenção de complicações que possam influenciar na piora do prognóstico.

Conclui-se ser essencial ao enfermeiro, além do uso de *checklists, bundles* e protocolos institucionais, seu empenho na leitura de dados obtidos por meio da propedêutica, das monitorizações aplicadas ao paciente, dos valores laboratoriais e dos resultados de exames por imagem, no intuito de planejar e realizar intervenções que assegurem uma melhor prática e que garantam a excelência e segurança ao paciente crítico.

REFERÊNCIAS BIBLIOGRÁFICAS

1. Andrade EV, Barbosa MH, Barrichello E. Avaliação da dor em pós-operatório de cirurgia cardíaca. Acta Paul Enferm. 2010;23(2):224-9.
2. Jericó MC, Perroca MG, Penha VC. Mensuração de indicadores de qualidade em centro cirúrgico: tempo de limpeza e intervalo entre cirurgias. Rev Latino-Am Enferm 2011;19(5):[08 telas].
3. Santos JS, Kemp R. Fundamentos básicos para a cirurgia e cuidados perioperatórios. Medicina (Ribeirão Preto) 2011;2011;44(1):2-17.
4. Almeida ACG, Neves ALD, Souza CLB, Garcia JH, Lopes JL, Barros ALBL. Transporte intra-hospitalar de pacientes adultos em estado crítico: complicações relacionadas à equipe, equipamentos e fatores fisiológicos. Acta Paul Enferm 2012;25(3):471-6.
5. Valeiro DF, Silva RSU. Diagnóstico da síndrome da resposta inflamatória sistêmica e sepse. Rev Bras Clin Med 2012;10(1):5-10.
6. Poveda VB, Piccoli M, Galvão CM, Sawada NO. Métodos de prevenção e reaquecimento do paciente para o perioperatório. Rev Elet Enf 2005;7(3):266-72.
7. Koizumi MS, Diccini S. Enfermagem em neurociência: fundamentos para a prática clínica. São Paulo: Atheneu; 2006.
8. Guimarães HP, Falcão LFR, Orlando JMC. Guia prático de UTI da AMIB. São Paulo: Atheneu; 2008.
9. Morton PG, Fontaine DK, Hudak CM, Gallo BM. Cuidados críticos de enfermagem: uma abordagem holística. 8.ed. Rio de Janeiro: Guanabara Koogan; 2007.
10. Marshall JC. Sepsis: current status, future prospects. Curr Opin Crit Care 2004;10:250-64.
11. Irwin RS, Rippe J. Irwen and Rippes's Intensive Care Medicine. 6.ed. Philadelphia: Lippincott Williams & Williams; 2008.
12. Viana RAPP. Enfermagem em terapia intensiva: práticas baseadas em evidências. São Paulo: Atheneu; 2011.
13. Chulay M, Burns SM. Fundamentos de enfermagem em cuidados críticos da AACN. 2.ed. Porto Alegre: Artmed; 2012.
14. Smeltzer SC, Bare BG, Hinkle JL, Cheever KH. Tratado de enfermagem médico-cirúrgica. 12.ed. Rio de Janeiro: Guanabara Koogan; 2012.
15. Aires MM. Fisiologia. 4.ed. Rio de Janeiro: Guanabara Koogan; 2013.
16. Koeppen BM, Stanton BA. Fisiologia. Rio de Janeiro: Elsevier; 2009.
17. Mendes NT, Oliveira VL, Gonçalves VCS, Campanharo CRV, Cohrs CR, Guimarães HP. Manual de enfermagem em emergências. São Paulo: Atheneu; 2014
18. Powell-Tuck J. Nutrition. Ball Clin. Anesthesiol 1999;13:411-25.
19. Viana RAPP. Sepse para enfermeiros - As horas de ouro: identificando e cuidando do paciente séptico. São Paulo: Atheneu; 2009.

20. Cintra EA, Nishide VM, Nunes WA. Assistência de enfermagem ao paciente gravemente enfermo. São Paulo: Atheneu; 2001.
21. Guimarães HP, Falcão LFR. Orlando JMC. Guia prático de UTI da AMIB. São Paulo: Atheneu; 2008.
22. Malbrain MLNG, Cheatam ML, Kirkpatric A, Sugrue M, Parr M, Baloqh Z et al. Results from the Internacional Conference of Experts on Intra-abdominal Hypertension and Abdominal Compartment Syndrome. Int Care Med. 2006;32:1722-32.
23. Quilici AP, Bento AM, Ferreira FG, Cardoso LF, Bagnatori RC, Moreira RSL, Silva SC. Enfermagem em cardiologia. São Paulo: Atheneu; 2009.
24. Cheregatti AL, Amorim CP. Enfermagem em unidade de terapia intensiva. São Paulo: Martinari; 2010.
25. NG I, Lim J, Bee Wong H. Effects of head posture on cerebral hemodynamics: its influence on intracranial pressure, cerebral perfusion and cerebral oxigenation. Neurosurgery 2004;54:593-8.
26. Domansky RC, Bprges EL. Manual para prevenções de lesões de pele:recomendações baseadas em evidências. 2.ed. Rio de Janeiro: Rubio; 2014.
27. Zapata L, Vera P, Betbesé AJ, Perez A, et al. Effects of an intensive glucose management protocol in critically ill patients. Int Care Med 2007;33(suppl2):190.
28. Viana MV, Moraes RB, Fabbrin AR, Santos MF, Gerchman F. Avaliação e tratamento da hiperglicemia em pacientes graves. Rev Bras Ter Int 2014;26(1).
29. Oliveira SM, Burgos MGPA, Santos EMC, Prado LVS, Petribú MMV, Bomfim FMTS. Complicações gastrointestinais e adequação calórico-protéica de pacientes em uso de nutrição enteral em uma unidade de terapia intensiva. Rev Bras Ter Int 2010;22(3):270-3.

Capítulo 64

Pós-operatório de transplante e tratamento imunossupressor

Laércia Ferreira Martins
Tatiana de Medeiros Colletti Cavalcante

INTRODUÇÃO

Ao discutir os cuidados pós-operatórios no contexto de transplantes, é importante lembrar que, conforme registros, as pesquisas sobre transplantes iniciaram-se em meados do ano de 1900, mas, no Brasil, o tratamento da lesão renal crônica por meio do transplante de rim, por exemplo, só aconteceu na década de 1960; desde então, vem aumentando a frequência de realização desse procedimento.[1,2] O transplante é indicado para tratar doenças irreversíveis, crônicas ou agudas e, mais comumente, que acometam órgãos como rim, fígado, pâncreas, pulmão ou coração, além de tecidos como a córnea e a medula óssea.

O Brasil tem hoje o maior sistema público de transplantes do mundo, com cerca de 95% dos procedimentos e cirurgias realizados com recursos públicos. O Sistema Único de Saúde (SUS) oferece assistência integral ao paciente transplantado graças à criação do Sistema Nacional de Transplantes (SNT), criado pelo decreto n. 2.268, em 30 de junho de 1997.[2,3]

Como entidade responsável pelo controle e monitoramento do processo de doação de órgãos e tecidos, o SNT tem como objetivo o desenvolvimento de captação e distribuição de tecidos, órgãos e partes retiradas do corpo humano para fins terapêuticos de maneira igualitária em todo o país.[3,4] Consequentemente, a atuação do SNT tem se concentrado, sobretudo, na redução do tempo de espera dos pacientes na lista de transplantes e na melhoria da qualidade de vida dos pacientes que aguardam pelo procedimento.

Segundo dados fornecidos pela Associação Brasileira de Transplantes de Órgãos (ABTO), o número de pacientes com doença terminal em lista de espera para o transplante vem aumentando; de janeiro a março de 2016, existiam 33.237 pacientes ativos em lista à espera para um transplante. Destes, 19.805 aguardavam transplante de rim, 11.090 transplante de córnea, 1.401 de fígado, 241 de coração, 176 de pulmão, 27 de pâncreas e 497 esperavam por um transplante duplo, pâncreas e rim.[2]

Atualmente, as ações referentes à doação e ao transplante de órgãos obedecem à Portaria n. 2.600/GM/MS, de 21 de outubro de 2009, que aprova o Regulamento Técnico do Sistema Nacional de Transplantes, e sempre precedem as seguintes perguntas:[5,6]

- Os sintomas do paciente decorrem de uma doença do órgão ou sistema em questão?
- Existe algum tratamento menos agressivo?
- O transplante vai curar o paciente?
- Existe problema técnico impeditivo?
- O paciente quer ser transplantado?
- Qual o melhor momento para o transplante?

Tendo em vista essas questões, o momento ideal para a realização do transplante é uma decisão difícil, que deve ser discutida com o paciente, sendo importante também lembrá-lo de que o procedimento depende da captação e do seguimento do cadastro nacional, feito por meio de lista única.[2]

Consequentemente, o desenvolvimento de uma assistência multiprofissional especializada nos períodos do pré, trans e pós-operatório é a chave para o sucesso, sendo o trabalho da enfermagem imprescindível no pós-operatório do transplante. Neste capítulo, abordaremos os cuidados a serem realizados no período pós-operatório imediato, de uma forma geral, para todos os tipos de transplantes.

CUIDADOS NO PÓS-OPERATÓRIO IMEDIATO

As ações de enfermagem que devem ser desenvolvidas no pós-operatório imediato dos pacientes transplantados, em sua maioria, assemelham-se aos cuidados prestados àqueles submetidos a cirurgias de grande porte (como laparotomia exploradora, nefrectomia e cirurgias cardíacas) e a procedimentos que enfatizam a importância do controle da dor e dos sinais vitais, a mobilização precoce, a gestão respiratória, a avaliação e o acompanhamento do tônus cardiovascular e neurológico, o posicionamento do paciente, além da manutenção de cuidados com cateteres e da vigilância de perdas sanguíneas.[7]

PREPARO E RECEPÇÃO DO PACIENTE NA UNIDADE DE TERAPIA INTENSIVA (UTI)

Segundo as normas preconizadas pelas *guidelines* do Centers for Disease Control and Prevention (CDC), não é necessário o isolamento protetor para os pacientes em pós-operatório de transplante, de modo que podem ocupar um espaço físico aberto ou fechado, desde que a equipe multidisciplinar realize a higienização das mãos e use a precaução padrão. As precauções baseadas na forma de transmissão somente devem ser utilizadas quando indicado, como é o caso de pacientes com neutropenia importante.[8]

No preparo do leito, é imprescindível que o enfermeiro se certifique do funcionamento das válvulas de oxigênio, ar comprimido e vácuo, devendo ainda testar os módulos de monitorização, o monitor de pressão arterial invasiva e o monitor de débito cardíaco contínuo (se utilizados), bem como o aspirador de secreções e o ventilador mecânico e material para oxigenoterapia e nebulização.[9] Deve ainda ter disponível no leito, em local de fácil acesso, luvas de procedimento e luvas estéreis, gazes, eletrodos e sondas de aspiração traqueal.[10] Os cuidados durante a admissão no leito da UTI estão descritos no Quadro 1.

Estudos recentes demonstraram que o sucesso no transplante está intimamente relacionado à dinâmica de todo o processo, incluindo fatos que se iniciam antes mesmo da admissão na unidade de terapia intensiva ou unidade de pós-operatório, devendo prosseguir até a alta do paciente, momento em que fatores como a educação em saúde, realizada no período pré-operatório pela equipe multiprofissional, fornecerá informações sobre a doença, o transplante e os cuidados que serão oferecidos no pós-operatório. De posse dessas informações, o paciente demonstrará conhecimento de sua patologia e procedimento, e isso auxiliará em seu entendimento, na redução do medo e da ansiedade e ainda favorecerá sua recuperação.[9-11]

AVALIAÇÃO NEUROLÓGICA

Habitualmente, os pacientes em pós-operatório de transplante chegam à UTI acordados e com os efeitos anestésicos do transoperatório já reduzidos; por isso, a avaliação neurológica desse paciente deverá ocorrer principalmente para a observação do nível de consciência e a monitorização frequente, para que, ao menor sinal de queda do aspecto sensório, o enfermeiro possa comunicar o médico intensivista para que sejam tomadas as medidas necessárias.

Para a avaliação do nível de consciência, devem ser utilizadas as mesmas escalas aplicadas aos demais pacientes. Recomenda-se que, caso o paciente seja mantido sem nenhum tipo de sedação ou analgesia contínua, seja utilizada como forma de avaliação a escala de coma de Glasgow (ECG). Se o paciente for admitido ainda sob ventilação mecânica – portanto, em uso de sedação e analgesia –, deve ser aplicada a escala *Richmond Agitation Sedation Scale* (RASS).[12]

Quadro 1 Cuidados direcionados na admissão no pós-operatório de pacientes transplantados
Transferir o paciente com cuidado da maca para a cama da unidade de terapia intensiva
Instalar suporte ventilatório de acordo com a necessidade. No caso de ventilação mecânica, ajustar os parâmetros e anotar em impresso próprio da enfermagem e no prontuário
Instalar monitorização cardíaca, de pressões invasivas e débito cardíaco contínuo, checando se as medidas aferidas são fidedignas por meio das curvas apresentadas em monitores
Avaliar a presença e o funcionamento de dispositivos invasivos, tais como punção arterial, cateter venoso, sondas, drenos, entre outros
Avaliar a presença de fístula arteriovenosa, observando a presença de frêmitos e identificar o membro acometido, a fim de evitar punções e garroteamento de membros
Realizar a coleta de exames sanguíneos padronizados por tipo de transplante que deve ser desenvolvido conforme protocolo institucional
Realizar exame físico minucioso, englobando aspectos neurológico, cardiovascular, hemodinâmico, respiratório, gastrointestinal, urinário, de extremidades e hemato-infeccioso

Na avaliação neurológica, o enfermeiro deve verificar: o nível de consciência; a resposta ao estímulo verbal e/ou à dor; o tamanho das pupilas e sua reação à luz; o padrão de motricidade e a mobilidade dos membros e da musculatura da face, bem como os efeitos remanescentes da anestesia.

Uma disfunção neurológica transitória é frequente após o transplante cardíaco, provavelmente em decorrência da redução de perfusão e da formação de microembolias cerebrais, ambas relacionadas à circulação extracorpórea.[5] O risco de complicação neurológica aumenta quanto maior for a idade do paciente e o tempo de circulação extracorpórea, se existirem doenças cerebrovasculares ou de carótida preexistentes.

Placas de ateromas liberadas durante a manipulação cirúrgica e por embolia gasosa do sistema de circulação extracorpórea também podem causar déficit neurológico. Identificando-se os fatores de risco, a avaliação neurológica facilita o reconhecimento do potencial problema e possibilita um tratamento precoce.

Nos transplantes hepáticos, podem ocorrer complicações neurológicas em até 33% dos pacientes transplantados.[9] Essas complicações geralmente estão relacionadas à encefalopatia – quadro comum no paciente com falência hepática –, às alterações eletrolíticas na disfunção do enxerto e ao uso de medicamentos como corticosteroides e inibidores da calcineurina.

Quanto à avaliação neurológica, também é importante considerar que o uso de imunossupressores (como a ciclosporina) poderá causar tremor, confusão mental e convulsões, comumente observados em pacientes com níveis séricos de colesterol e magnésio reduzidos. Nos pacientes transplantados imunossuprimidos, deve-se reduzir ou até mesmo suspender a dose, substituindo o esquema imunossupressor.[9,10]

AVALIAÇÃO CARDIOVASCULAR E HEMODINÂMICA

No contexto de transplantes, o sistema cardiovascular é o que mais sofre impactos, sejam renais, hepáticos, pulmonares ou cardíacos. As alterações hemodinâmicas são uma realidade em quaisquer situações cirúrgicas, nas quais a atuação da equipe multidisciplinar de terapia intensiva deve estar focada em minimizar esses impactos e exercer controle sobre as complicações decorrentes.[5]

O cuidado com a função cardiovascular consiste em monitorizar o paciente em relação aos sinais de choque e hemorragia. O paciente deverá ser avaliado quanto a sinais vitais, coloração da pele e mucosa, temperatura e umidade corporais, perfusão, acompanhamento de gasometrias arterial e venosa, ausculta e percussão cardíaca.[12,13] Os pacientes idosos e aqueles com história prévia de doenças cardíaca e vascular periférica são os que apresentam maior risco nesse quesito. Assim, os objetivos principais da assistência de enfermagem no pós-operatório são a necessidade de monitorizar o ritmo e a hemodinâmica da função cardíaca adequada e estimular a perfusão tecidual, uma vez que o paciente transplantado corre o risco de apresentar problemas cardíacos ou perfusionais.[13]

Nos transplantes em geral, as complicações cardiovasculares mais comuns são: a hipotensão e a hipertensão, que resultam em hipoperfusão periférica e trombose venosa profunda; as arritmias cardíacas; e o risco de infarto agudo do miocárdio.

Hemodinâmica: perfusão tecidual

Hipotensão pós-operatória

A hipotensão pós-operatória é atribuída a uma redução da pré-carga, à contratilidade do miocárdio e à resistência vascular sistêmica.[5] O diagnóstico e o tratamento são urgentes, pois a hipotensão prolongada pode resultar em hipoperfusão do órgão transplantado e também de órgãos vitais. Poderá ainda ter como causas a ventilação inadequada, os efeitos de agentes anestésicos ou de medicamentos pré-operatórios, a rápida mudança de posição, dor, perda de sangue ou líquidos e ainda o sequestro de sangue na circulação periférica. Vale destacar que uma queda significativa da pressão arterial – abaixo do valor basal apresentado pelo paciente no pré-operatório –, acompanhada de aumento ou diminuição da frequência cardíaca, pode indicar hemorragia, insuficiência circulatória ou desvio de líquidos.[12,13] Pulso fraco e filiforme; pele fria, úmida e pálida; cianose; aumento da agitação e apreensão associados com hipotensão são sinais que caracterizam choque.

Outra complicação que pode ocorrer em relação à perfusão tecidual é a perda excessiva de sangue, que pode ser consequência de doenças preexistentes como a anemia, os distúrbios de coagulação e até mesmo o uso de ácido acetilsalicílico. Devem ser considerados fatores complicadores: idade avançada; hemorragia apresentada no transoperatório do transplante; ou, ainda, as complicações no pós-operatório. O enfermeiro deve atentar aos sinais e sintomas, que incluem: hipotensão postural, taquicardia, taquipneia, diminuição do débito urinário, pele fria e pegajosa e também diminuição do nível de consciência. Os exames laboratoriais devem ser coletados, acompanhados e avaliados e abranger hemoglobina, hematócrito e provas de coagulação.[12] Poderá ocorrer ainda trombose venosa profunda (TVP), considerada uma inflamação moderada ou severa das veias, em associação com a coagulação do sangue ou a tromboflebite, a inflamação leve das veias periféricas que envolve a formação de coágulos, os quais podem se destacar da parede venosa e formar êmbolos, que por sua vez poderão ser conduzidos aos pulmões, coração ou cérebro. É importante a avaliação do enfermeiro, pois os sintomas dessas complicações incluem a desidratação, a circulação inadequada resultante de hemorragia, hiperemia, dor, edema local e hiperestesia das extremidades, bem como a presença do sinal de Homans.[12]

Hipertensão

A hipertensão não é uma ocorrência incomum no pós-operatório imediato, e o diagnóstico de hipertensão arterial pode ser considerado num contexto de elevação da pressão arterial quando comparada aos níveis pressóricos do paciente nos períodos pré-operatório e intraoperatório. Mais comumente, a hipertensão pós-operatória está relacionada à sobrecarga de fluidos, aumento da atividade do sistema nervoso simpático ou hipertensão preexistente. A hipertensão pode aparecer como um episódio transitório, levando a consequências cardiovasculares e intracranianas significativas, para as quais, após o diagnóstico, o tratamento agressivo está indicado.[12]

Arritmias

As causas de arritmias cardíacas pós-transplante imediato incluem: hipovolemia, dor, desequilíbrios eletrolíticos, hipoxemia e acidose.[13]

Infarto agudo do miocárdio (IAM)

Alguns pacientes podem apresentar infarto agudo do miocárdio, cujos sinais e sintomas são: dor torácica, dispneia, taquicardia, cianose e arritmias. No Quadro 2 estão descritas as complicações cardiovasculares e hemodinâmicas relacionadas ao pós-transplante.

AVALIAÇÃO DO SISTEMA RESPIRATÓRIO

Os pacientes que chegam após transplante intubados e submetidos a ventilação mecânica devem ser avaliados, e os cuidados devem contemplar o controle de gasometrias,

Quadro 2 Cuidados de enfermagem relacionados a condições dos sistemas cardiovascular e hemodinâmico do paciente transplantado

Hipotensão

- Ofertar oxigenoterápico ou prover o aumento do fluxo do oxigênio instalado
- Posicionar o paciente em Trendelenburg, caso não contraindicado pela equipe do transplante, ou elevar os membros inferiores acima do nível do coração
- Aumentar a velocidade das soluções intravenosas
- Administrar a medicação ou o volume líquido adicional conforme prescrição
- Monitorizar e avaliar continuamente sinais e sintomas, registrando as alterações

Perfusão tecidual reduzida por hipovolemia

- Administrar volumes conforme prescrito, com destaque para os expansores de plasma, a albumina, sangue total, papa de hemácias, plasma fresco congelado e crioprecipitado (se presente distúrbio de coagulação)
- Minimizar a mobilização ou o posicionamento para reduzir o consumo de oxigênio
- Posicionar o paciente em decúbito dorsal, com elevação dos membros inferiores, para aumentar a pré-carga
- Prevenção de trombose venosa profunda
- Realizar movimentos e exercícios com os membros inferiores
- Estimular a deambulação precoce
- Utilizar meias antiembólicas
- Promover hidratação adequada
- Reduzir o uso e a dose de heparina

Hipertensão

- Monitorizar continuamente e/ou frequentemente a pressão arterial
- Administrar medicações hipotensoras
- Controlar as drogas anti-hipotensivas
- Controlar o balanço hídrico
- Controlar a dor e o desconforto

(continua)

Quadro 2 Cuidados de enfermagem relacionados a condições dos sistemas cardiovascular e hemodinâmico do paciente transplantado (*continuação*)

Arritmias
▪ Registrar e avaliar o eletrocardiograma ▪ Monitorizar a pressão arterial, a saturação de oxigênio e a ventilação do paciente ▪ Colher amostras sanguíneas para dosagens bioquímicas e hematológicas ▪ Discutir com a equipe multidisciplinar as condutas a serem tomadas
Infarto agudo do miocárdio
▪ Monitorizar o eletrocardiograma ▪ Avaliar e pesquisar os sons respiratórios para detecção de sinais de congestão pulmonar ▪ Auscultar os sons cardíacos em busca de anomalias ▪ Administrar medicamentos de acordo com a prescrição ▪ Verificar a presença de efeitos secundários ou tóxicos causados por medicações ▪ Administrar oxigênio e monitorar a oximetria de pulso ▪ Manter o paciente restrito no leito ou em posição semi-fowler para diminuir o retorno venoso e reduzir a pré-carga e o trabalho cardíaco ▪ Manter o ambiente tranquilo, reduzindo ruídos ▪ Diminuir a sobrecarga sensorial e permitir períodos de repouso

o estabelecimento de parâmetros ventilatórios adequados e o desmame precoce da ventilação mecânica. Entretanto, nos candidatos a transplante, existe uma diminuição da força da musculatura respiratória e da capacidade física que pode levar a complicações pulmonares, sendo os fatores de risco mais temidos para o desenvolvimento de infecções o maior tempo de uso do suporte ventilatório artificial e o maior tempo de internação no pós-operatório. Dessa forma, o comprometimento da força muscular no período pré-operatório poderá repercutir negativamente no sucesso do transplante.[12]

A permeabilidade das vias aéreas e a ventilação pulmonar merecem ser observadas, principalmente quanto a frequência, amplitude e ruídos. Também é importante analisar a presença de desconforto respiratório, referido pelo paciente ou verificado pela tiragem intercostal e uso de musculatura acessória. Uma criteriosa percussão e a ausculta dos ruídos pulmonares devem ser realizadas com o objetivo de detectar as complicações respiratórias o mais precocemente possível.[13]

As complicações respiratórias estão entre as mais comuns e podem ser causadas por fatores como: doença respiratória prévia, efeitos depressivos dos anestésicos, broncoaspiração, imobilidade pós-operatória prolongada, tubo endotraqueal, oxigênio e aumento da secreção na árvore brônquica. Os problemas respiratórios mais frequentes no pós-operatório de transplante são: atelectasia (colapso dos alvéolos ou de porções do pulmão), pneumonia e embolia pulmonar (causada por coágulos de sangue ou êmbolos de gordura). Os sinais e sintomas de complicações pulmonares incluem o aumento da temperatura, agitação, dispneia, taquicardia, hemoptise, edema pulmonar, alteração do murmúrio vesicular, expectoração viscosa e espessa.

No Quadro 3 estão relacionados os cuidados de enfermagem para a manutenção e adequado funcionamento do sistema respiratório.

Quadro 3 Cuidados de enfermagem relacionados a condições do sistema respiratório do paciente transplantado
Mudar o paciente de decúbito
Estimular a tosse, apoiando a área da incisão cirúrgica, evitando-se o rompimento da sutura
Promover alívio para desconforto e dor
Suporte de oxigênio quando necessário
Estimular a mobilização precoce no leito e a deambulação
Verificar a consistência e o aspecto das secreções
Hidratar o paciente, se necessário
Manter o sistema de nebulização e oxigenoterapia prontos para uso
Desmame da ventilação mecânica pós-operatória o mais precocemente possível
Avaliar a cânula oro/nasotraqueal ou de traqueostomia, observando se há vazamento de ar pela cânula em virtude do *cuff* insuflado inadequadamente e, ainda, se há secreções em excesso na cavidade oral e fossas nasais
A avaliação dos gases sanguíneos é de vital importância, a fim de verificar anormalidades nas trocas gasosas (checagem frequente da gasometria arterial)

MONITORIZAÇÃO DE FLUIDOS E FUNÇÃO RENAL

Para a manutenção do transoperatório e manutenção hemodinâmica, o paciente recebe uma quantidade generosa de líquidos, chegando à UTI com excesso de volemia total pela refratariedade do tratamento clínico. O enfermeiro deve estar atento ao balanço hídrico ainda no intraoperatório, a fim de prever alterações no período pós-operatório imediato.

Torna-se necessário que, após a estabilização do paciente, sejam determinadas as pressões de átrio direito, artéria pulmonar, capilar pulmonar e a pressão arterial média, associadas aos valores do balanço hídrico, os quais orientarão a reposição volêmica.[10]

A existência de disfunção pré-operatória é um dos fatores de risco em que a hipotensão e a estase venosa colaboram para o desenvolvimento da lesão renal no pós-operatório em razão dos seguintes fatores: campleamento da veia cava; disfunção de enxerto; nefrotoxicidade por drogas como os antibióticos, os imunossupressores e a furosemida; sepse; realização de hemólise em paciente com ABO incompatível; e, por fim, transfusão maciça de hemoderivados.[10]

O controle rigoroso do débito urinário, do balanço hídrico horário e do acumulado é primordial no pós-operatório de transplantes, e valores do débito urinário menores que 1 mL/kg/h devem ser comunicados imediatamente ao médico intensivista. Deve ser rigoroso também o controle das infusões endovenosas (orais ou enterais), do débito dos drenos, do débito da sonda nasogástrica e dos sangramentos, que devem estar anotados no balanço hídrico parcial e cumulativo.

Todo o controle de administração de eletrólitos e perda de fluidos ajudará na avaliação da resposta do paciente à administração de líquidos durante as próximas 12 ou 24 horas, as quais são consideradas cruciais para o estabelecimento do paciente, pois a natureza e o volume de qualquer terapia de reposição de líquidos dependerão da perda destes líquidos.

IMUNOSSUPRESSÃO

Nas últimas décadas, os avanços científicos para a terapêutica imunossupressora têm sido importantes para a evolução dos transplantes, contribuindo para um aumento significativo do número e dos tipos de agentes imunossupressores disponíveis na prática clínica.

O objetivo da imunossupressão ao longo do tempo é o de aumentar a sobrevida do enxerto e do paciente, evitando a rejeição e reduzindo os efeitos colaterais nefrotóxicos, cardiovasculares, infecciosos e neoplásicos. Nesse contexto, novos desafios incluem a busca de um esquema terapêutico ideal, com menor toxicidade, melhor eficácia e baixo custo para cada caso.

O controle da rejeição é feito por meio de bloqueio no sistema imunológico, realizado por meio da administração de drogas específicas que geralmente causam efeitos colaterais, sendo os mais frequentes as ocorrências de convulsões, síndrome de Cushing, hiperplasia gengival, hipertricose, diabetes ou alterações glicêmicas, e as neoplasias, por exemplo, câncer de pele.[13]

O esquema de imunossupressão torna-se seguro quando dependente de protocolos institucionais; na maioria dos centros transplantadores, a terapia indutora de imunossupressão inicia-se ainda na UTI com a infusão de Thymoglobuline® (globulina antitimócito)/basiliximab, corticosteroides, inibidores de calcineurina, azatioprina e também micofenolato, que estão entre os medicamentos prescritos no Brasil (Quadro 4). As indicações dessa indução são feitas principalmente nos casos de: painel alterado, pacientes sensibilizados, creatinina maior que 2,0 mg/dL ou sinais de deterioração de função renal e previsão de complicações renais no pós-operatório.[13]

O início da imunossupressão depende do poder imunogênico do órgão. No caso do rim, trata-se de um órgão que necessita de um início mais precoce da imunossupressão, ao passo que para o fígado inicia-se em torno de 3 a 4 dias após o transplante.

Pacientes de transplante hepático com doença renal preexistente, que fizeram indução com Thymoglobuline® e, com isso, introdução tardia de inibidores de calcineurina, apresentaram taxas menores de creatinina sérica, maior taxa de filtração glomerular estimada e menos dependência de diálise em 12 meses.[13]

Estudos demonstraram que rins de doadores mais velhos são geralmente mais imunogênicos do que rins de doadores jovens, e também observaram uma intensa resposta inflamatória e reatividade imunológica de células T aumentadas em receptores de enxerto de doadores falecidos ou mais velhos.[11,12]

A seguir, o Quadro 4 descreve as medicações imunossupressoras mais utilizadas para os pacientes transplantados no Brasil.

A combinação de medicamentos, geralmente em esquema tríplice, ou seja, com três imunossupressores, visa garantir melhor eficácia no tratamento, pois cada medicamento apresenta um mecanismo de ação diferente e a combinação possibilita o uso de doses mais seguras, evitando eventos adversos.

Quadro 4 Imunossupressores utilizados em transplantes realizados no Brasil
Azatioprina
Tacrolimo (Prograf®)
Ciclosporina
Prednisona
Micofenolato de sódio (Myfortic®)
Micofenolato mofetil (Cellcept®)
Everolimo
Sirolimo
Globulina antitimócito (Thymoglobuline®)

Merece destaque o uso da Thymoglobuline®, imunossupressor atualmente iniciado na unidade de terapia intensiva e que deve ser administrado de maneira criteriosa. No Quadro 5 estão as principais recomendações para seu manuseio.

ANTIBIOTICOPROFILAXIA E INFECÇÕES

O controle das infecções nos pacientes transplantados inicia-se mesmo antes de o transplante ser efetivado. As diretrizes mundiais para o cuidado com o paciente transplantado recomendam como passos iniciais para o controle da infecção a coleta da história completa do paciente, com relato de internações prévias, das medicações utilizadas, moradia e hábitos. Realizar o exame físico completo e uma bateria de exames laboratoriais, inclusive com a checagem de sorologias para as doenças infecciosas, é de suma importância. A Tabela 1 apresenta a relação de doenças preexistentes que devem ser checadas no pré-transplante.

Quadro 5 Recomendações para o manuseio da Thymoglobuline® pela equipe de enfermagem
Administrar a droga exclusivamente por acesso central
Observar a administração de medicações pré-infusão (corticosteroides, anti-histamínicos e antipiréticos)
Obedecer ao tempo de infusão estabelecido
Fazer uso de via única durante a infusão da droga, embora não haja advertência
Promover o controle de sinais vitais durante a infusão da droga
Observar a presença de hipotensão, taquicardia, dispneia súbita e *rush* cutâneo, evidenciando sinais de um possível choque anafilático
Manter o carrinho de reanimação cardiopulmonar próximo ao leito
Monitorar no decorrer do tratamento o perfil de linfócitos e o leucograma com diferencial e contagem de plaquetas
Atentar para os sinais de infecções oportunistas, rejeição do enxerto e disfunções de coagulação
Observar hidratação do paciente, pois dependendo da imunossupressão utilizada, podem ocorrer a intensificação de dores abdominais e diarreia

Tabela 1 Exames realizados para identificação de doenças preexistentes

Testes sorológicos	HAV, HBV, HCV, CMV, EBV, VZV, HIV, HTLV-1, RPR
Interferon gama ensaio	Tuberculose (*QuantiFERON-TB Gold In-Tube test* ou teste T-SPOT TB)
Testes em casos específicos	Infecções parasitárias (doença de Chagas, esquistossomose); micoses endêmicas (coccidioidomicose, histoplasmose) e infecção viral (WNV)

HAV: hepatite tipo A; HBV: hepatite tipo B; HCV: hepatite tipo C; CMV: citomegalovírus; EBV: vírus Epstein-Barr; VZV: vírus varicela zoster; HIV: vírus da imunodeficiência humana; HTLV-1: vírus linfotrópico de célula T humana tipo 1; RPR: *rapid plasma reagin* (teste rápido da reagina plasmática); WNV: *West Nile virus* (vírus do Nilo Ocidental).

A coleta e a checagem dos exames iniciais permitem segurança e prevenção diante da identificação de infecções ativas que necessitarão de terapia prévia ao transplante, a possibilidade de identificar infecções latentes que poderiam recidivar após o transplante, além da necessidade de imunização por meio de vacinas, para reduzir as chances de uma nova infecção após o transplante. A triagem estendida para a checagem de infecções endêmicas, como a doença de Chagas e a esquistossomose, é recomendada em regiões onde os organismos que causam essas infecções são endêmicos.

Os atuais agentes imunossupressores elevaram a sobrevida do enxerto e do paciente após o transplante; entretanto, também aumentaram a incidência de infecções oportunistas, que estão entre as principais causas de morbidade e mortalidade pós-transplante.[10] Estima-se que infecções pós-transplante ocorram em mais de 50% dos pacientes transplantados, sendo as infecções bacterianas as mais recorrentes (acima de 70%), acompanhadas de infecções virais e fúngicas. Felizmente, em virtude das práticas de detecção precoce de infecções latentes pré-transplante e da implementação de terapia profilática apropriada, a mortalidade associada às infecções no pós-transplante situa-se abaixo de 10%.[9,10]

De acordo com a American Society of Transplantation (AST), a micobactéria e a infecção fúngica, bem como a estrongiloidíase, estão associadas às elevadas taxas de mortalidade pós-transplante, e recomenda-se que essas infecções sejam tratadas no pré-transplante.

A detecção de infecção no doador não necessariamente impede a doação do órgão, pois a decisão de utilização do enxerto baseia-se na necessidade urgente de transplante para o paciente e na viabilidade de terapias efetivas no controle da infecção pós-transplante.[11] A doação de órgãos tem sido impedida no Brasil, e na maior parte do mundo, quando o doador for um paciente infectado pelo HIV, podendo ser considerada, no entanto, caso o receptor também seja portador da doença.

O tempo específico de uma infecção pós-transplante está largamente influenciado pelo estágio do imunossupressor, pela exposição ambiental a um organismo específico e pelo desenvolvimento de complicações cirúrgicas.[11] As infecções podem ocorrer em três diferentes períodos pós-transplante: em menos de 1 mês, de 1-6 meses e em mais de 6 meses. No primeiro mês, as infecções oportunistas estão ausentes, pois o efeito completo do imunossupressor ainda não está presente.[11] As infecções mais comuns nesse período são as hospitalares e aquelas relacionadas ao procedimento cirúrgico, por exemplo: ferida infectada e infecção no transoperatório; infecções derivadas do órgão transplantado ou infecções derivadas do próprio receptor que fora colonizado com patógenos hospitalares, como a *Pseudomonas aeruginosa*, em suas internações anteriores. Durante o período de 1 a 6 meses pós-transplante, os receptores podem desenvolver infecções oportunistas como aspergilose, criptococose ou toxoplasmose. Infecções decorrentes de *Pneumocystis jirovecii* ou herpes vírus (citomegalovírus), vírus Epstein-Barr ou varicela zóster têm muito menor possibilidade de surgirem no paciente transplantado caso este tenha recebido a profilaxia adequada.

O período tardio pós-transplante (mais de 6 meses) está tipicamente associado com a redução da frequência de infecções, sendo as infecções oportunistas, nesse período, observadas em pacientes com sinais de rejeição do enxerto que precisam intensificar a terapia imunossupressora. Vale ressaltar que para pacientes com a doença estável no pós-transplante, as infecções encontradas são as mesmas da população em geral.

Apesar de a infecção poder ocorrer em qualquer momento após o transplante, sua incidência é muito maior durante o primeiro mês de pós-operatório, em razão de fatores como alteração da barreira cutânea e mucosa, o uso de dispositivos invasivos e também o uso de imunossupressores. Existem relatos de que o transplante de fígado seja mais suscetível à infecção bacteriana do que qualquer outro tipo de transplante, em parte por causa do procedimento cirúrgico envolvido.[12]

O Quadro 6 descreve os fatores de risco associados às infecções bacterianas em pacientes transplantados.

A terapia de profilaxia antimicrobiana é universalmente usada no trans e no pós-operatório imediato para a redução de infecção bacteriana, sendo a seleção do antibiótico apropriado tipicamente guiada pela epidemiologia local. O uso de profilaxia antibioticoterápica não deverá ultrapassar as 48 horas pós-transplante, e a utilização prolongada de antibióticos de largo espectro, sem a evidência de infecção ativa, deve ser sempre desencorajada. O Quadro 7 apresenta as principais medidas que devem ser seguidas no controle de infecção no pós-transplante em UTI.

Quadro 6 Fatores de risco associados à infecção bacteriana pós-transplante
Idade avançada
Tempo de permanência pré-operatória em internação hospitalar
Infecção por citomegalovírus (CMV)
Tempo de duração da cirurgia para transplante
Retransplante
Volume de derivados sanguíneos transfundidos
Escores pré-transplante
Complicações técnicas: por exemplo, vazamento biliar e trombose de artéria hepática
Terapia de substituição renal pré e pós-transplante
Hiperglicemia
Período de internação superior a 48 horas em UTI no pós-operatório

Quadro 7 Medidas de controle de infecção no pós-transplante em UTI
Assegurar estrito regime de lavagem de mãos por toda a equipe interdisciplinar
Utilizar adequadamente os equipamentos de proteção individual (EPI)
Utilizar equipamentos e instrumentos individuais para o paciente pós-transplantado, como termômetro, estetoscópio, monitores, entre outros
Realizar isolamento de contato para pacientes com história de colonização por organismos multirresistentes (*Pseudomonas aeruginosa, Acinetobacter baumannii, Klebisiella pneumoniae* etc.)
Limitar o uso de dispositivos invasivos e fazer *check-list* diário do paciente durante a visita da equipe (*rounds*), para a decisão de interrupção do uso de dispositivos invasivos
Evitar o uso empírico (sem a evidência ou constatação da infecção ativa) de antimicrobianos de largo espectro, pois, entre outros aspectos, suprimem a flora gastrointestinal normal e aumentam a concentração de *Enterococo* resistente à vancomicina (ERV) nas fezes, com o aumento da suscetibilidade de aquisição do ERV e infecção subsequente
Considerar o uso de profilaxia antifúngica, como o fluconazol, principalmente para pacientes com risco elevado de infecção, em uso de derivados de sangue e em terapia renal substituta, que devem ser considerados pela equipe
Realizar cuidados com a pele para prevenir lesão e ruptura da barreira de proteção
Promover cuidados nas trocas de curativos da ferida operatória com técnica asséptica para evitar infecção local
Promover cuidados com os drenos, mensurando a quantidade e observando o aspecto do líquido drenado, para a sua retirada o mais rápido possível

REJEIÇÃO AGUDA E HIPERAGUDA

A rejeição é a resposta imunológica do hospedeiro na presença de antígenos estranhos ao organismo e promove a destruição do órgão transplantado, sendo uma importante causa de óbito no pós-operatório e durante o primeiro ano de transplante.[12]

Os episódios de rejeição podem ser assintomáticos ou estar associados a febre e mal-estar. Em alguns casos podem aparecer dispneia, irritabilidade e agitação psicomotora. Laboratorialmente, as alterações são inespecíficas e em geral identificadas de 7 a 10 dias após a cirurgia, podendo se manifestar, entretanto, a qualquer momento. A biópsia do enxerto confirma o diagnóstico com presença de infiltrado inflamatório e, em alguns casos, áreas de necrose.[12] Diante dessas condições, é importante que o enfermeiro saiba reconhecer os sinais de rejeição.

CONSIDERAÇÕES FINAIS

O pós-operatório do paciente transplantado requer do enfermeiro acurácia para a identificação e prevenção de iatrogenias, bem como para garantir a segurança do paciente.

A monitorização focada nos órgãos e sistemas e a prescrição dos cuidados de enfermagem com base em evidências científicas garantem um cuidado de enfermagem individualizado, cujas metas devem ser o conforto do paciente e a alta da unidade de terapia intensiva; para tais fatores, torna-se primordial que o enfermeiro tenha ciência de sua importância em todo o processo.

REFERÊNCIAS BIBLIOGRÁFICAS

1. American Society of Transplantation. Infectious Diseases Guidelines. 3. ed. Am J Transp 2013;13(s4):1-2.
2. Brasil. Decreto n. 2.268, de 30 de junho de 1997. Regulamenta a Lei n. 9.434, de 4 de fevereiro de 1997, que dispõe sobre a remoção de órgãos, tecidos e partes do corpo humano para fim de transplante e tratamento, e dá outras providências. Diário Oficial [da] República Federativa do Brasil, Brasília, DF. 30 jun 1997. Disponível em: < http://dtr2004.saude.gov.br/susdeaz/legislacao/arquivo/Decreto_2268_de_30_06_1997.pdf>. Acesso em: 2 maio 2016.
3. Associação Brasileira de Transplantes de Órgãos (BR). Dados numéricos da doação de órgãos e transplantes realizados por estado e instituição no período: janeiro/março - 2016. Registro Brasileiro de Transplantes [internet]. São Paulo; ABTO; 2016 [citado em 28 de maio de 2016]. Disponível em: http://www.abto.org.br/abtov03/Upload/file/RBT/2016/rbt1trim-2016-leit.pdf.
4. Associação Brasileira de Transplantes de Órgãos (BR). Protocolo de cuidados de enfermagem em Transplante de Órgãos. Assistência de Enfermagem ao paciente submetido ao Transplante Cardíaco. [internet]. São Paulo; ABTO; 2008. Disponível em: http://www.abto.org.br/abtov03/Upload/file/Biblioteca_Teses/Textos/Assistencia_de_Enfermagem_ao_pte_Transpl_Cardiaco.pdf. Acesso em: 8 jun 2016.
5. Bacal F, Souza-Neto JD, Fiorelli AI, Mejia J, Marcondes-Braga FG, Mangini S et al. II Diretriz Brasileira de Transplante Cardíaco. Arq Bras Cardiol 2009;94(1 supl.1):16-73.
6. Brasil. Portaria n. 2.600, de 21 de outubro de 2009. Aprova o Regulamento Técnico do Sistema Nacional de Transplantes. Diário Oficial [da] República Federativa do Brasil, Brasília, DF. 22 out 2009. Disponível em: http://sbn.org.br/app/uploads/portaria2600.pdf. Acesso em: 11 de set de 2016.
7. Cintra EA, Nishide VM, Nunes WA. Assistência de enfermagem ao paciente gravemente enfermo. 2. ed. São Paulo: Atheneu; 2001.
8. Filiopoulos V, Boletis JN. Renal transplantation with expanded criteria donors: Which is the optimal immunosuppression? World J Transplant 2016;6(1):103-14.
9. Hernadez MDP, Martin P, Simkins J. Infectious complications after liver transplantation. Gastroenterol Hepatol 2015;11(11):741-53.
10. Jadlowiec CC, Taner T. Liver transplantation: Current status and challenges. World J Gastroenterol 2016;22(18):4438-45.
11. Padilha KG,attimo MFF, Silva SC. Enfermagem em UTI: cuidando do paciente crítico. Barueri: Manole, 2010.
12. Pratschke J, Dragun D, Hauser IA, Horn S, Mueller TF, Schermmer, Thaiss F. Immunological risk assessment: The key to individualized immunosuppression after kidney transplantation. Transpl Rev 2016;30:77-84.
13. Schultz F, Marques IR. Atuação do enfermeiro no transplante cardíaco. Rev Enferm Unisa 2009;10(1):16-21.

Capítulo 65

Paciente renal: conceito e cuidados

Sergio Cleto
Marcos Rafael Rodrigues Soares
Lúcia da Conceição Andrade

O SISTEMA RENAL

Os rins são um par de órgãos localizados no plano retroperitoneal sobre a parede posterior do abdome, desde a 12ª vértebra torácica até a 3ª vértebra lombar no adulto. Com cerca de 12 cm de comprimento, 6 cm de largura, 2,5 cm de espessura e pesando de 120 a 170g, estão situados à direita e à esquerda da coluna vertebral. O rim direito tem uma posição inferior em relação ao esquerdo por causa da presença do fígado.[1]

O parênquima renal é dividido em córtex e medula. O córtex é a região mais externa, localizado imediatamente abaixo da cápsula renal, onde contém os glomérulos, os túbulos distais e proximais, os ductos coletores corticais e seus capilares peritubulares adjacentes.[2,3] A medula está localizada abaixo do córtex e consiste em várias estruturas triangulares denominadas pirâmides renais. As pirâmides estão orientadas de maneira que suas bases amplas se encontram revestidas pelo córtex e seus ápices, chamados de papilas renais, e seguem em direção à pelve renal. O hilo ou pelve é a porção côncava do rim, por meio da qual a artéria renal entra nesse órgão e a veia renal sai. A artéria renal se divide em vasos cada vez menores, formando mais adiante a arteríola aferente. A arteríola aferente se ramifica para formar o glomérulo. O sangue deixa o glomérulo pela arteríola eferente e flui de volta para a veia cava inferior por meio de uma rede de capilares e veias.[3,4]

Cada rim contém aproximadamente um milhão de néfrons, considerados as unidades funcionais, que consistem em um glomérulo que contêm arteríolas aferentes e eferentes, cápsula de Bowman, túbulo contorcido proximal, alça de Henle, túbulo contorcido distal e os dutos coletores.[4] Ver a representação esquemática da anatomia do rim na Figura 1.

Funcionamento dos rins

As principais funções do rim são a regulação da composição hidroeletrolítica dos líquidos corporais, a remoção dos produtos finais do metabolismo do sangue, a regulação

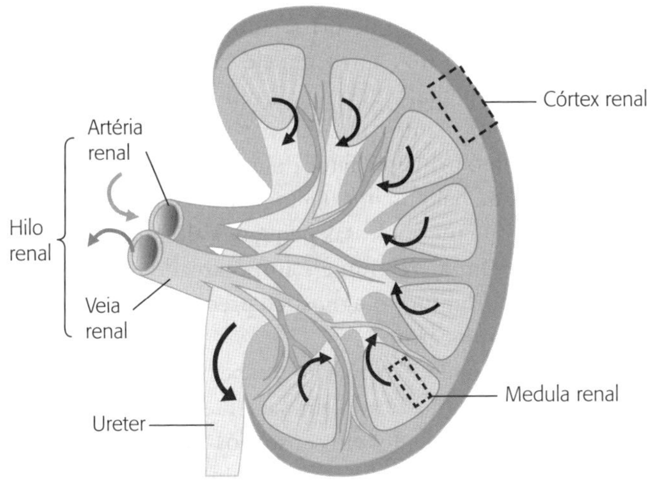

Figura 1 Representação esquemática da anatomia do rim.

da pressão arterial e a produção de urina.[5] Existem outras vias que promovem a perda de líquidos e eletrólito, e outros órgãos que participam do equilíbrio acidobásico, mas são os rins que regulam com precisão o ambiente químico interno do organismo.

O sangue arterial é conduzido sob alta pressão (70 a 80 mmHg) nos capilares do glomérulo, fazendo com que parte do plasma passe para a cápsula de Bowman; esse processo é denominado filtração glomerular, em que todo o filtrado glomerular passa para os túbulos renais, e são algumas substâncias reabsorvidas para o sangue e outras secretadas do sangue para os túbulos renais.[5,6]

Uma falha na função renal pode ocorrer pela qualidade e intensidade de estímulos agressivos aos rins, o que provoca perdas da unidade funcional, e as causas mais comuns são o diabetes de longa duração, a hipertensão arterial sistêmica (HAS) e a glomerulonefrite crônica.[7]

A disfunção renal é uma síndrome clínica caracterizada por um declínio da função renal com acúmulo de metabólitos e alteração de eletrólitos, e pode ser subdividida em injúria renal aguda (IRA) e doença renal crônica (DRC), de acordo com o tempo de desenvolvimento da patologia, e cerca de 60% das disfunções são assintomáticas (não oligúricas) e podem levar ao diagnóstico tardio.[8]

Na unidade de terapia intensiva (UTI), as causas mais comuns da perda da função renal estão diretamente relacionadas com hipovolemia, infecção, isquemia renal e lesão do parênquima renal. Apesar do dano renal, o rim possui uma capacidade compensatória, pela qual os néfrons ainda em funcionamento desempenham toda a função renal por algum tempo até que ocorre a falha polissistêmica definitiva.

Injúria renal aguda (IRA)

A IRA pode ser definida como o decréscimo abrupto da capacidade dos rins em realizar a depuração das escórias nitrogenadas, resultando na inabilidade em manter o equilíbrio acidobásico e a homeostase hidroeletrolítica do organismo. Pode se manifestar tanto por anúria, oligúria ou volume normal de urina, uma vez que, independentemente do volume excretado, o paciente com IRA apresenta elevações dos níveis séricos da ureia e da creatinina (considerados os biomarcadores mais utilizados no diagnóstico laboratorial da DRC e da IRA, portanto importantes para estimar a taxa de filtração glomerular).[9]

Na IRA, é considerado como principal fator definidor a elevação de creatinina sérica, em um período de 48 horas, de pelo menos 0,3 mg/dL ou de 50% em relação à creatinina basal.[9] Estudos apontam que mesmo essas pequenas alterações estão associadas com aumento de mortalidade, porém a creatinina é um marcador que se eleva tardiamente no sangue, não permitindo, portanto, o diagnóstico precoce como ocorre com doenças a exemplo do infarto agudo do miocárdio.[9-11]

Embora a oligúria seja um sinal útil, não é nem específico nem sensível, pois frequentemente a lesão renal aguda é diagnosticada em pacientes críticos que estão mais expostos ao dano, como por exemplo pacientes em sepse, pós-operatório de grandes cirurgias, e aqueles que apresentam sangramento excessivo ou hipovolemia.[8]

A falta de consenso na definição quantitativa da IRA tem dificultado a investigação clínica, uma vez que confunde as comparações entre os estudos. Reconhecendo a necessidade de uma definição uniforme para a IRA, um grupo de especialistas intensivistas e nefrologistas denominados *The acute dialysis quality initiative* (ADQI) propôs uma definição consensual classificada como critérios RIFLE, que define três classes crescentes de severidade de insuficiência renal – risco (*Risk*), dano (*Injury*) e falha (*Failure*) – e duas classes de desfecho – perda (*Loss*) e doença renal em estágio final (*End-stage kidney disease*).[12,26]

Uma característica original do critério RIFLE é que ele fornece três classes de severidade para injúria renal baseadas em mudanças na creatinina sérica e no débito urinário. Os esforços devem ser concentrados para impedir a progressão da IRA, pois os pacientes admitidos nas unidades de cuidados intensivos com IRA grave apresentaram uma evolução pior do que aqueles que a desenvolveram posteriormente.[10] Seguindo essa mesma linha de raciocínio, e no intuito de ajudar todos os profissionais envolvidos na assistência do paciente grave exposto ao desenvolvimento da IRA, recentemente outra classificação mais acurada e mais simples foi criada: o AKIN (Tabela 1).[13,27]

A frequência de IRA em um hospital geral é de aproximadamente 5%. Vários são os fatores, e esses pacientes apresentam uma morbidade e mortalidade ainda elevada; estudos têm demonstrado que na UTI foi identificada uma incidência de até 40%, com mortalidade chegando em torno de 70%.[14,15]

A IRA é classicamente categorizada por sua etiologia clínica, podendo ser classificada como pré-renal (hipoperfusão renal), renal intrínseca (danos ao parênquima renal) e pós-renal (obstrução do fluxo urinário).[16] As etiologias pré-renais e renais intrínsecas (necrose tubular aguda) figuram como as duas principais causas de IRA ocorrida no ambiente hospitalar. Os distúrbios pré-renais são devidos a problemas no fluxo sanguíneo que causam hipoperfusão renal e uma redução da taxa de filtração glomerular, e as causas intrarrenais são resultado dos danos estruturais aos glomérulos ou aos túbulos renais. Agentes nefrotóxicos, queimaduras, rabdomiólise e infecção podem causar necrose tubular aguda (NTA) e, consequentemente, perda temporária da função renal, assim como

Tabela 1 Sistemas de classificação e estágios da lesão renal aguda (AKIN)

Estágio	Critérios de creatinina sérica	Critérios de fluxo urinário
1	Aumento da creatinina sérica de mais de ou igual a 0,3 mg/dL (≥26 mmol/L) ou para aumentar mais que ou igual a 150 a 200% (de 1,5 a 2 vezes) a partir da linha de base	Menos de 0,5 mL/kg por mais de 6 horas
2b	Aumento da creatinina sérica de mais de 200 a 300% (>2 a 3 vezes) a partir da linha de base	Menos de 0,5 mL/kg por hora durante ou mais de 12 horas
3c	Aumento da creatinina sérica de mais de 300% (>3 vezes) a partir da linha de base (ou da creatinina sérica de mais de ou igual a 4,0 mg/dL [≥354 mmol/L] aguda com um aumento de pelo menos 0,5 mg/dL [44 nmol/L])	Menos de 0,3 mL/kg por hora durante 24 horas ou anúria durante 12 horas

Modificação dos critérios de RIFLE (*Risk, Injury, Failure, Loss*, e estágio final da doença renal). Lesão renal aguda é definida como uma redução abrupta (dentro de 48 horas) da função renal, atualmente definida como um aumento absoluto na creatinina sérica ≥ 0,3 mg/dL, um aumento percentual na creatinina sérica de ≥ 50% (1,5x do valor basal), ou redução no fluxo urinário (registro de oligúria <0,5 mL/kg/h em >6h).

*Indivíduos que recebem terapia renal substitutiva são considerados em estágio 3, não importando o estágio em que eles se encontram no momento da terapia de reposição renal.

Fonte: Mehta et al. Critical Care. 2007.

reações graves à transfusão sanguínea.[17] As causas pós-renais habitualmente ocorrem em razão de obstrução em algum ponto distal ao rim, promovendo um aumento da pressão nos túbulos renais e podendo reduzir a taxa de filtração glomerular.[18] As causas mais frequentes da IRA estão destacadas no Quadro 1.

Como descrito anteriormente, na terapia intensiva é muito difícil a IRA não estar associada a outras patologias, pois a maioria dos eventos ocorre após complicações cirúrgicas ou sepse. Apesar das várias condições que determinam a IRA em adultos, as duas condições fitopatológicas que representam a grande maioria dessas causas são a redução da perfusão renal (IRA pré-renal) e a NTA.[19] Uma concentração elevada de sódio urinário é característica da NTA, e na IRA pré-renal a concentração de sódio costuma se apresentar abaixo de 20 mEq/L, valor este que independe do sódio plasmático. A forma mais utilizada na prática clínica para diferenciar a IRA pré-renal da NTA é determinar a fração de excreção de sódio (FENa), que é a porcentagem do sódio filtrado excretado na urina; para obtermos a FENa, aplicamos a seguinte fórmula:

$$\text{Fração de excreção de sódio } (FE_{Na}) = [(U_{Na} \times P_{Cr})/(P_{Na} \times U_{Cr})] \times 100$$

Na presença de oligúria, uma FENa abaixo de 1% sugere IRA pré-renal (hipoperfusão), enquanto valores superiores a 1% sugerem doença renal intrínseca (NTA).

Manifestações clínicas

Quase todos os sistemas corporais são afetados quando ocorre alteração dos reguladores renais. Como sinais frequentes, o paciente geralmente apresenta náuseas, vômi-

Quadro 1 Principais causa de injúria renal aguda (IRA)

Pré-renal
Hipoperfusão renal ▪ Hipovolemia ▪ Baixo débito cardíaco ▪ Diminuição do fluxo sanguíneo efetivo renal
Renal
Necrose tubular aguda ▪ Isquêmica ▪ Nefrotóxica ▪ Mista **Nefrite intersticial** ▪ Drogas ▪ Infecção **Doenças vasculares renais** ▪ Vasculites ▪ Hipertensão maligna, esclerose sistêmica progressiva ▪ Coagulação vascular disseminada e situações similares ▪ Trombose de veia renal ▪ Obstrução de artéria renal **Glomerulopatias** ▪ Glomerulonefrites associadas e infecções ▪ Glomerulonefrite rapidamente progressiva ▪ Glomerulonefrites associadas a doenças sistêmicas
Pós-renal
Obstrução ▪ Deposição intrarrenal de cristais (ácido úrico) ▪ Obstrução de ureter (cálculo, coágulos) ▪ Obstrução de uretra (próstata, cálculo, traumatismo)

tos, diarreia e desidratação. Já nas manifestações neurológicas, predominam alterações metabólicas provocadas pela uremia aguda, como letargia, confusão mental, agitação, convulsões e coma.[21] Hipervolemia e edema por retenção são frequentes, e podem estar associados a edema pulmonar, cerebral e hipertensão. Merece destaque o fato de que alguns pacientes apresentam sinais ou sintomas que são diretamente atribuíveis ao rim (hematúria, dor no flanco) ou que são associados a causas extrarrenais (edema, hipertensão, uremia). Os distúrbios hidroeletrolíticos estão diretamente envolvidos com a perda da função renal.[21]

A observação de sinais de hipovolemia e hipertensão arterial ou sinais de obstrução do trato urinário auxilia o diagnóstico diferencial de IRA pré ou pós-renal. Dor lombar ou suprapúbica, dificuldade de micção, cólica nefrética e hematúria podem sugerir IRA pós-renal. Sintomas musculares ou articulares, *rash* cutâneo e febre podem estar associados a nefrites intersticiais, glomerulonefrites ou vasculites. Pacientes com dispneia, ortopneia, edema, turgência jugular e estertoração pulmonar podem estar hipervolêmicos, enquanto aqueles com fraqueza muscular ou paralisia ascendente podem estar com hipocalemia.[20-22]

Distúrbios hidroeletrolíticos

A água representa de 50 a 60% do peso corporal, e pode ser dividida em volume intracelular (40% do peso corpóreo) e extracelular (20% do peso corpóreo, sendo 5% intersticial e 15% intravascular). As causas de distúrbios do equilíbrio hídrico são hipervolemia e hipovolemia decorrentes do excesso ou deficiência do volume extracelular, e comumente acompanhadas por distúrbios de eletrólitos.[9]

Hipervolemia

Geralmente, a hipervolemia decorre de ações iatrogênicas, como a excessiva terapêutica parenteral, em que o quadro clínico se inicia com náuseas, astenia e diminuição do débito urinário, seguidos de convulsão e coma.[23] Invariavelmente, ocorrerá rápido aumento de peso, sinais de edema periférico e pulmonar, de modo que o enfermeiro deve estar atento aos fatores de risco para o desenvolvimento de tal distúrbio, como no caso da insuficiência cardíaca congestiva e especialmente nos distúrbios renais, haja vista a diminuição da capacidade de filtração e consequentemente de eliminação do volume excessivo, favorecendo o extravasamento do líquido intersticial dos capilares e resultando na formação do terceiro espaço.[22]

Hipovolemia

A hipovolemia se caracteriza como a principal causa de IRA e pode ser definida como a diminuição da quantidade total de volume no organismo ocasionada geralmente por traumas, queimaduras, hemorragias e perdas gastrointestinais.[22]

Os principais cátions presentes no líquido intracelular são o potássio (K^+), o cálcio (Ca^{2+}) e o magnésio (Mg^{2+}), enquanto o sódio (Na^+) é o principal cátion presente no líquido extracelular e está diretamente relacionado com o controle da distribuição da água em todo o organismo por meio de mecanismos de pressão osmótica a fim de manter o equilíbrio hídrico, em que sua concentração reflete frequentemente a variação de água corporal, além de participar da transmissão de impulsos nervosos e contração muscular.[23]

Diante disso, o balanço hídrico (BH) se configura como uma medida eficaz no sentido de observar as mudanças do peso em curto prazo, e a alteração desse parâmetro é de grande importância no diagnóstico precoce e no tratamento dos distúrbios hidroeletrolíticos. Dentre os principais distúrbios eletrolíticos relacionados à IRA estão os descritos a seguir.

Hipercalemia

O potássio (K^+) está diretamente relacionado à excitabilidade neuromuscular e à contratilidade muscular, além de ser essencial para a formação do glicogênio, para a síntese proteica e para a correção do desequilíbrio acidobásico, pois esses íons competem com os íons de hidrogênio (H^+), ocorrendo na acidose a eliminação de um íon de H+ para cada íon de K^+ retido.[23]

Os níveis séricos normais do potássio variam entre 3,5 a 5 mEq/L e seu aumento está relacionado a fraqueza muscular, paralisia flácida, irritabilidade muscular e alterações do eletrocardiograma (ECG), com a onda T "em campânula" e o complexo QRS alargado.[20]

Hipercalcemia

No organismo, o cálcio (Ca^{2+}) está diretamente relacionado à integridade e estrutura das membranas celulares, condução dos estímulos cardíacos, coagulação sanguínea e formação e crescimento ósseo. Valores séricos acima de 13 mg/dL estão relacionados à fraqueza, êmese, constipação, coma, alterações do eletrocardiograma, intervalo QT e segmento ST supranivelados e presença de arritmias.[20]

Hipermagnesemia

O magnésio (Mg^{2+}) ocupa papel indispensável nas atividades enzimáticas e neuroquímicas, bem como na excitabilidade das células musculares. Seus níveis plasmáticos fisiológicos variam entre 1,5 e 2,5 mEq/L e sua elevação é caracterizada por fraqueza muscular, queda da pressão sanguínea, necessidade de sedação e estado de confusão mental. As alterações eletrocardiográficas observadas são o aumento do intervalo PR, o alargamento do complexo QRS e a elevação da onda T.[20]

Distúrbio acidobásico

No intuito de regular o pH em níveis compatíveis com os processos vitais, o organismo utiliza diferentes mecanismos bioquímicos, com notório destaque ao papel desempenhado pelo chamado sistema tampão. A fim de obter tal regulação, os sistemas orgânicos enfrentam dois desafios principais: a disposição da cota fixa de ácidos ingerida diariamente; e o destino dado ao CO_2 gerado como produto final do metabolismo.[20]

A acidose metabólica se configura como o principal distúrbio desenvolvido na IRA e está relacionado à adição de ácidos fortes (sulfúrico e fosfórico) em decorrência da azotenia, e as principais alterações clínicas relacionadas à acidose metabólica ocorrem em decorrência do catabolismo proteico.[21,22]

Assistência de enfermagem nos distúrbios hidroeletrolíticos

A assistência de enfermagem deve ter como norteador a identificação dos fatores de risco e a prevenção das complicações relacionadas aos distúrbios eletrolíticos e acidobásicos, bem como sua reversão, de modo que é evidente o papel do enfermeiro diante dessas complicações.

Pacientes da UTI que desenvolvem tais distúrbios merecem cuidados focados na estabilização dos parâmetros hemodinâmicos e na prevenção das complicações relacionadas aos distúrbios renais, eletrolíticos e acidobásicos.[23] Nesse intuito, a equipe de enfermagem deve lançar mão de diferentes mecanismos de monitorização hemodinâmica (PAM, PVC, PAP, PCP) sempre que necessário e disponível, lembrando que a monitorização dos parâmetros gasométricos e a realização do balanço hídrico (BH) devem ocorrer conforme exemplificado na Tabela 2.

Tabela 2 Principais intervenções de enfermagem conforme a classificação das intervenções de enfermagem (NIC)

Intervenções de enfermagem	Ações de enfermagem
Monitorização de eletrólitos e acidobásicos	▪ Monitorar o nível sérico de eletrólitos ▪ Monitorar desequilíbrios acidobásicos associados ▪ Monitorar a adequação da ventilação ▪ Realizar coleta sanguínea para medida dos gases arteriais e monitorar ▪ Monitorar em busca de manifestação neurológica de desequilíbrio eletrolítico (p. ex., alteração sensorial e fraqueza) ▪ Monitorar em busca de sinais e sintomas de hipercalemia: irritabilidade, inquietação, náusea e êmese
Monitorização hídrica	▪ Monitorar o peso ▪ Monitorar a ingestão e a eliminação ▪ Monitorar os níveis de albumina sérica e de proteínas totais ▪ Monitorar a pressão arterial, frequência cardíaca e padrão respiratório ▪ Realizar balanço hídrico (BH) rigoroso
Monitorização hemodinâmica	▪ Monitorar sinais vitais, sinais de oxigenação tecidual inadequada ▪ Monitorar parâmetros hemodinâmicos, incluindo níveis de PVC, PAM, pressão arterial pulmonar (PAP) e pressão do capilar pulmonar (PCP), se possível ▪ Monitorar ritmo, frequência, profundidade e o esforço das respirações, ruídos respiratórios e laudos radiográficos de tórax ▪ Observar sinais e sintomas relativos à diminuição do débito cardíaco

Fonte: Classificação das Intervenções de Enfermagem – NIC, 2011.

Tratamento

É fundamental que, na identificação da IRA, se corrija ou elimine a causa da lesão renal a fim de que se mantenha a homeostase durante a recuperação do paciente.

Com o intuito de prevenir essas complicações, medidas de prevenção devem ser aplicadas e podem variar desde a restrição hídrica ou até mesmo a expansão volêmica, na qual em casos mais severos o tratamento deve ser constituído por terapia de substituição renal (TSR).[24]

As indicações de TSR em pacientes graves com IRA geralmente incluem hipervolemia refratária a diuréticos, hipercalemia, acidose metabólica, uremia, intoxicações por drogas ou alcoóis dialisáveis, e recentemente tem sido evidenciado que em algumas modalidades pode haver uma indicação extrarrenal como tratamento alternativo nos casos de sepse.[25]

Na tentativa de minimizar a morbidade, a diálise deve ser iniciada antes do aparecimento das complicações que são evidenciadas na injúria renal, ou seja, em quadros agudos deve ser iniciada antes do acúmulo de toxinas ou hipervolemias severas que possam resultar em complicações ou prejuízos a outros órgãos.[26] Uma vez tomada a decisão dessa terapia, a modalidade específica deve ser escolhida, e os fatores determinantes para a escolha da modalidade estão relacionados ao estado catabólico, à estabilidade hemodinâmica e à condição da remoção de solutos e/ou de líquidos.[27]

Apesar do fato de a terapia dialítica estar disponível há décadas, a mortalidade entre os pacientes críticos com IRA permanece inaceitavelmente elevada. Nesse cenário, a IRA e os distúrbios metabólicos associados aumentam o risco de complicações extrarrenais, acarretando um aumento da mortalidade.[28]

Existe na literatura uma ampla discussão a respeito da dose de diálise que deve ser administrada ao paciente criticamente enfermo; acredita-se que quanto maior a quantidade de diálise menor a morbidade e a mortalidade e que, no caso da sepse, iniciar o tratamento dialítico precocemente reduz a mortalidade.[29]

Em relação ao paciente dialítico, não existe um controle severo na administração de fluidos, e a nutrição poderá ser plena mesmo quando o paciente recebe nutrição parenteral, estando o doente sob um melhor controle do seu estado hídrico e de homeostase.[9,12,21]

A literatura ainda é controversa com relação ao melhor método hemodialítico no paciente crítico, entre os métodos contínuos (hemodiálise lenta contínua ou hemofiltração lenta contínua) ou a hemodiálise clássica intermitente.

Os métodos contínuos têm sido descritos como mais eficientes que a hemodiálise clássica intermitente para os pacientes hemodinamicamente instáveis, hipercatabólicos e que necessitem de grande retirada diária de volume. Contudo, nenhum estudo comprovou melhora na sobrevida com um método dialítico específico. A hemofiltração tem sido utilizada no paciente com IRA que se encontra em sepse; estudos demonstraram que esse método propicia a retirada dos mediadores da sepse com melhora dos parâmetros hemodinâmicos e respiratórios.[25,29]

Está crescendo consideravelmente o uso dos métodos híbridos no tratamento da IRA em pacientes críticos – em especial a hemodiálise estendida (SLED), que tem demonstrado eficiência no controle metabólico e hídrico, conseguindo manter o estado hemodinâmico do paciente.[24]

A dose de diálise, isto é, a quantidade de diálise oferecida, também pode ter impacto sobre a sobrevida. Em estudo recentemente publicado, a mortalidade e o tempo de recuperação da IRA foram, de forma significativa, melhores nos pacientes tratados com hemodiálise diária quando comparados aos pacientes tratados com hemodiálise em dias alternados.[7]

Assistência de enfermagem na TSR

A TSR é o tratamento mais empregado quando há perda da função renal na terapia intensiva. Apesar das melhorias nas últimas décadas, a taxa de mortalidade associada à IRA em pacientes criticamente doentes permanece ainda muito alta, sendo de fundamental importância o envolvimento do enfermeiro intensivista na identificação da IRA, que quando ocorre precocemente pode favorecer um melhor prognóstico.[15]

Participar na identificação e no tratamento da IRA faz parte da atividade diária do enfermeiro intensivista. Entretanto, a conduta escolhida com esse agravo vai depender da interatividade da equipe médica da UTI com o serviço de nefrologia, que é altamente heterogêneo, tanto em âmbito nacional como internacional, o que é justificado principalmente pela falta de uma definição consensual em relação à IRA.

A diálise na UTI requer do enfermeiro intensivista um vasto conhecimento clínico e uma abrangente destreza e habilidade frente aos recursos empregados e necessários para o procedimento. Um planejamento de cuidados sistematizado na rotina diária deve ser construído para que auxilie toda a equipe de enfermagem durante o procedimento dialítico. Nesse sentido, o uso de protocolos institucionais validados facilita e promove uma maior segurança nas intervenções realizadas.

Antes das propostas de intervenções de enfermagem, deve-se avaliar o estado hemodinâmico do paciente, a terapia escolhida e o tempo de duração do procedimento. Além disso, com base nas principais complicações evidenciadas, deve-se considerar os seguintes cuidados:

- Auxiliar na escolha e na passagem do cateter.
- Assegurar o início da hemodiálise o mais precocemente possível (preparo e montagem da máquina).
- Certificar a correta instalação do sistema, o funcionamento dos sensores de ar e não permitir a presença de bolhas nas linhas ou no capilar.
- Atentar-se ao uso de anticoagulante e, se este for utilizado, conhecer o estado de coagulação do paciente, monitorar a infusão de anticoagulante, seja de forma contínua ou fracionada, suspender imediatamente caso apresente sinais de sangramento.
- Manter linhas e capilares pérvios através de infusão de solução fisiológica a cada 30 minutos, ou manter a infusão contínua em uma bomba de infusão em casos que não utilizam anticoagulante.
- Monitorar a estabilidade hemodinâmica frequentemente. A implantação de um cateter arterial para mensuração da pressão arterial média (PAM) é indicada e a queda abrupta da PAM deve implicar uma ação rápida, que pode ser a redução do volume de ultrafiltrado proposto, a diminuição do fluxo sanguíneo e/ou infusão de reposição volêmica.
- Controlar a glicemia capilar. A perda de glicose através das membranas capilares pode provocar hipoglicemias, e a administração de glicose hipertônica deve estar sempre prescrita para essas circunstâncias.
- Monitorar resultados de exames laboratoriais com controle rigoroso de eletrólitos. A presença de distúrbios hidroeletrolíticos é observada com frequência durante a hemodiálise.
- Monitorar registros eletrocardiográficos, pois as arritmias podem ser desencadeadas em decorrência de volume sanguíneo extracorpóreo significativo ou de trocas rápidas de líquidos e eletrólitos.
- Observar frequentemente a inserção do cateter, registrar sinais de sangramento ou de irritação local. Infecção do cateter sugere sua retirada e um novo cateter deve ser providenciado.
- Manter cateter com fluxo adequado; a falta de fluxo pode estar relacionada com a posição do paciente ou baixo débito. A inversão de linhas pode ser uma alternativa nesses casos.
- Reduzir o ritmo de ultrafiltração se a pressão de transmembrana ficar negativa, com o intuito de evitar a passagem de moléculas do dialisato para o sangue.
- Realizar balanço hídrico rigoroso, as perdas e ganhos devem ser precisamente registrados, com uma avaliação total no final do procedimento.

- Permitir uma nutrição adequada. O paciente em TSR apresenta inúmeras alterações metabólicas que tendem a confluir para um estado de hipercatabolismo, acarretando degradação da proteína muscular, que pode ser agravada por inatividade. Lembrando que o consumo energético do paciente grave está frequentemente aumentado.
- Identificar os fatores que possam contribuir para o surgimento de lesões pela restrição de movimentação imposta pelo procedimento.
- Observar sinais de reação alérgica no decorrer da hemodiálise, interromper o procedimento se esses sinais forem constatados e encaminhar amostras de culturas para análise laboratorial.
- Registrar peso do paciente diariamente.

Existem outros cuidados que necessitam ser empregados pela equipe de enfermagem e estão diretamente relacionados com a limpeza, a desinfecção e a manutenção dos equipamentos, como também com a necessidade de coleta e o acompanhamento da qualidade da água utilizada nos banhos. Alguns serviços fazem o reúso dos capilares de acordo com a regulamentação da Agência Nacional de Vigilância Sanitária (Anvisa).

A diálise peritoneal é associada com limitações de depuração, dificuldades com remoção de fluido e potenciais complicações, de modo que ocorre a limitação e a diminuição progressiva de seu uso na UTI. Quando indicada, recomenda-se o uso de cateteres flexíveis, biocompatíveis e de longa permanência, que estão associados a menores chances de complicações.

CONSIDERAÇÕES FINAIS

Os processos dialíticos hoje são uma realidade no cenário da terapia intensiva. Por isso, o conhecimento e o desenvolvimento de habilidades para o cuidado do paciente em terapia renal devem estar atrelados às práticas do cuidado do enfermeiro intensivista.

A determinação de um plano diário para o desenvolvimento dos cuidados contribui para uma prática segura, um cuidado individualizado e o desenvolvimento de processos focados na real necessidade de cada paciente.

REFERÊNCIAS BIBLIOGRÁFICAS

1. Andrade JC, Vieira MJ. Prática assistencial de enfermagem: problemas, perspectivas e necessidade de sistematização. Bras Enf 2005;58(3):261-5. Disponível em: http://www.scielo.br/pdf/reben/v58n3/a02v58n3.pdf. Acesso em: 28 ago 2016.
2. Andrade L, Cleto S, Seguro AC. Door-to-dialysis time and daily hemodialysis in patients with leptospirosis: impact on mortality. Clin J Am Soc Nephrol 2007;2:739-44.
3. Barreto M, Saldanha S. Rotinas em terapia intensiva. 3.ed. Porto Alegre: Artmed; 2001.
4. Bernardina LD. Evolução clínica de pacientes com insuficiência renal aguda em unidade de terapia intensiva. Acta Paulista de Enfermagem 2008;21:174-8. Disponível em: http://www.scielo.br/scielo. php?script=sci_arttext &pid=S0103-21002008000500007. Acesso em: 29 ago 2016.
5. Brunner BS, Suddarth DS. Tratado de enfermagem médico-cirúrgica. 11.ed. Rio de Janeiro: Guanabara Koogan; 2011.
6. Bouman CS, Oudemans, Van Straten HM, Tijssen JG, Zandstra DF, Kesecioglu J. Effects of early high-volume continuous venovenous hemofiltration on survival and recovery of renal function in intensive care patients with acute renal failure: a prospective randomized trial. Crit Care Med 2002;30:2205-221.

7. Cleto SA, Rodrigues CE, Malaque CM, Sztajnbok J, Seguro AC, Andrade L. Hemodiafiltration decreases serum levels of inflammatory mediators in severe leptospirosis: a prospective study. PLoS ONE 2016;11(8):e0160010. doi:10.1371/journal.pone.0160010. Disponível em: http://journals.plos.org/plosone/article?id=10.1371/journal.pone.0160010. Acesso em: 2 set 2016.
8. Viana RAPP, Whitaker IY. Enfermagem em terapia intensiva: práticas e vivência. Porto Alegre: Artmed; 2011. p. 480-90
9. Costa JAC, Moyses NM, Vieira NM. Insuficiência renal aguda na terapia intensiva. Medicina, Ribeirão Preto 1998;31:532-51.
10. Dochterman JM, Bulechek GM. Classificação das intervenções de enfermagem. 10.ed. Porto Alegre: Artmed; 2008.
11. Evora PRB, Reis CL, Ferez MA, Conte DA, Garcia LV. Distúrbios do equilíbrio hidroeletrolítico e do equilíbrio acidobásico – uma revisão prática. Medicina, Ribeirão Preto 1999;32:451-69.
12. Grootendors AF, Van Bommel EFH, Van Der Hoven B, Van Leengoed LMAG, Van Osta ALM. High volume hemofiltration improves right ventricular function in endotoxin-induced shock in the pig. Intens Care Med 1991;18:235-40.
13. Holcombed, Feeley NK, Morton PG. Cuidados críticos de enfermagem: uma abordagem holística. 8.ed. Rio de Janeiro: Guanabara Koogan; 2007.
14. Hoste EA, Clermont G, Kersten A et al. RIFLE criteria for acute kidney injury are associated with hospital mortality in critically ill patients: a cohort analysis. Crit Care 2006;10:R73.
15. Kroger MMA, Bianchini SM, Oliveira AML, Santos LSC. Enfermagem em terapia intensiva: do ambiente da unidade à assistência ao paciente. São Paulo: Martinari; 2010.
16. Liu KD, Matthay MA, Chertow GM. Evolving practices in critical care and potential implications for management kidney injury. Clin J Am Soc Nephrol 2006;1:869-73.
17. Macedo E, Bouchard J, Soroko SH, Chertow GM, Himmelfarb J, Ikizler TA et al. Fluid accumulation, recognition and staging of acute kidney injury in critically-ill patients. Crit Care 2010. Disponível em: http://dx.doi.org/10.1186/cc9004. Acesso em: 30 ago 2016.
18. Marshall M, Golper T, Shaver M, Alam M, Chatoth D. Sustained low-efficiency dialysis for critically ill patients requiring renal replacement therapy: clinical experience. Kidney Int 2001;60:777-85.
19. Mehta RL, Pascual MT, Soroko S, Chertow GM. Diuretics, mortality, and nonrecovery of renal function in acute renal failure. JAMA 2002;288:2547-53.
20. Mitch WE, Medina R, Grieber S, May RC, England BK, Price SR, Bailey JL, Goldberg L. Metabolic acidosis stimulates muscle protein degradation by activating the adenosine triphosphate-dependent pathway involving ubiquitin and proteasomes. J Clin Invest 1994;93:2127-33.
21. Riella MC. Princípios de nefrologia e distúrbios hidroeletrolíticos. 4.ed. Rio de Janeiro: Guanabara Koogan; 2003.
22. Ronco C, Bellomo R, Homel P et al. Effects of different doses in continuos veno-venous hemofiltration on outcomes of acute renal failure: a prospective randomized trial. Lancet 2000;356:26-30.
23. Santos NY. Estudo prospectivo observacional sobre a incidência da injúria renal aguda em unidade de terapia intensiva de um hospital universitário. Jornal Brasileiro de Nefrologia 2009;31(3):206-11. Disponível em: http://www.scielo.br/pdf/jbn/v31n3/v31n3a06.pdf. Acesso em: 25 ago 2016.
24. Santos ES, Marinho CM. Principais causas de insuficiência renal aguda em unidades de terapia intensiva: intervenção de enfermagem. Rev Enf Referência 2013;III(9).
25. Truppel TC, Meier MJ, Calixto R, Peruzzo SA, Crozeta K. Sistematização da assistência de enfermagem em unidade de terapia intensiva. Associação Brasileira de Enfermagem, Seção Paraná. Curitiba 2009;62(2):221-7. Disponível em: http://www.scielo.br/scielo.php?pid=S0034-71672009000200008&script=sci_arttext. Acesso em: 24 ago 2016.
26. Uchino S, Bellomo R, Goldsmith D et al. An assessment of the RIFLE criteria for acute renal failure in hospitalized patients. Crit Care Med 2006;34:1913.
27. Santos E; Marinho CM. Principais causas de insuficiência renal aguda em unidades de terapia intensiva: intervenção de enfermagem. Rev Enf Referência 2013;III(9).
28. Vanholder R, Van Biesen W, Lamire N. What is the renal replacement method of first choice for intensive care patients? J Am Soc Nephrol 2011;12:S40-S43.
29. Vincent JL, Bihari D. Sepsis, severe sepsis or sepsis syndrome: need for clarification. Intens Care Med 1992;18:255-7.

Capítulo 66

Sistema gastrintestinal: conceitos e cuidados

Elier Carrera González

INTRODUÇÃO

O trato digestório realiza múltiplas funções necessárias para a vida e sua função desempenha um papel importante na evolução dos pacientes em estado crítico.[1]

As alterações em suas funções podem ser primárias – por lesões ou disfunção dos órgãos que o compõem, como o estômago, intestinos ou suas glândulas anexas (fígado e pâncreas) – ou secundárias, por alterações de outros sistemas (nervoso, cardiovascular, etc.) que o afetam, principalmente, em relação à ingestão, absorção de nutrientes e motilidade intestinal.

Na doença crítica destacam-se alguns elementos que ressaltam a conservação das funções do sistema digestório: o refluxo do seu conteúdo (sobretudo gástrico) se relaciona com a aspiração e a sepse respiratória; a extensão desse sistema é representativa, denotando uma estreita relação com a perda de líquidos através dele. Nos estados de má perfusão, ele se torna muito suscetível à isquemia, assim como à não conservação da sua função digestiva (barreira intestinal), favorecendo a translocação bacteriana e de endotoxinas endógenas, bem como o surgimento de sepse e disfunção orgânica.[2]

Por essas razões, o sistema digestório deixou de ser um sistema secundário em importância no paciente crítico, passando a ganhar relevância para a medicina intensiva, principalmente por sua relação com a sepse e o comprometimento imunológico.

As necessidades do paciente associadas aos problemas do sistema digestório acarretam uma alta dependência dos cuidados da enfermagem, sendo o déficit alimentar um diagnóstico de enfermagem comum no paciente crítico. Outro diagnóstico comum nos problemas digestivos é o risco de aspiração, que pode estar relacionado ao uso de sondas nasogástricas.

ALTERAÇÕES DO TRATO DIGESTÓRIO MAIS COMUNS NO PACIENTE CRÍTICO

As alterações do trato digestório são muitas, algumas mais específicas e sensíveis. O enfermeiro deve ser capaz, em sua vigilância contínua do paciente, de detectar, prever, registrar e informar a disfunção do trato digestório.[3]

A anamnese, o exame físico e a avaliação dos exames de sangue e radiológicos complementares são os elementos nos quais se deve basear o diagnóstico.

Os sintomas relacionados com o sistema digestório são variados e alguns possuem maior peso do que outros. Entre os mais importantes, estão: dor e distensão abdominal, vômito, enterorragia, melena, constipação, diarreia e diminuição dos ruídos hidroaéreos. Como sintomas menores podem ser citados náuseas, soluço, pirose, entre outros.[4]

A alteração do trato digestório pode ser provocada pela presença de diversas manifestações, que estão resumidas no Quadro 1.

ETIOLOGIA DA DISFUNÇÃO DO TRATO GASTRINTESTINAL

Os distúrbios hidroeletrolíticos – principalmente a alteração do potássio – estão associados à alteração da motilidade intestinal. As alterações mecânicas relacionadas ao aumento da pressão intra-abdominal (PIA) também podem contribuir para a obstrução do trânsito intestinal. A manipulação cirúrgica do trato digestório, o uso de analgésicos opiáceos e o fornecimento excessivo de água produzem edema no território esplâncnico, o que pode favorecer o aumento da pressão intra-abdominal e a diminuição do fluxo sanguíneo intestinal, originando o íleo paralítico.[5]

A hipóxia tissular, a hiperalimentação e o aumento da carga osmótica podem ser causas comuns de diarreias e constipações, assim como a colonização de patógenos endógenos ou oportunistas (*Clostridium difficile*) por uso de antibióticos de amplo espectro.[6]

O aparecimento e sangramento de úlceras por estresse no intestino e no estômago são frequentes, sobretudo em pacientes com alteração da perfusão tissular, ainda que o uso de anti-inflamatórios não esteroides também esteja associado. Outras causas de hemorragias podem ser a existência prévia de úlceras, gastrite erosiva, varizes esofágicas e hipertensão portal, assim como outras lesões intestinais ou arteriovenosas. As doenças vasculares, síndrome da resposta inflamatória sistêmica (SIRS), acidoses e disfunção pancreática estão associadas à isquemia intestinal.[5]

Uma pressão intra-abdominal superior a 20 mmHg, somada a sinais de disfunção de órgãos, pode ser indicativa de síndrome compartimental, ressaltando-se como causas a sepse e a presença de gás, líquido ou sangue na cavidade abdominal. O aumento

Quadro 1 Manifestações de alteração do trato digestório
Alteração do esvaziamento gástrico (retenção gástrica)
Absorção inadequada de alimentos e nutrientes
Diminuição da motilidade intestinal (íleo, pseudo-obstrução)
Sangramento (alto ou baixo)
Alteração da perfusão tissular intestinal (isquemia)
Obstrução biliar (litiásica ou alitiásica)
Disfunção hepática
Síndrome de resposta inflamatória sistêmica (SIRS)
Alteração do volume e consistência da eliminação intestinal (diarreia, constipação)

da bilirrubina, das enzimas hepáticas e os distúrbios da coagulação estão associados à disfunção hepática.

AVALIAÇÃO DA FUNÇÃO GASTRINTESTINAL

A avaliação do trato gastrintestinal deve incluir:[6]

- A presença de dor abdominal e suas características, como o surgimento (espontâneo de algia, relacionado com a ingestão de alimento, com a palpação), localização, irradiação, qualidade, intensidade e duração.
- A presença de náuseas e vômitos, com a consequente descrição do seu conteúdo, com associação às náuseas ou não.
- A exploração dos sons intestinais (ruídos hidroaéreos/peristaltismo), nível de distensão abdominal, palpação de órgãos maciços (fígado), percussão e avaliação da sonoridade abdominal, frequência e características das evacuações (constipação, diarreia).
- A tolerância à alimentação oral e nutrição enteral.
- Em pacientes cirúrgicos, a avaliação das feridas e drenagens é imprescindível.

ALTERAÇÕES DO ESVAZIAMENTO GÁSTRICO E MOTILIDADE INTESTINAL

Entre os problemas que desencadeiam os distúrbios do esvaziamento gástrico, o mais frequente no paciente crítico é o íleo paralítico. Essa situação, caracterizada pela diminuição ou paralisia da motilidade intestinal, provoca retenção do conteúdo gástrico e diminuição da absorção de nutrientes.[7]

Em pacientes com a via oral preservada essa situação torna necessária a colocação de sondas nasogástricas (SNG), para controlar o nível de retenção e garantir uma estratégia de nutrição precoce. Isso favorecerá também a minimização do risco de aspiração em pacientes com prejuízo da consciência. Nesse caso, podem ser utilizados também medicamentos procinéticos (metoclopramida). O uso de uma sonda nasoenteral (SNE) pode ser útil em pacientes que mantenham certo nível de motilidade intestinal na presença de retenção gástrica e garante uma nutrição adequada por meio de fórmulas industrializadas.

Outros distúrbios podem ser a pseudo-obstrução e a obstrução que ocorrem em virtude de causas mecânicas (tumores, hérnias, invaginação, bridas, processos inflamatórios etc.) ou não mecânicas (íleo paralítico), que produzem distensão abdominal e mostram sinais radiológicos de distensão intestinal (níveis hidroaéreos na região proximal da obstrução). Nesse caso, a avaliação da colocação de sonda retal pode ser útil.

Essa distensão provoca grandes perdas de água, plasma e eletrólitos para a luz intestinal e coleção peritoneal. A distensão excessiva do intestino e do cólon pode produzir necrose e ruptura das alças, com complicações sépticas e hipovolemia. Nesse caso, trata-se de uma emergência cirúrgica.[8]

O volume residual superior a 100 mL na aspiração gástrica levantará a suspeita de retenção, o que demanda uma atitude cautelosa com o objetivo de conservar a nutrição; deve-se revisar e tratar as causas prováveis. Sempre que não houver sinais de obstrução, a diminuição de um ritmo de administração para 10-20 mL/h sem interrupção pode ser benéfica. Valores acima de 200 mL de retenção fazem suspeitar de absorção lenta, o que também implicará repouso gástrico e diminuição da velocidade de administração, bem como o uso de sonda nasoenteral.[9]

Os objetivos fundamentais nesses casos serão o alívio da dor, vigilância e estabilização de constantes vitais, evitar ou reduzir o risco de infecções, restabelecer a função gastrintestinal, evitar ou minimizar a ansiedade e o medo em caso de intervenções cirúrgicas e evitar o comprometimento de outros sistemas que seja produto desses problemas.

As intervenções da enfermagem serão voltadas para o manejo e o monitoramento da nutrição; o manejo da medicação e de líquidos/eletrólitos parenteral; o manejo, o cuidado e o monitoramento de sondas nasogástricas ou retais; a prevenção e o manejo do choque e dos vômitos; o manejo da dor; o manejo das drenagens e a proteção contra infecções.[7]

SANGRAMENTO DIGESTIVO

O sangramento digestivo no paciente crítico pode ser *alto* (esôfago, estômago, duodeno) ou *baixo*, quando se localiza sob o ângulo de Treitz. As causas fundamentais do sangramento alto são as úlceras gástricas e duodenais, as varizes esofágicas, as malformações arteriovenosas, a síndrome de Mallory-Weiss, os tumores e as lesões agudas da mucosa. As duas primeiras chegam a estar presentes em mais de 70%. Elas podem se manifestar como hematêmese ou vômitos com conteúdo escuro como café, melena (sangue digerido nas fezes) e, inclusive, como um sangramento franco pelo reto quando possui uma apresentação massiva.[10]

Os divertículos, as neoplasias e a doença inflamatória intestinal (DII) são a origem frequente de sangramentos baixos. Nessas condições, a maior porcentagem de sangramento é da porção do intestino grosso, assim como a DII é mais frequente em pacientes jovens.

O sangramento pode se manifestar como uma perda de sangue simples ou até como manifestações graves de anemia, que demandam transfusão e sinais de choque hipovolêmico.

A ingestão de anti-inflamatórios não esteroides (AINE), anticoagulantes, ácido acetilsalicílico, infecções por *Helicobacter pylori* e estresse são as causas mais comuns do sangramento por úlceras e gastrites. As varizes esofágicas estão relacionadas ao abuso de álcool, à hipertensão portal e às hepatopatias. Existe um grupo importante de pacientes no qual a origem do sangramento é devida a lesão aguda da mucosa, e, além dos fatores anteriores, está estreitamente associada ao uso de anticoagulantes e da ventilação mecânica por mais de 48 horas.[9]

As úlceras por estresse são comuns no paciente crítico, não sendo específica uma porção do trato gastrintestinal, embora mais frequentes na primeira porção do duodeno. Devem-se principalmente ao distúrbio da perfusão intestinal e estão associadas ao uso dos AINE. A ressuscitação adequada com líquidos, que garante uma boa perfusão intestinal, e a manutenção de alimentação enteral são as medidas mais efetivas para preveni-las. É recomendável também o uso de antagonistas dos receptores H2 da histamina e inibidores da bomba de prótons.[11]

Dentro dos objetivos de atendimento da enfermagem deve estar a avaliação do estado circulatório, do risco de choque, do sangramento, do volume e das formas de apresentação.

As intervenções serão dirigidas para: prevenção do choque hipovolêmico; assistência para os procedimentos diagnósticos endoscópicos; administração e manejo de líquidos, sangue e derivados; realização de exames complementares; colocação de sondas nasogástricas e lavagem gástrica.[6]

DISFUNÇÃO HEPÁTICA E OBSTRUÇÃO BILIAR

As alterações da função hepática no paciente crítico são frequentes, especialmente nos casos de má perfusão, em que o fluxo sanguíneo hepático e esplênico estão comprometidos. As manifestações mais frequentes serão a presença de icterícia na pele e na mucosa, assim como o aumento da coloração amarela na urina e nas fezes. Além disso, podem estar acompanhadas de eventos hemorrágicos moderados ou graves, ou sinais mais leves, como o surgimento de hematomas ou petéquias na pele. As causas mais comuns que provocam essas alterações, além do choque, podem ser as obstruções biliares, a disfunção por abuso de fármacos hepatotóxicos, como os antibióticos, a sepse relacionada às estruturas abdominais hepáticas e biliares, assim como o fornecimento inadequado da nutrição enteral.[3]

Entre as causas mais comuns que produzem icterícia no paciente crítico, podem ser citadas a produção exagerada de bilirrubina conjugada como causa pré-hepática, em função da hemólise por transfusão durante um sangramento, por aplicação de procedimentos de circulação extracorporal e alguns procedimentos cirúrgicos. Além disso, a reabsorção de hematomas depois de um sangramento pode ser outro fator importante que mereça ser observado. Causas hepáticas de icterícia estarão relacionadas à isquemia por hipoperfusão hepática e à toxicidade por fármacos hepatotóxicos, chegando a produzir em um grupo importante a hepatite fulminante. Alguns deles podem ser o paracetamol, os barbitúricos e os antibióticos, entre outros. Causas pós-hepáticas serão determinadas, principalmente, por quadros de obstrução biliar. As infecções bacterianas podem alterar a função hepática por vários mecanismos, assim como o metabolismo da bilirrubina e o transporte da bile.[8]

A *colecistite alitiásica* é uma doença inflamatória aguda da vesícula biliar com múltiplos fatores etiológicos. As queimaduras, os medicamentos, a ventilação mecânica, as infecções e a nutrição parenteral total, entre outros, podem ser fatores de risco associados ao seu surgimento. Relaciona-se com uma elevada taxa de morbidade e mortalidade na UTI. As situações associadas ligadas ao processo de inflamação aguda da vesícula produzem isquemia e estase biliar, que levam à necrose da parede e, em algumas ocasiões, à sua perfuração. A febre, a leucocitose e a dor de localização imprecisa no abdome devem levar à suspeição dessa condição em pacientes com fator de risco. O diagnóstico radiológico é obrigatório, demandando intervenções cirúrgicas.[10]

A conservação da nutrição enteral garante a prevenção da estase biliar (*colestase*), causa frequente de infecção ascendente (*colangite)* e outra das origens da obstrução biliar. Essas alterações provocam icterícia, elevação da bilirrubina e da fosfatase alcalina, o que requer início precoce de nutrição enteral e exploração para descartar causas obstrutivas.

Assim como no caso de *colangite*, deve-se empregar antibióticos conforme prescrição médica.

No paciente crítico, a *insuficiência hepática* também pode se manifestar com quadros de alteração do comportamento e da consciência, normalmente dias depois do aparecimento da icterícia. Em geral, esse quadro corresponde a uma alteração crônica da função hepática por impossibilidade de metabolizar os aminoácidos, permitindo um acúmulo elevado de amônia que desencadeia uma encefalopatia. Outras funções podem ser afetadas, como a hemostasia, a filtragem, o metabolismo de carboidratos, a síntese de proteínas e os fatores da coagulação. Este último é o elemento mais confiável para medir o grau de disfunção hepática.[3]

Os quadros obstrutivos podem estar associados a perdas por vômitos ou diarreias, o que tornará necessária a intervenção para assegurar um adequado equilíbrio hídrico, de líquidos e de eletrólitos, assim como para assegurar uma adequada volemia. A dor também pode estar presente em grau variável, o que demandará sua avaliação e manejo.[11]

Uma adequada perfusão tissular de órgãos abdominais, estado nutricional, equilíbrio hídrico, intensidade do sangramento, monitoramento dos sinais vitais e controle de riscos de infecção são objetivos que devem ser fixados.

As intervenções da enfermagem serão voltadas para o manejo da nutrição, do equilíbrio hídrico e da hipovolemia; a prevenção do choque; o monitoramento dos sinais vitais, a prevenção e o controle de infecções; o cuidado das drenagens e o manejo da medicação, entre outros.[6]

ALTERAÇÃO DO VOLUME E CONSISTÊNCIA DA ELIMINAÇÃO INTESTINAL

Diarreias

A alteração da eliminação intestinal pode ser variável e multifatorial em pacientes críticos. E embora a disfunção de outros sistemas possa gerar alterações da função intestinal, a *diarreia* se traduz como uma disfunção intestinal no paciente crítico e foi relatada em até um terço dos pacientes internados em UTI.[7]

A hipóxia, a hipoperfusão tissular e a disfunção endotelial vascular também podem afetar o trato digestório e provocar diarreias. Um aumento da carga osmótica por superalimentação ou carga exagerada de eletrólitos e a infecção por patógenos intestinais também podem ocasionar esse distúrbio, nos casos em que houve abuso de antibióticos que suprimem a flora intestinal normal.[4]

A diarreia se divide, de maneira prática, em dois grupos causais: infecciosas e não infecciosas. Os medicamentos à base de sorbitol, os laxantes, a alimentação com fórmulas enterais ricas em magnésio, entre outros elementos com alta carga osmótica, baixa temperatura, ausência de fibras e compostos de lactose, se associam às alterações da consistência da eliminação intestinal. A sepse intra-abdominal, os quadros semioclusivos e a isquemia intestinal são algumas das causas de diarreia não infecciosa.

Os antibióticos de amplo espectro podem produzir supressão da flora normal, fazendo com que patógenos mais agressivos prevaleçam e produzam diarreias, como é o caso do *Clostridium difficile*. Esse germe é produtor de esporos e enterotoxinas; além disso, as diarreias costumam ser de amplo volume, produzem inflamação intestinal, colite e distensão exagerada do cólon (megacólon tóxico), chegando algumas vezes à perfuração intestinal. Sua resistência aos procedimentos habituais de assepsia com solução alcoólica da equipe de saúde permite uma transmissão fácil de paciente a paciente. A lavagem de mãos intensa com água e sabão costuma ser mais eficaz, assim como se faz obrigatório o manuseio com método de barreira em pacientes com suspeita de infecção. Os riscos desse patógeno tornam imprescindível o exame por microbiologia de qualquer diarreia no paciente crítico.[11]

Como ocorre com qualquer alteração da eliminação por excesso e diante dos riscos que implicam as diarreias, deverão ser objetivos da enfermagem a vigilância da eliminação intestinal, o equilíbrio hídrico, o estado de hidratação, o estado nutricional e a conduta terapêutica.[9]

As intervenções fundamentais serão voltadas ao manejo da diarreia, à nutrição, à hidratação, aos líquidos e aos eletrólitos.

PANCREATITE AGUDA

A obstrução biliar, as infecções e o abuso de álcool podem desencadear, entre outras causas, a inflamação e autodigestão do pâncreas. Esse quadro apresenta dor variável – podendo chegar ao choque –, localizada no epigástrio e que se irradia para o dorso. Pode desencadear desde SIRS, dificuldade respiratória, coagulopatia e novos casos de diabetes, com alteração de alguns eletrólitos, como magnésio e cálcio.[8,10]

A elevação da enzima amilase é diagnosticada, embora se associe a outras lesões intra-abdominais. O exame radiológico por tomografia computadorizada (TC) é útil.

A princípio, o tratamento se destina ao suporte das funções alteradas (eletrólitos, glicemia) e manejo da dor. A exploração radiológica seriada pode levantar a presença de cistos ou pseudocistos que demandarão uma intervenção cirúrgica.

Os objetivos são a manutenção do equilíbrio hídrico, eletrolítico e ácido básico, bem como do estado nutricional; e o controle da dor, da ansiedade e conduta terapêutica.[9]

As intervenções da equipe de enfermagem estarão focadas no manejo da nutrição, de líquidos e eletrólitos, no controle da dor, na diminuição da ansiedade e na administração da medicação.[1]

CONSIDERAÇÕES FINAIS

O trato digestório é, por suas funções, um dos que mantêm relação direta com o prognóstico do paciente em estado crítico. As causas que o afetam podem ser diretas ou indiretas. As manifestações de disfunção do trato digestório devem ser identificadas precocemente. Um manejo apropriado da nutrição garante não apenas um funcionamento adequado do sistema digestório, mas também tem relação direta com a prevenção da sepse e dos distúrbios eletrolíticos.

O enfermeiro da UTI deve focar suas ações na prevenção da disfunção digestiva e na identificação precoce de suas manifestações, além de aplicar uma avaliação nutricional adequada e garantir sua abordagem pelas vias necessárias.

REFERÊNCIAS BIBLIOGRÁFICAS

1. Aiken LM et al. Nursing considerations to complement the surviving sepsis campaign guidelines. Crit Care Med 2011;39:1800-18.
2. Caballero López A et al. Terapia intensiva. 2.ed. La Habana: Editorial de Ciencias Médicas, 2009.
3. Closs RR, De Paula JA. El intestino en el paciente crítico. In: Lovesio C. Medicina intensiva. 5.ed. Buenos Aires: Ateneo, 2006:1945-60.
4. Guimarães Gomes RK, de Oliveira Lopes MV. Diagnóstico de enfermagem de pessoas ingressadas na unidade de terapia intensiva. Av enferm 2013;31(2):11-21.
5. Herdman TH. NANDA International nursing diagnoses: definitions and classifications 2012-2014. John Wiley & Sons, 2012.
6. Martínez Gonzalez C, Noriega D. Cuidados de enfermería para la nutrición enteral. In: Leon Perez DO. Medicina intensiva: nutrición del paciente crítico. La Habana: Editorial de Ciencias Médicas, 2013:39-43.
7. McClave SA, DeMeo MT, DeLegge MH et al. North American summit on aspiration in the critically ill patient: consensus statement. JPEN J Parenter Enteral Nutr 2002;26(Suppl. 6):S80-5.
8. Montejo JC, García de Lorenzo A, Marco P, Ortiz C. Manual de medicina intensiva. 4.ed. España: Elsevier, 2013.
9. Moreira da Silva MC, Cardoso de Sousa RM, Grillo Padilha K. Factores asociados a la muerte y a la readmisión en Unidad de Terapia Intensiva. Rev Latino-Am Enferm 2011;19(4).
10. Vincent, JL. Textbook of critical care. 6.ed. Saunders, 2011.
11. Whiteley SM, Bodenham A, Bellamy MC. Aparato digestivo. In: Whiteley SM. Cuidados intensivos. 3.ed. España: Elsevier, 2011:167-82.

Capítulo 67

Sistemas hematológico e imunológico: conceitos e cuidados

Ana Tucunduva Cardoso
Audrey Cristina Fioretti
Henriana Veloso Borges Chammas

INTRODUÇÃO

Ao se abordar os sistemas hematológico e imunológico, logo vem à mente a sepse, que, grosso modo, é definida como a presença (provável ou documentada) de infecção junto a manifestações sistêmicas de infecção.[1] Essa enfermidade é conhecida por sua agressividade e por ter como ponto de partida uma infecção seguida de perda progressiva da função de diversos órgãos.[2] É uma síndrome clínica que representa uma das maiores causas de hospitalização e mortalidade em unidades de terapia intensiva (UTI) do mundo todo e, portanto, constitui um grande desafio para os profissionais de saúde que atuam nessas unidades.

Estudos feitos na Europa, na Austrália e na Nova Zelândia relatam que as taxas de prevalência de sepse em UTI variavam de 5,1 a 30%.[3] Ela tem sido vista como um problema de saúde mundial, que afeta milhões de pessoas. Acredita-se que 30 milhões de casos ocorram anualmente, com mortalidade de uma em cada quatro pessoas e que vem aumentando na incidência de um para cinco. Supera o índice de mortalidade de doenças clássicas, como acidente vascular isquêmico, infarto agudo do miocárdio e é responsável por mais óbitos do que o câncer de intestino e o de mama juntos, sendo a responsável por 25% da ocupação de leitos em UTI no Brasil e considerada a principal causa de morte em UTI.[1,4]

Estudos recentes têm evidenciado um aumento significativo da sepse nas UTI e os respectivos grupos de risco são os portadores de comorbidades, grandes queimados, idosos, imunodeprimidos, pacientes com traumatismo cranioencefálico (TCE), pacientes com tempo de internação prolongado e sob ventilação mecânica.[5,6]

A mortalidade é mais elevada quando o paciente, no decorrer de sua internação, desenvolve uma infecção, apresentando comprometimento do sistema hematológico e imunológico.[5,6]

O crescente interesse pelo tema tem mudado o perfil de atuação de pesquisadores, profissionais de saúde e órgãos governamentais, havendo uma motivação dos profissionais no sentido de reduzir a incidência da sepse e a mortalidade em decorrência dela.[7]

ABORDAGEM E ALTERAÇÕES NOS SISTEMAS HEMATOLÓGICO E IMUNOLÓGICO

A complexa interação entre o microrganismo infectante e a resposta imune, pró-inflamatória e pró-coagulante do hospedeiro modifica desfechos e contribui para um maior acometimento do quadro do paciente crítico.[8,9] Por muito tempo pensou-se que esse fato era decorrente de uma superestimulação do sistema imunológico; entretanto, alguns estudos mostraram que a frequência de uma resposta inflamatória sistêmica exagerada é menor do que se pensava.[10,11]

A resposta do hospedeiro e as características do organismo infectante são as principais variáveis fisiopatológicas, de modo que ocorre progressão da doença quando o hospedeiro não consegue conter a infecção primária por resistência à opsonização, à fagocitose, a antibióticos e à presença de superantígenos.[8]

A resposta inicial do sistema imunológico aos microrganismos invasores é denominada síndrome da resposta inflamatória sistêmica (SIRS, na sigla em inglês), ou seja, um conjunto de reações inflamatórias, neurais, hormonais e metabólicas resultante de uma complexa interação entre o microrganismo infectante e a resposta imune, pró-inflamatória e pró-coagulante do hospedeiro.[1,12,13]

Apesar das atualizações e modificações realizadas recentemente nos consensos e definições, a avaliação da SIRS ainda deve ser considerada um parâmetro para que os profissionais de enfermagem possam identificar alterações significativas nos pacientes, sendo definida pela presença de pelo menos duas das seguintes evidências clínicas:

- Temperatura acima de 38°C ou abaixo de 36°C.
- Taquicardia com frequência cardíaca acima de 90 batimentos por minuto.
- Taquipneia com frequência respiratória acima de 20 movimentos respiratórios por minuto ou hiperventilação com $PaCO_2$ abaixo de 32 mmHg.
- Leucocitose acima de 12.000/mm^3, leucopenia abaixo de 4.000/mm^3 ou mais de 10% de formas jovens de neutrófilos (bastões).[1,13]

A presença de um agente infeccioso é o principal disparador da SIRS, entretanto pode haver causas não infecciosas incluindo queimaduras, traumas e cirurgias.[12-14]

METABOLISMO CELULAR E MECANISMOS DE DISFUNÇÃO ORGÂNICA

Alterações do metabolismo celular, que afetam o metabolismo lipídico, bem como a síntese de carboidratos e de proteínas, a oferta inadequada de oxigênio aos tecidos em decorrência da queda do fluxo sanguíneo nos capilares e da redução do débito cardíaco, contribuem para o aumento do metabolismo anaeróbico e a hiperlactatemia, prejudicando ainda mais a condição do paciente crítico.

Entretanto, mesmo na presença de uma oferta adequada de oxigênio, podem ocorrer extração e utilização ineficazes de oxigênio a nível mitocondrial,[15] levando alguns pesquisadores a especular que haveria uma hibernação celular, tal qual a que ocorre na isquemia miocárdica.[9] Uma das principais consequências da disfunção mitocondrial é a redução na produção de ATP, que pode persistir mesmo após a restauração da oferta de substratos, condição conhecida como hipóxia citopática.[16]

Os mecanismos precisos que levam à disfunção de órgãos não estão completamente elucidados e, independentemente das alterações na oferta de oxigênio e substratos, as células podem reagir à agressão modificando seu comportamento, função e atividade e, diante das alterações, destacam-se as ocorridas na função vascular e no metabolismo da glicose.[17]

A função vascular é afetada pela combinação de inúmeros fatores, como hipovolemia e vasoplegia. Entre os fatores implicados nesse processo estão a produção excessiva de óxido nítrico, a ativação dos canais de potássio e alterações nos níveis de hormônios, como o cortisol e a vasopressina.[17]

A toxicidade aguda provocada por altos níveis de glicemia pode resultar em estresse oxidativo, com grave dano à função mitocondrial, particularmente em células em que sua utilização é dependente de insulina.[17]

Nos dias atuais, os pesquisadores vêm buscando respostas para a seguinte questão: Por que uma infecção estimula uma resposta inflamatória que afeta alguns órgãos e não outros? É sabido que alguns sistemas conseguem escapar com relativa facilidade, enquanto outros são comprometidos grave e precocemente.[17]

O sistema cardiovascular é um dos mais afetados; ocorre depressão da função miocárdica mesmo nos pacientes com débito cardíaco elevado, com recuperação em 7 a 10 dias naqueles que sobrevivem a essa disfunção miocárdica, a qual é consequência de múltiplas alterações celulares, como o efeito das citocinas, óxido nítrico, lisozimas 6 e C, DNA e RNA bacterianos.[17,18]

Os pulmões são envolvidos precocemente no processo inflamatório, em que a lesão pulmonar aguda caracteriza-se por ativação dos neutrófilos, edema intersticial, perda do surfactante pulmonar e exsudato alveolar rico em fibrina. Essas alterações podem ser agravadas por uma técnica ventilatória inadequada, à custa de altas pressões nas vias aéreas e pela toxicidade do oxigênio. Estudo *post-mortem* demonstrou que essas alterações são mais acentuadas no lado epitelial da membrana alveolocapilar, sendo possíveis causas a apoptose e a necrose celular.[17]

O cérebro é sensível à presença dos microrganismos e à inflamação por meio de diferentes mecanismos, e os pacientes podem apresentar agitação, confusão mental ou coma.

Em estudos de autópsia, vários tipos de lesão cerebral são encontrados, como isquemia, hemorragia ou microabcessos. Como o cérebro modula sua resposta por meio de três vias aferentes – o eixo hipotálamo-pituitário-adrenal, o sistema nervoso simpático e a via anti-inflamatória colinérgica –, ele afeta outros órgãos e sistemas por meio da estimulação neuroendócrina.[17]

O sistema hepatoesplênico pode ser afetado diretamente e, assim como o cérebro e os pulmões, pode afetar outros sistemas à distância.

Como o sistema porta drena diretamente dentro do fígado, um terço do fluxo sanguíneo vem diretamente da circulação sistêmica, o que lhe confere um papel de destaque na identificação de germes ou seus produtos. O fígado também está implicado na produção de proteínas de fase aguda e os achados clínicos de disfunção hepática ocorrem tardiamente e, quando presentes, são indicativos de mau prognóstico.[19]

O rim é particularmente sensível à lesão induzida por citocinas, sendo que as citocinas pró-inflamatórias podem ser produzidas pelas células renais mesangiais, tubulares e endoteliais. A produção local de óxido nítrico está aumentada, resultando em aumento do fluxo sanguíneo renal, particularmente na medula.[17]

ESTUDOS E EVIDÊNCIAS BRASILEIRAS

Os sistemas hematológico e imunológico têm recebido destaque mundial e vêm sendo estudados no Brasil principalmente por meio de participações em estudos internacionais randomizados que procuraram conhecer a mortalidade diante da avassaladora doença chamada sepse. No estudo Progress (Promoting Global Research Excellence in Severe Sepsis), que envolveu pacientes com sepse, houve diferentes taxas de mortalidade a depender do país avaliado, tendo o Brasil uma alta taxa de mortalidade hospitalar.[7]

Segundo dados do Instituto Latino Americano de Sepse (Ilas), em estudo realizado entre 2005 e 2013, foram encontrados 14.643 pacientes no Brasil com sepse.[20]

Ainda, o Estudo Brasileiro de Epidemiologia da Sepse (Bases) analisou 1.387 pacientes admitidos em UTI em hospitais de diferentes regiões do país. Do total de 884 pacientes que permaneceram internados por mais de 24 horas, a taxa de mortalidade dos pacientes com sepse, sepse grave e choque séptico foi de 16,7, 34,4 e 65,3%, respectivamente.[21]

DISFUNÇÃO DO SISTEMA IMUNOLÓGICO

A estimulação do sistema imunológico, a ativação de glóbulos brancos e a resposta de células endoteliais podem conduzir à liberação de um número de mediadores ou citocinas. Essa ativação causa uma variedade de alterações fisiológicas, incluindo a vasodilatação, o aumento de moléculas de adesão, da permeabilidade capilar e da formação de coágulos, bem como da diminuição da fibrinólise.

Embora a resposta do sistema imunológico seja protetora por natureza, destinada a combater a infecção, a hiperatividade dos mediadores tem sido citada como um fator causal que contribui para o dano das células endoteliais, as mudanças de permeabilidade microcapilares, para o extravasamento capilar, a vasodilatação profunda, bem como a condição de hipotensão.[22]

Em condições normais, o processo de defesa do organismo contra agentes patogênicos é controlado com a finalidade de eliminar o invasor de maneira rápida e eficiente, sem causar grandes prejuízos. Entretanto, em alguns pacientes cirúrgicos, uma infecção agravada pela debilidade do sistema imunológico pode ocasionar a síndrome da resposta inflamatória sistêmica e, se o avanço não for contido, poderá ocorrer o estabelecimento de síndromes como a sepse, que gradualmente pode assumir características mais intensas no organismo, como é o caso da sepse grave, em que se observa disfunção de órgãos e tecidos.[23,24]

Durante essa evolução, a resposta imune inata é estimulada pelo reconhecimento do microrganismo ou sua toxina por células brancas, como os monócitos e neutrófilos. Após esse estímulo, essas células produzem citocinas pró-inflamatórias, como o fator de necrose tumoral alfa (TNF-α) e as interleucinas 1 e 6 (IL-1 e IL-6), no qual essas citocinas têm potente ação inflamatória, regulam a resposta imune e metabólica diante de um estímulo exógeno e impulsionam a transição para formas mais graves.[23,24]

Associados à produção de citocinas pró-inflamatórias, outros produtos sintetizados pelo organismo contribuem para o desenvolvimento e a intensificação da lesão celular, como:

- Espécie reativa de oxigênio, que danifica a membrana celular, provocando sua morte por necrose.
- Óxido nítrico, que leva a problemas no miocárdio.
- Eicosanoides, como as prostaglandinas E2 (PGE2) e PGI2 e o tromboxano A2 (TXA2), que promovem a vasodilatação, a agregação plaquetária, a migração de neutrófilos e o aumento da permeabilidade vascular, entre outros.[23,24]

Entretanto, o organismo possui mecanismos de defesa para frear todo o processo. Um outro tipo de célula branca, conhecida como linfócito T auxiliar, tem papel fundamental na cascata inflamatória e, quando ativados, os linfócitos T auxiliares produzem citocinas anti-inflamatórias, como as IL-10, IL-4, IL-13, entre outras, que normalmente bloqueiam a produção e a ação de citocinas pró-inflamatórias.[23,24]

Um desequilíbrio na regulação de citocinas pró e anti-inflamatórias pode ser a causa da resistência ou da suscetibilidade de um agente patogênico levar à geração de eventos moleculares que resultam na formação de uma síndrome inflamatória sistêmica ou ainda levar a consequências mais graves, como ocorre no choque séptico e na falência de múltiplos órgãos.[23,24]

Resposta imune e inflamatória do organismo

A resposta imune inata é a responsável pelo processo inflamatório inicial, mediada pelos receptores de reconhecimento padrão, como os receptores Toll-like (TLR) e o CD-14, que reconhecem os patógenos ou seus produtos, identificados como PAMPs (padrões moleculares associados a patógenos – *pathogen-associated molecular patterns*).[15,25] Os TLR-2 reconhecem os peptideoglicanos das bactérias Gram-positivas, enquanto os lipopolissacarídeos (LPS) das Gram-negativas são reconhecidos pelos TLR-4.[8,26]

O principal mecanismo pelo qual o LPS é reconhecido é pela proteína de ligação ao LPS (LPB-LPS-*binding protein*) e sinalização por meio do complexo TLR-4/MD-2. Outras moléculas de superfície celular também percebem o LPS: *macrophage scavenger receptor* (MRS), CD11b/CD18 e canais iônicos.

A sinalização intracelular depende da ligação do domínio citoplasmático do TLR, TIR (Toll-IL-1 *receptor homology domain*), ao IRAK-4 (IL-1 *receptor-associated kinase*), processo facilitado por duas proteínas de adaptação, MyD88 (*myeloid differentiation protein* 88) e TIRAP (TIR *domain-containing adapter protein*) e inibido por uma terceira proteína, Tollip (Toll-*interaction protein*). As células também podem responder ao LPS por receptores intracelulares conhecidos como proteínas NOD (*nucleotid-binding oligomerization domain*). O mecanismo pelo qual o NOD reconhece o LPS no citosol é desconhecido.[26] Uma vez ativados, os TLR desencadeiam uma cascata de eventos intracelulares que culmina com a translocação nuclear do NF-kB, um fator de transcrição que promove a expressão gênica de moléculas pró-inflamatórias, como fator de necrose tumoral alfa (TNF-α) e interleucina-1beta (IL-1β) e também citocinas anti-inflamatórias como interleucina 10 (IL-10).[27] O TNF-α e a IL-1β ativam a resposta imune adaptativa que é responsável pela amplificação da imunidade inata; esta se caracteriza pela ativação das células B que liberam imunoglobulinas facilitadoras da apresentação de antígenos para as células fagocitárias.[8]

Além disso, as células T-*helper* do tipo 1 (Th1) promovem um *feedback* positivo, secretando citocinas pró-inflamatórias (TNF-α e IL-1β). Contrabalançando esse mecanismo, as células T-*helper* do tipo 2 (Th2) secretam interleucinas anti-inflamatórias (IL-4, IL-10).[19]

As citocinas pró-inflamatórias aumentam a expressão de moléculas de adesão em leucócitos e células endoteliais. Embora os neutrófilos ativados destruam microrganismos, eles também causam aumento da permeabilidade vascular, ocasionando edema tecidual.

Já as células endoteliais ativadas liberam óxido nítrico, um potente vasodilatador que tem papel fundamental na patogênese e na ativação dos monócitos e macrófagos, além da intensa ação dos mediadores iniciais, que acarreta a síntese de outras citocinas, como IL-6, IL-8, IL-10 e HMGB1 (*high-mobility group protein box* 1), com vários efeitos sinérgicos e antagônicos na resposta inflamatória.[8]

A secreção de IL-6 leva à reprogramação da expressão gênica hepática, a chamada "resposta de fase aguda", caracterizada pela produção de proteínas de fase aguda, como a proteína C reativa e a supressão das proteínas negativas de fase aguda, como a albumina.[25]

Imunossupressão no curso de patologias como a sepse

No curso de patologias como a sepse, ocorre tardiamente uma fase de imunossupressão que pode ser sequela da anergia, linfopenia, hipotermia e infecções hospitalares. Os linfócitos de pacientes nesse estágio da sepse, quando estimulados *in vitro* com LPS, expressam uma quantidade menor de citocinas pró-inflamatórias do que os linfócitos de indivíduos saudáveis.[8]

Além disso, ocorre aumento da apoptose dos linfócitos circulantes e das células dendríticas esplênicas em pacientes que morrem por sepse. Se a apoptose é uma resposta adaptativa aos tecidos lesados, também pode contribuir para a disfunção orgânica e a imunossupressão na sepse, contribuindo, assim, para a perpetuação da disfunção orgânica, longo tempo de permanência na UTI e aumento da mortalidade.[15]

DISFUNÇÃO DO SISTEMA HEMATOLÓGICO

Durante a tempestade inflamatória gerada por agressão, o endotélio se torna pró-coagulante, contribuindo para a geração de trombose na microcirculação, na hipoperfusão e, consequentemente, na disfunção orgânica. Esse quadro denomina-se coagulação intravascular disseminada (CIVD).

Na sepse, ao contrário de outras doenças, as principais manifestações clínicas da CIVD são as disfunções orgânicas, e não o sangramento. O coagulograma se mostra alterado, com alargamento do tempo de tromboplastina parcial e redução da atividade de protrombina. É frequente a queda abrupta da contagem de plaquetas, com manutenção dos níveis ainda normais ou franca plaquetopenia, com clara correlação prognóstica. Esse comprometimento é secundário tanto ao consumo exacerbado como à redução da produção de plaquetas, que por sua vez é secundária à disfunção da medula e à diminuição da produção de trombopoetina. Outra disfunção frequente no sistema hematológico é a anemia, secundária a múltiplos fatores, ocorrendo perda sanguínea por sangramentos evidentes, incluindo a "anemia iatrogênica" decorrente da coleta seriada de amostras para exames, procedimentos invasivos, hemólise ou mesmo perda oculta de sangue.

Deficiências nutricionais prévias podem desempenhar um papel importante e que merece ser acompanhado e cuidado pelo enfermeiro intensivista. Além disso, existem fatores mais específicos, como alterações no metabolismo do ferro, redução na produção de eritropoietina, depressão medular pelas citocinas levando à diminuição na eritropoiese e aumento do sequestro esplênico.[28]

Cascata da coagulação

Além da inflamação, os germes também ativam a cascata da coagulação, com aumento dos fatores pró-coagulantes e redução dos anticoagulantes.[8,29] A cascata é composta de uma série de reações em cadeia, em que, uma vez ativada uma serina protease, esta fica disponível para ativar todos os substratos subsequentes. Essas reações ocorrem nas membranas ativadas de fosfolipídios e em alguns casos são aceleradas pela presença de cofatores, como os fatores VIIIa e Va.[29]

Para cada resposta pró-coagulante existe uma reação anticoagulante natural.[29] A coagulação é iniciada por meio da expressão do fator tecidual (FT) na superfície das células endoteliais e monócitos, um evento que pode ser desencadeado por produtos bacterianos como endotoxinas e componentes da superfície celular ou por citocinas pró-inflamatórias.[30]

O LPS estimula as células endoteliais a produzir o FT, que, na superfície celular, ativa o fator VII, resultando no complexo fator VIIa e FT que converte o fator X em Xa. Em conjunto com o fator Va, o fator Xa converte a protrombina em trombina, o que por sua vez resulta na clivagem do fibrinogênio em fibrina.

Embora a deposição de fibrina tenha papel importante na homeostasia e na localização de microrganismos, a coagulação intravascular impede a chegada de oxigênio aos tecidos e pode induzir nova lesão inflamatória.

Por sua vez, o receptor da trombina ativa o NFκB, acarretando na transcrição de genes de mediadores inflamatórios e na síntese de óxido nítrico.[30]

Os fatores anticoagulantes endógenos como a proteína C, a proteína S, a antitrombina III e o inibidor da via do fator tecidual (TFPI – *tissue factor pathway inhibitor*) modulam a coagulação, aumentando a fibrinólise e removendo os microtrombos.

ABORDAGENS DA EQUIPE DE ENFERMAGEM

A identificação precoce e a implementação de terapias baseadas em evidências têm comprovação na melhoria dos resultados e na diminuição da mortalidade, principalmente em casos de alterações nos sistemas hematológico e imunológico.

Em busca do diagnóstico e da otimização no tratamento, cabe à equipe realizar uma assistência crítica de forma precisa e ágil, embasada em conceitos, para que identifique as medidas eficazes e modifique-as, proporcionando o pleno cuidado e auxiliando no tratamento correto e direcionado.[31] Conhecer as características clínicas da doença pode resultar em decisões que auxiliam tanto no estabelecimento do diagnóstico precoce quanto em intervenções mais precisas e direcionadas, que podem contribuir na prevenção de complicações (morbidade e mortalidade).[31]

A falta de preparo dos profissionais eleva muito a incidência da sepse e de outras infecções.[32] O risco de óbito aumentou em 8,7 vezes para os pacientes identificados após 48 horas de disfunção orgânica, sendo o tempo crucial no prognóstico e na adequação da terapêutica administrada nas primeiras horas após a instalação da doença, influenciando na evolução da síndrome e de seus resultados.[33,34]

Os profissionais de enfermagem que atuam em UTI convivem diariamente com pacientes diagnosticados com sepse. Pelo fato desses profissionais permanecerem à beira do leito, eles devem estar aptos a identificar os sinais e sintomas, bem como planejar a assistência de enfermagem, de acordo com as necessidades de cuidado de cada paciente.[35]

A SISTEMATIZAÇÃO DA ASSISTÊNCIA DE ENFERMAGEM

A sistematização da assistência de enfermagem (SAE) organiza o trabalho profissional de enfermagem quanto ao método, à equipe e aos instrumentos, tornando possível a operacionalização do processo de enfermagem. É um instrumento metodológico que orienta o cuidado profissional de enfermagem e a documentação da prática profissional.[36]

O processo de enfermagem (PE), base de sustentação da SAE, é constituído por fases ou etapas que envolvem a coleta de dados, a definição dos diagnósticos de enfermagem (DE), o planejamento, a implementação das intervenções de enfermagem e a avaliação dos resultados, por meio de uma abordagem voltada à solução de problemas e ao estabelecimento de metas para atingir os melhores resultados.[37]

Para o paciente na UTI, dada sua situação instável e a necessidade de cuidados de enfermagem mais complexos, a assistência de enfermagem sistematizada é necessária, pois facilitará o domínio apurado da técnica, conciliando-o com o cuidado humanizado e holístico. Quanto maior o número de necessidades afetadas, maior será o planejamento da assistência, uma vez que a sistematização das ações visa à organização, à eficiência e à validade da assistência prestada.[38,39]

Um dos caminhos para conhecer as necessidades do paciente crítico é identificar os DE prevalentes para promover as melhores intervenções de enfermagem com foco nos resultados esperados (ver Tabela 1).[40-42]

Tabela 1 Diagnósticos de enfermagem e resultados esperados

Diagnóstico de enfermagem	Resultado esperado
Ventilação espontânea prejudicada	Padrão respiratório eficaz no ventilador
Hipertermia	Temperatura corporal normal
Hipotermia	Hipertermia reduzida
Troca de gases prejudicada	Trocas gasosas adequadas
Padrão respiratório ineficaz	Frequência respiratória eficaz e boa aceitação da ventilação mecânica
Débito cardíaco diminuído	Débito cardíaco melhorado
Volume excessivo de líquidos	Volume de líquidos adequado
Nutrição desequilibrada, aquém das necessidades corporais	Nutrição equilibrada
Risco de glicemia instável	Níveis glicêmicos normais
Risco de integridade da pele prejudicada	Integridade da pele preservada
Perfusão tissular cardiopulmonar ineficaz/ hipoperfusão tecidual	Perfusão tissular melhorada/pressão arterial equilibrada
Déficit no autocuidado	Adaptação melhorada
Risco de aspiração	Prevenção da broncoaspiração

AÇÕES DE ENFERMAGEM NO CONTROLE DA INFECÇÃO

Prevenção de infecção

Educação

A educação é considerada o primeiro passo para aumentar a conscientização a respeito de determinado problema e torna-se crucial para os processos de mudança. Recomendam-se iniciativas educacionais para reduzir as taxas de infecção associadas aos cuidados de saúde por meio de programas e campanhas multifacetados, longitudinais e interativos para melhorar a implementação de diretrizes. Uma revisão sistemática que investigou o efeito da educação sobre a redução das taxas de infecção concluiu que a implementação de intervenções educacionais pode reduzir consideravelmente as infecções associadas aos cuidados de saúde.[35]

Responsabilidade

É fundamental promover uma cultura sobre a segurança do paciente e a adoção de responsabilidades individuais. Os gestores hospitalares e cada profissional de saúde são responsáveis por garantir a segurança dos pacientes, incluindo a prevenção e o controle de infecções.[35]

Vigilância das infecções hospitalares

Os sistemas de vigilância combinados com os *feedbacks* adequados aos profissionais de saúde contribuem para reduzir o risco de infecção hospitalar.[35]

Higienização das mãos

A antissepsia das mãos, independentemente do uso de luvas, deve ser realizada entre os cuidados prestados a pacientes diferentes ou entre diferentes atividades de cuidados para com o mesmo paciente, imediatamente antes e depois de cada contato direto e depois de qualquer atividade ou contato que potencialmente resulte em mãos contaminadas. Deve-se:

- Realizar antissepsia das mãos com gel à base de álcool.
- Lavar as mãos com água e sabão quando elas estiverem visivelmente sujas, uma vez que o álcool é ineficaz na presença de material orgânico. No entanto, após a lavagem das mãos, o uso de gel à base de álcool continua a ser obrigatório.

Recomenda-se o uso de luvas quando houver possibilidade de contato com sangue ou outros materiais potencialmente infecciosos, secreções, mucosas e pele não íntegra. As luvas devem ser trocadas entre os cuidados com um paciente, quando se passa de uma área com sujidade ou contaminada para uma área limpa do corpo e entre diferentes pacientes.[35]

Prevenção de infecção de corrente sanguínea associada a cateter venoso

Recomenda-se a implementação de um *bundle* ou pacote de medidas para cuidados no acesso vascular central, incluindo a educação da equipe, a criação de um kit de inserção de cateter, a implementação de uma lista de verificação (*checklist*) para garantir a adesão às diretrizes baseadas em evidências e capacitar os enfermeiros para interromper os procedimentos de inserção de cateter quando uma violação à orientação é observada, ou ainda para a avaliação diária da possível remoção do cateter.[35]

O uso de barreiras estéreis máximas durante a inserção de cateter venoso central é recomendado. Por isso, é importante a utilização de máscara, touca, avental estéril e luvas estéreis por todos os profissionais de saúde envolvidos no procedimento, além da cobertura do paciente com um grande campo estéril.

Antissépticos à base de clorexidina devem ser utilizados durante o preparo da pele do paciente antes da inserção do cateter, bem como nos cuidados subsequentes com o cateter.

A troca dos dispositivos para a administração de medicamentos deve ser realizada a cada 96 horas, exceto nas administrações de sangue e hemoderivados, ou de lipídios, que deve ser dentro de 24 horas.[35]

Manejo da infecção

Recomenda-se a remoção imediata de cateteres venosos e uma subsequente cultura de ponta de cateter em pacientes com comprovada infecção de corrente sanguínea, bem como em doentes hemodinamicamente instáveis com suspeita de infecção da corrente sanguínea.[35]

Deve-se adotar medidas de precaução de transmissão para pacientes confirmados ou com suspeita de infecção ou colonização, incluindo patógenos epidemiologicamente importantes, de acordo com o tipo de precaução indicada, seja ela de contato, para gotículas e/ou aérea.[35]

CONSIDERAÇÕES FINAIS

Na UTI atua uma equipe multiprofissional, sendo a enfermagem a mais presente no cuidado integral ao paciente. Por esse motivo, o conhecimento especializado e as habilidades desenvolvidas pelo profissional enfermeiro são essenciais tanto para a identificação quanto para a avaliação dos pacientes.

Para minimizar os riscos em relação às infecções, faz-se necessária a colaboração de toda a equipe de assistência direta, sendo o enfermeiro o principal responsável por gerenciar o emprego correto das técnicas assépticas e estéreis.

A SAE é uma ferramenta de exigência legal que orienta e fundamenta as ações de enfermagem na assistência segura, humana e individualizada.

REFERÊNCIAS BIBLIOGRÁFICAS

1. Dellinger RP, Levy MM, Rhodes A, Annane D, Gerlach H, Opal SM et al. International guidelines for management of severe sepsis and sept shock. Crit Care Med 2013;41(2):580-637. Disponível em: http://www.sccm.org/Documents/SSC-Guidelines.pdf. Acesso em: 04 out 2016.
2. Lagu T, Rothberg MB, Shieh MS, Pekow PS, Steingrub JS, Lindenauer PK. Hospitalizations, costs, and outcomes of severe sepsis in the United States 2003 to 2007. Crit Care Med 2012;40(3):754-61.
3. Júnior JALS, David CM, Hatum R, Souza PCSP, Japiassú A, Pinheiro CTS et al. Sepse Brasil: estudo epidemiológico da sepse em unidades de terapia intensiva brasileiras. Rev Bras Ter Intensiv 2006;18(1):9-17.
4. Global Sepsis Alliance – GSA. First state worldwide to establish statutory regulations for sepsis management. Disponível em: http://globalsepsisalliance.com/gsa-news-and-info.
5. Zanon F, Caovilla JJ, Michel RS, Cabeda EV, Ceretta DF, Luckemeyer GD et al. Sepse na unidade de terapia intensiva: etiologias, fatores prognósticos e mortalidade. Rev Bras Ter Intens 2008;20(2). Disponível em: http://www.scielo.br/scielo.php?script=sci_arttext&pid=S0103-507X2008000200003. Acesso em: 04 out 2016.
6. Koury JCA, Lacerda HR, Barros Neto AJB. Fatores de risco associados à mortalidade em pacientes com sepse em unidade de terapia intensiva de hospital privado de Pernambuco. Rev Bras Ter Intens 2007;19(1):23-30.
7. Beale RJ, Hollenger SM, Vicent JL, Parillo JE. Vasopressor and inotropic support in septic shock: an evidence based review. Crit Care Med 2004;32(11 Supl):455-65.
8. Russel JA. Management of sepsis. N Engl J Med 2006;355:1699-713.
9. Hotchkiss RS, Karl IE. The pathophysiology and treatment of sepsis. N Engl J Med 2003;348:138-50.
10. Debets JMH, Kampmeijer R, Van de Linden MPMH et al. Plasma tumor necrosis factor and mortality in critically ill septic patients. Crit Care Med 1989;17:489-94.
11. Rogy MA, Coyle SM, Oldenburg HS et al. Persistently elevated soluble tumor necrosis factor receptor and interleukine-1 receptor antagonist levels in critically ill patients. J Am Coll Surg 1994;178:132-8.
12. Bone RC, Balk RA, Cerra FB, Dellinger RP, Fein AM, Knaus WA et al. Definitions for sepsis and organ failure and guidelines for the use of innovative therapies in sepsis. The ACCP/SCCM Consensus Conference Committee. American College of Chest Physicians/Society of Critical Care Medicine. 1992. Chest 2009;136(5 Suppl):e28.
13. Viana RAPP. Sepse: da identificação aos cuidados. In: Viana RAPP, Whitaker IY. Enfermagem em terapia intensiva: prática e vivências. Porto Alegre: Artmed; 2011. p.417-31.
14. Kumar A, Roberts D, Wood KE, Light B, Parrillo JE, Sharma S et al. Duration of hypotension before initiation of effective antimicrobial therapy is the critical determinant of survival in human septic shock. Crit Care Med 2006;34(6):1589-96.
15. O'Brien JM, Naeem AA, Aberegg SK, et al. Sepsis. Am J Med 2007;120:1012-22.
16. Hubbard WJ, Bland KI, Chaudry IH. The role of the mitochondrion in trauma and shock. Shock 2004;22:395-402.
17. Abraham E, Singer M. Mechanisms of sepsis-induced organ dysfunction. Crit Care Med 2007;35:2408-16.
18. Rabauel C, Mebazaa A. Septic shock: a heart story since the 1960s. Intens Care Med 2006;32:799-807.
19. Abbas AK, Murphy KM, Sher A. Functional diversity of helper T lymphocytes. Nature 1996;383:787-93.

20. Instituto Latino Americano da Sepse. [online]. Campanha Sobrevivendo a Sepse: dados brasileiros. Disponível em: http:// www.ilas.org.br/upfiles/fckeditor/file/Relatorio%20Nacional%20fev%202013.pdf. Acesso em: 10 jun 2015.
21. Sales Júnior JAL, David CM, Hatum R, Souza PCSP, Japiassú A, Pinheiro CTS et al. Sepse Brasil: estudo epidemiológico da sepse em unidades de terapia intensiva brasileiras. Rev Bras Ter Intens 2006;18(1):9-17.
22. Kleinpell R, Aitken L, Schorr CA. Implications of the new international sepsis guidelines for nursing care. Am J Crit Care 2013;22(3):212-22.
23. Tsiotou1 AG, Sakorafas GH, Anagnostopoulos G, Bramis J. Septic shock; current pathogenetic concepts from a clinical perspective. J Med Sci Monit 2005;11(3):RA76-85.
24. Lopez-Bojorquez LN, Dehesa AZ, Reyes-Teran G. Molecular mechanisms involved in the pathogenesis of septic shock. Arch Med Res 2004;35(6):465-79.
25. Kortegen A, Hofmann G, Bauer M. Sepsis: current aspects of pathophysiology and implications for diagnosis and treatment. Eur J Trauma 2006;32:3-9.
26. Cohen J. The immunopathogenesis of sepsis. Nature 2002;420:885-91.
27. Baldwin Jr. AS. The transcription factor NF-κB and human disease. J Clin Invest 2001;107:3-6.
28. Instituto Latino-Americano para Estudos da Sepse. Sepse: um problema de saúde pública/Instituto Latino-Americano para Estudos da Sepse. Brasília: CFM; 2015. 90p.
29. Aird W. The role of endothelium in severe sepsis and multiple organ dysfunction syndrome. Blood 2003;101:3765-77.
30. Marshall JC. Inflammation, coagulopathy, and the pathogenesis of multiple organ dysfunction syndrome. Crit Care Med 2001;29(7 Suppl):S99-106.
31. Santos AM, Souza GRB, Oliveira AML. Sepse em adultos na unidade de terapia intensiva: características clínicas. Arq Med Hosp Fac Cienc Med Santa Casa São Paulo 2016;61:3-7.
32. Santos JF. Avaliação do conhecimento dos estudantes de enfermagem sobre sepse. Rev El Enf 2012 oct/dec;14(4):850-6. Acesso em: 26 set 2016.
33. Westphal GA, Lino AS. Rastreamento sistemático é a base do diagnóstico precoce da sepse grave e choque séptico. Rev Bras Ter Intens 2015;27:96-101.
34. Corfield AR, Lees F, Zealley I, Houston G, Dickie S, Ward k et al. Utility of a single early warning score in patients with sepsis in the emergency department. Emerg Med J 2014;31:482-7.
35. Aitken LM, Williams G, Harvey M, Blot S, Kleinpell R, Labeau S et al. Nursing considerations to complement the Surviving Sepsis Campaign guidelines. Crit Care Med 2011;39(7):1800-18.
36. Conselho Federal de Enfermagem (Cofen). Resolução Cofen n. 358 de 15 de outubro de 2009. Dispõe sobre a Sistematização da Assistência de Enfermagem – SAE – nas Instituições de Saúde Brasileiras. Rio de Janeiro: Conselho Federal de Enfermagem; 2009.
37. Garcia TR, Nóbrega MML. Processo de enfermagem: da teoria à prática assistencial e de pesquisa. Esc Anna Nery 2009;13:816-8.
38. Bittar DB, Pereira LV, Lemos RCA. Sistematização da assistência de enfermagem ao paciente crítico: proposta de instrumento de coleta de dados. Texto Contexto Enferm 2006;15:617-28.
39. Silva TG, Madureira VSF, Trentini M. Processo de ensino-aprendizagem para implementação do diagnóstico de enfermagem em unidade de terapia intensiva. Cogitare Enferm 2007;12(3):279-286.
40. Ramalho Neto JMR, Barros MAA, Oliveira MF, Fontes WD, Nóbrega MML. Assistência de enfermagem a pacientes sépticos em uma unidade de terapia intensiva adulto. Facene/Famene 2011;9(2).
41. Dutra CSK, Silveira LM, Santos AO, Pereira R, Stabile AM. Prevalent Nursing Diagnosis in Patients Hospitalized with Sepsis wt the Intensive Care Unit. Cogitare Enferm 2014;19(4):688-94
42. Ramalho Neto JM, Bezerra LM, Barros MAA et al. Nursing process and septic shock: intensive nursing care. Rev Enf UFPE 2011;5(9):2260-7.

Capítulo 68

Pacientes com lesão traumática

Laurindo Pereira de Souza
Éllen Daiane Biavatti de Oliveira Algeri
Fernando Augusto Pinheiro
Márcia Guerino de Lima

INTRODUÇÃO

Trauma grave é um grande problema de saúde pública mundial. As lesões traumáticas externas contribuem com cerca de uma em cada dez mortes no índice de mortalidade, resultando em 5,8 milhões de pessoas mortas anualmente, um número que deverá aumentar para mais de 8 milhões em 2020.[1]

As lesões traumáticas representam uma das principais causas de morte na população masculina com idade entre 20 e 39 anos, sendo responsável por cerca de 80% das mortes na adolescência. Atribuem-se esses riscos aos homens jovens em razão de atividades trabalhistas perigosas, consumo abusivo de álcool, comportamento agressivo pela questão cultural do gênero, baixa renda e direção perigosa de veículos automotores.[2-4]

Estudos hodiernos revelam que traumas podem causar sérios prejuízos a pessoas em sua plenitude intelectual e física, levando não só a danos materiais, mas a sérios problemas de saúde física, muitas vezes irreparáveis.[1,2]

A abordagem multiprofissional de cuidados a esses pacientes são parte significativa da prática diária dos profissionais de saúde e, empregada de forma sistematizada, tem possibilitado minimizar a morbidade e a mortalidade decorrentes de eventos agudos.

Assim, é imperativo que o enfermeiro saiba efetivamente fazer a triagem e aplicar os instrumentos de avaliação aos pacientes com lesões traumáticas, bem com implementar as intervenções baseadas em evidências inerentes a cada caso, compreendendo os efeitos traumáticos imediatos e de longo prazo.[4,5]

É fundamental que a equipe de enfermagem participe do atendimento por meio da implementação de medidas terapêuticas, como a reabilitação, pois conforme o grau da lesão o paciente torna-se dependente de cuidados de enfermagem, dispensados a eles na tentativa de prevenir eventos adicionais. Os aspectos que envolvem o atendimento dos pacientes com lesões traumáticas se fazem necessários e urgentes na busca e no controle dos parâmetros hemodinâmicos, na avaliação do padrão respiratório, no controle da termorregulação, na sistematização de cuidados básicos como higiene e conforto, na atenção aos distúrbios hidroeletrolíticos, no controle do metabolismo e na verificação do aporte nutricional, além de outros cuidados concernentes ao profissional de enfermagem.

Este capítulo tem o objetivo de abordar de maneira sistematizada a atuação do enfermeiro diante das principais lesões traumáticas encefálicas, torácicas e abdominais, a fim de que esse profissional possa realizar intervenções de forma segura e eficaz.

Diante do exposto, para uma melhor compreensão do conteúdo abordado, os conceitos serão apresentados de forma didática, enfocando a fisiopatologia das principais lesões traumáticas e a implementação dos principais diagnósticos de enfermagem e suas possíveis intervenções.

LESÕES ENCEFÁLICAS TRAUMÁTICAS (LET)

O cérebro é um órgão que corresponde a 2% do peso corpóreo, entretanto, por sua alta taxa metabólica, necessita de grandes quantidades de oxigênio.[6] Já o encéfalo recebe 15% do débito cardíaco e consome 20% do oxigênio e 25% da glicose utilizada pelo organismo, devendo ser consideradas as taxas de consumo necessárias para manter o potencial de membrana em ação, a síntese proteica, o transporte axonal e a sinaptogênese.[3,7-10]

Os mecanismos fisiopatológicos das lesões traumáticas cerebrais podem iniciar minutos ou até mesmo segundos após o acidente e se estender por dias ou semanas.[11] Resultam de impacto direto ou de extrema aceleração e desaceleração, além de forças rotacionais; do ponto de vista didático, são classificadas em duas fases: primária e secundária. A fase primária corresponde aos danos imediatos no sistema nervoso central, com despolarização maciça dos componentes celulares do cérebro, resultando em uma maior liberação de neurotransmissores inflamatórios, entre eles os monócitos e os macrófagos que medeiam a fagocitose e a citólise. As forças iniciais geradas no momento do trauma podem perturbar a barreira hematoencefálica (BHE).[9,10,12-15]

Consequentemente, o comprometimento da BHE no momento do trauma poderá contribuir com a hemorragia cerebral, resultando em edema que pode aumentar a pressão intracraniana (PIC) e conduzir à isquemia cerebral. A fase secundária começa algumas horas após a lesão e pode durar vários dias, sendo caracterizada principalmente por um influxo intracelular de cálcio, geração de radicais livres com perioxidação lipídica e disfunção mitocondrial, que conduzem à apoptose e à necrose das células neuronais.[8-10]

O entendimento dos mecanismos das lesões cerebrais traumáticas e suas consequências clínicas são os pilares para o tratamento do paciente vítima de LET. Sendo assim, a equipe multiprofissional deve buscar resolver o que é considerado relevante, buscando compreender a dinâmica do trauma a fim de prevenir suas possíveis consequências.

As lesões encefálicas traumáticas podem ser classificadas de acordo com os vários critérios apresentados na Tabela 1, sendo as complicações primária ou secundária diversificadas. Por isso, é fundamental que o atendimento e a classificação das prioridades sejam baseados no *Advanced Trauma Life Support* (ATLS) e no *Advanced Trauma Care for Nurses* (ATCN).

Tabela 1 Classificação geral das LET e suas complicações[16]

Lesões imediatas			
Ferimento de couro cabeludo	Com solução de continuidade	▪ Perfurocontusos ▪ Cortocontusos ▪ Lacerocontusos ▪ Escalpelamento ▪ Avulsões	
	Sem solução de continuidade – hematomas	▪ Subcutâneo ▪ Subgaleal (bossa) ▪ Subperiosteal	
Lesões ósseas	▪ Fraturas lineares ▪ Fraturas com afundamento ▪ Fraturas diastáticas ▪ Fratura de base de crânio ▪ Múltiplas fraturas ▪ Disjunção traumática de suturas		
Lesões meníngeas	▪ Fistula liquórica (geralmente associada às fraturas de base de crânio) ▪ Hemorragia meníngea pós-traumática (causa mais comum de hemorragia meníngea em geral)		
Lesões encefálicas	Lesão focal		
	Contusão	▪ Imediata ▪ Tardia	
	Hematomas intracranianos	Extradural	▪ Agudo ▪ Subagudo
		Subdural	▪ Agudo ▪ Subagudo ▪ Crônico
		Intraparenquimatoso	▪ Precoce ▪ Tardio
Lesões difusas			
Lesões difusas	Concussão leve	Forma	▪ Leve
	Concussão cerebral clássica		▪ Moderada
	Lesão axonal difusa (LAD)		▪ Grave
	Tumefação cerebral		
	Lesão hipóxico-isquêmica secundária		

Atendimento inicial do paciente com lesão encefálica traumática

Inicialmente, o paciente com LET não está monitorizado e deve ser tratado prontamente a fim de que se minimizem lesões secundárias ao trauma, como hipo/hipercapnia, hipoxemia, hipo/hiperglicemia, hipotensão, hiponatremia, hipomagnesemia, febre, anemia e convulsões. A maioria dos pacientes vítimas de LET está propícia a evoluir para uma hipertensão intracraniana (HIC).

Especialistas revelam que os pacientes vítimas de trauma, quando atendidos até a primeira hora (*golden hour* – hora de ouro), terão um melhor prognóstico.[15] O atendimento inicial aos pacientes que sofrem esse tipo de trauma está exposto de forma didática na Figura 1.

As intervenções imediatas no paciente com HIC por meio da monitorização da PIC em forma de onda permite fazer a avaliação imediata das alterações na fisiologia cerebral,

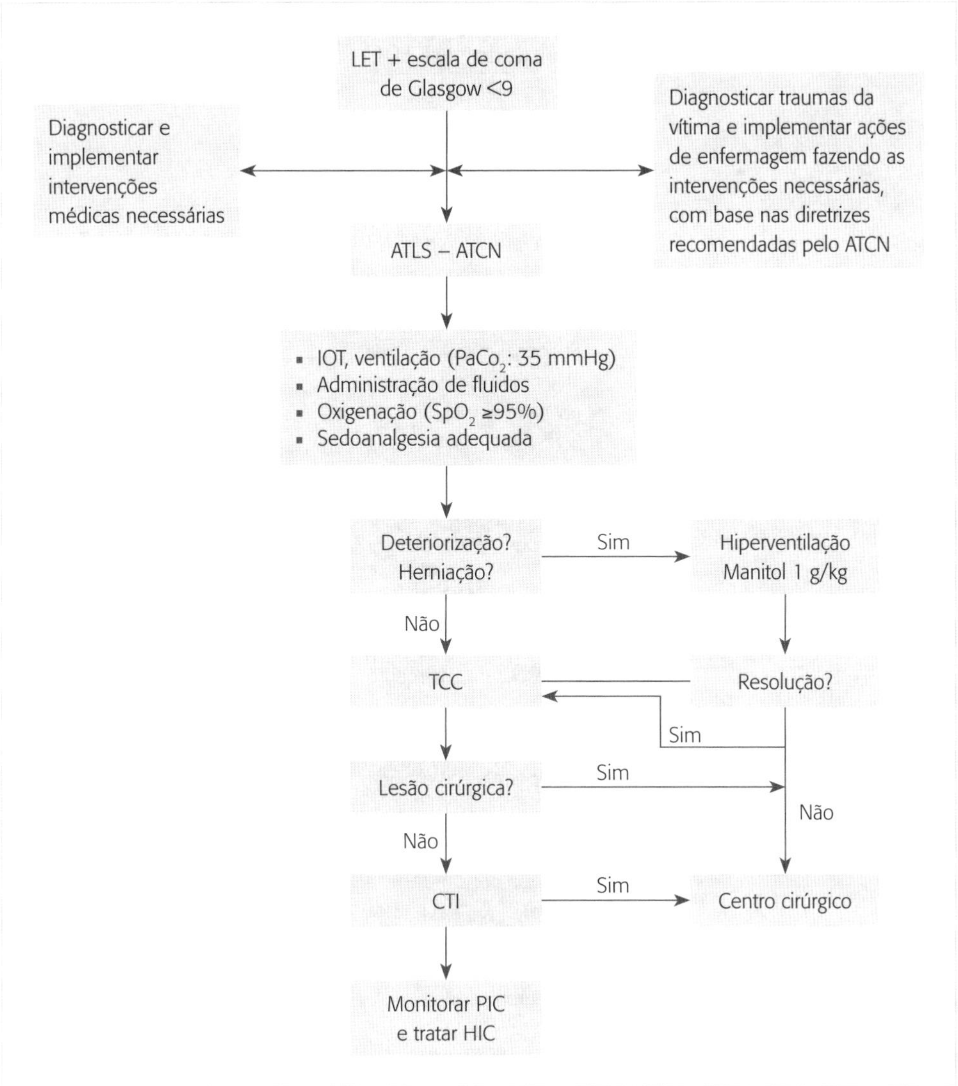

Figura 1 Algoritmo de atendimento inicial do paciente com lesão encefálica traumática (LET) grave.[8]

ATCN: *Advanced Trauma Care for Nurses*; ATLS: *Advanced Trauma Life Support*; CTI: centro de tratamento intensivo; HIC: hipertensão intracraniana; IOT: intubação orotraqueal; $PaCo_2$: pressão parcial de gás carbônico arterial; PIC: pressão intracraniana; SpO_2: saturação da extremidade de oxigênio pela oxiemoglobina; TCC: tomografia computadorizada de crânio.

o que facilita as intervenções de enfermagem de maneira rápida com o objetivo de se alcançar ótimos resultados.

Assim, quando a monitorização da pressão intracraniana não é possível e o paciente desenvolve HIC, ocorrem danos catastróficos potencialmente irreversíveis. Existem vários fatores que contribuem com a HIC, como hemorragia cerebral ou lesão isquêmica, infecção do sistema nervoso central, edema cerebral, entre outros.[3,7,8,14]

A avaliação e as intervenções de enfermagem realizadas precocemente podem mudar o destino desses pacientes considerados críticos e, assim, prolongar suas vidas.[14]

A Figura 2 apresenta de forma sistematizada e estruturada os passos para o tratamento do paciente com LET que estão evoluindo para HIC.

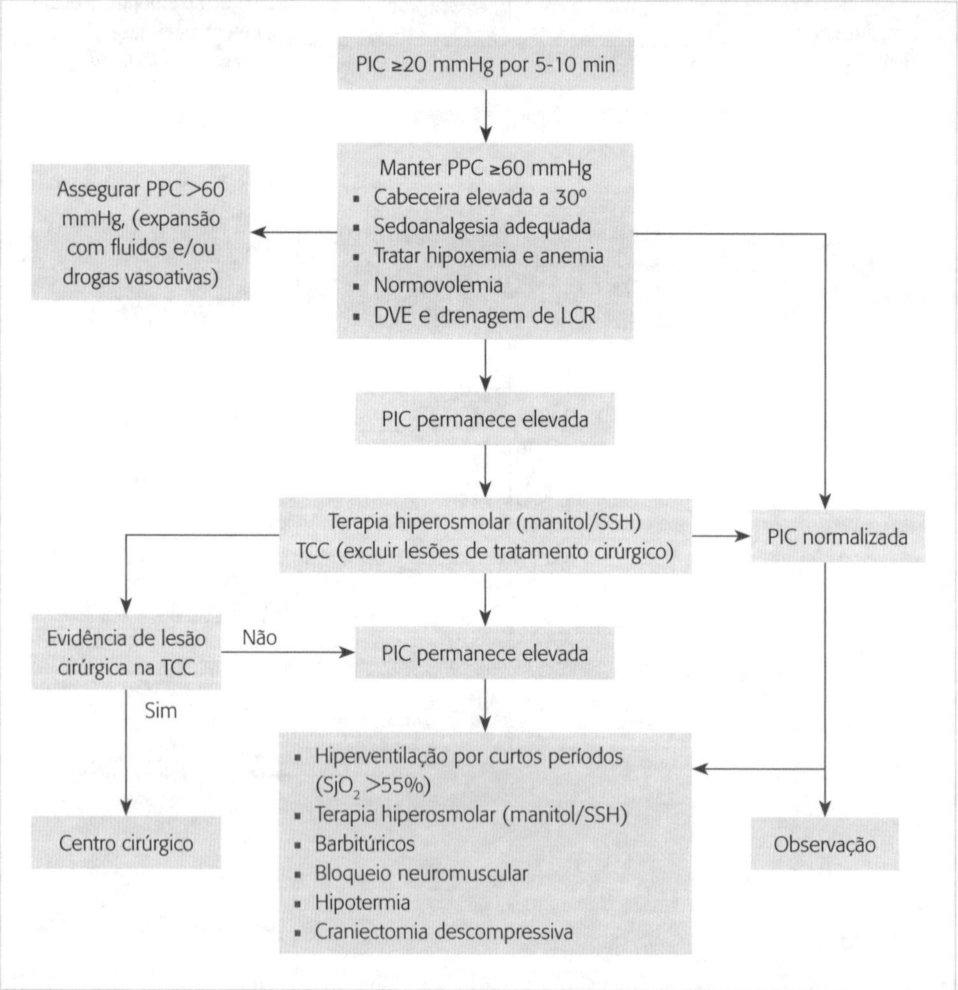

Figura 2 Algoritmo de tratamento da hipertensão intracraniana na lesão encefálica traumática grave.[8]

PIC: pressão intracraniana; PPC: pressão de perfusão cerebral; LCR: líquido cefalorraquidiano; DVE: drenagem ventricular externa; SSH: solução salina hipertônica; TCC: tomografia computadorizada de crânio; SjO_2: saturação venosa jugular de oxigênio.

Os pacientes com LET necessitam de vigilância e monitorização contínua da PIC, pois os resultados são ainda mais enfatizados pela resposta da PIC concernentes às intervenções médicas e de enfermagem.[14]

Medidas para imobilizar a parte cervical da coluna e otimizar a oxigenação são adequadas; no entanto, os efeitos potenciais dessas intervenções sobre a PIC requerem vigilância e atenção apropriada. Entre as intervenções, a imobilização da parte cervical da coluna por meio de colar cervical rígido pode resultar em elevação da PIC por meio da compressão da veia jugular.[14]

LESÕES TORÁCICAS TRAUMÁTICAS

As lesões torácicas traumáticas (LTT) consistem no acometimento do tórax de forma isolada ou em conjunto com outras regiões do corpo nos pacientes vítimas de lesões multissistêmicas.[17] O paciente com esse tipo de lesão apresenta alteração da mecânica respiratória, o que pode ser observado na musculatura intercostal, no arcabouço ósseo e na contração do diafragma.[3] Esse tipo de lesão traumática pode representar mortalidade de 20 a 25%.[17]

As LTT podem ser classificadas em fechadas (quando atingem a parede, a pleura e os pulmões) ou perfurantes (quando atingem os pulmões), sendo essa uma das principais causas de óbitos de pacientes com lesões multissistêmicas. Tal fato relaciona-se à ruptura de grandes vasos, do coração e da árvore brônquica.[18]

Contusão pulmonar

O trauma pode produzir variadas lesões nos órgãos intratorácicos, sendo as lesões parenquimatosas pulmonares as mais comuns, evoluindo para dano intersticial e alveolar, com a presença de sangue e edema, sem haver, no entanto, ruptura significativa das paredes alveolares. As contusões podem aumentar em tamanho e tornar-se mais visíveis em até 48 horas depois do trauma.[3,19]

Em um estudo brasileiro prospectivo, com análise de 150 casos de lesões traumáticas do parênquima pulmonar, observou-se que a contusão pulmonar foi a lesão parenquimatosa mais comum nessa casuística e também o achado isolado mais observado, presente em 145 pacientes (96,7%).[20]

A contusão pulmonar é a principal causa de morte em trauma torácico, o que é justificado pelo fato de que o impacto é direto, sendo causado por forças de desaceleração e rotação, e por estar associada a lesões da parede do toráx. Consequentemente, quanto mais idoso é o paciente, mais extensa tende a ser a lesão torácica, por causa da fragilidade óssea, enquanto pacientes mais jovens costumam apresentar contusão pulmonar sem fraturas costais, uma vez que têm costelas mais elásticas.[21]

Nesse sentido, o manuseio inicial do paciente deverá ser baseado nas recomendações (*guidelines*) do ATLS e do ATCN, pois são extremamente relevantes para o tratamento e consequente prognóstico do paciente com lesão torácica, na medida em que permite a identificação da lesão e o estabelecimento de ações que direcionem efetivamente as condutas multidisciplinares.[21,22]

A importância clínica da extensão das contusões pulmonares na evolução dos pacientes vítimas de trauma é inegável, uma vez que é critério para a indicação de ventilação mecânica aos que apresentam cerca de 28% de lesão pulmonar com base na relação FiO_2/PaO_2.[19]

Entretanto, a decisão do uso de ventilação mecânica em geral se baseia também nos achados da gasometria arterial, na frequência respiratória e na presença de choque ou em LET com rebaixamento do nível de consciência.[22,23]

Contusão cardíaca

A falta de padronização nos critérios para o diagnóstico dificulta a determinação da incidência de contusão cardíaca. Nesse sentido, em decorrência da variação na apresentação clínica dos casos, torna-se fundamental que, diante de trauma torácico, exista a suspeita de trauma cardíaco.[24]

De expressão clínica variada, a contusão torácica é uma condição cujo diagnóstico depende da busca sistemática do comprometimento cardíaco em todo paciente vítima de trauma torácico grave, podendo variar desde lesões miocárdicas assintomáticas até a ruptura cardíaca com indicação para toracotomia de emergência.[24]

A contusão miocárdica pode ser marginal ou extensa e ocorrer em diversas áreas, merecendo destaque o fato de o ventrículo direito corresponder à área de maior risco no trauma torácico por sua localização anterior ao esterno.[25]

Vários fatores contribuem para a diminuição da função cardíaca que ocorre após a lesão do miocárdio, como a ruptura de pequenos vasos, a hemorragia para o interstício e as lesões das fibras musculares, impedindo a contratilidade miocárdica e gerando disfunção muscular e hipóxia difusa na área da lesão. Além disso, pode ocorrer lesão direta da válvula tricúspide ou mitral, o que, consequentemente, gera diminuição do débito cardíaco (DC).[25]

Geralmente, os pacientes com contusão miocárdica respondem a fluidoterapia e inotrópicos. A estabilidade do DC geralmente ocorre dentro de 3 dias de tratamento, sendo a pressão arterial (PA) restaurada. Em casos de aumento da instabilidade hemodinâmica, deve-se considerar a possibilidade de ocorrer insuficiência ventricular direita grave ou ainda tamponamento cardíaco.[24]

Uma vez levantada a hipótese de contusão cardíaca, deve ser realizado eletrocardiograma (ECG) e dosagem de troponinas cardíacas.

As alterações do ECG mais frequentemente encontradas são as múltiplas contrações ventriculares prematuras, taquicardia sinusal inexplicável, fibrilação atrial, bloqueio de ramo (predominantemente direito) e alterações no segmento ST.[3]

Consequentemente, a avaliação inicial e contínua é essencial para pacientes com trauma cardíaco, pois contribui para a identificação das diferenças das causas potenciais relacionadas a contusão miocárdica.[25]

Lesão aórtica traumática

A rotura traumática da aorta torácica é responsável por 10 a 20% das mortes atribuídas a acidentes com veículos automotores, em sua maioria em alta velocidade. Estima-se que apenas 10 a 15% das vítimas sobrevivam; a maioria morre dentro das primeiras 24 horas pós-trauma. Entretanto, se o diagnóstico e o tratamento forem estabelecidos precocemente, o prognóstico será favorável.[26]

Por conseguinte, todas as vítimas de acidente por desaceleração em alta velocidade devem ser consideradas suspeitas de trauma aórtico. O melhor exame para suspeita de rotura traumática de aorta torácica, por causa de seu baixo custo, é a radiografia do tórax. A imagem poderá mostrar alargamento do mediastino, botão aórtico pouco definido, desvio do brônquio fonte esquerdo ou de sonda gástrica/entérica, e opacificação da janela aortopulmonar.[27,28]

Lesão traqueobrônquica

Apesar de raras, as lesões da traqueia e dos grandes brônquios apresentam taxas de letalidade em torno de 30%, principalmente quando o diagnóstico não é estabelecido de imediato. Mesmo nos casos de correção cirúrgica, o óbito acontece em 14 a 25% dos pacientes, geralmente causado por lesões associadas.[29]

Nos casos em que a lesão traqueobrônquica é ocasionada por ferimento penetrante, o diagnóstico costuma ser precoce, enquanto no trauma fechado geralmente ele é postergado e torna-se mais difícil.

A ruptura da traqueia e dos brônquios, causada por trauma fechado, pode se dar de várias formas, sendo mais frequente nos acidentes em alta velocidade com impacto direto na região anterior do pescoço ou na região esternal.[30] Estudos mostram que mais de 80% das lesões localizam-se nos brônquios principais, no limite de 2,5 cm próximo à bifurcação traqueal.[31]

A ruptura da traqueia induz a formação de enfisema de mediastino, que costuma estender-se para o tecido celular subcutâneo localizado nas regiões torácica, cervical e facial. O rompimento da pleura mediastinal é acompanhado de pneumotórax que, dependendo da extensão da lesão, frequentemente torna-se hipertensivo.[3,30]

Quanto aos tecidos adjacentes à traqueia e aos brônquios, estes se mantêm íntegros, não ocorrendo vazamento de ar, o que dificulta o diagnóstico da lesão, uma vez que não há formação de pneumotórax e de enfisema mediastinal e/ou subcutâneo.[29]

Nesse sentido, suspeita-se de ruptura mediante a presença de hemoptise, proveniente de veias ou artérias brônquicas que sangram para o interior da luz traqueal ou brônquica. Já em casos de secção dos anéis traqueais ou do complexo laringotraqueal, geralmente o paciente apresenta insuficiência respiratória, tosse, estridor e alteração da voz.[29]

Por meio de imagens das radiografias do tórax e da região cervical, é possível identificar com clareza enfisema de mediastino, enfisema subcutâneo, pneumotórax, atelectasia e fraturas de arcos costais. Observa-se a interrupção abrupta do ar no interior do brônquio, o que caracteriza sua ruptura, e o bordo superior do pulmão colapsado abaixo da inserção hilar (sinal do hilo caído).[30]

No entanto, o principal método diagnóstico refere-se ao exame endoscópico da árvore traqueobrônquica, pois define a topografia e o tamanho da lesão, além de permitir que se avaliem a mobilidade das cordas vocais, o edema de glote e a existência de traqueomalacia.[29]

Mediante a lesão traumática traqueobrônquica, o protocolo inicial consiste em assegurar uma via aérea patente, visando ao pronto restabelecimento da ventilação pulmonar. Sequencialmente, avalia-se a extensão da lesão e se outros órgãos foram prejudicados. A presença de pneumotórax exige drenagem pleural imediata, que é obrigatória nos pacientes que serão submetidos à ventilação sob pressão positiva, independentemente do volume do pneumotórax. O borbulhamento intenso no frasco coletor de drenagem e o persistente escape de ar sugerem fístula aérea de grande débito.[31]

Lesão diafragmática

A maioria das lesões traumáticas do diafragma não é diagnosticada precocemente porque seus aspectos clínicos e radiológicos não são específicos.[32] As alterações pulmonares, como as atelectasias, as contusões, os derrames pleurais e a eventração diafragmática, podem mascarar ou simular a lesão do diafragma.[33]

Essas lesões podem decorrer de traumas penetrantes ou fechados, manifestando-se principalmente do lado esquerdo, sendo o diagnóstico clínico evidente nos traumas penetrantes, uma vez que exige o reconhecimento do trajeto da lesão.[3,33,34]

Um importante método diagnóstico é a tomografia computadorizada (TC), pois ela possibilita que se visualize a presença de víscera oca na cavidade e deslocamento de cateter gástrico/entérico para o espaço pleural, sinal sugestivo de hemicúpula esquerda, sendo o estômago e o cólon as vísceras que mais frequentemente sofrem hérnia.[35]

Lesão esofágica

As lesões traumáticas do esôfago apresentam baixa prevalência, pois sua localização anatômica confere-lhe proteção aos agravos externos; porém, possuem alto índice de letalidade, principalmente quando seu diagnóstico é tardio.[36]

A sintomatologia é inespecífica, variando de quadros sépticos a dor torácica, febre, dispneia e desidratação, o que sugere a suspeita de doenças como acometimento cardíaco ou pulmonar, dificultando seu diagnóstico.[37]

Quanto ao método de rastreio, sempre que houver a suspeita de perfuração esofágica deve ser realizada a radiografia de tórax, uma vez que é possível verificar a presença de enfisema subcutâneo, pneumomediastino, níveis hidroaéreos, pneumotórax, derrame pleural e infiltrado pulmonar. No entanto, os exames radiológicos contrastados são importantes para confirmar o diagnóstico.[38,39]

Assim, é importante destacar que a complexidade das alterações anatomoclínicas presentes em cada caso de lesão de esôfago impossibilita uma padronização do tratamento e faz com que a conduta terapêutica assuma um caráter individual. Todavia, é necessário estabelecer critérios clínicos que possibilitem a investigação e o diagnóstico precoces.

Diante do exposto com relação às lesões torácicas, é notória a necessidade de intervenções sistematizadas que norteiem as tomadas de decisões com base em evidências clínicas, conforme apresentado na Figura 3.

LESÕES TRAUMÁTICAS ABDOMINAIS

As lesões traumáticas abdominais (LTA) apresentam índices de mortalidade elevados, principalmente na população jovem,[40] estando frequentemente associadas ao choque hipovolêmico, seguido de choque séptico ou peritonite.[41-43]

As LTA se apresentam, comumente, em vísceras ocas como o estômago, o intestino delgado/grosso, o cólon, a vesícula biliar e a bexiga, podendo também ocorrer em órgãos sólidos como o fígado, o pâncreas e os rins.[44,45] A incidência de ruptura traumática da vesícula biliar é rara, chegando a apenas 2% de todas as lesões abdominais fechadas, por estar protegida pelos órgãos adjacentes.[46]

A maioria das lesões abdominais está relacionada a traumas penetrantes e contusos,[41,47] conforme mostra a Figura 4.

É imperativo que a equipe multiprofissional realize a classificação do grau de urgência da lesão abdominal, implementando ações terapêuticas com base no ATLS e no ATCN, uma vez que a complexidade das lesões evoluem para complicações hemorrágicas, desencadeando a tríade mortal hipotermia, acidose metabólica e coagulopatia, levando consequentemente a vítima a óbito.[41,48-51]

Outro achado clínico importante refere-se à hipertensão intra-abdominal (HIA) e à síndrome compartimental abdominal (SCA), que podem ser identificadas precocemente por meio da mensuração da PIA.[52]

LESÕES TRAUMÁTICAS E SUAS IMPLICAÇÕES NA ENFERMAGEM

As lesões traumáticas apresentam consequências sociais e econômicas para a vítima e para a sociedade, pois em sua maioria ocasionam incapacidades físicas e/ou mentais, temporárias e/ou permanentes ou podem ainda levar ao óbito.[53]

A criação e a implementação de protocolos voltados para o atendimento às vítimas de trauma vêm sendo feitas pelas instituições de saúde no Brasil; no entanto, existe uma necessidade de personalizar esse atendimento em razão das diferentes formas de apresentação, gravidade e complexidade dos traumas. Nesse sentido, utilizar a sistematização da assistência de enfermagem mostra-se como a mais eficiente solução para a atuação da enfermagem no cenário da alta complexidade.[54]

Outrossim, o enfermeiro tem papel fundamental no cuidado oferecido às vítimas de lesões traumáticas, pois é necessário que ele esteja apto para obter um breve histórico do paciente e um exame físico minucioso, executando as intervenções imediatas, com o objetivo de manutenção e estabilização da vítima. Deve aliar base científica a capacidade de gestão, liderança, iniciativa, habilidades assistenciais e de ensino. Precisa ter raciocínio clínico ágil, discernimento, maturidade profissional e estabilidade emocional, pois é o

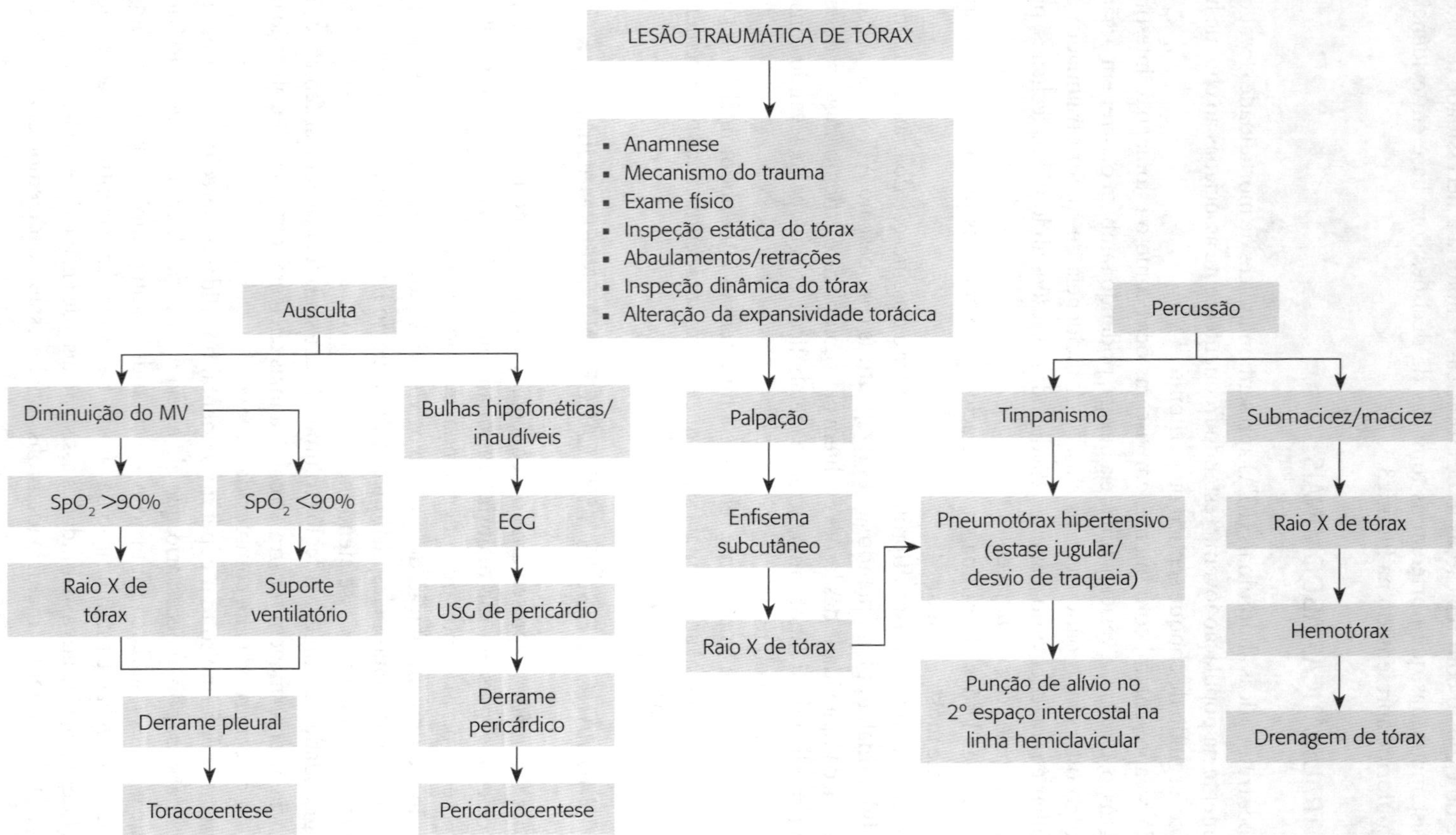

Figura 3 Atendimento ao paciente com lesão traumática de tórax e intervenções sistematizadas.[3]

ECG: eletrocardiograma; MV: murmúrio vesicular; SpO_2: saturação parcial de oxigênio pela oxiemoglobina; USG: ultrassonografia.

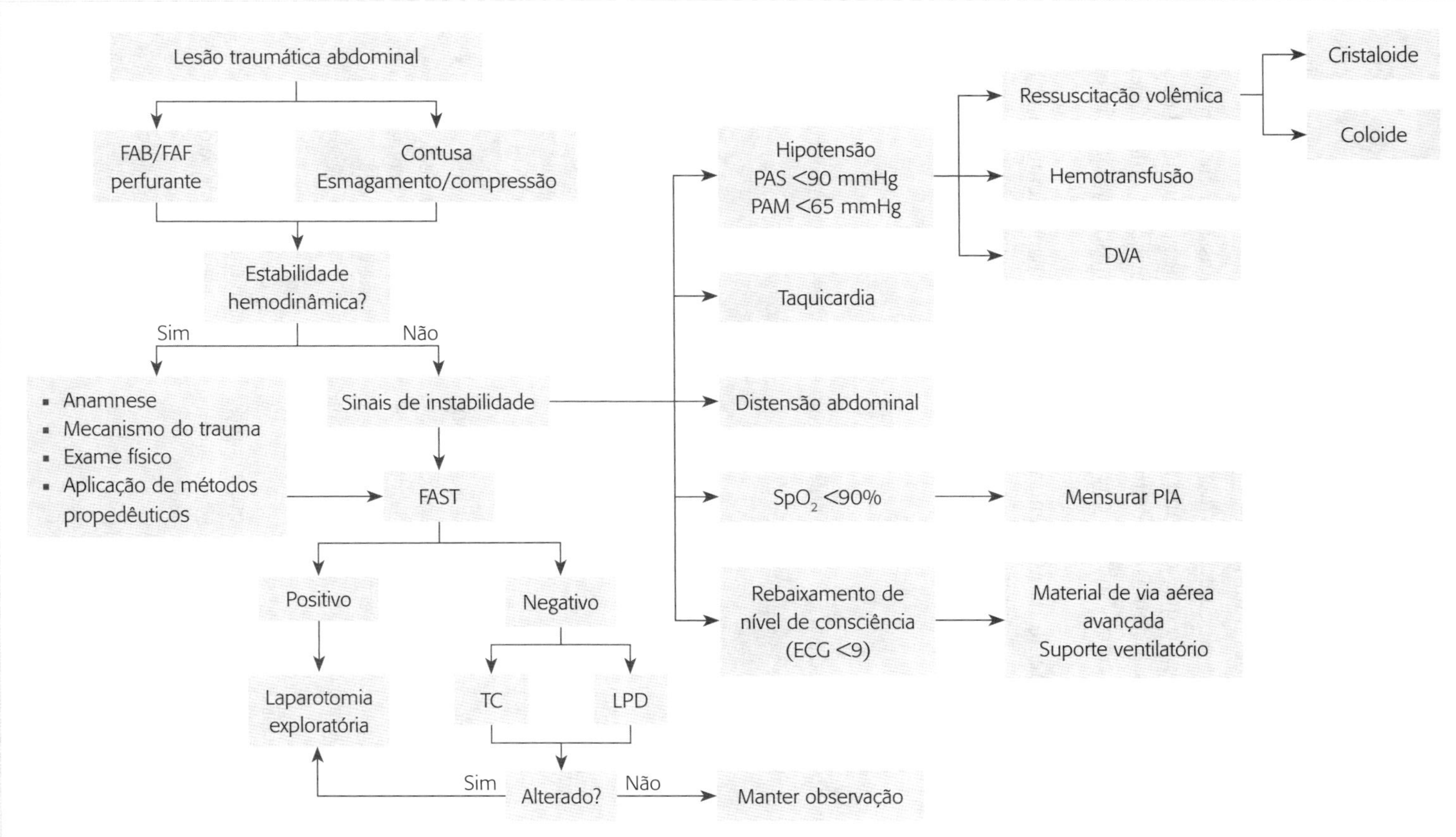

Figura 4 Manejo clínico das lesões traumáticas abdominais (LTA) penetrantes e contusas.[3]

DVA: derivação ventrículo-atrial; ECG: eletrocardiograma; FAB: ferimento por arma branca; FAF: ferimento por arma de fogo; PAM: pressão arterial média; PAS: pressão arterial sistólica; FAST: *focused assessment with sonography for trauma*; LPD: lavado peritoneal diagnóstico; PIA: pressão intra-abdominal; SpO_2: saturação parcial de oxigênio; TC: tomografia computadorizada.

profissional responsável pela gestão de uma equipe de enfermagem, sendo parte vital e integrante da equipe multiprofissional da terapia intensiva.

Segundo Alcântara e Marques, é imprescindível o levantamento dos dados de enfermagem para a identificação do diagnóstico e o planejamento das intervenções de enfermagem. A precisão desse levantamento de dados e a habilidade do enfermeiro de interpretar seu significado e tomar as decisões formam a fundamentação central da prática da enfermagem diante das lesões traumáticas.[55]

Para que isso seja possível, é necessária a sistematização da assistência por meio de um instrumento metodológico que assegure a aplicação da prática profissional dos referenciais teóricos (modelos, sistemas conceituais e teorias) próprios da enfermagem, os quais guiam decisões específicas sobre o que questionar e diagnosticar, como intervir e o que avaliar.[56]

Visando ao aprimoramento da assistência de enfermagem aos pacientes com lesões traumáticas graves, a Tabela 2 apresenta de forma didática os diagnósticos de enfermagem e suas possíveis intervenções com base em justificativa fundamentada nas melhores e atuais evidências científicas.

Tabela 2 Principais rótulos diagnósticos de enfermagem e suas possíveis intervenções[58,59]

Diagnósticos de enfermagem	Intervenções de enfermagem	Justificativa
Dor aguda	▪ Utilizar escala para avaliar o limiar de dor ▪ Verificar presença de taquicardia e taquipneia ▪ Verificar assincronia com o ventilador mecânico ▪ Administrar analgésico conforme prescrição ▪ Avaliar o efeito do analgésico após 30 minutos de sua administração ▪ Atentar para expressão facial de dor se o paciente estiver alerta ▪ Ouvir o relato verbal de dor, se paciente consciente	▪ A dor promove alterações hemodinâmicas extremamente importantes como a taquicardia, a frequência respiratória alterada, o aumento da PIC, o aumento do consumo de oxigênio, além de queda da saturação de oxigênio ▪ A ansiedade, a inquietude no leito e a assincronia com o ventilador podem ser sinais de dor ▪ A cefaleia é um sintoma frequente no paciente com HIC
Risco para perfusão gastrointestinal prejudicada	▪ Verificar PIA rigorosamente ▪ Verificar presença de cianose e dispneia ▪ Verificar resultados hemogasômetros ▪ Manter cabeceira a zero grau no momento de aferir a PIA ▪ Observar e anotar eliminação intestinal ▪ Avaliar oximetria de pulso ▪ Avaliar nível de consciência	▪ A HIA é a PIA de 12-25 mmHg, confirmadas por três mensurações realizadas com intervalos de 4 a 6 horas[15] ▪ Recomenda-se verificação de PIA em todos os pacientes com lesões traumáticas graves

(continua)

Tabela 2 Principais rótulos diagnósticos de enfermagem e suas possíveis intervenções[58,59] (*continuação*)

Diagnósticos de enfermagem	Intervenções de enfermagem	Justificativa
Risco de glicemia instável	▪ Realizar rodízio entre os dedos para fazer glicemia capilar ▪ Mensurar glicemia capilar ▪ Atentar para sinais de hipo/hiperglicemia ▪ Administrar insulina conforme protocolo instituído ▪ Administrar glicose conforme protocolo instituído	▪ A hiperglicemia está associada ao mau prognóstico nos pacientes com HIC e outras lesões traumáticas ▪ Recomenda-se manter a glicose abaixo de 180 mg/dL, com doses de insulina regular para controle glicêmico
Risco de infecção	▪ Manter o sistema da PIC íntegro e estéril ▪ Quando for zerar a PIC, realizar a antissepsia das torneirinhas com clorexidina alcoólica a 0,5% ▪ Lavar as mãos antes e após cada procedimento com o paciente ▪ Manter a troca do curativo de inserção do dreno de forma asséptica ▪ Realizar todas as técnicas invasivas de forma asséptica ▪ Seguir as normas da CCIH	▪ O curativo deve ser trocado diariamente com SF 0,9% e antisséptico, conforme recomendação do CCHI, observando-se sempre se não há presença de sinais flogísticos perinserção ▪ Se a montagem for feita junto à monitorização da PIC do sistema de drenagem, verificar a cor do conteúdo drenado
Risco de desequilíbrio na temperatura corporal	▪ Realizar frigoterapia ▪ Administrar antitérmicos conforme prescrição ▪ Monitorar rigorosamente a temperatura corporal ▪ Avaliar a presença de tremores ▪ Controlar a temperatura do ambiente ▪ Limitar o uso de cobertores ▪ Monitorar balanço hídrico rigoroso	▪ A hipertermia aumenta o metabolismo cerebral e, consequentemente, promove a elevação do FSC e da PIC[8] ▪ A presença de tremores aumenta o metabolismo e a PIC[8]
Confusão aguda	▪ Avaliar o nível de consciência aplicando escala de coma de Glasgow ▪ Avaliar a oximetria pela oxiemoglobina ▪ Avaliar as pupilas utilizando o pupilômetro ▪ Avaliar a instabilidade hemodinâmica ▪ Manter as grades do leito elevadas ▪ Controlar alucinações e *delirium* ▪ Promover supervisão e segurança ▪ Controlar os sinais de convulsão ▪ Realizar controle glicêmico	▪ Recomenda-se manter a SpO_2 acima de 90% para evitar hipoxemia[18] ▪ A crise convulsiva pode contribuir para o aumento da PIC, se a confusão mental não for controlada ▪ Recomenda-se manter a glicemia dos pacientes entre 150 e 180 mg/dL[57]

(continua)

Tabela 2 Principais rótulos diagnósticos de enfermagem e suas possíveis intervenções[58,59] (*continuação*)

Diagnósticos de enfermagem	Intervenções de enfermagem	Justificativa
Comunicação verbal prejudicada	▪ Chamar o paciente pelo nome ▪ Utilizar frases curtas e simples para se comunicar com o paciente ▪ Ensinar o paciente a se comunicar de forma não verbal quando consciente ▪ Estimular a comunicação por gestos, mímicas, escrita, olhares ▪ Evitar comentários desnecessários	▪ O rebaixamento do nível de consciência, a sedação e o próprio coma dos pacientes com HIC impossibilitam a comunicação verbal, porém a audição, independentemente da gravidade, é o sentido que se mantêm preservado, sendo necessário o respeito e o estímulo com o objetivo de contribuir com a recuperação neurológica
▪ Capacidade adaptativa intracraniana diminuída ▪ Risco de perfusão tissular cerebral ineficaz	▪ Avaliar o nível de consciência aplicando a escala de coma de Glasgow ▪ Avaliar tamanho e fotorreatividade das pupilas (escala pupilômetro) ▪ Monitorar rigorosamente PIC e PPC ▪ Monitorar sinais vitais e PAM ▪ Atentar-se à presença de taquiarritmias ▪ Manter a cabeceira a 30° ▪ Manter cabeça alinhada e centralizada ao corpo (posição neutra) ▪ Avaliar presença de alteração no campo visual ▪ Manter fixação de tubo endotraqueal e traqueostomia sem apertar a região cervical ▪ Observar sinais de convulsão (focal ou tônico-clônico) ▪ Retirar colar cervical se o paciente estiver sedado ▪ Manter colar cervical em pacientes agitados e ao manipulá-los ▪ Manter SVD, com boa drenagem ▪ Manter ambiente calmo e tranquilo ▪ Realizar higiene oral rigorosamente com clorexidina 0,12%	▪ Recomenda-se monitorar a PIC, com resultados abaixo de 20 mmHg, PPC <65 mmHg, PAM de 80-110 mmHg, PVC de 8 a 12 cmH_2O[9,14] ▪ Recomenda-se não apertar os cadarços do TOT e TQT, para facilitar a drenagem do sangue venoso pelas veias jugulares; quando isso não ocorre, é possível contribuir com o aumento da PIC ▪ Excesso das atividades de enfermagem em um curto período, como banho, aspiração, mudança de decúbito, punção venosa, entre outras, pode contribuir com o aumento da PIC e do FSC ▪ A pressão parcial de gás carbônico ($PaCO_2$) aumentada contribui com o aumento da PIC ▪ A pressão parcial de oxigênio (PaO_2) <50 contribui com o aumento da PIC ▪ Paciente com crises convulsivas diante de HIC pode apresentar aumento da PIC, o que agrava o quadro clínico

(continua)

Tabela 2 Principais rótulos diagnósticos de enfermagem e suas possíveis intervenções[58,59] (*continuação*)

Diagnósticos de enfermagem	Intervenções de enfermagem	Justificativa
▪ Ventilação espontânea prejudicada ▪ Troca gasosa prejudicada	▪ Avaliar padrão respiratório rigoroso ▪ Coletar gasometria arterial ▪ Verificar perfusão tissular distal e cianose ▪ Ofertar oxigenoterapia conforme protocolo institucional ▪ Avaliar sinais de baro/volutrauma ▪ Observar a utilização da musculatura acessória, que pode ser sinal de fadiga ▪ Manter decúbito elevado 30 a 45° para facilitar a mecânica respiratória ▪ Realizar ausculta pulmonar	▪ Técnica não invasiva à beira do leito para controle de oxigenação SpO_2 <90% indica hipoxemia[18]
Risco para perfusão renal prejudicada	▪ Avaliar débito urinário rigoroso ▪ Avaliar enzimas renais ▪ Controlar distúrbio hidroeletrolítico ▪ Verificar PVC ▪ Avaliar presença de edema ▪ Atentar para a presença de hematúria	▪ Garantir o controle dos ganhos pelas vias endovenosa e oral, além de promover o controle das perdas ▪ A hipervolemia deverá ser controlada por meio da mensuração da PVC, que deve ser mantida entre 8-12 mmHg
Débito cardíaco diminuído	▪ Monitorizar pressão arterial e frequência cárdica ▪ Avaliar perfusão tissular de extremidade e cianose ▪ Atentar à presença de alteração do nível de consciência ▪ Controlar a presença de hemorragias ▪ Avaliar rigorosamente o débito urinário	▪ Recomenda-se manter normocardia e normotensão ▪ Manter o controle das demandas metabólicas, pois elas influenciam diretamente no débito cardíaco[18]

FSC: fluxo sanguíneo cerebral; HIA: hipertensão intra-abdominal; HIC: hipertensão intracraniana; PAM: pressão arterial média; PIA: pressão intra-abdominal; PIC: pressão intracraniana; PPC: pressão de perfusão cerebral; SF: soro fisiológico; SVD: sonda vesical de demora; TOT: tubo orotraqueal; TQT: traqueostomia.

PONTOS DE DESTAQUE PARA A ASSISTÊNCIA DE ENFERMAGEM

As lesões traumáticas representam um dos principais problemas de saúde pública mundial, sendo uma das causas de morte na população jovem.

O atendimento inicial primário e secundário deve ser baseado nas diretrizes ATLS e ATCN.

A criação e implantação de protocolos voltados ao atendimento às vítimas de trauma vêm sendo adotadas pelas instituições de saúde no Brasil; no entanto, existe uma necessidade de personalizar o atendimento, em virtude das diferentes formas de apresentação, gravidade e complexidade.

É fundamental que a equipe de enfermagem participe do atendimento inicial às lesões traumáticas promovendo medidas terapêuticas como a reabilitação, pois conforme o grau da lesão o paciente torna-se mais dependente de cuidados de enfermagem.

CONSIDERAÇÕES FINAIS

As lesões traumáticas são consideradas um problema mundial, com grande impacto na vida social e física das vítimas. É imperativo que o enfermeiro desempenhe um papel fundamental no reconhecimento da cinemática do trauma, a fim de evitar que lesões potencialmente fatais deixem de ser identificadas no atendimento inicial aos politraumatizados.

Diante da alta morbidade e mortalidade, decorrentes das lesões traumáticas, e da complexidade do manejo clínico, percebe-se a necessidade de diretrizes para que o enfermeiro intensivista possa, por meio do exame físico e da aplicação dos métodos propedêuticos, ofertar o melhor atendimento e iniciar as intervenções de enfermagem de forma rápida, objetiva, precisa e segura, atuando de maneira significativa diante da equipe multiprofissional.

REFERÊNCIAS BIBLIOGRÁFICAS

1. Rossaint R, Bouillon B, Cerny V et al. The European guideline on management of major bleeding and coagulopathy following trauma: fourth edition. Crit Care 2016;12;20(1):100.
2. Brasil. Ministério da Saúde. Secretaria de Vigilância em Saúde. Departamento de Vigilância de Doenças e Agravos não Transmissíveis e Promoção da Saúde. Saúde Brasil 2014: uma análise da situação de saúde e das causas externas. Brasília: Ministério da Saúde; 2015.
3. Shettino G, Cardoso LF, Jr Mattar J, Ganem F et al. Paciente crítico: diagnóstico e tratamento: Sírio Libanês. 2.ed. Barueri: Manole; 2012.
4. Sheridan RL, Schaefer PW, Whalen M et al. Case records of the Massachusetts General Hospital. Case 36-2012. Recovery of a 16-year-old girl from trauma and burns after a car accident. N Engl J Med 2012;22;367(21):2027-37.
5. Martin EM, Lu WC, Helmick K et al. Traumatic brain injuries sustained in the Afghanistan and Iraq wars. Am J Nurs 2008;108:40-7.
6. Teasdale G, Jennett B. Assessment of coma and impaired consciousness. A practical scale. Lancet 1974;13;2(7872):81-4.
7. Burton A. A key traumatic brain injury initiative in India. Lancet 2016;15(10):1011-12.
8. Terzi RGG, Videtta W, Falcão ALE et al. Cuidados neurointensivos. São Paulo: Atheneu; 2012.
9. Cecil S, Chen PM, Callaway SE et al. Traumatic brain injury: advanced multimodal neuromonitoring from theory to clinical practice. Crit Care Nurse 2011;31:25-37.
10. Gennai S, Monsel A, Hao Q et al. Cell-based therapy for traumatic brain injury. Br J Anaesth 2015;115(2):203-12.
11. Andrade AF, Paiva WS, Amorim RLO et al. Mecanismos de lesão cerebral no traumatismo cranioencefálico. Rev Assoc Med Bras 2009;55(1):75-81.
12. Teasdale G, Maas A, Lecky F et al .The Glasgow Coma Scale at 40 years: standing the test of time. Lancet Neurol 2014;13:844-54.
13. Reith FCM, Van den Brande R, Snnot A et al. The reliability of the Glasgow Coma Scale: a systematic review. Intens Care Med 2016;42:3.
14. Arbour R. Intracranial hypertension: monitoring and nursing assessment. Critical Care Nurse 2004;24(5).
15. Viana R. Enfermagem em terapia intensiva: práticas baseadas em evidências. São Paulo: Atheneu; 2011.

16. Coimbra RSM, Solda SC, Casaroli AA et al. Emergências traumáticas e não traumáticas: manual do residente e do estudante. São Paulo: Atheneu; 2001.
17. Mioto Neto B, Aun R, Estenssoro A et al. Tratamento das lesões de aorta nos traumatismos torácicos fechados. J Vasc Bras 2005;4(3):217-26.
18. Knobel E. Condutas no paciente grave. 3.ed. São Paulo: Atheneu; 2006.
19. Hassan R, Aziz A. Computed tomography (CT) imaging of injuries from blunt abdominal trauma: a pictorial essay. Malays J Med Sci 2010;17(2):29-39.
20. McGonigal MD, Schwab CW, Kauder DR et al. Supplemental emergent chest computed tomography in the management of blunt torso trauma. J Trauma 1990;30;1431-4.
21. Fenili R, Alcacer JAM, Cardona MC. Traumatismo torácico – uma breve revisão. Arq Catarinenses Med 2002;31(1-2).
22. Asensio JA, Trunkey, Donald. D. Current therapy of trauma and surgical care. 2.ed. Elsevier; 2015.
23. Lo Cícero J III, Mattox KL. Epidemiology of chest trauma. Surg Clin North Am 1989;69:15-9.
24. Sava J, Demetriades D. Penetrating and blunt cardiac trauma: diagnosis and management. Emerg Med 2000;12(2):95-102.
25. Pooler C, Barkman A. Myocardial injury: contrasting infarction and contusion. Crit Care Nurse 2002;22(1).
26. Figueiredo LFP, Cruz JR, Ruy J. Diagnóstico e conduta na ruptura traumática da aorta torácica. Rev Assoc Med Bras 2001;47(4):289-289.
27. Simon BJ, Leslie C. Factors predicting early in-hospital death in blunt thoracic aortic injury. J Trauma 2001;51(5):906-10.
28. Shiga T, Wajima Z, Apfel CC et al. Diagnostic accuracy of transesophageal echocardiography, helical computed tomography, and magnetic resonance imaging for suspected thoracic aortic dissection: systematic review and meta-analysis. Arch Intern Med 2006;6(13):1350-6.
29. Marsico GA, Azevedo DE, Montessi J et al. Lesões da traqueia e grandes brônquios. Rev Col Bras Cir 2000;27(3):197-204.
30. Judice LF, Fernandes MFO, Mello LFP et al. Major airway trauma. South Am J Thorac Surg 1993;1:14-8.
31. Symbas JD, Halkos ME, Symbas PN. Rupture of the innominate artery from blunt trauma: current options for management. J Card Surg 2005;20(5):455-9.
32. Groskin SA. Selected topics in chest trauma. Radiology 1992;183:605-17.
33. Bocchini GL, Guida F, Sica G et al. Diaphragmatic injuries after blunt trauma: are they still a challenge? Reviewing CT findings and integrated imaging. Emerg Radiol 2012;19(3):225-35.
34. Killen KL, Mirvis SE, Shanmuganathan K. Helical CT of diaphragmatic rupture caused by blunt trauma. AJR 1999;173:1611-6.
35. Melo ASA, Moreira LBM, Damato SD et al. Ruptura traumática do diafragma: aspectos na tomografia computadorizada. Radiol Bras 2002;35(6):341-4.
36. Hernán FH. Perforación esofágica: tratamiento quirúrgico. Gastroenterol Latinoam 2005;(2):137-40.
37. Tettey ML, Edwin F, Aniteye E et al. Management of intrathoracic oesophageal perforation: analysis of 16 cases. Trop Doct 2011;41(4):201-3.
38. Andrade AC, Andrade APS. Perfuração de esôfago: análise de 11 casos. Rev Col Bras Cir 2008;35(5):292-7.
39. Sung SW, Park JJ, Kim YT et al. Surgery in thoracic esophageal perforation: primary repair is feasible. Dis Esophagus 2002;15(3):204-9.
40. Serdar B, Oktay K, KazJm CÖ et al. Factors affecting morbidity in solid organ injuries. Hindawi Publishing Corporation; 2016
41. Santos JJCM. Lesões penetrantes traumáticas e iatrogênicas do intestino grosso. Rev Bras Coloproct 2002;22(2):121-32.
42. Osman K, Cevher A, Halil D et al. Is non-operative approach applicable for penetrating injuries of the left thoraco-abdominal region? Turkish J Emerg Med 2016;22-5.
43. Domínguez FE, Aufmkolk M, Schmidt U et al. Outcome and management of blunt liver injuries in multiple trauma patients. Langenbecks Arch Surg 1999;384:453-60.
44. Smith J, Caldwell E, D'Amours S et al. Abdominal trauma: a disease in evolution. ANZ J Surg 2005;75:790-4.
45. Eckert KL: Penetrating and blunt abdominal trauma. Crit Care Nurs Q 2005;28:41-59.

46. Noriyuki E, Junji U, Masatsugu H et al. Traumatic gallbladder rupture treated by laparoscopic cholecystectomy. Case Rep Gastroenterol 2016;10:212-7.
47. Mitre K, Amaral IMAA. Avaliação epidemiológica de vítimas de trauma hepático submetidas a tratamento cirúrgico. Rev Col Bras Cir 2016;43(1):22-7.
48. Kauvar DS, Lefering R, Wade CE. Impact of hemorrhage on trauma outcome: an overview of epidemiology, clinical presentations, and therapeutic considerations. J Trauma 2006;60:S3-11.
49. Maegele M. Frequency, risk stratification and therapeutic management of acute post-traumatic coagulopathy. Vox Sang 2009;97:39-49.
50. Germanos S, Gourgiotis S, Villias C et al. Damage control surgery in the abdomen: an approach for the management of severe injured patients. Int J Surg 2008;6:246-52.
51. Pereira JGA, Lovato WJ, Carvalho JB et al. Management of the abdominal trauma. Medicina (Ribeirão Preto) 2007;40(4):518-30.
52. Lee RK. Intra-abdominal hypertension and abdominal compartment syndrome: a comprehensive overview. Critic Care Nurse 2012;32(1).
53. Lins TH, Lima AXBC, Veríssimo RCSS et al. Diagnósticos e intervenções de enfermagem em vítimas de trauma durante atendimento pré-hospitalar utilizando a CIPE. Rev Eletr Enf 2013;15(1):34-43.
54. Sallum AMC, Santos JLF, Lima FD. Nursing diagnoses in trauma victims with fatal outcomes in the emergency scenario. Rev Latino-Am Enfermagem 2012;20(1):3-10.
55. Alcântara TFDL, Marques IR. Avanços na monitorização neurológica intensiva: implicações para a enfermagem. Rev Bras Enferm 2009;62(6):894-900.
56. Garcia TR, Nóbrega MML. Processo de enfermagem e os sistemas de classificação dos elementos da prática profissional: instrumentos metodológicos e tecnológicos do cuidar. In: Santos I, Figueiredo NMA, Padilha MICS (Orgs.). Enfermagem assistencial no ambiente hospitalar: realidade, questões, soluções. São Paulo: Atheneu; 2004. p. 37-63.
57. Oliveira AR, Taniguchi LU, Park M. Manual da residência de medicina intensiva. 4.ed. Barueri: Manole; 2013.
58. NANDA International. Diagnóstico de Enfermagem da NANDA. Porto Alegre: Artmed; 2015.
59. Dochterman JM, Bulechek GM. Classificação das intervenções de enfermagem (NIC). 4.ed. Porto Alegre: Artmed; 2009.

Capítulo 69

Paciente obstétrica

James Francisco Pedro dos Santos

INTRODUÇÃO

Todos os dias, em todo o mundo, cerca de 830 mulheres morrem em decorrência de complicações relacionadas com o parto ou a gravidez. Nesse cenário, 99% da mortalidade materna corresponde a países em desenvolvimento. Na tentativa de modificar esse desfecho, a agenda de desenvolvimento sustentável vem tentando reduzir a taxa de mortalidade materna em todo o mundo para menos de 70 casos a cada 100.000 nascidos vivos entre os anos de 2016 e 2030.[1] Segundo dados da Organização Mundial da Saúde (OMS), em 2015 o número de óbitos maternos registrados no mundo chegou a 303.000.[2]

Na unidade de terapia intensiva (UTI), existem várias indicações para internação de pacientes grávidas, que podem ser divididas em causas obstétricas e causas não obstétricas. A maioria das mulheres admitidas em UTI tem como causa de internação um diagnóstico obstétrico (de 50 a 80%), em que as principais causas associadas são: síndrome hipertensiva específica gestacional (SHEG), embolia por líquido amniótico, hemorragia de causa obstétrica, insuficiência respiratória e sepse.[3] Na Tabela 1 é apontada a classificação das razões para a admissão de uma gestante na UTI.

Tabela 1 Classificação das razões para a admissão de gestantes na UTI[4]

Condições relacionadas à gestação	Eclâmpsia, pré-eclâmpsia grave, hemorragia, embolia por líquido amniótico, esteatose hepática aguda, infecções, síndromes aspirativas, síndrome HELLP, cardiomiopatia periparto, deslocamento de placenta, corioamnionite, sepse puerperal, tromboflebite séptica pélvica
Doenças prévias que podem ser agravadas pela gestação	Doença cardíaca congênita, doenças valvares reumáticas e não reumáticas, hipertensão pulmonar, anemia e insuficiência renal
Condições não relacionadas à gestação	Asma, trauma, diabetes, doença autoimune, infecção de trato urinário, abuso de drogas, SARA

Nos dias atuais, quando se trabalha a questão da segurança nos ambientes de saúde, o conceito de "*near miss*" pode ser aplicado a pacientes obstétricas, pois se refere às situações em que as mulheres possam apresentar complicações potencialmente letais. Segundo a OMS, uma mulher que durante a gestação, o parto ou até 42 dias após o término da gravidez vivencie situações ameaçadoras à vida e sobreviva a tais condições corresponde a um caso de *near miss* materno (NMM).[5]

Tendo em vista a heterogeneidade dos critérios de NMM e a necessidade de uniformizá-los, a OMS estabeleceu em 2009 critérios definidores (Quadro 1), os quais em teoria podem ser utilizados em qualquer nível hospitalar, seja de baixa, média ou alta complexidade. A adoção dos critérios de *near miss* materno é um método válido e efetivo, que oferece suporte para os protocolos de admissão das pacientes obstétricas no ambiente de UTI.[5,6]

Quadro 1 Critérios diagnósticos de *near miss* materno segundo a Organização Mundial da Saúde[5]

Clínicos
Cianosa aguda
"*Gasping*" (padrão respiratório terminal em que a respiração é ofegante e audível)
Frequência respiratória >40 ou <6 incursões por minuto
Choque (persistência da hipotensão severa, definida como PAS <90 mmHg por ≥60 minutos com um pulso de pelo menos 120 bpm, apesar da infusão de líquidos (>2 L)
Oligúria não responsiva a fluidos ou diuréticos (débito urinário <30 mL/h por 4 horas ou <400 mL/24h)
Distúrbios de coagulação (falência da coagulação avaliada pelo teste de coagulação ou pela ausência de coagulação após 7 a 10 minutos)
Perda da consciência por 12 horas ou mais (definida como um escore <10 na escala de coma de Glasgow)
Perda da consciência e ausência de pulso ou batimento cardíaco
Acidente vascular cerebral (déficit neurológico de causa cerebrovascular que persiste por mais de 24 horas)
Convulsão não controlada
Icterícia na presença de pré-eclâmpsia (pré-eclâmpsia é definida como a presença de hipertensão associada à proteinúria. Hipertensão é definida como PAS ≥140 mmHg e/ou PAD ≥90 mmHg em pelo menos duas ocasiões, com intervalo de 4 a 6 horas após a 20ª semana da gestação. Proteinúria é definida como a excreção de 300 mg ou mais de proteínas em 24 horas, ou ≥ 1 + na proteinúria de fita em pelo menos duas medidas com intervalos de 4 a 6 horas)
Laboratoriais
SO_2 <90% por 60 minutos ou mais
PaO_2FiO_2 <200 mmHg
Creatinina ≥300 μmol/L ou ≥3,5 mg/dL
Bilirrubinas ≥100 μmol/L ou ≥6,0 mg/dL
pH <7,1

(continua)

Quadro 1 Critérios diagnósticos de *near miss* materno segundo a Organização Mundial da Saúde[5] (*continuação*)
Lactato >5
Trombocitopenia aguda (<50.000)
Perda da consciência e presença de glicose e cetona na urina
Manejo
Uso de drogas vasoativas
Histerectomia por infecção ou hemorragia
Transfusão ≥5 unidades de concentrado de hemácias
Intubação e ventilação por ≥60 minutos não relacionada à anestesia
Diálise para insuficiência renal aguda
Parada cardiorrespiratória

PAS: pressão arterial sistólica; PAD: pressão arterial diastólica. SO_2: saturação de oxigênio; PaO_2/FiO_2: pressão arterial de oxigênio/fração inspirada de oxigênio.

O ORGANISMO MATERNO E SUAS ALTERAÇÕES

Admissões de pacientes grávidas e puérperas na UTI trazem desafios significativos aos profissionais intensivistas em razão de alterações anatômicas e fisiológicas da gestação, presença do feto e emergências médicas associadas com a gestação.[7]

As modificações e adaptações do organismo materno decorrentes da gravidez são dois processos dinâmicos inter-relacionados e interdependentes, em que todas as alterações observadas no organismo materno durante a gestação se fundamentam em alterações hormonais, alterações enzimáticas, presença do feto e aumento do volume uterino.[7] As alterações fisiológicas podem mascarar sinais de complicações e agravos do quadro clínico e confundir a tomada decisão da equipe na UTI, tornando-se imprescindível que o enfermeiro conheça as modificações anatomofisiológicas e os mecanismos de compensação do organismo materno para que seja capaz de colaborar diante da instabilidade das condições clínicas.[8]

Considerando que são diversificadas as alterações que podem ocorrer no organismo feminino de uma puérpera, vamos, de maneira didática, relacionar as principais variações no Tabela 2.

PRINCIPAIS EVENTOS PATOLÓGICOS OBSTÉTRICOS NA UTI

Embora a gravidez seja um evento fisiológico, para a maioria das mulheres também pode apresentar uma situação de alto risco tanto para a gestante quanto para o feto.[2] A chance de uma mulher ser admitida em uma UTI durante o ciclo grávido-puerperal é bem maior do que a de uma mulher jovem não grávida. Estima-se que 0,1 a 0,9% das gestantes necessitam de internação em UTI em razão de complicações obstétricas não tratadas em tempo hábil, podendo evoluir para um agravo clínico que necessite de tratamento crítico; na UTI, então, essas mulheres serão tratadas na tentativa de reverter as instabilidades clínicas.[9,10]

Tabela 2 Sistemas orgânicos e suas alterações durante a gravidez[8]

Sistemas orgânicos	Alterações
Sistema cardiovascular e hematológico	Aumento da volemia e débito cardíaco, diminuição da resistência vascular sistêmica e da reatividade vascular, aumento da frequência cardíaca, diminuição da PVC, aumento do volume plasmático e eritrocitário, coagulabilidade exacerbada
Sistema respiratório	Compressão diafragmática, redução da expansibilidade torácica longitudinal com redução do volume pulmonar, aumento do diâmetro torácico laterolateral e anteroposterior, capacidade inspiratória aumentada, aumento do volume minuto e da frequência respiratória
Sistema urinário	Aumento do fluxo sanguíneo e da taxa de filtração renal, hipotonia generalizada do trato urinário, retenção de água e sódio, menor capacidade vesical
Sistema gastrointestinal e metabólico	Redução do peristaltismo gastrointestinal, aumento do refluxo gástrico, ascendência do esfíncter esofágico, redução da glicemia de jejum e basal, aumento do armazenamento de gordura, glicogênese hepática (primeira metade da gestação), aumento do catabolismo, lipólise, gliconeogênese e resistência à insulina (segunda metade da gravidez)

A evidência obstétrica inclui muitos aspectos, e as decisões que um enfermeiro toma a respeito de sua prática clínica serão influenciadas por uma série de fatores, em que a assistência deve ser baseada sempre na "melhor" evidência e refletir as diretrizes nacionais apropriadas.[11]

Síndrome hipertensiva específica da gestação (SHEG)

A SHEG é uma ocorrência que apresenta grande morbidade e mortalidade materna e perinatal, possuindo elevada taxa de incidência e de prevalência no Brasil e ocupando o primeiro lugar entre as afecções próprias do ciclo grávido-puerperal e entre as causas de morte materna, principalmente quando instalada em uma de suas formas graves, como a eclâmpsia e a síndrome HELLP.[12,13]

Vários fatores concorrem para o desenvolvimento da SHEG, entre eles a obesidade, a idade nos extremos da fase reprodutiva, a presença de diabetes, hipertensão, nefropatias, história familiar ou pessoal de pré-eclâmpsia ou eclâmpsia, dietas hipoproteicas e hipersódicas, baixa escolaridade e atividade profissional fora do domicílio, grupo sanguíneo AB, primigestas, gestações múltiplas, hidropsia fetal e neoplasia trofoblástica.[14,15]

Conhecida como tríade da SHEG, esta síndrome caracteriza-se por hipertensão arterial acompanhada de proteinúria e/ou edema, e o diagnóstico é feito por volta da 24ª semana gestacional. É classificada em duas formas básicas: pré-eclâmpsia, forma não convulsiva marcada pelo início da hipertensão aguda após a 20ª semana de gestação, e eclâmpsia, um distúrbio hipertensivo gestacional caracterizado por episódios convulsivos consequentes dos efeitos cerebrais profundos da pré-eclâmpsia.[16]

Na Tabela 3 estão descritas as principais definições para a classificação da SHEG.

Tabela 3 Definições importantes para a classificação da síndrome hipertensiva específica da gestação[17]

	Classificação	Observação
Hipertensão crônica	Observada antes da gravidez, anterior à 20ª semana gestacional, ou ainda diagnosticada pela primeira vez durante a gravidez; não se resolve até 12 semanas após o parto	Existe o risco quatro vezes maior da paciente apresentar complicações durante a gestação
Hipertensão arterial na gravidez	Pressão arterial sistólica que atinge valor ≥140 mmHg e/ou pressão arterial diastólica que atinge valor ≥90 mmHg	Realizar a mensuração da pressão com intervalos de pelo menos 4 horas Na mensuração, dar preferência aos aparelhos aneroides calibrados. Os aparelhos automáticos (digitais) só devem ser utilizados se forem corretamente validados para uso em pré-eclâmpsia
Pré-eclâmpsia	HAS após a 20ª semana de gestação (ou antes, em casos de doença trofoblástica gestacional ou hidropisia fetal) acompanhada de proteinúria com desaparecimento até 12 semanas pós-parto	Na ausência de proteinúria, a suspeita se fortalece quando ocorre o aumento da pressão acompanhado por cefaleia, distúrbios visuais, dor abdominal, plaquetopenia e aumento de enzimas hepáticas
Eclâmpsia	Presença de convulsões tônico-clônicas generalizadas ou coma em mulher com qualquer quadro hipertensivo que incida entre a 20ª semana de gestação e o final da primeira semana após o parto	Afastar quadros convulsivos causados por epilepsia ou qualquer outra doença convulsiva
Síndrome HELLP	Forma mais grave da doença, sendo diagnosticada laboratorialmente pela presença da hemólise, plaquetopenia e alterações nas transaminases	Considerada uma complicação grave da pré-eclâmpsia
Proteinúria	Excreção de 0,3 gramas ou mais de proteínas em urina de 24 horas, ou 1+ ou mais na fita em duas ocasiões, em uma determinação de amostra única sem evidência de infecção	Em razão da discrepância entre a proteinúria de amostra única e a proteinúria de 24 horas na pré-eclâmpsia, o diagnóstico deve ser baseado em exame de urina de 24 horas
Plaquetopenia	Menos de 100.000/mm^3, com maior gravidade, quando menor que 50.000/mm^3	–
Enzimas hepáticas	TGO e TGP >60 U/L DHL >600 U/L	–
Anemia microangiopática	Bilirrubina acima de 1,2 mg/dL	–

A SHEG já está consagrada como um evento de grande risco para a paciente gestante ou obstétrica. Sabemos que os quadros de pré-eclâmpsia ou eclâmpsia terão indicação de internação hospitalar para seguimento e estabilização da paciente, não necessariamente na UTI, embora, com certeza, quando o quadro de HELLP estiver sob suspeita ou diagnosticado, a internação nessa unidade será fundamental.

Os sinais e sintomas envolvidos na síndrome HELLP são extremamente variáveis e confundem-se com os da pré-eclâmpsia grave.[18] Tempo é vida, por isso, quando realizada precocemente a detecção clínica e laboratorial, conseguimos prevenir a mortalidade materna e perinatal.[19] Vale ressaltar que o manejo da gestante com síndrome HELLP não é tarefa fácil e ainda representa um grande desafio para os profissionais em todo o mundo.[20]

Invariavelmente, ocorre uma rápida e progressiva deterioração do quadro materno e fetal, de modo que se preconiza que todas as pacientes com suspeita de síndrome HELLP devam ser hospitalizadas, tornando-se o parto o tratamento ideal. O mesmo cuidado deve ser tomado quando a gestação ultrapassa 34 semanas ou quando existe a coagulação intravascular disseminada, infarto ou hemorragia hepática, insuficiência renal, suspeita de descolamento prematuro de placenta ou sofrimento fetal,[21] sendo a interrupção também considerada como uma opção nas gestações que ainda não atingiram 24 semanas. Acerca das gravidezes entre 24-34 semanas, não existe um consenso quanto à conduta ideal caso as condições maternas estejam estáveis e a vitalidade fetal não tenha sido afetada.[20]

Na Tabela 4 encontram-se definidos os critérios diagnósticos e a classificação da síndrome HELLP.

Posteriormente, as condutas descritas nas Tabelas 5 e 6 demonstram uma abordagem de tratamento básico para a síndrome HELLP, evidenciando o desdobramento da terapêutica que deverá ser abordada conforme o estado clínico.

Gestantes com síndrome HELLP devem ser tratadas em uma unidade de cuidados intensivos ou de cuidados intermediários por um período necessário até que:

Tabela 4 Critérios diagnósticos e classificação da síndrome HELLP segundo as propostas do Ministério da Saúde (Brasil) e das Universidades de Mississippi e Tennessee (Estados Unidos)[17,21,22]

	Ministério da Saúde
Completa	<100.000 plaquetas/mL; DHL ≥600 UI/L e/ou bilirrubina >1,2mg/dL e/ou esquizócitos; TGO ≥70UI/L
Incompleta	Apenas um ou dois acima presentes
	Tennessee
Completa	Plaquetas ≤100.000/μL; AST ≥70 IU/L; LDH ≥600 IU/L ou bilirrubina ≥1,2mg/dL; Esfregaço de sangue periférico anormal
Incompleta	Pré-eclâmpsia grave + ELLP ou HEL ou EL ou LP
	Mississippi
Classe I	Plaquetas ≤50.000/μL + AST ou ALT ≥70 IU/L + LDH ≥600 IU/L
Classe II	Plaquetas entre 50.000 e 100.000/μL + AST ou ALT ≥70 IU/L + LDH ≥600 IU/L
Classe III	Plaquetas entre 100.000 e 150.000/μL + AST ou ALT ≥40 IU/L + LDH ≥600 IU/L

Tabela 5 Estratégias fundamentais na condução dos casos de síndrome HELLP[17,22]

Identificação	Realizar os exames laboratoriais necessários e considerar os diagnósticos diferenciais
Estabilização	Obter acesso venoso; administrar sulfato de magnésio e anti-hipertensivos; considerar o uso de corticoides em altas doses; manter controle de diurese, frequência respiratória e reflexos profundos; transfundir em caso de anemia, trombocitopenia grave (< 20.000/mm³) ou coagulopatia; discutir caso com anestesista; solicitar exame de imagem hepática, se necessário
Avaliação fetal	Realizar ultrassonografia, doppler de artéria umbilical e cardiotocografia
Transporte ou latência	Transferir a paciente para o centro terciário em caso de estabilidade do quadro materno e fetal; aguardar 24-48 horas, dependendo da condição da mãe e do feto
Parto	Cesariana em caso de crescimento intrauterino (CIR) com alteração do doppler de artéria umbilical; considerar parto vaginal se houver condição de indução do parto e feto com boa viabilidade, especialmente após 32 semanas
Manutenção ou resolução	Avaliação laboratorial a cada 6-24 horas, dependendo da gravidade do quadro, para avaliar a manutenção ou a resolução do quadro; suspender sulfato de magnésio 24 horas após o parto se estiver havendo melhora; manter uso de anti-hipertensivos e corticoides, caso necessário

- A contagem de plaquetas demonstre uma tendência consistente de elevação e a DHL uma tendência consistente de diminuição.
- A gestante apresente diurese >100 mL/hora por 2 horas consecutivas, sem a infusão adicional rápida de fluidos ou diuréticos.
- A hipertensão esteja controlada, com a sistólica em torno de 150 mmHg e a diastólica <100 mmHg.
- A melhora clínica seja óbvia e não ocorram complicações significativas. A contagem de plaquetas e a dosagem de DHL deverão ser realizadas de 12/12 horas até a transferência da gestante para a enfermaria ou unidade de internação.[17]

Síndromes hemorrágicas

As síndromes hemorrágicas representam um grupo de patologias obstétricas caracterizadas por quadros variáveis de perda sanguínea que podem resultar em choque hipovolêmico e coagulopatia de consumo.[8]

Merece destaque o fato de a hemorragia ser a principal causa de óbito materno em todo o mundo, representando aproximadamente 50% das mortes em alguns países de baixa e média renda, além de representar cerca de 5% das internações em UTI por causas obstétricas.[1,8] A razão para essa alta taxa se deve à falta de qualquer assistência médica adequada ou suporte básico de vida, apesar da existência de protocolos bem definidos para a prevenção.[1]

A capacidade de formação de trombos e fibrinólise é mantida pelo corpo por meio de rígido controle obtido com o equilíbrio entre a liberação de substâncias anticoagulantes (como prostaciclinas, óxido nítrico, proteína C, S ou antitrombina III) e pró-coagulantes (como o fator tecidual e a trombina). Durante o ciclo gravídico, ocorrem alterações no sistema de coagulação, prevalecendo, contudo, a hipercoagulabilidade. Caso haja com-

Tabela 6 Terapia farmacológica no manejo da HELLP[8,16,17,20,22]

Classe	Medicação	Manejo	Via	Indicação
Hipotensores	Metildopa	750 mg a 2 g/dia	Oral	Pré-eclâmpsia leve ou moderada
	Pindolol	10 a 30 mg/dia	Oral	
	Amlodipina	5 a 20 mg/dia	Oral	
	Nifedipina retard	30 a 120 mg/dia	Oral	
	Hidralazina	5 mg, lento, 30 em 30 minutos até redução PAD entre 90 e 100 mmHg	Endovenosa	Pré-eclâmpsia grave ou eclâmpsia
	Nifedipina	5 mg, de 30 em 30 minutos até PAD entre 90 e 100 mmHg, a dose máxima é de 20 mg	Sublingual	
	Nitroprussiato de sódio*	Dose inicial de 0,25 microgramas/kg/min até dose máxima de 5 microgramas/kg/min	Endovenosa	
Sedativos	Diazepam	5 a 10 mg 12/12h	Oral	Pré-eclâmpsia leve ou moderada
	Levomepromazina	3 gotas 8/8h	Oral	
Anticonvulsivante	Sulfato de magnésio** ($MgSO_4$) – Esquema de Zuspan	Dose de ataque é de 4 g e a manutenção se faz com 1-2 g/h, que deve ser mantida por 24 horas no pós-parto.	Endovenosa	Pré-eclâmpsia grave ou eclâmpsia
	Sulfato de magnésio ($MgSO_4$) – Esquema de Pritchard	Dose de ataque 10 g intramuscular (IM) profundo, e a manutenção 5 g (IM) por 24h	Intramuscular	
	Sulfato de magnésio ($MgSO_4$) – Esquema de Pritchard	Dose de ataque 4 g e a manutenção 2 g/h por 24h	Endovenosa	
	Diazepam	Dose de ataque 10 mg e a manutenção 3 a 5 mg/Kg a cada 24h	Endovenosa	
	Fenitoína	1 g (250 mg de 30 em 30 minutos) e a manutenção 100 mg 8/8h	Endovenosa	
Corticoide	Dexametasona	Anteparto: 10 mg 12/12h Pós-parto: 10 mg 12/12h até doente estável e depois mais 2 doses de 5 mg 12/12h	Endovenosa	Pré-eclâmpsia grave ou eclâmpsia

(*) – Necessário para a hipertensão que não responde às drogas citadas e se houver sinais de encefalopatia hipertensiva. O envenenamento cianídrico fetal pode ocorrer se usado por mais de 4 horas, com uso restrito às UTI.
(**) – Em caso de intoxicação, deve-se utilizar uma ampola de gluconato de cálcio a 10% endovenoso lento.

plicações, a coagulação intravascular disseminada (CIVD) pode ocorrer em sua forma trombogênica ou hemorrágica, sendo uma situação de extrema gravidade, que evolui com choque de difícil reversão e óbito em grande parte das vezes.[23]

As mais importantes situações hemorrágicas gestacionais estão descritas na Tabela 7.

Outras causas menos frequentes de sangramento por via vaginal durante toda a gestação são as cervicites, pólipo endocervical, ectrópio, câncer de colo uterino, trauma vaginal e o sangramento do colo durante o trabalho de parto na segunda metade da gestação.[8]

Merece destaque o fato de a CIVD ter o principal enfoque na assistência multiprofissional da paciente obstétrica com síndrome hemorrágica no ambiente da terapia intensiva. Chama-se de coagulação intravascular disseminada a aceleração do processo de coagulação com utilização dos diversos fatores e das plaquetas, obstrução da microcirculação por trombos de fibrina e ativação secundária da fibrinólise. Os distúrbios de hemocoagulação próprios da gravidez foram originalmente relacionados à queda de fibrinogênio plasmático, em que a depleção de fibrinogênio está associada a inúmeros outros defeitos de coagulação.[14]

Caso não ocorra hemorragia, a vigilância de dados vitais e das condições gerais da ferida operatória é suficiente, dispensando-se a correção. Em casos de maior gravidade, haverá necessidade de tratamento da coagulopatia de consumo grave, cujo objetivo terapêutico é o tratamento da patologia causal, acompanhado de suporte eficaz de volume sanguíneo e manutenção da pressão arterial. A hipóxia secundária à isquemia pela hipotensão e hipoperfusão, bem como a hipotermia, exacerbam o ciclo de lesão do endotélio vascular. Baixa reposição volêmica e de fatores de coagulação são provavelmente as falhas mais comuns na condução desses casos.[8,24]

Sepse na paciente obstétrica

A sepse é uma doença de saúde pública com altas taxas de mortalidade em todo o mundo. Como verificamos ao longo deste capítulo, a paciente obstétrica poderá vivenciar situações que favorecem a ocorrência da sepse, podendo-se destacar a pielonefrite, a endometrite pós-parto e o abortamento. Consequentemente, a ocorrência de sepse obstétrica é rara, mas potencialmente fatal dada a ausência de fatores de risco ou comorbidades.

Merece destaque o fato do comprometimento fetal resultar principalmente da descompensação materna, por conseguinte o tratamento deve ser direcionado ao bem-estar da genitora. Vale lembrar que poucas evidências permitem extrapolar o tratamento de pacientes não gestantes para pacientes gestantes, porém o tratamento baseado nos pacotes de cuidados e medidas adotados pela Campanha de Sobrevivência à Sepse (*Surviving Sepsis Campaign)* parece ser o mais sensato, adequado e prático.[25]

Uma parte do esforço atual no combate à sepse baseia-se no diagnóstico precoce e no aumento da percepção dos profissionais de saúde, e essas pacientes devem ser reconhecidas precocemente. O tratamento inicial deve focar na restauração da volemia, adequada oxigenação, baseado nas seguintes metas:[8,25]

- Melhorar o volume circulante funcional.

Tabela 7 Classificação das causas de síndromes hemorrágicas[8]

Período da gestação	Causas	Característica
Primeira metade da gestação	Abortamento	Interrupção da gravidez ocorrida antes da 22ª semana de gestação. O abortamento pode ser precoce quando ocorre até a 13ª semana e tardio entre 13ª e 22ª semanas
	Gravidez ectópica	Corresponde à nidação do ovo fora da cavidade uterina. O tipo mais frequente é a tubária. A dor e o sangramento vaginal são os sintomas mais importantes; em quase todos os casos a dor está presente
	Neoplasia trofoblástica gestacional benigna (mola hidatiforme)	Pode ocorrer sangramento indolor e de intensidade progressiva, às vezes associado à eliminação de vesículas com aspecto de "cachos de uva". A exacerbação dos sintomas de gravidez, às vezes com presença de náuseas e vômitos de difícil controle, também pode sinalizar a suspeita de mola hidatiforme. A dosagem do hormônio gonadotrófico coriônico (βHCG) geralmente demonstra níveis elevados para a idade gestacional correspondente
	Descolamento corioamniótico	Caracteriza-se por sangramento genital de pequena intensidade, sendo diagnosticado por exame ecográfico. A evolução é boa, não representando quadro grave de risco materno e/ou ovular
Segunda metade da gestação	Placenta prévia	Definida como a placenta que se implanta total ou parcialmente no segmento inferior do útero. O principal fator de risco para placenta prévia é a cicatriz uterina anterior, por cesariana, miomectomia ou curetagem. Multiparidade, idade materna avançada, tabagismo e gemelaridade também são fatores associados
	Descolamento prematuro da placenta	Definido como a separação da placenta da parede uterina antes do parto. Essa separação pode ser parcial ou total, sendo classificada pela consideração de achados clínicos e laboratoriais. É uma das piores complicações obstétricas com aumento importante da morbidade e da mortalidade materna
	Rotura uterina	Complicação grave com importante causa de morbimortalidade materna, sendo classificada como completa ou incompleta. O fator de risco para rotura é a presença de cicatriz uterina. A rotura uterina pode ocorrer no pré-parto, intraparto e pós-parto, e deve ser prontamente identificada e tratada cirurgicamente
	Vasa prévia	Sangramento dos vasos sanguíneos fetais que atravessam as membranas amnióticas passando pelo orifício interno do colo. Geralmente por implantação baixa da placenta e inserção velamentosa de cordão. A perda sanguínea é de origem fetal, fato que mostra a urgência do seu diagnóstico. Taxas de mortalidade fetal ao redor de 50%

- Estabelecer e manter o acesso adequado às vias aéreas.
- Assegurar a perfusão e a oxigenação adequadas aos tecidos.
- Iniciar os exames diagnósticos destinados à identificação do foco.
- Instituir antibioticoterapia empírica.
- Tratamento cirúrgico, se necessário, após estabilização do quadro clínico geral.

MANEJO DA PACIENTE OBSTÉTRICA NA UTI

Em alguns centros especializados, as pacientes são conduzidas por obstetras com experiência e treinamento em terapia intensiva, em conjunto com outros especialistas, incluindo anestesiologistas e intensivistas com treinamento em obstetrícia.[25] O manejo ideal implica na necessidade frequente da utilização de procedimentos radiológicos, de terapêutica medicamentosa, de ventilação mecânica, de monitorização hemodinâmica invasiva e de procedimentos para ressuscitação.[26]

Na Tabela 8 encontram-se descritos o manejo farmacológico e os possíveis efeitos do tratamento.

Tabela 8 Manejo farmacológico[26,27,28]

Catecolaminas	Efedrina	Efeitos da elevação da pressão arterial materna e do aumento do fluxo uteroplacentário. Demais drogas vasoativas podem levar ao dano da circulação materno fetal
Anti-hipertensivos vasodilatadores	Hidralazina	Controle efetivo da pressão com administração endovenosa em pequenos bolos e pode aumentar o fluxo uterino
	Nifedipina	Controle da hipertensão severa, sem alterar o fluxo de sangue uterino. A hipotensão profunda pode ocorrer na associação do sulfato de magnésio
	Labetolol	Controle da pressão arterial sem interferir com o fluxo uteroplacentário e prevenção à ocorrência de arritmias ventriculares
	Nitroprussiato de sódio	Uso em curto prazo da hipertensão severa no período de periparto. Apresenta risco fetal de toxicidade pelo tiocianato
Anticoagulantes	Heparina	Não está associada com o comprometimento fetal e seus efeitos maternos podem ser prontamente revertidos
Anticonvulsivantes	Sulfato de magnésio	Terapia padrão para prevenção e tratamento das crises convulsivas na DHEG
Sedação, analgesia e bloqueio neuromuscular	Drogas de uso habitual	Uso contínuo com interrupções diárias. Analgésicos, sedativos e bloqueadores neuromusculares atravessam a barreira placentária e causam diminuição da variabilidade da frequência cardíaca e dos movimentos corpóreos fetais. Atualmente bloqueadores neuromusculares estão contraindicados

DHEG: doença hipertensiva específica da gestação.

Manejo ventilatório

A ventilação mecânica apresenta basicamente dois benefícios: melhora na troca de gases e diminuição do esforço respiratório, aumentando a oferta de oxigênio para a mãe e o feto, incluindo o aumento do volume corrente associado à redução do volume residual, sem alterações na capacidade pulmonar total.

Como parâmetros de ventilação mecânica, são recomendados volume corrente de 6 mL/kg; pressão de platô ≤30 cmHg e pressão expiratória final positiva (PEEP) >5 cmH_2O. Durante a ventilação mecânica, manter o decúbito elevado de 30 a 45º, a fim de minimizar os riscos de aspiração e pneumonia, e após a estabilização hemodinâmica a administração de fluidos deve ser criteriosa, buscando diminuir o ganho de peso e assim melhorar a oxigenação.[28,29]

Monitorização hemodinâmica

As principais indicações para a monitorização hemodinâmica invasiva em pacientes obstétricas são:[8,28]

- Choque hipovolêmico não responsivo ao tratamento inicial.
- Choque séptico que requer uso de droga vasoativa.
- Pré-eclâmpsia associada à oligúria.
- Necessidade de terapia anti-hipertensiva rápida.
- Síndrome da angústia respiratória do adulto que ainda requer suporte para ventilação mecânica.
- Patologia cardíaca descompensada.
- Embolia do líquido amniótico.
- Hipertensão pulmonar.
- Edema agudo que não responde ao tratamento inicial.

Na Tabela 9 estão descritas as principais alterações hemodinâmicas durante a gravidez, o trabalho de parto e o pós-parto.

Sistematização da assistência de enfermagem (SAE)

Na terapia intensiva, a complexidade da assistência de enfermagem mostra que a SAE torna-se imprescindível no cotidiano, pois existe uma demanda tecnológica exacerbada e uma gravidade que urge por avaliações precoces e ágeis.

Os profissionais de enfermagem são os que permanecem a maior parte do tempo à beira do leito, por isso devem estar aptos a identificarem os sinais e sintomas e ser capazes de planejarem a assistência de enfermagem de acordo com as necessidades de cada paciente. Nesse cenário, a atualização e a competência do enfermeiro se mostram obrigatórias quando a finalidade é garantir um cuidado de enfermagem de qualidade.[25]

Tabela 9 Alterações hemodinâmicas durante a gravidez, trabalho de parto e pós-parto[31]

Perfil hemodinâmico	Alterações no último trimestre antes do parto	Alterações adicionais durante o trabalho de parto	Valores do pós-parto	Valores normais pré-gestacionais
Débito cardíaco	↑25 a 50% (L/min) (~7,5 L/min)	↑~10%	Em 1 hora retorna aos valores anteriores ao trabalho de parto, normalizando entre 10 e 14 dias	5,0 L/min
Volume sistólico (mL/bat)	↑20 a 30% (L/min) (~75 a 85 mL/bat)	~10%	Em 24 horas volta aos valores anteriores ao trabalho de parto, normalizando entre 3 a 10 meses	65 mL/bat
Pressão venosa central (mmHg) e pressão da artéria pulmonar (mmHg)	Inalterada	Dados indisponíveis	Dados indisponíveis	2 a 6 mmHg
Pressão arterial pulmonar sistólica	Inalterada	Dados indisponíveis	Inalterada	15 a 25 mmHg
Pressão arterial pulmonar diastólica	Inalterada	Dados indisponíveis	Inalterada	6 a 12 mmHg
Pressão capilar pulmonar	Inalterada	Dados indisponíveis	Inalterada	4 a 12 mmHg
Resistência vascular sistêmica (dinas)	Pode ↓ em até 20%	Inalterada	Retorna ao normal em 3 a 12 meses	800 a 1.200 dinas/s/cm^{-5}
Resistência vascular pulmonar (dinas)	Pode ↓ em até 20%	Dados indisponíveis	Dados indisponíveis	150 a 240 dinas/s/cm^{-5}

Com o intuito de direcionar a SAE, na Tabela 10 estão listados alguns dos principais diagnósticos e intervenções de enfermagem que poderão ser aplicadas às pacientes obstétricas na UTI.

Tabela 10 Diagnósticos e intervenções de enfermagem priorizadas para a paciente obstétrica na UTI[8,31-33]

Diagnóstico de enfermagem	Intervenção
Risco para aspiração relacionado ao nível de consciência reduzido, alimentação por sondas, presença de dispositivos traqueais, resíduo gástrico aumentado, esvaziamento gástrico retardado	Controlar a ocorrência de eventos de êmese Manter medidas de precaução para aspiração Manter decúbito elevado no mínimo a 30° graus Monitorar o nível de consciência, durante o uso de analgésicos potentes, depressores do sistema nervoso central (SNC) Controlar velocidade de infusão da dieta enteral Aspirar vias aéreas superiores
Risco para desequilíbrio do volume de líquido relacionado com quadro hemorrágico ou restrição ao leito	Controlar o volume de líquidos infundidos e eliminados em 24 horas Registrar sinais de hipovolemia e choque não hemorrágicos Controlar as perdas gastrintestinais Monitorar sinais de distúrbios hidroeletrolíticos ou acidobásico
Risco para infecção relacionado com procedimentos invasivos, cirúrgicos obstétricos ou ginecológicos, imunossupressão, desnutrição e comorbidades	Lavar as mãos antes e após cada atividade de cuidado Manter sistema fechado de drenagem urinária Observar características da drenagem urinária Obter amostras de urina através do orifício do sistema fechado de drenagem urinária Trocar acesso endovenoso conforme orientação do SCIH (a cada 72 horas) Assegurar manuseio asséptico de todas as linhas assépticas Monitorar sinais e sintomas sistêmicos e locais de infecção Facilitar as medidas de higiene
Risco para integridade da pele prejudicada relacionado à imobilidade física, estado metabólico alterado e desnutrição	Realizar medidas de proteção da pele Manter hidratação da pele Manter nutrição adequada para gasto energético da paciente Evitar períodos prolongados de imobilidade no leito Manter a paciente sem dispositivos de fricção corpórea ou umidade Registrar índice da escala de Braden e aplicar medidas conforme escore de gravidade
Risco para lesão materna relacionado com disfunção de órgãos ou sistemas	Reduzir estímulos ambientais perturbadores Questionar sobre a presença de cefaleia, escotomas e epigastralgia

(continua)

Tabela 10 Diagnósticos e intervenções de enfermagem priorizadas para a paciente obstétrica na UTI[8,31-33] (*continuação*)

Diagnóstico de enfermagem	Intervenção
Risco para lesão relacionado com a interrupção da gravidez de causa materna ou fetal	Avaliar o sangramento vaginal constantemente e perdas sanguíneas aparentes Coletar amostras sanguíneas para tipagem sanguínea e prova cruzada
Risco para temperatura corporal alterada	Monitorar sinais vitais Observar e retirar fatores de risco para perda ou ganho de calor Controlar a temperatura do ambiente Manter a monitorização dos líquidos infundidos e drenados
Ansiedade relacionada à ameaça de mudança de status ou no estado de saúde	Identificar o nível de ansiedade Explicar todos os procedimentos para a paciente Oferecer informações reais sobre diagnóstico, tratamento e prognóstico Encorajar a família a permanecer com a paciente Encorajar a verbalização de sentimentos, percepções, angústias e medos
Comunicação verbal prejudicada relacionada à condição fisiológica ou emocional, barreira física, fala ou verbalização dificultada.	Aceitar a reação da paciente diante da perda Fornecer informações de maneira clara e direta Observar alterações da comunicação verbal Utilizar formas de comunicação não verbal para estabelecer contato com a paciente Promover aspectos de socialização para a paciente Ouvir atentamente a paciente e sua família
Dor aguda relacionada a agentes lesivos biológicos, físicos, psicológicos, lesões dos tecidos, ou procedimentos invasivos e não invasivos	Realizar uma avaliação abrangente da dor Avaliar a eficácia da terapêutica farmacológica a intervalos regulares e frequentes após cada administração Documentar a resposta à terapêutica Selecionar e implementar medidas não farmacológicas para facilitar o alívio da dor
Maternidade alterada relacionada ao déficit na interação mãe-filho	Aumentar a autoestima da paciente Identificar o risco de afastamento do binômio mãe-filho Promover o ambiente de integridade familiar
Medo relacionado com a perda da gravidez, ameaça à fertilidade e prognóstico fetal	Reduzir fatores de ansiedade Promover ambiente seguro para a paciente Estabelecer relação de confiança Aceitar a reação da paciente diante da perda

(*continua*)

Tabela 10 Diagnósticos e intervenções de enfermagem priorizadas para a paciente obstétrica na UTI[8,31-33] (*continuação*)

Diagnóstico de enfermagem	Intervenção
Mobilidade física prejudicada relacionada à restrição ou à dificuldade de movimentos	Promover medidas de exercícios com controle muscular Manter posicionamento adequado da paciente para evitar a aspiração ou lesão de pele Prevenir situações de queda da paciente Reduzir a ansiedade da paciente com quadro de imobilidade
Padrão respiratório ineficaz relacionado à ventilação minuto inadequada	Monitorar a frequência respiratória e a expansibilidade torácica Observar sinais de desequilíbrio acidobásico Manter dispositivos de oxigenoterapia Manter vias aéreas pérvias Aspirar vias aéreas
Perfusão tissular alterada: cerebral, cardiopulmonar, gastrintestinal, periférica e renal relacionada a espasmos, alteração do nível de consciência, diminuição da filtração glomerular	Avaliar o nível de consciência Posicionar a paciente em decúbito lateral esquerdo Verificar sinais vitais, ajustando intervalo conforme estabilidade hemodinâmica da paciente Monitorar os seguintes parâmetros durante o tratamento com sulfato de magnésio: reflexo patelar, frequência respiratória e débito urinário Atentar para os níveis de proteinúria através da fita de teste
Volume de líquidos excessivo no espaço intersticial relacionado ao aumento da permeabilidade capilar	Avaliar a localização e a extensão do edema Pesar diariamente a paciente Manter registro da ingestão e da eliminação, monitorando o estado de hidratação Monitorar sinais vitais Monitorar os valores séricos e urinários de eletrólitos, proteínas e indicadores de sobrecarga/retenção de líquidos Monitorar busca de manifestações neuromusculares de hipermagnesemia
Náusea relacionada às alterações da gravidez	Controlar fatores ambientais capazes de evocar a náusea Ensinar o uso de técnicas não farmacológicas para o controle da náusea Usar higiene oral para promover conforto Oferecer seis refeições menores, em vez de três Orientar a não ingerir líquidos durante a alimentação, dando preferência aos intervalos das refeições

(*continua*)

Tabela 10 Diagnósticos e intervenções de enfermagem priorizadas para a paciente obstétrica na UTI[8,31-33] (*continuação*)

Diagnóstico de enfermagem	Intervenção
Privação do sono relacionada à ansiedade, mudança de ambiente e desconforto físico	Ajustar a temperatura do quarto ou providenciar/retirar cobertores Adaptar iluminação ambiental Controlar ou prevenir ruído indesejado Adaptar o ciclo regular do sono/estado de alerta do paciente ao plano de cuidados Monitorar/registrar o padrão do sono do paciente Auxiliar a limitar o sono diurno, providenciando atividades que promovam estado de alerta Prevenir interrupções desnecessárias e permitir períodos de descanso
Risco de função hepática prejudicada relacionada à complicação da SHEG	Monitorar resultados de exames laboratoriais de função hepática Identificar sinais e sintomas de complicações hepáticas Orientar dieta hipossódica e hiperproteica
Eliminação urinária prejudicada relacionada às alterações fisiológicas da gravidez e complicações da SHEG	Orientar a paciente/família a registrar o débito urinário, a ingestão e a eliminação Monitorar o débito urinário, incluindo a frequência, a consistência, o odor, o volume e a cor Monitorar sinais e sintomas de retenção urinária
Nutrição desequilibrada: menos/mais do que as necessidades corporais	Determinar ingestão e hábitos alimentares da paciente Monitorar a tolerância à evolução da dieta Oferecer seis refeições menores, em vez de três
Constipação relacionada a hábitos de evacuações irregulares, ingestão insuficiente de fibras, líquidos e mudança nos padrões alimentares	Monitorar sinais e sintomas de constipação Monitorar a eliminação intestinal, incluindo frequência, consistência, formato, volume e cor Monitorar ruídos hidroaéreos Encorajar um aumento da ingestão de líquidos Garantir que a dieta inclua alimentos ricos em fibras
Troca de gases prejudicada	Manter oxigênio por dispositivos conforme necessidade da paciente Manter vias aéreas pérvias Aspirar vias aéreas Observar sinais de distúrbios acidobásicos Monitorizar sinais vitais
Amamentação interrompida	Aconselhar para lactação Encorajar a amamentação com mamadeira Solicitar e discutir o suporte emocional durante a amamentação artificial Promover o vínculo pele a pele Atentar-se para o nível de ansiedade da paciente

CONSIDERAÇÕES FINAIS

A assistência de enfermagem à paciente obstétrica no ambiente de terapia intensiva certamente é um desafio para toda a equipe interdisciplinar. O enfermeiro é indispensável, pois com sua expertise é capaz de precocemente identificar situações de distúrbios, sejam leves, moderados ou graves, e poderá contribuir com a promoção das condições de reversão.

A unidade de terapia intensiva materna deve ser um ambiente diferenciado das demais unidades, pois receberá pacientes com alterações fisiológicas que as distinguem de outros pacientes adultos jovens.

A morte materna mostra-se um evento multicausal, que promoverá uma desorganização de cunho social com grande comoção. Por isso, para prevenir esse evento, pode-se utilizar o *near miss* como uma ferramenta gerencial para promover a chegada precoce da paciente na UTI, melhorando o cuidado por meio de uma prática integrativa e com redução da mortalidade materna.

REFERÊNCIAS BIBLIOGRÁFICAS

1. World Health Organization (WHO). Maternal mortality. P. Factsheet n. 348. WHO; 2015. Disponível em: http://www.who.int/mediacentre/factsheets/fs348/es/. Acesso em: 27 ago 2016.
2. World Health Organization (WHO). Maternal mortality. 2016. Disponível em: http://www.who.int/gho/maternal_health/mortality/maternal/en/. Acesso em: 28 ago 2016.
3. Coelho M et al. Perfil de mulheres admitidas em uma UTI obstétrica por causas não obstétricas. Rev Assoc Med Bras 2012;58(2):160-7.
4. Guimarães HP et al. Manual de bolso de UTI. 4.ed. São Paulo: Atheneu; 2013.
5. Costa AAR, Oliveira LC. Near miss materno em unidade de terapia intensiva: aspectos clínicos e epidemiológicos. Rev Bras Ter Intens 2015;27(3):220-7.
6. Say L, Souza JP, Pattinson RC. WHO working group on maternal mortality and morbidity classifications. Maternal near miss-towards a standard tool for monitoring quality of maternal health care. Best Pract Res Clin Obstet Gynaecol. 2009;23(3):287-96.
7. Carrara HHA, Duarte G. Semiologia obstétrica. Medicina, Ribeirão Preto jan/mar 1996;29:88-103.
8. Viana RAPP. Enfermagem em terapia intensiva: práticas baseadas em evidências. São Paulo: Atheneu; 2011.
9. Amorim MMR et al. Morbidade materna grave em UTI obstétrica no Recife, região nordeste do Brasil. Rev Asso Med Bras mai/jun 2008;54(3):261-6.
10. Oliveira MF, Freitas MC. Diagnósticos e intervenções de enfermagem frequentes em mulheres internadas em uma unidade de terapia intensiva. Rev Bras Enferm mai/jun 2009;62(3):343-8.
11. Nursing and Midwifery Council (NMC). Standards for pre-registration midwifery education. London: NMC; 2009.
12. Gonçalves R, Fernandes RAQ, Sobral DH. Prevalência da doença hipertensiva específica da gestação em hospital público de São Paulo. Rev Bras Enferm 2005;58(1):61-4.
13. Neme B. Obstetrícia básica. São Paulo: Sarvier; 2005.
14. Montenegro CAB, Rezende Filho J. Obstetrícia fundamental. 11.ed. Rio de Janeiro: Guanabara Koogan; 2008.
15. Angonesi J, Polato A. Doença hipertensiva específica da gestação (DHEG), incidência à evolução para Síndrome de HELLP. Rev Bras Anal Clin 2007;39(4):243-5.
16. Federação Brasileira das Sociedades de Ginecologia e Obstetrícia. Manual de orientação de assistência pré-natal. Rio de Janeiro: Febrasgo; 2000.
17. Brasil. Ministério da Saúde. Secretaria de Atenção à Saúde. Departamento de Ações Programáticas. Gestação de alto risco: manual técnico. 5.ed. Brasília: Ministério da Saúde; 2012.

18. Weinstein L. Syndrome of hemolysis, elevated liver enzymes, and low platelet count: a severe consequence of hypertension in pregnancy. Am J Obstet Gynecol 1982;142:159-67.
19. Bobak, Irene, Lowdermilk, Dietra, Jensen, Margaret. Enfermagem na maternidade. 4.ed. Lusociência; 1999.
20. Filho JR, Montenegro CAB, Pereira MN. Síndrome HELLP: diagnóstico e conduta. Femina fev 2008;36(2).
21. Sibai B. Diagnosis, controversies, and management of Syndrome of hemolysis, elevated liver enzymes, and low platelet count. Obstet Gynecol 2004;103:981-91.
22. Martin Jr JN, Rinehart BK, May WL, Magann EF, Terrone DA, Blake PG. The spectrum of severe preeclampsia: comparative analysis by HELLP (hemolysis, elevated liver enzymes levels, and low platelet count) syndrome classification. Am J Obstet Gynecol 1999;180:1373-84.
23. Rezende CAL. Síndrome hemorrágica na gravidez. Rev Med Minas Gerais 2009;19(2 Supl 3):S64-S67.
24. Brasil. Ministério da Saúde. Área Técnica de Saúde da Mulher. Urgências e emergências maternas: guia de diagnóstico e conduta em situações de risco de morte materna. Brasília: Ministério da Saúde; 2000. p.52-65.
25. Conselho Regional de Enfermagem – São Paulo. Sepse, um problema de saúde pública: a atuação e colaboração da enfermagem na rápida identificação e tratamento da doença. COREN-SP; 2016.
26. Nogueira AA, Reis FJC, Reis PAS. The pregnant patient in intensive care unit. Medicina, Ribeirão Preto april/june 2001;34:123-32.
27. Castro EO, Bortolotto MRFL, Zugaib M. Sepse e choque séptico na gestação: manejo clínico. Rev Bras Ginecol Obstet 2008;30(12):631-8.
28. Dellinger RP, Levy MM, Carlet JM, Bion J, Parker MM, Jaeschke R et al. Surviving Sepsis Campaign: international guidelines for management of severe sepsis and septic shock: 2008. Intensive Care Med 2008;34(1):17-60.
29. Slutsky AS. Mechanical ventilation. American College of 14. Chest Physicians' Consensus Conference. Chest 1993;104(6):1833-59.
30. Baird, MS, Bethel S. Manual de enfermagem no cuidado crítico: intervenções em enfermagem e condutas colaborativas. 6.ed. Rio de Janeiro: Elsevier; 2012.
31. Johnson M, Bulechek G, McCloskey J, Dochterman, Maas M, Mooorhead S. Diagnósticos, resultados e intervenções de enfermagem: ligações entre NANDA, NOC e NIC. Porto Alegre: Artmed; 2005.
32. Rolim ILTP, Chaves ES, Linard AG et al. Sistematização da assistência de enfermagem a paciente com síndrome hipertensiva específica da gestação. Rev Rene Fortaleza out/dez 2010;11(4):66-75.

BIBLIOGRAFIA

O'Brien JM, Barton JR. Controversies with the diagnosis and management of HELLP syndrome. Clin Obst Gynecol 2005;48:460-77.

Capítulo 70

Paciente obeso mórbido

Carol Thompson

INTRODUÇÃO

A obesidade consiste em um problema de saúde global que vem crescendo e se tornou uma das principais causas de morte que podem ser evitadas. Atualmente no Brasil, 34% dos adultos estão com sobrepeso e 18% são obesos.[1] Entre as crianças, a obesidade é definida com relação aos valores históricos para a idade, peso e sexo, porém maior do que o 95º do percentil nesses gráficos.

Nos adultos, a obesidade é definida como o índice de massa corporal (IMC), que é o resultado do peso em kg dividido pelo quadrado da altura em metros (Tabela 1). A expectativa de vida é reduzida em 10 anos nos adultos com IMC >40 kg/m^2.[2] O risco de comorbidades de diabetes melito tipo 2, hipertensão e doença cardiovascular, assim como outras, aumenta com a obesidade. A evidência não é conclusiva com relação aos resultados na unidade de terapia intensiva (UTI) associados à obesidade, mas certamente o cuidado é mais complexo.

A obesidade afeta muitos sistemas orgânicos de forma tão crítica que a assistência de enfermagem envolve uma avaliação abrangente e individualização do plano de cuidados

Tabela 1 Classe de obesidade por IMC, peso e risco de doença

Classe de obesidade	IMC (kg/m^2)	Homem com 1,78 m de altura (peso em quilos)	Risco: DM tipo 2, HTN, DCV
Sobrepeso	25-29,9	79-94 kg	Alto
I	30-34,9	95-109 kg	Muito alto
II	35-39,9	110-125 kg	Muito alto
III Morbidade	40-44,9	126-141 kg	Extremamente alto
Obesidade extrema	45+	142+ kg	Extremamente alto

DCV: doença cardiovascular; DM: diabetes melito; HTN: hipertensão; IMC: índice de massa corporal.

de forma contínua. Este capítulo pretende revisar algumas das considerações importantes específicas para a obesidade no paciente criticamente doente.

SISTEMA PULMONAR

A interação entre o ventilador mecânico e o paciente obeso varia de acordo com o doente, mas existem algumas mudanças significativas dominantes que afetam seu plano de cuidados na UTI. Deve-se considerar ajustar o tamanho/encaixe da máscara e o comprimento do tubo, por exemplo, para uma oferta adequada (Tabela 2).

A elevação da cabeceira da cama tem uma relevância particular no plano de cuidado de pacientes obesos. Em alguns pacientes, o decúbito horizontal para a troca da roupa de cama pode provocar instabilidade ventilatória. Recomenda-se em tais pacientes usar a posição Trendelenburg para a troca da roupa de cama ou reposicionamento, e nesse momento podemos nos perguntar: Por que a obesidade provoca esse comprometimento ventilatório? Pacientes com obesidade mórbida tendem a apresentar uma respiração superficial em decorrência do trabalho para elevar a gordura peitoral com a inspiração e o diafragma ser empurrado para cima pela gordura abdominal. Essa condição representa um padrão de respiração restrito dos pulmões. A respiração superficial resulta em fechamento das vias aéreas periféricas (atelectasia) e em diminuição do volume de reserva expiratório (ver Tabela 3). A frequência respiratória é aumentada para corresponder à ventilação por minuto, mas esse processo pode aumentar o consumo de oxigênio em repouso em 60%. Pacientes com a síndrome de hipoventilação por obesidade (SHO) – também conhecida como síndrome de Pickwick – podem apresentar insuficiência desse mecanismo de compensação para aumentar a frequência cardíaca, resultando em hipoxemia e hipercapnia. O descompasso ventilação:perfusão (V:Q) oriundo do fechamento

Tabela 2 Localização da gordura, consequência e plano de cuidados para pacientes com obesidade

Localização da gordura	Consequência	Plano de cuidados
Facial	Ajustar tamanho da máscara facial de ventilação	Providenciar tamanho adequado da máscara facial
Pescoço	Necessário tubo de traqueostomia extralongo	Prover tubo de traqueostomia extralongo
Parede torácica e mama	Massa aumentada para mover com inspiração, pressão pleural aumentada	Realizar a elevação da cabeceira da cama
Abdominal	Pressiona o diafragma para cima	Promover elevação da cabeceira da cama
	Pressão abdominal aumentada e prevalência de hérnia de hiato podem aumentar risco de aspiração	Efetuar profilaxia gastrointestinal e elevação da cabeceira da cama

Tabela 3 Alteração física pulmonar e ramificações clínicas da obesidade

Alterações fisiológicas com a obesidade	Explicação	Ramificações clínicas
Capacidade residual funcional reduzida	Fechamento das vias aéreas dependentes periféricas durante a respiração normal, particularmente com maior frequência respiratória	Atelectasia Descompensação mais rápida – potencial insuficiência
Complacência pulmonar reduzida	Em decorrência de menor volume final	Risco de barotrauma
Ventilação: descompasso da perfusão	Fechamento das vias aéreas dependentes do pulmão (atelectasia), mas perfusão aumentada	Risco de hipoxemia; a elevação da cabeceira da cama ajuda
Consumo de oxigênio em repouso aumentado em 60%	Compensatório para carga maior do ventilador e ineficiência do músculo respiratório	Tempo encurtado para hipoxemia durante a apneia Síndrome de hipoventilação por obesidade; essa compensação cai = hipoxemia e hipercapnia
Reserva ventilatória reduzida	Em razão da maior demanda e ineficiência do músculo respiratório	Predispõe a insuficiência respiratória

das vias aéreas periféricas e do aumento do volume sanguíneo no pulmão podem ser melhorados pela elevação da cabeceira da cama, em virtude da pressão para cima reduzida no diafragma causada pela gordura abdominal.[3,4]

Pode ser necessário analisar a ventilação mecânica precocemente por causa da reserva ventilatória reduzida. Os ajustes de ventilação protetora do pulmão devem se basear no peso corporal ideal em vez do peso corporal total para evitar pressões elevadas das vias aéreas e baro/atelectrauma. A pressão positiva expiratória final (PEEP) é usada para reduzir a atelectasia e promover o recrutamento dos pulmões. A PEEP intrínseca pode ser um risco e a interpretação do CO_2 no final da expiração pode ser desafiadora por causa do gradiente alveoloarterial ampliado na maioria dos pacientes obesos. Na intubação, aspiração e desmame, o tempo reduzido para hipoxemia durante a apneia para os pacientes obesos destaca a importância de pré-oxigenação e monitoramento da oximetria de pulso. O uso inicial de uma ventilação de pressão positiva não invasiva (VPPNV) após a extubação pode reduzir a necessidade de reintubação.[5]

SISTEMA CARDIOVASCULAR

O risco de desenvolvimento de hipertensão (HTN) ou doença cardiovascular (DCV) aumenta com a obesidade. A ressuscitação do volume com fluido no trauma e sepse é uma situação comum na UTI. O aumento de volume sanguíneo na obesidade deve ser considerado no caso de ressuscitação com fluido, sendo importante também destacar:

- o aumento do volume sanguíneo e do débito cardíaco em razão da maior massa a ser perfundida e do aumento do consumo de oxigênio.
- a hipertrofia excêntrica do ventrículo esquerdo a partir da maior pré-carga e hipertensão.
- o aumento da pressão diastólica final do ventrículo esquerdo e pressão da artéria pulmonar.
- a disfunção diastólica do ventrículo esquerdo.
- o aumento da massa do ventrículo direito (VD) e fração de ejeção do VD reduzida; resistência vascular pulmonar aumentada com apneia obstrutiva do sono e SHO.

O manejo da pressão arterial na UTI pode ter uma alta prioridade, de modo que a validade da medida é importante. O manguito da pressão arterial precisa ter um tamanho adequado – muito grande gera falsas pressões baixas e muito pequeno resultará em falsas pressões elevadas. Os padrões da American Heart Association referentes a manguitos para pressão arterial dão proporções de modo que o manguito deve ser mais longo e amplo à medida que a circunferência do braço aumenta. O braço de um paciente obeso é mais largo, porém não mais longo e por essa razão os manguitos padrões possuem um ajuste ruim. Além disso, existem três tamanhos de manguitos disponíveis para adultos que estão de acordo com os padrões da American Heart Association: manguito adulto padrão; adulto grande. O uso do antebraço para medidas de pressão arterial (PA) é recomendado se o manguito não se encaixa no braço, mas pode ter uma variação em torno de 15 mmHg. Se a precisão for vital, em geral utiliza-se um cateter arterial para pacientes obesos. Dispositivos automáticos não invasivos dependem de um ritmo cardíaco regular para serem precisos, então não são apropriados para pacientes com arritmias cardíacas, mas uma leitura manual pode ser sensata.[6]

Existe um risco aumentado de trombose venosa profunda (TVP) e embolia pulmonar (EP) com a obesidade. Há uma diminuição na trombofilia a partir das mudanças na circulação do fator de coagulação, e os indivíduos obesos tendem a apresentar mobilidade reduzida. O diagnóstico também pode ser complicado por causa da dificuldade para se detectar o tamanho aumentado da perna, avaliar a compressibilidade da veia profunda e as restrições de acesso em decorrência do peso na varredura por TC. A evidência é limitada com relação à dose apropriada de anticoagulante para profilaxia em pacientes obesos, mas as doses maiores podem ser justificadas e apresentar variação por causa de outros fatores de risco.[7]

Com o novo uso do *Sequential Organ Failure Assessment Score* (SOFA *scores*) para sepse e choque séptico, é relevante atualizar a literatura. A evidência atual sobre obesidade não está associada com o SOFA *score* – insuficiência cardiovascular definida >2.[8]

SISTEMA RENAL

A obesidade isoladamente pode provocar disfunção renal, mas sua associação comum com hipertensão e diabetes tipo II aumenta o risco de doença crônica renal (DCR). Cerca de 75% do estágio terminal da doença renal resultam da diabetes tipo 2 e hipertensão.

A patologia renal da hipertensão na obesidade está descrita no Quadro 1. Para compensar a maior reabsorção de sódio pelo túbulo renal, ocorre vasodilatação renal e maior taxa de filtração glomerular (TFG), mas consequentemente a pressão arterial elevada e anomalias metabólicas podem levar à lesão glomerular (glomerulosclerose e glomerulomegalia).[9]

A disfunção renal também pode ser causada pela maior hipertensão intra-abdominal secundária à perfusão arterial reduzida e congestão venosa. As pressões intra-abdominais crônicas maiores do que 40 mmHg[4] (normal não obeso menos do que 7 mmHg) estão presentes em alguns pacientes, mas ramificações (ou seja, síndrome compartimental abdominal) dependem da pressão e de achados clínicos de nova disfunção de órgão.

A interpretação dos critérios de lesão renal aguda (LRA) deve ser considerada em pacientes com obesidade. Os critérios de LRA para produção de urina <0,5 mL/kg/h por 6 horas utiliza o peso, mas não está validado para a obesidade. Ao usar esses critérios em um homem com obesidade mórbida que pese 130 kg, deve-se ter pelo menos 65 mL de urina por hora para 6 horas, ou ele cumpre os critérios de LRA. Estamos familiarizados com o nível comum de preocupação, sendo menos de 30 mL/h para pacientes que não são obesos. A depuração da creatinina sérica é superestimada quando o peso corporal total é utilizado e subestimada se o peso corporal ideal for usado. Os critérios RIFLE estadiam LRA, mas utilizam a produção de urina, creatinina sérica e TFG (a obesidade sozinha aumenta TFG). Assim, a enfermagem de terapia intensiva deve analisar a utilidade desses critérios padrões quando avaliar a lesão renal aguda.

Nos pacientes obesos com função renal normal existe uma TFG aumentada e, por essa razão, os fármacos excretados pelos rins têm uma depuração mais rápida. Contudo, a hipertensão e o diabetes melito também afetam a depuração renal. Portanto, os enfer-

Quadro 1 Patologia renal da hipertensão na obesidade
Maior reabsorção de sódio pelo túbulo renal
Natriurese da pressão prejudicada
Expansão do volume por meio de: ▪ ativação do sistema nervoso simpático ▪ ativação do sistema renina-angiotensina-aldosterona ▪ compressão física dos rins
Inflamação
Estresse oxidativo
Depósitos de lipídios no rim podem levar a: ▪ disfunção mitocondrial ▪ estresse do retículo endoplasmático ▪ apoptose ▪ consequente disfunção e lesão renal
Maior pressão intra-abdominal secundária ao acúmulo de gordura visceral pode resultar em compressão renal

Adaptado de Hall ME et al. (2014).[3]

meiros devem ser capazes de estimar a depuração de fármacos em um paciente obeso com diabetes e/ou hipertensão.

A dose e a frequência corretas dos fármacos para pacientes obesos podem ser complexas por causa do volume de distribuição variável (Vd), meia-vida de eliminação e depuração. Por exemplo, fármacos lipofílicos têm um Vd maior, então é preferível fazer o cálculo da dose com base no peso corporal total atual (PCT). Em contrapartida, os fármacos hidrofílicos penetram pouco na gordura, de modo que o peso corporal ideal (PCI) é necessário na dosagem para evitar toxicidade e então acompanhar os níveis de pico. O peso para a posologia de fármacos de uso comum em pacientes obesos criticamente doentes varia por população e referência; entretanto, deve ao menos ser estimado (Tabela 4).

Em resumo, o cuidado de enfermagem de pacientes obesos criticamente doentes envolve múltiplos ajustes na interpretação de exames laboratoriais como cálculo de creatinina e TFG; avaliação da função renal, relevância da pressão intra-abdominal e a posologia apropriada para fármacos excretados pelos rins. As comorbidades da hipertensão e diabetes melito 2 também devem ser consideradas no plano de cuidado renal.

DIABETES MELITO

O diabetes melito tipo 2 é uma condição na qual o corpo não é mais capaz de satisfazer às necessidades metabólicas de glicose da célula. Fisiologicamente, o pâncreas produz o hormônio insulina para deslocar a glicose do sangue para a célula.[3] A glicose é usada para criar o trifosfato de adenosina (ATP), uma molécula que armazena energia. Quando a célula precisa de energia para funcionar, ela obtém a energia do ATP. Um aspecto importante do diabetes melito tipo 2 é que ou não existe insulina suficiente para entregar a glicose ou a insulina não está trabalhando adequadamente. A resistência à insulina é um estado no qual é necessária uma quantidade maior de insulina para produzir um efeito biológico.[4] À medida que a resistência à insulina aumenta, o pâncreas deve produzir

Tabela 4 Posologia do fármaco com base no peso para adultos obesos criticamente enfermos

Droga	Posologia do fármaco com base no peso
Fentanil	PCT
Propofol	PCT
Succinilcolina	PCT
Vecurônio	PCI
Benzodiazepínicos	Dose única PCT, contínuo PCI
Enoxaparina	PCT, mas heparina com PCA
Corticosteroides	PCI
Fenitoína	PCT
Vancomicina	PCI + 0,4 (PCT-PCI)

PCT: peso corporal total atual; PCI: peso corporal ideal (homem: 50 kg + 2,3 kg por polegada de altura >5 pés, mulher: 45,5 + 2,3 kg por polegada de altura >5 pés); PCA: peso corporal ajustado = [0,4 × (PCT – PCI)].[5,6]
Nota: 1 pé corresponde a 0,305 m; 1 polegada corresponde a 2,54 cm.

cada vez mais insulina para satisfazer a necessidade metabólica. Consequentemente, o pâncreas não é mais capaz de produzir insulina suficiente e o nível de glicose no sangue aumenta, pois menos glicose está sendo deslocada para dentro da célula. A obesidade é uma causa comum de resistência à insulina. As mudanças inflamatórias na obesidade também têm papel importante no diabetes. Um grupo de mecanismos endócrinos e não endócrinos está envolvido nos pacientes obesos com diabetes. As condições comórbidas como hipertensão, doença cardiovascular e doença renal são particularmente relevantes no manejo de cuidados críticos.[6]

Na doença crítica com hiperglicemia persistente, é recomendado pelas Diretrizes de 2016 da American Diabetes Association o uso contínuo de insulina intravenosa.[7] Iniciar insulina se valores ≤180 mg/dL e titular manutenção em 140-180 mg/dL. Use o protocolo do seu hospital sobre a frequência de monitoramento e manejo de hipoglicemia com níveis de glicose <70 mg/dL.[7]

NUTRIÇÃO

A nutrição é um aspecto importante do cuidado crítico. Os pacientes obesos têm grandes reservas de gordura, entretanto, durante a doença crítica, os níveis elevados de insulina degradam preferencialmente o músculo e a proteína visceral em vez de gordura para gliconeogênese. Os pacientes obesos criticamente doentes podem degradar 50% ou mais de proteínas do que o paciente não obeso. As estruturas das proteínas perdem massa e força, e a síntese de proteína para reparo de tecido é prejudicada. Por essa razão, a nutrição para paciente obeso na UTI deve incluir alto teor proteico. Uma diretriz recente[8] recomenda 2,5 g/kg PCI por dia para pacientes com obesidade mórbida. É recomendada uma meta calórica de subalimentação intencional tolerante de 65-70% da exigência energética proposta para levar a perda de peso, o que pode reduzir a resistência à insulina e riscos de comorbidades.

Se o paciente obeso é incapaz de ingerir de forma independente a dieta necessária, então é recomendado que a terapia de nutrição enteral (NE) comece entre 24-48 horas da admissão na UTI. Se o paciente tem histórico de cirurgia bariátrica, então deve ser administrada tiamina intravenosa (IV) antes da glicose IV ou enteral. Deve-se analisar a correção de micronutrientes e deficiência de minerais-traço.

Existe um ditado bem-aceito: se o intestino funciona, então use-o. As últimas diretrizes nutricionais[6] fazem algumas recomendações adicionais. Existe atualmente evidência, entretanto, de que a nutrição enteral (NE) pode ser iniciada sem evidência de ruídos intestinais, passagem de gases ou fezes. Durante a primeira semana de UTI, na população trófica geral ou nutrição total, a NE apresentava desfecho semelhante em pacientes com desconforto respiratório agudo e ventilação mecânica esperada ≥72 horas. É recomendada a estabilidade hemodinâmica antes de iniciar a terapia de NE. A nutrição parenteral é recomendada para pacientes de alto risco se a NE não for viável, contudo esta possui seus próprios riscos.

A nutrição enteral com a cabeceira elevada 45° e de forma contínua em vez da alimentação em bolo é recomendada para reduzir o risco de aspiração. Se o paciente não estiver recebendo nutrição enteral, é recomendada uma elevação de 30° para reduzir o refluxo gástrico e o risco de aspiração. Em geral, não é recomendado verificar resíduos. Se o tubo oral endotraqueal estiver presente, então é preferível a utilização de uma sonda gástrica oral para reduzir o risco de sinusite a partir de tubos de alimentação inseridos por via nasal. Para colocação da sonda estomacal *versus* pilórica, não existe diferença nos resultados clínicos em um estudo clínico randomizado multicêntrico de grande porte.[8]

É necessário um especialista em nutrição para as avaliações inicial e recorrente, assim como orientação para o cuidado nutricional ideal para pacientes obesos criticamente doentes. Os marcadores nutricionais tradicionais não são válidos em pacientes criticamente doentes.

CUIDADOS COM A PELE

A pele em excesso se dobra, o que é uma situação comum entre pacientes obesos, e pode tornar os locais de maior umidade potenciais ambientes de crescimento de fungos. São recomendados o monitoramento frequente, a intervenção imediata da ruptura da pele. Também deve ocorrer o uso de toalhas secas suaves como barreiras de umidade (não usar pó). Se for observado crescimento de fungo, serão necessários medicamentos antifúngicos apropriados (em geral tópicos) e um manejo prolongado poderá ser exigido.

A incontinência urinária e fecal da mesma forma pode levar à ruptura de pele. O uso de cateteres de Foley e bolsas para incontinência fecal é limitado por causa das complicações, então são empregadas outras estratégias para cuidado da pele. Calções para incontinência devem ser do tamanho adequado, os quais podem ter disponibilidade limitada para pacientes obesos. As trocas frequentes de roupa de cama e almofadas de incontinência são comuns, mas em geral exigem múltiplos membros da equipe para fazer a troca com segurança para pacientes com mobilidade reduzida e obesidade.

A pele dos pacientes obesos tem circulação reduzida, e pacientes criticamente doentes podem apresentar períodos de pouca perfusão de fluxo secundários a hipotensão/choque. O risco de estratificação para lesão por pressão com o uso de ferramentas-padrão como a Escala de Braden é o mesmo para o paciente obeso e o não obeso. Camas cujo colchão promova baixa pressão, protetores de calcanhar e troca em decúbito com frequência podem ser necessários para reduzir as lesões por pressão. Além disso, o risco de compressão, fissuras e até corte no paciente por ser reposicionado é preocupante. O uso de lençóis de transferência reduz os cortes de pele, mas é necessário pessoal adequado com boa mecânica corporal em todos os aspectos do reposicionamento. Um equipamento especial pode ser útil.

CAMAS ESPECIAIS E MECANISMOS PARA PESOS

Camas, banheiros, andadores, cadeiras e elevadores especiais de pacientes podem ser necessários para o cuidado seguro do paciente obeso criticamente doente. A necessidade das camas especiais capazes de acomodar o peso, mas também amplas o suficiente para o paciente se mover livremente (pelo menos 1 metro de largura é o ideal para camas bariátricas).[9] Muitas camas acomodam 200 kg, mas podem ser necessárias camas que acomodam 450 kg. Essas camas precisam de estruturas no chão que também possam acomodar o peso combinado do paciente e da cama. Sobre a cama é necessário um travesseiro de pouca perda de ar, que pode ser posicionado com elevação da cabeceira da cama e em Trendelenburg reverso. Assume-se uma posição de cadeira para auxiliar na mobilidade. É necessário espaço adequado ao redor da cama para acomodar os profissionais de saúde que realizarão o reposicionamento e a pesagem do paciente conforme protocolo institucional.

Existem várias opções para pesar pacientes. Algumas camas são ideais, pois essa medida é obtida sem gasto de energia para o paciente e a equipe. Entretanto, também é importante manter a elevação da cama enquanto a medida é obtida. Alguns pacientes obesos apresentam significativa instabilidade respiratória quando ficam planos ou em uma balança de placa plana. As balanças do tipo *sling*, dependendo da estrutura, podem ter a capacidade de manter uma posição da cadeira durante a pesagem, mas a transferência para o *sling* ainda requer significativo gasto de energia.

Também estão disponíveis equipamentos especiais para reposicionar pacientes obesos criticamente doentes. Lençóis deslizantes com ou sem alavancas, lençóis deslizantes com rolos, escorregadores de prancha de transferência, pranchas curvas, bem como *slings* com elevadores hidráulicos estão disponíveis para venda. Faixas presas no teto, assim como dispositivos móveis com rodas para o reposicionamento seguro, estão cada vez mais presentes no comércio. A demanda por esses materiais reduz os custos financeiros, mas estes ainda são maiores do que os de equipamentos-padrão para pacientes não obesos encontrados na maioria das UTI.

A mobilidade do paciente crítico se tornou o padrão de assistência mesmo para pacientes que estão sob ventilação mecânica. Esse padrão inclui pacientes com obesidade mórbida, e expande a necessidade por equipamentos como cadeiras de rodas e andadores que podem acomodar pacientes obesos. Estes pacientes apresentam maior risco de fraqueza por causa do seu catabolismo proteico aumentado, descondicionamento comum dos principais músculos, assim como a atrofia muscular geral. Por essas razões, deve-se antecipar um suporte extra para mobilidade segura.

Pacientes criticamente doentes requerem transferência de forma periódica para a radiologia, a sala de cirurgia ou, em alguns momentos, para uma instalação externa. A transferência mais segura é sobre sua própria cama em vez de na maca. A avaliação prévia das portas (mínimo de 1,30 m para a passagem de macas),[9] corredores (1,50 m de largura), elevadores e espaços na área de recepção precisam ser todos avaliados quanto a capacidade de acomodar esse equipamento. Outro questionamento importante é se os equipamentos de imagem, como a TC e a ressonância magnética (RM), podem acomodar um paciente com esse peso. Para transferências para uma instalação externa, o tamanho da ambulância, o peso e a largura da maca e os elevadores hidráulicos para levantar a maca à altura da cabine precisam ser avaliados. Todas essas questões são considerações importantes antes de começar a mover o paciente de seu quarto.

O uso de boa mecânica corporal e recursos adequados é essencial para a assistência de enfermagem crítica a fim de fornecer o cuidado seguro a pacientes com obesidade mórbida. É necessário treinamento especializado e reforço nessas técnicas e equipamentos.

CONSIDERAÇÕES FINAIS

A assistência de enfermagem para pacientes criticamente doentes e obesos é complexa. É comum o envolvimento multissistêmico durante a fase crítica e o uso com frequência de três ou mais sistemas de comorbidade. Com o alto nível de cuidado nas nossas unidades, atualmente é provável que eles recebam alta da UTI assim como o paciente não obeso.

As ramificações fisiológicas da obesidade exigem que a enfermagem na terapia intensiva se ajuste aos muitos aspectos dos planos de cuidados de rotina. A elevação contínua da cabeceira da cama é até mais importante do que trocar a roupa de cama na posição Trendelenburg reversa. A pré-oxigenação por períodos mais longos e períodos de sucção mais curtos são necessários para reduzir os episódios de hipóxia. Se a pressão arterial é medida pelo manguito, encontrar um de tamanho adequado para ser preciso é um desafio. Se existe edema periférico, ele tem um terço do espaçamento ou é uma TVP com risco de embolia pulmonar? Se o débito urinário reduzir, qual volume realmente representa LRA para um paciente obeso? A resistência aumentada à insulina pode tornar o controle de glicose um processo dinâmico. Portanto, a insuficiência renal e hepática influencia a depuração dos fármacos. Alguns fármacos são dosados com base no PCI e alguns com PCT, então, quando a dose solicitada é muita ou pouca? A dieta precisa ter um alto teor de proteína para equilibrar o catabolismo, mas ainda é menor do que o gasto estimado, de modo que ocorre perda de peso. O cuidado com a pele é um risco para todos os pacientes criticamente doentes, mas as dobras extras e a umidade aumentam o risco de ruptura de pele. Apenas a elevação física e o posicionamento requerem assistência da equipe e de equipamento especializado. Se os pacientes obesos precisam ser transportados para exames, a avaliação da viabilidade dos equipamentos e corredores é adicionada à lista de tarefas da enfermagem. Existe a integração complexa de valores laboratoriais, hemodinâmica, estágio da doença, objetivos de cuidado do paciente e da família, assim como coordenação da comunicação dentro da equipe. Certamente, todos esses cuidados com o paciente são complexos e recompensadores.

REFERÊNCIAS BIBLIOGRÁFICAS

1. Kantar Health. National Health and Wellness Survey. 2014. Disponível em: http://www.kantarhealth.com/docs/ebooks/global-health-and-wellness-report.pdf. Acesso em: 30 abr 2016.
2. Whitlock G, Lewington S, Sherliker P, Clarke R, Emberson J. Body-mass index and cause-specific mortality in 900,000 adults: collaborative analysis of 57 prospective studies. Lancet 2009;373(9669):1083-96.
3. Hall ME, deCarmo JM, daSilva AA, Juncos LA, Want Z, Hall JE. Obesity, hypertension, and chronic kidney disease. Int J Nephrol Renovasc Dis. 2014;7:75-88.
4. Shashaty MG, Stapleton Rd. Physiological and management implications of obesity in critical illness. Ann Am Thorac Soc 2014;11(8):1286-97.
5. Brackney CR. Caring for the morbidly obese patient in the ICU. 2011. Disponível em: http://www.acoi.org/2011Convention/Brackney2.pdf. Acesso em: 20 abr 2016.
6. Thornton K, Savel RH, Gropper MA. Bariatric surgery: Intensive care unit management of the complicated postoperative patient. UpToDate 2016 February. Disponível em: http://www.uptodate.com/contents/bariatric-surgery--intensive-care-unit-management-of-the-complicated-postoperative-patient. Acesso em: 30 abr 2016.

7. American Diabetes Association. Standards of medical care in diabetes – 2016. Diabetes Care 2016;39(Suppl 1):S1-S106. Disponível em: http://www.ndei.org/ADA-diabetes-management-guidelines-in-patient-glycemia-targets-critically-ill.aspx.
8. McClave SA, Taylor BE, Martindale RG, Warren MM, Johnson DR, Braunschweig C et al. Guidelines for the provision and assessment of nutrition support therapy in the adult critically ill patient: Society of Critical Care Medicine (SCCM) and American Society for Parenteral and Enteral Nutrition (A.S.P.E.N.) J Parenter Enteral Nutr 2016;40(2):159-211.
9. Lim RB. Hospital accreditation, accommodations, and staffing for care of the bariatric surgical patient. Disponível em: http://www.uptodate.com/contents/hospital-accreditation-accommodations-and-staffing-for-care-of-the-bariatric-surgical-patient. Acesso em: 30 abr 2016.

Capítulo 71

Paciente queimado

Alvaro Fernández

INTRODUÇÃO

O Centro Nacional de Queimados (Cenaque) do Uruguai foi criado com o intuito de ser um centro de referência no país para oferecer tratamento ao paciente queimado em etapa aguda e na idade adulta. É constituído pelas salas da ala leste do 12º e 13º andares do Hospital das Clínicas Dr. Manuel Quintela, em Montevidéu, sendo financiado pelo Fundo Nacional de Recursos.

Foi inaugurado oficialmente em 14 de fevereiro de 1995, com o objetivo de realizar o tratamento integral do paciente queimado agudo, incluindo a reanimação, o tratamento e reabilitação precoce das áreas queimadas, a assistência integral médico-cirúrgica e psicossocial, bem como a prevenção e/ou tratamento de sequelas. Em 1999, foi suprimida a cobertura da reabilitação e do tratamento de sequelas.

O Cenaque é o único centro de queimados adultos que existe no Uruguai e assiste pacientes do Ministério de Saúde Pública, de Instituições de Assistência Médica Coletivas (IAMC), do Banco de Seguros do Estado, do Ministério da Defesa (Hospital Militar) e do interior do país (por meio da Federação Médica do Interior). O encaminhamento do paciente é realizado por comunicação telefônica, pela qual se informa o centro sobre o envio do paciente, fornecendo os dados requeridos pelo profissional.

Nem todos os queimados são admitidos nesse centro. É preciso atender a alguns dos seguintes requisitos:

- Paciente com queimadura intermediária a partir de 20% da superfície corporal.
- Paciente com queimadura profunda a partir de 5% da superfície corporal.
- Paciente com escalpelamento a partir de 20% da superfície corporal.
- Paciente com queimaduras intermediárias que afetem: rosto, mãos, pés, genitais, períneo, grandes articulações; se afetarem mais de 20% da superfície corporal.
- Pacientes com queimaduras químicas profundas que afetem as regiões mencionadas no item anterior, em mais de 5% de superfície corporal.

- Pacientes com queimaduras por eletricidade com repercussão orgânica ou funcional.
- Pacientes com queimaduras da via aérea.
- Pacientes queimados com traumatismos graves associados.

O centro conta com uma unidade de cuidados intensivos, com capacidade para 6 pacientes; e uma unidade de cuidados intermediários, com capacidade para 8 pacientes. Cada unidade, tanto de cuidado intensivo como intermediário, é constituída de modo a permitir o isolamento total do paciente, assim como a desinfecção após a sua alta. Conta com um bloco cirúrgico e duas balneoterapias.

O recurso humano é integrado por uma equipe multidisciplinar para a atenção aos pacientes internados.

A média anual é de 115 pacientes atendidos, e a prevalência de queimados no Uruguai é de 5 em cada 100 mil habitantes.

A maioria das internações corresponde a pacientes do sexo masculino (77%). As causas mais frequentes de internações são os acidentes domésticos, tentativas de suicídio e acidentes de trabalho.

Os agentes causais de queimaduras são: fogo direto (78%), líquidos quentes (15%), eletricidade (5%), sólidos quentes (1%) e ácidos (1%).

Quanto à mortalidade, diminuiu de 28% no primeiro ano para 16% no último ano.

O GRANDE QUEIMADO: FISIOPATOLOGIA E CLASSIFICAÇÃO

O órgão mais extenso do organismo é a pele, a qual consiste na primeira linha de barreira entre o ambiente homeostático interno e as forças ambientais externas. As alterações desse sistema alteram a capacidade do organismo de se defender de infecções, manter o equilíbrio hidroeletrolítico, controlar a temperatura, a dor e manter a integridade estrutural. Anatomicamente é composta por duas camadas: a epiderme e a derme.[1]

A epiderme é formada por células densamente dispostas, as quais criam uma barreira física. Os melanócitos se encontram nessa camada e são responsáveis pela proteção diante da exposição à luz solar, estando presentes também as células de Langerhans, que constituem uma defesa contra organismos estranhos. A destruição nesse nível configura a queimadura de primeiro grau. Os elementos epidérmicos são danificados ou destruídos, mas sua regeneração é rápida.[2]

A derme é composta principalmente por fibroblastos necessários para a cicatrização e pelos materiais extracelulares, incluindo colágeno e elastina, que conferem estrutura a essa camada e também folículos pilosos, vasos sanguíneos, terminações nervosas, glândulas sebáceas e sudoríferas.[1]

As queimaduras de segundo grau ou de espessura parcial, que compreendem a destruição da epiderme e da derme em graus variáveis, dependem da regeneração dos elementos epidérmicos que delimitam os folículos pilosos e outras estruturas. O tempo de cicatrização dependerá da profundidade da lesão e do número de células proliferativas disponíveis.

Embaixo da derme encontra-se o tecido subcutâneo, que é rico em vasos sanguíneos. A destruição através da derme até o tecido subcutâneo constitui a queimadura de terceiro grau ou de espessura total. Por causa da perda de sustentação da derme e de todos os elementos epidérmicos nesse tipo de queimadura, o fechamento permanente da ferida é obtido com enxertos cutâneos.[3]

A cicatrização e o cuidado de uma queimadura dependem da extensão e da profundidade da lesão, assim como do estado do paciente. A profundidade está diretamente relacionada com a intensidade da temperatura e a duração do contato com o agente que ocasionou a queimadura.

A classificação da queimadura se relaciona com o agente responsável e inclui as queimaduras térmicas, químicas e por eletricidade. As térmicas são produzidas como resultado do contato com uma fonte de calor; as químicas por contato com substâncias álcalis, ácidas ou emanações; as elétricas, produzidas pelo contato com a eletricidade, geralmente são mais extensas.[4]

Na maioria dos pacientes, não ocorre somente a destruição da pele; há também uma lesão da via aérea ocasionada pela inalação de gases tóxicos. Em decorrência da perda da integridade da pele, esses pacientes são propensos a infecções e devem ser isolados.

O grande queimado é um paciente de extrema gravidade, com uma evolução muito dinâmica em que aparecem complicações hemodinâmicas e hidroeletrolíticas, desequilíbrios acidobásicos, renais, respiratórios e metabólicos. Esse paciente depende da precocidade de seu tratamento e da escolha correta da reposição de fluidos. A evolução pode ser dividida em duas etapas: a primeira é uma fase de choque ou ressuscitação, que se dá a partir da hora zero até as 48 a 72 horas; a segunda fase, de manutenção, é a continuidade.[5] Na primeira fase é que aparecem as principais complicações hidroeletrolíticas, hemodinâmicas, respiratórias e renais. Do ponto de vista fisiopatológico, essa etapa é caracterizada pela hipovolemia, em virtude do aumento da permeabilidade capilar que ocorre na fase da lesão, provocando uma passagem do líquido do espaço intra para o extravascular, o que ocasiona uma perda percutânea e a evaporação aumentada, além da perda de massa globular. O segundo componente com relação à fisiopatologia parte da hipovolemia: é o edema, gerado a partir do aumento da permeabilidade capilar, que ocorre desde o início e que, com a reposição, intensifica a passagem do líquido do espaço intra para o extravascular. Daí a importância da escolha da qualidade do fluido a ser utilizado. No grande queimado existem mediadores que participam como respostas de estresse – as catecolaminas. Entretanto, à parte delas se agregam os mediadores da lesão tissular, que são os que provocam a própria lesão (queimadura), dentro dos quais há substâncias vasoativas, serotoninas, histaminas, prostaglandinas, fatores antiagregantes plaquetários e fatores antiagregantes de complementos, que provocam a vasoplegia do grande queimado e a vasodilatação, que, por sua vez, participam como fatores antidepressores do miocárdio.[6]

A primeira manifestação no padrão hemodinâmico é a diminuição do débito cardíaco como consequência da hipovolemia; contudo, pode estar normal ou, às vezes, aumentado pela incidência dos fatores de compensação do choque. As pressões pulmonares, a pressão venosa central, a pressão arterial média e a pressão na artéria pulmonar média estarão baixas. As resistências vasculares sistêmicas, como padrão hipovolêmico puro, estarão aumentadas, mas na experiência prática já foram vistas muitas vezes diminuídas. A resistência vascular pulmonar estará diminuída, o consumo de oxigênio estará reduzido e a diurese também. A reanimação deve acontecer o mais cedo possível, considerando a hora zero a partir do momento da queimadura. A reposição tem como objetivo: em primeiro lugar, a manutenção do funcionamento dos órgãos vitais; e, em segundo lugar, a restauração e preservação da perfusão tissular para evitar a isquemia ou a hipovolemia.[4]

As queimaduras devem ser classificadas para que se possa definir sua gravidade e tratamento, com base na sua extensão e profundidade.[7]

- Extensão: existem vários métodos para calcular a extensão de uma queimadura, mas o mais simples é a regra dos nove. Esse método consiste em dividir a superfície corporal em múltiplos de nove. Assim, vemos que é designado um valor de 9% para a cabeça e o pescoço; 18% para a parte anterior do tronco e 18% para a parte posterior; 9% para os membros superiores; e 18% para os membros inferiores. Para o cálculo de pequenas áreas, pode-se utilizar a regra da palma da mão, que consiste em atribuir o valor de 1% ao tamanho da palma da mão do paciente e, assim, comparar e somar todos os setores.
- Profundidade: depende do grau de destruição produzido pelas queimaduras:
  - Queimaduras de primeiro grau: afetam a epiderme e produzem eritema, aumento do calor e descamação secundária. As queimaduras de sol na praia são um exemplo desse tipo.
  - Queimaduras de segundo grau superficial: a epiderme e a parte mais superficial da derme são lesionadas. Apresentam bolhas como característica morfológica e se curam em torno de 15 dias.
  - Queimaduras de segundo grau profundo: a epiderme e uma parte considerável da derme são afetadas. A característica morfológica é que a lesão apresenta cor esbranquiçada ou avermelhada e essas queimaduras exigem tratamento cirúrgico.
  - Queimaduras de terceiro grau: esse tipo de lesão se estende por toda a espessura da pele e estruturas subjacentes. Tem aspecto de escara coriácea com vasos trombosados e exige tratamento cirúrgico.

A lesão térmica constitui uma das agressões mais violentas que modifica todos os mecanismos da homeostase. O paciente grande queimado é aquele que sofre uma lesão sistêmica agressiva que o transforma em um politraumatizado grave, daí a importância de que a equipe que assiste esse tipo de paciente tenha os conhecimentos necessários sobre todas as alterações que se originam e possa elaborar um plano de atenção que priorize os sistemas afetados.

DANOS DAS VIAS AÉREAS

A lesão inalatória é um processo químico não térmico que se deve à solubilidade dos produtos inalados que são absorvidos na mucosa da árvore respiratória. Constitui a principal causa de morte em vítimas de incêndios. Representa 43% das internações no Uruguai, é muito grave e torna muito sombrio o prognóstico do paciente queimado, que se vê agravado pela super-hidratação que ocorre na fase de ressuscitação e provoca edema pulmonar. O surgimento dos sintomas pode demorar até 72 horas após o evento.

A inalação de fumaça tóxica induz a diversas alterações fisiológicas, desde as fossas nasais até o parênquima pulmonar. A formação de edema se inicia a partir da desnaturalização térmica das proteínas plasmáticas; depois disso há liberação de radicais livres de oxigênio e de metabólitos do ácido araquidônico para os leitos microvasculares. Os radicais livres de oxigênio danificam as células epiteliais, e o tromboxano causa vasoconstrição, além de irritação da via aérea principal, que desencadeia a produção de muco.

A lesão por inalação se classifica em três formas básicas:[5]

- Lesão direta da mucosa da via aérea superior. Com eritema, edema e necrose com ulceração. Está associada a queimaduras de rosto e pescoço.
- Lesão química do trato respiratório. Por irritação, provoca uma reação inflamatória local com formação de exsudato rico em polimorfonucleares e broncoconstrição generalizada.
- Intoxicação por monóxido de carbono e hipoxemia.

A lesão e a obstrução produzidas na via aérea são consequências químicas não térmicas ocasionadas pelo descolamento da mucosa e edema da submucosa, decorrentes da desnaturalização das proteínas plasmáticas e do aumento da permeabilidade pulmonar por causa da destruição da barreira alveolocapilar.

O diagnóstico primário é realizado de acordo com o índice de suspeita; portanto, é importante saber se a lesão ocorreu em um espaço fechado, se o usuário permaneceu inconsciente ou com alterações da consciência e se os reflexos protetores laríngeos foram perdidos. Cientes de tudo isso, podemos suspeitar de que estamos diante de uma lesão da via aérea. Durante a avaliação inicial, a primeira prioridade é estabelecer se há uma ameaça imediata para a permeabilidade da via respiratória. O diagnóstico definitivo é realizado durante as 24 horas após a lesão, mediante uma fibrobroncoscopia de fibra ótica.

Até 30% dos pacientes expostos à fumaça tóxica não apresentam sinais clínicos de dano – tosse, expectoração com fuligem, fuligem na boca, disfonia e estridor. Portanto, na presença desses sinais e com o conhecimento das características do acidente, o médico se encontra diante de um dilema: intubar ou não intubar o paciente?

Diante desses sinais, deve-se efetuar a intubação precoce porque a demora na decisão pode ter consequências dramáticas; no caso de dúvida, deve-se intubar.

A complicação mais perigosa da lesão inalatória é o edema de via aérea superior, e a melhor maneira de prevenir a obstrução é a intubação precoce.

Intervenções de enfermagem:[7]

- Avaliação meticulosa da função respiratória: dinâmica respiratória, frequência respiratória, movimentos torácicos, sincronização do binômio paciente-ventilador.
- Controle dos parâmetros ventilatórios.
- Monitoração contínua da saturação de oxigênio.
- Realização de gasometria arterial conforme indicação médica.

- Aspiração de secreções conforme a necessidade, com técnica asséptica.
- Suspensão da alimentação enteral prévia à aspiração.
- Observação e registro das características das secreções.
- Higiene bucal com antisséptico.
- Utilização de trocadores de calor e umidade.
- Se não houver contraindicação, colocar o paciente com a cabeceira da cama a 45°.
- Realização de radiografia de tórax conforme indicação médica.
- Realização de cuidados com a via aérea.
- Administração de broncodilatadores conforme indicação médica.
- Preparação do material e do paciente para a realização da fibrobroncoscopia.
- Realização de teste de azul de metileno diariamente.
- Medição da pressão do *cuff* em cada turno.

REPOSIÇÃO DE LÍQUIDOS

A dificuldade mais frequente depois de tratar as dificuldades respiratórias é repor os líquidos e eletrólitos perdidos e prevenir o choque irreversível.

A American Burn Association aponta que a via intravenosa (IV) não é essencial se o paciente estiver a menos de 60 minutos do hospital, e sua instalação pode ser adiada até a chegada ao centro. Se a via venosa for estabelecida, deve-se infundir uma solução de Ringer lactato a uma velocidade de 500 mL/h no adulto e 250 mL/h na criança de 5 anos de idade ou mais.[3]

Em queimaduras que afetam menos de 20% da superfície corporal total, uma única via venosa é suficiente. Mas em queimaduras de mais de 20% de superfície corporal total, serão necessárias duas vias venosas periféricas. Diante da impossibilidade técnica de se conseguir uma via venosa periférica, o médico realizará uma via venosa central. Não existe uma forma de reter a passagem dos líquidos para o espaço intersticial, mas é possível repô-los.

O médico é quem calcula as necessidades para as 24 horas. Foram elaboradas fórmulas diferentes para mensurar a perda de líquidos de acordo com a porcentagem de superfície corporal queimada, o peso do paciente e o tempo transcorrido desde a ocorrência da lesão. Existem várias fórmulas para o cálculo da reposição:

- Fórmula de Evans: utiliza coloides, eletrólitos (solução salina normal) e glicose.
- Fórmula de Brooke Army: utiliza coloides, eletrólitos (solução de Ringer lactato) e glicose a 5%.
- Fórmula de Parkland Baxter: utiliza somente eletrólitos (solução de Ringer lactato – SRL).

Desde 1978, na conferência do consenso do desenvolvimento da terapia de apoio no cuidado do grande queimado, celebrada nos Estados Unidos, foi acordado que o sal e a água são indispensáveis para o paciente queimado, mas as soluções coloides podem ser úteis ou não durante as primeiras 24 a 48 horas posteriores à queimadura. No Cenaque utilizamos solução salina equilibrada (SRL) em uma faixa de 2 a 4 mL/kg por percentual de superfície corporal total queimada (SCTQ). A metade do total calculado é administrada nas primeiras 8 horas, e a outra metade nas 16 horas subsequentes. A velocidade e o volume da solução se regulam conforme a resposta do paciente. As fórmulas são apenas guias, e a resposta do paciente é o principal fator para definir os ajustes no tratamento com líquidos, por isso deve ser avaliada a cada hora. O objetivo da reposição com líquidos é manter uma pressão sistólica maior que 110 mmHg, um pulso menor de 110 bpm/min e um débito urinário total de 30 a 50 mL/h. Esses parâmetros são muito mais importantes que qualquer fórmula.

Uma reanimação inadequada pode diminuir a perfusão dos leitos vasculares renais e mesentéricos, e uma sobrecarga de líquidos produz edema pulmonar ou cerebral.

Intervenções de enfermagem:

- Verificar permeabilidade, fixação, calibre e localização das vias venosas.
- Monitoração da pressão arterial de forma invasiva.
- Cuidados gerais da via arterial.
- Uma vez por turno, controlar a pressão arterial de forma manual e comparar com a registrada no monitor; caso não coincida, zerar o sistema.
- Começar precocemente com a reposição indicada.
- Realizar uma avaliação do estado geral do paciente a fim de prevenir o choque hipovolêmico.
- Pesar o paciente ao ingressar na área e a cada 24 horas.
- Realizar a reposição hidroeletrolítica segundo a fórmula de Parkland, durante as primeiras 24 horas; depois será ajustada de acordo a indicação médica.
- Controle horário de frequência cardíaca, ritmo, pressão arterial, diurese, circulação periférica (enchimento capilar, cor, calor, edema).
- Auscultar ambos os campos pulmonares.
- Equilíbrio hídrico parcial nas primeiras 12 horas e depois total a cada 24 horas.
- Administrar o fluido de reposição em bombas de infusão contínua.
- Realizar monitoração iônica conforme indicação médica ou diariamente.
- Realizar um registro detalhado das admissões e altas do paciente no histórico clínico.
- Administrar os medicamentos nas diluições estabelecidas pelas normas do serviço.

PREVENÇÃO DE INFECÇÕES

Apesar das medidas de assepsia e do uso de antimicrobianos de aplicação tópica, as queimaduras são um meio excelente para a reprodução e proliferação de bactérias.

Microrganismos como *Staphylococcus*, *Proteus*, *Pseudomonas*, *Escherichia Coli* e *Klebsiella* encontram um meio ideal para sua reprodução na queimadura. A lesão é uma crosta não viável e desprovida de irrigação sanguínea, de modo que não são levados a ela os leucócitos polimorfonucleares, anticorpos nem antibióticos administrados por via sistêmica. As bactérias podem alcançar concentrações exorbitantes e posteriormente propagar-se pela corrente sanguínea ou liberar suas toxinas que chegam a locais distantes. Os fungos do tipo *Candida albicans* também costumam crescer facilmente nas feridas por queimaduras.

A fonte principal de contaminação bacteriana é o intestino dos pacientes, e uma fonte secundária importante é o ambiente. Por esse motivo, utilizaremos as precauções padrão.[2]

Intervenções de enfermagem:

- Isolar o paciente.
- Realizar todos os procedimentos com técnica asséptica.
- Utilizar avental, gorro, máscara e luvas dentro do quarto do paciente.
- Lavar as mãos antes e depois de cada procedimento.
- Controlar para que todos os profissionais da equipe cumpram com as normas de isolamento.
- Lavar a ferida com clorexidina e sabonete, eliminando o tecido inviável da superfície queimada.
- Fazer o curativo da ferida conforme prescrição, mediante a aplicação de pomadas tópicas.
- Realizar acompanhamento bacteriológico mediante culturas das feridas com cotonetes.

HIPOTERMIA

A perda da pele origina incapacidade para regular adequadamente a temperatura corporal.

Intervenções de enfermagem:

- Realizar monitoração contínua da temperatura retal.
- Regular a temperatura do quarto de acordo com a necessidade do paciente.
- Manter as feridas cobertas com as pomadas tópicas ou curativos fechados.
- Utilizar arcos para evitar a perda de calor.
- Em caso de hipotermia, utilizar aquecedores de soro.
- Realizar os banhos com água morna.

ANALGESIA

Cobrir a ferida é o primeiro passo para diminuir a dor. A administração de analgésicos menos ou mais potentes por via intravenosa para amenizar a dor é fundamental. Isso nos permite contar com um paciente bem orientado, tranquilo e colaborativo que possibilite realizar a coloração diagnóstica da lesão e o tratamento.[1]

O grau de dor que a vítima com queimaduras sofre no início é inversamente proporcional à intensidade da lesão. Não se deve administrar analgésicos por via intramuscular ou subcutânea.[5]

Intervenções de enfermagem:

- Analisar a etiologia da dor.
- Avaliar a presença de indicadores não verbais.
- Reavaliar a dor repetidamente.
- Controlar o gotejamento da analgesia.
- Realizar analgesia prévia aos procedimentos de banho e curativo.
- Realizar uma orientação antecipada que esclareça o que deve e o que não deve ser feito na presença de dor, se o nível de consciência permitir.
- Proporcionar apoio, esclarecimentos e reforço positivo; dar explicações simples, falar de forma tranquila e suave.
- Reduzir os fatores que possam aumentar a dor, como ansiedade, temor, fadiga, ruído, temperatura e iluminação.
- Trabalhar com o paciente para identificar formas de controlar a dor.
- Evitar a pressão ou tensão sobre a área dolorida.
- Utilizar a distração como método de controle da dor (escutar música, ver televisão).
- Avaliar e documentar os testes de resposta às medidas para o alívio da dor.

NUTRIÇÃO

As lesões térmicas do grande queimado originam uma resposta hipermetabólica proporcional à gravidade da queimadura.[6] O gasto metabólico basal pode aumentar de 40 a 100% acima do normal em pacientes com queimaduras que excedam 30% de superfície corporal queimada. Deve-se incluir lipídios no tratamento em virtude de sua importância para a cicatrização de feridas, para as funções celulares e a absorção de vitaminas lipossolúveis. Os carboidratos têm como finalidade satisfazer as necessidades calóricas requeridas. Também se encontram aumentadas as necessidades de água, já que são perdidos 3 a 5 L diários por vaporização.[2]

Quando não se proporciona uma fonte exógena de energia aos queimados, pode haver um esgotamento rápido das reservas endógenas de combustível, com a consequente perda de peso e as consequências finais da morbidade relacionadas com a inanição e até mesmo a morte. Por todas essas razões, é importante começar com uma alimentação precoce. A desnutrição pode ser decorrente da anorexia associada à dor ou à depressão, pelo hipercatabolismo ou hipermetabolismo, pelas perdas de proteínas por meio da superfície corporal queimada, pelas infecções e pelos procedimentos cirúrgicos que acarretam novo estresse.[4]

Intervenções de enfermagem:

- Controlar o nível de glicose no sangue.
- Coordenar junto à nutricionista o plano de aporte nutricional.
- Realizar pesagem diária e comparação com o peso ideal.
- Controlar cuidadosamente as admissões e altas.
- Observar o aumento ou a diminuição da diurese.
- Auscultar os ruídos hidroaéreos para comprovar o peristaltismo.
- Realizar passagem de sonda gástrica.

- Administrar a alimentação indicada de forma contínua, controlando o gotejamento.
- Medir o residual gástrico a cada 4 horas; se o residual for maior do que 150 mL, suspender a alimentação por 1 hora e voltar a controlá-lo.
- Interromper a alimentação 30 minutos antes de o paciente se submeter a algum procedimento que exija o posicionamento em decúbito dorsal.
- Manter a sonda permeável com lavagens.
- Administrar a medicação indicada para favorecer o trânsito gastrintestinal.
- Controlar a ureia nitrogenada, a creatinina sérica e os níveis de proteínas como indicadores de uma alimentação suficiente.

FUNÇÃO RENAL

Como resultado do volume sanguíneo, a função renal costuma estar alterada. A destruição dos eritrócitos nos locais da lesão resulta em hemoglobina livre na urina. Se um músculo sofre dano, as células musculares liberam mioglobina, que é excretada pelo rim.[1]

A substituição adequada de volume do líquido restaura o fluxo sanguíneo porque aumenta a velocidade de filtração glomerular e o volume de urina. Se o fluxo sanguíneo for inadequado, a hemoglobina e a mioglobina obstruirão os túbulos renais, de maneira que se produzirá necrose tubular aguda e insuficiência renal.

A diurese é um dos indicadores mais eficazes da reposição adequada. Sua queda por mais de 2 horas requer suplemento de volume.

Intervenções de enfermagem:

- Realizar controle diário de potássio sérico; notificar o médico se o nível exceder 5,5 mEq/L.
- Registrar os sinais e sintomas de hipercaliemia: pulso lento e irregular, fraqueza muscular, flacidez, diarreia, alterações no ECG.
- Prevenir ou tratar a acidose metabólica.
- Realizar passagem de sonda vesical.
- Realizar controle horário de diurese.
- Fazer controle diário de peso.
- Proceder ao equilíbrio hídrico total ou parcial.
- Notificar o médico em caso de diminuição da diurese.
- Controlar o gotejamento de reposição.
- Medicar conforme indicação.

ADMISSÃO E INTERVENÇÕES DIÁRIAS

Os exames a seguir devem ser realizados na admissão do paciente e diariamente:

- Hemograma: é importante contar com um hemograma de controle inicial por causa da brusca variação de seus valores, já que esses pacientes perdem líquido que sai do espaço intravascular para o intersticial; por esse motivo, no início o hematócrito estará elevado, pois esses pacientes estão hemoconcentrados, mas, uma vez que são repostos, o percentual diminui rapidamente. Também são destruídos alguns eritrócitos com a lesão, motivo pelo qual pode haver anemia.

- Azotemia e creatinemia para avaliar a função renal.
- Glicemia: com frequência esses pacientes desenvolvem hiperglicemia, o que aumenta o risco de infecções.
- Crase sanguínea: as queimaduras são acompanhadas de anormalidades na coagulação, incluindo trombocitopenia e prolongamento dos tempos de coagulação e protrombina.
- Ionograma: os níveis de sódio sérico variam em resposta à reposição, a princípio se apresenta a hiponatremia em razão da passagem de água e sal para o interstício. A hiperpotassemia decorre da destruição massiva de células, que depois diminui.
- Proteinemia e albuminemia: para o equilíbrio nitrogenado.
- Determinação dos gases no sangue arterial.
- Radiografia de tórax.

Vacina antitetânica

As recomendações para a profilaxia tetânica se baseiam no histórico de vacinações do indivíduo. Todos os pacientes com queimaduras devem receber 0,5 mL de toxoide tetânico. Se não houver vacinação prévia, ou não estiver claro, ou se a última dose de reforço ocorreu há mais de 10 anos, são administradas também 250 unidades de imunoglobulina tetânica.

Limpeza da ferida

Pode-se recorrer a várias medidas para limpar uma queimadura: duchas, carrinho para banho, banho no leito. Pode-se utilizar água filtrada ou soro fisiológico a uma temperatura de 37°C e temperatura ambiente entre 26° e 27°C; o banho não deve durar mais que 30 minutos para evitar calafrios e hipotermia. As áreas não queimadas, como o couro cabeludo, também devem ser lavadas com regularidade. A escolha do método mais satisfatório de curativo depende das preferências da equipe multidisciplinar, mas o objetivo em si é proteger a queimadura contra a proliferação irrestrita de microrganismos patógenos e a invasão de tecidos profundos até que a ferida cicatrize espontaneamente ou seja feito um enxerto de pele.

Existe um consenso geral de que aplicar alguma forma de tratamento antimicrobiano nas queimaduras é o melhor tipo de atenção local; desse modo, não se esteriliza a ferida, mas se reduz a recontagem bacteriana para que as defesas do hóspede controlem a população microbiana total.

Localmente, o tratamento ideal consiste em bandagens que não ressequem a ferida, antimicrobianos tópicos e verificação frequente das feridas.

O agente tópico mais utilizado no centro é a sulfadiazina de prata, mas costuma-se requerer o emprego de antibacterianos distintos nas diversas etapas do período posterior à queimadura.

Intervenções de enfermagem:

- Planejar com a equipe a frequência dos curativos.
- Manter a ferida protegida com pomadas ou curativos fechados.
- Favorecer o bem-estar do paciente, cuidando dos pontos de apoio.
- Observar os sinais de cicatrização, incluindo a reepitelização, a diminuição da dor e do edema.
- Observar se o paciente apresenta complicações, incluindo a formação de lesões por pressão, evidência de celulite (área vermelha, quente e hipersensível), drenagem purulenta e febre.
- Avaliar os pulsos periféricos.
- Utilizar técnica asséptica nos procedimentos.

Desbridamento da ferida

É realizado com dois objetivos:

- Remover os tecidos contaminados por bactérias e outros corpos estranhos, a fim de proteger o paciente contra invasão bacteriana.
- Eliminar os tecidos desvitalizados ou feridas como preparação para os enxertos e o curativo.

CONSIDERAÇÕES FINAIS

A diminuição da mortalidade, desde a abertura do Cenaque até os dias atuais, deve-se à especialização do grupo multidisciplinar ao longo dos anos e às melhorias no transporte e no tratamento inicial oferecidos aos pacientes, como resultado de um intenso trabalho educativo, por meio de cursos, oficinas, seminários, jornadas e congressos realizados em todo o país.

O profissional de enfermagem que atende a uma pessoa queimada necessita de um considerável nível de conhecimento sobre as alterações fisiológicas que ocorrem depois da queimadura, assim como habilidades na avaliação para detectar alterações sutis. Deve ser capaz de proporcionar uma atenção acolhedora e sensível para assegurar cuidados de qualidade, o que aumentará as possibilidades de sobrevivência.

REFERÊNCIAS BIBLIOGRÁFICAS

1. Artucio H, Correa H, Mazza N. Medicina intensiva. 2.ed. Montevideo: Edilimed; 1998.
2. Boggs L, King W. Terapia intensiva. 3.ed. Buenos Aires: Panamericana; 1995.
3. Herndon DN. Tratamiento integral de las quemaduras. 3.ed. Espanha: Elsevier; 2009.
4. Kukuk HN, Murphy ER. Manual de procedimientos de enfermería. Barcelona: Salvat; 1984.
5. Robert B et al. El manual Merck. 8.ed. Doyma; 1989.
6. Salisbury RE, Newman NM. Manual de tratamiento de las quemaduras. Barcelona: Salvat; 1994.
7. Torres A, Ortiz I. Cuidados intensivos respiratorios para enfermería. Barcelona: Springer; 1997.

Capítulo 72

Paciente idoso

Virginia de Araújo Pôrto

INTRODUÇÃO

Em 2015 a Organização Mundial da Saúde (OMS) publicou o Relatório Mundial de Saúde e Envelhecimento, enfatizando que o envelhecimento da população mundial está ocorrendo em uma velocidade nunca antes vista, definindo um marco histórico: pela primeira vez a maioria das pessoas pode esperar viver por mais de 60 anos.[1,2]

O Brasil não foge à regra, e se destaca por apresentar progressões superiores à média internacional, pois estima-se que até o ano de 2050 a população mundial de idosos duplique e, no país, a projeção é de que esse grupo triplique, saltando de uma proporção de 12,5% encontrada atualmente para 30% até a metade do século. Portanto, a afirmação de que "o Brasil é um país de jovens" deverá ser modificada rapidamente, pois estamos nos tornando um "país de idosos", tendo em vista que a OMS categoriza como "nação envelhecida" países que apresentem taxa populacional de idosos superior a 14%, já encontradas em países desenvolvidos como França, Inglaterra e Canadá.[3,4]

O crescimento acelerado no segmento de idosos no Brasil reflete as mudanças comportamentais vivenciadas por seus habitantes, bem como a evolução de políticas públicas e melhorias sociais ofertadas à sua população nas últimas décadas. Por conseguinte, a expectativa de vida aumentou vertiginosamente e as taxas de natalidade seguem caminho oposto, diminuindo com o passar dos anos.[5-8] Tendo em vista que as condições socioeconômicas e de acesso a bens e serviços no Brasil ainda alcançam a população de maneiras distintas e injustas, e que essas desigualdades se refletem diretamente na qualidade de vida de muitos idosos brasileiros, o aumento da longevidade levanta uma problemática acerca das consequências do envelhecimento, enfatizando que nem sempre viver mais significa viver bem.

Dessa forma, as mudanças demográficas associadas ao processo de envelhecimento que são observadas na atualidade trazem consigo a necessidade urgente de se pensar em novas formas de assistência ao idoso, determinando o estabelecimento de novas práticas e políticas sociais, com vistas a amenizar as consequências que o envelhecimento pode acarretar.

Em especial, o aumento da longevidade no Brasil implica na necessidade de reorganização da Assistência de Enfermagem, pautada em bases científicas sólidas, com vistas à melhoria da qualidade do cuidado prestado e, por conseguinte, maior segurança e satisfação a quem recebe e a quem provê as intervenções.[9-11]

TERMINOLOGIA ASSOCIADA AO ENVELHECIMENTO: SOBRE QUEM ESTAMOS FALANDO?

Partindo do princípio de que o envelhecimento é um processo contínuo, iniciado desde o nascimento, e de que as alterações fisiológicas associadas não ocorrem de maneira linear e consistente entre a população, não existem até o momento marcadores que delimitem de forma consensual quem pode ser categorizado como idoso.[12] Definições do ponto de vista cronológico, passando por inabilidades para desempenhar as atividades da vida diária de maneira independente, não são capazes de, isoladamente, determinar o real grau de desgaste orgânico que poderia diferenciar o adulto do idoso.[12,13]

O Instituto Brasileiro de Geografia e Estatística (IBGE) define como idoso o indivíduo com idade igual ou superior a 60 anos. De maneira semelhante, a OMS também classifica o idoso com base na idade cronológica, diferenciando o limite estabelecido de acordo com o nível de desenvolvimento do país. As terminologias relativas ao envelhecimento[4] que são utilizadas para a área de saúde podem ser vistas no Quadro 1.

Discussões do ponto de vista ético e social ao longo dos últimos anos levantam questionamentos sobre a utilização do termo "idoso" quando utilizado socialmente. Tendo

Quadro 1 Terminologia relativa ao envelhecimento
Gerontologia: estudo do processo do envelhecimento em suas dimensões biológica, psicológica, sociocultural e histórica, abrangendo aspectos do envelhecimento tanto fisiológico quanto patológico. Campo de estudo multi e interdisciplinar
Geriatria: área da medicina cujo objetivo é estudar ações de prevenção e tratamento de doenças e incapacidades no idoso. Pode ser considerada como parte da Gerontologia. Área que se ocupa do aspecto médico do idoso
Paciente geriátrico: indivíduo biologicamente idoso, sob risco de perda de sua independência em razão de doenças agudas ou crônicas que levam a limitações de suas funções físicas, mentais, psicológicas e/ou sociais, com maior necessidade de reabilitação para retorno a suas atividades habituais
Idoso: IBGE: indivíduo com mais de 60 anos. OMS: indivíduos com mais de 60 anos em países em desenvolvimento e com mais de 65 anos em países desenvolvidos
Superidoso: indivíduo com mais de 85 anos de idade
Idoso frágil: indivíduos que apresentam diminuição multissistêmica da reserva fisiológica e consequentemente uma inabilidade para manter a homeostase quando em situação de estresse por doença ou lesão
Estado funcional: capacidade de um indivíduo viver e agir de maneira independente no que concerne tanto ao estado fisiológico quanto ao psicológico. De modo geral, refere-se à função global do indivíduo, ou seja, à habilidade para desempenhar funções e atividades de vida diária tanto do ponto de vista básico (tomar banho, comer) quanto do avançado (fazer compras, sair sem acompanhante)

em vista que o processo de envelhecimento não é uniforme, para o indivíduo que o está vivenciando soa como ofensivo e injusto ser categorizado como doente e dependente quando ainda está gozando de plena saúde física e mental e produzindo de forma ampla, como é a realidade para muitos.[14] Olhando por essa óptica, o termo "idoso" viria carregado de conotações negativas, e sua utilização é desaconselhada.

Por conseguinte, orienta-se que, ao se referir ao indivíduo, o termo mais indicado seria "pessoa mais velha" ou "com mais idade", embora para se referir a uma população ou grupo demográfico o melhor termo ainda seja "idoso".

ENVELHECIMENTO E DOENÇA: QUAL O PANORAMA ATUAL?

Como relatado anteriormente, o envelhecimento acontece de maneiras distintas entre a população e, embora boa parte dessas diferenças esteja associada a fatores genéticos, a grande maioria delas está fortemente vinculada aos ambientes físicos e sociais em que vivemos, que têm o poder de influenciar comportamentos, funcionar como pontes ou barreiras a oportunidades, e afetar diretamente a saúde das pessoas, gerando desigualdades muitas vezes injustas e evitáveis. Dessa forma, envelhecer não pode ser considerado sinônimo de adoecer, embora essas probabilidades aumentem à medida que acontece a junção entre desgaste orgânico e condições de vida desfavoráveis.[14,15]

Com relação à hospitalização de idosos no Brasil, a literatura demonstra alta prevalência, chegando a responder por 1/3 do total de internações, com tempo de permanência mais prolongado quando comparado a outros grupos etários.[4] No ambiente de cuidados intensivos, as admissões de idosos nas unidades de terapia intensiva (UTI) apresentam frequência média que varia de 42 a 52% (em alguns casos chegando até a 90%), consumindo cerca de 60% das diárias disponíveis.[4,16]

As admissões de idosos na UTI podem ser diferenciadas entre clínicas e cirúrgicas; dentre as causas clínicas, destacam-se a exacerbação de doenças crônicas, principalmente cardiopatias e doenças pulmonares e renais, bem como infecções.[17] As admissões cirúrgicas podem decorrer de cirurgias programadas em que o principal motivo de admissão é a monitorização pós-operatória.[18] Contudo, também ocorrem cirurgias de emergência (principalmente do aparelho digestivo), em que o intuito maior é a estabilização hemodinâmica.[19] Pacientes idosos cuja internação se deu por motivos clínicos ou cirúrgicos de emergência apresentam piores prognósticos quando comparados com outros grupos etários; além disso, tais internações têm sido alvo constante de questionamentos quanto ao real benefício frente aos parcos resultados.[20]

O impacto financeiro da internação de pacientes idosos em UTI também tem sido fator amplamente questionado, pois nos Estados Unidos cerca de 14% dos gastos são destinados à saúde e consumidos pelas UTI. No Brasil, a diária de UTI para um idoso pode custar até 7 vezes mais do que a de um paciente mais jovem.[4,21]

A escassez de leitos e os valores expressivos dos custos de internação, que poderiam ser utilizados em pacientes com melhores prognósticos, associados a resultados não tão bons encontrados na população idosa inflamam uma discussão ética necessária, mas que ainda não encontrou consenso: quais são os reais benefícios da internação de um idoso no ambiente de cuidado crítico? Quais são os critérios de admissão em UTI que melhor se adequam à população idosa?

Segundo dados do Ministério da Saúde, entre os anos de 2009 e 2013 as principais causas de óbito entre os idosos não se modificaram, sendo classificadas de acordo com o CID-10. Por ordem de maior ocorrência, os quatro primeiros grupos são: doenças cardiovasculares (34,67%), neoplasias (17,24%), doenças do aparelho respiratório (14,51%) e doenças endócrinas e metabólicas (7,66%).[22-24]

A idade não é considerada fator de risco isolado de mortalidade para o idoso na UTI. Outros fatores são citados por vários autores como importantes: estado funcional previamente à admissão, presença de comorbidades, grau de severidade da doença, admissões não cirúrgicas, uso de ventilação mecânica e maior tempo de permanência. Contudo, estudos demonstram que as taxas de mortalidade para o grupo de superidosos são elevadas para óbitos tanto durante a internação quanto em até 1 ano após a alta.[25,26]

A carga de trabalho de enfermagem obtida pelo Nursing Activities Score (NAS) também parece ter correlação com a idade avançada. Um estudo realizado em São Paulo evidenciou uma demanda média de trabalho da enfermagem por meio do NAS de 72,9%, valor bem superior ao encontrado em outros países, o que indica que a proporção de 1:2 entre profissionais de enfermagem e pacientes críticos, estabelecida por meio de aparato legal no Brasil, seria insuficiente para esse grupo populacional.[27,28]

ALTERAÇÕES FISIOLÓGICAS RELACIONADAS AO ENVELHECIMENTO: QUAL O IMPACTO NA EVOLUÇÃO DO IDOSO CRÍTICO? COMO PODEMOS AJUDAR?

A maioria das alterações relacionadas ao envelhecimento são progressivas e frequentemente não aparentes e sem caráter patológico. Entretanto, o acúmulo de danos em nível molecular e celular leva à perda gradual das reservas fisiológicas e maior probabilidade de contrair doenças diversas, aumentando as chances de hospitalização.[28] No ambiente de UTI, essas alterações expõe o idoso gravemente enfermo a maior risco de complicações, de modo que é necessário um cuidado focado em três pontos importantes:

- Uma atenção especial à prevenção de problemas potenciais, com base nas fragilidades esperadas em pacientes com idade avançada.
- A diferenciação entre o que pode ser considerado fisiológico e o que já é patológico e precisa ser brevemente reconhecido e tratado.
- O provimento de cuidados voltados para os resultados centrados no paciente. Dessa forma, mais do que almejar a sobrevivência do idoso, há de se pensar nos desejos do indivíduo, com especial atenção à garantia de uma qualidade de vida satisfatória pós-alta da UTI, obviamente adequada à idade e ao seu estado funcional prévio à internação.

A apresentação diferenciada da doença em idosos é um desafio constante para a equipe da UTI, em especial para a enfermagem, considerando que é de responsabilidade dessa unidade garantir a observação e o controle das alterações do quadro clínico, bem como reportá-las para os demais integrantes para provimento de intervenções adequadas.[25]

Estudos demonstram que o atraso no reconhecimento de alterações relacionadas à doença crítica por atribuição prematura destas "à idade" traz consequências drásticas na evolução do paciente, alterando ou diminuindo a função de muitos sistemas orgânicos e consequentemente aumentando a complexidade do tratamento, bem como prolongando o tempo de recuperação da doença crítica.[14,17,23,28] Uma vez quebrada a homeostase do idoso, quanto mais tempo se perdure a instabilidade, a tarefa de reequilibrar o sistema do indivíduo se torna mais difícil em razão da menor reserva funcional e da capacidade deficiente de adaptação ao estresse da doença grave.

Alterações do sistema cardiovascular no idoso

As alterações do sistema cardiovascular (SCV) aparecem de maneiras distintas entre os idosos, e tais variações estão associadas a fatores genéticos, presença de outras patologias, questões relacionadas ao ambiente e ao estilo de vida prévio. Durante a rotina diária, muitos idosos costumam não reportar queixas ou apresentar problemas que afetem a sua qualidade de vida de forma mais incisiva.[8] Entretanto, quando expostos à agressão da doença crítica, essas alterações se apresentam de forma marcante, colocando o indivíduo em uma situação de maior risco e aumentando consideravelmente a morbidade e a mortalidade.

Em relação ao sistema cardiovascular do idoso, são importantes comprometimentos o enrijecimento das paredes arteriais, o aumento da resistência vascular sistêmica, que promove a hipertrofia ventricular esquerda de forma moderada, a redução da contratilidade cardíaca em razão da diminuição da elasticidade e da complacência do miocárdio, a substituição do tecido condutivo por tecido conjuntivo, a gordura e a fibrose, além do declínio da resposta autonômica com sensibilidade diminuída dos barorreceptores e aumento da permeabilidade capilar.[2] O impacto dessas alterações está resumido na Tabela 1.

Alterações do sistema respiratório

Com o envelhecimento, o sistema respiratório sofre alterações estruturais e funcionais, podendo levar o idoso crítico a graves complicações, cujo desfecho muitas vezes é fatal. Como resultado da calcificação das cartilagens costais, ocorre um aumento no gasto energético despendido na respiração, com consequente utilização da musculatura acessória.[13] A redução da complacência pulmonar e da área de superfície alveolar levam a um aumento do volume residual pulmonar e do espaço fisiológico morto, diminuindo a eficiência da troca de gases. Nesse cenário, o centro respiratório apresenta sensibilidade reduzida, o consumo de oxigênio diminui e a produção de gás carbônico aumenta.[23]

Três fatores elevam a probabilidade de infecções e atelectasia no idoso: a musculatura respiratória atrofia e, consequentemente, a tosse passa a ser menos efetiva; o número de células epiteliais reduz de forma progressiva, levando à menor produção de muco; e os reflexos protetores de vias aéreas se encontram falhos, aumentando o risco de broncoaspiração.[15] As consequências dessas alterações na doença crítica e a importância da atuação do enfermeiro intensivista estão listadas na Tabela 2.

Tabela 1 Impacto das alterações fisiológicas relacionadas ao sistema cardiovascular e desafios à prática da enfermagem intensivista

Impacto e riscos relacionados ao cuidado crítico	Destaque para a atuação do enfermeiro
▪ Risco aumentado de hipertensão arterial sistêmica. ▪ Risco aumentado para diminuição do débito cardíaco, hipoxemia, isquemia tecidual e ocorrência de lesões por pressão ▪ Risco aumentado de comprometimento cardíaco na presença de hipovolemia (DC dependente de pré-carga) ▪ Risco aumentado para arritmias cardíacas, principalmente fibrilação atrial ▪ Risco aumentado de IAM atípico ou silencioso ▪ Diminuição da resposta inotrópica e cronotrópica frente ao estresse fisiológico da doença crítica ▪ Diminuição da eficiência de aminas vasoativas	▪ Manutenção de um volume hídrico adequado, com controle rigoroso do balanço hídrico e da resposta do paciente ao volume administrado ▪ Monitorização hemodinâmica rigorosa e vigilância constante do ritmo cardíaco ▪ Avaliar risco e benefício quando da necessidade de monitorização invasiva ou não invasiva ▪ Taquicardia não é indicador confiável de febre, sepse, hipovolemia, hipervolemia e dor. Manutenção de FC elevada por períodos prolongados aumenta o risco de complicações cardíacas e tempo de internação ▪ Atentar-se para sinais atípicos de IAM: dispneia, confusão mental e síncope

DC: débito cardíaco; IAM: infarto agudo do miocárdio; FC: frequência cardíaca.

Tabela 2 Impacto das alterações fisiológicas relacionadas ao sistema respiratório e desafios à prática da enfermagem intensivista

Impacto e riscos relacionados ao cuidado crítico	Destaque para a atuação do enfermeiro
▪ Risco aumentado de falência respiratória por resposta deficiente à hipoxemia e à hipercapnia ▪ Risco aumentado para desequilíbrio da relação ventilação/perfusão ▪ Aumento da sensibilidade aos narcóticos ▪ Dificuldade de cicatrização de feridas como consequência da oxigenação diminuída ▪ Risco aumentado de lesão pulmonar aguda e síndrome da angústia respiratória do adulto, com menor chance de sobrevida pelo atraso no reconhecimento de cuidados críticos como intubação endotraqueal (aumento da mortalidade e da morbidade) ▪ Risco aumentado de dependência crônica de ventilação mecânica (aumento da mortalidade e da morbidade)	▪ Higiene brônquica e oral rigorosas ▪ Mobilização passiva e ativa precoces ▪ Garantir despertar diário sempre que possível ▪ Observação rigorosa do estado respiratório: taquipneia e respiração superficial não necessariamente são considerados sinais de insuficiência respiratória (menor reserva funcional) e suas presenças não excluem automaticamente o desmame. ▪ Controle estrito de exames laboratoriais relevantes, incluindo gasometria arterial ▪ Garantir controle adequado da dor. Atentar-se para sinais de complicação associados ao uso de narcóticos ▪ Garantir medidas de prevenção de bronco-aspiração: garantir posicionamento adequado de sondas gástrica e enterais, prevenir/tratar distensão gástrica, cabeceira elevada pelo menos a 30-45°, avaliação da capacidade de deglutição, pressão de cuff de TOT adequada, discutir necessidade de cânula de aspiração subglótica

TOT: tubo orotraqueal.

Alterações do sistema renal e urinário

As modificações da anatomia e da função renal associadas ao envelhecimento normalmente não têm grande impacto na função renal global; isso até que a ocorrência de uma doença grave esgote suas reservas, aumentando as chances de falência renal aguda, o que em grande medida se reflete em consequências cardiovasculares.[11]

Do ponto de vista anatômico, existe uma redução no tamanho dos rins e na perda de glomérulos, bem como alterações vasculares e dos túbulos renais, e essas modificações irão levar à uma redução do fluxo sanguíneo renal, com consequente diminuição da taxa de filtração glomerular, declínio do *clearence* de creatinina e elevação dos níveis séricos de ureia.[17] Em contrapartida, a creatinina sérica não sofre alterações decorrentes da degradação muscular experimentada pelo idoso, que leva a uma redução de sua produção, podendo ocultar alterações quando se comparam valores isolados em relação a pacientes mais jovens.[21,26-28]

A avaliação da depuração da creatinina traduz de forma mais fidedigna a função renal, e concomitantemente ocorre o declínio da resposta renal ao sistema renina-angiotensina-aldosterona e a diminuição da sensibilidade ao hormônio antidiurético. As alterações anatômicas importantes são a redução do tônus muscular e da elasticidade da bexiga e do trato urinário. As consequências dessas alterações na doença crítica e a importância da atuação do enfermeiro intensivista estão listadas na Tabela 3.

Alterações do sistema endócrino

Distúrbios endócrinos como diabetes melito e doenças da tireoide são ocorrências comuns nos idosos, especialmente como consequência de alterações na produção, metabolismo e ação de hormônios.[24]

Tabela 3 Impacto das alterações fisiológicas relacionadas ao sistema renal/urinário e desafios à prática da enfermagem intensivista

Impacto e riscos relacionados ao cuidado crítico	Destaque para a atuação do enfermeiro
▪ Risco aumentado para perda da homeostase – Controle do sódio (retenção e excreção) – Concentração da urina (diluição e concentração) – Volume de fluidos (hipovolemia e hipervolemia) – Secreção de íons hidrogênio ▪ Risco aumentado de distúrbios hidroeletrolíticos e acidobásicos ▪ Risco aumentado para arritmias cardíacas ▪ Risco aumentado de hipertensão arterial sistêmica ▪ Risco de efeitos adversos a medicamentos e maior vulnerabilidade a nefrotoxinas	▪ Manutenção de hidratação adequada ▪ Tratamento precoce de distúrbios eletrolíticos ▪ Controle preciso do balanço hídrico ▪ Controle cuidadoso de exames laboratoriais relevantes, incluindo gasometria arterial e ionograma ▪ Consideração sobre a utilização de cateteres vesicais. Remoção precoce tão logo possível ▪ Cuidado meticuloso da pele nos pacientes incontinentes sem uso de cateteres intravesicais

O controle glicêmico se encontra prejudicado por três fatores principais: o aumento da resistência à insulina, a tolerância diminuída à glicose, e o aumento no limiar renal para a reabsorção da glicose. Essa inabilidade na manutenção do equilíbrio leva o idoso a ocorrências de alterações glicêmicas séricas com sintomatologia fraca, bem como diagnóstico e tratamento inadequados, requerendo o emprego de parâmetros de glicose sérica e doses de insulina adequados à população geriátrica.[19]

A doença tireoidiana se apresenta de forma atípica no idoso, com sintomatologia comumente confundida com o declínio fisiológico associado à velhice. A tireoide reduz de tamanho, levando à redução dos níveis séricos de T3 e T4 e aumento do TSH e afetando diretamente as funções hipotalâmicas e neuroendócrinas, com redução de taxa metabólica, calorinogênese e metabolismo do colesterol.[7] Dessa forma, a termorregulação do idoso se encontra prejudicada. As consequências dessas alterações na doença crítica e a importância da atuação do enfermeiro intensivista estão listadas na Tabela 4.

Alterações do sistema gastrintestinal

Pacientes idosos costumam apresentar dificuldade de mastigação e deglutição não apenas por perda de dentes, considerando que nos tempos atuais boa parte dos idosos apresentam todos ou a maioria de seus dentes, mas principalmente por redução da produção e secreção da saliva e das contrações peristálticas do esôfago.[26]

A hipossalivação também é responsável pelo aumento da proliferação bacteriana da boca, que predispõe à formação de placas e cáries; no ambiente de UTI, esse fato se torna

Tabela 4 Impacto das alterações fisiológicas relacionadas ao sistema endócrino e desafios à prática da enfermagem intensivista

Impacto e riscos relacionados ao cuidado crítico	Destaque para a atuação do enfermeiro
▪ Risco aumentado para hiperglicemia e consequentemente desidratação com pouca sintomatologia ▪ Risco aumentado para hiponatremia ▪ Risco aumentado para coma hiperglicêmico, hiperosmolar não cetótico ▪ Risco aumentado de hipoglicemia (sintomatologia associada pode ser mascarada pela presença de *delirium*, uso de medicações e alterações simpáticas) ▪ Risco aumentado para lesões de pele, lesões por pressão e dificuldade de cicatrização dos tecidos ▪ Risco aumentado de hipotermia	▪ Atentar-se para alterações da cognição; com frequência são os únicos sinais de alterações da glicemia ▪ Monitorar rigorosamente o balanço hídrico, com atenção especial à diurese ▪ Garantir hidratação adequada e aquecer fluidos se necessário ▪ Atentar-se para as complicações associadas à hipervolemia induzida por tratamento de reposição ▪ Implementar intervenções adequadas para prevenção de lesões de pele ▪ Evitar monitorização de hiperglicemia com controle de glicosúria. Níveis séricos elevados de glicose já estarão presentes bem antes da glicose ser filtrada pelos rins ▪ Garantir aquecimento adequado do paciente

mais preocupante, pois aumenta o risco de pneumonia associada à ventilação mecânica (PAV). Outros dois fatores podem contribuir para a ocorrência de broncoaspiração e PAV: o esvaziamento gástrico lentificado e a redução da secreção de enzimas gástricas.[20]

Alterações do trânsito intestinal como constipação e diarreia também são usuais, e são associadas a diversos fatores comuns ao ambiente de UTI, como a imobilidade no leito, as alterações no estado de hidratação, os aspectos associados ao uso de dieta enteral, a polifarmácia, entre outros.[6]

Outra alteração importante é o afinamento da mucosa gástrica que, além de aumentar a possibilidade de desnutrição por redução na absorção de vitaminas e minerais, também aumenta as chances de ocorrência de gastrite e sangramento gastrintestinal.[12] A desnutrição como fator isolado já aumenta a morbidade e a mortalidade, e está diretamente associada a diversas complicações, como lesões de pele, dificuldade de cicatrização, translocação de líquidos e bactérias, e maior risco de infecções e sepse.[24]

O *clearance* hepático quase sempre se encontra alterado em razão da redução do tamanho do fígado e do seu fluxo sanguíneo, e podem ocorrer modificações importantes na farmacocinética e farmacodinâmica de muitas das drogas administradas.

Alterações do sistema imunológico

A função imunológica declina progressivamente como consequência de dois fatores principais: a redução da função de células T (imunidade celular), e a diminuição da produção de células B (produção de anticorpos).[15]

Os idosos apresentam maior vulnerabilidade para contrair novas infecções, reativar outras latentes (como tuberculose e herpes), bem como risco aumentado para desenvolvimento da sepse, em que o risco aumenta com a idade e cuja ocorrência é considerada como um fator associado ao óbito.[22]

A ocorrência de reações de hipersensibilidade contribui para o aparecimento de sinais atípicos de infecção; o reconhecimento tardio de quadros infecciosos pode incorrer em resposta febril deficiente, junto com normotermia ou até hipotermia. As respostas de leucócitos ausentes ou tardias e a resposta simpática podem falhar sem a presença de taquicardia como resposta à inflamação inicial.[13]

Por vezes, os únicos sinais apresentados são comuns a várias outras patologias, como as alterações no estado mental, a fraqueza e a redução do estado funcional, a anorexia e as alterações glicêmicas não justificadas.[20] Dessa forma, a prevenção da infecção na UTI é o objetivo principal, e deve haver atenção cuidadosa para os possíveis (por vezes únicos) indicadores de infecção nos idoso. Isso é primordial e se torna o destaque da atuação do enfermeiro intensivista.

O AMBIENTE DE UTI E O IDOSO: BENEFÍCIO OU MALEFÍCIO?

Estima-se que cerca de um terço à metade dos pacientes idosos, quando vivenciam a admissão na UTI, experimentem complicações normalmente referentes à perda de habilidades funcionais prévias.[2] Essas perdas levam ao prolongamento de sua estadia no hospital, aumentam as chances de institucionalização e de readmissão, reduzem a qualidade e a expectativa de vida e, por fim, aumentam as chances de óbito.[3]

Sobre esse aspecto, o ambiente de UTI e sua rotina apresentam impacto importante na evolução do paciente idoso e podem afetar negativamente a sua recuperação. Se por um lado existe a necessidade de substituir temporariamente as funções orgânicas deterioradas pela doença crítica, por outro lado o ambiente de cuidados críticos, com sua rotina agitada e ininterrupta, além de suas modalidades terapêuticas por vezes agressivas e invasivas, compromete ainda mais a resposta já frágil do idoso à doença crítica.

Pacientes idosos admitidos na UTI são submetidos a fatores externos diversos que resultam em um declínio severo do estado funcional. Esses fatores podem estar relacionados ao ambiente físico (barulho constante), fatores interpessoais (ocupação da equipe), sociais (isolamento de familiares) e fatores inerentes à terapêutica (cateteres, drenos, contenções). Dessa forma, surge a necessidade de repensar o ambiente de UTI, com vistas ao provimento de cuidados mais adequados às necessidades da população geriátrica, e com foco nas alterações tanto fisiológicas quanto psicológicas e cognitivas apresentadas pelos idosos, acrescendo também aspectos voltados para adequação do estado funcional e melhoria da qualidade de vida a curto e longo prazo. O caminho é longo, mas já existem evidências em cuidados críticos que comprovadamente expressam resultados favoráveis, criando um ambiente mais propício à cura.[23-25]

Um problema comum é o excesso de estímulo sensorial sobre o paciente idoso na UTI; cita-se a exposição contínua à luz (do ambiente e de equipamentos), que pode interferir no ciclo circadiano. Recomenda-se uma iluminação sem ofuscamento, pois o uso de luzes de teto no leito do paciente está indicado apenas quando essencial ao cuidado prestado no horário, especialmente durante a noite. A proteção dos olhos com máscaras de dormir ou lençóis pode ser providenciada, favorecendo o senso de escuridão que estimula os hormônios relacionados ao sono, como a melatonina.

Outro problema é o nível de ruído ambiente. A OMS recomenda que os níveis sonoros em unidades hospitalares não ultrapassem 35 dB no período noturno e 40 dB no diurno. Níveis acima de 65 dB interferem no equilíbrio bioquímico do organismo, elevando os níveis séricos de colesterol, noradrenalina e cortisol e aumentando os riscos de distúrbios hormonais, doenças cardiovasculares, deficiências imunológicas que predispõem a infecções, alterações do comportamento, entre outros.[17]

O desconforto acústico evidenciado nas UTI está associado à conversação entre a equipe (maior queixa reportada pelos pacientes), entre a equipe e os familiares, aos sons emitidos por equipamentos e procedimentos (monitores, bombas de infusão, aspiração), ao mobiliário inapropriado (portas, lixeiras, aparelhos portáteis), e ainda são agravados por não conformidades na estrutura física e na disposição de espaços, de maneira que a UTI se torna um ambiente sonoro nocivo à recuperação do paciente idoso.[11] O Quadro 2 sumariza os principais cuidados de enfermagem que podem ser instituídos no ambiente de UTI com vistas à melhoria do conforto acústico do paciente idoso crítico.

O excesso de estímulos sensoriais e sonoros associado a uma rotina de intervenções de enfermagem constante compromete a qualidade do sono do idoso, levando ao aparecimento de diversos distúrbios.[9] A insônia e o sono fragmentado são os mais comuns,

Quadro 2 Cuidados de enfermagem relacionados à manutenção do conforto acústico do idoso crítico

- Adequação do volume dos alarmes sonoros dos equipamentos na distância entre o leito e o posto de enfermagem, bem como ao turno de trabalho
- Adequação dos limites de alarme ao estado atual do paciente (parametrização), evitando disparo de alarme desnecessário
- Utilização de calçados emborrachados apropriados para unidades hospitalares
- Redução dos ruídos provenientes de mobiliários e equipamentos portáteis por meio do amortecimento de portas e de tampas de cestos de lixo, bem como da utilização de rodízios constituídos de elastômero
- Oferta ou instalação de tampões de ouvido ao paciente para momentos de descanso
- Discussão com a equipe de modo a repensar procedimentos de conduta e rotinas que reduzam a poluição sonora da unidade, particularmente no que concerne ao silêncio dos profissionais
- Recursos mais avançados como a utilização de central de monitoração, divisão física entre as áreas da UTI (por meio de boxes individuais fechados com vidros, climatizados e com tratamento acústico) e as demais áreas de circulação e de trabalho; apesar de isso demandar recursos financeiros mais onerosos, apresenta resultados importantes

podendo aumentar o risco de desenvolvimento de alterações do estado mental (irritabilidade, agitação, dificuldade de avaliação por sonolência excessiva, *dellirium*), bem como agravar ou precipitar distúrbios cardiovasculares graves.[15]

Com vistas a diminuir esse impacto, a assistência deve ser organizada de forma a garantir a manutenção do ciclo circadiano. Tais medidas envolvem sempre que possível aumentar a atividade diurna, evitar cochilos superiores a 30 minutos durante o dia, garantir iluminação natural, reduzir a frequência de intervenções de enfermagem durante a noite e atentar-se para o uso de drogas que possam afetar o padrão de sono.

A mobilidade reduzida associada a fatores como a severidade da doença, o uso de dispositivos invasivos e o receio da equipe de que a mobilização possa acarretar em alterações graves (da hemodinâmica ou do padrão respiratório), ou ainda a ocorrência de eventos adversos como extubação não programada e/ou perda de drenos e cateteres, leva a consequências desastrosas para o idoso.[23] A restrição ao leito com inatividade pode resultar em fraqueza muscular adquirida na UTI ou síndrome do desuso, descrita como diminuição da força bilateral e simétrica dos membros (tetraparesia flácida, podendo apresentar padrões de hiporreflexia ou arreflexia), com debilidade associada da musculatura respiratória. Tal condição aumenta o tempo de ventilação mecânica invasiva, dificulta o desmame, favorece o aparecimento de lesões por pressão, aumenta o risco de infecções, o tempo de internação e os custos hospitalares.

Grande parte dos pacientes de UTI está sujeita apenas à mobilização passiva realizada pela enfermagem na acomodação ao leito e nas mudanças de decúbito. Entretanto, há décadas, as Sociedades de Cuidados Críticos no mundo inteiro vêm alertando sobre a importância da mobilização precoce.[25,27,28]

Em 2012, a Associação de Medicina Intensiva do Brasil (AMIB), por meio de seu Departamento de Fisioterapia, reforçou as recomendações da força-tarefa da European

Respiratory Society and European Society of Intensive Care Medicine de 2008 sobre as intervenções necessárias para garantir a mobilização ideal de pacientes críticos, merecendo destaque a mudança de decúbitos, o posicionamento funcional, a mobilização passiva, os exercícios ativo-assistidos e ativos, o uso de cicloergômetros na cama; a mudança de decúbito sentando na cama; o ortostatismo, a caminhada estática, a transferência da cama para poltrona, os exercícios na poltrona e a caminhada. Apesar de tais atividades no Brasil se ligarem mais afinadamente ao campo da fisioterapia, é imprescindível a participação das equipes de enfermagem e médica durante a realização de boa parte delas.

CONSIDERAÇÕES FINAIS

Considerando o exposto, torna-se fundamental que a enfermagem de cuidados críticos consiga identificar as alterações fisiológicas do ponto de vista físico, bem como as alterações cognitivas associadas ao envelhecimento, com vistas a garantir um cuidado diferenciado ao paciente idoso gravemente doente, e com foco em prevenção de complicações, busca de resultados centrados no paciente e redução do tempo de internação, considerando-se que estudos demonstram que um tempo prolongado de permanência do paciente idoso na UTI está associado a maior risco de mortalidade.

REFERÊNCIAS BIBLIOGRÁFICAS

1. AHA (American Heart Association). Heart disease and stroke statistics-2013 update. A report from the American Heart Association 2013;127:(6)245.
2. Avers D et al. Use of the term "elderly". J Geriatr Phys Ther 2011;34(4):153-154.
3. Bagshaw SM, Webb SAR, Delaney A, George C, Pilcher D, Hart GK et al. Very old patients admitted to intensive care in Australia and New Zealand: a multi-centre cohort analysis. Crit Care 2009;13:R45.
4. Ministério da Saúde (Brasil). Datasus: informações de saúde. Disponível em: http://tabnet.datasus.gov.br/cgi/tabcgi.exe?sim/cnv/obt10uf.def.
5. British Geriatrics Society. Fit for frailty. Consensus best practice guidance for the care of older people living with frailty in community and outpatient settings. Londres: British Geriatrics Society; 2014. Disponível em: http://www.bgs.org.uk/campaigns/fff/fff_full.pdf. Acesso em: 10 ago 2015.
6. Darbyshire JL, Young JD. An investigation of sound levels on intensive care units with reference to the WHO guidelines. Crit Care 2013;17(5):187.
7. Delaney LJ, Van Haren F, Lopez V. Sleeping on a problem: the impact of sleep disturbance on intensive care patients - a clinical review. Ann Intensive Care 2015;5:3.
8. Foreman MD, Milisen K, Fulmer TT. Critical care nursing of older adults: best pratices. 3.ed. Nova York: Springer Publishing Company, LLC; 2010.
9. França EET et al. Fisioterapia em pacientes críticos adultos: recomendações do Departamento de Fisioterapia da Associação de Medicina Intensiva Brasileira. Rev Bras Ter Intens 2012;24(1):6-22.
10. Fuchs L et al. ICU admission characteristics and mortality rates among elderly and very elderly patients. Intensive Care Med 2012;38:1654-61.
11. Garrouste-Orgeas M, Tabah A, Vesin A, Philippart F, Kpodji A, Bruel C et al. The ETHICA study (part II): simulation study of determinants and variability of ICU physician decisions in patients aged 80 or over. Intensive Care Med 2013;39(9):1574-83.
12. Haas LEM, Karakus A, Holman R, Cihangir S, Reidinga AC, Keizer, NF. Trend in hospital and intensive care admissions in the Netherlands attributable to the very elderly in an ageing population. Crit Care 2015;19:353.

13. Heyland DK, Garland A, Bagshaw SM. Recovery after critical illness in patients aged 80 years or older: a multi--center prospective observational cohort study. Intensive Care Med 2015;41(11):1911-20.
14. Ihra GC et al. Development of demographics and outcome of very old critically ill patients admitted to intensive care units. Intensive Care Med 2012;38:620-626.
15. Khademi Gh, Imani B. Noise pollution in intensive care units: a systematic review article. Rev Clin Med 2015;2(2):58-64.
16. Lochs H, Ockenga J, Weinrebe W, Schrorer W et al. ESPEN Guidelines on enteral nutrition: geriatrics. Clin Nutr 2006;25:330-60.
17. Maguet P et al. Prevalence and impact of fraity on mortality in elderly ICU patients: a prospective, multicenter, observational study. Intensive Care Med 2014;40:674-82.
18. Mannis, JA. Conforto acústico para humanização de Unidades de Terapia Intensiva e demais ambientes hospitalares. XXIV Encontro SOBRAC, 5, 2012, Pará, Anais. Pará: Sociedade Brasileira de Acústica; 2012.
19. Morton PG, Fontaine DK. Cuidados críticos de enfermagem: uma abordagem holística. Rio de Janeiro: Guanabara Koogan; 2011.
20. Nguyen YL, Angus DC, Boumendil A, Guidet B. The challenge of admitting the very elderly to intensive care. Ann Intensive Care 2011;1(1):29.
21. Organização Mundial da Saúde (OMS). Relatório Mundial de Envelhecimento e Saúde. OMS; 2015.
22. Philippart F et al. The ETHICA study (part I): elderly's thoughts about intensive care unit admission for life-sustaining treatments. Intensive Care Med 2013;39:1565-73.
23. Riou B, Boddaert J. The elderly patient and the ICU: where are we going, where should we go? Crit Care Med 2016;44(1):231-2.
24. Souza CR et al. Preditores da demanda de trabalho de enfermagem para idosos internados em unidade de terapia intensiva. Rev Latino-Am Enferm 2008;16(2).
25. Sprung CL, Artigas A, Kesecioglu J, et al. The Eldicus prospective, observational study of triage decision making in European intensive care units. Part II: Intensive care benefit for the elderly. Crit Care Med 2012;40:132-8.
26. Sterniczuk R, Rusak B, Rockwood K. Sleep disturbance in older ICU patients. Clin Interv Aging 2014; 9:969-77.
27. Viana RAPP, Whitaker IY et al. Enfermagem em terapia intensiva: práticas e vivências. Porto Alegre: Artmed; 2011.
28. Yazdannik AR, Zareie A, Hasanpour M, Kashefi P. The effect of earplugs and eye mask on patients' perceived sleep quality in intensive care unit. Iran J Nurs Midwifery Res 2014;19(6):673-8.

Índice remissivo

A

Acesso(s) vascular(es)
- central 344
- periféricos guiados por ultrassonografia 543
  - aspectos técnicos 545
  - cálculo do calibre da veia cefálica no plano transverso 547
  - eixo longitudinal 550
  - orientação do transdutor 548
  - porcentagem de êxito 546
  - referências anatômicas 544
  - vista ultrassonográfica de doppler colorido de veia e artéria umerais 549
  - vista ultrassonográfica de veia e artéria umerais 549

Acidente vascular
- cerebral (AVC) 415
- encefálico hemorrágico (AVEH) 802
  - principais intervenções de enfermagem 804
- encefálico isquêmico (AVEI) 801
  - principais intervenções de enfermagem 802

Acolhimento 84
- aos familiares 86

Adequação do esforço terapêutico (AET) 268
- formas de 269
- propostas de atuação para a tomada de decisões 273

Administração de recursos humanos e materiais da UTI 2

Admissão em UTI 212
- processo por ordem de prioridade 832

Advanced Trauma Care for Nurses (ATCN) 899

Advanced Trauma Life Support (ATLS) 899

Agonia 309
- sinais diagnósticos 309

Água corporal, distribuição da 357

Alarmes 139
- dessensibilização aos 139, 142
- eficiência dos 140
- manejo 143
- princípio de alarmes de limite 144
- problemas com os sons 141
- recomendações para melhorar o uso em UTI 146
- retardo no tempo de resposta 139
- tempo estímulo-resposta da equipe de enfermagem 142

Alta de pacientes 212, 214
- critérios de 214
- motivos de 215
- para outros serviços de hospitalização 216
- por melhora 215
- por óbito 217
- voluntária 216

Ambiente
- das terapias intensivas 594
- do paciente 732
- de cura 327

Analgesia 848

Anatomia venosa superficial do membro superior 545

Anemia iatrogênica 892

Apneia 279

Aspiração endotraqueal 554
Assistência de enfermagem 9
novas tecnologias em 9
Assistência de qualidade 87, 829
Associação Brasileira de Enfermeiros em Terapia Intensiva (Abenti) 63-65, 164, 169
Associação de Medicina Intensiva Brasileira (Amib) 57, 64-65, 169
Atendimento cardiovascular de emergência (ACE) 709
Atividades da vida diária (AVD) 305
Autoextubação 554
Autonomia
da enfermagem 51
e defesa do paciente *versus* desenvolvimento de sofrimento moral 51
Avaliação
da dor 257
neurológica 809

B

Bacteremias associadas a cateter venoso central 747
patogênese 748-749
prevenção 747
Balanço hídrico 356
análises bioquímicas 363
compartimentos de fluidos 357
e doença 360
equilíbrio de líquidos 359
equilíbrio hídrico 360
fluidos corporais 356
forças que trabalham em nível capilar 359
registro do balanço hídrico 363
Balão intra-aórtico (BIA) 824
frequência de ciclagem do BIA e relação com ciclo cardíaco 826
modos de ciclagem 825
principais ações e diagnósticos de enfermagem segundo NANDA I e NIC 826
principais complicações 825
Banho no leito 334, 751
e a segurança do paciente 342
esquema cronológico de utilização das toalhas de tecido de acordo com as áreas corporais 342
reflexões sobre o 345
técnica 337
Barreira hematoencefálica (BHE) 899
Behavioral Pain Scale (BPS) 258-259
Bioimpedância (BIA) 365
torácica 538
Biorreactância elétrica 540
BIS (*bispectral index*) 716
Broncoscopia 553
Bundles (pacotes de medidas) 673, 730, 747, 784, 847
Burnout 50, 80, 165, 204-208

C

Candidemia 748
Capnografia 506
Capnometria 506
Carga de trabalho de enfermagem 161, 164
dimensionamento de pessoal da equipe de enfermagem 166
instrumentos para mensurar 166
Cascata da coagulação 892
Cateter(es) 108
arterial
técnica de retirada 522
central de inserção periférica (CCIP) 564
de artéria pulmonar (CAP) 501
de monitorização da pressão intracraniana 524, 561
segurança no uso 108
venoso central 563
cobertura do local de inserção 751
educação, formação continuada e avaliação permanente dos profissionais que lidam com 749
impregnado com antibióticos e/ou antissépticos 753
local de inserção 750
máximas barreiras de proteção ou precaução 750
preparação da pele do paciente 750
substituição do *kit* de administração 752
substituição dos cateteres intravasculares 752
técnica de Seldinger 563
Cateterismo vesical 559
Choque séptico 783
Circulação extracorpórea (CEC) 820
Cirurgia
cardíaca 819
de grande porte 830

lista de verificação (*checklist*) de segurança cirúrgica 111-112
neurológica 61
Classificação das intervenções de enfermagem (NIC) 873
Coagulação intravascular disseminada (CIVD) 892
Coleta de dados em enfermagem 152
Coma aperceptivo 279
Competências de enfermagem em UTI 30, 32, 36, 69-70
como estimar 35
diretrizes de competência 31
estratégias para o desenvolvimento de 71
Comunicação entre colegas e o restante da equipe de saúde 195
Constipação 483, 484
Controle
da glicemia em pacientes críticos 410
de infecção 104
direcionado da temperatura (CDT) 709
glicêmico 410
aumento da captação e utilização periférica de glicose 412
e tratamento intensivo com insulina em pacientes críticos 417
vias nas quais o piruvato pode ser derivado 413
Contusão cardíaca 904
Contusão pulmonar 903
Critical Care Pain Observation Tool (CPOT) 258
Cuidado
de enfermagem 150
ético e humanizado 85
fútil 50
mais humano e compassivo 328
multidisciplinar 300
seguro 163
Cuidados paliativos 299, 311, 313
comunicação 316
doenças que requerem 299
erros frequentes 299
indicações de cuidados paliativos em UTI 315
modelos 300
objetivo 299
papel do enfermeiro 317
princípios 314-315
procedimentos sustentadores da vida 317-318
tratamentos fúteis 311

D

Declaração de vontade antecipada (testamento vital) 217
Decúbitos como forma de tratamento e prevenção de enfermidades 657
Defesa dos pacientes 51
Déficit proteico-calórico 457
Delirium 591
prevenção do 327
similaridades clínicas e fisiológicas entre *delirium* e privação do sono 594
Derivação ventricular externa (DVE) 525, 567
coleta de amostra através do cateter 570
complicações 570
contraindicações 570
cuidados de enfermagem 568
indicações 568
procedimento 568
recomendações para o manejo do cateter 570
Desequilíbrio hidroeletrolítico e acidobásico 367
compartimentos de líquidos celulares, regulação 370
composição dos líquidos corporais 369
distúrbios de volumes dos líquidos intracelular e extracelular 372
eletrólitos 369
equilíbrio hidroeletrolítico 368
osmolalidade 368
osmolaridade 368
Diabetes 299, 936
"de estresse" 414
insípido 282, 289, 372
melito 410, 941
Diagnóstico de enfermagem 151, 153, 910
relação entre diagnósticos periféricos e centrais no paciente crítico internado na UTI 154
Diálise 874
Diários de UTI 326
Diarreia 483, 486, 883
algoritmo para o manejo clínico da diarreia associada à nutrição enteral 491
causa da diarreia em pacientes com nutrição enteral 487
fármacos que podem produzir diarreia em pacientes com nutrição enteral 489
medicamentos que causam 488
patogênese e fatores de risco 486
protocolos de manejo da função intestinal 490

recomendações para a prática clínica 490
tratamento 489
Dilemas morais 48
Dispositivo supraglótico 688
Dispositivos invasivos 552
cateteres de acesso venoso central 563
cateteres de monitorização da pressão intracraniana 561
drenos torácicos 560
sondas gástricas e transpilóricas 558
sondas vesicais de demora 559
vias aéreas artificiais 552
Distanásia 312
Distribuição da água corporal 357
Distúrbio(s)
acidobásico 872
hidroeletrolíticos 871
assistência de enfermagem 872
Doador de órgãos e tecidos 276
coordenação de sala cirúrgica 294
efetivo 276
entrevista familiar 292-293
potencial doador
avaliação 283
identificação 277
manutenção 284
principais drogas recomendadas na terapia de reposição hormonal no 289
principais metas da manutenção do 291
processo de doação e transplante 277
tempo de isquemia fria conforme órgão e tecido 295
tumores do sistema nervoso central e a sua relação com a doação de órgãos 284
Doença
periodontal 349
pulmonar obstrutiva crônica 676
sinais, sintomas e cuidados de enfermagem importantes 677
Doppler
colorido da artéria e de veias umerais 548
esofágico 536
Dor 258
algoritmo de avaliação da dor e da agitação/ansiedade do paciente crítico 264
analgesia 258
e sedação 260
avaliação 258
em pacientes comunicativos 258
em pacientes não comunicativos 258
escala
numérica 258
visual analógica (EVA) 258
estratégias de analgesia e sedação 257
papel do profissional da enfermagem 258
prevenção 259
tratamento 259
Drenagem de secreções subglóticas 761
Drenos torácicos 560, 571
câmara de controle de aspiração 575
câmara de selo d´água 575
cuidados de enfermagem 578
indicações 571
inserção e instalação do dreno 574
material 572
procedimento 574
sistema de drenagem
descartável 561
fechado 572-573
torácica "seca" 576

E

Ecocardiografia transtorácica 536
Educação
diálogo ético e moral 52
em serviço 69
on-line 57-58
interação 58
permanente, na prática assistencial 72
E-learning 57
Enfermagem
baseada em evidências 14
contemporânea 44
informatizada 13
aplicações 14
componentes 14
intensiva 30
práticas baseadas em competências 30
Enfermagem, profissão 11, 61
atribuição de competência em qualidade 131
cinco domínios de prática da enfermagem de cuidados intensivos 37
competências da enfermagem em UTI 30
diálogo ético e moral 52
educação continuada e permanente em terapia intensiva 69
educação em ética na prevenção do desenvolvimento do sofrimento moral 52

enfermeiro como gestor do conhecimento 11
evolução do ensino e da pesquisa da enfermagem em terapia intensiva no Brasil 63
evolução histórica da enfermagem em terapia intensiva 68
manejo das relações interpessoais 207
mecanismos de enfrentamento 51
número de profissionais inscritos no Conselho Federal de Enfermagem do Brasil 62
síndrome de *burnout* em cuidados intensivos 204
titulação do enfermeiro intensivista no Brasil 64
Envelhecimento 960
alterações fisiológicas relacionadas ao 962
envelhecimento e doença, panorama atual 961
terminologia relativa 960
Epilepsia 804
principais intervenções de enfermagem 805
Equilíbrio
acidobásico 379
hídrico 360
hidroeletrolítico 368
Equipe de resposta rápida (ERR) 246
composição 250
critérios de ativação 251-252
exemplo de resposta na presença de um evento adverso 253
impacto da existência de uma ERR dentro de um centro de saúde 253
implementação de uma ERR em um centro hospitalar 249
mecanismo de acionamento e mobilização 252
resposta à presença de um evento adverso 248, 250
Erro(s)
de medicação 98
nos cuidados com a saúde 95
Escala
analgésica da OMS 308
de Agitação-Sedação (SAS) 261
de Agitação-Sedação de Richmond (RASS) 260-261
de avaliação do risco de queda (JH-Frat) 106
de Barthel 305-306
de Braden 422-423
de Coma de Glasgow 721, 790-791, 809
de Comportamentos Indicadores de Dor (ESCID) 258, 260
de desempenho de Karnofsky 303, 305
de força muscular do Medical Research Council 793
de força muscular modificada do Medical Research Council (MRC) 447
de FOUR 811
de Ramsay 810
de Richmond (modificada) 810
do Medical Research Council (MRC) 446
Edmonton Symptom Assessment System (ESAS) 303-304
para avaliação de tamanho da pupila 793
PUSH 435
Escovação dos dentes 352
Esgotamento emocional 205
Estresse
do enfermeiro 205
do enfermeiro de terapia intensiva 141
do paciente e de seus familiares 84, 86
Estudos e evidências brasileiras 889
Ética e cuidados 21
Eutanásia 312
Eventos adversos
de medicamentos 99
em saúde 17
evolução do 248
Exaustão emocional 50
Extubação acidental 554
protocolo de cuidados de enfermagem na prevenção da 555

F

Fadiga de alarmes 139, 145
Família
importância no processo de morte 89
interface paciente-equipe-família 85
necessidades no ambiente de terapia intensiva 86
participação no cuidado 85
Feridas e lesões 420
avaliação
da ferida 425
do paciente 422
do paciente e da ferida 420
e plano de cuidados 441
coberturas 437
indicação 434, 439
desbridamento 436, 438
etapas entre a contaminação e a infecção 433

fatores que contribuem para retardar a cicatrização 425
feridas
cirúrgicas 420
oncológicas 422
limpeza das 434
preparo de leito da ferida 434
principais indicadores e metas referentes ao tratamento de 442
principais sinais clínicos relacionados às infecções das 433
lesão(ões)
mais frequentes em pacientes na terapia intensiva 421
por extravasamento de solução vesicante 422
principais interpretações na avaliação das bordas das 431
medidas preventivas 439
principais atribuições da equipe multiprofissional no cuidado ao paciente com lesão cutânea 442
tecido de granulação 431
terapia tópica 434
tipos de tecido 431
Ferramenta FAST HUG 847
Florence Nightingale 2, 10, 13, 66, 68, 94, 118, 163, 728, 816, 829
Fluxo de pacientes na UTI 213
Forame de Monroe 526
Formação e titulação do enfermeiro intensivista 56
ajustes e perspectivas 59
curso superior de enfermagem crítica e cuidados intensivos (CSECCI) 56
e-learning 57
na América Latina 56
na Argentina 56
no Brasil 57
Sociedad Argentina de Terapia Intensiva (SATI) 56
Fraqueza adquirida 322, 444-447
diagnóstico 446
Frequência cardíaca
como sinal de alerta 215
e a mobilização precoce 452-453
influência de ruídos na 236, 598
na desidratação 362
na hipotermia induzida 704
na tríade de Cushing 523
no déficit de volume do líquido intravascular 367
no paciente em ventilação mecânica 629
no potencial doador 285, 291
Frequência respiratória
efeito da musicoterapia sobre a 27
em pacientes hospitalizados 361
na acidose metabólica 392
na respiração superficial 937
no paciente em ventilação mecânica 630
Futilidade terapêutica 50, 207, 268

G

Gastroparesia 483
e aumento do volume residual gástrico 483
Gerenciamento da qualidade na assistência 219
Gestão
da comunicação 42
da informação 11
modelo das bases do conhecimento 11
da UTI 5
de conflitos 40-41
entre as equipes multiprofissionais na terapia intensiva 42
enfermagem contemporânea e a transformação de conflitos em oportunidades 43
estratégias para soluções de conflitos 44
papel do enfermeiro 43
de recursos humanos e materiais 4
em enfermagem
importância de políticas para prevenção de *burnout* 208
manejo das relações interpessoais 207
Glicemia 410
Glicogênese 413
Glicose, intolerância à 414
GLUT 412

H

Hemocomponentes, infusão de 494
composição do tecido sanguíneo 494
considerações para a transfusão 496
cuidados específicos 498
indicações 495
reação transfusional 498
valores normais dos elementos que compõem o sangue e as proteínas plasmáticas 495
Hidratação, avaliação da 362

Higiene oral 348
  agentes invasores associados 349
  controle do biofilme 348
  importância dos profissionais 350
  intervenção de enfermagem 352
  intervenções medicamentosas na 352
  versus ventilação mecânica 350
Higienização das mãos 107, 895
  cinco momentos para a 735-736
  técnica com água e sabonete 739
  técnica com preparação alcoólica 738
Hipercalcemia 872
Hipercalemia 871
Hiperglicemia 410
  e maior suscetibilidade a infecções 415
  efeito tóxico sobre o sistema vascular 415
  em pacientes críticos 410
  mecanismos que aumentam a mortalidade 414
  mecanismos que produzem 411
  tratamento 416
Hiperlactacidemia 413
Hipermagnesemia 872
Hipertensão
  intra-abdominal (HIA) 399, 402
    classificação 402
    fatores de risco 402-403
  intracraniana (HIC) 562, 793, 900
    algoritmo de tratamento na lesão encefálica traumática grave 902
    principais intervenções de enfermagem na 796
Hipervolemia 871
Hipoglicemia 417
Hipotermia
  prevenção de alterações fisiológicas causadas por 709
  terapêutica (HT) 703, 708
    diagnósticos de enfermagem, intervenções e justificativas 710
    fases do reaquecimento 716-717
    métodos de resfriamento 713, 715
    protocolo 712
    tipos de tecnologias 714
Hipovolemia 871
Histórico de enfermagem 152
Horários de visita 76, 79
Hospitalização 84
  estresse 84, 86
Humanização
  do atendimento 86
  dos cuidados
    aspectos humanos do cuidado 335
  em cuidados intensivos 74
    flexibilização dos horários de visita 76
    layout, arquitetura e infraestrutura humanizados nas UTI 81
    necessidades dos pacientes e familiares 76
    necessidades dos profissionais 80
    principais necessidades físicas e psicológicas dos pacientes de UTI 77

I

Identificação do paciente 97
íleo paralítico 486
Imunossupressão 891
Indicadores de qualidade e de gerenciamento 117
  classificação de padrões e indicadores 126
  conceito e tipos de 118
  elementos para a construção de um 119-120
  estrutura dos indicadores 127
  medição de desempenho 121
  monitoração da qualidade 124-125
  na América Latina 123
  no cenário da enfermagem 122
  passos para obter indicadores 128
  requisitos de um bom padrão de qualidade 126
  responsabilidades da enfermagem em relação aos indicadores 130
Índice
  biespectral (BIS®) 261
  de Aldrete e Kroulik 808
Infarto agudo do miocárdio 415
Infecções
  associadas à atenção de saúde 131
  do trato urinário (ITU) 104, 559
  do trato urinário associadas a cateter vesical (ITU-CV) 740
    patógenos mais frequentemente relacionados à 744
    prevenção 740
  hospitalares (IH) 727
    custos relacionados ao tratamento 730
  manejo 895
  prevenção de 726, 787
    banho do paciente 751
    contaminação de elementos utilizados para prestar terapia respiratória 762
    contaminação e colonização cruzada através das mãos dos profissionais de saúde 762

equipamentos de ventilação mecânica, circuitos, umidificadores, equipamentos de troca calor-umidade e nebulizadores de medicamentos 763
higiene e desinfecção de unidades de terapia intensiva 767
higienização das mãos 730
persistência dos microrganismos em superfícies do meio ambiente 770
Injúria renal aguda (IRA) 867
manifestações clínicas 869
principais causas 870
tratamento 873
Instabilidade hemodinâmica 510
Insuficiência respiratória aguda (IRA) 613
Interface paciente-equipe-família 85
Internação de pacientes 212
critérios de 213
Intubação
difícil 609
endobronquial 605
endotraqueal 602, 604, 613, 757-759, 761-762
esofágica 604-605
impacto no ritmo cardíaco 629
nasogástrica 580, 757
nasotraqueal 602, 761
orotraqueal 351, 553, 602, 610, 761
relação com pneumonia associada à ventilação mecânica 635, 640, 755, 766
retirada não planejada de cânulas de 343-344
traqueal 672, 677, 795
Isquemia cerebral 415

L

Lactato 503
Lesão(ões)
aórtica traumática 905
diafragmática 906
encefálicas traumáticas (LET) 899
algoritmo de atendimento inicial do paciente com 901
algoritmo de tratamento da hipertensão intracraniana na LET grave 902
atendimento inicial do paciente com 900
classificação geral das LET e suas complicações 900
esofágica 906
por pressão (LP) 109, 427, 815
classificação 110
prevenção de 109
por pressão tissular profunda 429
pulmonar aguda (LPA) 658
torácicas traumáticas (LTT) 903
atendimento ao paciente com 908
traqueobrônquica 905
traumáticas 898
e suas implicações na enfermagem 907
pontos de destaque para a assistência de enfermagem 913
traumáticas abdominais (LTA) 907
manejo clínico 909
Liderança 40-41
problemas de comunicação 42
Líquido cefalorraquidiano (LCR) 562
Líquidos corporais
compartimentos 357
equilíbrio hidroeletrolítico 368
principais componentes químicos 370
Luto 88

M

Máscara laríngea 688
Medicina Integrativa (MI) 21
Medula espinal 798
cuidados de acordo com o nível de lesão 800
principais efeitos da lesão 799
Metabolismo celular e mecanismos de disfunção orgânica 887
Mobilidade
precoce 326
progressiva 326, 449
Mobilização precoce 448
atividades a serem realizadas de acordo com as condições do paciente 452
barreiras 448
contraindicações para continuar 453
contraindicações para iniciar 452
critérios de exclusão 454
critérios de segurança 451
equipe de 450
etapas da 452
favorecimento da cultura de mobilização 449
protocolo 451
Monitorização
da perfusão pulmonar 507
hemodinâmica invasiva 501, 530-531
invasiva 510
componentes do sistema 511

curvas pressóricas 514
determinação do eixo flebostático e ajuste da cabeceira 513
flush test e zeragem do sistema no transdutor de pressão Edwards 514
gerenciamento de riscos para monitoração venosa central 518
inserção de cateter de pressão intracraniana 524
materiais para monitorização de pressão invasiva 512
pressão arterial média 518
pressão intracraniana 522
sistema de zeragem 513
minimamente invasiva 530-531
bioimpedância torácica 538
biorreactância elétrica 540
doppler esofágico 536
ecocardiografia transtorácica 536
sistema LiDCO® 531
sistema NICO® 536
sistema PiCCO® 532
sistema Vigileo/FloTrac® 534
Monro-Kellie, doutrina de 813
Morte 88, 311- 312
enfrentamento 89
importância da família no processo de 89
processo de 309
Morte encefálica 276, 278
exames complementares indicados para o diagnóstico 280
fisiopatologia 281

N

NANDA (North American Nursing Diagnoses Association) 151
Necrose
tipo escara 437
tipo esfacelo 437
Nível de consciência
e a alimentação via oral 458, 464
no paciente em ventilação mecânica 631
Nursing Activities Score (NAS) 161, 164, 168
atividades básicas 173
indicadores 170
intervenções específicas 179
manual 173
pontuação 181
Nutrição 848
enteral (NE) 457
algoritmo para o manejo clínico da diarreia associada a 491
complicações e intervenções de enfermagem 468
prevenção e manejo de complicações 467
parenteral (NP) 457
prevenção e manejo de complicações 467
principais complicações e intervenções de enfermagem 472

O

Obesidade 936
alteração física pulmonar e ramificações clínicas da 938
classes por IMC, peso e risco de doença 936
mórbida 936
cuidado seguro 943
cuidados com a pele 943
diabetes melito 941
localização da gordura, consequência e plano de cuidados para pacientes com 937
nutrição 942
posologia do fármaco com base no peso 941
sistema cardiovascular 938
sistema pulmonar 937
sistema renal 939
patologia renal da hipertensão na 940
Ortotanásia 312
Oxigenação
alterações na 382
monitorização da 501, 508
Oximetria de pulso arterial 504
posicionamento do dispositivo 505

P

Paciente crítico 212, 262
analgesia 257
crônico 268
sedação 257, 262
Paciente idoso 959
alterações do sistema cardiovascular 963
alterações do sistema gastrintestinal 966
alterações do sistema imunológico 967
alterações do sistema renal e urinário 965
alterações do sistema respiratório 963

alterações relacionadas ao sistema cardiovascular e desafios à prática da enfermagem intensivista 964
alterações relacionadas ao sistema endócrino e desafios à prática da enfermagem intensivista 966
alterações relacionadas ao sistema renal/urinário e desafios à prática da enfermagem intensivista 965
alterações relacionadas ao sistema respiratório e desafios à prática da enfermagem intensivista 964
cuidados de enfermagem relacionados à manutenção do conforto acústico do 969
o ambiente de UTI e o idoso 967
Paciente neurológico 790
coma 793
níveis de consciência 791
Paciente obeso mórbido 936
Paciente obstétrica 917
alterações hemodinâmicas durante a gravidez 929
critérios diagnósticos de *near miss* materno 918
diagnósticos e intervenções de enfermagem 930
manejo na UTI 927
monitorização hemodinâmica 928
organismo materno e suas alterações 919
principais eventos patológicos 919
razões para a admissão de gestantes na UTI 917
sepse 925
síndromes hemorrágicas 923
Paciente queimado 947
admissão e intervenções diárias 956
analgesia 954
classificação 948
função renal 956
hipotermia 954
nutrição 955
prevenção de infecções 953
reposição de líquidos 952
Paciente renal 866
distúrbios hidroeletrolíticos 871
Pacote (metodologia) ABCDEF 327
Palliative Prognostic Score (PAP Score) 303-304
Pancreatite aguda 884
Parada cardiorrespiratória (PCR) 684, 700
avaliação do prognóstico 703
cardioversão 685
"código azul" 246
cuidados com pacientes pós-PCR 697
desfibrilação 685
disfunção miocárdica pós-reanimação ou dano miocárdico pós-parada cardíaca 700
fármacos, indicações e os cuidados de enfermagem 694
fármacos necessários no carrinho de emergência 691
fases da síndrome pós-parada cardíaca 701
fisiopatologia 700
materiais e medicamentos utilizados no atendimento à PCR 689
posicionamento para o atendimento 689
principais causas 684
resposta sistêmica à isquemia 701
Passagem de plantão 184, 195
acrônimo IDEAS 196
modelo sistematizado para a implantação do 197
barreiras e facilitadores 189
comunicação com o paciente e com a família 201
comunicação durante a transferência de pacientes 198
dificuldades 199
elementos para tornar o processo efetivo 185
estilos de passagem de plantão 190
ferramentas padronizadas 186
informações a serem transmitidas 187
instrumentos 188
modelos de 188
na cabeceira 192
na UTI 187
recomendações 192
segurança do paciente 186
técnica SBAR 197, 199
PICC (*peripherally inserted central catheter*) 564
Planta física da UTI 2, 3
Pneumonia associada à ventilação mecânica 651, 673, 755
boas práticas para prevenir 674
bundle de ventilação mecânica 652
adesão global ao 653
cuidados para prevenção da 636
diagnóstico 758
fatores de risco 759
fatores de risco em práticas invasivas para a ocorrência de 756
índice de 652
locais de risco para a contaminação exógena do equipamento de ventilação mecânica 756
medidas de controle 759

medidas de prevenção e controle 654
medidas especiais 767
microbiologia 758
papel da ventilação mecânica e do tubo endotraqueal 761
patogênese 755
práticas básicas para prevenir 766
prevenção 755
Pós-graduação em enfermagem 61
benefícios para a prática 65
evolução do ensino e da pesquisa da enfermagem em terapia intensiva no Brasil 63
lato sensu 63
programa oferecido em parceria pela Abenti e Amib 65
stricto sensu 63
titulação do enfermeiro intensivista no Brasil 64
Posição prona 657, 675-676
áreas de proeminências ósseas expostas a pressão 676
contraindicações 675
critérios de falha no uso 661
cuidados de enfermagem 662
justificativas 665
efeitos fisiológicos 659
e uso do aparelho Vollman® 661
prevenção de incidentes durante 662
tempo de aplicação 660
Posologia de fármaco com base no peso 941
Pós-operatório
de cirurgia cardíaca 819
contrapulsação por bomba de balão intra-aórtico 824
mortalidade 820
principais complicações 820
principais diagnósticos e ações de enfermagem 822
transferência do paciente do centro cirúrgico para a UTI 821
de cirurgia de grande porte 829
admissão 831
estrutura mínima de um leito de UTI em 830
intervenções de enfermagem com foco na avaliação cardiocirculatória 836
intervenções de enfermagem com foco na avaliação do sistema digestivo 842
intervenções de enfermagem com foco na avaliação do sistema urinário 845
intervenções de enfermagem com foco na avaliação dos sistemas hematológico e tegumentar 846
intervenções de enfermagem com foco na avaliação neurológica 835
intervenções de enfermagem com foco na avaliação respiratória 839
prática baseada em evidência 833
pré-admissão 830
sistematização do cuidado 847
de cirurgia neurológica 807
assistência de enfermagem 814
complicações 815
monitorização geral do paciente 809
de transplantes 852
antibioticoprofilaxia e infecções 861
avaliação cardiovascular e hemodinâmica 855
avaliação do sistema respiratório 857
avaliação neurológica 854
cuidados de enfermagem relacionados a condições do sistema respiratório 859
cuidados de enfermagem relacionados a condições dos sistemas cardiovascular e hemodinâmico 857
cuidados direcionados na admissão 854
cuidados no pós-operatório imediato 853
exames realizados para identificação de doenças preexistentes 862
fatores de risco associados à infecção bacteriana pós-transplante 863
hemodinâmica e perfusão tecidual 856
imunossupressão 860
imunossupressores utilizados em transplantes realizados no Brasil 861
medidas de controle de infecção no pós-transplante em UTI 864
monitorização de fluidos e função renal 859
preparo e recepção do paciente na UTI 853
recomendações para o manuseio da Thymoglobuline® 861
rejeição aguda e hiperaguda 864
imediato (POI) 829
Potencial doador (PD) 276
Pressão
arterial, no paciente em ventilação mecânica 630
arterial média (PAM) 521
cuidados de enfermagem na monitorização da 522
tipos de curvas 521

arterial parcial de oxigênio (PaO_2) 502
intra-abdominal (PIA) 399, 401
definição dos valores da 399
mensuração da 399
monitorização 402
sistema de monitoramento 405
sistema de monitoramento com sonda vesical de três vias 407
intracraniana (PIC) 523, 562, 793
cateteres de monitoração de 524
curva de 526
curvas de PIC e alterações de complacência 527
inserção de cateter de 524
monitorização 562
significado das ondas da 527
traçado da onda da monitorização da PIC 795
intravesical (PIV) 400, 404
mensuração e manutenção da PIV por meio de sistema de coluna d'água ou com transdutor de pressão 405
venosa central (PVC) 516
curva de PVC e sua interpretação 518
gerenciamento de riscos para monitoração da 518
no paciente em ventilação mecânica 631
Prevenção
da extubação não planejada 554
de infecção 894
de corrente sanguínea associada a cateter venoso 895
de queda 102
plano de cuidados ou o protocolo assistencial de 105
Princípio de Monro-Kellie 561
Problemas éticos 48
categorias 48
Procedimento operacional padrão (POP) 350
Processo de enfermagem (PE) 151, 893
Programas de mobilização 446
custos 446
Provas calóricas 279
Pulmões
complacência e resistência 616
papel no equilíbrio acidobásico 384
Punção arterial 519
Pupila(s)
exame da 792
fixas e arreativas 279

Q

Qualidade
da assistência de enfermagem 847
de cuidados 16
Quedas, prevenção de 102
plano de cuidados ou protocolo assistencial de 105
Queimaduras 102
cicatrização 949
danos nas vias aéreas 950
de primeiro grau 948
de segundo grau 948
de terceiro grau 948
extensão 950
fisiopatologia 948
gases tóxicos, inalação 949
por eletricidade 949
profundidade 950
térmicas 949
químicas 949

R

Reabilitação pós-UTI e acompanhamento ambulatorial 326
Reanimação cardiopulmonar (RCP)
cuidados pós-reanimação 699
dano cerebral 700
dano miocárdico pós-parada cardíaca 700
disfunção miocárdica pós-reanimação 700
prevenção e manejo de complicações 703
suporte vital avançado (SVA) 699
Recuperação de circulação espontânea (RCE) 699
Recursos humanos e materiais da UTI, organização e administração de 5-6
Redes neuronais 18-19
Reflexo(s)
córneo-palpebral 279
de tosse 279
oculocefálicos 279
Reposição volêmica
principais recomendações da Surviving Sepsis Campaign (SSC) para 785
Resistência à insulina 414
Resposta de estresse 411
Ressuscitação cardiopulmonar (RCP) 684, 709
componentes de uma RCP de alta qualidade 686
fármacos necessários no carrinho de emergência 691

posicionamento para o atendimento 689
questões éticas e legais 693
recomendações da AHA 687
Rim
anatomia 867
distúrbios hidroeletrolíticos 871
funcionamento 866
Ruídos, efeitos sobre os pacientes de UTI 595

S

Saturação venosa de oxigênio 504
Saúde bucal 348
Sedação 260, 848
agitação 260
algoritmo de avaliação da dor e da agitação/ansiedade do paciente crítico 264
ansiedade 260
avaliação 260
escalas 260
pacientes em ventilação mecânica 262
pacientes em ventilação mecânica não invasiva 263
Segurança 223
do paciente 16, 94, 96, 186
comunicação para 97
dimensionamento na 96
lista de verificação (*checklist*) de segurança cirúrgica 112
versus eficiência dos alarmes 140
e tecnologia 113
nos processos 219
Sepse 775, 783, 891
alterações fisiológicas causadas pela resposta do organismo aos agentes patogênicos invasores 781
care bundles ou pacote de cuidados 784
como um *continuum* 778
controle do foco infeccioso 787
grave 783
abordagem da 784
critérios de diagnóstico para 782
estabelecimento de metas para a abordagem do paciente com 784
fluidoterapia na 787
definição das metas de terapia 788
diagnóstico 785
diretrizes da Surviving Sepsis Campaign para o atendimento ao paciente com sepse 782
evolução do conceito 777
evolução histórica 776
fisiopatologia 779
prevenção de infecções 787
principais recomendações da Surviving Sepsis Campaign (SSC) para a reposição volêmica 785
ressuscitação inicial e infecção dos tecidos 784
suporte hemodinâmico e terapêutica adjuvante 787
tratamento com antimicrobianos 786
triagem e melhoria de desempenho 785
vasopressores 788
Síndrome
compartimental abdominal (SCA) 399, 401
fatores de risco 402-403
coronariana aguda 719
diagnósticos, metas e intervenções para a equipe de enfermagem 722
da angústia respiratória aguda 674
da resposta inflamatória sistêmica (SIRS) 779, 783, 887
parâmetros clínicos que caracterizam 780
de *burnout* 50, 165, 204
consequências da síndrome de burnout 81
definição e diagnóstico 205
em cuidados intensivos 204
estratégias preventivas 207
fatores de risco demográficos 206
fatores de risco organizacionais 206
do desconforto respiratório agudo (SDRA) 657
critérios para definição 658
fases evolutivas 659
fatores desencadeantes e predisponentes 658
HELLP 922
terapia farmacológica no manejo da 924
hipertensiva específica da gestação (SHEG) 920
classificação 921
pós-cuidado intensivo
em pacientes 322
intervenção psicológica precoce 326
intervenções 325
nas famílias 323, 325
pacote (metodologia) ABCDEF 327
prevenção dos fatores de risco 325
recursos para 328-329
pós-parada cardíaca 701
pós-terapia intensiva (PICS) 321-322
impacto no escopo do cuidado crítico 324
Sistema(s)
cardiocirculatório 835

de Classificação de Necessidades de Cuidados de Enfermagem 163
digestivo 841
gastrintestinal 878
alteração do volume e consistência da eliminação intestinal 883
alterações do esvaziamento gástrico e motilidade intestinal 880
alterações do trato digestório mais comuns no paciente crítico 878
avaliação da função gastrintestinal 880
disfunção hepática e obstrução biliar 882
etiologia da disfunção do trato gastrintestinal 879
manifestações de alteração do trato digestório 879
sangramento digestivo 881
hematológico 886
abordagens da equipe de enfermagem 893
ações de enfermagem no controle da infecção 894
diagnósticos de enfermagem e resultados esperados 894
disfunção 891
imunológico 886
abordagens da equipe de enfermagem 893
ações de enfermagem no controle da infecção 894
diagnósticos de enfermagem e resultados esperados 894
disfunção 889
resposta imune e inflamatória do organismo 890
neurológico 833
renal 866
classificação e estágios da lesão renal aguda 869
distúrbios hidroeletrolíticos 871
respiratório 671, 838
principais distúrbios e cuidados de enfermagem 671
hematológico e tegumentar 846
urinário 844
Sistematização da assistência de enfermagem (SAE) 150, 671, 893, 928
aproximação com a UTI 152
avaliação de enfermagem 157
diagnóstico de enfermagem 153
esquema demonstrativo das etapas da SAE considerando os domínios mental e procedimental 159
histórico de enfermagem 152
intervenções de enfermagem 156
planejamento 155
SOAP (subjetivo, objetivo, avaliação e plano) 158
Sobrecarga de trabalho 204
Sofrimento moral 47, 48
aspectos desencadeantes 50
autonomia e defesa do paciente 51
consequências negativas para os enfermeiros intensivistas 49
cuidado fútil 50
educação em ética na prevenção do 52
fatores desencadeadores 47, 49
mecanismos de enfrentamento 51
Sonda de doppler esofágica 537
Sondagem vesical 585
classificação das sondas 585
contraindicações 586
cuidados de enfermagem 587
indicações 586
precauções 588
sistemas coletores 586
Sondas 108
segurança no uso 108
gástricas e enterais 580
cálculo do comprimento da sonda 581
características do material das sondas 580
colocação de via orogástrica ou nasogástrica 581
complicações 584
contraindicações 584
cuidados de enfermagem 583
indicações 580
posição do acesso enteral por ausculta e outros métodos 583
sondagem pós-pilórica 582
tipos de sondas 580
gástricas e transpilóricas 558
de Sengstaken-Blakemore 558
de tamponamento esofagogástrico Minnesota® 559
enterais do tipo Dobbhoff 558
gástricas do tipo Levine 558
nasogástricas (SNG) 880
vesicais de demora 559
de Foley 559
de três vias (sonda de Owen) 559
Sono na UTI 591
estratégias para minimizar os efeitos adversos da luz e da temperatura 598
intervenções 597

privação do sono e *delirium* 591
ruído 594
Suporte
emocional
ao familiar, em situações de fim de vida 88
ao paciente, aos familiares e à equipe multiprofissional 84
nutricional 457
vital avançado (SVA) 699

T

Tecnologia(s)
da informação
implementação de um sistema de informação 13
da saúde 140
duras, leves-duras e leves 114
Temperatura
corporal e da água, no banho no leito 342-343
no paciente em ventilação mecânica 630
Teoria
difusa (*fuzzy logic*) 18
do "queijo suíço" 95
Terapia
de substituição renal (TSR) 873
assistência de enfermagem 874
insulínica 410
nutricional 457-458
acompanhamento do ganho energético-proteico e balanço hídrico 463
algoritmo para seleção da via de acesso 460
cuidados de enfermagem à beira do leito 464
dispositivos de acesso para 460
etapas da 462
indicações 458
prevenção e manejo de complicações 467
recomendações comuns para nutrição enteral e parenteral 479
recomendações para uma prática segura na 471
sistematização do cuidado de enfermagem na 462
nutricional enteral (TNE) 458
dispositivos em 477
principais indicações 459
nutricional parenteral (TNP)
dispositivos em 478
principais indicações 459
rotacional 766
complementares (TC) 21
legislação vigente 23
uso na UTI 25
tópica
etapas, objetivos e resultados/consequências esperados 436
Terminalidade 302, 312
adequação do esforço terapêutico (AET) 268
barreiras no diagnóstico 309
cinco estágios 312
aceitação 312
barganha 312
depressão 312
negação 312
raiva 312
decisões ao final da vida 207
efeitos sobre a família 309
efeitos sobre o paciente 309
fatores prognósticos e critérios 302
papel do profissional de enfermagem 307
suporte emocional ao familiar em situações de fim de vida 88
uso de escalas 303
Testamento vital (declaração de vontade antecipada) 217
Teste de Allen 520
Thymoglobuline® 861
Tomada de decisões, sistemas para 18
Tomografia de impedância elétrica (TIE) 507
Transdutor de pressão 526
Transferência do paciente crítico 228-229, 831
checklist (lista de verificação) para 238
por fases de transporte 242
documentação 231
equipamento necessário 236
equipe
de transferência 232
de transporte 235
extra-hospitalar 235
fases do transporte 231
fatores
a serem considerados na 831
condicionantes de complicações no transporte 240
impacto fisiológico do transporte 229
incidentes durante o transporte 238-239
indicação de 229
material e equipamentos necessários 233
monitoração
do paciente durante o transporte 237
durante a transferência 236

procedimento 231
retorno à unidade de terapia intensiva 237
sistemas e eventos adversos 239
tipos de transporte 230
transporte intra-hospitalar 232
Transfusão
de hemocomponentes 100-101
diretrizes e protocolos 103
sanguínea 494
considerações para 496
reação transfusional 498
Transplante de órgãos e tecidos 276
Transporte de oxigênio (O2) 501
Traqueostomia 553
Tratamentos fúteis 311
Trauma grave 898
Traumatismo
cranioencefálico 797
principais intervenções de enfermagem 798
raquimedular 798
principais intervenções de enfermagem 800
Tríade de Cushing 523, 794
Triagem nutricional 463
Tromboembolismo, profilaxia de 848
Tubo(s)
endotraqueais 553
laríngeo 688
orotraqueal 343

U

Úlceras por pressão 109
Unidade de terapia intensiva (UTI) 68, 139, 204
estrutura mínima de um leito de UTI em pós-operatório de cirurgia 830
eventos adversos 139
evolução histórica 68
nível de estresse 206
projeto 86

V

Válvula de Heimlich 560
Ventilação 618
ciclo respiratório 618
cuidados na 657
variáveis de fase do ciclo respiratório 618
Ventilação mecânica 602, 613, 662, 673
atividades da enfermagem 635
configuração dos alarmes 633
controle da pressão 622
cuidados de enfermagem e suas justificativas 663
cuidados para prevenção da pneumonia associada à ventilação mecânica (PAVM) 636
e cuidados de enfermagem 678
efeitos adversos 615
equipamentos, circuitos, umidificadores, equipamentos de troca calor-umidade e nebulizadores de medicamentos 763
exemplo de registro em 632
indicações 614
invasiva 613, 677
cuidados de enfermagem 633
indicações 678
procedimentos de aspiração de secreções 637
proteção da comissura labial 638
sinais que indicam necessidade de aspiração 637
material e equipamento auxiliar 634
modos 625-628
monitorização
da troca gasosa 631
do paciente ventilado 629
não invasiva (VMNI) 640, 677
alteração da integridade cutânea 646
características da interface 642
características dos fixadores 643
complicações e cuidados de enfermagem 645
dor 649
e distensão gástrica 647
falta de sincronia 649
fatores que reduzem o risco de fracasso da 645
fugas aéreas 646
impacto das secreções 647
indicações 678
interface 641
irritação ocular 648
mediante pressão positiva (VMNI) 762
modelos de interfaces 642
modos ventilatórios 644
problemas de sincronização entre o ventilador e o paciente 648
rebreathing ou hipercapnia por reinalação 648
risco de broncoaspiração 647
secura das mucosas e impacto das secreções 647

tipos de interfaces e suas principais características 643
vantagens 640
ventilador 644
objetivos 614
da monitorização clínica 629
parâmetros
e dados do ventilador mecânico 631
e modos ventilatórios 614
regulagem inicial do ventilador mecânico 679
sequência ventilatória 625
tipos de ventilações 624
tubo endotraqueal 602
cinco pontos de auscultação 604
posição 604
pressão do manguito, medição 608
variáveis de fase do ciclo respiratório 618
variável controlada 620
Ventilador mecânico (VM) 553
Vias aéreas artificiais 552
manejo 555
prevenção da extubação não planejada 554
remoção de secreções pulmonares 554
aspiração aberta 554
indicações clínicas para o uso das técnicas de aspiração aberta e fechada 554
método fechado 554
tubo
de traqueostomia 552
endotraqueal nasal e oral 552
Vigilância epidemiológica 766
Visita multidisciplinar à beira do leito (*round*) 219-220
checklist para 226
comunicação 220
equipes multidisciplinar e interdisciplinar 222
na terapia intensiva 224
perguntas que podem ser utilizadas na 225
Volume residual gástrico (VRG) 483

W

Wanda de Aguiar Horta 151